U0267140

临床诊疗知识库丛书

神经内科疾病 临床精要

舒崖清　王津存　主　编

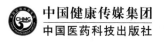
中国健康传媒集团
中国医药科技出版社

内 容 提 要

本书为"临床诊疗知识库丛书"之一，主要从神经内科疾病症状与体征、辅助检查、治疗方法等方面进行总论，详细介绍脑血管疾病、脑神经疾病、周围神经病、脊髓疾病等神经内科疾病以及与神经内科疾病相关的其他系统疾病的诊断和治疗。全书结构清晰、简洁易懂，聚焦用循证证据解决常见病、多发病的临床问题。本书既可供广大临床医师使用，也可作为各级医院的住院医师、实习医师的参考用书。

图书在版编目（CIP）数据

神经内科疾病临床精要／舒崖清，王津存主编.
北京：中国医药科技出版社，2024.12. --（临床诊疗
知识库丛书）. -- ISBN 978-7-5214-5132-0

Ⅰ. R741

中国国家版本馆 CIP 数据核字第 20248VB776 号

美术编辑 陈君杞
版式设计 友全图文
出版　**中国健康传媒集团**｜中国医药科技出版社
地址　北京市海淀区文慧园北路甲 22 号
邮编　100082
电话　发行：010 - 62227427　邮购：010 - 62236938
网址　www. cmstp. com
规格　889×1194mm $\frac{1}{16}$
印张　41
字数　1324 千字
版次　2024 年 12 月第 1 版
印次　2024 年 12 月第 1 次印刷
印刷　河北环京美印刷有限公司
经销　全国各地新华书店
书号　ISBN 978 - 7 - 5214 - 5132 - 0
定价　**198.00 元**

获取新书信息、投稿、
为图书纠错，请扫码
联系我们。

丛书编委会

总 主 编 田立新

编　　委（按姓氏笔画排序）

马　鑫　王津存　许俊堂　吴　晖

张甦琳　陈钢钢　徐京杭　舒崖清

组织编写 医脉通

本书编委会

名誉主编 雷革胜（空军军医大学第二附属医院）

主　　编 舒崖清（中山大学附属第三医院）

王津存（空军军医大学第一附属医院 西京医院）

副 主 编（按姓氏笔画排序）

李　雯（空军军医大学第一附属医院 西京医院）

李　鹤（哈尔滨医科大学附属第一医院）

吴松笛［陕西省西安市第一医院（西北大学附属第一医院）］

邹永明（天津市环湖医院）

张　敏（山东省青岛市市立医院）

张伟靖（陕西省榆林市第一医院）

陈孝东［山东省临沂市妇幼保健院（山东医专第一附属医院）］

拱忠影（天津市第一中心医院）

赵　伟（天津大学泰达医院）

姜宏佺（哈尔滨医科大学附属第一医院）

康健捷（中国人民解放军南部战区总医院）

傅永旺（内蒙古自治区人民医院）

解洪荣（上海市东方医院）

魏礼洲（空军军医大学第一附属医院 西京医院）

编　　委（按姓氏笔画排序）

马　琳（首都医科大学附属北京安贞医院）

王　凯（天津市天津医院）

王　荡（山西省大同市第三人民医院）

王　婧（山西医科大学第一医院）

王　皓（四川省成都市第六人民医院）

王　楷（河南省安阳市人民医院）

王　静［陕西省西安市人民医院（西安市第四医院）］

王　瑾（西安交通大学第一附属医院）

王　毅（天津市天津医院）

王小川（杭州师范大学附属医院）

王小娟（山东省玲珑英诚医院）

王文宗［陕西省西安市人民医院（西安市第四医院）］

王晓银（南京医科大学附属脑科医院）

王攀锋（贵州省黔西南州中医医院）

云永利（内蒙古自治区人民医院）

毛艳芳（浙江大学医学院附属邵逸夫医院）

毛森林（哈尔滨医科大学附属第二医院）

乌依罕（首都医科大学附属北京友谊医院）

方永康（华中科技大学同济医学院附属同济医院）

方敬念（汕头大学医学院第一附属医院）

厉含之［中国康复研究中心（北京博爱医院）］

申慧鑫（安徽医科大学第一附属医院）

付剑亮［同济大学附属第十人民医院（上海市第十人民医院）］

包亚萍（天津市天津医院）

冯阳阳（华中科技大学同济医学院附属同济医院）

任　蓓［陕西省西安市人民医院（西安市第四医院）］

任雅芳［河南中医药大学第五临床医学院（郑州人民医院）］

刘　平［中国康复研究中心（北京博爱医院）］

刘　庆（贵州省贵阳市第二人民医院）

刘　欣（陕西省西安医学院第二附属医院）

刘　娜（华中科技大学同济医学院附属同济医院）

刘贝贝（首都医科大学附属北京友谊医院）

刘爱群（广东药科大学附属第一医院）

江莲英［上海市普陀区中心医院（上海中医药大学附属普陀医院）］

汤迎爽（中国人民解放军空军第九八六医院）

许　莉（中国人民解放军联勤保障部队第九八八医院）

严钢莉［湖北省武汉市普仁医院（武汉科技大学附属普仁医院）］

苏　丽（广西省右江民族医学院附属医院）

杜　洋（北京天坛医院）

李　琳（郑州大学附属郑州中心医院）

李一青（福建医科大学附属第一医院）

李启慧（中山大学附属第三医院）

李京津（天津医科大学第二医院）

李洁颖（四川省医学科学院·四川省人民医院　四川省精神医学中心）

杨　硕（郑州大学附属郑州中心医院）

杨　赟［江西省人民医院（南昌医学院第一附属医院）　中南大学湘雅医院　江西医院］

杨雯淇（哈尔滨医科大学附属第四医院）

邱喜林（湖南省娄底市娄星区人民医院）

余孝君（湖南省长沙市第一医院）

邹　明（天津医科大学总医院）

张　伟（山东省青岛市市立医院）

张　硕（中国医科大学附属盛京医院）

张永琴（兰州大学第二医院）

张凯华（郑州大学附属郑州市中心医院）

张晓毅（中国人民解放军联勤保障部队第九八八医院）

张爱迪（山东省青岛市市立医院）

张馨元（河北医科大学第四医院）

陈颜强（河北省胸科医院）

林传行（广西省贺州市人民医院）

林志坚（福建省莆田学院附属医院）

罗六一［中国科学技术大学附属第一医院（安徽省立医院）］

季　燕（郑州大学第一附属医院）

周　晓（北京市房山区良乡医院）

周云鹏（郑州大学附属郑州中心医院）

周芝文［湖南省人民医院（湖南师范大学附属第一医院）］

周志华（广东药科大学附属第一医院）

周丽娜［天津市第四中心医院（天津医科大学附属第四中心医院）］

郑皖程（首都医科大学宣武医院）

屈　阳（中国人民武装警察部队特色医学中心）

孟凡超（河南省商丘市第一人民医院）

孟华星（山西医科大学第一医院）

赵正卿［上海长征医院（海军军医大学第二附属医院）］

赵秀丽（哈尔滨医科大学附属第一医院）

赵昊天（山东省济宁市第一人民医院）

赵莲花（天津大学泰达医院）

胡永珍（广东省惠州市第三人民医院）

钟淇至（广东药科大学附属第一医院）

饶　静（安徽医科大学第二附属医院）

原雯鑫（郑州大学第一附属医院）

徐渌芬［香港中文大学（深圳）附属第二医院］

高晨阳（首都医科大学附属北京世纪坛医院）

郭荷娜（陕西省人民医院）

郭朝晖（广东省前海人寿广州总医院）

黄　镪（首都医科大学附属北京友谊医院）

黄彩霞［江苏省南通市第二人民医院（南通市康复医院　南通大学附属康复医院）］

曹黎明［深圳大学第一附属医院（深圳市第二人民医院）］

彭　艳（四川省广安市武胜县人民医院）

蔡　静（贵州中医药大学第一附属医院）

管昭锐［陕西省西安市人民医院（西安市第四医院）］

熊祖江（重庆市第五人民医院）

黎炳护（四川省医学科学院·四川省人民医院）

潘觉宜（浙江中医药大学附属第二医院）

薛　松［山东省临沂市妇幼保健院（山东医专第一附属医院）］

霍霖宇（首都医科大学附属北京佑安医院）

序

  医脉通作为医学信息领域的专业企业，践行"助力中国临床决策"的使命，经过 27 年的深耕，通过对诊疗知识库的持续耕耘与创新，成功编写了这套具有实用性的"临床诊疗知识库丛书"。这套丛书的出版，不仅是医学界的一大创新，更是对全国医疗事业的一份有益贡献。

  "临床诊疗知识库丛书"紧密结合临床实践，以全新的视角和创新的思路，为广大医生提供了一个实用、高效的疾病知识获取途径，充分体现了"循证、全面、及时、互助"的原则，助力医生快速获取疾病知识。该丛书在编写过程中，利用统一的标准框架，覆盖疾病的全周期，实现了知识的深度结构化，即由编审专家团队把控全局，各编者分别完成初稿，再由专业分编小组严格审核、集体讨论定稿，最后由主编进行系统整理和整体优化。

  在医脉通创始人田立新总经理及其团队的辛勤努力下，自 2010 年医脉通开始建立诊疗知识库，到 2019 年创建上线医知源肿瘤诊疗知识库，并于 2021 年医知源成为涵盖多学科疾病诊疗知识库平台，再到"临床诊疗知识库丛书"的出版，医脉通始终致力于为广大医生提供全面、系统、精准的疾病临床知识服务。

  经过详细翻阅各大医学教材和临床指南共识，我深感"临床诊疗知识库丛书"具有专业、实用、规范的显著特色。

  我衷心希望该丛书能够保持一流的质量，不断创新和发展，为医学事业再创辉煌！

医脉通董事长

2023 年 8 月

医学事业的繁荣发展是全球共同关注的焦点。对于医生而言，只有全面、系统、精准地获取高质量且不断更新的医学知识，才能为患者提供最佳的诊疗决策。然而，疾病知识的分布分散、浩如烟海、日新月异，给知识获取带来了巨大挑战。医学涵盖众多知识单元，如疾病、辅助检查、诊断、药品、手术、循证医学证据、医学基础等。特别是疾病涉及面广泛，从基础医学知识到诊断、治疗、药物等临床相关知识，以及新理念、新诊治手段和新药，都离不开疾病。因此，有必要将疾病作为核心知识，连接相关知识，从分散到知识集，形成完整的疾病知识体系。

回顾医脉通在医学信息化领域的发展历程，医脉通深耕医学领域 27 年，专注诊疗知识库 10 余年，自 2010 年起投入大量资源搭建知识库，2011 年在官网发布了"医脉通诊疗知识库"，并紧跟技术的发展，持续投入对知识库的研发，针对疾病知识的表达研发了统一的标准框架，贯穿疾病的预防、诊断、治疗、预后等多个环节，对知识进行了深度的结构化，整合高质量的循证证据、临床指南推荐的诊疗策略等。医知源建设了以疾病为核心的知识库，将分散的知识连接起来，形成了完整的疾病知识体系。

同时，医脉通还建立了创新性的内容生产模式，通过编审团队的严格审核，保证知识库内容的专业性、实用性、规范性。这些编审团队成员大多来自国内顶尖三甲医院，拥有博士学位，并在包括中国临床肿瘤学会（CSCO）、中国抗癌协会、中华医学会等国家级和（或）地方级学会任职。他们对参与医知源的内容制作充满热情，严谨认真，为知识库的内容提供了质量保障。

2019 年，医脉通对肿瘤诊疗知识库率先产品化，上线了"医知源肿瘤版"小程序，并持续拓展其他临床医学学科领域。2021 年，产品名称正式启用"医知源"，2022 年，医知源应用程序（APP）上线。如今，医知源已成为一个涵盖多个学科疾病知识库的平台，并继续在医学知识的海洋中砥砺前行。

医知源秉承"循证、全面、及时、互助"四大理念，以医生获取最新、规范、实用的知识为宗旨，邀请国内专家编写，不仅遵循循证原则，还根据中国患者的特点进行调整，并持续更新。其目的是打破时空局限，提升医生获取知识的便捷性，让知识可以付诸实践，让知识创造价值。为了全方位地满足临床医生在不同临床场景中都能随查随用，医知源采取线上与线下相结合的方式，精选部分内容编写成"临床诊疗知识库丛书"。无论是一线城市三甲医院的医生，还是县镇乡级医院的医生，都能通过医知源或本套丛书进行浏览、查询，便捷地获取权威诊疗规范和最新诊疗理念，从而真正服务于我国人民的健康事业。

医脉通总经理

2023 年 8 月

编写说明

神经病学作为医学的一个重要分支经历了漫长的发展历程，直到 19 世纪神经病学才正式诞生并步入发展阶段，神经内科学作为其重要组成部分，相关医学参考书籍浩如烟海，从大型学术专著到简明临床应用手册，内容形式多种多样。

"医知源"平台作为一个专注于支持医生临床决策的专业平台，秉承"感知世界医学脉搏，助力中国临床决策"的理念，致力于构建临床医学专业系列知识库。为有效提升临床医生的诊疗效率与准确性，平台此次汇聚了来自全国 25 个省/直辖市 70 所医院的百名神经病学专业精英，通过整合他们的智慧与丰富的实践经验，我们共同构建了"医知源"——神经内科疾病诊疗知识库。该知识库在覆盖面和创新性方面力求做到尽可能全面，旨在为神经内科领域的未来发展提供有益的支持。

"医知源"——神经内科疾病诊疗知识库，全部内容（出版及线上）自 2021 年 10 月启动编写，共计百位作者、17 位审稿专家和 10 位医脉通编辑合力打磨，参与知识库工作的编审老师们基本具备医学硕士及以上学历，拥有着丰富的医学知识和临床经验，为知识库的创新性、实用性和准确性提供了有力保障。老师们历经 3 年与医知源内部编辑共同努力，终于将全部 206 个词条在"医知源"应用程序（APP）及小程序上线，上线后知识库立即受到用户的欢迎，截至目前点击率已达 46 万余次。

《神经内科疾病临床精要》（临床诊疗知识库丛书）的出版，主要基于"医知源"——神经内科疾病诊疗知识库内容。限于出版篇幅，本书共计从知识库中精选收录 118 篇文章，分为神经内科疾病总论、各论及多学科交叉疾病，不但系统性地总结提炼了神经内科疾病中常见的问诊与查体内容、辅助检查及治疗方法，更针对神经内科疾病中常见疾病（如脑血管、脑神经、周围神经、脊髓疾病等）进行了从诊断到治疗方法的全面介绍，每个章节都经过医脉通编辑的审核及专业医学人士的严格把关，并结合最新的临床研究与指南，力求为读者提供科学、准确、实用的信息。

本书在注重解决临床实际问题的前提下，强调诊疗现状的剖析与循证证据的对比，必要的地方进行了诊疗现状的回顾与展望，希望该书可以将这些知识转化为可供临床医生、医学生及相关专业人员参考的实用指南，为广大临床医生提供有价值的参考，助力医生在神经内科的临床实践中更好地服务于患者，以便更好地应对神经内科领域的各种疾病。

衷心感谢参与本书编写与审阅的每一位专家与同仁，正是你们的辛勤付出与无私分享，才使得本书得以顺利完成；同时也要衷心感谢医脉通对本书出版的大力支持。

医学是一门不断发展的科学，新的研究成果与治疗方法层出不穷。因此，本书虽然力求全面与深入，但无法涵盖所有的前沿进展。还望读者在阅读过程中对本书的不足及遗漏之处批评斧正，以推动后续版本内容的更新改进。

编　者
2024 年 11 月

目录

第二篇 神经内科疾病各论

第三篇　多学科交叉疾病

第一篇 总 论

第一章　症状与体征

第一节　意识障碍

意识障碍（disorder of consciousness，DOC）是指个体对自身状态和周围环境的感知能力减退或消失。意识障碍包括以意识内容改变为主和以觉醒度降低为主两个方面。前者表现为意识模糊和谵妄，后者表现为嗜睡、昏睡、昏迷（表1-1-1）。

表1-1-1　意识障碍的临床表现分类

分类	具体临床表现
以意识内容改变为主的意识障碍	
意识模糊（confusion）	意识模糊是一种较轻的意识障碍，对外界刺激尚有一定程度的反应，但低于正常水平。患者表现为反应淡漠、注意力减退、定向力降低、活动减少、思维错乱、言语不连贯，偶尔可执行简单命令或追寻视觉刺激
谵妄（delirium）	谵妄是广泛的脑高级精神功能非特异性障碍，患者意识觉醒度差，意识内容严重紊乱。主要症状为：急性起病（数小时至数日）、病情波动、昼轻夜重，注意障碍、认知障碍（记忆缺失、定向障碍、语言障碍、幻觉、妄想等），睡眠-觉醒周期紊乱，可有紧张、恐惧或兴奋不安，甚至冲动攻击行为 根据精神症状和意识水平，谵妄可分为活动过多型、活动过少型和混合型。活动过多型表现为活动过度和睡眠减少，患者易激惹、烦躁、兴奋、幻觉。活动过少型与外界无互动，表现淡漠、睡眠增多、注意力不集中。混合型为两者的交替出现，可有反复的波动
以觉醒度改变为主的意识障碍	
嗜睡（somnolence）	嗜睡是意识障碍的早期表现。患者难以保持注意力，睡眠时间过度延长，可以被正常外界呼唤或轻度刺激唤醒，醒后可完成指令动作和正确回答问题，但停止刺激时可继续入睡
昏睡（sopor）	昏睡是比嗜睡更严重的意识障碍。患者处于深度的睡眠状态，必须大声呼唤或者强烈刺激方可唤醒，醒来仍然有意识不清和觉醒度下降，只能勉强睁眼或做简单、含糊的回答，比如只能说出自己名字，通常答非所问，不能配合检查，刺激停止后很快再次入睡
昏迷（coma）	昏迷是最为严重的意识障碍。患者意识的觉醒度和意识内容均受损，对周围环境的各种强烈刺激反应极差或无反应，强烈刺激不能使其觉醒，不能自发睁眼，无自发语言，肢体随意活动消失。生理反射正常、减弱或消失，生命体征稳定或不稳定。根据程度不同可分为浅昏迷、中昏迷和深昏迷 浅昏迷：患者的意识和随意运动丧失，可偶有无意识的轻微自发动作和眼球转动，对外界事物及声、光刺激全无反应，对强烈痛觉刺激如压眶、掐大腿可有痛苦表情，对针刺脚底可有回避动作，但不能觉醒。脑干反射（吞咽反射、咳嗽反射、角膜反射、瞳孔对光反射）都存在，生命体征相对稳定 中昏迷：对正常外界刺激无反应，患者四肢瘫痪，无自发动作，对强痛觉刺激反应减弱，大小便潴留或失禁，脑干反射减弱，生命体征出现变化 深昏迷：患者对任何外界刺激均无反应，全身肌肉松弛，无任何自主运动，眼球固定、瞳孔散大，大小便失禁。脑干反射均消失，生命体征明显改变，呼吸不规律，血压可有下降
特殊类型的意识障碍	
去皮质综合征（decorticated syndrome）	广泛的双侧大脑皮质功能减退或消失，而皮质下及脑干功能保留。身体呈去皮质强直状态，上肢屈曲内收、下肢伸展强直。患者意识丧失，能无意识的睁闭眼或眼球转动，但不能追光或追物，貌似清醒但对外界刺激无反应，缺乏情感反应。可有吸吮、强握等原始反射，无有目的肢体活动，大小便失禁。脑干反射存在。肌张力增高，病理征阳性。睡眠和觉醒周期存在
无动性缄默症（akinetic mutism）	无动性缄默症是脑干上部和丘脑的网状激活系统受损，而大脑半球及其传出通路正常，又称为睁眼昏迷（coma vigil）。患者表现为睁眼凝视，外界刺激时能注视周围环境及人物，对疼痛刺激可有少许逃避反应，强烈刺激不能改变其意识状态，此时患者貌似清醒，但不能言语，二便失禁。患者四肢不动，肌张力减低，无锥体束征。睡眠-觉醒周期存在
去大脑强直（decerebrate rigidity）	去大脑强直是中脑水平或上位脑桥的病变，是使大脑与中脑及脑桥的联系中断的意识障碍。出现一种特殊的角弓反张姿势，表现为颈部后仰、牙关紧闭、四肢强直性伸展和旋内。患者可表现深昏迷，多有双侧瞳孔散大固定，伴呼吸不规则，病理征阳性。本征较去皮质状态凶险，两者可通过特殊姿势、瞳孔反射消失及呼吸节律改变相鉴别

续表

分类	具体临床表现
植物状态 （vegetative）	植物状态是指大脑功能严重受损，而丘脑下部和脑干功能相对保留。患者意识完全丧失，不能与外界交流，对各种外界刺激，包括痛觉刺激均无反应，大小便失禁。具有正常的脑干功能，包括呼吸，循环调节和睡眠 - 觉醒周期，可自发性睁眼或在刺激下睁眼，可有无目的视物追踪、反射性发声、无意义哭笑，不能理解和表达语言。存在吸吮、咀嚼和吞咽等原始反射。可保持自主呼吸和血压

诊断

一、诊断流程

在进行意识障碍的诊断时，应注意关注患者的病史、症状及体征，根据相应临床表现给予对应辅助检查以进一步明确意识障碍的病因（图1-1-1）。

图1-1-1 意识障碍诊断流程

二、问诊与查体

（一）问诊和症状

1. 病史

（1）起病情况：急性起病多见于脑炎、脑血管病、创伤、急性中毒、心搏骤停等。逐渐加重提示慢性感染、颅内占位或者代谢性病因。发作性多见于癫痫发作。外伤后由昏迷到清醒再到昏迷，考虑硬膜外血肿。感染诱发的昏迷要警惕遗传代谢病，如线粒体脑病、甲基丙二酸等。

（2）伴发症状：剧烈头痛、呕吐、发热，见于脑炎、脑膜炎等。恶心、呕吐、大汗、流涎，见于有机磷中毒。心悸、出汗、无力，考虑低血糖。

（3）既往史：有无心、肝、肾、肺等慢性病史。有无外伤、肿瘤、癫痫、手术史（术后禁食需警惕韦尼克脑病）。

（4）接触史：有无长期酗酒、摄入过量药物或毒物接触史。

2. 环境和现场 冬季和晨起发病需警惕一氧化碳中毒，夏季想到中暑。公共场合考虑阿斯综合征、癫痫或脑血管意外等。

（二）查体和体征

1. 一般查体

（1）体温：体温升高提示炎性疾病，如颅内感染、脓毒脑病等，也可见于热射病、甲亢等。体温降低见于休克、低血糖、酒精或巴比妥类中毒、甲状腺或垂体肾上腺功能减退。

（2）呼吸：呼吸增快见于炎症、代谢性酸中毒、肺水肿等。缓慢、不规则呼吸可见于镇静剂中毒、糖尿病昏迷、糖尿病酮症酸中毒等。

（3）心率：心率增快可见于发热、感染、快速性心律失常等。心率减慢可见于心脏传导阻滞、阿斯综合征、颅内压增高、低体温等。

（4）血压：血压升高可见于颅高压、脑出血及可逆性后部脑病综合征（posterior reversible encephalopathy syndrome，PRES）等。低血压见于休克、败血症、心梗、脱水、低血糖昏迷等。

（5）皮肤黏膜：口唇樱桃红色为一氧化碳中毒、严重酸中毒。脸色苍白为内脏出血、贫血、休克。皮肤黄染为肝性昏迷或溶血。瘀点瘀斑为败血症、流脑、感染性心内膜炎等。皮肤湿润为低血糖昏迷、休克、吗啡类中毒等。皮肤潮红为脑出血、酒精中毒、颠茄中毒。口唇和皮肤发绀为缺氧、窒息、肺性脑病。

（6）气味：烂苹果味见于糖尿病酮症酸中毒，氨味见于尿毒症，大蒜味见于有机磷中毒。

（7）其他方面：面部有无伤痕，心脏有无杂音，肝脾有无肿大，有无腹水等。

2. 神经系统查体

（1）意识水平的评估：格拉斯哥昏迷量表（Glasgow coma scale，GCS）是目前应用最为广泛的评定量表，操作简单，能够快速地初步判断患者的意识水平。主要根据眼球活动、语言、肢体运动三大方面评估，分数越低则表示意识障碍越严重。15分为正常，13~14分为轻度意识障碍，9~12分为意识水平严重下降，<8分为昏迷，3分为严重脑损害或脑死亡严重的意识障碍，可导致脑死亡并危及生命。具体见表1-1-2。

表 1 - 1 - 2　GCS 量表

睁眼反应（E）	评分	言语反应（V）	评分	运动反应（M）	评分
自动睁眼	4	正确对答	5	正常（执行指令）	6
语言刺激时睁眼	3	对话含糊	4	疼痛刺激时拨开医生手	5
疼痛刺激时睁眼	2	能理解，不连贯	3	疼痛刺激时有逃避反应	4
任何刺激不能睁眼	1	难以理解	2	疼痛刺激时肢体屈曲	3
		无语言	1	疼痛刺激时肢体伸展	2
				疼痛刺激无运动反应	1

在临床中发现，GCS 量表忽略了评估脑干功能、呼吸模式、气管插管者语言反应及精细的神经系统体征改变等重要内容。Wijdicks 等设计了全面无反应性量表（full outline of unresponsiveness，FOUR）。通过睁眼、运动、脑干反射、呼吸四个方面评估。增加了脑干反射检查，加入呼吸模式评估，优势是能够很好地鉴别诊断闭锁综合征，更适用于新生儿重症监护病房中气管插管者。FOUR 量表评估包括四项内容，每项 0 ~ 4 分，总分 0 ~ 16 分，分数越低，意识障碍程度越深，如总分为 0 分，应考虑评估脑死亡。FOUR 量表见表 1 - 1 - 3。

表 1 - 1 - 3　FOUR 量表

睁眼反应（E）	评分	运动反应（M）	评分	脑干反射（B）	评分	呼吸（R）	评分
睁眼或被动睁眼后，能随指令追踪或眨眼	4	能完成竖拇指、握拳、V 字手势指令	4	瞳孔和角膜反射灵敏	4	未插管，规律呼吸模式	4
睁眼，但不能追踪	3	对疼痛有定位反应	3	一个瞳孔散大并固定	3	未插管，潮式呼吸	3
闭眼，但较强的声音刺激时睁眼	2	疼痛时肢体屈曲反应	2	瞳孔或角膜反射消失	2	未插管，呼吸节律不规则	2
闭眼，但疼痛刺激时睁眼	1	疼痛时肢体过伸反应	1	瞳孔或角膜反射均消失	1	呼吸频率高于呼吸机设置	1
闭眼，对刺激无反应	0	对疼痛无反应或肌阵挛状态	0	瞳孔、角膜、呛咳反射均消失	0	呼吸频率等于呼吸机设置，或无呼吸	0

（2）眼部的检查

眼球活动：两眼向下凝视提示四叠体上丘受累。两眼向偏瘫对侧凝视提示大脑半球刺激性病变，两眼向偏瘫侧凝视提示大脑破坏性病变。两眼的分离性斜视提示中脑病变或动眼神经麻痹。双侧眼球向上或向下注视不动，称为眼动危象，病变多在中脑顶盖水平。睁眼消失为脑干网状结构受抑制。

瞳孔：①双侧缩小：桥脑出血及吗啡类、巴比妥类、胆碱酯酶抑制剂（如有机磷）、水合氯醛中毒；②双侧散大：病情垂危（深昏迷/脑死亡）；颠茄类、乙醇、乙醚、氰化物、一氧化碳、二氧化碳、肉毒等中毒；严重尿毒症、癫痫发作时；③一侧散大：小脑幕切迹疝及动眼神经麻痹；④一侧缩小：交感神经麻痹（霍纳综合征）。双侧瞳孔呈针尖样或大小不等见于脑桥出血或肿瘤。瞳孔对光反应的敏感性与昏迷程度成正比；⑤一侧瞳孔扩大、对光反应消失：单侧视神经损害或动眼神经麻痹，

也可有小脑幕切迹疝。

眼底：视乳头水肿提示颅高压持续数小时以上。视网膜水肿伴黄斑星状渗出物见于尿毒症、糖尿病。玻璃体或视网膜浅层出血提示蛛网膜下腔出血。

（3）肢体运动和反射：检查体位、肌张力和姿势（有无上下肢的屈曲或伸展），观察自发和刺激引出的运动，必要时予以疼痛刺激（如压迫眉弓）。昏迷患者的身体姿势和脑干反射为判断病变是位于脑干还是在大脑半球提供了线索。

浅反射：角膜反射、咽反射、腹壁反射、提睾反射、跖反射是否对称，瘫痪侧感觉或运动障碍时浅反射减弱或消失，提示脑部局灶性病变。

深反射：二头肌、三头肌、桡骨膜、膝、跟腱反射是否对称，偏瘫时不对称，可呈现消失、减弱、亢进、阵挛，提示脑部局灶性病变。

病理反射：如巴宾斯基征、查多克征、奥本海姆征、戈登征、霍夫曼征、罗索利莫征等，若一侧阳性提示对侧锥体束受损和中枢性病变，双侧阳性

提示病变弥散双侧大脑，深昏迷时双侧均不能引出病理反射。

（4）脑膜刺激征：脑膜刺激包括颈强直、克尼格征、布鲁津斯基征。婴幼儿通常没有这些体征。发热伴脑膜刺激征阳性见于颅内感染（流脑、乙脑、结脑），不发热伴脑膜刺激征阳性见于蛛网膜下腔出血。深昏迷时均为阴性。

三、 辅助检查

（一）优先检查

1. 实验室检查 血常规、尿常规检查、大便常规、血气分析、血糖、血氨、血清电解质、肝肾功能、凝血功能等化验。

2. 影像学检查

（1）头颅 CT：头颅 CT 很容易识别颅内出血、蛛网膜下腔出血、脑积水等。意识改变的患者应在腰椎穿刺前进行头部 CT 检查。

（2）其他：胸片、B 超、心脏彩超。

3. 心电图

（二）可选检查

1. 实验室检查 血尿细菌培养、酮体、血尿淀粉酶、心肌酶、肌钙蛋白、甲状腺功能、代谢、血清碳氧血红蛋白、脑脊液、病原学分析、药物水平、毒理实验等。

2. 头颅 MRI 头颅 MRI 对急性缺血性脑卒中、脑水肿、脑肿瘤、炎症、脑脓肿高度敏感。对于后颅窝病变、弥漫性颅脑损伤、白质病变、静脉血栓及脱髓鞘病变比 CT 更敏感。

3. 脑电图 脑电图可以诊断非惊厥性癫痫持续状态，也可以反应意识障碍的程度和脑功能损伤程度。

4. 其他 诱发电位、单光子发射计算机断层脑扫描 (singlephoton emission computed tomography, SPECT)、正电子发射断层扫描 (positron emission tomography, PET)、数字减影血管造影 (digital subtraction angiography, DSA) 等。

四、 鉴别诊断

（一）分离（转换）障碍

分离（转换）障碍见于精神刺激后，患者可以对外界刺激无反应、双目紧闭，用力拨开眼睛后可有躲避现象。瞳孔对光反应灵敏，无阳性神经系统体征，生命体征平稳。各种检查正常。

（二）木僵

木僵见于精神分裂症、严重抑郁等，患者不言不语、不食不动，对刺激无反应，面部表情固定，大小便潴留，极似昏迷，常有蜡样屈曲体征，或有兴奋躁动的病史。对言语刺激触及痛处时有流泪，缓解后可回忆发作过程。

（三）闭锁综合征

闭锁综合征是由于基底动脉血栓、出血、肿瘤、炎症等引起脑桥基底部病变，损及皮质延髓束和皮质脊髓束。除眼睑及眼球垂直运动外，头面部以及四肢运动功能丧失，无法说话，看似意识障碍，实际上意识清晰，可以通过残余的眼睑和眼球运动来回答是或否。见于脑桥肿瘤、血管疾病和脱髓鞘病等。

（四）发作性睡病

发作性睡病是一种不可抗拒的病理性睡眠，在行走、骑车、工作、进食等情况下入睡，持续数分钟至数小时，可被唤醒，多伴有睡眠瘫痪、入睡幻觉及猝倒发作。

治疗

一、 治疗流程

在进行意识障碍的治疗时，应注意首先对患者有无自主呼吸做出确认，对于无自主呼吸患者应立即进行心肺复苏 (cardiopulmonary resuscitation, CPR)，对有自主呼吸的患者应继续评估其他生命体征，如瞳孔反应、呼吸类型、高血压或低血压等生命指标进行评估。根据患者对应情况给予对症处理，如当判断患者血压极端异常时，根据情况进行血压稳定的处理；若患者发热，应该考虑体温的调节；应考虑进行必要的药物治疗，如应用渗透压剂或降颅内压药物等（图 1-1-2）。

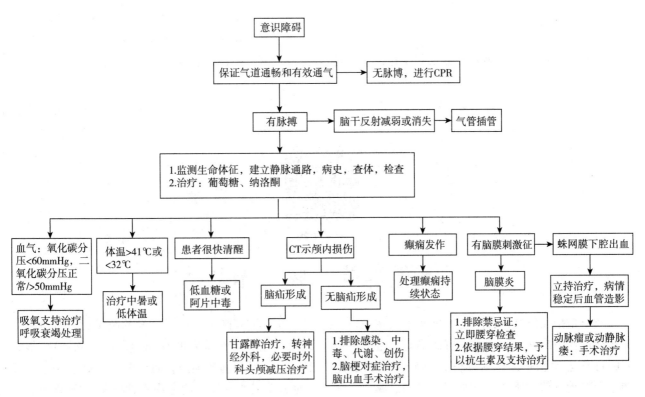

图1-1-2　意识障碍治疗流程

二、治疗细则

（一）急救处理

首先是重要的生命支持，确保气道通畅，维持心率、呼吸、脉搏、血压、血氧饱和度稳定，必要时气管插管，维持有效的通气和循环支持。处理各种危象，如紧急控制癫痫发作持续状态等。

（二）病因治疗

脑膜炎和败血症者积极控制感染；颅内出血者积极清除血肿；颅高压者积极脱水治疗；营养不良患者应同时输注硫胺素；一氧化碳中毒者积极高压氧治疗；氟马西尼拮抗苯二氮䓬类药物的镇静作用。

（三）促醒及改善脑功能

醒脑静可以改善患者神经功能、促进苏醒；高压氧治疗可通过纠正脑缺氧、改善脑微循环、促进昏迷觉醒的作用；盐酸纳洛酮可以对β-内啡肽抑制快速解除达到催醒效果；金刚烷胺是脑损伤后意识障碍患者最常用的药物之一，可促进神经功能恢复。溴隐亭可以使患者机体的多巴胺受体增多，并且增强多巴胺递质的敏感度，促进脑功能恢复。

（四）神经刺激治疗

深部脑刺激（deep brain stimulation，DBS）是一种有创性的外科手术，它通过在皮质下区域植入电极刺激上行网状激活系统和丘脑区域治疗意识障碍。重复经颅磁刺激（repetitive transcranial magnetic stimulation，rTMS）可以激活或抑制皮质-皮质、皮质-皮质下神经网络的活动，从而调节皮质的可塑性，具有促醒作用，可以对患者的运动、认知、言语及情绪等产生支持治疗作用。正中神经电刺激（median nerve electrical stimulation，MNS）、迷走神经刺激（vagus nerve stimulation，VNS）、三叉神经刺激（trigeminal nerve stimulation，TNS）可通过改善脑血流、提高皮层兴奋性等作用改善意识水平。

（五）支持治疗

注意酸碱、水电解质平衡，维持足够的热量、营养，维持血糖稳定。

（六）并发症处理

预防褥疮、下肢静脉血栓、肺部感染、上消化道出血等。

（七）其他

包括中医药治疗、针灸及感官刺激疗法等，能够潜在地刺激受损神经网络，加速脑的可塑，促进意识恢复。最后，还应注意心理治疗，对家属及患者进行充分的沟通和鼓励。

作者：张永琴

审稿：张伟靖

参考文献

第二节　眩　晕

眩晕是指在没有自我运动的情况下或在正常头部运动过程中出现的运动或位置的错觉，是一种虚假的自身运动感觉，包括虚假的旋转（如天旋地转）及其他虚假的感觉（如摇摆、倾斜、飘忽、跳动、滑动等）。眩晕可分为自发性眩晕（没有明确诱因）和诱发性眩晕（有明确诱因，如位置性眩晕、头动诱发眩晕、视觉诱发的眩晕、声音诱发的眩晕、瓦氏动作诱发的眩晕、直立性眩晕）。根据解剖位置及疾病的性质，眩晕分为前庭系统性眩晕（前庭周围性眩晕、前庭中枢性眩晕）和非前庭系统性眩晕（包括眼源性、本体感觉性、全身疾病性和颈源性）。

诊断

一、诊断流程

眩晕作为一种常见临床症状，可通过详细的病史询问、体格检查之后，有针对性地选择辅助检查，综合分析得出病因诊断。详细全面的病史采集可使70%～80%的眩晕患者明确诊断方向。

BPPV 良性阵发性位置性眩晕；HINTS 头脉冲-眼震-眼偏斜；TIA 短暂性脑缺血发作（图1-2-1）。

二、问诊与查体

（一）问诊和症状

详尽全面的病史问诊可为眩晕的诊断提供重要依据。关于"晕"的症状询问应包括：起病方式和发作频率、表现形式（晕的性质）、持续时间、诱发因素、伴随症状，此外还包括了解既往史、用药史和家族史。

需要格外重视的诊断要点：无常规神经科体格检查阳性发现（例如偏瘫、言语障碍等）的眩晕不一定是周围性眩晕，伴有听力损害的眩晕也不一定是周围性眩晕。

1. 起病方式　起病方式指眩晕发作从开始起病至达到高峰的方式特点。通常分为急骤起病、急性起病、慢性起病、反复发作性起病。

（1）急骤起病：眩晕发生过程突然，并且在很短时间内达到高峰。多见于脑血管性眩晕。

（2）急性起病：眩晕发生过程比较急，一般持续24h或以上，3d之内达到高峰，如前庭神经元炎、迷路炎等。

（3）慢性起病：眩晕发生过程比较缓慢，一般超过3d以上，在比较长时间内逐步达到高峰，如：前庭性焦虑症等。

（4）反复发作性起病：眩晕发生过程呈反复发作的方式。常见具有反复发作性质的疾病，每次发作几秒钟、几分钟、几小时至几天不等，如良性位置性眩晕。

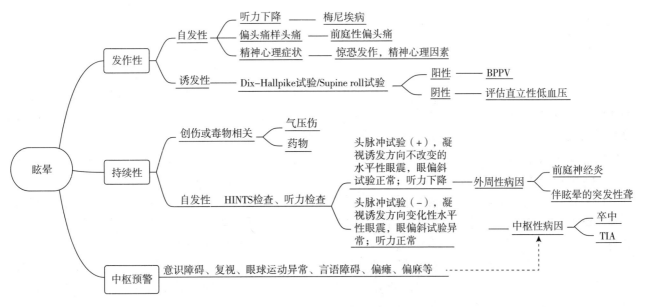

图 1-2-1 眩晕诊断流程

2. 持续时间 指症状持续的时间。眩晕症状持续时间较短的,一般具有反复发作性特点。可分为以下几类。

(1) 瞬时:瞬时是指持续时间少于 1s,多见于外周性损害。

(2) 短时:短时是指持续时间为几秒至几分钟,大多具有反复发作性特点,常见于:良性阵发性位置性眩晕 (benign paroxysmal positional vertigo, BPPV),椎-基底动脉系统短暂性脑缺血发作 (transient ischemic attack, TIA) 等疾病,BPPV 大多数在一分钟内,椎-基底动脉系统 TIA 多为数分钟至数小时。

(3) 中时:中时是指持续时间为数分钟至数小时,大多具有反复发作性特点,多见于发作性疾病,如梅尼埃病、前庭性偏头痛、椎-基底动脉系统 TIA。

(4) 长时:长时是指持续时间为数小时至数天,大多超过 24h,具有持续性特点。多见于迷路炎、前庭神经元炎、卒中、多发性硬化、精神源性疾病、慢性眩晕等。

3. 发作类型 发作类型指引起眩晕的常见疾病在起病方式、持续时间和发作特点上所形成的特定表现类型。常见的有三种。

(1) 急性单次发作型:急性单次发作型眩晕大多是急性起病,产生比较持久前庭损害症状(至少 24h)疾病。常见疾病有前庭神经元炎、椎-基底动脉系统卒中、多发性硬化等。

(2) 多次反复发作型:多次反复发作型眩晕多是一些具有反复发作性特点的疾病,大多发作期出现症状,发作间歇期没有症状。常见疾病有 BPPV、椎-基底动脉系统 TIA、惊恐性发作等。

(3) 慢性持续性头晕和不稳型:慢性持续性头晕和不稳型常见于精神源性疾病、慢性前庭型偏头痛、药物性头晕、生理性老化、神经性疾病等。

4. 诱发因素 位置性变化、转颈影响、直立性体位改变、视觉诱发因素、高调声音或压力改变、与饮食有关的诱因、高度紧张和过度换气、乘车、乘船、乘飞机,头部外伤和手术,感染,心脑血管病史和血管性风险因素。

5. 伴随症状 伴随症状对于鉴别诊断有重要作用。

(1) 自主神经症状:前庭迷走神经反射功能亢进可引起恶心、呕吐、心动过缓、血压异常波动(包括升高或降低)以及肠蠕动亢进和便意频繁等症状,这些临床表现常见于前庭周围性眩晕和部分前庭中枢性眩晕疾病。

(2) 耳部症状:梅尼埃病可表现为耳鸣、耳部闷胀感、听力减退或听觉过敏等症状;而眩晕症状伴随听力下降以及耳部或乳突部位疼痛的情况,则多见于突发性聋、迷路炎、中耳炎等患者,偶尔也可能出现于小脑前下动脉供血区梗死患者。

(3) 中枢神经系统症状:复视、构音障碍以及面部和肢体感觉的异常、运动障碍或共济失调等症状,通常提示患者出现脑干小脑病变;若急性枕部疼痛持续,应高度警惕椎基底动脉夹层的可能性;若上述症状急性发作并持续存在,则可能提示后循环梗死或出血的发生;而面部及肢体感觉运动障碍或共济失调等症状若缓慢出现并持续存在,则可能提示颅颈交界区畸形、遗传性或获得性小脑性共济失调等病变。

（4）心血管症状：心悸、胸闷、胸痛、面色苍白以及晕厥等症状，可能提示心脏发生病变，如急性冠脉综合征、心律失常或肺栓塞等。

（5）精神情绪症状：紧张、担忧、坐立难安、情绪低落、恐惧心理以及睡眠障碍（如入睡困难、易醒、早醒等现象）等症状，可能提示患者合并或并发的焦虑抑郁状态或持续性姿势 – 感知性头晕（persistent postural – perceptual dizziness，PPPD）。

（6）眼部症状：双眼复视可能提示脑干、眼动神经、眼外肌或神经肌肉接头部位存在病变；单眼复视、单眼黑蒙、单眼视力下降以及斜视等临床表现，则可能表明眼球、眼内肌或视神经出现病变。

（7）颈部症状：颈肩疼痛、颈部活动引发的头晕或眩晕症状，以及上肢或手指出现的麻木感，可能是患者存在颈椎关节不稳、颈椎病或颅颈部发育异常等问题。

6. 既往史及家族史

（1）既往存在高血压、糖尿病、高脂血症、吸烟饮酒史以及心脑血管病史：对于既往存在高血压、糖尿病、高脂血症、吸烟饮酒史以及心脑血管病史的急性头晕或眩晕患者，应首先进行脑血管病的鉴别诊断。

（2）既往患有耳部疾病：对于既往患有耳部疾病的患者，例如慢性中耳炎患者，在后期阶段较易出现迷路炎、瘘管形成等并发症。

（3）既往外伤手术史：颞骨骨折和外淋巴瘘通常伴有外伤手术史。

（4）药物使用史：药物使用史对于鉴别药物引发的头晕或眩晕，以及药物性体位性低血压方面具有重要作用。在老年人群中，由药物不良反应引起的头晕症状应予以高度关注。尤其需要留意的是，近期新增加的药物是否可能成为导致患者头晕不适的潜在原因。在药物类别中，抗癫痫药物如卡马西平、镇静类药物如氯硝西泮、抗高血压药物如普萘洛尔以及利尿剂如呋塞米等，均存在引发头晕不适的风险。

（5）晕车晕船史及眩晕家族史：晕动病的患者往往存在晕车晕船史；前庭性偏头痛患者常伴有头痛、眩晕家族史以及晕车史。

（6）眩晕相关疾病家族史：前庭性偏头痛、梅尼埃病及遗传性小脑性共济失调的患者可能有家族史。

（二）查体和体征

对眩晕患者的体格检查，除了常规神经系统检查之外，需要重点评估眼、头动、耳、姿势平衡这四个方面。建议首先按顺序完成常规神经系统体格检查，评估患者是否存在肢体无力、感觉障碍、共济失调等症状，以及一些相对隐蔽的体征，如高级皮质功能损害（精神、智能、语言等方面）。在此基础上，完善眼、头动、耳、姿势平衡检查。

1. 眼部的检查 眼部检查就是眩晕查体重要的组成部分之一。眩晕患者一般会有许多眼征，尤其在发作期间或者疾病早期。眼部检查主要包括动态视敏度、眼位、眼动、眼震的检查（表1 - 2 - 1）。

表1 - 2 - 1 眩晕的眼部检查

检查项目	检查方法	评估及结果
动态视敏度	动态视敏度指当受检者与视觉目标之间发生相对运动时，受检者所展现出的视力水平。为了进行这一检查，通常采用视力表作为测试工具。在检查过程中，受检者需按照节拍器的节奏以2Hz频率摆动头部，并在此过程中尝试识别并读取位于前方一定距离的视力表上的字符。通过比较受检者在摆动头部时与头部静止状态下的视力，能够有效地评估其前庭功能的状况	若受检者在摆头状态下的视力较静止时下降2行以上，则可能提示其存在前庭眼反射功能减退的情况
眼位检查	检查者将指示受检者跟随其手指的移动进行眼球活动。检查将按照"米"字形模式，全面评估9个方向上双侧眼球的活动是否一致，并仔细观察是否存在眼球活动受限或视物重影的情况。通过实施遮盖、遮盖 – 去遮盖及交替遮盖试验可进一步观察受检者是否存在显性或隐性斜视，有助于评估其是否存在眼偏斜的现象 在进行检查时，要求受检者双眼直视前方，以便准确观察到其头位姿势和眼位是否出现异常，如头歪斜或眼偏斜等情况。通常情况下，头歪斜会偏向于眼低位的一侧，而静态眼旋转则常表现为眼低位侧眼球的外旋现象。为了更精确地确定这些症状，需要进行眼底拍片检查	眼偏斜反应作为耳石重力传导通路张力不平衡的一种表现，是眩晕诊断过程中的关键体征之一。其三大典型的体征包括静态眼旋转，即双眼未能保持在同一水平面上；眼偏斜，即两眼球在垂直方向上呈现出明显的偏斜；以及头倾斜。经典的眼偏斜三联征往往与耳石传导通路的脑干病变相关，皮质病变，可能仅表现为头倾斜；而在小脑病变时，则可能仅展现出眼偏斜的症状

续表

检查项目		检查方法	评估及结果
眼动检查（评估受检者的平滑跟踪及扫视是否存在异常现象）	平滑跟踪测试	在测试过程中，受检者需保持头部静止不动，眼球则需平稳跟踪眼前缓慢移动的视靶（如手指、电筒等）。此测试可在水平方向和垂直方向分别进行	密切观察受检者的眼球运动情况，特别是有无出现扫视性眼球运动
	扫视测试	要求受检者保持头部稳定，眼球需在快速切换的两个靶标之间进行来回运动，可在水平方向和垂直方向进行	需重点关注扫视的潜伏期、速度、准确度以及共轭性等关键指标估
眼球震颤		眼球震颤指的是眼球不自主地以一定节律进行往返运动的一种现象。在临床中，跳动性眼震尤为常见，其中包括前庭性、视动性以及终末性眼震等多种类型 鉴于快相在视觉上较易识别，因此临床上通常以快相的方向作为眼球震颤的判定依据。然而，实际上慢相的方向才更能真实反映前庭系统病损的患侧所在 当观察到眼球震颤现象时，应当密切关注其震形、强度、方向（尤其是快相方向）、幅度大小、运动速度以及持续时间等关键指标。眼球震颤的检查方法主要包括自发性眼震观察、凝视诱发性眼震检测以及位置试验下的眼震观察等。外周性眼震可能受到固视抑制的影响，导致在床边肉眼查体时无法观察到（即假阴性结果）。因此，为准确评估是否存在眼震现象，利用 Frenzel 镜或眼震视图仪等辅助工具去除固视抑制的影响显得尤为重要	此类眼震表现为眼球首先缓慢地朝某一特定方向移动（即慢相，这是前庭系统受损时的一种自发性眼球运动），随后眼球会迅速跳回原位（即快相，这是大脑皮质调节下的一种继发性反射性眼球运动）
自发性眼震检查		应指导受检者直视正前方，并重点观察眼震的快相方向及其强度。检查时需全神贯注地观察其中一侧眼球的运动情况，或适时采用间断性遮盖另一侧眼睛的方式以打断其固视状态，以便于更为准确地观察受检者是否存在自发性眼震现象	在大多数情况下，眩晕患者的双眼若非共轭状态，其双侧眼球的震颤方向应当保持一致
凝视诱发眼震检查		检查者需位于受检者前方，并指导其注视检查者的示指或小型光源（如电筒），随后要求受检者向左、右、上、下及斜向各个方向移动视线。示指或小光源应保持与受检者面部距离在 40~60cm 的范围内，移动速度需适中，避免过快。同时，视线移动的偏离角度应不超过正前方30°，以防诱发终末性眼震。在每个方向上，检查者需停留观察 20~30s。应仔细观察每个方向上是否出现眼震以及眼震的快相方向	若无论向哪个方向注视，眼震的方向均保持一致，则称之为"定向性"眼震，其多与前庭周围性病变相关；若眼震的快相方向随着凝视方向的变化而发生改变，则属于"变向性"眼震，通常提示前庭中枢性病变

2. 位置试验　位置试验是一种通过迅速改变头位和体位（包括 Dix–Hallpike 法及滚转试验）来诱发眼震和眩晕的检查手段，可用于辅助诊断良性 BPPV。在进行位置试验时，若观察到诱发性眼震，应特别留意与中枢性发作性位置性眩晕（central paroxysmal positional vertigo，CPPV）的鉴别。对于 CPPV 患者而言，在改变体位时其眼震方向往往不符合半规管与眼外肌的偶联特性，主要表现为纯垂直性眼震或纯旋转性眼震。此类眼震通常与眩晕症状非同步出现，且疲劳性较差。这类症状多见于第四脑室背部外侧、小脑背侧蚓部以及小脑小结叶和舌叶等结构受损的病例。

Dix–Hallpike 旨在鉴别患者是否存在后半规管或前半规管 BPPV。在检测过程中，受检者首先采取坐位，随后在水平方向上向一侧转动头部至45°，紧接着迅速躺下，确保头部悬垂与水平面之间形成30°的角度，并保持该姿势至少30s。检测人员需密切观察受检者是否出现眩晕症状及眼震现象。待相关症状完全消失后，再协助受检者缓慢恢复至坐位，并继续观察其眩晕及眼震情况。随后，采用相同的方法对另一侧进行检测。

滚转试验（roll maneuver）在诊断水平半规管 BPPV 时尤为常用。受检者需保持平卧位，首先向左侧进行90°的桶状滚动，随后返回至平卧位；接着再向右侧进行90°的桶状滚动，并再次回到平卧位。

3. 头动检查　头动检查主要包括床旁甩头试验和摇头眼震。头动检查同样是通过观察眼的活动来实现的。

甩头试验作为眩晕患者床边查体的重要方法，对于判断患者是否存在前庭眼动反射（vestibulo-ocular reflex，VOR）受损具有重要意义。在进行此项检查时，需要求受检者稳定注视某一固定靶点（如操作者的鼻尖），随后操作者以15°~20°的幅度迅速将受检者头部转向一侧。为确保检查的准确性，每次转动的方向需保持无规律且不可预测。在检查过程中，应密切观察受检者的眼球运动情况，特别留意是否出现纠正性扫视活动。若观察到此类活动，则提示转头侧的 VOR 功能受损。为确保检查结果的可靠性需在床边进行充分练习，以减少因操作不当而导致的假阳性结果。此外，部分患者可能受到隐性扫视的干扰，从而产生假阴性结果。因此，在条件允许的机构中，建议进一步进行头脉冲试验（visual - head impulse test，vHIT）以获取更为准确的诊断信息。

4. 听觉检查 进行听觉检查时，推荐使用频率为 256Hz/512Hz 的音叉，以利用其振动产生的声音进行韦伯试验和林纳试验。这有助于初步判断患者是否存在传导性耳聋或感音性耳聋，从而对梅尼埃病进行初步筛查。在传导性耳聋的情况下，林纳试验的结果通常表现为骨导大于气导，而韦伯试验则呈现出患侧响度较高的特点；而感音性耳聋患者在进行林纳试验时，虽然气导大于骨导，但响度持续时间通常较短，韦伯试验则表现出健侧响度更为显著的特点。

听力学检查是头晕/眩晕患者检查的重要环节。在必要时，应进一步进行电测听、鼓室图、声反射、听性脑干反应以及耳蜗电图等检查，以获取更为详尽的听觉相关症状线索，从而更准确地评估患者的听力状况。

5. 姿势步态检查 眩晕症患者通常表现出姿势与步态的失衡及偏斜现象，这些症状为潜在的前庭功能损伤提供了重要的诊断线索。

在进行 Romberg 试验时，受检者需双足并拢站立，并保持双眼睁开状态。随后，要求其闭上眼睛以消除视觉的校正作用。在闭目、直立且双脚靠拢的状态下，患者应保持至少 15s。对于 Romberg 试验结果可疑的患者，可进一步进行强化试验（即 Tandem Romberg 试验）。在这一试验中，患者需将一足置于另一足前方，使两足跟至脚趾形成一条直线，并再次要求其闭目。若患者向前庭病变侧发生倾倒现象，则试验结果为阳性。

Fukuda 原地踏步试验作为一种针对前庭 - 脊髓通路（vestibulo - spinal reflex，VSR）损伤评估方法，主要用于辅助诊断前庭外周病变。其机制在于通过干扰个体本体感觉的代偿机制，从而有效检测前庭功能的潜在损伤。该实验要求受检者闭目状态下在原地连续踏步 50 次或 100 次，踏步过程中需确保大腿抬起至水平位置。试验完成后，观察受检者踏步结束后的偏离角度以评估前庭功能状态。若踏步 50 次后偏转角在 30° 以内，或踏 100 次后偏转角在 45° 以内，则视为正常表现；若偏转角大于 30°/45°，或偏离起始点距离超过 1m，则提示可能存在前庭功能异常。在大多数单侧前庭损伤的患者中，通常会观察到患者逐渐转向受损侧的现象。

三、 辅助检查

眩晕疾病的病因很多，辅助检查的选择应根据病史和体格检查而定。

（一）优先检查

若无神经科症状/体征优先检查选择眼震电图，其方式包括一系列测试：自发性眼震、凝视试验、跟踪试验、扫视试验、视动试验、位置性试验、变位试验、变温试验、摇头试验、旋转试验。用于评价前庭终末器官、中枢前庭眼动通路、眼动过程、自主的前庭信息输入等功能。该项检查结果有助于鉴别是前庭中枢还是前庭周围病变。对所有眩晕患者，尤其伴随耳鸣、听力下降或耳闷胀等症状，均应进行纯音测听检查包括气导纯音测试、骨导纯音测试、几种标准的言语听力测试和声导抗测试，单侧听力下降者更应予以重视，根据纯音测听图，可以很好地区分传导性聋和感音神经性聋。若眩晕伴有神经科症状/体征优先检查选择头颅 MRI/CT 影像学检查为主要手段，以评估脑部及内听道病变。

（二）可选检查

1. 血液指标检查 疑似贫血或电解质代谢紊乱患者，可行血常规、肝肾功能、血糖、血脂、电解质等检查进行筛查。在必要情况下，进行甲状腺功能、免疫学指标检查筛查甲状腺功能亢进或甲状腺功能减退、免疫功能异常患者。此外，可进行心肌酶学检查以除外心肌梗死等疾病。

2. 超声、影像检查 如颈部和脑血管 CT 造影（computed tomography angiography，CTA）、经颅多普勒超声（transcranial Doppler，TCD）有助于评估脑血管情况。

3. 精神心理评估 汉密尔顿焦虑抑郁测评、头晕残障量表、人格气质测评等相关焦虑抑郁测评，有助于识别慢性持续性头晕患者的情绪心理因素。

4. 其他 怀疑晕厥或晕厥前的患者应进行心电图、动态心电图监测等心脏相关检查，怀疑癫痫性眩晕时可行脑电图检查。

（三）新检查

怀疑颅内感染可选择脑脊液检查。

四、鉴别诊断

常见的不同类型的眩晕疾病的鉴别诊断主要为前庭周围性及中枢性眩晕的区别（表1-2-2）。

表1-2-2　不同类型的眩晕疾病的鉴别诊断

分类	疾病	临床表现
持续性前庭周围性眩晕	前庭神经炎	临床表现主要为急性眩晕不伴听力下降且持续数日，常伴恶心、呕吐、身体不稳感等，自发性朝向健侧的水平扭转性眼震，站立时身体往患侧倾倒
	伴眩晕的突发性聋	眩晕，恶心、呕吐，突然发生听力下降，可伴耳鸣、耳闷胀感、听觉过敏或重听、耳周皮肤感觉异常等，感音神经性聋单向水平扭转性眼震
持续性前庭中枢性眩晕	后循环梗死（主要为脑干和小脑）	表现为急性头晕/眩晕、言语欠清晰、肢体无力或面部肢体麻木、视物成双、行走或持物不稳、跌倒发作等，复视、吞咽困难、构音障碍、偏瘫、交叉性感觉障碍、共济失调、跌倒发作
	脑干小脑出血	表现为突发持续性眩晕，呕吐，早期可能出现意识障碍，存在脑干、小脑受累体征
发作性前庭周围性眩晕	良性阵发性位置性眩晕	突然出现短暂性眩晕（通常持续不超过1min），一般在起床、躺下、床上翻身、低头或抬头时出现，可有恶心、呕吐等自主神经症状，位置试验诱发眩晕及眼震
	梅尼埃病	发作性旋转性眩晕，常伴自主神经功能紊乱和平衡障碍，无意识丧失，波动性听力损失，早期多为低频听力损失且逐渐加重，伴有耳鸣和（或）耳胀满感，发作期或中晚期神经性耳聋
发作性前庭中枢性眩晕		前庭性偏头痛可表现为头晕、眩晕姿势失稳或前庭-视觉症状，伴随或不伴随偏头痛，持续时间从数十秒到数天（5min~72h），常伴有恶心、呕吐、畏声和畏光。非发作期无明显阳性体征，发作期可见到各种类型的眼球震颤。注意询问患者头痛、眩晕病史及家族史

治疗

一、治疗原则　（图1-2-2）

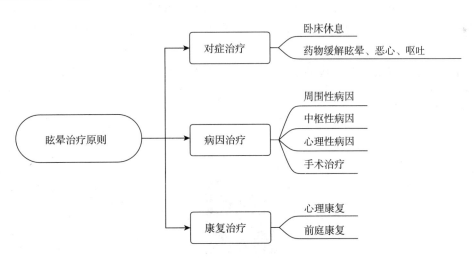

图1-2-2　眩晕治疗原则

二、治疗细则

（一）急性期或发作期治疗

1. 前庭抑制剂　如抗组胺类、苯二氮䓬类、抗胆碱能类等药物。此类药物能有效控制眩晕的急性发作，原则上使用时间不超过72h。在急性期症状得到控制后应及时停药，以免抑制中枢代偿机制的建立。

2. 糖皮质激素　在前庭神经炎急性期、突发性聋急性期或梅尼埃病急性期眩晕症状严重或听力明显下降的情况下，可酌情口服或静脉给予糖皮质激素。

3. 对症支持治疗　眩晕急性发作持续时间较长且伴有严重恶心呕吐的患者，应给予止吐剂等药物，如甲氧氯普胺；补液支持治疗。

4. 改善微循环药物　可给予患者改善微循环药物以改善症状。

（二）病因治疗

应尽快明确病因诊断，及时给予针对性治疗措施。

1. 周围性眩晕　BPPV 患者可行手法复位治疗；梅尼埃病可控制发作诱因，适当使用利尿剂及糖皮质激素；前庭神经炎及突发性聋可使用糖皮质激素。

2. 中枢性眩晕　针对急性脑血管病，在脑梗死的超急性期，符合指征患者给予急诊静脉溶栓、血管内介入治疗等救治措施。失去血管再通机会的患者可根据 TOAST 分型进行抗板或抗凝、降脂、控制危险因素及稳定斑块等治疗。对于脑出血患者，主要治疗措施包括脱水降颅压、控制血压以及防止并发症，必要情况下，需要去骨瓣减压等外科手术治疗。前庭性偏头痛主要采用止痛、止吐等对症处理。中枢神经系统脱髓鞘疾病应给予糖皮质激素或免疫球蛋白等免疫调节治疗。在中枢神经系统感染获得确切病原学依据之前，可根据其临床特点经验性给予抗病毒、抗细菌及脱水降颅压等对症支持治疗。

3. 精神心理性眩晕　可见于惊恐发作或广泛性焦虑障碍，除抗抑郁药物外，可适量予阿普唑仑、劳拉西泮等。

4. 手术治疗　根据导致眩晕的疾病类型，选择适当且符合适应证的手术治疗。

（三）康复治疗

1. 心理康复治疗　对于焦虑、抑郁的患者，需要进行心理治疗，可行认知行为治疗和生物反馈治疗，必要时使用抗抑郁、抗焦虑药物。

2. 前庭康复训练　主要针对因前庭功能低下或丧失导致的平衡障碍患者，常用训练方法包括前庭适应、前庭替代、前庭习服、Cawthorne – Cooksey 训练等。前庭适应是通过眼球运动和中枢神经系统前庭 – 眼反射、颈 – 眼反射和前庭 – 脊髓反射等产生的适应性控制。头部转动、躯干转动训练和扫视、视觉追踪等练习中，用头部运动和视网膜滑动产生的视觉信号反复刺激前庭。前庭替代：主要通过视觉、本体觉反馈信息，代偿前庭功能缺损，重建患者视觉、本体觉及前庭传入信息整合功能。内容包括视觉依赖性训练、本体觉依赖训练。

前庭习服是指患者通过反复接触刺激，从而减少对此刺激产生病理反应的一种方式。Cawthorne – Cooksey 训练包括追踪和扫描的眼球运动、头部运动、头眼协调任务、全身运动和平衡任务等，在训练过程中要求逐渐增加速度，某些动作由睁眼过渡到闭眼完成。不同类型的前庭康复训练可以作为各种眩晕类疾病的重要或辅助治疗方法。例如，对于BPPV 耳石复位无效或复位后仍有头晕或平衡障碍的患者，可以作为辅助治疗（如 Brandt – Daroff 习服训练）。若患者拒绝或不能耐受复位治疗，前庭康复训练可作为替代治疗。此外，前庭康复训练也可用于前庭神经炎、梅尼埃病稳定期、突发性聋伴眩晕患者的辅助治疗。

作者：苏丽

审稿：雷革胜

参考文献

第三节　感觉功能障碍

感觉（sense）是指大脑中对外界的刺激的反映包括躯体感觉和内脏感觉。解剖学将躯体感觉和内脏感觉分为一般和特殊两类，一般内脏感觉是指内脏器官接受的感觉刺激，如胃的饥饿感、膀胱的充盈感等；特殊内脏感觉包括嗅觉和味觉；特殊躯体感觉包括视觉、听觉、前庭觉。本章节主要介绍一般躯体感觉功能障碍。

一般躯体感觉包括浅感觉（痛觉、温度觉、触觉）、深感觉（运动觉、位置觉、振动觉）和复合感觉（图形觉、两点辨别觉、定位觉、实体觉等）。其中深感觉又称为本体感觉，浅感觉和深感觉称为初级感觉，复合感觉需要大脑顶叶对初级感觉进行分析、整合而形成，故称作次级感觉或皮质感觉。

感觉功能障碍是神经系统疾病常见的症状和体征。根据病变的性质，可以分为刺激性症状和抑制性症状。刺激性症状包括：①感觉过敏（hyperesthesia）：刺激的敏感性增高，轻微刺激即可感觉到疼痛；②感觉倒错（dysesthesia）：对刺激产生错误的感觉，可自发出现或在非疼痛性刺激后产生，如轻触产生针刺感；③感觉过度（hyperpathia）：对刺激阈值增高，难以辨别轻微刺激，对强烈刺激的感

受及辨别能力减弱；④感觉异常（paresthesia）：无刺激时出现异常感觉，如麻木、刺痛、蚁行感、灼烧感、瘙痒感等；⑤疼痛（pain）：感觉纤维受刺激时出现，表现为局部疼痛、放射性疼痛、扩散性疼痛、牵涉痛等。刺激性症状在感觉传导路径受到刺激或兴奋性增高时出现，可表现为感觉过敏、感觉倒错、感觉过度、感觉异常或疼痛等。抑制性症状包括：①感觉减退（hypesthesia）：刺激强烈而感觉较正常减弱；②感觉缺失（anesthesia）：所有感觉缺失。抑制性症状因感觉路径受破坏而出现，表现为感觉减退或感觉缺失。根据受损部位及临床症状不同，感觉障碍可以分为9种类型：末梢型、神经干型、后根型、脊髓型、脑干型、丘脑型、内囊型、皮质型和癔症性感觉障碍。

诊断

一、诊断流程

感觉功能障碍的诊断主要依靠病史和查体，辅助检查有助于感觉障碍的定性诊断（图1-3-1）。

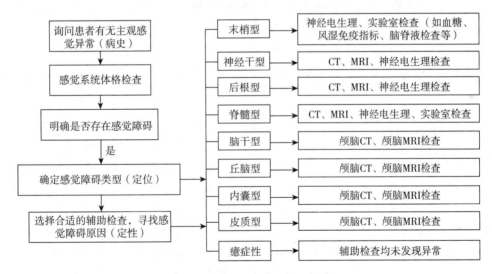

图1-3-1　感觉功能障碍诊断流程

二、问诊与查体

（一）问诊和症状

1. 针对感觉障碍问诊

（1）发病年龄：老年人多见于脑血管病。

（2）起病形式：急性起病的偏身感觉障碍多见于脑血管病，慢性起病的感觉障碍多见于肿瘤、代谢性疾病等。

（3）诱因：感觉障碍是自发性还是有一定的诱因，是否由某些特殊动作或姿势引起，如三叉神经痛可由"扳机点"诱发。

（4）性质：麻木、疼痛、感觉异常、感觉减退、感觉缺失等。

（5）部位：感觉障碍是四肢、单肢、末梢、偏身、交叉还是区域性，是否对称。明确感觉障碍的

部位有助于定位诊断。

（6）时间规律：症状为突发还是逐渐出现，呈持续性还是阵发性，持续数天、数小时、数分钟还是数秒钟等。

（7）加重或缓解因素：症状是否因活动、休息、温度等因素变化而变化。如腕管综合征患者的感觉症状多因某些手部活动如手持电话、重物等加重，改变姿势症状可减轻。

（8）伴随症状：除感觉障碍外，是否伴有运动障碍、自主神经功能障碍、心理障碍等其他症状。

（9）既往史和个人史：既往史和个人史往往能为感觉障碍提供线索，如糖尿病患者合并周围神经病变或酗酒患者，可表现为末梢型感觉障碍，外伤致脊髓损伤时可表现为脊髓型感觉障碍。

2. 症状（表1-3-1）

表1-3-1 感觉障碍的病变部位分型

类型	病变部位	症状或体征	常见病
末梢型	末梢神经	四肢末端感觉障碍，多呈对称性，手套-袜套样分布，远端重于近端	多发性周围神经病
神经干型	神经干	局限于某一周围神经的感觉障碍	桡神经麻痹、尺神经麻痹等
后根型	神经根	局限于某一神经根支配范围内的感觉障碍，呈节段性	椎间盘突出、髓外肿瘤等
脊髓型	横贯性 脊髓半切 后索 侧索 后角 前连合 马尾圆锥	受损平面以下所有感觉缺失或减弱 受损侧平面以上运动神经元瘫痪及深感觉障碍，受损对侧平面以下痛温觉缺失 受损平面以下深感觉障碍 受损对侧平面以下痛温觉缺失，触觉及深感觉保留，又称分离性感觉障碍 受损侧节段性痛温觉缺失，触觉及深感觉保留 受损部位双侧节段性、对称性、分离性感觉障碍 肛门周围及会阴部呈鞍状感觉缺失，马尾病变表现为后根型感觉障碍，并伴有剧烈疼痛	脊髓炎、脊髓占位、脊髓空洞症、亚急性联合变性、脊髓痨、外伤、炎症等
脑干型	延髓外侧 延髓内部 脑桥上部	交叉型感觉障碍，表现为同侧面部和对侧偏身分离性感觉障碍，如延髓背外侧综合征损害内侧丘系，引起对侧深感觉缺失而痛温觉正常 对侧面部及偏身感觉障碍，多伴有同侧颅神经麻痹	脑血管病
内囊型	内囊	受损对侧面部及偏身感觉消失或减退，常伴有偏瘫、偏盲，称为"三偏综合征"	脑血管病
皮质型	顶叶皮质	受损对侧复合感觉障碍明显，痛温觉障碍轻 部分区域损害，可出现对侧单肢（上肢或下肢）感觉缺失或减退 刺激性损害，可出局限性感觉性癫痫（发作性感觉异常）	脑血管病、颅内占位
癔症性	无器质性病变	感觉障碍分布与解剖关系不符，症状复杂多病，易受暗示影响	精神科疾病

（二）查体和体征

感觉查体应当在安静的环境中进行，患者要意识清晰，有正常的表达能力，能够配合检查。感觉检查一般自感觉消失减退区至正常区。检查过程要耐心细致，但由于感觉查体的主观性比较大，要求检查者不要过度要求患者配合，避免针对微小的差异反复确认，检查过程中应注意左右侧、远近端对比，避免诱导性提问及暗示。

1. 浅感觉

（1）痛觉：检查痛觉的方法有很多，最常用的是大头针轻刺皮肤，询问针刺部位有无疼痛及疼痛程度，注意每次刺激的强度要一致，若疼痛存在差异，通常可以让患者用分值来表示疼痛差异（如疼痛由轻到重分为1~10分，根据疼痛程度打分），从而做出比较。

（2）触觉：可以使用棉签、纸巾、羽毛等工具进行检测，如用棉絮部位轻触皮肤或黏膜，询问患者是否感受到触碰并说出触碰次数。一种名为"Bumps"的设备可以用来量化触觉检查，它是一个棋盘状的光滑表面，有12个正方形，每个正方形包含5个由不同高度小凸起组成的彩色圆圈。受试者用食指摸索每个圆圈，检测阈值定义为检测到的最小凸块高度。这种方法可以简单快速的定量评估触觉。检查触觉时尽量应避开有毛发的皮肤区域，避免毛发牵拉对检查造成影响。手掌、脚掌等皮肤较厚的部位或较敏感的部位可以不检查。

（3）温度觉：可以用分别用装有冷水（5~10℃）和热水（40~45℃）的试管接触皮肤，询问冷热。由于音叉是金属材质，温度一般较低，可用于冷觉的快速检测。

通常痛觉和温度觉的受损程度一致，时间有限时可选择一种检测，当患者不能耐受痛觉测试，或痛觉测试结果不明确时，可进行温度觉测试。但对于有循环功能障碍或血管舒缩功能障碍的患者，温度觉检测结果往往不可靠。

2. 深感觉

（1）运动觉：患者闭目，检查者一手食指和拇指轻轻捏住患者一个脚趾的外侧，向上或向下移动5°左右，让患者回答脚趾运动方向，如患者感觉不明显，可增大活动幅度或更换大关节（如膝关节、踝关节等）检查。

（2）位置觉：患者闭目，检查者将患者一侧肢体摆放出某种特定的姿势，嘱患者自行用另一侧肢体模仿。

（3）振动觉：检查者用振动的音叉柄放置患者四肢及躯干骨性隆起处（如桡骨、手指、锁骨、胸骨、肋骨、髂前上棘、髌骨、内外踝等），询问有无振动的感觉，比较振动强度及持续时间，注意双侧及上、下对比。若振动觉从近端至远端逐渐减弱，多提示周围神经病变；若多个部位出现均匀一致的振动觉缺失，则提示脊髓疾病的可能。需要注意的是，随着年龄的增长，振动觉可逐渐减退。

存在深感觉障碍的患者可以出现共济失调，称为感觉性共济失调，与小脑性共济失调不同的是，感觉性共济失调患者的症状在闭目后更加明显，常见于维生素 B_{12} 缺乏、严重的周围神经病变等。具体检查及鉴别详见共济失调章节。

3. 复合感觉　复合感觉是对初级感觉的分析与加工，具有感知和辨别的功能，在判断患者存在复合感觉障碍前，需要先确认患者初级感觉功能是正常存在的。

（1）实体觉：患者闭目，让其触摸熟悉的物品，如手机、钥匙、手表、笔等，令其说出所触摸物品名称。

（2）定位觉：患者闭目，用手或棉签轻触患者皮肤，嘱患者指出触及部位，正常误差小于10cm。

（3）两点分辨觉：患者闭目，用分开的双脚规同时接触患者皮肤，当患者能指出感觉到两点时逐渐缩小双脚规分开距离，直至患者描述为一点，记录此时双脚规分开距离。正常值为指尖 2～4mm，手掌 8～12mm，手背 20～30mm。

（4）图形觉：患者闭目，用棉签在患者身上画出简单图形或阿拉伯数字，令患者说出所画内容，注意双侧对比。

三、辅助检查

感觉障碍的发现主要依靠临床表现及查体，当发现有感觉障碍存在时，需要根据其分布及性质选择合适的辅助检查。当患者出现末梢型感觉障碍时，应选择神经电生理检查，通过神经传导速度及肌电图，明确有无周围神经病变，腰穿脑脊液检查及神经活检，有助于疾病的定性诊断。当患者表现为后根型或脊髓型时，可选择脊髓CT或MRI、腰椎穿刺脑脊液检查。当感觉障碍为脑干型、丘脑型、内囊型或皮质型时，可以选择脑CT、脑MRI、脑血管造影、脑电图、腰椎穿刺脑脊液等检查。当考虑为癔症性感觉障碍时，首先应通过检查排除器质性病变，再选择相应的精神专科检查。

四、鉴别诊断

本文详细叙述了一般躯体感觉障碍，需要与内脏感觉和特殊躯体感觉鉴别。

另外，神经系统的感觉障碍还要与精神因素引起的感觉障碍鉴别，如躯体化障碍患者，常主诉有麻木、疼痛等感觉异常，神经系统查体可发现感觉障碍体征，但感觉障碍分布多与解剖关系不符，无器质性病变证据，且多合并有抑郁、焦虑情绪，经正规的精神科治疗后症状可改善。

作者：张爱迪
审稿：姜宏佺

参考文献

第四节 遗 忘

遗忘（amnesia）指患者对某一段经历或重大事件的记忆缺失，这些识记过的内容在一定条件下不能或错误地恢复和提取。

遗忘和健忘不同，正常人群也常有健忘的情况发生，两者很容易进行鉴别，其区别体现在情绪变化、忘记程度、生活能力、认知能力等多方面差异（表1-4-1）。

表1-4-1 生理性健忘和病理性遗忘的鉴别

	生理性健忘	病理性遗忘
情绪变化	情感反应明确	淡漠，麻木无反应
程度区别	部分性遗忘，经提醒可以记起	完全性遗忘，发生错构和虚构
生活能力	基本正常	逐渐丧失生活自理能力和社会交往的能力
认知能力	记忆力轻度下降，其他认知功能正常	认知功能全面性下降，定向力障碍
思维能力	对于健忘有意识地进行补救，例如携带记事本进行记录备忘；语言功能基本正常	对遗忘无情绪反应，也不进行补救措施；语言逐渐贫乏、语气刻板，表达丰富性下降

病理性遗忘可见于多种器质性或心理性疾病。不同疾病可以出现不同类型的遗忘，通常表现为以下4种情况（表1-4-2、表1-4-3）。

表1-4-2 四种遗忘的特点

	顺行性遗忘（anterograde amnesia）	逆行性遗忘（retrograde amnesia）	进行性遗忘（progressive amnesia）	心因性遗忘（psychogenic amnesia）
基本定义	无法回忆在疾病或创伤发生后一段时间内所经历的事件	回忆不出疾病或创伤发生之前某一阶段的事件	记忆的丧失呈进行性趋势，随着病情的发展由轻到重构成一个连续的病程	所遗忘的事情或者经历常具有一定选择性，常在重大心理应激后发生
发病机制	信息不能从一级记忆转入二级记忆，可能与海马功能受损有关	二级记忆紊乱，三级记忆未受影响	不同神经变性病机制不同	心理防御机制
记忆保留	患者在此前的记忆可以保存	情景记忆多受损，但语义记忆等保存正常	全面性记忆受损，程度不同	不影响工作记忆，情景记忆选择性保留
常见疾病	常见于颅脑创伤、脑血管疾病、酒精中毒、药物滥用和导致意识障碍的严重全身性疾病	常见于颅脑外伤、颅内感染、脑肿瘤、手术创伤、癫痫、脑卒中、神经变性病性痴呆、酒精和其他物质滥用、维生素缺乏、一氧化碳中毒、心理创伤和精神因素等	常见于神经变性病，例如阿尔茨海默病（Alzheimer disease，AD）、路易体痴呆（dementia with Lewy body，DLB）、额颞叶变性等	常见于分离性障碍、急性应激障碍和颅脑外伤等

表1-4-3 四种遗忘的临床表现

分型	临床表现
顺行性遗忘	顺行性遗忘具有以下特点：①顺行性遗忘影响长时记忆，但是对工作记忆不影响或轻微影响；②从视觉、听觉、触觉、嗅觉或味觉等通道获得的记忆，都会受顺行性遗忘的影响；③虽然顺行性遗忘患者能够保留遗忘前学习的一般知识的记忆，但对此后的新事实和事件的回忆却严重受损；④操作技能可以部分或者熟练保留；⑤当顺行性遗忘症患者熟练掌握一项新技能后，可出现令人惊异的超特定性的记忆 关于顺行性遗忘的产生和表现也存在很多争议，例如对于同属陈述性记忆的情节性和语义性记忆，顺行性遗忘可以出现截然不同的表现。情节记忆是一种自传式的带有时空情景的信息的记忆，一般保留较好，相对来说语义性记忆较为单一，更容易受损，但是有的顺行性遗忘患者却出现情节性记忆损伤严重，而保持有语义性记忆。对于患者和家属来说，无法创造新的记忆是顺行性遗忘症的残酷现实

分型	临床表现
逆行性遗忘	一般根据遗忘的内容和程度，把逆行性遗忘分为5种类型：①极端逆行性遗忘，程度最严重的遗忘症，可出现完全永久性记忆损失，甚至出现个体身份识别障碍，较难治愈；②暂时梯度逆行性遗忘，是最常见的逆行性遗忘类型，表现为暂时或短期性记忆提取障碍，发作后通常会自动康复。脑震荡可出现此种类型遗忘；③焦点逆行性遗忘，通常表现出轻微失忆，多见于心因性遗忘，往往由心理障碍或创伤事件引发的，而不存在躯体损伤；④孤立逆行性遗忘，表现为失去提取过去某些特定的事件和信息的能力；⑤单纯逆行性遗忘，罕见，症状轻微且可逆 酗酒和大多数的镇静催眠类药物有逆行性遗忘的不良反应，记忆受损程度与药物种类及药物的血浆浓度有关，例如老年患者长期口服苯二氮䓬类药物可造成记忆障碍的发生
进行性遗忘	主要见于老年痴呆患者，指记忆的丧失随着病情发展而逐渐发展 临床主要特点是受影响较大的不是记忆直接的识记和保存，而是回忆和再认的功能明显受损。患者除出现遗忘外，还可伴有日益加重的痴呆和感情淡漠 AD患者早期较少波及识记和保存的过程，但是识记和保存后期也会受损
心因性遗忘	心因性遗忘有很多别称，例如"阶段性遗忘""界限性遗忘""分离性遗忘"和"选择性遗忘"等。时间不定，可暂时性、选择性的解离某些记忆，也可能选择性遗忘，有时可借助催眠帮助恢复 临床表现为：①患者常常无其他躯体表现，仅丧失对过去经验的记忆，这种失忆现象仅由心理因素引起；②患者丧失的记忆通常仅限于对某个特定时间段的事情不能记忆：有的是近事失忆症（anterograde amnesia），即记得旧事而忘了近事；有的是旧事失忆症（retrograde amnesia），即只记得近事而忘了旧事；有的是要事失忆症（episodic amnesia），即只限于对重要的事情不复记忆；还有的患者可能忘了自己的住址和姓名，但却仍然记得骑车、开车等活动；③患者所丧失的记忆的性质，多涉及与其自我统合的事项（如姓名、职业等），大多不涉及非自我统合的事项（如开车、骑车等）；④心因性失忆症多在遭受打击之后突然发生，大部分过一段时间之后，也可能突然之间恢复记忆 按照所涉及的记忆内容和程度可以分为四种类型：①局部性失忆症，指患者对某些创伤事件发生前后数小时内的情况完全丧失记忆；②选择性失忆症，即患者对特定时期发生的事件选择性遗忘；③全盘性失忆症，指患者完全忘记自己的生活背景等自我统合事项，如姓名、地址等；④连续性失忆症，即患者忘记自某一年或某一事件之前的过去经历

诊断

一、诊断流程

详细询问病史，区分是病理性遗忘还是生理性健忘，通过量表检查明确受损认知域，结合查体、实验室和其他辅助检查（包括生物标记物和基因学检查），进行诊断和鉴别诊断。

（1）确定患者是否属于病理性遗忘。

（2）确定遗忘的类型，有利于病因判断。

（3）评估其他认知域。

（4）结合体格检查、实验室和其他辅助检查，进一步明确病因。

可以按照以下流程进行（图1-4-1）。

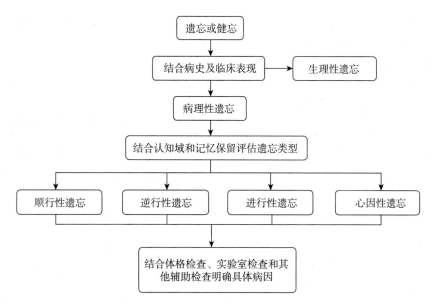

图1-4-1 遗忘诊断流程

二、 问诊与查体

（一）问诊和症状

主诉健忘或遗忘时，需要询问患者病史，应包括具体症状、现病史和既往史，如患者本人无法清楚表达或回忆不清，需询问知情人或者照料者，补充完善。

现病史着重询问遗忘的发病时间、起病的形式、具体表现及进展方式、诊疗经过（药物治疗）及转归。了解患者的遗忘是否对其社会功能、日常能力和自理能力产生影响；是否出现其他认知域障碍、精神行为及人格改变，精神行为与认知障碍发生的前后顺序及具体表现；仔细排查诱发因素、疾病或事件。

既往史中，特别注意心脑血管疾病、甲状腺功能异常、癫痫、感染、颅脑外伤、长期慢性腹泻和营养不良、肝肾功能障碍、一氧化碳中毒、精神病史以及药物使用情况。

询问患者是否存在酗酒、偏食等不良生活习惯，详细询问家族史，追问职业、受教育水平等。

提炼出患者的主要症状，以便进行查体和开具其他检查项目。

（二）查体和体征

简易智力状态检查量表（mini - mental state examination，MMSE）、蒙特利尔认知评估量表（Montreal cognitive assessment，MoCA）等量表检查可针对性了解认知域障碍，详细的体格检查有助于发现其他体征，帮助鉴别疾病的病因，体格检查包括一般查体和神经系统专科查体。

1. 一般体格检查 包括体温、呼吸、心率、血压等生命体征，面容、皮肤黏膜、头颈部、心脏、肺脏、肝脾、四肢及关节肌肉等。

2. 神经系统查体 包括意识和高级皮质功能检查，颅神经检查，运动和感觉系统、神经反射和脑膜刺激征等。注意是否存在神经系统局灶体征和锥体外系体征，前者包括中枢性面舌瘫、肢体瘫痪、腱反射活跃、病理反射及假性延髓性麻

痹等，后者包括运动减少、肌张力增高、震颤及舞蹈样动作等。

3. 认知功能检查 目前多采用 MMSE 和 MoCA。MMSE 由 Folstein 编制于 1975 年，是最具影响的认知缺损筛选工具之一，被选入诊断用检查提纲（DIS），用于美国 ECA 的精神疾病流行病学调查，被 WHO 推荐用于复合国际诊断用检查。MoCA 是由 Nasreddine 教授于 2004 年研究编制，用于针对轻度认知障碍（mild cognitive impairment，MCI）进行快速筛查，评定的认知领域包括注意与集中、执行功能、记忆、语言、视结构技能、抽象思维以及计算和定向力。此外，威斯康星卡片分类测验（Wisconsin card sorting test，WCST）、画钟试验、连线测验（trail making test，TMT）、韦氏智力量表（Wechsler intelligence scale）等多种检查针对不同人群进行认知测评。

精神心理问卷可采用汉密尔顿焦虑量表（Hamilton anxiety scale，HAMA）、汉密尔顿抑郁量表（Hamilton depression scale，HAMD）和简明精神病量表等。因为很多遗忘患者会出现神经症样表现，如失眠、乏力、健忘、躯体不适、情绪不稳、焦虑和抑郁等。

三、 鉴别诊断

导致病理性遗忘的病因很多，可以按照所累及系统分为四大类：原发于神经系统的疾病、原发于神经系统以外的疾病、同时累及神经系统及其他脏器的疾病、心理精神因素。影响记忆过程的所有病理生理原因可以导致多种遗忘单独或混合性产生，例如 AD，其临床特征是进行性遗忘，但是患者同时出现顺行性遗忘和（或）逆行性遗忘。

（一）原发于神经系统的疾病

神经变性痴呆（如 AD、DLB 等）、血管性痴呆（vascular dementia，VD）、炎症性痴呆、正常颅压性脑积水（normal pressure hydrocephalus，NPH）、脑肿瘤、颅脑外伤和脑脱髓鞘性疾病等（表 1 - 4 - 4）。

表 1－4－4 原发于神经系统的疾病的鉴别诊断

鉴别疾病名		概念	临床表现
阿尔茨海默病（AD）		AD 为隐匿性起病的进行性发展的神经系统退行性疾病。65 岁以前发病者，称早老性痴呆；65 岁以后发病者，称老年性痴呆。该病是由于脑功能障碍导致的智能和精神障碍的综合老年性疾病，随着年龄增长发病率和患病率增加	临床上以显著的记忆力减退、判断推理能力下降、视空间技能损害、执行功能障碍、运动能力下降以及精神行为改变等全面性痴呆表现为特征
额颞叶痴呆（FTD）		也称为额颞叶退行性变（FTLD），病因可能是神经元胞体特发性退行性变或轴索损伤继发胞体变化，是以额、颞叶萎缩为特征的早发性神经退行性痴呆的第二位病因	临床表现特点为渐进性出现人格改变、言语障碍及行为异常的痴呆综合征。25% FTD 患者可发现 Pick 小体
路易体痴呆（DLB）		大多见于老年人，男性略多于女性。α 突触核蛋白由可溶性变为不溶性异常聚集而成，影响其代谢和表达	临床表现为波动性认知功能障碍、视幻觉和帕金森综合征，以 Lewy 体形成为病理特征的神经变性疾病
帕金森病（PD）		PD 患者发病一年后开始缓慢出现认知障碍并逐渐进展，当认知障碍影响了患者的日常生活能力，称为帕金森病痴呆（PDD）	认知障碍是 PD 患者最常见的非运动症状之一
血管性痴呆（VD）		VD 是指由缺血性和出血性脑血管病所造成的	表现为语言、记忆、视空间技能、情感、人格和计算力、抽象判断力等认知功能的受损
进行性核上性麻痹（PSP）		属于少见的神经变性疾病，2017 年美国国立神经系统疾病与卒中研究所及国际进行性核上性眼肌麻痹协会联合更新了 PSP 诊断标准	临床上以姿势不稳、垂直型核上性凝视麻痹、假性延髓性麻痹、躯干僵硬和轻度痴呆为特征。起始症状不典型，可出现疲劳、嗜睡、乏力、无故跌倒（向后跌倒），起病隐匿，常缓慢持续进展，诊断主要依靠临床表现，如出现智能障碍、核上性眼肌麻痹、步态异常即应怀疑 PSP
正常颅压性脑积水（NPH）		NPH 为脑室扩大而脑脊液压力正常的交通性脑积水综合征	主要临床表现为步态不稳、记忆力障碍和尿失禁。大部分患者在早期经过分流手术后临床症状明显改善
脱髓鞘疾病	多发性硬化	是一种以中枢神经系统脱髓鞘为主要病理特点的自身免疫疾病	半数左右在其病程中出现认知功能损害，给予激素、免疫抑制剂及相应抗精神药物应用后，患者认知功能会明显改善
	同心圆性硬化	是少见的大脑白质脱髓鞘性疾病	常以精神障碍起病，如淡漠、反应迟钝、无故哭笑、重复语言及幻听等，以后相继出现大脑多灶性损害的症状和体征，当仅有遗忘时容易误诊
慢性硬膜下血肿		是老年人进行性痴呆的不可忽略因素，老年人由于常已经出现动脉硬化或神经元退行性改变、脑萎缩，在外伤后没有明显颅内压增高表现，故而常被忽略	表现为在脑外伤后出现进行性注意力下降、遗忘、双下肢无力，严重者可出现尿失禁。脑 CT 可确诊
克－雅病（CJD）		内源性或外源性朊病毒蛋白（PrP）感染所致的可传播性、进展性、致死性中枢神经系统变性疾病。CJD 是人类最常见的朊病毒病。分为散发型、医源型、家族型和变异型四种类型，80% ~90% 为散发性，男女均可发病	由典型的神经病理学特征：海绵状变（空泡变性）、神经元丢失、神经胶质细胞增生和淀粉样斑沉积。早期临床表现不典型，其前驱症状包括注意力不集中、抑郁、疲乏、头晕、下肢无力和记忆力减退等，约 1/3 患者可出现，持续数周。早期症状可出现行为异常、情感反应异常、智能减退、持物和行走不稳、视觉障碍（如视觉模糊、视力减退等）、幻觉和妄想等，一旦患者开始智能减退则病情迅速进展，数月乃至数周内进入痴呆期。后期表现锥体束征或锥体外系功能异常，可出现无动性缄默；小脑系列体征（如眼球震颤、共济失调、轮替动作不灵活等）；约 90% 以上病例出现肌阵挛，常可由感觉刺激或声音刺激等外界刺激诱发，痉挛严重时呈现持续的角弓反张

（二）原发于神经系统以外的疾病

系统性疾病导致的痴呆（如甲状腺功能低下、各种维生素缺乏症等）和中毒性痴呆（如酒精中毒、药物慢性中毒、毒品等）（表1-4-5）。

表1-4-5 原发于神经系统以外的疾病的鉴别诊断

鉴别疾病类型	鉴别疾病名	概念	临床表现
内分泌系统疾病	甲状腺功能低下	甲状腺素分泌缺乏或不足而出现的综合征	神经系统可出现记忆力减退、智力低下、反应迟钝和精神症状
	桥本脑病	桥本脑病是一种与桥本氏甲状腺炎有关的复发或进展性脑病	表现出不同程度的认知功能减退，遗忘明显，实验室检查可发现血清甲状腺抗体、抗甲状腺过氧化酶抗体及抗甲状腺球蛋白抗体水平增高，糖皮质激素治疗桥本脑病效果好
	甲状旁腺功能低下	是因甲状旁腺激素产生减少或作用缺陷而造成的疾病	实验室检查以低钙血症、高磷血症为主要化验异常，约15%的患者出现记忆力障碍和智力减退，长期口服钙剂和维生素D制剂可以使病情得到控制
营养代谢性疾病	维生素B$_{12}$缺乏	—	可出现记忆力减退、头痛、精神抑郁等症状，并常伴周围神经病变等，早期给予大剂量的维生素B$_{12}$治疗可以改善症状，晚期就诊者预后不佳
	烟酸缺乏	—	通常表现为腹泻、皮炎和痴呆，烟酸缺乏症也可能仅表现为精神症状和认知障碍，特别是对酒精依赖的患者，即可出现顺行性遗忘也可出现逆行性遗忘，并伴有虚构和错构
中毒因素	酒精中毒	韦尼克脑病，是因长期饮酒致维生素B缺乏而出现以眼肌麻痹、共济失调、精神障碍和痴呆为主的一组临床综合征	早期控制酒精的摄入，认知功能可有明显改善
	一氧化碳中毒迟发性脑病	是指患者在急性一氧化碳中毒症状恢复后数周突然出现以痴呆、精神和锥体外系症状为主要表现的疾病	可给予高压氧、皮质类固醇、维生素B族及神经营养药物治疗，少数患者有效，预后不佳
	药物中毒	如抗抑郁药物、锂和铋中毒能够引起类似克雅氏病样的临床表现（进行性痴呆、视觉障碍、肌阵挛、锥体/锥体外系功能异常）。老年患者因肝肾功能减退可能会出现药物毒性反应，表现认知功能减退，顺行性遗忘。常见于以下药物：氟哌啶醇、氟奋乃静、巴比妥盐、普萘洛尔等。停服或减少药物服用，可缓解症状	—
	激素类药物	—	长期小剂量或短期大剂量激素的应用可能导致认知功能下降，尤其是叙事性和非文字记忆功能下降
结缔组织疾病	—	—	自身免疫病（系统性红斑狼疮、硬皮病等）可导致中枢神经系统血管炎，除了出现头痛、脑卒中、颅神经病变、癫痫及共济失调等，弥漫性的脑损害可表现为意识障碍、认知功能障碍、进行性遗忘和智力减退等。用激素、免疫抑制剂等治疗，临床症状可部分缓解
肿瘤	—	—	额叶、颞叶肿瘤常出现精神症状和不同类型记忆障碍，嗜铬细胞瘤等有分泌功能的肿瘤也可导致认知功能的下降。手术治疗后，部分患者认知功能障碍得以改善，但对于记忆障碍的恢复报道不同
—	睡眠呼吸暂停综合征	阻塞性睡眠呼吸暂停综合征（OSAS），以反复发作低氧血症和睡眠结构紊乱为特征	临床表现为：日间嗜睡、头痛、心血管并发症，缺氧可出现记忆力减退，注意及执行功能等认知损伤

（三）同时累及神经系统及其他脏器的疾病

包括艾滋病、梅毒、寄生虫等感染性痴呆，Whipple 病等（表 1 - 4 - 6）。

表 1 - 4 - 6 同时累及神经系统及其他脏器的疾病的鉴别诊断

鉴别疾病类型	鉴别疾病名	概念	临床表现
艾滋病相关痴呆	—	又称艾滋病脑病，是获得性免疫缺陷综合征的神经系统并发症	常见于晚期，给予高效抗反转录病毒治疗后，症状会好转
梅毒相关痴呆	—	即麻痹性痴呆（GPI），是神经梅毒最严重的一种	以神经麻痹、进行性痴呆及人格障碍为主要表现的疾病，多出现在梅毒晚期
寄生虫相关疾病	脑囊虫病	人体感染了猪绦虫的蚴虫，侵入脑组织而引起的一种疾病	早期出现记忆减退，还可出现癫痫和精神症状，即淡漠、智力减退、定时和定向力丧失、精神错乱、兴奋或狂躁，严重者痴呆，生活不能自理
	旋毛虫脑病	是人畜共患的寄生虫病，当人食用含有活的旋毛虫幼虫包囊的肉类后感染	累及中枢神经系统主要表现为定向力障碍、记忆力丧失、失眠、智力缺陷、易激惹、冷漠等非特异性精神症状
—	Whipple 病	即肠原性脂肪代谢障碍，罕见的慢性感染性疾病	神经系统的临床表现复杂多样，认知障碍发生率高，临床表现包括痴呆（56%）、眼球运动障碍（33%）、不随意运动（28%）、下丘脑功能障碍、脊髓疾病、共济失调以及精神症状等

（四）心理精神因素

心因性遗忘和精神疾病。抑郁症患者可出现快速的认知功能减退，又称假性痴呆，表现严重遗忘、错构和虚构。部分患者伴随抑郁症的缓解，认知功能随之好转。其他的精神疾病也可造成不同类型、不同认知域的损害。长期服用抗精神病药物也可造成认知障碍。

治疗

目前根据遗忘的理论，帮助患者采用助忆术策略（联想法、图像法等），把信息从短时记忆转化为长时记忆，通过外显记忆（闹钟、手机和笔记本提示）获取帮助。临床开展了多种记忆康复，主要有作业疗法、内隐记忆康复、无错性学习、认知神经心理康复、电脑辅助和虚拟认知康复、通过互联网进行远程控制的认知康复，以及经颅电刺激和经颅磁刺激治疗等。

关于不同疾病治疗和其他辅助疗法参见相关疾病章节。

作者：王毅
审稿：张敏

参考文献

第五节 眼外肌麻痹

动眼神经、滑车神经、外展神经具有支配眼球眼外肌运动的功能，称为眼球运动神经。使眼球运动的眼外肌共6条，可分为3组：上直肌和下直肌，外直肌和内直肌，上斜肌和下斜肌。当上述单个或多个神经或核团受损或眼外肌本身出现功能障碍时，可出现眼球运动不能、眼球协同运动障碍或复视；在完全损害的情况下出现眼外肌全部瘫痪，眼球固定；临床统称为眼外肌麻痹。根据损害部位可分为神经源性，神经肌肉接头和肌源性眼外肌麻痹。而神经源性又可分为核上性、核性、核间性、周围性眼外肌麻痹（表1-5-1）。

表1-5-1 眼外肌麻痹的分类及病因

➡ 诊断

一、 问诊与查体

（一）问诊和症状

首先需要问诊患者的起病形式。起病形式是定性诊断的依据。外伤、中毒、脑血管病一般为急性起病，感染、炎症性、内分泌相关疾病常常为亚急性起病。而慢性起病多见于代谢性、肿瘤性、变性、先天遗传性疾病。

重点询问症状是一过性、持续性还是波动性，症状发作的频率，有无疲劳性，有无加重或缓解因素。有无其他伴随症状如瞳孔、眼裂的改变，有无眼球内陷、患侧面部无汗等症状。有无高血压、糖尿病、甲状腺、免疫系统、眼科疾病等全身系统性疾病既往史。有无外伤史，药物、毒物暴露史，有无冶游史等。

眼外肌麻痹以斜视、复视、头痛，伴或不伴上睑下垂等为主要表现，其中以复视为首发症状的眼外肌麻痹属于典型的眼外肌麻痹。

（二）查体和体征

查体重点在于眼球运动的检查。将示指尖置于被检者眼前30~40cm处，告知被检者头不能转动，眼球随示指尖移动。示指尖按左、左上、左下、右、右上、右下6个方向的顺序进行移动，观察被检者眼球运动情况（表1-5-2）。

表1-5-2 不同眼肌麻痹的体征特点

临床类型	损害部位	体征特点
周围性眼外肌麻痹	动眼神经	上睑下垂、外斜视和复视、瞳孔散大、光反射及调节反射消失
	滑车神经	眼球位置稍偏上，眼球外下视受限及复视；单独受损很少见，多合并动眼神经麻痹
	外展神经	眼球外视受限，可见内斜视和复视
核性眼外肌麻痹	动眼神经	部分亚核受损——分离性眼肌麻痹；双侧核群受累——双侧动眼神经部分性眼肌麻痹
	外展神经	可累及面神经，引起周围性面瘫；可累及三叉神经核锥体束，引起同侧面部感觉障碍，对侧上运动神经元瘫痪
核间性眼外肌麻痹	前核间性：一侧MLF上行纤维受损	双眼向该侧注视时，同侧眼球可外展（伴眼震），对侧眼球不能内收，辐辏反射正常
	后核间性：一侧MLF下行纤维受损	双眼向该侧注视时，同侧眼球不能外展，对侧眼球可内收，辐辏反射正常
	一个半综合征：侧脑桥被盖部病变累及脑桥旁正中网状结构	向病灶侧凝视麻痹——同侧眼球不能外展、对侧眼球不能内收；并累及对侧已交叉的MLF——同侧眼球也不能内收，仅对侧眼球可外展
核上性眼外肌麻痹	皮质侧视中枢	破坏性病变（如脑梗死）：双眼向病灶侧凝视；刺激性病变（如癫痫）：双眼向病灶对侧凝视
	中脑上丘	破坏性病变：双眼上视不能；刺激性病变：双眼发作性上转（动眼危象）

注：MLF 内侧纵束

二、 辅助检查

（一）病因学的辅助检查

主要包括头颅、眼眶、脊髓的 CT、MRI 平扫及增强扫描，胸部 CT，甲状腺彩超，肿瘤、免疫、甲状腺相关实验室检查。脑电图、神经电生理、脑脊液检查为一些影像学阴性的疾病提供诊断依据。

（1）重症肌无力：需要完善疲劳试验及新斯的明试验阳性，血 AChR 抗体浓度测定，肌电图重复电刺激等检查。

（2）Graves 眼病：对眼眶行 CT 扫描或用脂肪抑制技术处理的 MRI 通常会显示至少一个扩大的眼外肌，通常会有肌肉的增大和相对保留的肌腱。

（二）复视的检查

复视在临床上可以按九个方位进行检查，并在一眼前置一红玻璃（红玻璃试验）：如有复视，则可出现虚实二像，如红玻璃置于麻痹侧眼前，则红像为虚像，白像为实像；虚像与实像的距离如在水平位上，为内、外直肌麻痹所致；虚、实像间的距离若在垂直位上，则为上、下直肌和上、下斜肌麻痹引起；虚、实像间距离最大的方位，为向该方位转动的肌肉麻痹。各眼外肌麻痹时所出现的复视情况如图 1 - 5 - 1 所示。

图 1 - 5 - 1 红玻璃试验

复视分为单眼复视、双眼复视、水平复视、垂直复视、旋转复视、混合性复视，与眼外肌麻痹相关的复视参见表 1 - 5 - 3。

表 1 - 5 - 3 复视的分类及导致的原因

类型	概念	导致的原因
双眼复视	如单一目标用双眼注视看到两个分离的影像，而遮盖一眼后即成单个影像者称为双眼复视；三重复视是眼外肌麻痹患者的一种罕见主诉，通常是合并有眼球震颤或振动幻视患者中的短暂症状	眼肌麻痹引起的眼球运动障碍性疾病所致的双眼融合困难，形成双眼复视（本节主要讨论双眼复视）
水平复视	指虚像与实像呈侧向水平位分离	若虚像出现在患眼同侧称为同侧复视，常见于外直肌麻痹等；若虚像出现在患眼对侧称为交叉性复视，常见于内直肌麻痹等
垂直复视	指虚像与实像呈垂直向分离，第一眼位垂直复视提示，右侧或左侧的下直肌、上直肌、下斜肌或上斜肌功能减弱	多由上下转眼肌麻痹或眶骨折引起眼球垂直向运动障碍所导致；下转肌麻痹导致的上斜视，虚像位于实像下方，上转肌麻痹导致的下斜视虚像位于实像上方
旋转复视	指虚像上下两端向一侧倾斜	主要由于上下斜肌麻痹引发
混合性复视	指虚像位置偏离同时包含两种以上成分	常见于多条眼外肌麻痹

三、 鉴别诊断 （图 1 - 5 - 2）

图 1 - 5 - 2 眼外肌麻痹鉴别诊断

→ 治疗

一、 治疗原则

明确病因后予以相应治疗。

二、 治疗细则

应根据具体病因给予相应治疗。

1. Graves 眼病 大部分轻度患者仅需密切观察随访，同时控制进展危险因素并实施基础治疗，如戒烟、调节甲状腺功能、眼部局部治疗等；少数轻度患者病情严重影响生活质量，需给予免疫抑制或手术治疗。对于中重度患者通常需要积极治疗，活动期患者采用免疫抑制治疗或放射治疗，非活动期患者可实施康复手术治疗。对于视力受到威胁的患者，应立即进行干预以挽救视力，常采用糖皮质激素冲击治疗和（或）手术治疗。

2. 重症肌无力 胆碱酯酶抑制剂对症治疗，长程免疫抑制治疗，胸腺切除治疗，快速免疫调节治疗等。需注意重症肌无力危象的识别和处理。

3. 糖尿病周围神经病变 可引起单神经病变、多发性周围神经病。

（1）针对病因治疗：①血糖控制；②神经修复：常用药物有甲钴胺、神经生长因子等；③其他：神经营养因子、肌醇、神经节苷脂和亚麻酸等。

（2）针对神经病变的发病机制治疗：①抗氧化应激；②改善微循环；③改善代谢紊乱。

（3）疼痛管理：治疗痛性糖尿病神经病变的药物有以下几类：①抗惊厥药：包括普瑞巴林、加巴喷丁、丙戊酸钠和卡马西平等；②抗忧郁药物：包括度洛西汀、阿米替林、丙米嗪和西肽普兰等；③阿片类药物（曲马朵和羟考酮）和辣椒素（capsaicin）等。

4. 急性缺血性脑卒中　是核性眼肌麻痹、核间性眼肌麻痹及核上性眼肌麻痹最常见病因。包括特

异性治疗：改善脑血循环、他汀、神经保护，一般治疗：血压、血糖的稳定等。特别应注意发病超早期时间窗内的静脉溶栓治疗。

5. 多发性硬化　为核性眼肌麻痹、核间性眼肌麻痹的常见病因。对于多发性硬化应该在遵循循证医学证据的基础上，结合患者的经济条件和意愿，进行早期、合理治疗。多发性硬化的治疗分为：①急性期治疗：糖皮质激素、血浆置换、静脉注射人免疫球蛋白（IVIG）；②缓解期治疗：即疾病修正治疗（disease modifying therapy，DMT）；③对症治疗；④康复治疗。

作者：王楷
审稿：张伟靖

参考文献

第六节　尿便障碍

尿便障碍分为排尿障碍和排便障碍，是指排尿和排便的异常表现，主要由神经系统病变引起，也可见于泌尿系统和肠道系统的疾病，本文主要聚焦

神经系统病变引起的尿便障碍，病变部位在皮质、下丘脑、脑干和脊髓。

诊断

一、问诊与查体

（一）问诊和症状

1. 病史

（1）现病史：询问患者的尿便障碍症状，包括排尿排便困难、尿失禁、尿潴留、尿频、尿急、便频、便秘以及是否尿便障碍同时存在等，同时询问是否伴有尿血、尿液异常、腹痛等症状，还需采集症状出现时间、持续时间以及发作频率等信息。

患者可能伴随有其他症状，例如焦虑、抑郁、自卑感等心理问题，以及营养不良、皮肤刺激、感染等问题。此外，根据不同的病因，患者还可能伴随有其他特定的症状，例如神经系统疾病相关的肌肉萎缩、无力等症状，或者肠道疾病相关的腹部疼

痛、恶心、呕吐等症状。

（2）既往史：有无神经系统疾病、泌尿系统疾病、胃肠疾病、遗传性或先天性疾病、代谢性疾病（如糖尿病）、高血压、既往手术治疗史、外伤史及用药情况等。

（3）个人史：女性应该询问月经及婚育史。询问患者的生活习惯及生活质量也很重要。

（4）关注患者情绪：尿便障碍往往会给患者带来很大的心理压力和情绪困扰，在问诊过程中，需要关注患者的情绪状态，给予患者充分的支持和安慰，建立良好的医患关系。

2. 症状

（1）排尿障碍：排尿中枢或周围神经病变所致的排尿障碍主要表现为：①排尿困难（尿流缓慢无力，排尿时尿流中断，排尿不尽）；②尿频；③尿

潴留；④尿失禁及自动性排尿等。其诊断标准因疾病类型和严重程度而异。

排尿困难是指排尿时阻力增大或尿液排出速度减慢的症状。诊断标准包括用力排尿、尿线细、排尿时间延长、尿不尽感等症状。尿动力学检查可发现膀胱内压力增高，残余尿量增多等情况。

尿频尿急是指尿意频繁、急迫，但每次排尿量较少的症状。诊断标准包括每天排尿次数超过 8 次，每次排尿量小于 200ml，尿意难以控制，伴有或不伴有尿失禁、尿潴留等症状。

尿潴留是指尿液无法排出体外。诊断标准包括排尿困难、膀胱区胀痛、尿意急迫但无法排出尿液等症状。尿动力学检查可发现膀胱内压力降低，尿液排出速度减慢，残余尿量增多等情况。

尿失禁是指尿液不自主地流出体外。诊断标准包括在用力、咳嗽、跑步或站立时尿液流出，或无任何明显诱因的情况下流出。尿动力学检查可发现膀胱内压力增高，尿液流出速度加快，残余尿量增多等情况。

（2）神经源性膀胱：由神经系统病变导致的下尿路功能障碍可称为神经源性膀胱，类型如表 1-6-1 所示。

表 1-6-1 神经源性膀胱的分类

（3）排便障碍排便障碍主要表现为由消化系统或全身性疾病所致的便秘和大便失禁（大便失禁是指年龄 >4 岁，大便不能自控，粪便不时地流出，超过一个月），自动性排便和排便急迫也较为常见（表1-6-2）。

表 1-6-2 排便障碍的发生机制及临床表现

分类	临床表现	病因与发生机制
便秘	便秘是指 2~3 日或数日排便 1 次，粪便干硬。表现为排便次数少、大便过度坚硬、排便时肛门直肠堵塞感、排便困难并有排便不尽感等。便秘不仅严重影响患者的生活质量，如果排便用力过度，可引起脑卒中、心肌梗死、晕厥等威胁生命的严重并发症	主要由于大脑皮质对排便反射的抑制增强所致，多见于脑血管病、颅脑损伤、脑肿瘤等；S2~S4 以上的脊髓病变也可出现，多见于脊髓横贯性脊髓炎、多发性硬化、视神经脊髓炎、多系统变性等此外，正常人也可因精神因素及心理障碍出现便秘；而老年人由于肠蠕动缓慢、肛肠肌肉过度收缩、精神体质欠佳、饮食因素、运动减少等原因，便秘患病率随年龄增高而升高
大便失禁	大便失禁通常指原先大便正常者，在至少近 3 个月的时间内不受控制地排出大便	常见于深昏迷或癫痫发作时。老年性痴呆、脑外伤、马尾神经损伤、肛门直肠及会阴部神经损伤等也可出现。部分老年人由于括约肌功能减弱，也可出现大便失禁现象
自动性排便	患者表现每日自动排便 4~5 次，较自动排尿少见	S2~S4 以上的脊髓病变中断了高级中枢对脊髓排便反射的抑制，使脊髓排便反射增强，而引起的不受意识控制的排便。主要见于各种脊髓病变，如脊髓外伤、横贯性脊髓炎等
排便急迫	患者感到需要突然或立即排便，常伴有鞍区痛觉过敏	多由躯体疾病引起。神经系统病变出现排便急迫症状极为罕见，可见于腰骶部神经刺激性病变如炎症、肿瘤等

（二）查体和体征

（1）一般体格检查：包括患者精神状态、营养状态、步态，认知，意识等。观察患者的精神状况、全身营养状况、皮肤颜色和湿度、肌肉萎缩或肥大等情况，为进一步的检查提供参考。

（2）生殖器官、泌尿系统、胃肠道及腰腹部体格检查，常规进行肛门直肠检查，女性注意是否合并盆腔器官脱垂；男性注意有无前列腺异常。

（3）视诊：观察患者的尿道口和肛门部位是否有异常分泌物、红肿、脓性分泌物等。异常情况可能提示尿道炎、肛周脓肿等病变。

（4）触诊：触诊患者的腹部和骨盆区域，检查是否有压痛、肿块等异常情况。异常情况可能提示腹腔内病变或骨盆骨折等。

（5）直肠指诊：通过直肠指诊可以了解直肠内部情况，发现是否存在异常的肿物、炎症等病变。

（6）妇科检查：对于女性患者，需要进行妇科检查，以了解阴道和宫颈部位是否存在异常分泌物、炎症等病变。

（7）神经系统检查，包括感觉及运动功能检查，特别应该注意会阴及鞍区的感觉检查及肛门指检，以判断 S2~S4 反射弧的完整性。

二、辅助检查

（一）优先检查

1. 实验室检查 包括血常规、生化功能、尿常规、尿培养、肿瘤标志物、肾功能、大便常规和大便培养等。

结果：①血常规检查白细胞数尤其是中性粒细胞比例增高提示有炎症的存在，多考虑感染的可能；②红细胞、血红蛋白降低提示贫血；③生化功能检查肝肾功能有无异常，血糖水平有无异常，有无水电解质紊乱；④尿常规检查尿液中白细胞增多提示感染，红细胞增多提示尿路出血；⑤肿瘤标志物部分肿瘤患者肿瘤标志物升高，可作为初步筛查手段；⑥便常规粪便中白细胞增多提示感染，红细胞增多提示消化道出血。

临床意义：①尿常规检查可以了解尿液中是否有白细胞、红细胞、蛋白等异常情况，从而判断是否有泌尿系统的感染、结石、肾炎等疾病；②血常规检查可以了解患者是否有贫血、感染等全身情况，对于尿便障碍的病因诊断有一定的帮助；③生化功能检查可以了解患者的肝肾功能、血糖水平等，对于尿便障碍的病因诊断有一定的帮助。

2. 影像学检查 包括泌尿系超声波、腹部及盆腔 CT 和 MRI、尿道造影等。

临床意义：①B 超对一些疾病有筛选的作用，例如膀胱炎、前列腺增生、膀胱癌、输尿管畸形、尿道结石、子宫肌瘤等；②CT 对泌尿和生殖系统的疾病诊断有一定帮助；③MRI 对血管、神经、肌腱、韧带的分辨率优于 CT；④尿道造影通过尿道造影可以直观地看到尿道狭窄的部分、程度和范围，以及周围有无炎症。

（二）可选检查

1. 尿流动力学检查 了解患者的尿流速度、膀胱逼尿肌压力、尿道阻力等，从而判断尿便障碍的病因。

2. 尿道膀胱镜检 了解患者的尿道、膀胱内的病变情况，对病因诊断有一定的帮助。

3. X 线检查 了解患者的骨骼和器官的病变情况，对病因诊断有一定的帮助。

4. 尿沉渣检查 了解尿液中是否有红细胞、白细胞、蛋白等异常情况，从而判断是否有泌尿系的感染、结石等疾病。

5. 尿蛋白检测 了解尿液中是否存在蛋白，对于评估肾脏功能具有一定的帮助。

6. 结肠镜检查 腹泻或近期有排便习惯改变者，应行乙状结肠镜检查。用以排除器质性疾病。

7. 肛门直肠测压 对评估肛门直肠的生理反射、感觉功能、节制功能、内外括约肌功能等有重要价值。

8. 盐水灌注试验 是评估大便失禁的一个简单方法，尤其评估术后和生物反馈治疗后症状的改善。

9. 排粪造影 可通过放射学造影技术观察排便时肛门、直肠的解剖学结构和盆底运动情况。

10. 神经电生理检查 对于一些神经源性膀胱，进行神经电生理检查以评估神经系统的功能，可了解盆底肌肉和神经的损伤情况，预测括约肌修补术的预后等。

11. 其他影像学检查 包括头颅或脊髓 MRI 及静脉尿路造影、膀胱尿道造影、膀胱尿道镜检查和核素检查等。对于一些复杂的尿便障碍，进行膀胱尿道镜检查，可直接观察膀胱和尿道的内部情况。

（三）新检查

1. 尿便造影 了解尿道和肠道的形态和功能，从而判断是否有尿道和肠道的狭窄、梗阻等疾病。

2. 肛管影像学检查 包括肛管超声内镜（EUS）和盆底 MRI，均可用于检查有无肛门括约肌变薄或结构缺损。EUS 是检查大便失禁患者肛门括约肌功能首选方法。

（四）诊断性治疗

在一些情况下，会尝试使用一些诊断性治疗，如药物治疗、物理治疗等，以进一步确定尿便障碍的病因。

（五）综合分析

根据病史、体格检查、实验室检查、影像学检查、神经电生理检查、膀胱尿道镜检查和诊断性治疗的结果，进行综合分析，以确定尿便障碍的病因和制定相应的治疗方案。

三、鉴别诊断

（一）排尿障碍

需与其他可能引起排尿障碍的疾病进行鉴别诊断（表 1-6-3）。

表 1-6-3 排尿障碍的鉴别诊断

疾病	病史/症状/体征	辅助检查
膀胱炎	膀胱炎是泌尿系统最常见的疾病之一，常表现为尿频、尿急、尿痛等症状，严重时可能引起血尿	小便常规及小便培养及膀胱 B 超或膀胱镜检查有助于确诊
尿道结石	前列腺炎常表现为尿频、尿急、尿痛等症状，同时可能伴有发热、寒战等全身症状	尿液及前列腺液常规检查，泌尿系 B 超，盆腔 CT 或 MRI 等影像学检查对明确诊断有帮助

疾病	病史/症状/体征	辅助检查
前列腺增生	前列腺增生是中老年男性常见的疾病之一，常表现为尿频、尿急、尿流细等症状，严重时可能引起尿潴留	尿液常规，前列腺特异性抗原检查，前列腺 B 超，盆腔 CT 或 MRI 等影像学检查可帮助明确诊断
膀胱肿瘤	膀胱肿瘤是泌尿系统最常见的肿瘤之一，常表现为无痛性血尿、尿频、尿急等症状，严重时可能引起排尿困难	尿液常规，膀胱 B 超，盆腔 CT 或 MRI 等影像学检查有助于明确诊断

（二）排便障碍

患者应与肠道疾病进行鉴别诊断（表 1-6-4）。

表 1-6-4　排便障碍与其他疾病的鉴别诊断

疾病	病史/症状/体征	辅助检查
炎症性肠病	炎症性肠病包括溃疡性结肠炎和克罗恩病 溃疡性结肠炎患者可表现为持续或反复发作的腹泻、黏液脓血便伴腹痛、里急后重，并伴有全身症状；克罗恩病患者临床表现多样，主要表现为腹泻和腹痛，可有血便，并伴有全身性表现、肠外表现和相关并发症	炎症性肠病的诊断主要依靠结肠活检，可根据相应病理结果进行鉴别诊断
肠梗阻	患者可出现腹痛、呕吐、腹胀和肛门停止排气排粪，肠梗阻患者病情变化快，若诊治延误或不当易造成严重后果	肠梗阻多为急性发作，因此无法进行肠镜检查前的肠道准备，多用影像学检查（如腹部平片、超声、CT）等进行鉴别诊断
肠道肿瘤	肠道肿瘤患者可出现体重下降、食欲减退、粪便形状改变等症状，患者可能有相关肠道肿瘤家族史，查体肛门直肠检查可触及肿块	可通过相关肿瘤标志物和影像学检查进行鉴别诊断

治疗

一、治疗原则

尿便障碍需要针对不同的病因，选择相应的药物治疗和（或）不同的手术治疗方式，并辅以物理治疗和改善生活方式。尿便障碍的治疗需要持续进行，患者需要定期随访进行复查观察疗效，以便及时调整治疗方案和保持治疗效果。

二、治疗细则

（一）药物治疗

针对不同的病因，使用相应的药物进行治疗。例如，对于膀胱炎等感染性疾病，可以使用抗生素等药物进行治疗。对于前列腺增生等梗阻性疾病，可以使用 α 受体阻滞剂、5α 还原酶抑制剂等药物进行治疗。

（二）手术治疗

对于药物治疗无效的尿便障碍患者，可以考虑进行手术治疗。根据不同的病因，可以选择不同的手术方式，如尿道镜取石术、前列腺电切术等。

（三）物理治疗

物理治疗可以作为尿便障碍的辅助治疗措施，如盆底肌训练、膀胱训练等。这些方法可以帮助患者提高膀胱的收缩力和控制能力，从而改善尿便障碍的症状。

（四）生活方式改善

尿便障碍患者可以通过改变生活方式来改善症状。例如，增加水分摄入、避免过度劳累、改善饮食结构等。

作者：江莲英

审稿：张敏

参考文献

第七节 痫性发作

癫痫（epilepsy）是多种原因导致的脑部神经元高度同步化异常放电所致的临床综合征，临床表现具有发作性、短暂性、重复性和刻板性的特点。临床上每次发作或每种发作的过程在临床上称为痫性发作。

局灶性发作指起自并局限于单侧大脑半球内网络；全面性发作指起自存在于双侧大脑半球网络内的某点，并快速累及双侧大脑半球网络。

意识系人类高级神经活动的一种能力，对自身与环境的认识能力，即在发作时是否仍能够对自身及其周围环境的存在有着完整感知。如果癫痫发作时意识任何部分受损，则癫痫发作可被归类为意识受损一类中。

国际抗癫痫联盟（International League Against Epilepsy，ILAE）提出了对痫性发作的分类标准（图1-7-1）。

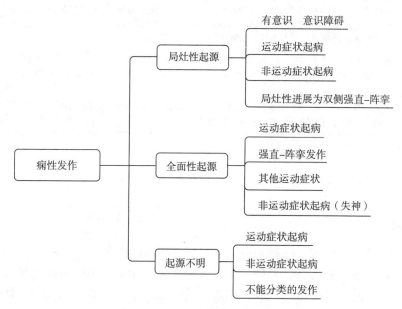

图1-7-1 痫性发作的分类

常见的痫性发作分类如下。

1. 自动症 有意识障碍，发作时患者对外界环境有一定的适应性和协调性，但发作后不能或部分不能回忆发作的细节为特征。

2. 失张力 表现为肌肉张力突然丧失，可导致患者跌倒；局限性张力丧失，可引起患者的头部或肢体下垂，发作期脑电图（electroencephalogram，EEG）表现为短暂全面性棘慢波综合发放或突然电压低减。

3. 阵挛 表现为重复的、有规律间隔的、典型的抽搐动作，EEG为全面性（多）棘波或（多）棘慢波综合。

4. 癫痫性痉挛 以前只被认为是全身性癫痫发作。临床上，癫痫性痉挛以年幼儿童的腰部屈曲和手臂屈曲或伸展多见，常成簇发作。如果癫痫性痉挛发生在婴儿或生命早期，可称为婴儿痉挛。鉴别局灶性癫痫痉挛和全身性癫痫痉挛可能需要仔细观察临床和脑电特征。

5. 过度运动 主要特点是肢体近端及躯干的复杂运动，表现为躯干翻滚、蹬踏或拳击样动作，伴或不伴表情、情绪改变，可以是单侧双侧或者是不对称的。

6. 肌阵挛 表现为快速、短暂、触电样肌肉收缩，可遍及全身，也可限于某个肌群或某个肢体，常成簇发生，声、光等刺激可诱发。可见于任何年龄，常见于预后较好的特发性癫痫患者。

7. 强直性发作 多见于弥漫性脑损害的儿童，睡眠中发作较多。表现为与强直-阵挛性发作中强直期相似的全身骨骼肌强直性收缩，常伴有明显的自主神经症状，如面色苍白等，如发作时处于站立位可摔倒。发作期 EEG 显示双侧性波幅渐增的棘波节律性放电活动。

8. 自主神经性发作　表现为面部及全身苍白、潮红、多汗、立毛、瞳孔散大、呕吐、腹痛、肠鸣、烦渴和欲排尿感等。病灶多位于岛叶、丘脑及周围（边缘系统），易扩散出现意识障碍。

9. 行为中断　特点是运动停止，这应该是整个发作期间的主要特征，而不是发作过程中短暂的一小部分，临床症状包括茫然凝视和停止说话或移动。

10. 认知性发作　可能会有语言功能、思维或相关的高级皮质功能的变化；更具体的例子包括似曾相识、旧事如新或幻觉。情绪发作伴随着明显的情绪变化，如恐惧、焦虑或快乐。

11. 感觉性发作　可根据感觉现象的变化进行分类，如味觉、嗅觉、听觉、视觉、疼痛、麻木或刺痛。

12. 局灶性进展　为双侧强直 - 阵挛性癫痫发作，以往被称为继发性全面性强直 - 阵挛发作。发作之初多表现为局部肢体躯体运动性症状、感觉性症状、凝视、自动症等局灶性症状，随后出现全面性强直 - 阵挛发作。超过 70% 的局灶性癫痫患者有可能发生继发性全面性强直 - 阵挛性癫痫发作。在 EEG 上，起病时可观察到局部的变化，然后在继发性全面性癫痫发作时，扩展到大脑皮层的广泛区域。

13. 强直阵挛发作　意识丧失伴随双侧强直后出现阵挛是该类型发作的主要临床表征。此现象可能源自部分性发作的逐步演进，亦有可能在疾病初发时即展现为全面强直 - 阵挛发作的形式。在发作早期，患者通常会表现出意识丧失和跌倒的症状，随后的发作过程可分为 3 期。

（1）强直期：全身骨骼肌呈持续性的收缩状态，持续时长为 10～20s，随后进入阵挛期。

（2）阵挛期：肌肉呈现交替性收缩与松弛，表现为一张一弛交替性抽动，阵挛的频率逐渐变慢，松弛的时间逐渐变长，此期可以维持 30～60s 甚至更长。在一次剧烈的阵挛之后，发作停止，随后进入发作后期。

（3）发作后期：此阶段仍存在短暂阵挛现象，主要集中在面肌与咬肌区域，进而引发牙关紧闭，甚至有可能导致舌部损伤。本期患者呈现全身肌肉松弛状态，其中包括括约肌的松弛，因此，可出现尿液自行流出的情况，进而引发尿失禁。在恢复过程中，患者的呼吸功能首先得到了恢复，随后瞳孔反应、血压水平以及心率指标也逐渐趋向正常状态。此外，患者的肌张力有所降低，同时意识状态逐步恢复。

在发作期，头皮 EEG 常受到伪差覆盖，呈现出全面性低波幅的快活动特征，随后逐渐转变为频率渐慢、波幅渐高的全面性棘慢波表现。

14. 失神发作　分典型与不典型失神发作。

（1）典型失神发作：儿童期起病，至青春期前停止发作。其显著特点为突发且短暂（持续时间为 5～10s）的意识丧失以及正在进行的活动被突然打断。在这一过程中，患儿双眼表现出茫然凝视的状态，对外部呼唤无反应。同时，可能伴随出现一些简单的自动性动作，如擦鼻、咀嚼、吞咽等动作，或伴有失张力现象，如手中所持物品突然坠落或轻微阵挛。通常在发作过程中不会跌倒。发作结束后，即刻恢复清醒，并无明显不适感受，能够继续先前的活动。然而，对于发作过程，醒后无法回忆。EEG 检查显示，双侧同步出现全面性的棘慢波爆发。

（2）不典型失神：起始和终止阶段均呈现出典型的失神缓慢状态。在此过程中，除了明显的意识丧失现象外，还常伴有肌张力降低的体征，偶见肌阵挛的表现。EEG 检查显示存在较慢的不规则棘 - 慢波或尖 - 慢波，同时背景活动呈现出异常状态。多见于存在弥漫性脑损害的患儿，其预后往往较差。

15. 眼睑肌痉挛　特征为眼睑肌的强直性收缩，具体表现为眼睛呈现半开半闭的状态，眼球可能出现向上凝视的现象，以及眼眉毛的抖动。同时，患者也可能表现出眼球或头部向一侧偏斜的症状并伴随有手部的抽动现象。在少数情况下，眼睑半开半闭的痉挛和头眼斜视的症状可能比强直现象更为明显。

诊断

一、诊断流程 （图1-7-2）

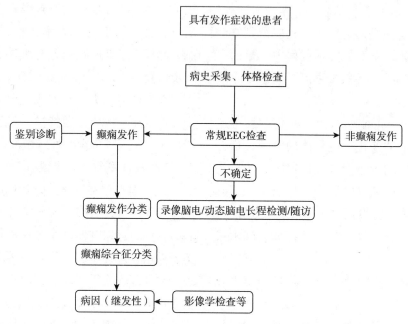

图1-7-2 病性发作诊断流程

病史采集包括现病史、出生史、既往史、家族史、外伤史以及社会心理影响等，不能完全依靠神经系统检查和实验室结果。

其他非癫痫性发作性疾病包括假性发作、惊厥性昏厥、高血压性脑病、热性惊厥、过度换气综合征、短暂性脑缺血发作等。

在确定是癫痫后，还需区分癫痫发作的类型以及明确是否是癫痫综合征。

癫痫发作的类型是一种由独特病理生理机制和解剖基础所决定的发作性事件。癫痫综合征涉及的不仅是发作类型，还包含着其特殊的病因病理、预后及转归。

继发性癫痫还需确定病因，可考虑进行头CT，核磁共振，同位素脑扫描以及血管造影等。

癫痫由多种病因引起，诊断时需遵循三步原则：首先明确发作性症状是否为癫痫发作；其次确定是哪种类型的癫痫或癫痫综合征；最后明确发作的病因。

1. 首先判断是否为癫痫 癫痫具有两个特征，即EEG上的痫样放电和癫痫的临床发作。病史是诊断癫痫的关键依据，需通过病史了解。

（1）发作是否具有癫痫发作的共性特征。

（2）发作表现是否具有不同发作类型的特征：例如全身强直-阵挛性发作的特征是意识丧失、全身抽搐；若仅有全身抽搐而无意识丧失，则需考虑假性发作或低钙性抽搐，不支持癫痫诊断。失神发作的特征是突然发生、突然终止的意识丧失，通常不伴跌倒；若意识丧失时伴有跌倒，晕厥的可能性较失神发作更大。

（3）EEG上的痫样放电是癫痫重要的诊断佐证，同时尚需除外其他非癫痫性发作性疾病。

2. 明确类型 明确是哪种类型的癫痫或癫痫综合征。

3. 确定病因 如是继发性癫痫，还需确定癫痫的病因。为探讨脑部疾病的性质，可考虑进行头颅CT、核磁共振、同位素脑扫描或脑血管造影等检查。由于磁共振较CT更敏感，因而高度怀疑是继发性癫痫的患者，都应该首先考虑进行核磁共振检查。

二、问诊与查体

（一）问诊和症状

1. 问诊

（1）主诉：症状+持续时间。

（2）现病史：包括起病年龄，发作的详细经过、病情发展过程、发作诱因、是否有先兆、发作频率及治疗过程。

（3）既往史：是否有癫痫病史，是否有类似发作经历，母亲妊娠期间是否有异常及妊娠用药史，围生期是否有异常，过去是否患有重要疾病，如颅脑外伤、脑炎、脑膜炎、心脏病或肝肾病。

（4）家族史：应包括各级亲属中是否有癫痫发作或与之相关的疾病（如偏头痛）。

2. 症状 患者癫痫的定位不同，发作时可表现为可不同的先兆表现及运动、语言等症状（表1-7-1）。

表1-7-1 不同癫痫发作症状定侧定位总结

发作症状	定侧体征	发生率	定侧价值	症状产生区
先兆	单侧感觉先兆	6.1%癫痫患者	89%对侧	BA1. 2. 3
	单侧视觉先兆	28.6% OLE	100%对侧	BA17-19及其邻近区域
运动症状	偏转	22.2% FLE	100%对侧	BA6. 8
	阵挛	44.4% FLE	83%对侧	BA4. 6
	强直	48.1% FLE	89%对侧	SMA，BA6、前扣带回、皮层下结构可能有关
	"4"字征	17.75% TLE 15% ETLE	89%对侧	SMA 或前额叶
	单侧肌张力障碍	43.9% TLE	100%对侧（Yen 报道1例例外）	激动基底节区
	意识保留的自动运动	5.7% TLE	100%非优势侧：（Janszky 报道1例例外）	未知，左侧或双侧海马损伤导致意识下降
	发作期吐痰	0.3% EMU	75%非优势侧	中枢自主神经网络的不对称性
	发作期呕吐	2% EMU	81%非优势侧	非优势侧颞叶内侧，外上或颞底结构
	单侧眨眼	1.5% EMU	83%同侧	未知
语言	发作性言语	34.2% EMU	83%非优势侧	语言产生区未受累
	发作性失语或言语障碍	34.2% EMU	100%优势侧	言语中枢受累
发作后特征	发作后偏瘫	0.6% EMU	93%对侧	BA4/6区的疲劳或抑制
	发作后擦鼻	53.2% TLE	92%同侧	未知

注：EMU 癫痫监测中心；ETLE 颞外癫痫；TLE 额叶癫痫；OLE 枕叶癫痫；SMA 辅助运动区；TLE 颞叶癫痫

（二）查体和体征

癫痫查体：意识状态，言语，瞳孔大小、直接间接反射是否灵敏，眼球各方向活动是否自如，鼻唇沟是否对称，伸舌是否居中，四肢肌力、肌张力、腱反射，巴宾斯基征，双侧痛温觉，共济，脑膜刺激征，应注意患者生命体征是否平稳，避免因误吸导致患者窒息引起心肌梗死、缺血缺氧性脑病等不可逆转的组织损伤。

应着重注意癫痫患者既往有无癫痫病史，其痫性发作时的意识状态，以及发作间期意识有无恢复，有无舌咬伤、大小便障碍，有无摔倒后出现外伤、出血、骨折等。

三、辅助检查

（一）优先检查

1. EEG EEG 作为诊断癫痫的最重要的辅助检测手段，能够进行明确的诊断、分型及特殊综合征

的鉴别。常规 EEG 能够检测到约半数患者的痫样放电现象，而通过采用过度换气、闪光刺激、睡眠或剥夺睡眠等诱发技术，能够进一步提升 EEG 对痫样放电的检出率。此外，24h 长程 EEG 监测和视频 EEG 技术的应用，有效提升了痫样放电的检出可能性，有助于精准鉴别晕厥、短暂性脑缺血发作、猝倒以及癔症等与痫性发作相似的疾病。然而，部分癫痫患者的 EEG 检查结果可能始终呈现正常状态，同时，也有少数正常个体在 EEG 检查中偶尔会出现痫样放电现象。因此，不能仅凭 EEG 的改变来断定个体是否患有癫痫。

2. CT、MRI 为确定患者脑结构有无异常可作为排除颅内器质病变的常规检查，可用于癫痫的病因诊断，MRI 诊断更为敏感。

（二）可选检查

功能影像学检查［如单光子发射计算机体层摄影（singlephoton emission computed tomography，SPECT）、正电子发射计算机体层显像仪（positron emission tomography and computed tomography，PET/CT）等］能够多角度地反映脑局部代谢的变化，对痫性病灶的定位具有重要的辅助价值。针对中枢神经系统感染性疾病，特别是脑囊虫病，脑脊液常规、生化、免疫学和分子生物学检查对于明确癫痫的病因具有重要意义。

其他检查如血糖、血钙、血镁、肝肾功能等检查，对于某些癫痫的诊断同样具有重要意义。

四、鉴别诊断

（一）惊厥性晕厥

主要源于患者的弥漫性脑部短暂性缺血、缺氧。当个体常出现意识丧失、跌倒，并伴有肢体的强直或阵挛表现时被称为惊厥性晕厥。需要注意的是，此症状应与癫痫全身强直阵挛性发作相鉴别。以下几点为支持晕厥诊断的重要依据：①发作可由焦虑、疼痛、见血、过分寒冷等因素诱发；②站立或坐位时出现此类发作；③发作时往往伴随面色苍白、大汗淋漓等体征。

（二）假性癫痫发作

假性癫痫发作（pseudo epileptic seizures）又称癔症样发作，这是一种非癫痫性的发作性病症，其主要源于心理障碍而非脑电活动的异常。在临床表现上，患者可能表现出运动障碍、感觉异常以及意识模糊等类似于癫痫的发作症状，因此在诊断上往往容易产生混淆。然而，必须指出的是，10%的假性癫痫发作患者可能同时患有真正的癫痫，10%~20%的癫痫患者中，也可能伴随有假性发作的现象。

（三）发作性睡病

发作性睡病（narcolepsy）可导致意识丧失和猝倒现象的发生，有时易被误诊为癫痫。可依据患者突然发作的无法自我控制的睡眠状态、睡眠瘫痪、入睡前幻觉以及猝倒症四联征等特征有效地进行鉴别诊断。

（四）基底动脉型偏头痛

基底动脉型偏头痛因意识障碍应与失神发作鉴别，应注意：意识障碍发生缓慢且程度较轻，意识丧失前有梦样感觉；偏头痛表现为双侧疼痛，常伴眩晕、共济失调，可有双眼视物模糊或眼球运动障碍，EEG检查可能显示枕区棘波。

（五）短暂性脑缺血发作

短暂性脑缺血发作（transient ischemic attack，TIA）通常多见于老年人群体，这部分人群往往伴随着动脉硬化、冠心病、高血压、糖尿病等既往病史。在临床表现上，TIA多以缺失症状为主，如感觉功能的丧失或减退，以及肢体功能的瘫痪等。同时，患者还可出现肢体抽动不规则的现象，但不伴随头部和颈部的转动动作。TIA的症状往往持续15min至数小时不等，而EEG检查则通常无明显痫性放电表现。

癫痫则可见于任何年龄段的人群，尤以青少年为多见。与TIA不同，癫痫患者的前述危险因素并不显著。在临床表现上，癫痫多以刺激症状为主，如感觉异常、肢体抽搐等。其发作的持续时间通常为数分钟，极少数情况下会超过半小时。在EEG检查上，癫痫患者多表现出痫性放电的特征。

（六）低血糖症

当血糖浓度低于2mmol/L时，个体可能表现出局部癫痫样抽动或四肢强直发作的症状，并伴随意识丧失。此类症状多见于胰岛B细胞瘤患者或长期服用降糖药物的2型糖尿病患者。详细询问患者病史，有助于准确的诊断。

（七）过度换气综合征

过度换气综合征是一种主要由心理因素所致，不恰当过度呼吸诱发，这部分患者中许多有慢性焦虑症。过度换气综合征引起的发作性精神症状、短暂的意识丧失和四肢抽动需分别与癫痫的自动症、失神发作及全身性发作鉴别。患者的症状能通过过度换气复制是鉴别的主要依据，发作间期或发作期EEG无痫样放电，发作前后血气分析显示二氧化碳分压偏低也是重要的鉴别点。

（八）高血压性脑病

不同程度的意识障碍，剧烈头痛、恶心呕吐及惊厥是高血压性脑病三个主要的全脑症状，随血压降低而症状逐渐消失是与癫痫性惊厥鉴别的重要依据。

治疗

一、 治疗流程 （图1-7-3）

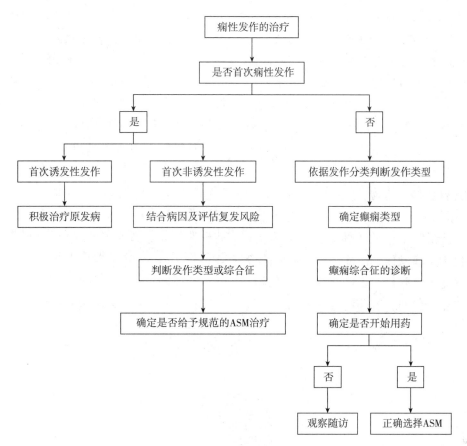

图1-7-3 痫性发作治疗流程
ASM 抗癫痫发作药物

急救常识如下。

（1）当癫痫大发作发生时，应立刻扶助患者侧卧，以防摔倒或受伤，禁忌掐患者人中。

（2）松开患者的领带、胸罩、衣扣、腰带等，保证呼吸道畅通无阻。

（3）轻将患者头部向一侧倾斜，使唾液和呕吐物能尽量流出口外，避免其回流至呼吸道引起窒息。

（4）如果有假牙，取下假牙，以免误吸入呼吸道。

（5）防止舌咬伤，可将手帕、衣物等塞入其上下牙之间，避免将手或其他硬物放入上下牙之间，造成人为损伤。

（6）抽搐期间，不要用力按压患者的肢体，防止骨折或扭伤。

（7）发作后如患者昏睡不醒，尽量减少搬动，让其适当休息，可给予吸氧。

（8）对于已摔倒的患者，应检查是否有外伤，如有外伤，根据具体情况进行处理。

二、 治疗原则

控制发作或最大限度地减少发作次数；长期治疗无明显不良反应；使患者保持或恢复其原有的生理、心理和社会功能状态。

三、 治疗细则

（一）病因治疗

有明确病因者因首选病因治疗。如颅内肿瘤，需手术治疗；中枢神经系统感染者，则根据感染的病因给予相关治疗。

（二）药物治疗

药物治疗的一般原则如下。

（1）确定是否用药：人一生中偶发一至数次癫痫的概率高达5%，且约39%的癫痫患者具备自发性缓解的趋势。因此，并非所有癫痫患者均须采用药物治疗。一般而言，若患者在半年内发作两次以上且经明确诊断后，应即刻启动药物治疗方案；而对于首次发作或间隔半年以上才发作一次的患者，可在充分告知抗癫痫药物潜在的不良反应以及未经治疗可能导致的后果的前提下，根据患者及其家属的意愿，审慎决定是否采用抗癫痫药物治疗。

（2）正确选择药物：药物的选择需依据癫痫发作类型以及癫痫及癫痫综合征的具体类型而定。70%～80%的新诊断癫痫患者可通过单一抗癫痫药物的服用有效控制癫痫发作，因此，治疗初始阶段的药物选择显得尤为重要，对于提升治疗成功的可能性具有关键作用。然而，若药物选择不当，不仅

无法取得预期的治疗效果，反而可能加剧患者的癫痫发作情况。

（3）如何决定药物的剂量：从小剂量起始，逐步递增，直至达到既能有效抑制发作，又避免显著不良反应。若无法达成此目标，则宜选择虽只具部分控制效果但尽量避免不良反应的药物。具备相应条件的单位可借助血药浓度监测手段，用以指导用药过程，从而降低用药的盲目性。

（4）单用或联合用药：单一药物治疗为痫性发作药物治疗应遵守的基本原则。治疗无效可考虑更换另一种单药，但换药期间需设5～10d过渡期。

若出现下列情况可以考虑进行合理的多药治疗：①有多种发作类型：如伴有失神发作的眼肌阵挛性发作、有多种发作类型的癫痫综合征等；②针对患者的特殊情况：如月经性癫痫的患者在月经前后可加用乙酰唑胺（diamox），以提高临床疗效；③对部分单药治疗无效的患者可考虑联合用药；④已经被临床实践证明需要联合用药的癫痫，如Lennox - Gastaut综合征等。

作者：张伟　王皓　彭艳

审稿：李鹤

参考文献

第八节　睡眠障碍

睡眠障碍是指睡眠持续时间、睡眠质量或睡眠节律发生紊乱。根据第3版国际睡眠障碍分类（international classification of sleep disorders，ICSD - 3），睡眠障碍可分为七大类别：失眠、睡眠相关呼吸障碍、中枢性嗜睡障碍、昼夜节律睡眠 - 觉醒障碍、异态睡眠、睡眠相关运动障碍以及其他睡眠障碍（表1 - 8 - 1）。不同类型的睡眠障碍常常同时存在，特别是失眠常与睡眠呼吸暂停、不宁腿综合征或昼夜节律睡眠 - 觉醒障碍共存。

表1 - 8 - 1　睡眠障碍的分类

分类	临床表现
失眠	最常见，是一类以频繁而持续的入睡困难、睡眠维持困难并导致睡眠满意度不高为特征的睡眠障碍，常合并情绪、躯体症状或其他类型的睡眠障碍

分类	临床表现
睡眠相关呼吸障碍	睡眠期间呼吸异常，在成人和儿童中均可发生 睡眠相关呼吸障碍分为中枢性睡眠呼吸暂停综合征、阻塞性睡眠呼吸暂停（OSA）综合征、睡眠相关低通气障碍以及睡眠相关低氧血症障碍 4 种主要类型，其中 OSA 是最常见的睡眠相关呼吸障碍，主要表现为睡眠中上气道反复塌陷引起阻塞性呼吸暂停、低通气和（或）呼吸努力相关微觉醒，通过睡眠呼吸监测发现连续 7 小时睡眠中呼吸暂时停止 10s 以上（含 10s），出现次数超过 30 次，呼吸暂停低通气指数（AHI）>5 次事件/小时睡眠
中枢性嗜睡障碍	包括以日间嗜睡为主诉并且排除了其他睡眠障碍（包括睡眠受干扰或昼夜节律失调）作为原因的疾病，最常见的就是发作性睡病，发作性睡病主要表现为日间过度嗜睡、猝倒发作、睡眠瘫痪、入睡幻觉及夜间睡眠紊乱。 猝倒发作是发作性睡病 1 型最具特征性的临床表现，可能是局部骨骼肌突然无力或颈肩部、四肢甚至全身无力瘫倒在地，高度提示发作性睡病的诊断
昼夜节律睡眠–觉醒障碍	是由生理节律改变或环境与个人睡眠–觉醒周期之间失调导致的慢性或复发性睡眠障碍，以慢性或复发性睡眠障碍为特征，主要表现为失眠和（或）日间嗜睡，还可出现身体、情绪、认知以及社会功能的损害
异态睡眠	是指在入睡时、睡眠中或从睡眠中觉醒时出现的复杂的躯体事件（动作、行为）或情绪体验（感知、梦境），出现普通或怪异的行为，以及看似有目的的动作和自主神经活性增高的表现。异态睡眠可发生于各个睡眠期内，非快速眼动（NREM）睡眠期可出现睡行症、睡惊及睡眠相关进食障碍，快速眼动（REM）睡眠期则常出现梦魇障碍和 REM 睡眠行为障碍（REM RBD）。RBD 多发生于神经系统退行性疾病或脑损伤患者中，目前对于孤立性或特发性 RBD 也有越来越多的认识
睡眠相关运动障碍	表现为干扰睡眠的简单、刻板动作。不宁腿综合征（RLS）是最常见的睡眠相关运动障碍，主要表现为在静息或夜晚时出现的令人不适的感觉，患者有活动双腿的冲动，活动后可暂时缓解

诊断

一、诊断流程

根据患者的症状及是否伴有睡眠障碍相关的危险因素，结合睡眠多导图监测结果，并排除其他疾病，可以对睡眠障碍进行诊断（图 1-8-1）。

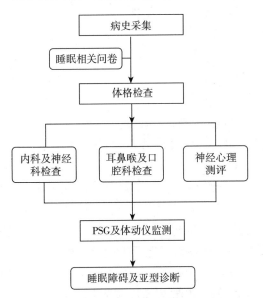

图 1-8-1　睡眠障碍诊断流程

PSG polysomnography，多导睡眠图

二、问诊与查体

（一）问诊和症状

睡眠障碍的病史采集应包括患者主诉的任何睡眠障碍的症状和床伴（目击者）的描述，了解睡眠事件的过程以及频率和严重程度，如入睡和（或）维持睡眠困难、日间功能受损（疲劳或不适、注意力差或难以专注、社会或职业/教育功能障碍、心境障碍或易激惹、日间困倦、积极性或精力减退、差错或事故增多、行为问题，如多动、易冲动或有攻击性、持续担心睡眠）、睡眠中打鼾、呼吸暂停以及睡眠中觉醒时出现的异常动作和行为等，并注意睡眠障碍的诱发因素或易感因素（如年龄、器质性疾病、精神心理疾病、不良的睡眠行为习惯等）。

（二）查体和体征

单纯睡眠障碍的患者体格检查可为正常，合并其他躯体或精神障碍疾病者，体格检查会发现相应的躯体疾病或精神状态异常。

三、 辅助检查

睡眠障碍的辅助检查包括主观和客观测量工具。

（一） 主观测量工具

包括睡眠日记、匹兹堡睡眠质量指数（Pittsburgh sleep quality index，PSQI）、阿森斯失眠量表（Athens insomnia scale，AIS）和艾普沃斯嗜睡量表（Epworth sleepiness scale，ESS）等。

其中睡眠日记是帮助患者了解自己睡眠情况的有效工具，临床医生通过对睡眠日记的分析，也可以更直观地掌握患者的睡眠信息。睡眠日记记录睡眠潜伏期、入睡后中途觉醒时间、总睡眠时间、睡眠效率（总睡眠时间与总在床时间的比值）、主要的睡眠问题以及主观睡眠质量，通常要求在每日起床后30min内记录。PSQI主要评估过去1个月内的睡眠情况，患者需根据过去1个月的睡眠实际情况进行评分，问卷包括19个自评问题和5个由床伴（如果有的话）评定的问题，只有自我评价的问题包含在评分中。

（二） 客观测量工具

包括多导睡眠仪和睡眠体动记录仪。多导睡眠仪是睡眠障碍诊断的金标准，特别是基于一些病史不典型，多种睡眠障碍共存，或者是患者当时的病情有伤害自己或他人的风险时，均需多导睡眠仪监测。

四、 鉴别诊断

（一） 精神障碍

约一半的慢性失眠患者患有精神疾病，而大多数精神疾病患者有失眠，失眠常常会成为情绪或焦虑障碍的显著特征，两者有时难以鉴别，第五版精神障碍诊断与统计手册（diagnostic and statistical manual of mental disorders，DSM-5）建议在精神疾病的背景下对失眠进行独立诊治。很多精神症状或情绪状态通过治疗后已明显改善的情况下仍有持续的失眠，提示失眠与精神障碍或情绪障碍共病，还需考虑是否存在其他因素，如抗抑郁药物本身的作用。

（二） 物质滥用

物质滥用与失眠常常存在双向关联，失眠是药物滥用的危险因素，而在增加物质滥用频率或戒断过程中也会发生失眠，失眠也是物质滥用复发的一个危险因素。

（三） 癫痫

异态睡眠，也就是睡眠时异常动作或行为需与睡眠相关性癫痫发作鉴别，主要通过病史鉴别，癫痫发作一般具有短暂的、刻板运动模式，突发突止的特点，住院视频脑电图记录或整夜视频脑电图多导睡眠图检测可辅助鉴别。

➡️ 治疗

睡眠障碍的治疗需根据特定的类型以及共存疾病给予相应处理。

失眠的治疗应在去除诱发因素以及控制伴随疾病的基础上，遵循个体化治疗的原则，采取认知行为疗法和药物治疗，治疗的目标是尽可能地减少因失眠产生的心理、身体压力以及行为、认知障碍的风险。

认知行为干预包括：尽量固定保持每日就寝和醒来时间规律；进行睡眠限制，减少卧床时间，以接近估计的总睡眠时间；鼓励只在睡觉的时候才使用床，如果无法入睡并出现焦虑，则下床活动；注意睡眠卫生，包括避免干扰睡眠的物质，避免小睡，以及优化睡眠环境的舒适性；识别和解决与失眠相关的负面情绪；降低对睡眠时间的不适当期望；腹式呼吸以及放松疗法。

药物治疗包括：苯二氮䓬受体激动剂（包括苯二氮䓬类和非苯二氮䓬类）、组胺受体拮抗剂、褪黑激素受体激动剂和双食欲素受体拮抗剂。针对特定类型的睡眠障碍，还可采用相应的非药物治疗手段。如昼夜节律睡眠-觉醒障碍，主要应用褪黑素、褪黑素受体激动剂以及光照疗法；异态睡眠，主要需去除常见的诱发因素（如睡眠剥夺、饮酒），并指导建立一个安全的睡眠环境，并根据是否伴有其他躯体或神经系统疾病，给予相应治疗。而对于

OSA，更应将其看作一种需长期、多学科管理的慢性病进行治疗，如减重、运动、避免对中枢神经系统有抑制的药物、口腔矫正器、上气道手术以及持续正压气道通气治疗。

作者：刘平

审稿：赵伟

参考文献

第九节　共济失调

共济失调是指运动不协调或者笨拙，它可能会导致走路不稳、平衡障碍、肢体随意运动障碍、言语和吞咽以及眼球运动障碍。共济失调通常是由控制肌肉协调的小脑或其连接纤维受损引起的。根据受累的解剖部位及临床特点，共济失调分为4种类型（表1-9-1）。共济失调的病因包括3种：获得性共济失调（表1-9-2）、退行性疾病和遗传性共济失调（表1-9-3、表1-9-4）。

表1-9-1　根据解剖部位及临床特点分类

类型	临床特点	主要受损解剖部位
感觉性共济失调	（1）有深感觉障碍 （2）表现为站立不稳，踩棉花感 （3）在睁眼时不明显，闭眼时出现或加重，黑暗行走困难，龙贝格征阳性	周围神经、后根、脊髓后束、脑干、丘脑顶叶通路
前庭性共济失调	（1）无深感觉障碍 （2）空间定向及平衡障碍、站立不稳、行走时向病侧偏斜 （3）改变头位症状加重，四肢共济运动正常，常伴有严重眩晕、呕吐、眼震	内耳迷路、前庭神经、脑干前庭神经核及其中枢
小脑性共济失调	（1）无深感觉障碍 （2）姿势步态异常，随意运动协调障碍，言语障碍，眼球运动障碍，肌张力减低 （3）头及躯干常偏向病侧，易向病侧倾倒	小脑、小脑脊髓纤维束
大脑性共济失调	（1）额叶受损：体位平衡障碍，步态不稳，对侧肢体共济失调 （2）顶叶受损：双下肢感觉性共济失调及尿便障碍 （3）颞叶受损：较轻，表现为一过性平衡障碍 （4）枕叶受损：症状轻，表现为对侧肢体的共济失调，常伴有深感觉障碍	大脑半球

表1-9-2　不同依据分类的共济失调的病因

分类依据	类别	常见病因
病程	急性（数小时至数天）	卒中、多发性硬化、前庭神经炎、感染（小脑炎）、中毒性疾病
	亚急性（超过数周）	后颅窝占位、脑膜浸润、人类免疫缺陷病毒（HIV）等传染病、克雅氏病、维生素B_1和维生素B_{12}等缺乏、甲状腺功能减退、免疫紊乱［如副肿瘤、谷蛋白和抗谷氨酸脱羧酶（GAD）共济失调］、酒精中毒
	慢性（数月至数年）	占位性病变、颅底异常、酒精中毒、特发性/散发性小脑性共济失调、遗传性共济失调、神经退行性共济失调（Friedreich共济失调、多系统萎缩小脑型）
	散发性共济失调	先天性代谢异常、散发性共济失调综合征
分布	局灶性共济失调	后循环卒中（缺血性、出血性）、原发性或转移性小脑肿瘤、脓肿、进行性多局性脑白质病、多发性硬化、先天性囊肿（Dandy-Walker综合征）
	对称性共济失调	所有其他系统性、毒性、遗传和神经退行性共济失调的原因，如中毒（酒精、苯妥英钠、锂、巴比妥酸盐、甲苯和其他化学物质）、感染、副肿瘤综合征、代谢性疾病、病毒性小脑炎、脊髓痨、朊病毒疾病、遗传性共济失调（常染色体隐性、常染色体显性和线粒体遗传性共济失调）

表 1 - 9 - 3   常染色体显性遗传共济失调

分类	除共济失调外其他特征	基因/突变
SCA1	扫视过冲，皮质脊髓束体征	ATXN1/CAG 扩增
SCA2	慢扫视	ATXN2/CAG 扩增
SCA3（Machado - Joseph 病）	眼睛突出，肌束震颤，帕金森综合征	ATXN3/CAG 扩增
SCA4	小脑共济失调，感觉神经病，锥体束征	PLEKHG4
SCA5	下跳型眼震	SPTBN2/缺失，点突变
SCA6	下跳型眼震	CACNA1A/CAG 扩增
SCA7	视网膜退化引起的视力丧失	ATXN7/CAG 扩增
SCA8	外显率降低	ATXN8/CTG 扩增
SCA10	癫痫	ATXN10/ATTCT 扩增
SCA11	下跳型眼震	TTBK2/缺失
SCA12	中年时出现震颤	PPP2R2B/CAG 扩增
SCA13	儿童起病时：发育障碍 成人起病时：眼动异常较少	KCNC3/点突变
SCA14	震颤，肌阵挛，面肌纤颤	PRKCG/缺失，点突变
SCA15/SCA16	姿势性或意向性震颤，精神症状或痴呆	ITPR1/重复
SCA17	步态共济失调前出现构音障碍（似亨廷顿病）	TBP/CAG 扩增
SCA18	肌肉萎缩，感觉减退	GRID2
SCA19	轻度认知障碍，肌阵挛	KCND3
SCA20	痉挛性发声障碍，腭部震颤	未知/点突变
SCA21	锥体外系萎缩	ATX - TMEM240
SCA22	纯小脑症状，进展慢，腱反射减弱	KCND3
SCA23	感觉减退，锥体束征	PDYN
SCA25	感觉神经病，严重小脑萎缩	PNPT1
SCA26	纯小脑症状	EEF2
SCA27	发育异常和震颤	FGF14/点突变
SCA28	眼肌麻痹	AFG3L2
SCA29	震颤，肌阵挛	—
SCA30	晚发纯小脑共济失调	—
SCA31	纯小脑共济失调	—
SCA32	精神异常，男性患者无精子症	—
SCA34	舌肌萎缩和肌肉纤颤	AFG3L2/点突变
SCA35	上运动神经元受累	—
SCA36	肌阵挛，舞蹈手足徐动症，痴呆	NOP56/GGCCTG 扩增
SCA37	中年起病，构音障碍，慢性进展性步态及肢体共济失调	DAB1/ ATTTC 重复插入
SCA38	中年起病，慢眼动，周围神经病，小脑蚓部脑萎缩	ELOVL5
SCA40	中年起病，严重躯干共济失调，腱反射亢进	—
齿状核红核苍白球路易体萎缩症	癫痫，痴呆，多系统萎缩小脑型（似亨廷顿病）	ATN1/CAG 扩增
阵发性共济失调 1 型	发作性，持续数秒到数分钟，间期肌肉纤颤	KCNA1/点突变
阵发性共济失调 2 型	发作性，持续数小时到数天，间期眼震	CACNA1A/点突变

注：SCA 脊髓小脑性共济失调

表 1-9-4 常染色体隐性遗传共济失调与线粒体遗传共济失调

分类	除共济失调外其他特征	基因/突变
Friedreich 共济失调	本体感觉下降，反射消失，方波痉挛，脊柱侧弯，高足弓	FXN/GAA 扩增
无 β 脂蛋白血症	生长发育异常，脂溢	TTTP/点突变
Cayman 共济失调	精神运动发育迟缓	MTTP/点突变
共济失调毛细血管扩张征	眼睛和皮肤毛细血管扩张，癌症风险	ATM/点突变
共济失调伴眼动失用 1 型	眼动失用	APTX/缺失
共济失调伴眼动失用 2 型	眼动失用	SETX/插入
脊髓小脑性共济失调伴轴突神经病 1 型	轴突神经病	TDP1/点突变
Charlevoix - Saguenay 常染色体阴性遗传共济失调	痉挛，远端肌肉萎缩	SACS/点突变
常染色体隐性遗传小脑共济失调 1 型	单纯共济失调	SYNE1/点突变
Refsum 病	色素性视网膜炎，夜盲症	PAHX，PEX7/点突变
肌阵挛性癫痫、肌病和感觉性共济失调/共济失调神经病变综合征	轴突神经病，癫痫	POLG/点突变
线粒体疾病〔包括肌阵挛性癫痫伴肌肉破碎红纤维（MERRF）、神经病变、共济失调、视网膜色素变性（NARP）综合征、线粒体脑肌病、乳酸酸中毒和卒中样发作（MELAS）、Kearns - Sayre 综合征〕	母系遗传，肌病，眼外肌麻痹，视网膜色素变性	点突变

诊断

一、诊断流程（图 1-9-1）

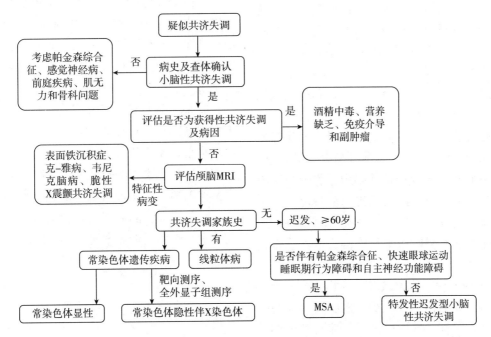

图 1-9-1 共济失调的诊断和鉴别诊断流程

MSA 多系统萎缩

疑似共济失调患者通过查体和问病史确认小脑性共济失调。排除小脑性共济失调者应考虑其他病变，包括帕金森综合征、感觉神经病、前庭疾病、肌无力和骨科问题。然后评估共济失调的获得性原因，如酒精中毒、营养缺乏、免疫介导和副肿瘤；非获得性共济失调者应进行脑 MRI 检查，相应疾病颅脑 MRI 有特异性改变。

对于有共济失调家族史的患者，根据遗传模式的不同，诊断流程可分为常染色体显性共济失调、常染色体隐性共济失调、X 连锁共济失调和线粒体疾病。如果患者无共济失调家族史，且发病年龄超过 60 岁，可能是退行性疾病。如多系统萎缩还伴有帕金森综合征、快速眼球运动睡眠期行为障碍和自主神经功能障碍等，而特发性迟发型小脑性共济失调通常仅表现为小脑性共济失调。

二、 问诊与查体

（一）问诊和症状

1. 主要症状 步态不平衡是小脑性共济失调患者的首要症状，患者可表现为上下楼困难，且须抓住栏杆。其他常见的早期症状包括跑步困难、向一侧倾斜。在疾病的后期，可能会出现频繁的跌倒。

早期的共济失调患者快速转头时可出现复视。短暂和轻微的复视引起的视力模糊也很常见。患者还可出现说话含糊不清，手的灵活性差难以执行精细的手部任务。感觉性共济失调可出现双下肢的麻木和感觉异常。

2. 起病及病程 急性发作的共济失调，可见于后循环卒中，严重时可危及生命。慢性起病的共济失调多提示中毒性或营养障碍性疾病。发作性症状可能提示短暂性脑缺血发作、多发性硬化和遗传性发作性共济失调。

3. 伴随症状 伴随症状可作为定位和确定病因的重要提示，包括意识障碍、视觉改变、言语和吞咽困难、局灶性感觉丧失或减弱、眩晕、动作缓慢和异常、认知障碍和行为改变。口角歪斜、复视、舌偏、构音障碍和发声困难提示卒中、肿瘤或脱髓鞘疾病。伴有恶心和呕吐的头痛提示后颅窝的结构性病变。认知障碍和幻觉提示韦尼克－科尔科萨科夫综合征或中毒。在黑暗中平衡障碍应考虑感觉共济失调。

4. 病史及用药史 体重减轻、发热、盗汗等提示感染性疾病；高血压、糖尿病、血脂异常和房颤等病史提示卒中可能。慢性腹泻史可能与滥用铋和中毒有关。偏头痛病史、视觉先兆和共济失调发作可能提示偏头痛。近期感染（前驱感染史以呼吸道感染及腹泻多见）可能提示小脑炎或 Miller－Fisher 综合征。

使用抗惊厥药物（如苯妥英钠，因大剂量或长期使用可引起急性中毒性共济失调）、锂或化疗药物可能提示药物反应。维生素 B_6、镇静药、氨基糖苷类抗生素、水杨酸盐都可以引起共济失调。

5. 社会史 包括职业、可能接触有毒化学品、性病史（如 HIV、梅毒）、药物滥用和过度饮酒等问题。步态障碍表现为共济失调，伴有夸张和奇怪的动作，可能提示非器质性或功能性病因（排除器质性共济失调）。

（二）查体和体征

共济失调的体格检查包括：眼球运动、语言、指鼻试验、快速交替运动、跟膝胫试验以及步态等。各类共济失调查体表现请参见表 1－9－1。

三、 辅助检查

（一）实验室检查

1. 血液学检查 血液中维生素 B_{12} 水平可以检测维生素缺乏相关的共济失调。肝豆状核变性时，肝酶升高。血清抗体水平可提示特异性免疫介导的共济失调（如抗谷氨酸脱羧酶抗体）。

血清抗麦胶蛋白抗体和组织转谷氨酰胺酶抗体与麸质敏感性共济失调有关。抗甲状腺过氧化物酶抗体可提示与类固醇反应性脑病相关的共济失调。当遇到亚急性小脑共济失调患者时，也应检查副肿瘤抗体。这些抗体是否对共济失调有致病作用尚不完全清楚。

2. 脑脊液检查 急性或亚急性共济失调患者应进行腰椎穿刺。脑脊液分析细胞计数、葡萄糖和蛋白质水平、免疫球蛋白以及细菌和病毒研究有助于筛查炎症和感染。脑脊液葡萄糖降低可能提示共济失调伴葡萄糖转运蛋白 1 型缺乏。如果已排除获得性小脑共济失调的原因，或如果患者有共济失调的家族史，特别是一级亲属，应进行基因检测。

（二）影像学检查

共济失调患者应进行脑 MRI 检查，以确定任何结构性和血管病变，包括脑肿瘤、脓肿、缺血性和出血性卒中或多发性硬化。

脑萎缩是退行性疾病最常见的神经影像学表现。应评估小脑蚓部、旁蚓部和半球区域的萎缩程度。小脑退行性改变时，小脑小叶化明显。多系统萎缩和某些 SCAs 可见十字征（T_2 加权 MRI 上脑桥交叉征）。乳头体、导水管周围灰质和室旁丘脑的 T_2 高信号提示韦尼克脑病。

脑白质改变可见于脑腱黄瘤病和成人亚历山大病。双侧下橄榄核 T_2 高信号提示肥大神经元变性，可能发生于 POLG 共济失调、成人发病的亚历山大病和伴有麸质敏感性的共济失调。梯度回声序列（gradient recalled echo，GRE）可用于识别浅表铁沉积症，扩散加权成像可用于诊断 Creutzfeldt - Jakob

病。Friedreich 共济失调患者可出现脊髓萎缩。

四、鉴别诊断

根据患者临床症状和体征，鉴别共济失调患者属于前庭性、感觉性、小脑性或大脑性共济失调；通过询问用药史、社会史、家族史，鉴别患者为遗传性或获得性共济失调，结合患者检验结果、影像学检查和基因检测明确患者诊断。

▶ 治疗

共济失调的治疗包括对症治疗和疾病修饰治疗。

疾病修饰治疗主要针对获得性共济失调，例如硫胺素治疗韦尼克脑病，无谷蛋白饮食治疗与谷蛋白敏感性相关的共济失调，静脉注射免疫球蛋白和血浆置换治疗抗 GAD 共济失调和副肿瘤性共济失调。遗传性共济失调的疾病修饰疗法包括维生素 E 替代治疗与维生素 E 缺乏和无 β 脂蛋白相关的共济失调，米格司他治疗尼曼 - 匹克病 C 型，生酮饮食治疗葡萄糖转运蛋白 1 型缺乏。

作者：李一青
审稿：赵伟

参考文献

第二章 辅助检查

第一节 脑脊液检查

脑脊液（cerebrospinal fluid，CSF）是充满脑室、蛛网膜下腔和脊髓中央管内的一种无色透明液体，大约70%来自脑室脉络丛的分泌和超滤，其余30%由室管膜和蛛网膜下隙产生，通过蛛网膜绒毛回收入静脉。健康成人CSF的总量约90～150ml，新生儿约10～60ml。

临床上获取CSF标本主要通过腰椎穿刺术，特殊情况下可采用小脑延髓池或脑室穿刺术。通常对CSF进行一般性状、生化、显微镜及抗体等检查。

▶ 临床应用

CSF检查对中枢神经系统感染性疾病、中枢神经系统非感染性疾病、脑膜癌病、中枢神经系统白血病、中枢神经系统淋巴瘤及脑血管病等疾病的诊断、鉴别诊断、疗效观察和预后评估等有重要的参考价值。

1. 中枢神经系统感染性疾病的诊断与鉴别诊断 如病毒性脑膜炎/脑炎，化脓性脑膜炎、结核性脑膜炎、真菌性脑膜炎/脑炎、寄生虫性脑膜炎/脑炎。

2. 中枢神经系统非感染性疾病的诊断与鉴别诊断 如中枢神经系统炎性脱髓鞘疾病（多发性硬化、视神经脊髓炎谱系疾病等）、自身免疫性脑炎、中枢神经系统血管炎等。

3. 脑血管疾病的诊断与鉴别诊断 如蛛网膜下腔出血、脑出血、穿刺损伤等。

4. 中枢神经系统肿瘤的诊断与鉴别诊断 如脑膜癌病、原发性中枢神经系统淋巴瘤、颅内生殖细胞瘤、髓母细胞瘤等。

5. 中枢神经系统疾病的治疗及疗效观察 如隐球菌性脑膜炎可通过腰穿注射两性霉素B，结核性脑膜炎可鞘内注射抗结核药物，中枢神经系统淋巴瘤可鞘内注射化疗药物，并通过CSF检查观察疗效。

总而言之，检查患者CSF中各种细胞数量、形态和比例的变化，化验CSF中的葡萄糖、蛋白、生化指标、病原学和抗体，分析CSF细胞学反应类型，结合患者临床表现、影像检查和实验室相关检查结果等综合分析，可为中枢神经系统疾病的诊断、鉴别诊断、治疗效果和预后评估提供检验诊断依据。

▶ 报告解读

一、CSF一般性状检查

主要观察CSF的外观和性状（表2-1-1）。

表2-1-1 CSF一般性状检查的指标与参考值

指标	参考值
颜色	无色
透明度	透明
凝固性	无凝块、无沉淀（放置24h不形成薄膜）
比重	1.006～1.008
压力	卧位：成人80～180mmH$_2$O，儿童40～100mmH$_2$O

（一）颜色（表2-1-2）

表2-1-2 CSF常见颜色变化的原因及临床意义

颜色	原因	临床意义
红色	出血	穿刺损伤、蛛网膜下腔出血、脑室出血
黄色	黄变症	出血、黄疸、蛛网膜下腔梗阻
白色	白细胞增多	化脓性脑膜炎
绿色	脓性分泌物增多	铜绿假单胞菌性脑膜炎、肺炎球菌性脑膜炎
褐色	色素增多	脑膜黑色素肉瘤、黑色素瘤

（二）透明度（表2-1-3）

CSF 细胞数超过 $300 \times 10^6/L$ 或含大量细菌、真菌时则呈不同程度浑浊。

表2-1-3　CSF 常见透明度变化的原因及临床意义

透明度	原因	临床意义
乳白色浑浊	细胞数极度增高	化脓性脑膜炎
毛玻璃样浑浊	细胞数中度增高	结核性脑膜炎
透明或微浊	细胞数正常或轻度增高	病毒性脑膜炎、流行性乙型脑膜炎、中枢神经系统梅毒
轻度浑浊	细胞数轻度增高	穿刺损伤

（三）凝固性（表2-1-4）

CSF 形成凝块或薄膜与其所含的蛋白质特别是纤维蛋白原浓度有关。当 CSF 蛋白质浓度超过 10g/L 时可出现薄膜、凝块或沉淀。

表2-1-4　CSF 凝固度变化的临床意义

凝固度	临床意义
块状凝固（1～2h）	化脓性脑膜炎
薄膜或纤细的凝块（12～24h）	结核性脑膜炎
小絮状凝块	神经梅毒
黄色胶样凝固	蛛网膜下腔梗阻

（四）压力（表2-1-5）

CSF 压力 > 200 mmH$_2$O 称为高颅压，CSF 压力 <60 mmH$_2$O 称为低颅压。

表2-1-5　CSF 压力变化及临床意义

CSF 压力	临床意义
增高	中枢神经系统感染；脑肿瘤、脑出血、脑积水等颅内非炎症性病变；高血压等颅外因素；咳嗽、哭泣等
降低	CSF 循环受阻；CSF 流失过多；CSF 分泌减少等

二、 CSF 生化检查 （表2-1-6）

表2-1-6　CSF 化学检查的指标与参考值

指标	参考值
蛋白质	定性：阴性或弱阳性；定量：0.2～0.4g/L
葡萄糖	2.5～4.4mmol/L
氯化物	成人：120～130mmol/L；儿童：111～123mmol/L
乳酸脱氢酶	8～32U
氨基转氨酶	AST 5～20U，ALT 5～15U
免疫球蛋白	IgG 10～40mg/L，IgA 0～6mg/L，IgM 0～13mg/L，IgE 极少量
寡克隆带	阴性

1. 蛋白质　阳性常见于脑组织和脑膜炎等炎症性病变、神经根病变、椎管内梗阻等，弱阳性见于脑出血、脑外伤等。

2. 葡萄糖　降低见于中枢神经系统感染、脑肿瘤、神经梅毒、低血糖、脑寄生虫病等；增高见于新生儿、饱餐后、糖尿病、脑出血等。

3. 氯化物　降低见于中枢神经系统感染，尤其以结核性脑膜炎降低最明显，还见于呕吐、肾上腺皮质功能减退；增高见于尿毒症、肾炎、心力衰竭、病毒性脑膜炎等。

4. 酶

（1）乳酸脱氢酶（LDH）：增高见于中枢神经系统感染，尤其细菌性脑膜炎增高明显，还见于脑梗死、脑出血急性期，脑肿瘤进展期，脱髓鞘脑病急性期。

（2）氨基转移酶：主要包括天门冬氨酸氨基转移酶（AST）和丙氨酸氨基转移酶（ALT）。酶活性增高见于中枢神经系统器质性病变，如脑出血或蛛网膜下腔出血（AST 增高为主），中枢神经系统感染，中枢神经系统转移癌，缺氧性脑病等。

5. 免疫球蛋白

（1）IgG 增高：常见于神经梅毒、化脓性脑膜炎、结核性脑膜炎、病毒性脑膜炎、神经系统肿瘤等。

（2）IgA 增高：常见于化脓性脑膜炎、结核性脑膜炎、病毒性脑膜炎、神经系统肿瘤等。

（3）IgM 增高：常见于化脓性脑膜炎、结核性脑膜炎、病毒性脑膜炎、神经系统肿瘤、多发性硬化等。

（4）IgE 增高：常见于脑寄生虫病等。

6. 寡克隆带　凡血清和 CSF 中见寡克隆带者，提示血脑屏障破坏，常见于中枢神经系统感染或炎性疾病，如脑膜炎、脑炎、吉兰 - 巴雷综合征等。凡血清中无寡克隆带，而 CSF 中有寡克隆带，即为寡克隆带阳性，提示中枢神经系统内有异常免疫反应，多见于多发性硬化、也见于自身免疫脑炎、视神经脊髓炎、一些特殊感染〔神经梅毒、人类免疫缺陷病毒（HIV）感染等〕。

三、 CSF 显微镜检查 （表2-1-7）

表2-1-7　CSF 显微镜检查的指标与参考值

指标	参考值
红细胞	无
白细胞（×10^6/L）	成人：0～8，儿童：0～15
有核细胞分类	多为淋巴细胞及单核细胞（7:3），偶见内皮细胞
病原生物学	阴性

CSF 细胞数增多常见于中枢神经系统病变，如中枢神经系统感染等。病原学检查革兰染色可以检测细菌、真菌等，抗酸染色偶尔可以发现抗酸杆菌，墨汁染色可以发现新型隐球菌。CSF 密螺旋体荧光抗体吸收试验（FTA－ABS）对神经梅毒的诊断特异性、敏感性均很高。宏基因组二代测序技术通过提取 CSF 中的 DNA 或 RNA 片段直接与微生物数据库进行对比分析，可以最大限度识别病原微生物。

四、特殊抗体检查

水通道蛋白抗体见于视神经脊髓炎；神经节苷脂抗体见于吉兰－巴雷综合征、神经节苷脂抗体谱系疾病；自身免疫相关抗体如 N－甲基－D－天冬氨酸受体（NMDAR）抗体、抗 α－氨基－3－羟基－5－甲基－4－异噁唑丙酸受体（AMPAR）抗体、抗 γ－氨基丁酸（GABA）抗体、抗富亮氨酸胶质瘤失活蛋白 1（LGl1）抗体等，见于自身免疫性脑炎；副肿瘤相关抗体如抗神经元核抗体 1 型（Hu）抗体、抗浦肯野细胞（Yo）抗体、抗神经元核抗体 2 型（Ri）抗体等见于肿瘤相关中枢损害。

作者：饶静

审稿：陈孝东

参考文献

第二节　颅脑与脊髓 CT

CT 检查在颅脑疾病的临床诊断中应用十分普遍，对于颅脑外伤、脑血管疾病、肿瘤、感染以及先天性发育异常等疾病方面，均有很高的定位和定性诊断价值，已成为最常用的影像检查方法之一。

对于某些颅脑疾病，如脑膜病变、颅底和颅后窝病变，某些颅脑感染、脑血管疾病等的诊断，诊断价值有限，需要做核磁共振成像（MRI）或数字减影血管造影（DSA）等检查进一步明确诊断。此外对于脊髓病变，CT 检查在外伤所致脊髓损伤中具有较高诊断价值，主要评价脊柱骨折的严重程度、类型。此外对于脊髓肿瘤性病变，CT 可以对病变的钙化、肿瘤骨以及邻近椎体的骨质结构改变进行显示，但对脊髓病变本身的显示，MRI 明显优于 CT。不过对于安装有心脏起搏器、有幽闭恐惧症等 MR 检查禁忌证的患者，CT 可作为其脊髓病变的首选检查。

▶ 临床应用

一、CTA 在中枢神经系统疾病的应用

颅脑 CTA 对于脑动脉粥样硬化、脑动脉瘤、脑血管的发育变异、脑血管动静脉畸形可以进行更好的显示，基于以上优势，颅脑 CTA 在中枢神经系统疾病中应用广泛。首先是在急性缺血性脑卒中上的应用，有研究显示，以 DSA 作为金标准，颅脑 CTA 在诊断急性缺血性脑卒中患者的脑血管狭窄或者闭塞程度以及侧支循环的情况中具有较高的诊断效能，这大大方便了对于有 MRI 检查禁忌证的患者，且避免了 DSA 这种有创的检查，大大方便临床医生对患者血管情况的了解。此外，在颅内动脉瘤的显示以及治疗中，颅脑 CTA 也具有较高的诊断价值。颅内动脉瘤患者常常以蛛网膜下腔出血就诊，常规的颅脑 CT 平扫对其责任病灶的诊断价值有限，而颅脑 CTA 可以准确提示责任病灶的病理类型、分布位置、肿瘤大小以及出血程度，且基于颅脑 CTA 的 3D 打印模型还可对瘤体以及其周围血管的毗邻关系进行还原，这不仅能够为临床制定方案提供科学指导，而且有利于患者的术前沟通，因此颅脑 CTA 可

作为蛛网膜下腔出血病因诊断的首选检查。对于常见的重型颅脑外伤，颅脑 CTA 可以对其血管痉挛情况进行有效诊断，为患者预后评价提供了影像依据。在脑血管的发育变异上面，比如永存三叉动脉的诊断，颅脑 CTA 可清晰显示永存三叉动脉的走行，能准确显示其分型，有助于降低外科和介入治疗风险，具有较高的临床价值。

二、 CTP 在中枢神经系统疾病的应用

CTP 是脑功能成像的一种检查方法，对于颅脑 CTA 中应用广泛的疾病中，脑 CTP 也具有较高的诊断效能。但作为脑功能成像，其可提供更进一步的信息，比如，脑 CTP 在缺血性脑梗死的早期诊断上具有明显优越性，能半定量分析以及对脑缺血性病变的位置、范围、程度等进行动态观察；对于脑肿瘤的诊断以及放化疗的评价、肿瘤的复发和转移情况均具有较大的诊断价值。与颅脑 CTA 相似，全脑 CTP 对早期判断重型颅脑损伤预后也有一定临床应用价值。在脑血管形态未发生明显异常，但是脑血流灌注发生异常的疾病中，脑 CTP 对疾病的诊断具有重要指导意义。有研究显示，认知障碍患者均存在不同程度的脑血流灌注降低，且与认知功能进展呈正相关，脑 CTP 可早期对其进行识别，从而为临床诊治提供有效的依据。同样的脑 CTP 对治疗首发抑郁症患者有重要指导意义，提高了抑郁症患者的生活质量。而人工智能的应用，更使得 CTP 在颅脑疾病的诊断中变得更加便捷，与人工后处理相比，人工智能可以提高图像后处理的工作效率，并且降低了图像的噪声，使图像质量更加清晰。

三、 CT 在脊髓病变中的应用

在脊髓病变的诊断中，CT 通常扮演脊髓 MRI 检查有效补充的角色，通过联合使用 CT 及 MRI 检查对脊髓病变进行更好的诊断。如有学者研究显示，在脊髓血管畸形患者术后的随诊中脊髓 CTA 和 MRI 的联合诊断具有较高的特异度和较好的灵敏度，可以使假阳性率降到最低，具有较高的临床应用价值。在脊柱外伤不同种类损伤诊断中，CT 与 MRI 各具优势，需联合两种影像学检查方法根据患者实际情况进行诊断。需要注意的是，脊髓在 CT 上表现为阴性结果时，并不能完全除外脊髓病变，如患者有相关症状，或者有提示脊髓损伤的间接征象时，还需要完善脊髓 MR 检查以及其他相关检查，避免遗漏病变，影响患者的诊治。

检查流程

一、 颅脑 CT 检查

颅脑 CT 检查包括平扫、增强扫描及图像后处理及相关技术（表 2 - 2 - 1）。

表 2 - 2 - 1 颅脑 CT 检查技术及相关操作

CT 检查技术及操作	定义	具体操作
平扫	CT 平扫即普通扫描，是指不注射对比剂的 CT 扫描技术，是最常规的 CT 扫描方法	进行 CT 检查的患者通常只进行平扫，若根据病情需要增强扫描时，则加扫增强扫描。患者仰卧于检查床上，正中矢状线与检查床垂直，以听眦线为扫描基线，使基线与射线方向一致；利用机器本身定位线确定扫描范围，内定位线对准颅顶上缘，水平定位线对准外耳孔，定位线的中线与头颅正中矢状面重合，扫描范围自基线向上至颅顶
增强扫描	增强扫描是指在静脉内注射对比剂后进行扫描的检查方法，通常使用碘对比剂进行检查	增强扫描的原则是为了使病变更好地得以显示，能对病变细节进行清晰的显示 在进行增强扫描前，患者需空腹 4~6h，并在扫描前做碘过敏试验，过敏者不可行此项检查。注射对比剂后，根据病变来选择扫描时间，血管性病变，如动脉瘤、动静脉畸形，通常在注射对比剂后立即进行增强扫描；颅内感染、囊肿等，通常在注射对比剂 60s 后进行扫描；颅内转移瘤、脑膜瘤等，可在注射对比剂 6~8min 开始扫描。注射对比剂的总量与患者的体重相关，按照 1.5~2ml/kg 计算，注射速率为 2~3ml/s

续表

CT 检查技术及操作		定义	具体操作
图像后处理及相关技术	重建技术	由于螺旋 CT 获得的是容积扫描数据，对于原始图像显示不全，或者图像质量显示欠佳者，可通过改变视野、算法、重建间隔的对图像进行重建，从而获得更全、质量更好的图像以便观察诊断	—
	重组技术	基于横断面图像，尤其的层厚很薄的图像，可以对其进行重组。其扫描前的准备工作与增强扫描一致	(1) 脑血管 CTA：一般先进行颅脑 CT 平扫，以确定病变的位置。然后采用静脉团注法注射对比剂，使用薄层螺旋扫描获得初始横断面图像。基于横断面图像，进行重组，在后处理重组时，通过合理旋转、去除颅骨的干扰，可获得清晰的脑血管三维立体图像 (2) 脑 CT 灌注成像（CTP）：根据平扫表现以及临床工作需要，选择好合适的感兴趣区层面（通常范围为 1～2cm），然后使用高压注射器经肘静脉团注 50ml 碘对比剂，注射后开始 5～7s 对选定层面进行连续多层面扫描。然后利用后处理工作站对图像进行后处理，从而计算相关灌注参数，并能形成彩色功能图

二、脊髓 CT 检查

1. 平扫 脊髓扫描检查时，患者常规取仰卧位，同样，使身体正中矢状面与检查床面垂直，先做定位片（多用侧位定位片），然后根据所要观察的病变决定扫描层厚。注意对于脊柱侧弯患者，可以加扫冠状位成像，对于驼背患者，可以适当调整扫描体位。

2. 增强 对于需查看脊髓病变增强扫描的影像学表现的患者可在平扫的基础上进行增强扫描。与颅脑增强扫描相仿，也是经静脉注射对比剂进行扫描。

3. CT 新技术 CT 多平面重建和三维重建技术，可以对脊柱进行矢状面、冠状面以及表面重建，能够更加直观、全面、立体的对病变形态，损伤的部位、程度、范围进行清晰的显示，有利于观察脊柱骨骼复杂区域以及其周围结构相互间的关系。对于脊髓血管性、占位性病变也可通过 CTA 检查对其进行 3D 立体、全方位的显示。

▶ 报告解读

一、颅脑 CT 脑实质、脑室系统、颅骨骨质的改变

（一）脑实质密度改变

1. CT 平扫 CT 与头颅平片相比，具有密度分辨率高的优势，且为横断面扫描，大大减少了重叠的干扰。平扫时，可以直接显示与脑组织密度相差不大的病灶。此外，通过测量 CT 值，还可以大致判断病变区域的组织成分，比如脂肪组织的 CT 值通常为负值，而钙化 CT 值通常可达到几百甚至上千，这样可以量化分析病变成分，对诊断具有重要价值。我们通常以正常脑实质密度作为参考，凡是高于正常脑组织密度的影像称为高密度病灶；低于正常脑组织密度者称为低密度病灶；与正常脑组织密度相等或近似者称为等密度病灶；兼有高、等、低中至少两种密度影像这为混合密度病灶或混杂密度病灶（图 2-2-1～图 2-2-4）。

（1）高密度病灶：许多颅脑疾病可表现为高密度病灶，如急性期脑出血、钙化以及某些肿瘤（脑膜瘤、髓母细胞瘤）等。

（2）低密度病灶：部分颅内病灶可表现为低密度病灶，如脑梗死、蛛网膜囊肿以及某些肿瘤（颅咽管瘤、胆脂瘤）或者病变组织发生坏死、囊变、水肿等。

（3）等密度病灶：等密度病灶可见于某些脑肿瘤如听神经瘤、脑膜瘤、垂体瘤等。由于等密度病变与正常脑组织密度相同或相近，平扫病变难以显示。此时，往往要注意脑室及脑池的变形与移位来判断病变的存在与否，或通过病变周围有低密度水肿围绕来衬托病变。而有时较小的病灶，如小的转移瘤，则需要增强扫描才能显示。

（4）混合（混杂）密度病灶：某些病变中有高密度、等密度、低密度混合存在，如脑挫裂伤、恶性星形细胞瘤、脑膜瘤、颅咽管瘤等。

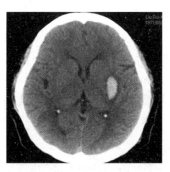

图 2 - 2 - 1 脑出血

颅脑 CT 平扫示左侧基底节外囊区见椭圆形
高密度影，周围见低密度水肿带环绕

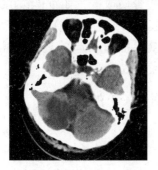

图 2 - 2 - 2 脑软化灶

颅脑 CT 平扫示右侧小脑半球见
片状低密度影，边界较清晰

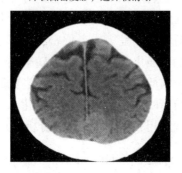

图 2 - 2 - 3 脑膜瘤

颅脑 CT 平扫示左侧顶部大脑镰旁见类
圆形等密度影，边界欠清，相应脑沟变浅

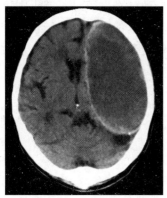

图 2 - 2 - 4 脑血肿机化

颅脑 CT 平扫示左侧大脑半球颅板下见巨大
高低混杂密度影，邻近脑实质及脑室系统受压改变

2. 增强扫描 颅脑疾病尤其是脑肿瘤、颅内感染等疾病常常需要在平扫基础上加扫增强扫描检查，才能更好地显示病变的特点，从而更好地进行诊断。若病变在注入对比剂后密度比平扫时密度增高，则称病变有强化（表 2 - 2 - 2）。

（1）强化的机制与诊断意义：病变的强化机制是经静脉注入对比剂后，病变区含碘量增加，而碘原子序数高、吸收 X 线量多，CT 扫描检查时其呈高密度，故病变区含碘量增加后、密度增高。因含碘对比剂是通过血液到达病灶区域的，故其机制主要有以下几个方面：首先是病变区血液供应增加，其血供较周围脑组织增加，其内含有的碘量自然增加，故而表现为病灶强化，如脑动脉静脉畸形；其次是病变区血管为异常增生血管，与正常血管不同，其血管的血脑屏障破坏，碘对比剂可渗出血管，故也可使病变区碘量增加，呈相对强化，如脑肿瘤，异常增生的不完整血管；最后就是以上两种因素共存的情况。因此病变的强化程度与病变的性质和病理组织变化密切相关，这也是增强扫描能更好地对病变进行显示的基础。病变强化对 CT 诊断的意义有以下 3 个方面：①显示出平扫中未能显示的病变；②即便平扫已显示病变，增强扫描还可以更多、更好的显示其相关细节以及病变周围情况；③通过对病变强化程度以及强化方式的分析，可以对病变进行定性诊断。

（2）强化程度：一般根据病变的 CT 值增加情况将病变的强化程度分为以下四度：①无强化：即病变区增强扫描时，其 CT 值与平扫比较未增加或增加程度在 3Hu 以内；②轻度强化：即病变区增强扫描时，其 CT 值与平扫比较增加在 3～10Hu；③中度强化：即病变区增强扫描时，其 CT 值与平扫比较增加在 10～20Hu；④重度强化：即病变区增强扫描时，其 CT 值与平扫比较增加在 20Hu 以上，其中病变增强大于 100Hu 或更多者称为血管样强化，如动脉瘤。

（3）强化方式：①均匀性强化：即病变密度增高且呈均匀一致的强化，强化后病变边缘更加清晰。多见于某些良性肿瘤如脑膜瘤、听神经瘤和动脉瘤等。但少数恶性肿瘤如脑转移瘤，也可表现为均匀强化；②非均匀性强化或不规则强化：即病变强化程度不一、密度不均匀增高，呈混杂密度灶。多见于恶性肿瘤，如恶性胶质母细胞瘤，也可见于不典型的颅内感染性病变；③环形（状）强化：即在病变周围出现环形的高密度强化，中央病变不强化。多见于囊性病变，如脑脓肿，也可见于脑转移瘤；④斑状强化：即病变内出现少许斑点状、小斑片状高密度强化灶，如脑梗死等。

表2-2-2　不同强化方式CT影像学表现常见疾病

CT影像学表现	常见疾病
均匀性强化	良性肿瘤如脑膜瘤、听神经瘤和动脉瘤等；恶性肿瘤如脑转移瘤
非均匀性强化或不规则强化	多见于恶性肿瘤如恶性胶质母细胞瘤；不典型颅内感染性病变
环形（状）强化	脑脓肿、脑转移瘤等
斑状强化	脑梗死等

（二）脑室系统变化

颅脑疾病在CT表现上，除了病变本身的改变，还可导致邻近脑室、脑池的形态大小发生改变或中线结构发生移位，也可出现脑沟、裂的增宽或变窄，甚至消失。

1. 脑积水　脑积水是指由于脑脊液的产生和吸收不平衡所致的脑室异常扩大，以颅内压增高为主要表现的综合征。一般分为梗阻性脑积水和交通性脑积水。CT表现如下。

（1）双侧侧脑室前角变钝，下角呈球形显示。

（2）第三脑室饱满、增宽，甚至呈圆形、椭圆形。

（3）脑室的大小与蛛网膜下腔的大小不成比例。

（4）在侧脑室周围形成低密度水肿带。

2. 脑萎缩　脑皮质萎缩CT表现为脑表面脑沟及脑池扩大，脑室系统大多正常，而脑髓质萎缩则表现为脑室扩大，脑沟、池增宽不明显。根据受累范围，可将其分为弥漫性脑萎缩和局限性脑萎缩。弥漫性脑萎缩表现为脑室系统形态饱满、增宽，脑沟、裂池增宽、加深；常见于阿尔兹海默病，多发性硬化，多发性脑梗死等。局限性脑梗死表现为局部的脑叶、脑实质的萎缩减小，邻近脑沟增宽，脑室扩大；常见于外伤、脑出血后软化灶形成以及肿瘤等占位性病变术后改变。

3. 占位效应　颅内占位性病变如肿瘤、血肿、脓肿等常可使邻近脑实质受压、推挤，一侧侧脑室受压、变窄，部分可有中线结构移位，常可作为等密度病变的间接征象；部分病变软化可形成负占位效应。

（三）颅骨骨质改变

颅骨本身疾病常可导致颅骨骨质改变，如颅骨的感染、肿瘤以及肿瘤样病变；颅内疾病也可侵犯邻近颅骨引起骨质改变，如垂体瘤引起蝶鞍扩大，听神经瘤引起内听道扩大，脊索瘤可表现为斜坡的骨质破坏，脑膜瘤可引起邻近颅骨增生、颅板增厚，恶性肿瘤可造成骨质破坏。

二、脊髓CT的病变

（一）脊髓密度改变

脊髓内见高密度或混杂密度影可见于脊柱外伤导致碎骨片凸向椎管或脊柱滑脱引起的脊髓损伤。脊髓内等密度病变，则常见于脊髓肿瘤，如室管膜瘤、星形细胞瘤，沿脊髓纵轴浸润性生长，表现为脊髓不规则增粗，呈等或者低密度影，增强扫描可见明显强化，强化可不均匀。脊髓空洞症则表现为脊髓内见条状低密度影。当然，大多数肿瘤等病变表现为混杂密度，且常呈不均匀强化，此时需要结合临床症状及相关检查综合进行分析。

（二）脊髓形态的改变

脊髓膨大，可见于肿瘤，外伤导致的脊髓损伤等。脊髓移位、变形，可为外伤或邻近骨质发生病变累及脊髓所致。脊髓萎缩、变小则可见于占位性病变术后改变。其他的脊髓先天性病变，如脊髓纵裂畸形、脊髓拴系综合征等均可表现为脊髓的形态异常。

作者：王小娟
审稿：康健捷

参考文献

第三节 磁共振成像

磁共振成像（magnetic resonance imaging，MRI）是利用强外磁场内人体中的氢原子核（即氢质子），在特定射频（radio frequency，RF）脉冲作用下产生磁共振现象，所进行的一种医学成像技术。

MRI 技术是目前临床医学诊断和基础生命科学研究中最重要的影像学工具之一，具有无损无创、软组织对比度高、成像参数和对比度众多、图像信息丰富等特点。

临床应用

在应用研究方面，MRI 在肿瘤分子影像、脑功能成像、脑连接组研究等方面也正发挥着越来越重要的作用（表 2 - 3 - 1）。

表 2 - 3 - 1　MRI 的临床应用价值

应用方面	MRI 应用价值
脑血管病	在脑血管病的诊疗中，MRI 不可或缺，当前已建立一定的影像诊治策略，包括评估血管情况、动脉粥样硬化斑块、缺血半暗带及侧支循环等。在狭窄性闭塞性疾病的评估中，动脉评估推荐使用三维（3D）TOF - MRA 技术，静脉评估推荐使用2D TOF 或 2D PC - MRA 技术。对于动脉瘤和 AVM 的评估，我们推荐使用3D CE - MRA 技术，尤其是在 AVM 的情况下使用动态序列
神经变性性疾病	如阿尔茨海默病（AD）和帕金森综合征等神经变性性疾病，均可导致严重的认知功能损害。但是，针对这类疾病药物疗效有限，并且新药物开发进展缓慢，磁共振引导的高能聚焦超声治疗进行靶点核团损毁成为该列疾病治疗新方向 由于其疗效很大程度上取决于靶点定位的准确性，MR 可利用超高场进行高精度脑解剖结构成像，扩散张量成像，以获取亚分区解剖信息以及功能连接信息，提高定位准确度及精确度，同时，基于靶点代谢及功能特点，探索特异性显像方法，另外，还可以运用深度学习算法建立靶点核团重建及三维空间实时定位 采用 DTI 序列，可以找出白质高信号的 AD 患者不同程度白质高信号与白质完整性改变的关系。测量各向异性分数（FA）、平均扩散（MD）、径向扩散（DR）和轴向扩散（DA）获得量化信息。AD 患者组双侧额叶、颞叶中前部白质、双侧内囊前肢、胼胝体膝部和压部 FA 值显著下降，而颞叶、额叶和内囊前肢的 MD、DR 和 DA 值增加。在鉴别 AD 和正常组对照中，FA 和 DR 的相关性要优于 MD 和 DA 两项指标。鉴别有白质高信号灶（WM-Hs）的 AD 患者与健康成人，FA 和 DR 是有效的；白质完整性的减少与 WMHs 的严重程度有显著性差别。DR 是一个潜在的髓鞘度量方式，可用做 WMHs 髓鞘损伤的影像学标志
脑肿瘤	钆剂增强、坏死的出现和低相对表观扩散系数（rADC）值被认为是诊断高级别肿瘤的直接证据，常规 MR 联合 PWI、DWI 和^{1}H - MRS 是否对肿瘤的分级诊断有直接意义仍存在争议。MR 灌注成像可用于无创性评估肿瘤的预后和指导治疗
磁共振神经精神影像与认知神经科学	在超高场 MR 中发展亚毫米级高空间分辨率的基于 BOLD 和脑血容积（CBV）等对比度的神经影像方法，实现皮质分层的功能成像
精神疾病 MR 诊断	当前的 MR 影像分析主要基于结构像、静息态的分析，新型探测神经递质等成像方法还未广泛使用，导致精神疾病的临床影像学诊断率较低

检查流程

一、MR 平扫

1. 快速自旋回波序列（RARE）　RARE 在不同厂家设备中被称为 FSE 或 TSE 序列。RARE 序列是一个90°脉冲激发后利用多个180°聚焦脉冲采集多个自旋回波，因此明显缩短了成像时间。RARE 成像速度快于 SE，但是其能量沉积也增加，SAR 高。

FRFSE 序列是 FSE/TSE 的衍生序列。FRFSE 序列的成像原理是在 FSE/TSE 序列后，利用负90°脉冲加快组织纵向磁化矢量恢复的技术，从而达到加快成像速度的目的。FRFSE 序列不仅增加了图像对比，而且进一步加快了扫描速度。该序列临床上常用于颅脑、脊髓 T$_2$ 加权成像（T$_2$WI）。

2. GRE 序列　主要有扰相梯度回波序列，该序列在中枢神经系统中显示出血灶，例如脑血管病患者显示颅内微出血、脑内血肿、蛛网膜下腔出血等，头外伤患者显示脑挫裂伤出血情况、硬膜下血肿等，临床应用较多。

二、 MR 增强扫描

MR 增强扫描是通过改变质子的 T_1 和 T_2 弛豫时间来增强或降低组织或病变的信号强度。目前临床应用最为广泛的造影剂为二乙三胺五醋酸钆或钆喷酸葡甲胺盐（Gd - DTPA）。Gd - DTPA 是一种顺磁性物质，通过缩短 T_1 和 T_2 时间产生对比作用，低浓度时缩短 T_1，从而获得高 MR 信号。Gd - DTPA 为离子型细胞外液对比剂，虽然不具有组织特异性，但可用于全身 MR 增强扫描。Gd - DTPA 在临床中的常规剂量为每千克体重 0.1mmol，美国食品药品监督管理局（food and drug administration，FDA）最大允许剂量为每千克体重 0.3mmol。扫描方法分为静脉推注常规增强扫描和高压注射动态增强扫描。

三、 血管造影检查

由于磁共振血管成像（magnetic resonance angio-graphy，MRA）的非侵入性和非电离特性，MRA 在筛查颅内血管疾病方面已经取代了传统的数字减影血管造影术。MRA 技术依赖于固定和非固定组织元素之间的差异来生成血管系统的高分辨率图像。与 CT 血管成像（computed tomography angiography，CTA）或数字减影血管造影（digital subtraction angio-graphy，DSA）相比，MRA 生成的图像编码血管内的血液，而不是血管腔本身。目前临床用于颅内血管系统的成像的几种 MRA 技术，例如飞行时间 MRA（TOF MRA）、相位对比 MRA（PC MRA），以及对比增强 MRA（CE MRA）。在狭窄闭塞性疾病的评估中，三维 TOF - MRA 技术被推荐用于动脉评估，二维 TOF - MRA 或二维 PC MRA 技术被推荐用于静脉评估。对于动脉瘤和动静脉畸形（AVM）的评估，推荐使用 CE MRA 技术，尤其是 AVM 的动态序列（表 2 - 3 - 2）。

表 2 - 3 - 2 磁共振血管成像常用方法

名称	原理	应用
PC 法	利用流动所致的宏观横向磁化矢量的相位变化来抑制背景并且突出血管信号，从而获得图像	（1）2D 图像可用于脑脊液或血液流速、流量、流向分析 （2）3D 可用于静脉或静脉窦的检测，同时，电影可以用来评估脑脊液的流动性
TOF 法	反复激发层面内静止组织，从而使之饱和信号被抑制，层面外，未受激发的血液流入产生较高信号	（1）2D 扰相 GRE T_1 加权成像（T_1WI）序列主要用于静脉慢流速血流、走行较直的颈部静脉或下肢静脉 （2）3D 扰相 GRE T_1WI 序列一般应用于动脉流速较快血流、走行迂曲的血管，如脑动脉
CE - MRA	对比剂具有缩短 T_1 值的特性，CE - MRA 利用超快速的重 T_1WI 序列对血管内血流进行成像	常用序列有 3D 扰相 GRE T_1WI，若采用 CHESS 或频率选择反转脉冲进行脂肪抑制，可进行剪影，多段采集及快速连续扫描（4D）。利用该技术，临床进行动、静脉多时相影，可检测头颈血管狭窄/闭塞、动脉瘤、血管畸形和夹层，也可以应用于体部血管的检查
黑血法	基于流空效应或者通过空间预饱和带、反转脉冲或矢相位等方法使血流呈低信号，并设定参数使背景组织呈高信号	所选择的序列是 IR - FSE，该序列可进行血管壁的评价，如颈动脉或冠脉斑块

四、 功能成像

1. 扩散加权成像（diffusion weighted imaging，DWI） DWI 是一种广泛应用于神经组织的传统成像方法，其根据人体中水分子的自由扩散运动这一原理进行显像，该序列是在常规序列的基础上，施加扩散敏感梯度，以显示水分子的布朗运动。

该序列成像原理为，在 MR 自旋回波序列 180°脉冲的两侧施加一对方向和大小相同的梯度脉冲，其中一个梯度脉冲加速质子的自旋并引起相位的改变，另一个梯度脉冲的目的在于引起相位重聚。在这一过程中，无法完全重聚的相位会引起信号下降。神经组织内水分子的扩散因受组织微结构与异质性的影响，呈现不同的扩散信号，从而对其进行显像。

自旋回波平面回波序列 SE - EPI T_2WI 是临床中最常用的 DWI 序列，主要是在 SE - EPI 序列基础上施加扩散敏感梯度场，单次激发采集所有回波信号。DWI 不同于常规自旋回波序列的图像，其图像对比度主要取决于水分子的位移运动，而并非水的自身结构成分，DWI 选用单指数模型，水分子于脑组织中的扩散信号（强度）与扩散敏感因子 b 值呈线性衰减关系。

2. 灌注成像（perfusion weighted imaging，PWI）　PWI 利用"首过效应"采用回波平面成像（EPI）技术来观察脑血流动力学的改变，将组织对比剂的浓度变化转变为不同的弛豫时间，运用示踪剂血流动力学理论，从时间 - 浓度曲线算出灌注参数值。

该序列基于快速成像技术，采集示踪剂通过目标区域时因首过效应产生信号变化，可以反映出目标区域内的微循环及其血流灌注变化情况，从而提供目标区域内的局部脑血流量（regional cerebral blood flow，rCBF）、局部脑血容量（rCBV）、局部达峰时间（rT-TP）、局部平均通过时间（rMTT）等参数。

该序列是通过测量血流动力学参数来评估血流通过组织血管床的情况，以得到并量化该组织的血流灌注状态。PWI 技术目前已得到广泛的临床应用，目前已应用于神经系统的卒中、癫痫、炎症、外伤、肿瘤、退行变性病的诊断、鉴别诊断、疗效预测及评估等。

3. 磁共振波谱（magnetic resonance spectroscopy，MRS）　MRS 是一种利用磁共振现象和化学位移作用，对一系列特定原子核及其化合物进行分析的方法。该方法不仅对人体无创伤性，并且是可以用以研究活体组织器官代谢和生化变化以及进行化合物定量分析的方法。MRS 以 ppm 表示，它利用化学位移原理探测不同物质的频率差别。迄今为止，可用于医学领域波谱研究的原子核有 ^{31}P、^{1}H、^{23}C、^{19}F、^{7}Li 等，其中以 ^{31}P 和 ^{1}H 应用最为广泛。MRS 临床多应用于神经系统，包括脑肿瘤、缺血缺氧性脑病、神经精神疾病、癫痫、代谢病、退行性疾病等病变的诊断，在体部用于前列腺、肝脏疾病的诊断。

4. 扩散张量成像（diffusion tensor imaging，DTI）　DTI 是在 DWI 的基础上逐渐演化而来的一种成像方法，其利用水分子在不同方向上布朗运动信号的差异而成像。主要使用单次激发 SE - EPI T_2WI，是在 SE - EPI 序列基础上施加扩散敏感梯度场，单次激发采集所有回波信号。

病变部位的组织微结构改变会引起水分扩散特性的变化，水分子扩散如与神经束走向相同时，扩散最快，受限最小；方向垂直则扩散最慢，受限最大。DTI 可以从方向上定量显示上述微结构，从而对病灶部位进行显像。由于可以定量显像和分析中

枢神经系统的微结构，DTI 在脑外伤、脑梗死、脑肿瘤等疾病的诊断中发挥重要作用。

5. 神经突定向弥散和密度成像（neurite orientation dispersion and density imaging，NODDI）　NODDI 是一种新兴的 MR 扩散成像技术，它的成像基础在于，细胞内外神经组织内水分子扩散具备不同特征：①细胞内呈现非高斯位移分布的受限扩散；②细胞外水分子呈现高斯位移分布的受阻扩散；③在此基础上，水分子在脑脊液隔室呈现同性水分子的自由扩散特征，由此，共同构成了 NODDI 成像的基础。由此可见，NODDI 成像是一种多隔室扩散成像模型，用于定量分析神经纤维方向离散度和神经突密度，从而评估神经组织微观结构的病理改变，较 DTI 获取的定量指标特异性更强、优势显著。

NODDI 具有特异性检测神经突密度和纤维方向离散度的优势，在生长发育与老化、卒中、多发性硬化症、神经退行性疾病以及精神类疾病研究方面具有独特的价值。

6. fMRI　fMRI 成像基础是利用神经元兴奋活动与血流动力学间的密切关系，快速显示兴奋的神经元与非兴奋神经元间的信号差异。利用内源性血红蛋白作为对比剂，通过血氧饱和度的对比变化而成像的方法称为血氧水平依赖 fMRI（BOLD - fMRI）。

BOLD 效应的成像基础是基于局部大脑氧代谢率（cerebral metabolic rate of oxygen，$CMRO_2$）与 rCBF 增加值间的差异进行成像，fMRI 获取的信号值的增加量与 rCBF 的增加值呈直线正相关。脱氧血红蛋白为顺磁性物质，该物质产生局部梯度磁场使质子快速去相位，具有缩短 T_2 的作用，即相应区域 T_2 信号强度升高。经过后处理技术可将这种代表神经元兴奋活动的信号提取出来，显示出明确并可靠的信号变化，从而获得激活脑区的功能成像图。

7. 磁敏感加权成像（susceptibility weighted imaging，SWI）　SWI 一种新的 MRI 法，同时采用相位图和幅值图像。磁敏感加权成像使用了相位图，幅值图包含组织的对比，相位图对应组织的磁敏感性，对相位图进行蒙版处理后加权至幅值图，从而得到强调组织间磁敏感差异的图像，能在 1.0~3.0T 或更高场 MR 设备上进行。常用序列为 3D 扰相 GRE T_2WI。

SWI 组织对比兼有 T_1、T_2、液体衰减反转恢复脉冲序列成像（FLAIR）图像的特点，SWI 具有长

TR，短 TE，周围组织适当抑制的特点，因此可显示水肿具有 FLAIR 图像的特点，同时，由于翻转角小，脑脊液显示为高信号。由于 SWI 具有对脱氧血红蛋白敏感的特性，临床应用中，可以对静脉、出血、非血红素铁沉积测定，在神经系统上可以用来脑静脉解剖成像，诊断弥漫性轴索损伤、血管畸形、脑血管病、肿瘤和退行性变性病等。但是，这项技术也同时存在壁垒，即很难区分小静脉、小出血灶与血栓，可以通过注射对比剂前后扫描或进行相位分析方法来弥补。

➡️ 报告解读

一、常见病变的核磁表现

主要表现为组织结构的信号变化以及形态学变化，在这里我们主要总结基本病变在核磁检查中的信号变化。病变的信号变化与其性质和组织成分相关。水肿、坏死、囊变及某些肿瘤表现为长 T_2 长 T_1 信号（T_1WI 呈低信号，T_2WI 呈高信号），脂肪、亚急性晚期出血表现为长 T_2 短 T_1 信号（T_1WI 上呈高信号，T_2WI 上呈高信号），钙化、骨化多表现为短 T_2 长 T_1 信号（T_1WI 上呈低信号，T_2WI 上呈低信号），亚急性早期出血、黑色素瘤（顺磁性物质作用）则表现为短 T_2 短 T_1 信号（T_1WI 呈高信号，T_2WI 上呈低信号）。

二、急性脑梗死

急性缺血性脑卒中（AIS）是最常见的脑血管疾病。AIS 可引起不同程度的多种神经系统功能缺损，具有病死率高及长期致残的特点。快速、可靠地识别 AIS 患者缺血性损伤及其损伤程度可有助于临床决策，将治疗干预的不良反应减至最小。急性脑梗死的 MRI 影像见图 2-3-1。

常规 MR 包括 T_1WI、T_2WI 及 FLAIR，是临床用于诊断脑血管疾病的常用检查技术之一。由于脑梗死区供血动脉闭塞或栓塞的早期（发病 6h 内）主要病生理变化为脑组织的细胞毒性水肿，脑组织内的总含水量无显著改变，对 T_1、T_2 弛豫时间影响不够显著，在 T_1WI、T_2WI 及 FLAIR 序列上也显像甚微。之后，因为血脑屏障逐渐被破坏，细胞毒性

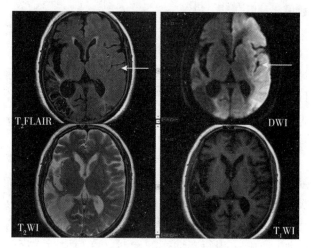

图 2-3-1 急性脑梗死的 MRI 表现
箭头指示部分为脑梗死病变位置。

水肿进展为血管源性水肿，T_1、T_2 弛豫时间显著延长，通常在常规 T_1WI、T_2WI 及 FLAIR 序列上观察到异常信号，脑回肿胀、脑沟变窄消失。部分 AIS 患者在 FLAIR 序列上可见高信号血管征（HVS），其预示颅内大动脉闭塞或存在严重狭窄，将有可能发生为脑梗死，是一个具有"指向性"作用的特征改变。此外，远端 HVS 征象的出现与患者预后改变也有相关性，在 FLAIR 序列中出现此征象可表示脑梗死后存在软脑膜侧支。DWI 是诊断 AIS 较为常用和具有较高敏感度的检查方法。表观扩散系数（ADC）是 DWI 的主要参数之一。脑血管闭塞发生 30min，DWI 即可发现脑组织弥散受限，在图像上表现为高信号，ADC 值降低，提示脑组织受损越严重，ADC 值下降的幅度越大，相应 ADC 图的信号就越低。

作者：李京津
审稿：拱忠影

参考文献

第四节 脑电图

脑电图（electroencephalography，EEG）是一种监测大脑皮质电活动变化以评估脑功能的技术。在癫痫病灶诊断和定位方面，EEG 具有关键且无法替代的作用。此外，在其他脑疾病、危重病医学以及新生儿领域中，EEG 在脑功能检测和预后评估方面也被广泛应用。同时，EEG 也是脑科学研究的重要工具。

→ 临床应用

大脑皮层具有自发性脑电活动，不同的脑电活动表示大脑皮层在不同的功能状态下，而脑电图仪记录的脑电活动波形即为 EEG。EEG 对大脑的病理生理变化非常敏感，特别是对缺血缺氧异常的高度敏感。EEG 与脑血流量具有很好的相关性，当脑血流量下降至 25~30ml/（100g·min）时，其波幅和频率将发生改变，且改变程度与脑缺血的严重程度有关。

一、常规 EEG

临床上，常规 EEG 检查主要用于门诊清醒患者的评估，以初步判断患者是否存在类似癫痫的放电或评估其大脑功能状况。

二、长程 EEG

1. 鉴别诊断 长程 EEG 监测可以观察到癫痫发作、临床下发作以及发作期间的异常放电；若癫痫患者出现新型发作症状，长程 EEG 监测对于识别新的发作事件具有辅助作用。

2. 确定癫痫发作类型 ①通过病史和临床表现，综合判断癫痫发作和癫痫综合征的类型；②对患者进行癫痫发作起源灶的侧化和定位；③明确癫痫发作与睡眠、经期或特定刺激等诱发因素之间的联系；④使用特定的诱发试验或任务以诱发癫痫样放电或癫痫发作。

3. 对癫痫发作和 IED 进行定量 ①量化癫痫发作和 IED 的发生频率，及其与睡眠周期的关联；②量化癫痫发作和 IED 对特定治疗方法或药物的反应；③识别和量化频繁出现且不容易察觉的发作（如失神发作）。

三、重症 EEG（CCEEG）

成人和儿童 CCEEG 监测的主要临床应用主要涉及以下 5 个方面。

1. 诊断癫痫发作与癫痫持续状态 用于诊断非惊厥性癫痫发作（nonconvulsive seizures，NCS）、非惊厥性癫痫持续状态（nonconvulsive status epilepticus，NCSE），以及其他发作事件。

对疑似 NCS 或 NCSE 的患者，尽早进行 CCEEG 监测，建议监测持续时间 >24h，也可根据具体临床情况适当缩短或延长监测时间。研究显示，在 24~48h 的 CCEEG 监测中，可识别出 80%~95% 的 NCS。

2. 评估癫痫发作和癫痫持续状态治疗的有效性

（1）当使用抗癫痫药物（antiepileptic drug，AED）或麻醉药（如咪达唑仑、丙泊酚、戊巴比妥）持续静脉注射控制癫痫发作时，应进行 CCEEG 监测以评估治疗效果。

（2）CCEEG 监测的时间至少应持续至癫痫发作完全控制后 24h，AED 输注期间应持续监测。为防止复发，建议 CCEEG 至少持续监测至静脉输注 AED 撤药后 24h。对于半衰期较长的 AED，可以适当延长监测时间。

（3）NCS 控制后，如患者再次出现意识状态改变，应重新进行 CCEEG 监测，排除 NCS 复发可能。

3. 识别脑缺血改变 对神经外科术后、脑血管介入术后或蛛网膜下腔出血（subarachnoid hemorrhage，SAH）术后患者，由于脑血管痉挛可能引发继发性脑缺血改变，重症 SAH 患者的 Hunt-Hess 评级为 3~5 级时，应进行 CCEEG 监测，监测时间为 SAH 发生后的 3~14d，即脑血管痉挛高发风险期；其他疾病患者可根据临床实际情况决定 CCEEG 监测时间，多数建议在脑缺血高风险期监测 24~48h。

4. 镇静治疗的监测 颅内高压或难治性癫痫持续状态需要使用戊巴比妥等药物进行镇静和诱导昏

迷时，应采用 CCEEG 监测，以辅助识别过度镇静、脑部血流动力学改变及其他异常状况。

5. 评估脑部损害的严重程度和预后 CCEEG 有助于辅助判断严重脑外伤、心肺复苏后缺血缺氧性脑病，以及评估 SAH 患者的脑损伤程度和预后。

EEG 具有实时、无创、可动态评估的优点，在儿童重症监护病房（PICU）神经重症患儿中应用最广泛。①EEG 可判断癫痫发作，鉴别痫性发作和非痫性发作，尤其能够发现 NCS 和 NCSE；②可敏感地发现脑功能变化，在临床征象变化之前做出好转或恶化的判断；③可早期预测昏迷患者预后，为医疗决策提供依据；④可准确反映治疗信息，为治疗方案的调整提供帮助。

检查流程

一、常规 EEG

1. 设备的基本要求 推荐使用数字化 EEG 设备。EEG 设备的交流电路应满足以下标准：①所有交流电插座必须具备适当的接地设施；②在进行常规 EEG 检查时，对患者和脑电设备的电子屏蔽系统不是必需的；③通常应配备闪光刺激仪作为辅助脑电检查设备。

2. 技术参数的基本要求 婴幼儿（>28 天~3 岁）和儿童的 EEG 记录标准可以参照成人，而新生儿（0~28 天）的 EEG 配置基本技术标准与成人有所不同。

3. 电极要求 常规 EEG 记录中使用的电极类型包括盘状/桥式电极以及某些特定部位的电极（目前建议使用银–氯化银或不锈钢材质的盘状电极，仅在成人短暂清醒期记录时可用桥式电极，深部蝶骨电极已很少应用）。在记录过程中，应确保电极不会导致 $0.5 \sim 70Hz$ 频率范围内脑电信号的衰减。电极的阻抗应控制在 $100 \sim 5000\Omega$，数字化 EEG 记录设备可接受阻抗 $\leqslant 10000\Omega$。阻抗过高可能导致干扰，如 50Hz 交流电干扰；阻抗过低则可能导致短路或"盐桥"效应。在整个记录过程中，应持续检测电极位置和阻抗。

4. 标准电极安放位置 头皮脑电 10–20 电极放置系统是国际临床神经电生理联盟（International Federation of Clinical Neurophysiology，IFCN）唯一推荐并在临床广泛使用的标准电极位置系统。为全面记录大脑的脑电活动，建议临床常规 EEG 检查应根据 10–20 系统放置 21 个脑电电极（包括 19 个记录电极和 2 个参考电极），记录电极为 Fp1、Fp2、F3、F4、C3、C4、P3、P4、O1、O2、F7、F8、T3、T4、T5、T6、Fz、Cz、Pz。如受条件限制，至少采用 16 导联（去除 Fz、Cz 和 Pz）。根据临床需求，可另外放置参考电极、心电电极和肌电电极。

若需提高癫痫术前定位的空间分辨率和准确性，可使用改进的 10–10 电极放置系统。因 10–20 系统未充分覆盖颞叶，2017 年 IFCN 建议，基于 10–10 系统命名与位置，在现有 10–20 系统中增加 T9/T10（T7/T8 向下 10%）、F9/F10（T9/T10 向前 20%）、P9/P10（P7/P8 向下 10%）这 6 个电极覆盖颞叶前部和底部区域。如条件允许，IFCN 指南推荐使用至少 25 个脑电记录电极作为头皮脑电监测的最低标准。

新生儿可选用改良的国际 10–20 电极放置系统，包括 9 个脑电记录电极（Fp1、Fp2、C3、C4、T3、T4、O1、O2、Cz）；或 11 个脑电记录电极（基于 9 个电极方案增加 Fz、Pz）。

5. 导联编排要求 根据导联的空间方向，可以将其分为纵向（从前往后）和横向（从左往右或从右往左）导联。根据每个导联输入通道 2 的特性，可以将其分为双级、参考、全脑平均和 Laplacian 导联。参考电极可以设置在耳部（A1、A2）或中央中线区域（Cz）。在设置全脑平均（AV）参考电极时，应排除前额部电极（Fp1、Fp2）和前颞电极（F7、F8），以降低眼动伪差的影响。至少应包含一个心电图导联，以便区分心电和脉搏伪差。导联记录建议遵循"左侧在上，右侧在下"的原则。

6. 基本参数要求 常规 EEG 记录的基本参数包括：①灵敏度设置为 $7 \sim 10\mu V/mm$（儿童建议为 $10 \sim 20\mu V/mm$）；②低频滤波应小于等于 1Hz，高频滤波应大于等于 70Hz，同时开启 50Hz 的陷波滤波；③根据电脑显示器尺寸选择 $10 \sim 20s/$页的显示速度。

此外，由于数字化脑电设备的普及，根据临床需求，上述参数可以进行适当调整。

二、长程 EEG

长程 EEG 监测是指监测时长超过 2h 的 EEG，

包括住院和门诊两种类型。由于门诊常规 EEG 仅能筛查出 29%～55% 的发作间期癫痫样放电（interictal epileptiform discharge，IED），延长门诊 EEG 记录时间（如延长至 3.5～4h）可将 IED 的筛查率提升至 80%～90%，特别是对局灶性癫痫和非癫痫性发作具有更高的意义。在住院期间，长程 EEG 监测的时长主要取决于监测目的，据研究报告，以发作事件监测为目的的监测时间为 5.5～7.6d。长程 EEG 监测的脑电设备、电极和记录参数等技术要求如下。

推荐在长程 EEG 监测中采用视频和头皮脑电相结合的方法。

1. 脑电设备、视频和存储要求　数字化脑电记录系统应至少为 32 导联，配置至少 1 个高像素彩色摄像头（图像刷新率不低于 20 帧/秒）、1 个高音质麦克风和 1 个声音采集器；脑电存储设备应支持连续存储 ≥24h 的视频脑电资料，建议使用硬盘或移动硬盘备份，尽量避免使用 CD 或 DVD 光盘，防止光盘损坏导致数据丢失。

2. 电极要求　建议使用盘状或杯状电极，利用专用电极膏和胶带将其牢固地固定在头皮上，电极阻抗应小于 5000Ω；对于监测时间 >24h 的患者，应定期检查电极连接和阻抗状况，以最大程度减少伪差。

3. 电极放置要求　与常规 EEG 相同，即根据 10－20 系统至少应放置 16 个脑电记录电极；根据临床需求可增加颞下区电极数量。

4. 导联设置要求　与常规脑电记录相同，至少应有 1 个心电图导联同步记录，可以根据需要增加肌电导联和眼动导联。

5. 脑电记录过程中的参数设置　低频滤波应 ≤0.5Hz，高频滤波应 ≥70Hz，噪声值应 <1μV RMS，输入阻抗应 ≥60dB，采样率应 ≥256Hz，灵敏度等参数可根据记录时脑电波形进行调整。

三、 重症 EEG

重症 EEG 监测可分为重症间歇性 EEG 和重症持续性脑电图（critical care continuous electroencephalography，CCEEG）。CCEEG 监测主要是利用数字化脑电图对意识状态改变、癫痫持续状态患者或者急性脑缺血风险较高的重症患者进行长时间（数小时、数天乃至数周）持续监测，以便发现继发性脑损伤（如癫痫样发作或脑缺血）。虽然 CCEEG 有助于判断脑功能损害，但目前还不能仅依据 CCEEG 结果来确诊脑死亡。

▶ 注意事项

（一）常规 EEG

（1）在进行脑电记录前，确保患者的基本信息（姓名、性别、年龄）和日期正确无误。

（2）在正式开始脑电记录之前，至少进行 10s 的方波定标校准。

（3）脑电记录应包含睁闭眼反应性；在没有禁忌证（如近期颅内出血史、严重心肺疾病、镰状细胞贫血等）的情况下，进行 3min 的过度换气试验，并在过度换气后的 3min 内进行。

（4）至少应采集到 20min 质量满意的背景脑电数据。

（5）脑电记录结束后技术员应记录、检查日志，包括患者的意识状态、脑电记录时是否有异常肢体运动或疑似临床发作等。

（二）长程 EEG

1. 监测过程中记录发作事件　在长程 EEG 监测过程中，患者可能出现发作事件，因此在监测过程中，需要记录本次是否发生发作事件，以及何时开始减少 AED 的使用，是否进行癫痫诱发试验，以及有无与癫痫相关的不良事件（如癫痫持续状态、癫痫相关外伤、发作后精神症状和发作后严重低氧血症等）。在监测期间要配备保护床栏、吸痰和吸氧设备，以及防跌倒设施。

2. 记录发作事件途径　发作事件的记录可以通过以下方式进行：患者自我记录、观察者记录或同步视频监测记录。在记录前，要求患者及其陪护者记录发作时间并进行标记，同时及时通知医护人员到场。事后，医生应及时回放发作事件并判断事件性质。

3. 制定发作事件的标准处置流程　医护人员及时赶到现场后应按照以下步骤操作。

（1）观察患者生命体征和瞳孔状况，确保患者生命体征稳定，避免外伤。

（2）迅速揭开被子，使患者全身充分暴露。

（3）避免对患者进行不必要的移动，减少干扰，不要挡住镜头。

（4）呼唤患者的名字或要求其进行抬手等简单动作，测试其意识状态和反应性。

（5）观察患者发作期间和发作后的临床表现。

（6）在患者意识恢复后，询问患者关于发作时的记忆和感觉。

对于频繁发作的癫痫患者或发作事件超过 5min 且不能自行缓解的患者，应及时采用药物干预并启动癫痫持续状态的处理流程。

（三）重症 EEG

CCEEG 监测开始后应检测患者脑电反应性，可在给予患者视觉（如照射瞳孔）、听觉（如在患者耳边拍手或呼唤名字）、触觉（如摇动肢体）和痛觉（如压迫甲床）刺激后观察其脑电频率和波幅是否发生变化。

报告解读

1. 偏侧周期性放电（LPD）

（1）LPD 定义为以几乎规则的重复频率（通常为 0.5～2Hz）发生的偏侧、持续的尖峰、尖波或轮廓清晰的慢波，最常见于急性、相对较大的破坏性病变，如脑梗死或出血、脑炎、脓肿或快速生长的脑恶性肿瘤。

（2）在儿童中，LPD 也与慢性弥漫性脑病有关。

（3）LPD 与癫痫发作呈高度正相关，在危重患者的非惊厥性癫痫发作中较多见。临床上大多数出现 LPD 的患者也有癫痫发作的报告（50%～100%，取决于不同人群）。局灶性运动癫痫发作是与 LPD 相关的最常见癫痫发作类型。

（4）LPD 通常会随着急性疾病的恢复在数日至数周内消退，但 LPD 的出现提示患者远期症状性癫痫发生风险提升。

2. 双侧独立周期性放电（BIPD）

（1）BIPD 最常见于急性中枢神经系统（CNS）的感染（如单纯疱疹脑炎）、缺氧性脑病和严重慢性癫痫。

（2）这种模式与癫痫发作呈高度正相关，BIPD 相较于 LPD，具有与更严重的脑损伤情况、更差的神经系统状况和更高的死亡率呈正相关，可能与潜在疾病的严重程度有关。

3. 局灶性慢波活动和背景节律减慢

（1）局灶性慢波活动和背景节律的全身性减慢是局灶性发作和症状性癫痫患者常见的发作后和发作期间表现。同时，也常见于其他神经系统疾病，其中局灶性结构性病变较多见。

（2）枕部间歇性节律性 delta 活动（OIRDA）在幼儿中较常见，在 >15 岁的青少年中较少见。多见于全面性癫痫综合征的发作间期表现，见于 15%～38% 的儿童癫痫患者，意味着预后较好。

（3）时间间歇性节律性 delta 活动（TIRDA）是一种特殊形式的局灶性减慢，特异性地见于难治性癫痫的颞叶定位，具有较高的阳性预测值。

作者：雷革胜
审稿：王津存

参考文献

第五节　肌电图

肌电图是记录肌肉静息、随意收缩及周围神经受刺激时各种电特性的一项技术。

狭义肌电图，通常指用同芯圆针插入所检查的肌肉记录运动单位电位变化情况。

广义肌电图指所有通过表面电极或针电极记录神经肌肉活动的检查方法,包括肌肉肌电图检查、神经肌电图检查[即神经传导检查(nerve conduction study,NCS)]。大多数情况下,肌肉和神经的检查需要同时进行,二者相辅相成。此外,还有一些特殊的检查包括重复神经刺激(repetitive nerve stimulation,RNS)、运动诱发实验等。

通常所说的肌电图大多指广义上的肌电图,包括 NCS、针极肌电图、F 波、H 反射及瞬目反射、RNS、诱发电位、运动试验等。

临床应用

一、神经传导检查

运动神经传导研究的是运动单位的功能和整合性,通过对运动传导的研究可以评价神经轴索、神经肌肉接头及肌肉的功能状态。

感觉神经传导反映了冲动在神经干上的传导过程,它研究的是后根神经节和其后周围神经的功能。神经传导速度受温度、不同神经和不同节段以及年龄的影响,神经传导检查可以帮助对于神经病变的类型及范围进行初步了解。

1. 鉴别病变部位 由于神经传导速度测定的是神经根之后的周围神经部分,故神经根以上部分病变运动神经传导速度多基本正常(比如脊髓前角细胞病变,神经根病变),如果出现轴索损害,运动神经传导动作电位波幅减低,传导速度正常或轻微减慢。感觉神经电位对于判断节前损害疾病(脊髓前角病变和神经根病)和节后损害疾病(神经丛及其后周围神经损害)非常重要,节前病变时,感觉神经电位正常,节后病变时感觉神经电位通常异常。同时,感觉神经并不参与运动单位,因此神经肌肉接头病变及肌肉本身病变也不会出现感觉神经电位受累。

2. 鉴别病变性质 鉴别轴索损害及髓鞘损害:①以髓鞘损害为主的疾病:主要表现为传导速度减慢、潜伏期明显延长、传导阻滞和波形离散、波幅可正常或轻度减低,多见于格林巴利综合征,也可见于缺血、嵌压性周围神经病及遗传性周围神经病等;②以轴索损害为主的疾病:主要表现为运动传导波幅明显减低、传导速度可正常或轻度减慢、潜伏期可正常或轻度延长,多见于代谢、中毒及遗传因素。

二、针极肌电图

针极肌电图是用针电极插入所检查肌肉,记录肌肉放松状态下的自发电位、插入或移动针极时的插入电位、轻收缩及大力收缩时的运动单位电位变化情况。

1. 自发电位(spontaneous activity) 静息状态记录到的自发电位大多数都是异常的,包括肌纤维自发放电(纤颤电位、正锐波、肌强直电位及复杂重复放电)以及运动单位自发电位(束颤电位、肌纤维颤搐)。

(1)肌纤维自发放电:纤颤电位及正锐波多见于神经源性损害,往往提示失神经支配的早期,但在炎性肌病及一些肌营养不良等肌源性损害中也可出现;肌强直电位多提示存在肌强直,可见于离子通道病(如先天性肌强直、副肌强直)及强直性肌营养不良;复杂重复放电是一组肌纤维循环放电,可以出现在慢性神经源性或肌源性损害。

(2)运动单位自发电位:束颤电位是运动单元内全部或部分肌纤维不随意自发放电,多出现于运动神经元病、嵌压性根性神经病等下运动神经元受累疾病,可出现相应临床症状,比如运动神经元患者的"肉跳",正常人某一部位也可出现束颤电位;肌纤维颤搐则可以理解为成组发放的束颤电位,多为神经末梢的兴奋性增高所致,多见于放射性神经损害、Issacs 综合征。放射性治疗后出现上肢肌纤维颤搐高度提示可能存在放射性臂丛神经损害,面部肌纤维颤搐则可见于脑干胶质瘤及多发性硬化。广泛的肌颤搐电位见于低钙血症、代谢性周围神经病、遗传性肌颤搐病。

2. 运动单位电位及募集相 通过针电极收集所检肌肉在轻收缩时运动单位电位时程、波幅、募集和发放类型,用于判断病变类型和发病时间的判断。

(1)神经源性损害:如运动神经元病,由于发放冲的运动单位数量减少,但存活的运动单位经过芽生的方式会形成一个高波幅、长时程的运动电位单位(时限增宽大于 20%)。正常情况下,随着收缩力量加强,发放频率增快,很多运动单位相互重叠形成干扰相,当运动单位数量减少时,可以清楚看到单个或多个运动单位电位,即募集相减少或单纯相。

（2）肌源性损害：由于肌纤维数量减少，导致运动单位电位的时程缩短、波幅减少（时限缩短大于20%）。由于肌纤维数量减少所产生的力量收缩力减少，所有要产生很小一点力量都需要很多运动单位数量增加，可看到很多运动单位放电，这种不成比例的现象，称为早期募集现象或病理干扰相。

3. 神经源性损害不同时期肌电图检查特点　急性神经源性损害（以轴索损害为主），患病2~3周后远端肌肉出现失神经支配，肌电图检查放松时出现正锐波及纤颤电位，轻收缩时，运动单位形态保持正常，大力收缩时，在无力肌肉出现正常形态运动单位电位但募集相减少。轴索损害起病数周及数月后，运动神经元发生芽生再支配现象，出现时程明显增宽、波幅明显增高的运动单位电位，自发电位则会明显减少甚至消失。但轴索损害1周内，尽管患者已经出现无力麻木等相关症状，患者神经传导速度、自发电位及运动单位电位形态均可正常，故临床上1周内的外伤、压迫等神经病变肌电图检查可无异常，需要2~3周后复查肌电图。需要注意，髓鞘损害时，如果尚未出现轴索受累，一般不会出现失神经支配及神经再生现象，故一般不会出现自发电位及运动单位电位形态，但可出现运动单位电位募集相减少。

三、F波和H反射

1. F波　F波是神经干在超强刺激下于肌肉动作电位M波后出现的一个小的动作电位，其传入及传出都是运动纤维，F波通常在远端刺激容易得到，选最短潜伏时测量。对大多数多发神经病来说，F波潜伏期正常或轻度延长，以神经根损害为主的病变时，F波潜伏期明显延长，如格林巴利综合征。

2. H反射　H反射是一个真正的反射，相当于临床上的踝反射，经胫神经Ia类感觉神经传入，再由胫神经运动纤维传出，选最短潜伏时测量。在近端胫神经病、坐骨神经病、腰骶神经丛病和骶1神经根病变，都可出现H反射潜伏时延长。

四、重复神经刺激

RNS是采用连续刺激神经干后，观察该神经干所支配的肌肉动作电位波幅增减情况，是评价神经肌肉接头间功能的一项检查。RNS主要适用于怀疑神经肌肉肌头病变，如MG及LEMS的患者，肉毒毒素中毒作为突触前膜病变，也可以出现低频递

减，高频明显递增，但增幅多低于LEMS，运动神经元病也可出现RNS递减。

根据刺激频率，主要分为低频重复电刺激及高频重复电刺激。

1. 低频重复电刺激　刺激频率为3Hz，连续刺激6~10次，当突触后膜病变，如重症肌无力（myasthenia gravis，MG）时，低频刺激波幅递减10%~15%（以第4或第5个肌肉动作电位波幅与第1个肌肉动作电位波幅下降比），当怀疑MG，但低频电刺激无异常时，应行疲劳试验，敏感性更高。

并不是所有出现递减反应的都是MG，Lambert-Eaton肌无力综合征（Lambert-Eaton myasthenic syndrome，LEMS）、肉毒中毒、运动神经元病也可以出现低频递减。

MG是在第四或第五次刺激时，混合肌肉动作电位（compound muscle action potential，CMAP）通常衰减最大，在随后的刺激下，CMAP开始回升，与MG低频衰减不同，LEMS以一种独特的衰减模式出现，LEMS患者的低频RNS表现为渐进性的衰减模式。

2. 高频重复电刺激　刺激频率为30~50Hz，当突触前膜病变（如LEMS）时，高频重复电刺激肌肉复合动作电位波幅明显增加（大于100%）。由于高频刺激不太被患者接受，可以持续10s肌肉大力收缩，从而达到类似的效果。

五、肌电图与其他检查联合应用

肌电图作为临床神经系统查体的延伸，可以帮助临床医生发现亚临床的神经肌肉损害，从而对疾病的严重程度、病变活动性进行评估。近年来随着神经电生理的发展，肌电图联合神经超声、肌电图联合神经肌肉磁共振检查、术中电生理监测的临床应用也越来越广泛。

1. 肌电图联合神经超声　在腕管综合征等崁压性周围神经病、神经外伤、周围神经肿瘤或邻近神经囊肿压迫性疾病诊断中，神经超声联合肌电图检查成为主要检查手段。目前研究显示，在多发周围神经病中，遗传性脱髓鞘周围神经病，如Charcot-Marie-Tooth Ⅰ型中，周围神经增粗是均匀的，在获得性脱髓鞘周围神经病中，神经增粗是节段的，肌电图可以反映神经功能，而神经超声可以反映神经的形态，两者结合对神经科医生诊断此类疾病具有重要意义，也是最近的研究热点之一。

2. 肌电图联合磁共振成像 如臂丛磁共振成像在诊断臂丛病变、慢性格林巴利综合征中具有重要意义，磁共振肌肉成像如股四头肌成像对诊断遗传性和炎性肌肉具有重要价值，结合神经肌电图检查对临床工作有重大帮助。

3. 术中神经电生理监测 术中神经电生理监测是通过脑电图、肌电图、和诱发电位等各种神经电生理技术，监测术中处于危险状态的神经功能完整性的技术，可以实时反应是否存在牵拉、缺血等造成的神经损害，以便术者及时停止操作，减少手术相关并发症，提高手术安全性，另外，还可以辅助定位皮质功能区和重要传导通路，识别不同神经，目前主要在神经外科、骨科等手术中得到应用。

检查流程

一、 神经传导检查

运动 NCS 记录电极放在所需要测定神经所支配肌肉肌腹上，参考电极放在该肌肉远端肌腱上，刺激器阳极在神经近端，阴极在神经远端，从低刺激强度开始，逐渐增大刺激量，当动作电位波幅不再增加时再增加 20% 刺激强度，就是最终需要的 CMAP。而对于感觉神经来说，通过刺激一端感觉神经，在另一端记录冲动，获得的电位叫感觉神经电位（sensory nerve action potential，SNAP），一般来说，感觉神经电位时程比肌肉动作电位时程短，因此刺激强度不能太大避免引起肌肉动作电位。

二、 F 波和 H 反射

（1）F 波：同运动神经传导相同，不同的是刺激电极阴极置于近端。

（2）H 反射：检查方法通常选择比目鱼肌，记录电极阴极在近端，阳极在远端，刺激电极在胫神经干上。

三、 重复神经刺激

电极放置位置同 NCS，常用神经为面神经–眼轮匝肌、副神经–斜方肌、腋神经–三角肌、尺神经–小指展肌。

注意事项（表 2-5-1）

表 2-5-1 肌电图检查注意事项

肌电图检查	注意事项
神经传导检查	（1）运动神经传导记录电极要准确放在肌腹上，否则会出现波幅过低，一定要用超强刺激取得最大波幅的肌肉动作电位 （2）感觉神经检查很敏感，局部皮肤不干净、患者不放松、皮肤水肿、肥胖、皮肤温度低以及高龄都会影响感觉神经电位，常见影响因素比如温度，当温度降低时，会出现传导速度减慢 （3）出现异常结果时需要复测并排除技术性及环境因素；基于每个实验室的测量方法略有不同，有自己特定的参考值，尽量拿同一实验室测定值进行比较 （4）不要将刺激电极置于心脏区域；植入心脏起搏器的患者应避免进行 NCS
针极肌电图	（1）因为针极肌电图有一定疼痛，检查前要充分沟通取得患者理解配合 （2）针对巨大电位（MUP）形态进行分析，很多检查机器都能自动测量分析，但是这种方法并非很实用，适合经验不太丰富的检查者，国外普遍采用的是直接观察运动单位电位的变化形态及声音特点，缺点是容易受检查者主观影响 （3）检查时的肌肉定位是比较重要的，对于不太熟练的操作者容易针刺到其他肌肉，这时候需要让患者做肌肉激活动作，通过屏幕动作电位发放情况及电位声音判断是否定位准确 （4）在患者收缩力量增大过程中，运动单位电位逐渐增多，但观察的重点是那些离针电极近的运动单位，一般它们上升时间很短，声音清脆，而那些声音很顿，上升时间长的运动单位则是离针电极很远，需要我们调整针电极 （5）对于特殊的肌肉如胸椎旁肌、前锯肌，进针要浅，防止发生气胸 （6）有血小板减少或其他血液异常存在出血倾向时，应详细评估利弊，血友病或其他遗传性凝血功能障碍不稳定期患者尽量避免针极肌电图检查
重复神经刺激	（1）RNS 数据常常存在假象：①常见情况是测试过程中记录电极或刺激器发生移位，从而产生递减假象，所以测试过程中尽量用胶带固定；②另外一个常见原因是患者移动或皮肤不洁净导致 CMAP 基线不稳，导致出现假阳性，所以测试过程应尽量擦净皮肤及固定受检肢体 （2）检查前应停用胆碱酯酶抑制剂至少 12h，避免假阴性

报告解读

一、 神经传导检查观察结果

1. 潜伏期 CMAP 潜伏期是从刺激伪迹开始到肌肉动作电位负向波偏离基线起点之间的时间,代表最快的传导纤维到达肌肉的时间,远端刺激点到引起 CMAP 间的时间称为远端潜伏时(distal latency,DL),对判断脱髓鞘病十分重要;SNAP 潜伏时分为起时潜伏时和峰潜伏时,用来计算感觉神经传导速度的是起始潜伏时。

2. 波幅 是指从基线到负相波波峰之间的距离,CMAP 波幅反应的是参与肌肉动作电位的所有肌纤维数量,通常近端刺激点 CMAP 波幅比远端CMAP 波幅减低,当肌肉萎缩或轴索丢失时会出现波幅减低,当近端波幅下降超过 50% 时(时程延长不超多 30%),提示传导阻滞;由于 SNAP 波幅存在相位抵消现象,不能用 SNAP 判断是否有传导阻滞或轴索损害,

3. 面积 从基线开始到负向波区域内的面积,对于运动神经传导,近端比远端面积减小超过 50% 时提示存在传导阻滞。

4. 时程 肌肉动作电位从偏离起点开始到第一次回到基线之间的时间,近端刺激动作电位时程要比远端刺激时程延长,当延长超过 30% 时,考虑波形离散,提示脱髓鞘病变。感觉神经电位一样,但传导时程比运动传导电位时程要短。

5. 传导速度 等于距离/时间,感觉神经传导速度可以由刺激点到记录点之间的距离/潜伏时计算出来,运动神经传导速度 = 远近两刺激点间距离/两点潜伏时差。当脱髓鞘病变时,出现传导速度明显减慢,严重轴索损害时也可以出现传导速度减慢。

二、 肌电图报告解读

肌电图报告的解读要密切结合临床的,离开了临床病史及查体的肌电图报告解读是无意义的,通过下面例子来看一下肌电图报告形式及解读方法。

例:患者,男性,15 岁,2 年多前发现双下肢细,左下肢明显,自觉蹦跳比同龄人差,平时走平路爬楼梯容易累。脚尖脚跟走路差,上肢正常,上述症状 2 年内缓慢加重。查体:步态正常,没有明显弓形足,左下肢周径 41cm,右下肢 38cm,右足背屈 4 级,左侧 4 - 级,双侧肱二头及三头肌肌腱反射(+),右膝腱反射(+ +),左侧膝腱反射(+),双踝反射未引出,双巴氏征阴性。肌电图如下(图 2 - 5 - 1)。

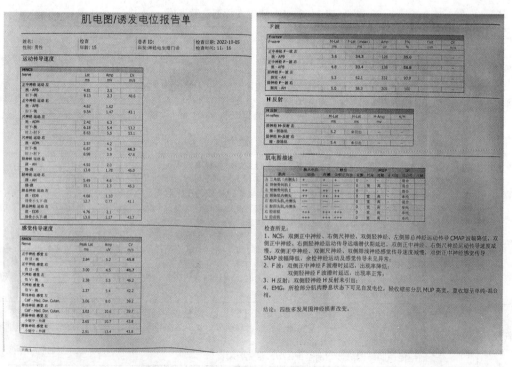

图 2 - 5 - 1　该患者 2022 年肌电图检查结果

患者为青少年男性，表现双下肢无力，并缓慢加重，无糖尿病等代谢性疾病史，结合查体四肢腱反射减退，考虑多发周围神经病变，需鉴别是轴索性还是脱髓鞘性损害，是获得性还是遗传性的。2022 年肌电图（图 2－5－1）NCS 提示以四肢运动神经波幅降低、传导速度减慢、远端潜伏期延长、F 波延长或消失，H 反射未引出，考虑存在轴索并脱髓鞘损害，轴索损害为主，EMG 可见自发电位及四肢部分肌 MUP 宽大，单纯相，支持轴索病变，无肌源性损害肌电改变可排除肌肉病变；神经电生理提示：多发周围神经损害改变，累及四肢运动及感觉，轴索并髓鞘损害。

下一步诊断要点是鉴别是获得性周围神经病还是遗传性周围神经病，根据目前资料无法进一步判断，进一步随诊肌电图，至 2023 年肌电图（图 2－5－2）NCS 提示双侧正中神经、右侧尺神经运动 CMAP 波幅及传导速度较前好转，双侧胫神经、双侧腓总神经运动 CMAP 波幅较前进一步下降，加做了正中神经及尺神经近端刺激点（Erb 点），右侧正中神经 Erb 点波幅较远端下降大于 50%，提示存在传导阻滞，节段性脱髓鞘提示获得性多发周围神经病可能性大。

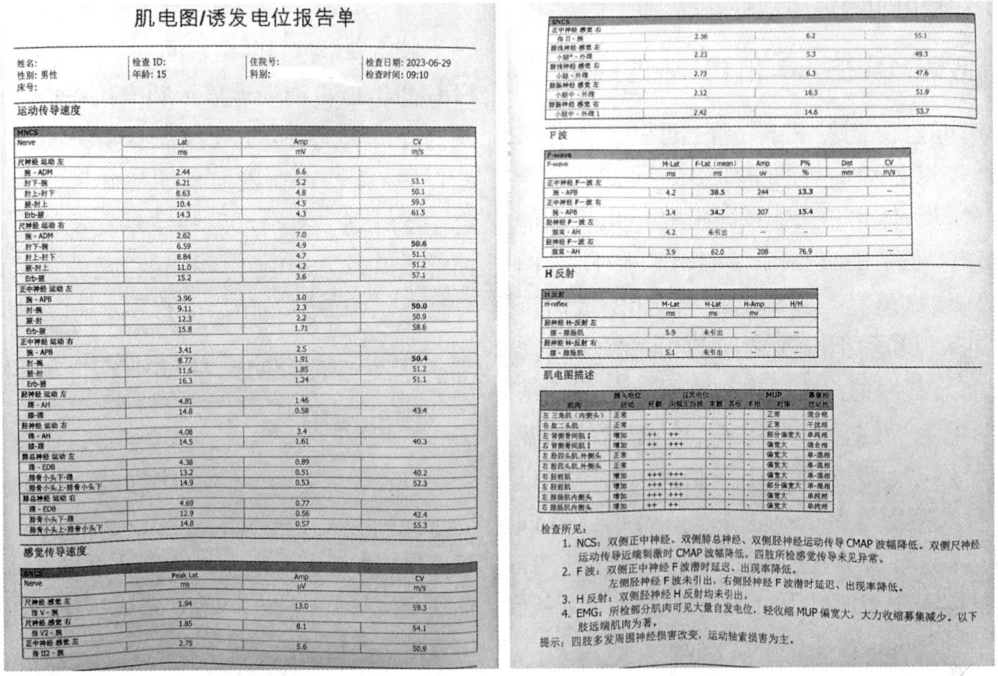
肌电图/诱发电位报告单

姓名：　检查 ID：　住院号：　检查日期：2023-06-29
性别：男性　年龄：15　科别：　检查时间：09:10
床号：

运动传导速度

MNCS Nerve	Lat ms	Amp mV	CV m/s
尺神经 运动 左			
腕 - ADM	2.44	6.6	
肘下-腕	6.21	5.2	53.1
肘上-肘下	8.63	4.8	50.1
腋-肘上	10.4	4.5	59.3
Erb-腋	14.3	4.3	61.5
尺神经 运动 右			
腕 - ADM	2.62	7.0	
肘下-腕	6.59	4.9	**50.6**
肘上-肘下	8.84	4.7	51.1
腋-肘上	11.0	4.2	51.2
Erb-腋	15.2	3.6	57.1
正中神经 运动 左			
腕 - APB	3.96	3.0	
肘-腕	9.11	2.3	**50.0**
腋-肘	12.3	2.2	50.9
Erb-腋	15.8	1.71	58.6
正中神经 运动 右			
腕 - APB	3.41	2.5	
肘-腕	8.77	1.91	**50.4**
腋-肘	11.6	1.85	51.2
Erb-腋	16.3	1.24	51.1
胫神经 运动 左			
踝 - AH	4.81	1.46	
腘-踝	14.8	0.58	43.4
胫神经 运动 右			
踝 - AH	4.08	3.4	
腘-踝	14.5	1.61	40.3
腓总神经 运动 左			
踝 - EDB	4.38	0.89	
腓骨小头下-踝	13.2	0.51	40.2
腓骨小头上-腓骨小头下	14.9	0.53	52.3
腓总神经 运动 右			
踝 - EDB	4.69	0.77	
腓骨小头下-踝	12.9	0.56	42.4
腓骨小头上-腓骨小头下	14.8	0.57	55.3

感觉传导速度

SNCS Nerve	Peak Lat ms	Amp uV	CV m/s
尺神经 感觉 左 / 指 V - 腕	1.94	13.0	59.3
尺神经 感觉 右 / 指 V2 - 腕	1.85	8.1	54.1
正中神经 感觉 左 / 指 II2 - 腕	2.75	5.6	50.9
正中神经 感觉 右 / 指 II - 腕	2.36	6.2	55.1
腓浅神经 感觉 左 / 小腿* - 外踝	2.23	5.3	49.3
腓浅神经 感觉 右 / 小腿 - 外踝	2.73	6.3	47.6
腓肠神经 感觉 左 / 小腿中 - 外踝	2.12	16.3	51.9
腓肠神经 感觉 右 / 小腿中 - 外踝 1	2.42	14.6	53.7

F 波

F-wave	M-Lat ms	F-Lat（mean） ms	Amp uV	F% %	Dist mm	CV m/s
正中神经 F－波 左						
腕 - APB	4.2	**38.5**	244	**13.3**		--
正中神经 F－波 右						
腕 - APB	3.4	**34.7**	307	**15.4**		--
胫神经 F－波 左						
踝部 - AH	4.2	未引出	--	--		--
胫神经 F－波 右						
踝部 - AH	3.9	62.0	208	76.9		--

H 反射

H 反射 H-reflex	M-Lat ms	H-Lat ms	H-Amp mv	H/M
胫神经 H-反射 左				
腘 - 腓肠肌	5.9	未引出	--	--
胫神经 H-反射 右				
腘 - 腓肠肌	5.1	未引出	--	--

肌电图描述

肌肉	插入电位 活动	自发电位 纤颤	自发电位 尖锐正向波	自发电位 束颤	自发电位 其他	MUP 多相	MUP 时限	募集相 活动性
左 三角肌（内侧头）	正常	-	-	-	-	-	正常	混合相
右 肱二头肌	正常	-	-	-	-	-	正常	干扰相
左 背侧骨间肌 I	增加	++	++	-	-	-	部分偏宽大	单纯相
右 背侧骨间肌 I	增加	++	+++	-	-	-	偏宽大	混合相
左 股四头肌.外侧头	正常	-	-	-	-	-	偏宽大	单-混相
右 股四头肌.外侧头	正常	-	-	-	-	-	偏宽大	单-混相
右 胫前肌	增加	+++	+++	-	-	-	偏宽大	单-混相
左 胫前肌	增加	+++	+++	-	-	-	部分偏宽大	单-混相
左 腓肠肌内侧头	增加	+++	+++	-	-	-	偏宽大	单纯相
右 腓肠肌内侧头	增加	++	++	-	-	-	偏宽大	单纯相

检查所见：
1. NCS：双侧正中神经、双侧腓总神经、双侧胫神经运动传导 CMAP 波幅降低。双侧尺神经运动传导近端刺激时 CMAP 波幅降低。四肢所检感觉传导未见异常。
2. F 波：双侧正中神经 F 波潜时延迟、出现率降低。
左侧胫神经 F 波未引出，右侧胫神经 F 波潜时延迟、出现率降低。
3. H 反射：双侧胫神经 H 反射均未引出。
4. EMG：所检部分肌肉可见大量自发电位，轻收缩 MUP 偏宽大，大力收缩募集减少。以下肢远端肌肉为著。

提示：四肢多发周围神经损害改变，运动轴索损害为主。

图 2－5－2　该患者 2023 年肌电图检查结果

作者：张凯华
审稿：雷革胜

参考文献

第六节　PET/MR 在神经系统疾病中的应用

PET/MR 是一体化影像检查设备，结合了正电子发射计算机断层显像（positron emission computer tomography，PET）与磁共振成像（magnetic resonance imaging，MRI），其既具有 MRI 多序列、多参数成像，空间分辨率高、软组织对比度好、磁共振波谱（magnetic resonance spectroscopy，MRS）成像功能信息及无辐射等优点，又具备 PET 成像在人体生理及疾病代谢信息探测的高灵敏度及多种分子显像剂靶向性的优势，融合的一体化 PET/MR 使用同一个检查床、同一个图像处理工作站使 PET 和 MR 图像融合，使得两者优势互补，并可实现同时空的解剖结构、功能和分子生化代谢的精准配准融合。

临床应用

基于 PET/MR 的优势，为中枢神经系统疾病的诊疗提供了更多的可能，将有可能打开病理学及生理学的大门，对神经肿瘤、癫痫、阿尔茨海默病（Alzheimer disease，AD）、帕金森病（parkinson disease，PD）及脑卒中等疾病的诊断及疗效评估提供依据，也开始应用于多发性硬化等脱髓鞘疾病。因 PET/MR 所需时间过长，故在急性脑卒中这种需要快速诊断的疾病中的应用还比较局限。

一、PET/MR 在 AD 和 PD 中的应用

PET/MR 可监测到淀粉样蛋白沉积，对 AD、PD 等常见神经退行性疾病的早期诊断和鉴别诊断有特异性优势。一体化 PET/MR 同步融合 PET 与静息态功能 MRI（functional MRI，fMRI）、DTI 等图像，分析 AD 脑血流量、葡萄糖代谢、Aβ 蛋白沉积、tau 蛋白沉积和解剖异常之间的相关性，也同时得到有无海马萎缩的 MR 图像和测量脑葡萄糖消耗量的 PET 图像，有助于 AD 患者的早期诊断和鉴别诊断。PET 新型示踪剂和 MR 功能成像的结合也对 PD 的诊断及鉴别诊断都至关重要，有助于我们深入了解大脑不同水平（分子、细胞、网络）在 PD 发生发展过程中发挥作用的机制，还可以用于评估 PD 术后脑代谢改变来评估疗效。

二、PET/MR 在癫痫中的应用

癫痫是常见的神经系统疾病，利用影像学手段检测癫痫病灶对手术能否进行至关重要，而一体化 PET/MR 增加了潜在检测到癫痫病变的可能性，尤其是对于难治性癫痫患者、局灶性皮质发育不良 I 型这些常规 MR 序列难以发现致痫灶的患者，PET/MR 同时获得解剖和功能影像的信息，MR 可提供精确的 PET 所示异常区域的解剖位置，进而提高对致痫灶的检出，且辐射剂量远低于 PET /CT，致痫灶的检出率均大于单独使用 MRI 或 PET。

三、PET/MR 在胶质瘤中的应用

胶质瘤是神经肿瘤中的一大类，PET/MR 在 ^{18}F - FDG PET 能更清晰地显示肿瘤组织内部的代谢特征及病变范围，结合 MR 组织分辨率高的优势，PET/MR 一体化检查在胶质瘤明确诊断、肿瘤分级、制定手术计划、鉴别术后肿瘤复发及放射性坏死等方面都具有重大价值，对脑转移瘤的早期诊断、临床分期、治疗方案及预后也有一定的应用价值。

四、PET/MR 在脑组织血管性疾病中的应用

PET 联合 DWI、灌注加权成像（perfusion weighted imaging，PWI）等功能磁共振成像技术，对脑组织血管性疾病如缺血、出血的分期更加准确，例如在在急性缺血性卒中时，^{11}C - FMZ 受体显像可以更特异、更可靠地早期精确识别缺血半暗带与不可逆性损伤组织，并且能够早期预测脑梗死恶性病程的发生。因此，它有助于选择适合进行急性介入治疗的患者并制定正确的治疗策略，可以实现可靠的治疗监测，促进预后康复。另外 PET/MR 还可用于检测多发性硬化等中枢神经系统脱髓鞘疾病的髓鞘损伤。

检查流程

PET/MR 检查需经过预约登记、病史采集、测量体重血糖等指标、静脉注射显像剂后上机扫描。PET/MR 一体化检查系统的 PET 探测器嵌于 MRI 梯度线圈与体线圈之间，在 PET 探测器接 γ 射线的同时，MR 体线圈同时发射射频脉冲信号或者进行信号采集，两者是在同时间、同空间下进行的，从而能实现两种模态同步化，并能进行后期的图像融合。PET/MR 一体化检查系统常规扫描时，首先采用轴位、冠状位及矢状位三个平面的定位像，全身扫描时由软件自动拼接成冠状位和矢状位图像从而获得全身定位像，之后根据全身定位像的结果行 PET 扫描定位，仪器自动快速进行基于 MR 的衰减校正（MR based attenuation correction，MRAC）扫描，获取用于 PET 衰减校正的 MR 图像，此后再行常规 MR 图像，平扫序列包括轴位 T$_2$ 加权成像（T$_2$WI）、T$_1$ 加权成像（T$_1$WI）、液体衰减反转恢复序列（fluid attenuated inversion recovery，FLAIR）、DWI、矢状位包括 T$_2$WI 或 T$_1$WI、冠状位对应的是

T_2WI 或 T_1WI，酌情扫描 T_1WI 脂肪抑制序列。为保证后期 PET 和 MR 融合图像位置匹配，可添加或删除 MR 扫描序列，并保证 MR 序列定位中心与该床位的 PET 定位完全一致。完成 PET/MR 一体化同步扫描后，可加行如 TOF、DTI、SWI 和 MRS 等多种 MR 序列扫描以进一步发挥其优势。

注意事项

（1）检查前注意休息、适当禁食、排尿等准备工作。

（2）PET/MR 检查绝对禁忌证如心脏起搏器、磁性金属药物灌注泵、静脉滤器、神经刺激器、电子耳蜗、眼球金属异物、假体、假肢、固定钢板、金属关节、妊娠 3 个月内以及其他强磁场环境下的不安全因素的患者不宜行 PET/MR 检查；相对禁忌证患者需经过相关适当处理后可行 PET/MR 检查。进行该检查的部分患者需要慎重考虑，例如从事可能导致铁磁材料、金属碎片意外进入体内的职业或活动的患者，受到严重外伤或不配合的患者，体温调节系统失调的患者（如新生儿、出生体重低的婴儿），具有永久纹身的患者以及急性鼓膜损伤的患者等。请遵循医生的建议。

（3）进行该检查的患者必须移除身上携带的所有电子和金属物品，例如手机、手表、头饰、假牙、项链、手镯等。

（4）检查过程中保持仰卧位，头平放，双膝下面置软垫，使双腿保持微曲，全身处于放松，双手放身体两侧保持放松状态，全程保持身体不动。

（5）检查后，受检者不要马上离开候诊室，等待图像处理结果，如图像处理有意外发现后，须及时询问和检查患者并决定是否重做显像或做延迟显像。

报告解读

根据 2020 版 PET/MR 诊断报告规范化书写专家共识，PET/MR 诊断报告要素应包括检查单位信息、检查设备信息、患者就诊信息、临床病史、临床科室、检查目的、检查项目及信息（序列、显像剂、检查时间）、报告所见及诊断、存取图像描述。根据以上 ^{18}F-FDG 报告模板为例（表 2-6-1），报告详细地介绍了报告内容、患者基本信息、检查目的和临床诊断，描述了头部 PET/MR 影像所见，客观、准确、系统地描述检查所发现的重点异常（或排除异常），最后提供临床需要或感兴趣的诊断意见和建议，为临床诊断和治疗提供依据。

表 2-6-1　[18]F-脱氧葡萄糖（FDG）PET/MR 检查结果正常的报告模板

报告项目	报告内容
患者基本信息	姓名、性别、年龄、身高、体重、来源、病案号、检查号
检查目的	①病因查找；②诊断与分期；③疗效评价；④肿瘤筛查；⑤其他
临床诊断	明确或可疑临床诊断
影像所见	空腹 6h 以上，静脉注射显像剂 ^{18}F-FDG 222 MBq，平静休息 60min 后脑部进行了 PET 和 MR 成像，PET/MR 融合显像清晰，大脑各部位显影清晰。大脑皮质 ^{18}F-FDG 分布均匀，但双侧额叶、顶叶、枕叶 ^{18}F-FDG 分布不对称，而双侧基底节、丘脑、小脑的 ^{18}F-FDG 分布尚对称，未发现明显的 ^{18}F-FDG 异常浓聚或稀疏缺损区。MRI 结果显示脑实质内未见异常信号灶，脑室系统大小和形态基本正常，脑沟裂未见增宽，脑中线结构无异常
检查结论	头部 PET/MR 检查未见明显异常

作者：高晨阳

审稿：张伟靖

参考文献

第三章　治疗方法

第一节　脑血管病介入治疗技术

脑血管病介入治疗指应用介入放射学的方法对脑血管疾病进行诊断和治疗，是脑血管病的首选治疗方法，具有微创和疗效显著的特点。

近20年以来，脑血管介入治疗技术在我国发展迅速，全面普及，尤其是近5年来，在国家卫生健康委员会的大力推动下，以急性动脉闭塞介入再通治疗为代表的介入技术已经成为脑血管病介入治疗的主战场，已经逐步普及到基层县域医院。

脑血管疾病分为出血性疾病和缺血性疾病，因此脑血管疾病介入治疗主要也分为出血性和缺血性两大类（图3-1-1）。

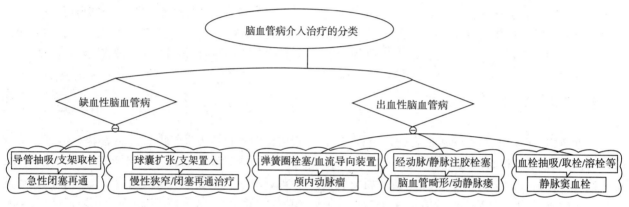

图3-1-1　脑血管介入治疗的分类

▶ 临床应用

作为一项有创操作，无论是缺血性还是出血性脑血管病的介入治疗，都必须对手术适应证和禁忌证进行严谨的综合评估，具体应从下面几个方面进行。

一、病史询问

病史询问是全面了解疾病的最根本要求，脑血管疾病的发生发展，绝大多数都有其相对应的危险因素以及慢性病理生理发展过程。

脑血管病的病史采集的要点（图3-1-2）必须包括：①是否有神经系统症状；②症状发生、持续的时间；③是否具有脑血管病相关的危险因素（高血压、高血糖、高血脂、吸烟、饮酒、家族史等）。

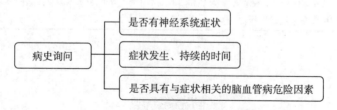

图3-1-2　脑血管病病史采集要点

二、体格检查

基本的神经系统查体，比如12对颅神经的检查、肢体运动及感觉功能的评价，语言、吞咽功能的评估等。

三、功能评估

功能评估是确定手术适应证的关键环节：①对于患者全身状况给予评估，包括一般状态、心肺功能，是否能够耐受手术；②专科情况的评估，包括手术方式的选择、麻醉方式的选择、预后判断、患者及家属的预期等。

四、主观量表评估

1. 格拉斯哥昏迷量表（GCS）（图 3 - 1 - 3）

格拉斯哥评分从睁眼反应、语言反应和肢体运动三个方面进行评估，详见第一章第一节"意识障碍"。

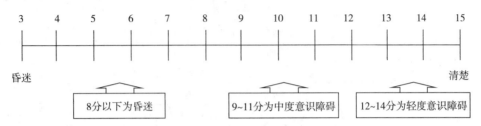

图 3 - 1 - 3　格拉斯哥昏迷量表

2. 急性脑梗死的美国国立卫生研究院卒中（National Institute of Health stroke scale，NIHSS）评分表（表 3 - 1 - 1）

表 3 - 1 - 1　急性脑梗死的 NIHSS 评分表

检测项	检测内容	评分标准	评分（分） 入院	评分（分） 出院
1A	意识水平	0 = 清醒；1 = 朦胧		
		2 = 模糊；3 = 昏迷		
1B	对答（2 个问题）	0 = 均回答正确		
		1 = 仅 1 个对答正确		
		2 = 两个均回答错误		
1C	执行命令	0 = 均执行正确		
		1 = 仅 1 个执行正确		
		2 = 两个均执行错误		
2	凝视	0 = 水平眼动正常		
		1 = 部分注视麻痹		
		2 = 完全注视麻痹		
3	视野	0 = 视野无缺损；1 = 部分偏盲		
		2 = 完全偏盲；3 = 双侧偏盲		
4	面肌运动	0 = 正常；1 = 轻度面肌无力		
		2 = 偏侧面肌无力；3 = 偏侧面瘫		
5	运动功能（上肢）□左侧；□右侧	0 = 抬起后不坠落	左侧 右侧	左侧 右侧
		1 = 10 秒钟内坠落		
		2 = 试图抵抗重力		
		3 = 不能抵抗重力		
		4 = 无自主运动		

检测项	检测内容	评分标准	评分（分）	
			入院	出院
6	运动功能（下肢） □左侧；□右侧	0 = 抬起后不坠落	左侧 右侧	左侧 右侧
		1 = 10s 内坠落		
		2 = 试图抵抗重力		
		3 = 不能抵抗重力		
		4 = 不能自主运动		
7	肢体共济运动	0 = 无共济失调		
		1 = 一个肢体有共济失调		
		2 = 两个肢体有共济失调		
8	感觉功能	0 = 没有感觉障碍；1 = 轻度感觉障碍		
		2 = 严重的感觉障碍		
9	语言功能	0 = 语言功能正常；1 = 轻度失语		
		2 = 严重失语；3 = 缄默或全面失语		
10	构音	0 = 正常；1 = 轻度构音障碍		
		2 = 严重构音障碍		
11	忽略	0 = 无忽略；1 = 轻度忽略		
		2 = 重度忽略（2 个感觉域）		

3. 脑动静脉血管畸形（arteriovenous malformation，AVM）的 Spetzler – Martin（S – M）评分表（表 3 – 1 – 2）

表 3 – 1 – 2　脑 AVM 的 Spetzler – Martin 级别评分表

项目	临床表现	评分（分）
AVM 的大小	小（<3cm）	1
	中（3~6cm）	2
	大（>6cm）	3
邻近脑组织是否为功能区	非功能区	0
	功能区	1
引流静脉	仅在浅表位置	0
	深在	1

注：①邻近脑组织为功能区是指与已经明确的神经功能有关的区域，损伤后将产生神经功能缺损，如感觉运动皮质、语言皮质、视觉皮质、下丘脑、内囊、小脑蚓部、小脑核。非功能区是指其神经功能精细，损伤后无明显的神经功能缺损，如颞叶前部、额叶前部和小脑皮质；②血管造影术中静脉的引流模式：如果所有的 AVM 引流静脉是通过皮质静脉系统，则为表浅型；如果任何或所有引流静脉是通过深部静脉（如脑内静脉）、基底静脉或小脑中央前静脉，则为深在型

4. 蛛网膜下腔出血的（Hunt – Hess）H – H 评分表（表 3 – 1 – 3）

表 3 – 1 – 3　蛛网膜下腔出血的 H – H 评分表

分级/级	标准/临床症状
0	未破裂动脉瘤，无症状
I	轻微头痛、轻度颈强
II	中 – 重度头痛、脑膜刺激征、颅神经麻痹
III	嗜睡、意识模糊、轻度局灶神经功能缺损
IV	昏迷、中 – 重度偏瘫，有早期去大脑强直或自主神经功能紊乱
V	深昏迷，去大脑强直，濒死状态

5. 烟雾病的铃木分期（表 3 - 1 - 4）

表 3 - 1 - 4　烟雾病脑血管造影的铃木分期

分期	脑血管造影表现
1 期	双侧颈内动脉虹吸段狭窄，无烟雾状血管
2 期	烟雾状血管开始出现
3 期	烟雾状血管增加
4 期	烟雾状血管开始减少
5 期	烟雾状血管明显减少
6 期	烟雾状血管消失

6. modified Rankin Scale（mRS）预后评分（表 3 - 1 - 5）

表 3 - 1 - 5　脑卒中的 mRS 预后评分

评分（分）	评分标准
0	完全无症状
1	轻度症状，无明显神经功能障碍，对生活工作无影响
2	轻度残疾，对生活工作有一定的影响，但不需要帮助，可以自理
3	中度残疾，生活需要一定程度的照顾，但能自行行走不需要帮助
4	重度残疾，不能独立行走，无他人帮助不能满足自身需要
5	严重残疾，处于植物状态，需要持续的护理和关注

治疗流程

脑血管病介入治疗主要实施步骤如下（图 3 - 1 - 4）。

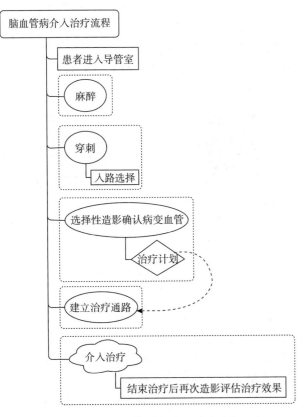

图 3 - 1 - 4　脑血管病介入治疗流程

脑血管病介入治疗的关键环节因不同的疾病类型而异。

1. 急性脑动脉闭塞再通治疗　急性脑梗的介入取栓治疗在脑血管病介入治疗领域发展最快，其应用不断加快，覆盖面也逐步增大。在中国 2014 年卒中中心建设启动前，全国急性缺血性卒中血管内介入再通治疗仅 1821 例，但到 2016 年已经快速增长至 3907 例，到 2018 年约 14535 例，而在 2019 年则暴增至 22857 例，呈跳跃式增长。取栓技术主要包括以下 3 类。

（1）单纯抽吸技术：抽吸导管抵达血栓位置、负压抽吸、再通效果确认。

（2）单纯支架取栓技术：支架微导管通过血栓、微导管位置确认、支架输入、撤出微导管释放支架、撤出支架带出血栓、再通效果确认。

（3）支架取栓结合导管抽吸：是上面两种技术的有机结合和联合使用，包括抽吸导管联合取栓支架技术、卒中抽吸 - 取栓（aspiration - retriever technique for stroke，ARTS）技术，Trevo 取栓支架联合抽吸及近端阻断（TRAP）技术，以及球囊指引导管、大口径远端通路导管双重抽吸与取栓支架的标准治疗（balloon guide with large bore distal access catheter with dual aspiration with stent – retriever as standard approach, BADDASS) 技术等。其中，因综合使用球囊指引导管、吸栓导管和取栓支架，理论上可以提高取栓的成功率，BADDASS 技术被视为介入取栓的"终极技术"（图 3-1-5）。

图 3-1-5 BADDASS 取栓技术模式

2. 慢性动脉狭窄/闭塞介入治疗

（1）球囊扩张术（图 3-1-6）：微导丝穿越病变，置入扩张球囊，用压力泵逐渐充盈球囊，使狭窄病变逐渐扩张，解除狭窄。球囊直径和扩张压力的选择是关键环节，球囊直径选择和扩张压力选择不当均有可能造成颅内动脉撕裂，导致灾难性出血的后果。

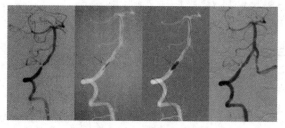

术前　　支架球囊到位　　充盈球囊打开支架　支架打开后造影

图 3-1-6 球囊扩张支架介入治疗术中

（2）支架置入术：球囊扩张完成后，撤出球囊送入支架，将支架释放在病变血管内。若为球扩支架，球囊扩张同时释放支架。若为自膨胀支架，都需要结合球囊扩张，在大血管内一般需要置入保护伞装置防止粥样斑块脱落移位（图 3-1-7）。

图 3-1-7 颈动脉支架置入术（CAS）模式（上）和介入治疗术中造影（下）

3. 颅内动脉瘤介入治疗　颅内动脉瘤是神经介入最早涉及的疾病，也有着开颅手术无法企及的优势，近 30 年来，随着介入材料的进步，介入治疗取

代开颅手术用于越来越多的动脉瘤，治疗方法也从最初的单纯弹簧圈栓塞逐步过渡到血流导向为主的血管重建的理念，未来，颅内动脉瘤选择介入治疗的比例还会不断增长。

（1）弹簧圈栓塞是介入治疗颅内动脉瘤最经典的方法，这种方法用微导管和微导丝配合使微导管头端进入动脉瘤，通过微导管输入弹簧圈进行动脉瘤栓塞。若动脉瘤瘤颈部较宽，通常需要用支架或者球囊做瘤颈部的保护（图 3-1-8）。

（2）血流导向装置是颅内动脉瘤介入治疗的最新方法，通过密网支架对载瘤动脉血流重建，减少血流进入动脉瘤，促进动脉瘤内血栓形成从而使动脉瘤自愈（图 3-1-9）。

图 3-1-8 弹簧圈栓塞颅内动脉瘤模式（上）和介入治疗术中造影（下）

图 3-1-9 血流导向装置（密网支架）治疗颅内动脉瘤模式

（3）覆膜支架也是介入治疗动脉瘤最佳方法之一，血管腔内隔绝动脉瘤，改变动脉瘤的血流动力学，从而治疗动脉瘤。但对于载瘤动脉迂曲和穿支动脉丰富的动脉瘤不适用（图 3-1-10）。

4. 脑血管畸形介入治疗　通过治疗路径置入微导管，微导管头端接近 AVM 血管巢内，通过微导管行栓塞用胶的缓慢注射，栓塞胶弥散到 AVM 内，消除异常的血管团（图 3-1-11）。

图 3-1-10 覆膜支架治疗颅内动脉瘤模式

图 3-1-11 Oxny 胶栓塞颅内 AVM 模式（上）和介入治疗术中造影（下）

▶ 疗效评估

一、评估内容

1. 脑血管再通的脑梗死溶栓治疗（thrombolysis in cerebral infarction，TICI）分级

0 级（无灌注）：血管闭塞远端无顺向血流。

1 级（弥散无灌注）：造影剂部分通过闭塞部位，但不能充盈远端血管。

2 级（部分灌注）：造影剂完全充盈动脉远端，但充盈及清除的速度较正常延缓。

2a 级：对比剂充盈 <2/3 受累血管的功血区。

2b 级：造影剂完全充盈，但排空延迟。

3 级（完全灌注）：造影剂完全、迅速充盈远端血管，并迅速清除。

2. 动脉瘤栓塞治疗后的评估

（1）动脉瘤栓塞的致密度。

（2）动脉瘤瘤颈的残留。

（3）载瘤动脉正常血流是否有影响。

3. 脑动静脉畸形介入治疗后的评估

（1）血管畸形栓塞的比例和残留的比例。

（2）动静脉正常血流是否有影响。

二、随访

脑血管病介入治疗的随访通常包括对症状的随访和影像学随访，影像学随访包括血管超声、CT 血管成像（computed tomography angiography，CTA）、磁共振血管成像（magnetic resonance angiography，MRA）和脑数字减影血管造影（DSA）。介入治疗后随访时间可根据症状随时复查，如无相关症状，可按建议随访时间予以随访（表 3 – 1 – 6）。

表 3 – 1 – 6　脑血管病介入治疗疗效评估级建议及随访

脑血管病介入治疗	即刻	2 周	3 个月	6 个月	1 年	3 年	5 年
血管再通治疗	血流评价（TICI 分级） 支架贴壁和再狭窄的情况	—	—	✓	—	✓	—
动脉瘤	动脉瘤内血流情况 载瘤动脉情况	✓	—	✓	—	✓	✓
脑血管畸形	畸形血管栓塞情况 正常血管血流情况	—	✓	✓	✓	✓	✓

作者：屈阳

审稿：李鹤

参考文献

第二节　颅内血肿微创清除术

脑出血是一种发病率、病死率、致残率高的急性脑血管病，往往会给患者的家庭和社会带来沉重的经济负担。因为外科和内科对脑出血治疗的有些观点仍存在一定的争议，因此制定有效的脑出血治疗策略仍然具有挑战性。

随着微创手术理念的不断创新和完善，微创手术治疗脑出血取得了较大的进展，已被应用于临床实践。如果符合手术条件的患者能够通过这种微侵袭的手术方式，及时接受微创手术治疗，可以早期逐步清除颅内血肿，最大限度地减少或消除继发性脑损伤，对降低脑出血病死率和致残率具有重要的临床意义。

颅内血肿微创清除术（minimally invasive surgery for intracranial hematoma removal）是指在 CT/MRI 等影像学检查的辅助引导下，对血肿进行准确定位，制定接近血肿的最佳轨迹和相应的接入点，通过微侵袭的手术方式，在避开重要的脑功能区和血管的情况下，准确地将穿刺针或吸引管置于血肿中心，再通过单纯抽吸，或利用外科吸引器等将血凝块破碎后再吸除，或将尿激酶或纤溶酶原激活剂（recombinant tissue plasminogen activator，rt – PA）注射至血肿腔内利于引流，以达到早期清除血肿并减轻血肿引起的继发性脑损伤的目的。

目前颅内血肿微创清除术主要包括立体定向抽吸联合溶栓（stereotactic aspiration with thrombolysis，SAT）、微创穿刺血肿清除术和内镜辅助手术，还有近年发展起来的 Endoport 技术介导的手术等。这些技术之间存在许多不同，包括头颅手术通道的大小、是否使用溶栓药物以及清除策略等。而且它们各有优缺点，需要根据患者的个体情况、医院设施配备条件等选择最适合的手术方式。

临床应用

临床价值

(一) 颅内血肿微创清除术的优势及临床应用

中国拥有世界最多的卒中患病人数 (新发病例247 万/年，死亡人数 115 万/年)，其中脑出血占卒中的比例高达 24%，显著高于欧洲人群。

在临床现行的原发性脑出血治疗方法中，值得一提的是，颅内血肿微创清除术因操作简单，创伤小，有效率高，术后并发症相对少，并且明显降低死亡率等优点，逐步得到推广，并被列入中国脑出血诊治指南 (Ⅰ级推荐，A级证据)。

在 MISTIE Ⅱ 研究中，有 90 例患者随访时间为180d，最长则有 48 例患者随访时间为 1 年。结果显示，微创术联合 rt-PA 的治疗优于内科保守治疗，微创组的血肿清除率高，预后更佳，二者呈正相关，同时显著缩短了患者的住院时间，减轻了家庭的经济负担。

它还结合了开颅血肿清除术与立体定向手术两者的优点，既解除了血肿的占位效应和继发性脑损害，又减轻了开颅血肿清除术引起的组织损伤和功能障碍 (图 3-2-1)，促进神经纤维束结构与功能的重建，为脑出血的治疗提供了新的选择。

(二) 颅内血肿微创清除术面临的挑战与展望

目前，颅内血肿微创清除术的适应证越来越广

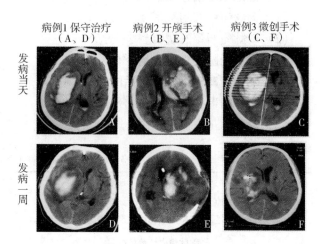

图 3-2-1 保守治疗、开颅血肿清除术、颅内血肿微创血肿清除术三种治疗方法的比较

泛，但针对不同的个体仍然需要制定个体化的治疗方案。此外，还需要大规模临床实验进一步明确脑出血后行微创治疗的最佳时间窗，以及血肿的首次抽吸是否越多越好、如何规避术后再出血等，这些都是行颅内血肿微创清除术时应当重视和进一步探索的问题。

颅内血肿微创清除术旨在直接、迅速地清除血肿，以减少局部机械性压迫及血肿降解物引起的血肿周围脑组织的损害，让患者安全渡过脑水肿高峰期，提高其存活率及远期生活质量。循证医学证据也提示颅内血肿微创清除术是目前治疗脑出血最有效的治疗手段之一。

治疗流程

一、手术时机的选择

众所周知，脑出血一般在出血后半小时内即可形成血肿，血肿可对周围脑组织产生机械性压迫，同时病灶内逐渐产生许多毒性分子 (凝血酶、活性氧和基质金属蛋白酶等)，共同作用后导致继发性脑水肿，8h 后脑水肿逐渐加重，在脑出血后 48~72h 炎症免疫反应达到高峰，而神经元的死亡至少持续 4 周。同时脑水肿加剧血肿的占位效应，可引起继发性缺血，临床数据表明血肿周围水肿在脑出

血后的第一个 24h 内体积增加约 75%，约 5~6d 后达到峰值，并持续长达 14d。

但是血肿在早期也可对破裂血管起到压迫止血的作用，如果过早清除血肿则可能导致出血扩大，如果过晚清除血肿则会引起脑水肿和继发性炎症反应加重，因此颅内血肿微创清除术手术时机的选择十分重要，且与脑出血患者的预后息息相关。

目前国内外学者对脑出血后微创清除术的手术时机尚无统一的意见，大部分学者认为可分为 3 个时期。

1. 超早期 6h 以内，血肿处于不稳定状态，此时形成血肿的血液尚未凝固，进行手术时可以将穿刺针至血肿边缘，可不行抽吸而直接使其自然引流，但引流后颅内压力骤然下降，易引起出血进展或再出血，因此需全面评估术中、术后的风险，再慎重决定是否行超早期手术治疗。

2. 早期 6~24h，此时形成血肿的血液凝血活性开始下降，纤溶活动亢进，血肿较容易抽吸，而且血肿也趋于稳定，再出血发生率较低，还可降低颅内压，因此部分学者认为此期为手术最佳时机。

3. 延迟期 24~72h，血凝块凝固和收缩，需应用溶栓药物（尿激酶、rt-PA 等）血肿腔内注射引流后尽量抽吸，减少血肿体积，降低颅内压，改善患者预后。病程超过 72h，如果存在明显的占位效应和神经功能缺损的情况，若无手术禁忌，评估风险后仍可以考虑手术。

二、手术流程

颅内血肿微创清除术手术方法有微创徒手钻颅术、立体定向软/硬通道穿刺置管引流术、神经内镜手术等，这里介绍的是较为多见的立体定向引导下基底节区血肿穿刺置管引流术，该术式操作简单、快速，对设备要求低，整个手术费用不高，非常适合基层医院广泛应用。手术流程如下。

（1）局部麻醉：在前额和枕部双侧上立体定向头架的颅骨钉位做局部麻醉。

（2）体位：患者在病床上取半坐卧位。

（3）术前依据患者意识状态，决定是否应用镇静剂。

（4）将立体定向头架对称平衡地框于颅周，以 4 根头架碳素固定钉钉在颅骨外板，确保头架固定牢固。

（5）患者行头颅 CT 扫描。

（6）确定血肿穿刺靶点并描记对应的三维坐标：在头颅 CT 中选取血肿最大径线层面的轴位片，将光标描记在血肿中拟定的靶点，球形血肿的靶点在血肿中心，对于椭圆形或狭长形血肿可选取两个或多个靶点作坐标取值，靶点垂直线与基线相交点之间的长度加上框架校正值为 Y 值，原点与相交点之间的长度为 X 值，侧板标记铜线显示点垂直连线与基线相交点之间长度为 Z_1 和 Z_2，

两者的算术平均数加上框架校正值为 Z 值，X、Y、Z 值即是立体定向仪最终穿刺点到达靶点的三维坐标。

（7）CT 扫描取值后患者转送手术室行立体定向穿刺抽吸术。

（8）立体定向仪引导下行血肿穿刺置管引流术：根据头颅 CT 扫描确定的三维坐标设置好立体定向仪，确定穿刺点。助手穿刺前检查器械，准备好无菌敷料等并消毒。助手固定好患者头部和肢体，防止躁动。

（9）取出快速电钻或手摇钻钻孔，有落空感后停钻，钻一个直径 0.8cm 的骨孔并止血，穿刺针穿过骨孔深入到靶点，退出针芯，插入三通体内，将其与三通针体一起平缓地推入至血肿的边缘。将引流管一端与三通针体侧引流口连接，一端与注射器连接。缓慢地抽吸注射器，切忌抽吸过快、过猛，抽吸过程中应有一定的间歇，避免血肿腔内压力在短时间内下降过快。首次抽吸量一般不超过血肿总量的 1/3，15~20ml，多次抽吸的总量达到血肿量的 70% 以上或剩余血肿量小于 15ml 为宜。依据复查 CT 的结果是否调整进针深度。最后给患者消毒和包扎。

三、术后处理

1. 复查 CT 术后当时、术后 12~24h、术后第 3d 以及改变进针深度以后。

2. 液化剂的应用 目前临床上常用的血肿液化剂包括尿激酶和 rt-PA。每次根据穿刺针的位置，向血肿腔内注入 1 万~4 万单位的尿激酶或者 0.5~1mg 的 rt-PA，夹闭引流管 2h 后开放引流，并根据病情变化及时复查 CT 证实血肿大部分清除为止。

血肿破入脑室者，如血肿量较多，可行侧脑室穿刺引流，若引流不畅时可注入液化剂，根据出血量来选择尿激酶或者 rt-PA 用量，待引流液基本清亮，病情稳定 4~6d 后，持续夹闭引流管 24h 无症状加重后拔管。

3. 脱水剂 患者术后仍有高颅压引起头痛等临床表现，以及明显脑水肿的情况，视病情而定，酌情应用甘露醇、白蛋白，以及联合应用甘油果糖、呋塞米等。

4. 拔针指征 ①血肿基本清除干净；②颅内

压基本正常，或仅用少量降颅压药已能达到控制颅内压；③引流出脑脊液已清亮；④CT复查，无中线移位，无脑受压表现；⑤凡与脑室相通的引流管，经闭管24h，无颅内压增高；⑥穿刺针24h内清除的血肿已很少，幕上残留血肿在10ml以下；⑦穿刺针已保留7d；⑧穿刺针周围已经没有明显血肿。

5. 换药 术后常规1~2d换药1次。

6. 对症支持治疗 抗感染、营养支持、促醒

剂、维持水和电解质平衡、脑细胞代谢活化剂等（图3-2-2）。

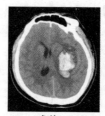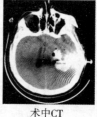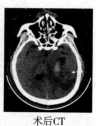

术前CT　　　术中CT　　　术后CT

图3-2-2 通过颅内血肿微创血肿清除术的脑内血肿变化

➔ 注意事项

一、 手术的适应证与禁忌证

1. 适应证

（1）基底核区血肿＞30ml；基底核区出血破入脑室伴梗阻、颅内压增高者；基底核区血肿为15~30ml，伴神经功能缺损严重者。

（2）脑叶血肿＞30ml，伴明显颅内压增高、神经功能障碍或意识障碍者；脑叶血肿＜30ml，伴明显颅内压增高，脑水肿明显，内科治疗无效者。

（3）进展型及全丘脑型出血引起脑积水、颅内压增高；丘脑出血＞10ml；或伴有视丘下损伤者。

（4）小脑出血量大于10ml。

（5）血肿占位效应较大，有中线移位较明显。

（6）高龄不能耐受外科手术者。

（7）原发性脑室出血、脑室铸型和阻塞性脑积水。

2. 禁忌证

（1）深昏迷或脑疝晚期。

（2）有继续出血征象者。

（3）脑动脉瘤或血管畸形破裂所致脑内血肿，多发脑叶出血考虑为血管淀粉样变所致脑内血肿及瘤卒中者。

（4）多发、散在的颅内斑片状出血。

（5）血小板减少或有凝血功能障碍者。

（6）脑干血肿。

（7）合并其他系统功能严重衰竭或各种疾病最终阶段合并脑血肿者。

（8）枕骨大孔疝形成大于2小时者。

（9）格拉斯哥昏迷量表（GCS）评分低于4分。

（10）家属拒绝签署知情同意书。

（11）脑死亡。

（12）血肿量＞70ml，满足开颅清除血肿手术者。

二、 并发症的防治

1. 导致再出血可能的原因

（1）抽吸负压过大或抽吸过量，血肿清除速度太快，可能是再出血的最常见原因。

（2）定位不准或穿刺方向有误，造成穿刺针进入脑组织或血肿边缘损伤非出血动脉。

（3）液化剂应用过度。

（4）血压过高。

2. 预防措施

（1）抽吸负压不能太大，抽吸过程中应有一定间歇，避免血肿腔内压力在短时间内下降过快，并且需要随时注意引流管内的液面高度，应高于穿刺点10cm，以减少再出血的发生。

（2）术前、术中必须精确定位，特别是根据CT片定位时，掌握好穿刺方向，可选择血肿的中心偏后部位作为靶点，防止穿刺针位于血肿腔外。

（3）急性脑出血早期血压升高，是一种代偿性反应，颅压降低后血压有所下降。发病7~14d，血压趋向正常。因此，急性脑出血后应首先降颅压，对于静脉降压药，在脑出血急性期应慎用。

（4）术前、术中应严格遵守无菌原则，术后常规应用抗感染药物。

疗效评估

颅内血肿微创清除术的疗效判定目前还没有形成统一的评价体系。大多数情况下，临床上采用动态复查头部 CT/MRI/DTI 等观察血肿体积变化和神经纤维束修复情况，在影像学水平上进行疗效评估。此外，还可动态观察患者的临床症状及体征的改善情况，以及使用 NIHSS、mRS、GCS 等量表评分进行疗效评估。

2019 年发表了 MISTIE Ⅲ 的研究结果，最终纳入 506 例血肿体积≥30ml 的幕上脑出血患者，两组患者在随访 1 年后中 mRS 评分在 0～3 分的比例无统计学差异，表明微创手术治疗不能改善脑出血患者长期的神经功能。但研究中 MISTIE 组只有 58% 的患者达到了手术目标，即血肿体积≤15ml，而在达到手术目标的患者中，神经功能有显著改善。该试验的亚组分析显示，良好的神经功能结局与最终血肿体积减小 70% 以上或小于 15ml 有关。血肿低于 15ml 后每减少 1ml，神经功能恢复良好的概率增加 10%。

综上所述，血肿清除越多，神经功能改善越明显，疗效越好。但由于清除血肿过快可导致颅内压骤降，可形成血肿清除的"减压伤"。因此需个体化改良血肿清除方法，以"大血肿变小血肿"为原则，采用梯度分层降低颅内压，进而逐步清除血肿，尽量维持稳定的脑灌注压，尽可能减少残余血肿体积，从而帮助改善患者神经功能预后，提高手术的疗效。

作者：刘娜

审稿：陈孝东

参考文献

第三节　吞咽功能障碍的治疗

吞咽功能障碍（简称吞咽障碍）是指由于下颌、双唇、舌、软腭、咽喉、食管等器官结构和（或）功能受损，人体从外界摄入食物到达胃内这个过程不能顺利完成，广义的吞咽障碍还包括精神心理因素导致的吞咽困难，暂不在本节讨论范围。吞咽障碍是临床中常见的并发症，脑卒中、帕金森病、肿瘤、吉兰－巴雷综合征、运动神经元病等疾病都可能出现吞咽障碍，吞咽障碍患者不能安全有效地把食物输送到胃部，会引起误吸、肺炎、营养不良等并发症，积极的筛查评估及早期有效的治疗对患者来说至关重要。对于疑似有吞咽障碍的患者需要通过筛查、临床评估、仪器检查等确定吞咽障碍的风险，进而制定相应的治疗方案，促进功能恢复。吞咽障碍的治疗强调综合治疗，以团队合作的形式完成，主要包括营养管理、促进吞咽功能、代偿性方法、外科手术及康复护理。

临床应用

一、病史询问

1. 现病史　询问患者吞咽障碍持续时间、有无缓解加重因素、有无声音嘶哑等伴随症状、诊治经过等。

2. 既往史　既往有无诊断明确的可以引起吞咽障碍的神经系统疾病如脑卒中、帕金森病、重症肌无力、脑外伤、先天性等疾病；既往有无高血压、糖尿病、冠心病、精神病等其他系统疾病以及治疗情况。

3. 其他 了解患者的职业、生活环境、生活习惯、婚姻等评估患者的精神状态、沟通能力、认知能力、家属配合度及经济能力等。

二、 体格检查

1. 一般情况 患者意识水平、有无精神障碍、营养状况、有无认知障碍、心肺腹检查、有无四肢关节畸形发育异常等。

2. 口咽面功能检查 检查唇、软腭、舌、下颌、咀嚼肌等与吞咽有关的解剖结构的完整性、感觉的敏感性、运动及咀嚼能力。

3. 与吞咽有关颅神经检查 主要包括三叉神经、面神经、舌咽神经、迷走神经、舌下神经，具体检查方法详见神经系统查体部分。

三、 功能评估

为了解患者有无吞咽障碍及吞咽障碍的严重程度，便于制定康复方案，需要对患者进行功能评估。目前临床上吞咽障碍评估方法比较多，包括仪器检查及床旁试验，其中仪器检查可以直观的评估吞咽情况，对数据进行分析，更精准地确定康复方案；床旁试验相对简单，易操作，更多用于筛查及评估预后。下面对临床上常用的评估方法分别做简单介绍。

1. 吞咽造影检查（videofluoroscopie swallowing study，VFSS） 检查吞咽功能最常用的方法，常被认为是吞咽功能检查的"金标准"。VFSS是利用X线机记录受试者不同体位下吞咽不同性状造影剂（水样、混悬液、糊状、固体）整个过程，并可借助软件进行定量评估和分析，评估是否有吞咽障碍，哪种姿势进食更适合受试者，并根据不同的异常表现制定针对性的治疗方法。该方法只适用于可疑有吞咽障碍的患者，对于不能完成吞咽动作的患者不能做此项检查。另外，该检查有X线辐射的风险，还应考虑费用、患者配合及家属理解等情况。

2. 反复唾液吞咽试验（repetitive saliva swallowing test，RSST） 一种检查反复吞咽能力的方法，常用于吞咽障碍的筛查。被检者反复快速做唾液吞咽动作，检查者食指置于被检者喉结及甲状软骨上缘处，观察患者吞咽过程中喉结越过手指再下降的次数，30s内完成3次为正常，异常者会出现未充分上举就下降。

3. 试验性吞咽评估 主要让被检者摄取不同量及不同黏度的食物，比如小量（5ml）、中量（10ml）、多量（20ml），不同黏度通常包括水、浓糊状、布丁状，按照不同组合，观察被检者吞咽过程，评估其吞咽障碍的特征。

4. 饮水吞咽试验（water swallowing test，WST） 一种简单快捷方便的筛查吞咽障碍的方法，由日本学者洼田俊夫提出，也叫洼田饮水试验，临床上最为常用。具体做法是患者坐位饮水30ml，观察患者饮水过程中是否有呛咳及时间，判断有无吞咽障碍及程度共分为5级，3~5级为异常，1级且5秒以上或2级为可疑，1级且5s以内为正常。

5. 简易吞咽激发试验（simple swallowing provocation test，S-SPT） 一种用于卧床不起患者筛查有无吞咽障碍的方法，因为不需要被检者配合。具体做法是用注射器在患者咽部上方注射0.4ml水，观察患者有无吞咽动作，3s内有吞咽动作为正常，超过3s为不正常。这种方法还可用于吸入性肺炎的筛查。

6. 其他仪器评估 软式喉内窥镜吞咽功能检查（flexible endoscopic examination of swallowing，FEES）是一种在直视下观察咽喉各结构的功能状态，更适用于因周围神经或解剖结构受损引起吞咽障碍疾病的患者。动态立体CT和超声都可检查吞咽器官的功能状态，但因其费用及分辨率等问题还未广泛应用于临床。其他如肌电图、声门电图检查等临床应用较少。

四、 主观量表评估

量表评估是吞咽障碍筛查的重要工具，因操作简单方便而广泛应用于临床，常用的有进食评估问卷调查（eating assessment tool，EAT-10）和多伦多床旁吞咽筛查试验（Toronto bedside swallowing screening test，TOR-BSST）。EAT-10共有10个问题，每个问题有0~4共5个不同程度等级，是临床上最常用的筛查方法，能有效筛出吞咽障碍患者，但针对不同疾病其界定分值可能不同，需进一步研究。TOR-BSST主要是对患者饮水前、饮水及饮水后三种状况下舌的活动、咽部敏感度及发声困难评估，该量表对脑卒中后吞咽障碍筛查敏感性及有效性均较高，也是临床上常用的筛查方法。其他量表还包括经口摄食功能评估量表（functional oral intake scale，FOIS）、吞咽功能评价量表（gugging swallowing screen，GUSS）、标准吞咽功能评定量表

（standardized swallowing assessment，SSA）等，不同量表均存在优势和不足，在使用时需结合其他方法共同评估，提高筛查效果，达到指导临床治疗及评估预后的目的。

治疗流程

吞咽障碍的治疗需要多学科专业人员密切配合，最好由康复吞咽小组共同完成，除了康复师给予康复训练外，还需要营养师给予营养管理、护士给予康复护理、外科医生完成相关手术等。

一、营养管理

营养不良是吞咽障碍常见的并发症，常常引起不良预后甚至增加死亡率，是吞咽障碍患者首先需要解决的问题。

（一）营养给予方式

肠内营养可以维护肠屏障功能，具有经济、安全、简便等优点，经评估后无误吸风险及食物大量残留等情况下首先经口进食。当食物摄入量不能达到营养需求时，可选择口服营养补充剂作为经口进食的补充，仍不能满足营养需求时，可选择经鼻胃管喂食，也可选择间歇性经口胃管或食管进食。胃食管反流严重者可选择经鼻肠管、胃造瘘、空肠造口喂养或全肠道外营养。为了避免反流误吸，建议鼻胃管保留超过4周的患者选择胃造瘘喂养。

（二）具体喂养流程

1. 营养评估 经评估存在吞咽障碍的患者，应同时进行营养状况评估，一般先进行营养风险筛查，最常用的是营养风险筛查（nutritional risk screening 2002，NRS 2002）工具，还包括营养不良通用筛查工具（malnutrition universal screening tool，MUST）和微型营养评定。对于筛查后存在营养风险的吞咽障碍患者进一步行营养状况评估，目前尚无统一的评估标准，临床上常根据患者病史、BMI值、上臂围、小腿围、人体成分分析、实验室检查（血红蛋白、白蛋白、尿素氮、电解质等指标）等综合评估方法。

2. 营养给予的量 疾病的不同阶段，需要的能量是不同的，对于病情平稳的患者，推荐剂量是25～35kcal/（kg·d），对于重症、病情不稳定的患者可减少至标准的80%。其中蛋白质的需要量为1～2g/（kg·d），碳水化合物摄入量占总量的50%～65%，水的摄入量为30ml/（kg·d）。

3. 食物性状的选择 不同性状的食物可通过加入食物调整剂进行调制，通过调制可将食物分为6个等级：1级低稠型（可"吸"）、2级中稠型（可"喝"）、3级高稠型（可"吃"）、4级细泥型、5级细馅型、6级软食型，其中1、2、3级定位液体食品，4、5、6级定为固体食品。吞咽障碍患者的食物应根据评估结果及受累器官部位选择合适性状的食物。

（三）关键环节提示

对吞咽患者进行营养管理的过程中应遵循个体化原则，针对不同疾病患者、不同疾病阶段制定不同的营养方案，在营养支持的过程中需定期监测评估，便于及时调整营养支持方案。在进食固体食物时，可加入吞咽专用训练食品以促进吞咽功能恢复。

（四）疗效评估

根据患者的病情、营养不良的严重程度、喂养的状况等制定个体化的评估时间及评估内容，遵循个体化原则，并及时根据评估结果调整营养方案。

二、康复治疗

（一）作用机制

康复治疗是吞咽障碍治疗的主要方法之一，促进吞咽功能恢复主要基于中枢神经具有可塑性，即为了适应机体的各种反应，中枢神经系统是可变的，短期功能上及长期结构上发生改变；另一方面，周围神经可通过再生，恢复神经传导功能。康复治疗比如口腔感觉训练、口腔运动训练、针刺治疗等可增强大脑皮层、脑干、小脑、基底节等对咀嚼吞咽等肌肉的控制及协调能力，促进受损神经再生、改善受损肌肉营养状态、增长肌力，从而达到改善吞咽功能的目的。

（二）主要实施步骤

目前我国的吞咽障碍康复多采用综合训练，主要分为两大类：直接训练和间接训练，与进食有关的归为直接训练，其余的归为间接训练。训练时应根据患者的评估结果制定合适的训练方案。下面介绍临床上常用的训练方法。

1. 口腔感觉运动训练 口腔感觉训练主要是利用一次性物品或辅助用具比如冰棉棒、芳香味刺激物、振动棒、气流冲击等刺激口腔内颊部、舌部、咽、软腭等部位，增强感觉传入的敏感性，兴奋吞咽中枢，提高肌肉之间的协调性，加强咽反射，达到改善吞咽功能的目的。口腔运动训练指主动或被动活动口颊部、舌部、咽部肌肉，提高肌肉力量，促进各肌肉之间的协调，可借助于吸舌器等小工具。口腔感觉运动训练适用于口腔感觉障碍、口腔运动障碍致食物无法输送到咽部的患者。

2. 气道保护法 包括声门上吞咽法、用力吞咽法、门德尔松吞咽法，这些训练方法需要患者积极配合，主动完成。达到在吞咽过程中保护气道、避免误吸、改善吞咽整体协调性的目的，具体方法如下。

（1）声门上吞咽法：患者在吞咽时做屏气动作，防止食物或液体误吸，吞咽结束后立即咳嗽，清除残留在声带处的残余食物，可反复多做几次。

（2）用力吞咽法：患者吞咽时，尽量使舌向后推，全部吞咽肌发力，尽可能将所有食物推送到咽部，长期训练，可以增加舌根收缩运动，有效清除食物在咽部的残留。

（3）门德尔松吞咽法：患者用力吞咽并维持吞咽动作，使喉部上抬，增加环咽肌开放的时长与宽度，避免误吸。

3. 代偿性方法 主要是在不改变吞咽功能的条件下改变进食姿势、工具、环境等，从而代偿吞咽功能。

（1）进食姿势：仰卧位时躯干抬高30°，头颈前驱，坐位时躯干前倾20°，研究证实这种姿势更容易使食物进入食道，避免误吸。此方法简单易行，适用于绝大部分患者，且无风险。

（2）食物调整：食物的性状及一口进食量均可影响吞咽过程，可以使用增稠剂将食物变成均匀一致、有一定黏性、不易松散的胶冻状，并且可根据容积－黏度吞咽测试（volume－viscosity swallowing test，V－VST）确定每口进食量，推荐一口量为5～20ml。

（3）食物放置位置：可以借用进食工具将食物放在健侧舌后部或颊部，或者口腔中最能感觉到食物的位置，利于吞咽。

（4）进食环境：保持安静，避免嘈杂，干净整洁的环境可提高进食体验。

4. 表面肌电生物反馈（electormyography－bio-feedback，EMG－BF） 利用仪器实时的将患者口面部肌肉活动产生的肌电信号转换成视觉信号或听觉信号，这些信号被反馈给患者，患者根据这些肌电信号调整自己的训练动作，完成一些不易自主完成的动作，比如门德尔松吞咽法，另一方面，EMG－BF又是一项心理治疗技术，可以鼓励患者加强训练。对于依从性较好的吞咽障碍患者，EMG－BF联合综合康复训练可显著改善患者的吞咽功能。

5. 食管扩张术 种类繁多，其中改良的导管球囊扩张术适用于因神经疾病导致环咽肌功能障碍的患者，其余的更适合于贲门失缓症及食管狭窄引起的吞咽障碍患者。改良的导管球囊扩张术是将球囊导管经口或鼻置于环咽肌附近，在食管入口处，通过不同注水量或充气量的方式改变球囊直径，扩充的球囊可以牵拉环咽肌，从而激活中枢神经网络调控及神经可塑性，达到治疗的目的。该方法因操作简单、安全、成本低、疗效好等优点广泛应用于临床。

6. 低频电刺激及针灸 在临床应用广泛，但无明确的循证学支持，不建议广泛使用。重复经颅磁刺激、经颅直流电刺激处在临床研究阶段，结合吞咽功能综合训练，有一定的疗效，值得关注。

（三）关键环节提示

在实施吞咽障碍的康复治疗时，一方面训练前需要综合评估，根据评估结果选择合适的训练方法；另一方面，吞咽障碍治疗需要综合治疗，原发病的治疗、康复的护理、营养管理同样重要。康复训练过程中可能会出现误吸、窒息等突发状况，应对康复小组成员进行培训，制定相应的紧急预案，尽可能将风险降到最低。

三、外科手术治疗

对于经康复治疗或代偿治疗等治疗无效的严重吞咽障碍患者或存在严重误吸的患者可考虑手术治疗，手术治疗主要包括重建气道保护手术和改善吞咽手术（表3－3－1）。

表 3 – 3 – 1 不同手术方法的作用机制及适应证

手术方法	作用机制	适应证
气管切开 + 带气囊套管置入	改善误吸，保护气道	严重误吸，肺部感染分泌物多，需呼吸机辅助呼吸
声带内移手术	利于声门闭合，改善误吸，保护气道	单侧声带麻痹，反复下呼吸道感染者
喉关闭术	上气道和上消化道永久分开，改善误吸	喉感觉消失，下呼吸道严重感染，上述方法无效者
喉气管离断术	改善误吸	同喉关闭术，优点是原发病好转后，离断的气管可在吻合，适用于儿童或中青年者
环咽肌切除（断）术	改善吞咽功能	上述方法无效，明确有环咽肌失迟缓者
喉悬吊术	改善吞咽功能	上述方法无效，明确有喉上提不能者
胃/空肠造瘘术	改善营养	经口摄食障碍，胃肠功能正常者

四、康复护理

在吞咽障碍康复治疗过程中，标准的护理在疾病的转归及预后上发挥很大的作用，主要包括口腔护理、进食管理、预防误吸、气管切开管理、服药管理及健康教育（表 3 – 3 – 2）。

表 3 – 3 – 2 吞咽障碍的康复护理

康复护理	具体措施
口腔护理	口腔护理的目的是为了保持口腔卫生，减少误吸所致吸入性肺炎的发生，根据不同患者的具体病情选择含漱法、传统特殊口腔护理、负压冲洗式刷牙法、冷热口腔涮洗
进食管理	根据患者的评估吞咽障碍严重程度、营养师的建议选择合适的进食途径，并根据不同的进食途径做相应的护理。比如对于持续置管注食的患者应注意置管的标准操作、平时管道维护、注食量及速度、常见并发症的处理等。经口进食者需注意食物性状的选择、食物营养搭配、进食顺序、进食环境、指导患者进食等
预防误吸	在护理过程中应避免误吸的发生，应注意管道固定、判断胃残余量、进食时正确体位、及时清理口腔残余食物等，进食时突发窒息时，应会紧急处理
气管切开管理	对于气管切开的吞咽障碍患者应在训练前抽出气囊中空气，对于病情好转者，经评估应尽早拔掉气管套管
服药管理	吞咽障碍患者服用药物前应听取药师或医生建议选择合适的服药方式，避免影响药代动力学和效能
健康教育	住院期间，应对患者级照料者进行误吸及简单护理指导，为出院后居家照护做准备

⟶ 疗效评估

一、评估时机

吞咽障碍康复训练后评估时机无统一规定，根据文献报告，大部分临床研究多在治疗后 2 周或 4 周进行疗效评估，临床工作中，针对不同病因不同患者等因素采取个体化原则，比如在脑血管病引起的吞咽障碍急性期，病情变化较快，吞咽功能也会随之发生相应的改变，评估时间相对较短 3 ~ 7d，随着治疗时间的延长，病情相对稳定，两次评估时间可适当延长至 7 ~ 10d，如遇突发情况，随时评估，以便随时调整治疗方案。

二、评估内容

康复训练治疗后，一方面要评估吞咽功能恢复程度，可借助于前文提到的评估方法及评估量表，与训练前评估方法一致，达到有效对比的目的；另一方面，要评估在康复训练过程中出现的新问题，比如家属和患者的配合度等，提出问题，解决问题，制定符合患者的新方案。

作者：刘欣

审稿：张敏

参考文献

第四节　失语症的治疗

失语症是指在已经获得语言的情况下，由于大脑出现的损伤导致语言能力的受损或丧失，表现为语言表达和理解能力的障碍。失语症在临床上主要表现为听觉理解障碍、口语表达障碍、阅读障碍、书写障碍、计算障碍等。

对于失语症的评估方法，目前国际上常用的有波士顿诊断性失语症检查、西部失语症检查、日本标准失语症检查、Token 测验、双语失语症检测法、明尼苏达失语症鉴别诊断测验等。在国内，主要的评估方法包括汉语失语症成套测验、中国康复研究中心汉语标准失语症检查、北京医院汉语失语症检查、临床汉语测定方法、汉语失语症心理语言评价、失语症相关神经心理学测验等。

在失语症的治疗方面，目前主要的治疗方法包括语言 – 言语治疗（speech and language therapy，SLT）、非侵入性脑刺激技术（non – invasive brain stimulation，NIBS）、药物治疗以及计算机辅助治疗等。

临床应用

一、病史询问

病史询问的内容包括：姓名、性别、年龄、出生日期、家庭住址、联系电话、家庭成员、文化程度、职业史、爱好、方言、不良生活习惯、发病日期、发病时状况、发病前后语言状况等。

1. 主诉　患者发病时出现的主要症状、体征和持续时间。

2. 现病史　主要包括本次发病的情况和其他神经系统疾病史，比如脑外伤、脑卒中、中枢神经系统感染、帕金森病、阿尔茨海默病等。

3. 既往史　本次患病以前的基础疾病、手术外伤史等，既往有无失语症的病史检查及治疗史。

4. 情绪状态　患者有无紧张、焦虑、依赖、恐惧、情绪冲动、消极悲观等不良的情绪，以及检查时的患者的配合程度。

5. 意识状态　患者的意识是否清醒，有无嗜睡、昏睡、昏迷、谵妄等意识状态。

6. 家族史　包括父母、兄弟、姐妹有无与患者类似疾病，有无家族遗传性疾病。

7. 药物史　包括有无服用镇静剂、肌松剂等药物。镇静剂会影响患者精神及认知状态，肌松剂会使患者的肌力减退。

二、体格检查

1. 语言障碍相关检查　对于失语症患者，将语言功能评估和非语言功能评估相结合，是目前较为系统地测定病态语言行为的方法。进行脑功能测定时，除了对语言功能进行评估外，还应评估患者有无感官疾病、有无影响语言相关肌肉的肌力和共济运动的疾病，同时还评估与语言功能相关的大脑非语音功能，如记忆、计算、运用、智能、结构空间技能、额叶功能等。

2. 失语症检查

（1）语言理解障碍：主要表现为语言的听理解障碍。语言理解包括对字词、单句以及复句等不同层次的理解，包括了语音听辨别的能力、音义转换能力和听觉记忆跨度，其中任何一种能力的降低都会导致语言听理解不同程度的损伤。

（2）语言表达障碍：语言表达障碍包括自发语流畅程度降低、复述障碍、错语、找词困难或命名不能、阅读障碍、书写障碍等。

三、功能评估

1. 国际常用评估方法

（1）波士顿诊断性失语检查：波士顿诊断性失语检查（Boston diagnostic aphasia examination，BDAE）是目前大多数英语国家普遍采用的标准失语检查方法。

该检查的目的是：①诊断失语症和确定失语症的类型；②测定起始语言功能水平并且监测语言功能恢复过程中的变化；③全面综合评价患者的语言功能和恢复倾向，并用以指导治疗。

该检查主要由 27 个分测验组成，分为对话、言语表达、书面语理解、自发言语听觉理解、书写等5大项。还有一组评价顶叶功能的非言语测验，包括计算、时间辨认、左右辨认、手指辨认、三维木块图测查等。原版波士顿诊断性失语检查工具中的有部分情景内容、拼音文字与我国的人文背景、文字特点不太相符，从而使得该检查在我国的应用受到了限制。我国学者经过多年的临床研究后，在原版检查技术的基础上，结合我国的实际情况进行了一些修订，设定了测验常模，制定分级标准，从而形成了波士顿诊断性失语症检查汉语版。

（2）西部失语症检查：西部失语症检查（the western aphasia battery，WAB）是目前西方国家流行应用的一种失语症评估方法。此检查方法是根据波士顿诊断性失语症检查精减修改后的版本。WAB是目前广泛应用于失语症检查的方法之一。因为WAB的内容受语言和文化背景的影响较小，稍做修改即可用于我国。

该检查相比波士顿诊断性失语症检查更简短，可在一小时内完成检查，更为实用，且可以单独检查口语，根据检查的结果可进行失语症的分类。该检查还具有量化的特点，且受民族和文化背景影响相对较小。西部失语症检查常用于科研工作，而较少用于临床工作。

（3）日本标准失语症检查：日本标准失语症检查的各项指标规定得详细而标准，也适合日语的语言特点，故在日本得到广泛应用。该检查更注重临床观察，从临床实践中筛选出一些对诊断言语障碍有效的项目。日本标准失语症检查由两部分组成：一是每位患者都要做的基本检查；二是深入检查，即针对不同情况要做详细检查。此外，为获得解释两部分检查所必需的材料，还需要做准备试验，基本检查包括听、说、读、写、计算五大项，共包括26个分测验，按6个阶段进行相关的评测，检查的结果按照检查项目上的积分记录在检查图表上。该方法简洁明了、易于操作，而且对检查后的训练有很好的指导意义。

2. 国内常用评估方法

（1）汉语失语症成套测验：该检查法由北京医科大学第一医院神经心理研究室编制，严格遵循失语症检查的基本原则，并参考西部失语症检查，结合中国国情和临床经验修订而成。

该检查法按规范化要求制定了统一的指导语、评分标准、图片、文字卡片及统一失语症分类标准。其内容以国内常见词、句为主，适量选择使用频率较少的词、句，无罕见词句及复杂句。检查内容包括：①谈话（问答、系列语言）；②理解（是否问题、听辨认、口头指令）；③复述（词复述、句复述）；④命名（视命名、反应命名）；④列名读（读、听字辨认、字－画匹配、读指令并执行、读句选答案）；⑤书写（写姓名和地址、抄写列书写、听写、看图书写、写病情结构与视空间照画图、摆放块）；⑥运用、计算、失语检查总结条图。

该检查法还包括利手评定、记忆运用、视空间能力、计算和定向力、注意力的简短测查，可为分析和诊断失语症时提供参考。

该检查法临床使用较广泛，为减少文化水平的差异，该测验大多数测试语句比较简单，适用于不同性别、年龄、利手和文化水平的失语症患者。

（2）中国康复研究中心汉语标准失语症检查：这种检查方法起源于1990年，是以日本标准失语症检查为基础发展而来。在设计过程中，研究人员充分借鉴了国际上具有影响力的失语评价量表的优点，并结合汉语的特点以及中国人的文化习惯所制定。1999—2000年间对151名正常人和非失语症患者进行了检测，并计算出均数和标准差。通过方差分析年龄、性别、职业和文化水平对这种检查方法的影响并不显著。仅在不同文化组间发现在执行口语指令和描述图有显著差异。因此，这种检查方法可以适用于我国各地区使用汉语的成人失语症患者。

该检查包括两部分，第一部分是请患者回答12个问题，以了解其言语的一般情况。第二部分包括30个分测验，分为9个大项，包括听、复述、说、朗读、阅读、抄写、描写、听写和计算。

该检查只适合成人失语症的患者，在评价患者的康复训练效果方面具有较高的敏感度，可以很好地应用于失语症训练中的疗效评价。使用该检查前要掌握正确的方法，由参加过培训的检查者来对患者进行检查。但需要注意复测时间，一般间隔3～4周进行再评价，以了解失语症患者的康复情况并对康复训练进行调整。

→ **治疗流程**

一、语言 – 言语治疗

（一）作用机制

言语治疗的主要机制就是通过给予失语症的患者某种刺激，使患者做出反应，正确的反应要强化（正强化），错误的反应要加以更正（负强化）。反复进行就可以形成正确反应，纠正错误反应，使患者获得交流的能力。

（二）主要实施步骤

1. 治疗方法

（1）Schuell 刺激法：该方法由 Schuell 创立，是目前应用最为广泛的训练方法之一，以对损害的语言系统应用强的、控制下的听觉刺激作为基础，最大限度地促进失语症患者语言功能的恢复。Schuell 刺激促进法包括 6 个原则：①利用强的听觉刺激；②适当的语言刺激；③多种途径的语言刺激；④反复刺激提高其反应性；⑤刺激引出其反应；⑥对患者正反应的强化及矫正刺激。

（2）阻断去除法：同样的意思或内容用两种语言反应来处理时，通过无障碍的语言来使有障碍的语言得到复活。

（3）程序学习法：这种方法将刺激的顺序分成几个阶段，并严格限定刺激方法和反应的强度。

（4）脱抑制法：这种方法利用患者本身可能的功能（如唱歌等）来解除功能抑制。

2. 治疗项目的选择
不同言语模式及失语程度的言语训练内容详见表 3 – 4 – 1。

表 3 – 4 – 1　不同言语模式及失语程度的言语训练内容

语言模式	程度	训练内容
听理解	重度	单词与画、文字匹配、是/否反应
	中度	听简单句做是/否反应，判断正误，执行简单指令
	轻度	复杂句短文、长文章，内容更复杂
阅读理解	重度	画字匹配（日常物品、简单动作）
	中度	读短句执行指令
	轻度	复杂句短文、长文章，提问
口语表达	重度	复述称呼常用词（单音节、单词、系列语、问候语）
	中度	简单句表达
	轻度	描述情景画，日常生活话题交谈

续表

语言模式	程度	训练内容
书写	重度	姓名，听写日常用词
	中度	简单句书写
	轻度	复杂句短文书写描述性书写，日记
其他	—	练习、钱的计算、绘画、写信、查字典、唱歌等

3. 实用交流能力的训练　对于大多数失语症患者来说，虽然其言语功能与非言语功能在很多情况下同时受损，但非言语功能的损害程度可能较为轻微，即非言语交流能力可能完全或部分保留。因此，对失语症患者进行言语治疗的同时，需要进行非言语交流能力的训练。尤其是经过系统的言语治疗言语功能仍无明显改善的患者，则更应该考虑进行实用交流能力的训练，以便患者能掌握日常生活中最有效的交流方法。

目前临床应用较多的训练方法是交流效果促进法（promoting aphasics communication effectiveness, PACE）。PACE 技术是在训练中利用接近实用交流的对话结构在言语治疗师与患者之间双向交互传递信息，使患者尽量调动自己残存的交流能力，以获得实用化的交流技能。失语症康复的训练方法包括以下 10 种。

（1）听理解训练：可以选择图片、实物或镶嵌板，其中最常用的是图片，其抽象性也最高。在桌子上放置若干相关的训练图片，可以根据患者的状况选择名词、动词、短语或句子，指导患者按照指令进行指认。选词开始时选用名词，逐渐过渡到动词，开始时可选用高频词，逐渐过渡到低频词。

（2）发音器官练习：适用于伴有构音障碍的失语症患者，治疗包括呼吸训练和发音训练两部分。呼吸训练：患者在训练时采取正确坐姿，充分放松，用鼻子呼气，呼气时注意增加呼气压力及时间，然后用嘴巴吸气，吸气后要停顿的时间，通过呼吸训练使患者的肺活量逐渐增加。发音训练：进行舌头、唇腭和声带的运动练习，以使发音器官的运动精确、灵活和协调，训练时患者对着镜子进行发音，对发音进行录音并且让患者反复听录音，以纠正录音中错误的发音。

（3）构音部分练习：有针对性地教导患者正确的构音部位，并矫正错误的发音部位。治疗师可利用构音部位图表，用压舌板或棉签向患者指出正确的构音部位，再让患者面对镜子来模仿正确构音部位的发音。

（4）单音刺激：针对发音困难的失语症患者，应该首先进行单音刺激，治疗师要先正确地重复发出该单音，让患者听清发音并观察构音方式，然后模仿发音。在进行训练时，要按照由易到难、循序渐进的原则。

（5）复述训练：对于不能进行复述的失语症患者，要进行复述训练。患者在进行复述训练时，要循序渐进，先训练单音节，再到双音节，逐步发展到短句和长句的复述训练。训练应在患者完全理解的前提下进行，注意提高患者语音的清晰度。

（6）组句训练：对于不能说出完整句子的失语症患者，可以进行组句训练。将名词图片置于患者的面前，让患者加上适当的动词组成词组，比如踢足球、吃香蕉等，也可以加上形容词和名词组成的词组，如黑色的鞋子、凶猛的狮子、可爱的小猫等。

（7）朗读与阅读训练：适用于朗读或阅读有困难的患者。训练时，治疗师在患者面前放置字卡，让患者朗读，可适当给予音头和口头提示，然后再把数张图片放在其面前，让患者将字卡与几张图片进行匹配。训练应按照单词、短句、长句、短文的顺序进行。若患者具备较高阅读理解水平，可让其阅读短文后回答相关问题，以此来训练患者的阅读理解能力。

（8）会话练习：治疗师与患者进行对话训练，主要提高患者在一定场景的社交场合下语言交流的能力，培养记忆力和语言动作能力。训练中，治疗师需给予必要的提示和纠正。

（9）书写训练：针对有书写障碍的患者，先评估其实际书写水平。若书写水平很低，可先让其进行抄写训练，将字卡放在患者面前，让患者完完整整地抄写，如果患者抄写能力有所改善，患者可以先观看字卡，然后将字卡拿走，让患者依靠记忆将卡片上的文字书写出来。如抄写能力基本恢复后，可以进行描绘训练，将图片置于患者面前，让患者用文字描述图片，患者训练时治疗师可给予一定的提示，随着患者书写水平的逐步提高，治疗师逐渐减少提示，以达到训练目的。

（10）计算训练：若患者存在计算能力障碍，可根据其情况进行数数、加法、减法、乘法、除法等训练。

（三）关键环节

在训练之前，康复科医生及治疗师应制定详细周密的康复训练方案，做好患者的心理辅导，增强其康复意识，提升康复信心。在康复训练中，治疗师需进行规范、正确的示范动作，认真指导患者的口型以及各个发音动作，并耐心纠正训练过程中的错误。

对于一般患者，康复治疗的重点是口头表达和理解训练；对于重度患者，康复治疗的重点是读写训练；对于存在多种语言障碍的患者，需要区分轻重缓急，分清主次，分别给予相应的康复治疗；对于伴有构音障碍的失语症患者，首先应重视构音器官及发音清晰度的康复治疗。

二、非侵入性脑刺激技术

非侵入性脑刺激技术包括经颅磁刺激（transcranial magnetic stimulation，TMS）和经颅直流电刺激（transcranial direct current stimulation，tDCS）（表3-4-2）。

表3-4-2 非侵入性
脑刺激技术

三、药物治疗

失语症药物治疗的基础在于神经可塑性和神经递质的调节作用。调节神经递质的水平来进一步调控大脑神经元的活动，可以减轻卒中后的神经细胞损伤情况，恢复功能失调的特异神经递质的正常活动。

1. 儿茶酚胺类药物

（1）金刚烷胺：可以促进多巴胺及肾上腺素的释放，有小样本的临床研究表明金刚烷胺联合言语治疗可以改善皮质运动性失语的口语流畅度。

（2）溴隐亭：是一种多巴胺受体激动剂，一项随机对照临床研究表明，大剂量溴隐亭联合言语治疗可以改善卒中后失语患者的自发谈话、复述、听理解和阅读能力。

（3）左旋多巴：其与言语治疗联合治疗额叶损伤引起的失语症有一定的疗效，其与计算机辅助治疗联合能改善失语症患者命名障碍。

2. 乙酰胆碱类药物 多奈哌齐是一种选择性作用于中枢神经系统的乙酰胆碱酯酶抑制剂，其治疗失语症的机制可能是多奈哌齐可以增强左右半球之间神经网络活性及改变了神经可塑性，Berthier等应用多奈哌齐治疗失语症患者，发现多奈哌齐可以促进失语的恢复。

3. 氨基酸类药物

（1）吡拉西坦：可促进单胺神经传导以及乙酰胆碱的释放，增加脑内葡萄糖的利用及细胞代谢，有研究表明，言语治疗联合吡拉西坦治疗卒中后失语可以改善患者的自发语言和语义结构。

（2）美金刚：Berthier 等应用美金刚联合强制诱导训练治疗卒中后失语有较明显的疗效，且美金刚还有增强康复的诱导作用。

4. 其他药物 普罗西汀、普萘洛尔、唑吡坦等，另外神经肽类、神经营养因子仍在研究中。

四、 计算机辅助治疗

随着计算机科技的发展，在失语症的治疗中利用多媒体技术开发的语言障碍治疗系统正被广泛地应用于临床。我国已经开发出多种适合我国国情的失语症软件训练系统，适用于各种失语症的患者。

训练系统主要针对语言及认知能力进行训练，内容包括听理解训练、口语表达训练、阅读理解训练、文字表达训练、构音训练、音乐训练、计算训练、辅助视听觉交流等。提供包括听刺激、视刺激、触觉刺激等多通道刺激训练，可根据患者的不同情况选择及调整训练内容。可全程提供训练反馈记录，以便下次训练时与前一次训练效果做比较。和传统的治疗方法相比，计算机治疗能将图像、声音、动画有机结合起来，具有图文并茂、形式多样、画面精彩、信息量大的特点，使患者从枯燥、单调的语言训练中解脱出来，最大限度地激发患者语言潜能，易引起患者兴趣，有效提高了治疗师的工作效率，减少治疗师工作强度。此外，还可以利用语言交流辅助系统软件帮助患者进行语言交流。而且计算机能进行精确的数据计算，对失语症治疗效果有客观的量化标准。随着技术更新和发展计算机辅助治疗会在失语症治疗中应用更加广泛。

▶ 疗效评估

卒中失语症患者在康复治疗的过程中，通常会进行 3 次失语评估，第一次评估为发病一周，评估后制定康复治疗计划；中期评估在患者经过一段时间的集中治疗之后，评估后要决定是否要调整治疗计划；结局评估为语言康复治疗后约 1 个月，用来评估整个康复治疗的疗效。

作者：黄彩霞
审稿：邹永明

参考文献

第五节 认知功能障碍的治疗

认知功能障碍是神经系统疾病常见症状之一，如阿尔茨海默病（Alzheimer disease, AD）、卒中、中枢神经系统感染、帕金森病、颅脑损伤等都可以引起认知功能障碍，患者的记忆力、计算力、理解力、执行能力等功能中的一项或多项出现受损，影响正常日常活动及社会活动。随着全球老龄化的进展，认知功能障碍患者越来越多，给家庭及社会带来巨大的负担，尽早开展认知功能障碍筛查及治疗，制定相应的治疗方案，提高患者生活质量，使患者回归社会具有很大的社会意义。除了药物治疗外，认知康复（congnitive rehabilitation, CR）通过各种训练方法提高患者的认知能力，结合药物治疗，对治疗效果起到事半功倍的作用。近年来，认知康复技术不断发展，除了传统的康复训练外，越来越多的训练技术应用于临床，为认知障碍患者提供更多选择，为患者提供更精准、规范的个体化方案。

临床应用

一、 病史询问

1. 现病史 询问患者出现认知功能障碍出现的时间，主要表现形式，有无伴随精神症状及其他神经功能缺损表现，发病以来的诊治经过。

2. 既往史 既往有无诊断明确的引起认知功能障碍的神经系统疾病，比如阿尔茨海默病、血管性痴呆、帕金森病、卒中等，既往有无高血压、糖尿病、心脏病等其他系统疾病及治疗情况。

3. 其他 了解患者的职业、文化水平、生活环境、婚姻情况评估患者的沟通能力、家属配合度、经济能力等。

二、 体格检查

1. 意识水平检查 主要确认是否有意识障碍，这是认知功能障碍功能评估的基础。意识障碍根据严重程度分为嗜睡、昏睡、昏迷，不管哪种意识障碍都不适合下一步认知功能评估。临床上常用的评估意识障碍的量表是格拉斯哥昏迷量表（GCS），该量表总分15分，最低分3分，分值越低，提示病情越重，只有患者GCS评分达到15分才能进行认知功能评估。

2. 一般情况 患者有无精神障碍、有无心肺腹异常、有无四肢关节畸形、发育异常等。

三、 功能评估

在患者意识清楚的前提下，可给予认知功能评估，首先进行认知功能障碍的筛查，包括简易认知功能测验量表和成套认知功能测验量表；再次根据筛查结果确定存在某种认知功能障碍，并针对问题行特异性认知功能检查。

1. 认知功能障碍筛查

（1）简明精神状态检查（mini - mental state examination，MMSE）：一个由30个问题组成的量表，主要对受检者时间定向力、地点定向力、复述能力、辨认能力、计算能力、记忆能力、理解能力、表达能力和结构模仿能力综合评估，共30分。本量表内容简单，容易操作，测定时间短，是评估认知功能障碍的首选，但该量表受到被检者文化程度的影响，且对部分认知功能评估不足，需与其他量表配合使用。

（2）蒙特利尔认知评价量表（Montrealcognitive assessment，MoCA）：一个快速筛查认知功能障碍的常用量表，主要对受检者视空间与执行功能、命名、记忆、注意、语言、抽象思维、延迟记忆和定向8个方面进行评估。本量表对轻度认知功能障碍的筛查相对敏感，与MMSE比较，对认知功能涵盖范围更广，但也需测试者有一定文化水平及配合能力，常常作为MMSE的补充。

（3）洛文斯顿作业疗法认知评价成套测验（Loewentein occupational therapy cognition assessment battery，LOTCA）：认知障碍评定的成套测验方法，基本涵盖了认知功能的各个方面，是评估认知功能障碍系统、敏感的一种方法。该测验包括定向力、知觉、视运动组织及思维4个方面，共20项测验。

（4）神经行为认知状态测验（neurobehavioral cognitive status examination，NCSE）：是认知障碍评定的成套测验方法，是认知障碍评估的标准化评定量表。该测验主要包括定向能力、专注能力、语言能力、结构组织能力、记忆能力、计算能力、推理能力等方面。该测验能比较敏感地检测认知功能的问题所在及认知障碍的程度。LOTCA与NCSE因操作简单，是临床中最常用的认知功能评估的成套检测方法。

（5）其他评估方法：除此之外，对于可能存在或伴有认知功能障碍的患者可进一步行日常生活活动（activities of daily living，ADL）能力评定，分为基本日常能力（basic activities of daily living，BADL）和工具性日常生活能力（instrumental activities of daily living，IADL），前者包括穿衣、吃饭、上厕所、洗澡及上下楼梯等，后者包括工作、做家务、出访等，由于患者认知能力下降，评估时需知情者提供信息。ADL能力评定也是筛查轻度认知功能障碍的有效方法，其特异性和敏感度均较高。常用的评定量表为Barthel指数（Barthel index，BI）或改良Barthel指数（MBI）和FIM量表，其他还包括阿尔茨海默病协作研究日常能力量表（Alzheimer disease cooperative study - ADL，ADCS - ADL）、Lawton工具性日常活动能力量表（instrumental ADL scale of Lawton）、社会功能问卷（functional activities questionnaire，FAQ）等，根据不同病情需选择不同量表进行评估。

2. 单项认知功能评估

（1）注意障碍评估：注意障碍主要指患者不能处理进行活动所需要的各种信息，注意障碍的评定主要包括以下 6 个方面：①反应时间评估：指被检者接受刺激到做出反应所需时间，常用视觉或听觉刺激中的一项进行测试，比如在背后呼唤被检者的名字，被检者做出转头动作所需时间；②注意广度的评估：常采用数字距进行评估，检查者说出一串数字，被检者正向或逆向复述，正常人正向复述字距为 7±2，逆向复述字距为 6±2，结果受被检者文化水平影响，如果字距结果是 3，考虑为临界状态或异常，如果结果是 2，确诊异常；③注意持久性评估：采用划消实验或连续减 7 或倒背时间进行评定；④注意选择性评估：常采用视觉反应时或听觉反应时进行评定；⑤注意转移的评估：常要求被检者按规则做题，记录完成所需要的时间；⑥注意分配评估：要求被检同时进行两项任务，比如一边写字一边唱歌，评估患者是否能完成。

（2）记忆力障碍评估：记忆分为瞬时记忆、短时记忆和长时记忆，评定方法如下：①瞬时记忆评估：包括数字广度测定，同数字距测试方法；词语复述测定让被检者立即复述检查者说出的 4 个不同的词语；视觉图形记忆测试让被检者画出看过的 4 种简单图形卡片；②短时记忆评估：检测方法同瞬时记忆评定方法，不同的是被检者要求记忆时间延长至 30s；③长时记忆评估：包括情节记忆、语义记忆和程序性记忆。主要要求被检者回忆人生中重大事件、生活常识等信息，完成指定日常操作等；④标准化成套记忆测定：除上述简单检测外，还可以使用成套量表进行评估，临床应用最广泛的是韦氏记忆测验。

（3）执行能力障碍评估：执行障碍指运用知识达到某一目的能力减退，常伴有注意和记忆功能障碍，包括 3 个方面：①启动能力评估：启动能力障碍指不能在需要时开始某一动作，比如让受检者在 1min 内说出以"大"开头的的词或短语；②变换能力评估：要求被检者根据检查者的要求做出不同的动作，比如检查者敲桌底 1 下，被检者伸出 1 手指，敲 2 下，被检者不动，完成 10 遍。还可以观察被检者演示日常活动，比如穿衣、吃饭、刷牙等，观察

完成的连续性及有无重复动作；③解决问题能力评估：主要对抽象思维和概括能力进行检查，包括成语解释、类比测试和推理测试等。

（4）知觉障碍评估：知觉障碍是指对刺激的感觉和整合发生障碍，包括躯体构图障碍、视空间关系障碍、失用、失认，下面简单介绍单侧忽略、失用、失认的评定方法：①单侧忽略障碍评估：是对病变对侧刺激不能反应和定向，临床常用的测试方法有二等分线段测验、线段划消测验、画图测验、双侧同时刺激检查、功能检查等；②失用障碍评估：失用障碍主要是被检者在感觉运动等功能正常的情况下不能正确执行口令，包括意念性失用、意念运动性失用、结构性失用、肢体运动性失用和穿衣失用等，评估时主要让被检者使用某种工具完成特定的动作，比如让被检者完成刷牙、泡茶、系纽扣、穿衣服等等，观察其动作完成情况；③失认障碍评估：是被检者在特定感觉正常的情况下，不能感知既往熟悉的事物，包括视觉失认、触觉失认和听觉失认。临床常用的方法有让患者看既往熟悉的照片、听熟悉的音乐、触摸日常常用物品等等。

（四）其他评估方法

1. 计算机辅助认知评估系统　近年来依赖于计算机技术设计和编制的认知评价系统因其准确性和客观性越来越受重视，逐渐在临床上推广。中国科学院心理研究所研制的《基本认知能力测验》是相对成熟完整的软件，适用于具有小学 4 年级以上文化水平的人群，在国内处领先水平。

2. 神经影像学检查　近年来随着影像技术的不断发展，神经影像学等技术也越多的用于认知障碍评估，特别是神经结构影像学比如多序列的 MRI 技术可反应大脑大体解剖变化与认知的相关性，血管成像可以评估认知障碍与血管损伤之间的关系等，对认知障碍的分类及诊断起重要作用。

3. 神经电生理检查　主要包括脑电图及事件相关电位（event - related potential，ERP），其中 ERP - P300 研究最广泛，主要反应认知加工过程，对认知障碍患者有较高的敏感性，但特异性不强，可以作为其他评估手段的补充。

治疗流程

一、康复治疗

目前有关认知障碍的康复尚无统一的标准，认知障碍干预包括认知刺激、认知训练和认知康复，认知刺激强调以社会团体活动的形式提高整体认知功能和社会功能，在内容上更强调信息加工，提高患者回归社会能力；认知康复强调的是利用患者现存的认知能力通过代偿完成日常活动，提升日常生活能力；认知训练指针对某一特定方面的认知障碍让患者重复完成一些工作任务，达到修复的目的。除了传统干预方法外，近年来新型干预方法比如计算机辅助康复方法、虚拟现实技术和远程康复技术等得到较快发展，与传统训练方法结合，弥补传统康复的不足，提高训练效果，有很大应用前景。下面主要针对一些特定的认知障碍训练方法简单阐述，帮助临床医生在工作中给予患者认知障碍康复指导。

（一）作用机制

认知障碍康复治疗基于中枢神经系统具有可塑性，早期重复训练与认知相关活动能够使大脑在结构和功能上发生改变。康复训练可以使神经细胞产生新的突触，形成新的联系，起到代偿作用；还可以改善神经系统的反应性和兴奋性及提高信息冲动的传入及传出，促进大脑皮质功能受损后重组，最终促进认知功能的恢复。

（二）主要实施步骤

1. 注意障碍康复　注意障碍康复主要包括猜测游戏、删除作业、时间感训练、数目训练，下面分别介绍。

（1）猜测游戏：使用 2 个透明杯子和一个小球，患者观察治疗师将一个杯子覆盖在小球上后指出哪个杯子覆盖在球上，反复练习，确保准确无误后，更换为两个不透明的杯子进行训练，成功后改用 3 个或更多不透明杯子和 1 个小球，成功后改为 3 个或更多不透明杯子和多个不同颜色小球，逐级增加训练难度。

（2）删除作业：在 16 开白纸上写一行数字（根据文化程度选择字母、图形等），让患者用铅笔删除指定的内容，成功后增加数字行数，成功后还可以增加背景内容及指定删除内容，逐级增加训练难度。

（3）时间感训练：给患者一个秒表，根据口令启动并在 10s 时自行停止，然后将时间延长至 1min，误差小于 1~2s 时让患者不看表，患者心算在指定时间停止秒表，当误差不超过 15%，改为与患者一边交谈一边按上述方法训练。

（4）数目训练：让患者按照顺序说出或写出 0~10 的数字，也可以给出这些数字卡片，让患者按照顺序排出，逐渐增加数字跨度，或按奇数、偶数顺写说出或写出一系列数字，或改变数字顺序等等方法。

2. 记忆力障碍康复　任何能够帮助患者适应、减轻、改善记忆障碍的技巧和策略，都可以用来康复，比如联想记忆法、背诵法、提示法、记忆技巧法、常规化等，下面简单介绍几种具体的训练方法。

（1）视觉记忆：将 3~5 张绘有日常生活熟悉物品的图片放在患者面前，注视 5s 后收回，要求患者写下物品名称，成功后可增加卡片数目和卡片行数。

（2）地图作业：准备一张无文字的城市地图，治疗师从某一地点经过街道走到另一地点，要求患者按照原路返回起点，成功后可增加路线的复杂程度，逐级增加难度。

（3）彩色积木块排列：准备 6 块边长 2.5cm 的不同颜色的积木块，以 3s 一块的速度向患者展示，完毕后让患者按照看到的展示顺序展示积木块，成功后可增加积木块数目或缩短展示时间增加难度。

3. 执行能力障碍康复　执行能力障碍患者表现为解决问题能力下降，训练其思维能力可提高执行能力，下面简单介绍具体训练方法。

（1）提取信息训练：让患者按照要求尽可能多的找出当天报纸中的不同信息，比如天气、日期、招聘广告、电视节目等。

（2）排列顺序训练：让患者将数字、字母、星期、月份、年份等按照顺序排列。

（3）物品分类训练：给出 5 大类物品，每类物品包含 5 种，打乱顺序后，让患者把这些物品分类。

（4）从一般到特殊的推理训练：向患者提供一类事物的名称，比如食物、植物等，让患者以提问的方式推导出物品的名称。比如告诉患者是一种食物，患者可以问是水果吗；如回答是，患者可以再问是圆形的吗；如回答是，患者可再问是什么颜色的；回答是橙色的，患者即可推导出是橙子。

（5）问题及突发情况的处理训练：可以让患者设想遇到的一些问题，比如刷牙、煎鸡蛋，训练处理问题能力；还可增加难度，丢了钱包怎么办？到新地方迷路怎么办？训练应变处理能力。

（6）计算和预算的训练：让患者做简单的计算，简单加减乘除法，增加难度可以做一个家庭每月支出预算。

4. 知觉障碍康复 主要通过反复给予患者特定感觉刺激，让大脑对感觉输入产生较深影响。接下来分别介绍单侧忽略、失认和失用的训练方式。

（1）单侧忽略障碍康复：可以不断提醒患者集中注意忽略的一侧、站在忽略侧和患者交谈及训练、对忽略侧给予拍打触摸冰刺激等感觉刺激、在忽略侧放置鲜艳物品引起注意、阅读时在忽略侧放置色彩鲜艳的标尺或用手摸着书的边缘或边缘处开始阅读等。

（2）失用障碍康复：针对意念性失用可以将日常生活的动作分解，比如泡茶分解为打开茶盒、拿茶杯、取少量茶叶放入茶杯中、取暖壶、向茶杯内倒开水、盖上茶杯盖，每个动作分解训练，逐步到部分分解训练再到连续完整训练；针对意念运动性失用给予患者简短明确口令，比如闭眼、皱眉、握手、刷牙等，边说边做让患者模仿；针对运动性失用要求手把手教患者做，可以给予暗示提醒，改善后逐步减少暗示和提醒；针对结构性失用给患者示范画图或拼积木，让患者复制，开始可以给予提示，熟练后逐渐减少，并且遵守从易到难的原则；针对穿衣失用最好在衣服上做记号，便于患者找到，并且在穿衣过程中可以提示及用手教患者进行。

（3）失认障碍康复：针对颜色失认，可以让患者用画笔给图片填色；对于听觉失认，可以让患者听动物叫声、日常生活中的声音后找出相对应的声音卡片；对于颜色颜面部失认，可以让患者看熟悉

人的照片后指认；针对触觉失认，可以让患者闭目后触摸木头、丝绸、冰块等不同材质物品后指认。

（三）关键环节提示

以上主要介绍了传统认知训练的方法，这些方法只需借助简单工具，所以在实际工作中比较容易操作，但借助于计算机技术的新型康复技术近年发展迅速，有条件的医院可以开展。临床上发生认知障碍时不单是某一方面功能受损，表现多个方面同时受损，所以常常采用综合认知训练方案，并强调根据评估结果制定个体化训练方案，另外认知训练常与生活方式干预、有氧锻炼等其他疗法相结合。由于认知障碍恢复较慢，在训练过程中应以鼓励为主，提高患者依从性，达到有效训练的目的。

二、药物治疗

引起认知障碍的病因多种多样，除了积极治疗原发病外，大量研究证实药物治疗可以改善患者的认知障碍，主要包括胆碱酯酶抑制剂（cholinesterase inhibitors，ChEIs）、兴奋性氨基酸受体拮抗剂、中药及其他，下面对这些相关药物做简单介绍。

（一）作用机制

ChEIs 主要通过阻滞突触中乙酰胆碱降解速度，提高乙酰胆碱的含量，增加乙酰胆碱活性发挥作用，代表药物有多奈哌齐、加兰他敏、卡巴拉汀等。兴奋性氨基酸受体拮抗剂主要通过对 N - 甲基 - D - 天冬氨酸受体进行拮抗，阻断其兴奋产生的神经毒性而发挥作用，代表药物有美金刚。中药因其含有多种有效成分，可以作用于多个靶点，可以改善 AD 的认知障碍，具体机制尚不明确，代表药物有银杏叶提取物。其他比如脑蛋白水解物、奥拉西坦等因其神经保护作用延缓衰老的进展而发挥作用，尼莫地平、维生素 E 等药物在临床上观察有改善认知障碍的作用，但都缺乏大样本随机对照试验证实，可作为认知障碍治疗的辅助用药。

（二）具体治疗方法

下面主要对多奈哌齐、加兰他敏、卡巴拉汀、美金刚 4 种临床中常用的药物进行介绍（表3 - 5 - 1）。

表 3 - 5 - 1　认知障碍的具体药物治疗

药物名称	药物类型	给药途径	常用剂量	给药时间	备注
多奈哌齐	ChEIs	口服	起始 5mg qd，可增至 10mg qd	睡前	与食物一起服用减少胃肠道不良反应，最大剂量 23mg/d
加兰他敏	ChEIs	口服	起始 4mg bid，可增至 12mg bid	与早餐及晚餐同服	整颗顿服，不要嚼碎，最大剂量 32mg/d
卡巴拉汀	ChEIs	口服或贴剂	口服：起始 1.5mg bid，增至 6mg bid 贴剂：起始 4.6mg/24h，增至 9.5mg/24h	与早餐及晚餐同服	整颗吞服；每次使用贴剂应贴与新的皮肤处；在行 MRI 检查时需取下贴剂；贴剂最大量 13.3mg/24h
美金刚	兴奋性氨基酸受体拮抗剂	口服	起始 5mg qd，可增至 10mg bid	每日相同时间，可空腹或随食同服	与 ChEIs 联用有协同作用

注：qd 每日 1 次；bid 每日 2 次

（三）关键环节提示

上述药物主要可以改善 AD、血管性痴呆、帕金森病痴呆、路易体痴呆的认知障碍，对于额颞叶痴呆、亨庭顿病、免疫性脑炎、正常压力脑积水等引起的认知障碍尚无有效药物治疗。在使用上述药物时均应从小剂量开始，逐步增加至治疗剂量，如果连续几天中断治疗，再次启动治疗时还应从小剂量开始。在使用一种 ChEIs 治疗无效或不良反应严重时，更换其他 ChEIs 类药物可获得一定疗效，并且 ChEIs 类药物存在剂量效应关系，根据疾病的严重程度可增加药物剂量，但应遵循从小剂量开始原则，并注意最大剂量限制。美金刚与 ChEIs 类药物有协同作用，对于中重度患者一般两者联用，除改善认知症状外，还可以显著改善患者精神行为异常症状。

疗效评估

一、评估时机

由于认知障碍表现在各个方面，不同方面康复训练恢复快慢不一致，有研究显示记忆力、定向力等通过认知训练恢复较快一些，而认知推理能力恢复相对慢一些，所以不同患者疗效评估时间可不同，在疾病的不同阶段，认知恢复快慢也不同，所以需根据患者具体情况，决定评估时机，建议在康复训练 6 周、12 周时进行相应的认知功能评估。

根据现有临床研究药物，治疗评估时间为 12 周 ~ 24 周不等，在实际工作中应根据患者的具体情况进行个体化评估。

二、评估内容

认知康复训练或药物治疗后，评估内容参照训练前或治疗前，达到对比的目的。另外，根据患者病情是否有进展，决定是否需要评估认知其他方面，调整治疗方案。

作者：刘欣
审稿：张敏

参考文献

第六节　脑复苏

脑复苏（cerebral resuscitation）是通过防治脑水肿和颅内压升高等方式减轻中枢神经系统功能障碍的一系列治疗措施，临床多用于一些危急重症患者，如脑血管疾病、开放性颅脑损伤、急性中毒、脊髓损伤、新生儿脐带绕颈、休克、癫痫、溺水、电击、自缢、一氧化碳中毒等。目前，常用治疗措施包括亚低温治疗、高压氧疗法以及各类药物治疗等。根据治疗时机、方式等不同，治疗效果不同。治疗后，可通过脑功能分级评定、神经功能恢复状况评定及血液标志物、脑电图（electroencephalogram，EEG）、影像学检查等辅助检查方式，评估患者的具体治疗效果，并根据检查结果，进一步调整治疗方案，以期让患者达到最佳状态。

大脑代谢严重依赖脑组织内血流持续提供的氧气和能量，脑血流是维持神经细胞电生理功能和细胞内稳态的基础。在脑组织供血停止后的几秒内，其内的氧储备就会被耗尽，导致脑组织中的氧化磷酸化作用和电生理功能被迫停止；而在几分钟后，脑组织开始无氧酵解，在此期间乳酸水平显著增高，导致细胞内酸中毒。由此，脑组织内正常的细胞代谢被打破，大量复杂的病理生理反应发生并迅速进展，导致机体出现呼吸循环衰竭、细胞代谢障碍、脑水肿、颅内压增高等病理生理性改变。而脑复苏则主要针对上述病理过程，通过防治脑水肿和颅内压升高等，以减轻或避免脑组织发生再灌注损伤，从而保护脑细胞的正常功能，减轻脑组织损伤程度，改善患者的病情，提升患者的生活质量。

脑复苏适用范围：①脑血管疾病（脑梗死、脑血栓、脑萎缩、脑出血、脑循环缺血等）、开放性颅脑损伤、脊髓损伤等；②新生儿脐带绕颈、羊水过多、产程过长等造成的窒息、缺氧缺血性脑病及脑性瘫痪等；③病毒性脑炎、脑膜炎、帕金森氏综合征、偏头痛、癫痫等；④休克、急性中毒、溺水、电击、自缢、一氧化碳中毒等。

▶ 临床应用

一、病史询问

对于脑复苏患者，通常无法直接对患者展开问诊，而是对患者家属或是发现患者损伤的第一目击者等进行问询。针对患者家属，要通过了解现病史、既往史、药物史、家族史等，分析患者的病因、病情，从而为患者制订个性化治疗方案。而对于溺水、电击、自缢、一氧化碳中毒者，需针对发现患者损伤的第一目击者，询问是否实施现场抢救、实施过程、实施时间等，从而进一步为患者实施相应治疗，保障患者的生命安全。

二、体格检查

大脑为中枢神经系统的重要组成部分，大脑与皮质下和周围神经系统联系广泛，脑功能异常即可出现特征性定位征象和神经系统损害表现。因此，通过神经系统检查可了解脑功能损害的部位、性质和程度。

1. 角膜反射　角膜反射是常用于判断意识障碍的重要指标。正常时，被检者由于角膜受到刺激眼睑迅速闭合，同时和刺激无关的另一只眼睛也会同时产生反应；长时间角膜反射消失，常提示预后不良。

2. 瞳孔改变　①两侧瞳孔等大，但有扩大或缩小，光反射迟钝或消失，常提示脑干病变；②两侧瞳孔不等大，出现一侧扩大，多提示脑干损伤严重或天幕疝；③两侧瞳孔持续扩大，光反射消失，表示脑干损伤严重或有枕骨大孔疝。

3. 眼球运动测定　测定方法有眼手动试验及眼前庭反射等，为判定预后的关键指标。①当中脑上、下丘水平眼球垂直运动中枢受损，则出现双眼球向上或向下凝视麻痹；②当额上回后端或对侧脑桥侧视中枢病变时，则双眼向一侧凝视；③双眼球呈钟摆样运动提示脑干或小脑受损，双眼球浮动说明脑干受累；④如果眼球运动消失则是脑干功能丧失、是预后不良的征兆。

4. 眼底检查　脑水肿严重，颅内压增高，可出现视盘水肿及出血等改变。

5. 病理反射检查　病理反射阳性常提示锥体束病变，病理反射从有到无，表示病情好转；但病理征从无到有并非均表示病情恶化，有时为昏迷解除过程中出现的过渡状态，表示皮质下抑制解除而皮质尚处于抑制状态，是病情好转的表现。

三、 功能评估

诱发电位（EP）可用于了解脑损害情况、复苏效果以及有无脑死亡等，临床中常用的诱发电位有体感诱发电位、脑干听觉诱发电位等。

1. 体感诱发电位（SSEPs）　SSEPs 是指躯体感觉系统的外周神经部分在接受适当刺激后，在其特定的感觉神经传导通路上记录出的电反应，用以评估不同平面一直到脑皮质感觉区的电活动，从而可以用于评价感觉通路的完整性。

通过对昏迷患者进行 SSEPs 检测，可以反映患者的不同损伤程度及作预后评估：①SSEPs 双侧 N20～P25 复合波消失提示预后不良，特别是连续测试几天均呈相同改变，此时提示患者有较高死亡或持续植物状态的风险；②SSEPs 一侧 N20～P25 复合波消失，此时患者可能醒转，但受累肢体功能难以恢复，此外需注意，脑死亡患者一般不能被查出 N20～P25 复合波。

2. 脑干听觉诱发电位　脑干听觉诱发电位是指经耳机发出的声音刺激，通过听神经传导通路在头顶记录电位，检测时一般不需要患者的合作，所以十分适用于评估昏迷患者脑干功能的完整性，当排除周围听觉器官的病损后，脑干听觉诱发电位仍明显异常时提示预后不良。

四、 量表评估

格拉斯哥昏迷程度量表评分主要用于反映患者意识障碍的深度，其优点是简明实用、判断客观，已广泛应用于临床。最高分 15 分，为神志清晰，正常；8 分为病情严重的界限，<8 分提示预后不良；<6 分提示脑功能衰竭；<4 分则罕有存活者；<3 分，提示患者呈深昏迷、脑死亡状态（表 3-6-1）。

表 3-6-1　格拉斯哥昏迷程度评分表

反应	功能状态	得分
睁眼反应	自主睁眼、觉醒状态	4
	叫声睁眼	3
	疼痛刺激睁眼	2
	无反应	1
语言反应	定向正确可对答	5
	混淆言语	4
	用词不恰当	3
	患者只有呻吟	2
	无言语反应	1
运动反应	遵嘱运动肢体	6
	对疼痛有局限反应	5
	对疼痛屈曲逃避反应	4
	异常屈曲（去皮层强直）	3
	肢体痉挛性强直（去大脑强直）	2
	强刺激肢体无反应	1

治疗流程

脑复苏的治疗应尽量缩短脑组织内血液循环中断时间，及时有效地恢复脑组织再灌注，其中减少氧自由基的生成、保护细胞膜功能及防治 Ca^{2+} 内流是治疗的重要环节，而迅速改善脑缺氧状态，纠正酸中毒、控制脑水肿是脑复苏的必要措施。

一、 主要实施步骤

1. 亚低温治疗

（1）低温疗法作用机制：①使脑细胞的耗氧量及代谢率降低，尽量维持脑氧供需平衡，同时提高脑细胞对缺氧的耐受性，起到脑保护作用；②延缓脑组织能量储备的消耗，减少乳酸堆积，减轻细胞内酸中毒；③抑制氧自由基的产生，促进氧自由基的清除，减少炎性因子的释放，抑制神经元凋亡；④降低脑组织内血流量以及脑脊液压力，缩小脑容积，降低颅内压；⑤保护血脑屏障，降低神经细胞兴奋性，减少神经冲动传递，保护脑细胞，减轻脑水肿；⑥保护中枢神经系统，减轻脑损害引起的反应性高热；⑦减缓 Ca^{2+} 进入缺血细胞的速度，阻断钙对神经元的毒性作用；⑧抑制一氧化氮合酶的活性，减少一氧化氮终产物的产生，减少神经元死亡。

（2）降温方法：①冰袋、冰帽：将冰袋、冰帽置于头部、颈部、腋窝、腹股沟等大血管搏动处，操作简单，但缺乏温度反馈系统，降温效果不可靠，且常导致皮肤冻伤，已逐渐被其他更先进的降温技术所取代；②电脑控温半导体制冷降温毯：这种降温设备温度可控，且少见皮肤损伤，是将温度可控的循环水降温毯覆盖于身体表面，毯子与皮肤中间有吸水凝胶辅助热传导，并有辅助设备维持循环水温在目标温度范围内；③头部贴敷式脑低温法：是指在头部或血管附近施以降温手段来达到脑内亚低温的方法，使用贴敷式局部亚低温脑保护仪，可以在 15～20min 使头部的温度达到亚低温水平；头部皮肤与制冷装置之间采用具有高导热系数的材料作为头部与仪器之间的传热递质，克服了依赖空气进行热传导的弊端，并以计算机控制温度变化，测量结果较为精准；④血管内导管降温：是一项以导管为基础的热交换技术，是一种"侵入性"的降温方法，也是目前比较有前景的一种新型降温方法；采用介入技术，将循环水导管插入到大静脉（一般选择股静脉），通过调节循环水温度达到降温效果，可主动控制性复温且并发症较少；⑤人工体外循环降温：降温幅度容易控制，降温速度快，高效可靠，但操作较复杂，是通过动/静脉穿刺，建立体外循环，将血液引到体外进行降温、复温，需要高级医疗设备支持，因此只有在大型医疗中心才能完成。

（3）降温要点：①早：在不影响心肺复苏的情况下尽早实施；②快：争取在 0.5h 内降至 37℃以下，数小时内达到要求的温度；③低：要求达到适度的低温，多采用 32～34℃ 的亚低温；④稳：降温过程要保持平稳，防止忽高忽低；⑤足：低温维持的时间要足，须至病情稳定、皮层功能开始恢复、出现听觉为止；⑥缓：复温要缓慢逐渐恢复。

2. 高压氧疗法 高压氧治疗是指在超过 1 个大气压环境下的给氧治疗，属一种特殊氧疗方法。

（1）高压氧治疗复苏后脑损伤的原理：①高压氧可以增加血氧含量，在吸纯氧的情况下能提升动脉血氧分压，并通过物理溶解途径明显增加全身组织供氧比例，所供氧气能够快速被组织细胞利用，可在一定程度下阻止患者的脑缺血缺氧损伤；②高压氧可以降低颅内压，在吸纯氧的情况下能使脑血流量下降、颅内压降低，但脑组织氧分压升高，从而打破患者脑水肿与脑缺氧的恶性循环；③高压氧可以明显提高血氧弥散率和有效扩散距离。在人体组织中，氧以毛细血管为中心向周围不断弥散，在高气压环境下，氧在组织中的弥散速率和有效半径均成倍增加，对挽救濒死细胞具有关键意义；④高压氧环境下的适度氧化应激可动员炎症保护性机制。

（2）高压氧治疗的具体措施：高压氧舱内所加压力称为附加压或表压，1 个大气压加附加压称绝对压（ATA）。一般使用 2～2.5ATA 的压力，一般采用面罩间歇吸氧。吸氧方案：吸纯氧 20～40min，换吸空气 5～10min，反复数次，总共吸氧 40～80min。国内普遍采用的吸氧方案有几种：2～2.5ATA，20min×4（间歇 5min），30～40min×2（间歇 5～10min），3ATA 20～30min×2（间歇 10min）。

3. 药物治疗

（1）脱水药物：目的为缩小脑容积，减少颅内血容量和脑脊液，控制脑水肿、降低颅内压，在最大程度上恢复脑功能。

①渗透性脱水剂：通过提高血浆渗透压，形成血液-脑脊液-脑组织之间的渗透压差，使脑组织内水分进入血液，使脑组织脱水，容积缩小，压力降低。

白蛋白：白蛋白可以维持血浆渗透压，是人体血浆中最主要的蛋白质，一般用 20%～25% 人血白蛋白 20～50ml 或浓缩血浆 100～200ml 每日静脉滴注。但因其脱水作用差，价格昂贵，故不宜单独使用，常联合用药。

高渗葡萄糖/高渗盐水：高渗葡萄糖可以补充能量并用作体液治疗，一般用 50% 葡萄糖溶液 60～100ml，每 4～6h 1 次，静脉注射。我国《高渗盐水治疗脑水肿和颅内高压专家共识》2022 年发表于中华医学杂志，提出 19 条推荐意见。临床上最常使用 3% 高渗盐水，对颅脑创伤、蛛网膜下腔出血、颅内血肿、脑梗死、颅内感染、脑肿瘤等所致脑水肿和颅内高压均可使用，使用时应注意输注速度（≤650ml/h）和监测电解质。可单独使用，也可与其他药物联合或交替使用。禁忌证包括：高钠血症、严重肾功能不全、严重心功能不全、凝血功能紊乱、静脉炎等。不建议用于高血压、糖尿病、老年患者等。

甘油：甘油是唯一可口服的渗透性脱水剂，通常用 50% 甘油盐水每次 1.5～2ml/kg，6～8h 1 次，服药后 30～60min 起作用，药效维持 3～4h。糖尿病患者慎用。亦可静脉滴注 20% 甘油果糖氯化钠溶液 250～500ml，每日 1～2 次。

甘露醇：甘露醇是一种高渗性脱水剂，具有脱水、利尿、降颅内压等作用，一般用 20% 甘露醇以每次 0.5～1g/kg 静脉注射或快速点滴，开始作用时间 5～10min，30～120min 作用最强，作用时间可持续 4~6h。

②利尿性脱水剂：通过使全身脱水，降低颅内压，治疗脑水肿。

呋塞米：呋塞米又是一种短效袢利尿剂，注入5min 起效，30~60min 达高峰，维持 4h 左右。常用剂量为 0.5~1mg/kg，效果不显时可递增到 100~200mg 静脉滴注或静脉注射，安全有效。依他尼酸：常用剂量为 0.5~1mg/kg，24h 总量可至 100~150mg。静脉注射 15min 开始利尿，2h 作用达高峰，持续 6h。

③肾上腺皮质激素：激素有稳定细胞膜、清除自由基及减轻脑水肿的作用。

地塞米松：为临床上首选。10~15mg 静脉注射，以后每 4~6h 重复 5mg。一般不超过 4d。

氢化可的松：临床上常以 200~400mg 的剂量静脉滴注。

（2）麻醉或镇静催眠、抗惊厥药物：脑复苏的患者中常有躁动及抽搐发生，主要由于脑缺氧、脑水肿所致。

地西泮：地西泮具有良好的镇静、催眠、抗惊厥、抗癫痫和轻微的肌松作用，与其他镇静药物相比，安全性更高，如大剂量安定所引起的心血管和呼吸抑制要轻微得多。成人剂量 10mg，可直接静脉注射，不需稀释，最大量可达 20mg。儿童剂量 0.2~0.5mg/kg。最大剂量：婴儿 2~5mg，儿童 5~10mg，不能超过 10mg。必要时可重复使用。目前多采用静注后给予静脉滴注维持，40~100mg 加入5% 葡萄糖 500ml 内，以每小时不超过 40ml 的速度缓慢静滴。

氯硝西泮：氯硝西泮是一种苯二氮䓬类的安眠药物，可用于控制各型癫痫，成人一般用量 1~4mg，小儿剂量 0.1mg/kg，缓慢静脉注射。成人 1日最大量不超过 20mg。

异戊巴比妥：异戊巴比妥是一种精神类药物，它对中枢神经系统有抑制作，常规用于抗焦虑、癫痫，成人用量每次 0.25~0.5g，或 5mg/kg，小儿剂量 1~4 岁 0.1g，5 岁以上 0.2g。以注射用水稀释成5% 溶液缓慢静脉注射。每分钟不超过 1ml（<50mg）。抽搐停止即可停止注射，剩余药物肌内注射，维持时间较长。

苯巴比妥：苯巴比妥为镇静催眠药、抗惊厥药，是长效巴比妥类药物的典型代表，成人用量首次为 0.2g，小儿 4~7mg/kg，肌内注射。然后根据病情需要 0.1g，4~6h 1 次，肌内注射，24h 总量不超过 35mg/kg。

水合氯醛：水合氯醛属镇静、催眠药，可引起接近正常的生理睡眠，醒后无困倦乏力等不良反应。临床主要用于小儿患者。10% 水合氯醛 10~20ml，保留灌肠，每 4~6h 1 次，儿童每次 50mg/kg，加等量生理盐水灌肠。

咪达唑仑：咪达唑仑一种短效的苯二氮䓬类镇静催眠药，效果迅速。临床应用时一般先静脉注射 2~3mg，继之以 0.05mg/（kg·h）静脉滴注维持，发作控制后视情况减量后停用，适用于全面性强直阵挛性癫痫持续状态，应用时应同时注意有无抑制呼吸。

（3）脑保护药物

①改善脑功能，增加脑灌注

纳洛酮：纳洛酮为纯粹的阿片受体拮抗剂。近年研究表明，纳洛酮有明显改善脑和脊髓的血供，促进神经功能恢复作用。本品可供静脉、肌肉、皮下注射亦可气管内给药。首次用 1.2~2.0mg 静脉注射，继之 4mg 加入 5% 葡萄糖液 1000ml 静脉滴注。

双氢麦角碱：双氢麦角碱为 α-受体阻断剂，可直接作用于中枢神经系统的多巴胺和 5-羟色胺受体，用于改善神经传递功能。临床常以 0.9mg 肌内注射，或 1.8mg 加入液体中静脉滴注，或 0.6mg 与异丙嗪合用起冬眠降温作用，需注意低血压者慎用。

其他：如活血素、都可喜、卡兰片、30 长效长青胺、雅伴片等，均有不同程度的降低血黏度、改善脑微循环、增加脑灌注量、调节脑代谢改善脑功能等作用，病情稳定后选择 1~2 种药物较长时间口服治疗。

②降低血液黏滞度

低分子右旋糖酐：低分子右旋糖酐可扩充血容量，抑制红细胞和血小板凝集，还能与纤维蛋白结合降低黏滞度，加速血液流动，疏通微循环。常用量为 500ml，每日用量不超过 1000ml，静脉滴注，一般 7~10d 为 1 个疗程。

羟乙基淀粉：羟乙基淀粉是现在临床上广泛使用的人工合成的胶体溶液，具有扩充血容量、疏通微循环、降低血液黏度的作用，一般静脉滴注 6% 羟乙基淀粉氯化钾 500ml，每日 1 次。

③改善脑微循环

山莨菪碱：山莨菪碱属于外周抗胆碱药，能解除乙酰胆碱所致平滑肌痉挛，也能解除微血管痉挛，改善微循环，临床常用剂量为 $0.5 \sim 1mg/kg$，习惯上用 $20 \sim 40mg$ 稀释后静脉滴注或分两次肌内注射。用药 $1 \sim 2$ 周。

曲克芦丁：曲克芦丁可以抑制血小板聚集，防止血栓形成；对抗 5 - 羟色胺、缓激肽等对血管的损伤作用，降低毛细血管通透性，减轻血管源性脑水肿。$400mg$ 稀释后静脉滴注或分两次肌内注射，用药 $1 \sim 2$ 周。

丹参：丹参的药理作用极其广泛，包括扩张血管、改善微循环、调节组织修复和再生等，临床中常以 $10 \sim 20ml$ 本品加入 5% 葡萄糖注射液或低分子右旋糖酐中静脉滴注，用药 $1 \sim 2$ 周。

川芎嗪：川芎嗪属于吡嗪生物碱类药物，有扩张血管、增加动脉血流、抑制血小板聚集和血小板活性的作用，临床中常以 $80mg$ 本品加入 5% 葡萄糖流或低分子右旋糖酐中静脉滴注，$10 \sim 15d$ 为 1 个疗程。

④促进脑代谢药物：此类药物，对改善全脑代谢，抑制、防止和减少脑损害具有积极作用。

三磷酸腺苷（ATP）：三磷酸腺苷是一种辅助酶蛋白质，是体内能量的主要来源，有改善肌体代谢的作用，临床中常以 $20 \sim 40mg$ 本品肌内注射，或加入 5% ~10% 葡萄糖液 $500ml$ 静脉滴注，每日 $1 \sim 2$ 次。连用 $2 \sim 3$ 周。常用胰岛素 $8 \sim 12U$、氯化钾 $1g$、硫酸镁 $2.5g$ 组成"极化液"（GIKMg）可提高疗效。

吡硫醇：吡硫醇能促进脑内葡萄糖及氨基酸代谢，改善全身同化作用，临床中每次常以 $100mg$ 本品加入 10% 葡萄糖液 $1000ml$ 中静脉滴注，每日一次，连续使用 3 周。

脑活素：脑活素是一种猪大脑的提取物，是一种多种氨基酸的水溶液，可以进入脑细胞内，改善细胞代谢，增加细胞的营养，增加脑细胞在缺氧和缺血状态下的活力和功能。临床中每次常以 $10 \sim 30ml$ 本品加入生理盐水 $250ml$ 静脉点滴，每日 1 次，$10 \sim 20d$ 为 1 个疗程。

吡拉西坦：吡拉西坦为 γ - 氨基丁酸的衍生物，对脑缺氧损伤有保护作用，能促进受损大脑的恢复，治疗复苏后昏迷者应用大剂量，每日可用 $8 \sim 16g$ 加入液体中静脉滴注，用药 $1 \sim 2$ 周。

辅酶 A：辅酶 A 是一种辅酶，临床中通常将 $50 \sim 100U$ 的本品加入 5% ~10% 葡萄糖液中静脉滴注，每日 $1 \sim 2$ 次，连用 $2 \sim 3$ 周，常与 ATP $40mg$、胰岛素 $8 \sim 12U$ 组成"能量合剂"，可提高疗效。

胞磷胆碱：胞磷胆碱可以通过降低脑组织中谷氨酸浓度，减少神经性神经递质引起的细胞死亡，对意识障碍者应加大剂量，$0.5 \sim 1g$ 加入 5% ~10% 葡萄糖液 $500ml$ 中静脉滴注，可长期反复使用。

1，6 - 二磷酸果糖（FDP）：1，6 - 二磷酸果糖主要用于分解供能，临床中常以 $10g$ 本品快速静脉滴注，每日 $1 \sim 2$ 次，1 周为 1 个疗程。

（4）其他药物

利多卡因：利多卡因是一种钙通道阻滞剂，能够降低细胞内 Ca^{2+} 浓度，阻止细胞内钙超负荷，改善神经功能；同时，能够稳定地穿越血脑屏障，通过调整炎性递质，增加神经细胞膜的稳定性来保证脑血管的血流供应和降低脑代谢。近年研究表明，利多卡因在心肺复苏患者中能够对患者进行脑保护，有利于患者恢复自主循环后的脑恢复。

尼莫地平：尼莫地平属于双氢吡啶类钙离子拮抗剂，可选择性地作用于脑血管平滑肌，易通过血 - 脑脊液屏障，与中枢神经的特异受体结合，扩张脑血管，通过提高缺血后血流量至高于阈值水平，以维持神经元的活力，从而改善预后。

右美托咪定：右美托咪定可降低脑组织中肿瘤坏死因子 - α（TNF - α）、白介素 - 6（IL - 6）等炎性因子水平，抑制神经元特异性烯醇化酶（NSE）和中枢神经特异蛋白（S100β）的分泌，维持较高水平的超氧化物歧化酶（SOD）活性，维持血流动力学稳定，减轻应激反应引起的颅内压升高，稳定颅内内环境。

二、 关键环节提示

临床中，对患者进行脑复苏治疗时，一定要明确每种治疗手段的禁用人群、适用人群以及其他注意事项，避免因治疗不当而使患者病情进一步加重，危害患者的生命安全。

1. 亚低温治疗

（1）适用人群：亚低温具有显著的神经保护作用，而且无明显不良反应，适用于以下人群：①心脏外科体外循环术中的脑保护；②脑灌注压下降相关的颅脑损伤；③心肺复苏后脑病；④新生儿缺氧缺血性脑病；⑤颅脑损伤，如创伤性颅脑损伤、广泛脑挫裂伤出血后脑水肿、颅脑损伤、急性癫痫持续状态等；⑥缺血性脑卒中、脑出血、蛛网膜下腔出血；⑦各种高热状态，如中枢性高热病、高热惊厥、脑炎等。

（2）禁用人群：亚低温脑保护无绝对禁忌证，

但年老体弱、生命体征不平稳者酌情采用。

（3）并发症：亚低温治疗中可能产生一些并发症，主要包括：①心律失常，如心动过缓、室性期前收缩（早搏）、心室纤颤等；②电解质紊乱，如高钠、低钾、低镁、低氯、低钙等；③其他，如低氧血症、肌颤、免疫功能低下、循环不稳定（低血压）、心肌缺血、心肌梗死、反跳性颅内压增高、凝血功能障碍（低凝和出血倾向）等。理论上讲，温度越低，脑保护效果越明显，不良反应也越明显。

2. 高压氧疗法

（1）适用人群：各种原因引起的急性脑功能障碍患者可考虑选择包含高压氧治疗的综合治疗。

（2）禁用人群：慢性疾病终末期所致心搏呼吸停止的患者以及神经功能评估预后极差的患者，不推荐选用高压氧治疗。

（3）其他：高压氧对脑复苏各阶段均有一定的积极作用，尤其是在脑组织细胞产生不可逆性损害之前行高压氧治疗效果最好。

3. 药物治疗　用于脑复苏的药物种类繁多，一定要明确每种药物的禁忌、适用人群以及相应的注意事项，针对患者的病情制订个性化用药方案，切忌固化思维，盲目用药。

疗效评估

一、评估时机

在患者生命体征平稳后，临床中建议尽早进行神经功能评定、EEG 检查、神经影像学检查等。早期预测脑复苏的神经学结局，对于决定是否限制或撤除生命支持措施，以避免不必要的医疗资源浪费和经济负担具有重要意义；并且，对患者评估后重新制定个体化治疗方案、提高患者预后具有重要价值。同时，因脑损伤受缺氧持续时间、脑损伤病因、脑复苏质量和持续时间、低温治疗和循环灌注等众多因素影响，目前尚难准确预测，可能需要结合多种手段综合判断脑复苏后患者疗效。

二、评估内容

（一）脑功能分级评定

1. 格拉斯哥 – 匹兹堡脑功能表现分级（CPC）
根据脑功能和患者独立程度对患者进行脑功能分级评定，可用于判断患者预后。如果患者日常生活能独立在 CPC 1 或 2 级，则提示预后良好；如果患者为 CPC 3、4 或 5 级，则提示预后很差（表3－6－2）。

表 3－6－2　脑功能表现分级评分量表

CPC 分级	脑功能状态	表现
CPC 1 级	脑功能良好	清醒警觉，有工作和正常生活能力。可有轻度心理及神经功能缺陷、轻度语言障碍、不影响功能的轻度偏瘫或轻微颅神经功能异常

续表

CPC 分级	脑功能状态	表现
CPC 2 级	中度脑功能残障	清醒，可在特定环境中部分时间工作或独立完成日常活动。可存在偏瘫、癫痫发作、共济失调、构音困难、语言障碍或永久性记忆或心理改变
CPC 3 级	亚重度脑功能残障	清醒，脑功能损害需依赖他人日常帮助，至少存在有限的认知力。脑功能残障的表现各异，或表现为可以行动但严重记忆紊乱或痴呆，或呈瘫痪状态而仅依赖眼睛交流，如闭锁综合征
CPC 4 级	昏迷及植物性状态	无知觉，对环境无意识，无认知力，不存在与周边环境的语言或心理的相互作用
CPC 5 级	死亡	确认的脑死亡或传统标准认定的死亡

2. 神经功能恢复状况评定　根据患者日常生活能力及独立程度对患者进行脑功能分级评定，可用于评价患者神经功能恢复状态，判断患者预后（表3－6－3）。

表 3－6－3　改良 Rankin 评分量表

评分	表现
1	尽管有症状，但未见明显残障；能完成所有经常从事的职责和活动
2	轻度残障，不能完成所有以前能从事的活动，但能处理个人事务而不需帮助
3	中度残障，需要一些协助，但行走不需要协助
4	重度残障，离开他人协助不能行走，以及不能照顾自己的身体需要
5	严重残障，卧床不起、大小便失禁、须持续护理和照顾
6	死亡

（二）辅助检查

1. 血液标志物检查　通过对脑损伤时血液标志物进行检查，可以评估患者脑组织的损伤程度。①对于严重脑损伤患者，NSE 从神经元中被释放出来，并在损伤后至少 72h 内升高，其升高的程度与患者预后呈负相关，但是 NSE 对脑损伤的诊断不具特异性，它也可从脑外其他部位释放；②脑损伤或血脑屏障受损时脑脊液内 S100β 蛋白迅速升高，其作为脑损伤的生化标志物，在脑损伤后有一定的时间变化规律，而且与脑损伤程度及预后紧密相关，其浓度值检测有助于临床上判断神经组织的病灶大小、治疗效果等；③胶质纤维酸性蛋白（GFAP）在脑损伤后于神经胶质细胞中被释放出来，是一种与脑损伤密切相关的血清酸性蛋白，通过对其血清中浓度的高低进行测定，可反映神经胶质细胞的损害程度，同时可用于对脑损伤严重程度的判定及预后的评估。

2. EEG　EEG 在临床上被广泛应用于评估大脑皮层活动及判断癫痫发作，并能反映大脑血供和氧供情况，可以通过脑电活动变化反映脑部本身疾病，还可根据异常 EEG 呈弥散性或局限性以及脑节律变化等估计病变范围和性质。同时，在正常情况下，局部脑血流量（CBF）和摄氧量之间存在紧密的相关性，而在脑缺血损伤恢复过程中，脑代谢与 CBF 的关联性较差，此时，EEG 比 CBF 更能贴切地反映脑代谢情况，这使得 EEG 作为神经元功能的衡量指标更有价值。由此可见，连续 EEG 监测是了解意识障碍患者大脑功能情况的良好指标。

脑复苏过程中，常见的 EEG 检查结果如下：①缺氧性脑病：EEG 可见 α 节律抑制或消失，以及出现对称弥漫性慢波等改变；②昏迷：EEG 可见 α 波型、β 波型、纺锤波型、发作波型外，以及广泛 δ 活动或 θ 活动的慢波型，昏迷越深，慢波频率越慢，波幅也越低，而深度昏迷的患者 EEG 常由 δ 活动逐渐转变为平坦活动；③去大脑皮质状态：大多数患者 EEG 表现为广泛性慢活动，严重者显示平坦活动；④脑死亡：EEG 表现为脑电活动消失，即呈平坦直线型。

此外，现已发现，EEG 连续描记，如果早期转为典型的睡眠图则说明预后良好，而"双相"或"多相"活动，不伴有睡眠图则提示损伤严重。

3. 脑血流相关检查　脑功能需要依赖足够的血供才能维持，一旦脑血流中断或脑血氧供应障碍，脑功能就难以维持而发生一系列病理生理改变。因此可通过血流监测反映脑功能状态。

（1）磁共振血管成像（MRA）：MRA 是利用 MRI 特殊的流动效应而不同于动脉或静脉内注射造影剂再进行的血管造影，它是一种完全非损伤性血管造影的新技术。目前，MRA 至少可以显示大血管及各主要脏器的一、二级分支血管，可用于许多血管性病变的诊断，如血管狭窄、血管栓塞、血栓形成、血管硬化的分期等。

（2）三维动脉自旋标记（3D arterial spin labe-ling，3D - ASL）：3D - ASL 可全面反映急性缺血性脑梗死的血流灌注状态，且可提高信噪比及降低运动伪影，具有完全无创性、可重复检查的优点，在临床和科研中显示出广阔的应用前景。3D - ASL 技术无须静脉注射对比剂即可在短时间内获得全脑 CBF 图，可反复多次扫描，评估梗死区的血流灌注恢复状况；同时，ASL 能基本反映脑梗死区血流灌注的异常变化，但 3D - ASL 技术有一定的扩大效应。

（3）数字减影脑血管造影：可瞬时观察到血管收缩运动的动态影像，较清楚地显示脑血管动态变化对脑功能的影响，提高诊断的准确性。

（4）经颅多普勒超声检查（TCD）：TCD 对探测颅内压增高、脑死亡有重要临床意义。随着颅内压增高程度的不同，TCD 频谱改变也不同。TCD 对快速、准确地判断脑循环停止和脑死亡的全过程有肯定价值等。

4. 计算机断层扫描（CT）和磁共振（MRI）

脑复苏患者治疗后，头部 CT 和 MRI 可用于评价患者有无脑实质密度降低的脑水肿改变或梗死表现。

作者：雷革胜

审稿：王津存

参考文献

第二篇　神经内科疾病各论

第四章　急诊急救

第一节　颅内压增高

由各种因素引起颅内容物体积增加或颅腔容积变小，使颅内压（intracranial pressure，ICP）持续超过 200mmH$_2$O（成人），从而引起一系列相应的临床综合征，称为颅内压增高。

▶ 诊断

一、诊断流程（图 4-1-1）

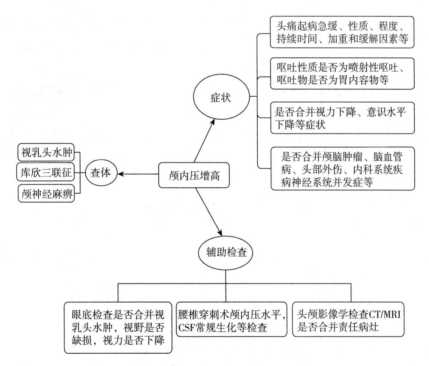

图 4-1-1　颅内压增高诊断流程

二、问诊与查体

（一）问诊和症状

问诊时应注意是否存在颅内压增高可能的病因。对于伴有或考虑诊断为颅脑肿瘤、脑血管病、脑炎/脑膜炎、头颅外伤、内科系统疾病神经系统并发症的患者，采集病史时也应着重注意问诊颅内压增高三联征及有关的局部症状，并高度警惕颅内压增高的可能性（表 4-1-1）。此外，部分育龄期肥胖女性的颅内压增高患者可能无原发病因，问诊时也当多加注意，避免遗漏。

同时，还应对起病时间、急缓、程度、频率、持续时间、加重或缓解因素、既往诊疗经过、使用过何种药物、是否接触过毒物等进行详细问诊，有助于进行颅内压增高的诊断及鉴别诊断。

表4-1-1 颅内压增高的常见症状

类型	症状	表现
典型症状	头痛	（1）一般认为颅内压增高引起的头痛是由于硬脑膜及三叉神经的痛觉纤维受到压迫刺激所导致的 （2）主要表现为额部、颞部持续性胀痛或撕裂痛，部分患者也可出现自颈枕部向眼眶的放射性疼痛 （3）头痛在晨间或傍晚明显。疼痛随颅内压增高而加重。当进行用力搬运重物、咳嗽等使腹压增高的活动时，头痛也会加重
	呕吐	（1）颅内压增高极易压迫影响到呕吐中枢，从而出现恶心和呕吐等症状 （2）颅内压增高所导致的呕吐多呈喷射性，呕吐物为胃内容物，常见于空腹或头痛剧烈时 （3）呕吐严重时可出现水电解质紊乱等情况
	视力下降	颅内压增高可能影响视乳头血液回流，引起视乳头水肿及视神经萎缩，从而引起视力下降、甚至失明
	意识水平全面下降	当中脑网状结构受压时，患者可能会出现意识水平下降的情况 （1）颅内压增高初期可能出现嗜睡，反应迟钝等 （2）颅内压增高后期或颅内压增高严重的患者可以出现昏迷、甚至而死亡
其他症状*	常见伴随症状	颅内压增高常见的伴随症状包括头晕、跌倒、头皮静脉怒张等，小儿患者则会出现对疼痛刺激反应小，哭声细小且持续时间短等情况
	并发症	部分患者还可能伴有颅内占位性病变所造成的局部症状，或者脑疝综合征等并发症症状

注：* 对于伴有这些症状的患者，应积极筛查颅内压增高的可能性、避免延误治疗

（二）查体和体征

对于怀疑颅内压增高的患者在查体时首先应注意生命体征的检查，其次应重点关注视力、视野、眼底等眼部检查，面部及头部皮肤血管情况。对于小儿患者还可以进行颅缝、前囟处的触诊，头颅叩诊等。

颅内压增高的主要阳性体征为视乳头水肿、库欣三联征以及外展神经麻痹。此外，部分颅内压增高患者还可能出现自发性眶周瘀斑等体征。小儿患者可能出现头颅增大、颅缝增宽或分裂、前囟饱满隆起，头皮和额眶部浅静脉扩张，头颅叩诊时呈"破罐声"，双眼球呈"落日征"。当怀疑患者可能合并颅内压增高时，应对以上体征进行重点查体（表4-1-2）。

表4-1-2 颅内压增高的主要阳性体征

体征	备注
视乳头水肿	（1）视乳头水肿是颅内压增高的重要客观体征，多认为是由于颅内压升高导致视神经鞘内脑脊液压力增高，视神经受压，轴浆流动缓慢而产生 （2）行眼底检查时可发现视乳头充血，边缘模糊不清，中央凹陷消失，视盘隆起，静脉怒张 （3）在慢性颅内压增高患者中可出现继发性视神经萎缩，一般表现为视乳头水肿，视盘苍白，视力减退，视野向心缩小
库欣三联征	（1）库欣三联征，又称为库欣反射或库欣反应，包括血压升高、心动过缓、呼吸深慢或不规则三大症状 （2）当出现颅内压增高时，机体为维持脑灌注而进行自身调节，从而出现交感神经张力代偿性增高。当自身调节反应不足以代偿时，就会出现血压升高、心律异常（早期时交感神经兴奋出现心动过速，晚期时则表现为心动过缓），及呼吸深慢或不规则的情况 （3）当出现库欣三联征时，一般提示严重的颅内病变及潜在脑疝风险，应尽快进行医疗干预
外展神经麻痹	（1）当颅内压升高时可能会压迫颅神经，一般以外展神经最易受累 （2）一般颅内压增高所引起的外展神经麻痹以双侧受累居多，可能出现眼球内斜视，外展运动受限等情况，部分患者伴有复视

三、辅助检查

（一）优先检查

1. 电子计算机X线断层扫描（CT） 目前CT是诊断颅内占位性病变的首选辅助检查措施。CT不仅可以对绝大多数占位性病变做出定位诊断，而且可以协助进行定性诊断，同时还具有无创伤性特点，易于被患者接受。因此头颅CT检查虽不能直接评估颅内压情况，但可以帮助明确颅内病变，故颅内压增高患者也应优先完成此检查。

2. 腰椎穿刺术 通常情况下，行腰椎穿刺术对颅内压进行测量是最简单直接的方法。如果腰穿压力高于200mmH$_2$O就可以考虑诊断颅内压增高。但是需要特别注意，腰椎穿刺可能会诱发脑疝。因此对颅内压明显增高患者行腰椎穿刺术，应在结合影

像学检查充分评估的情况下慎重进行。

3. 眼底检查 视乳头水肿是颅内压增高重要客观体征之一，发生率高达 60%～70%，同时眼底检查安全无创，因此对于怀疑颅内压增高的患者应该常规行眼底检查。此外，根据视乳头水肿的程度还可以在一定程度上帮助评估颅内压增高的严重程度。

（二）可选检查

1. 放射影像学检查 对于 CT 难以确诊的患者可行 MRI 检查，MRI 同样也具有无创伤性，可以进一步评估颅内病变情况。对于脑血管病的患者必要时可以进行数字减影全脑血管造影（DSA）检查评估颅内外血管情况。

2. 颅内压监测 2018 年中国《颅内压增高监测与治疗中国专家共识》建议对于急性重症脑损伤伴颅内压增高临床征象，影像学检查证实存在严重颅内病变和显著颅内压增高征象的患者，可考虑行颅内压监测，以评估病情、指导治疗。

（1）有创颅内压增高监测：有创颅内压增高监测是较为准确且简单的监测手段，但同时也具有发生严重并发症（包括颅内感染及颅内出血等）的风险，因此仅推荐用于下列患者：①疑似有颅内压增高升高风险的患者；②昏迷患者的格拉斯哥昏迷评分（GCS）<8 的患者；③所诊断的病程有必要积极处理的患者。

通常情况下，脑室内监测是有创颅内压增高监测的"金标准"。脑室内监测测量准确且操作相对较为简单，同时还可以引流脑脊液来做诊断或治疗，但相比其他部位具有更高的感染和出血风险。既往研究表明，与脑实质颅内压增高监测相比，脑室内颅内压增高监测因兼顾治疗（脑脊液引流），可降低难治性颅内压增高的发生率，但同时颅内感染风险也随之增高。

此外，其余部位的优选顺序依次为脑实质、硬膜下和硬膜外。虽然在这些部位进行颅内压增高监测发生并发症的风险相对较小，但其结果准确性有所下降，且技术手段相对欠成熟，因此在临床应用中较少使用。

（2）无创颅内压增高监测：目前研究较多的无创颅内压增高监测方法包括经颅多普勒超声、眼部超声、组织共振分析和鼓膜位移法等，但尚无大型临床试验验证其可重复性，因此暂时未在临床大规模应用。

（三）新检查

为了补充颅内压监测，已开发出数种技术用于处理重度创伤性脑损伤（TBI）。目前研究相对较多的包括以下几种。

1. 颈静脉血氧测定 颈静脉血氧测定可以测量与氧输送脑血流量和代谢相关的脑生理和代谢参数，可能有助于对重度头部损伤患者的个体化处理，但还有待临床试验数据进一步确定。

2. 脑组织氧分压监测 脑组织氧分压监测是将氧电极置入脑实质内来测量白质氧分压。正常局部脑组织氧分压（$PbtO_2$）应 >20mmHg。一项 Ⅱ 期随机临床试验（BOOST-2）提示对于 TBI 人群使用优化 $PbtO_2$ 的目标导向管理方案与改善预后之间可能存在关联。上述检查方法仍需进一步研究和探索。

四、诊断及其标准

（一）诊断标准

1. 颅内压增高诊断 详细的询问病史和认真地进行神经系统体检，可发现一些颅内疾病在引起颅内压增高之前的神经系统局灶性症状和体征，可以由此做出初步诊断。如小儿的反复呕吐及头围的迅速增大，成人的进行性剧烈头痛、癫痫发作、进行性瘫痪、各种年龄组患者的视力进行性减退等都应该考虑有颅内占位性病变的可能。

（1）有颅内压增高"三主征"：当发现有视神经乳头水肿、头痛及呕吐颅内压增高"三主征"时，则颅内压增高诊断可以确诊。

（2）未出现颅内压增高"三主征"：部分患者并不出现典型的颅内压增高"三主征"，需要进一步结合影像学检查、颅内压监测等辅助诊断手段，腰椎穿刺腰穿压力高于 $200mmH_2O$ 就可以考虑诊断颅内压增高。

2. 重度 TBI 患者颅内压增高诊断标准

（1）主要标准：①脑室受压（Marshall CT 分级：弥漫性损伤Ⅲ级）；②中线移位 >5mm（Marshall CT 分级：弥漫性损伤Ⅳ级）；③不可清除的损伤病灶（>25cm³）。

（2）次要标准：①GCS 运动评分 ≤4；②瞳孔不等大（双侧直径相差 >1mm）；③瞳孔反射消失；④Marshall 分级：弥漫性损伤Ⅱ级。

颅内压增高诊断应包括 1 项主要标准或 2 项次要标准。

（二）风险评估和危险分层

颅内压增高诊断已经明确，则应随时观察病情变化，如发现脑干功能已经受到影响，或出现脑疝的前驱症状，或脑血流灌注减少时，均表示颅内压增高达到了一定的严重程度。另外，由于机体代偿功能跟不上发展迅速的颅内压增高，所以无以上症状表现，也有可能随时有发生中枢衰竭的危险。

临床上如发现下列病情变化时，将颅内压增高视为已达到严重程度，并应采取积极措施，以防延误诊治。

（1）患者头痛剧烈而且发作频繁，并伴有呕吐，眼底检查（一天数次）视神经乳头水肿进行性加重。

（2）脉搏减慢，呼吸节律不规则或减慢，血压升高等，提示脑干功能已经受到影响。

（3）如果患者意识逐渐出现障碍，表现迟钝、嗜睡，甚至不同程度的昏迷，表示因颅内压增高致脑供血障碍，脑干功能已经受到损伤的表现。

（4）患者出现瞳孔异常改变，如两侧瞳孔不等大或对光反应迟钝，一侧肢体力弱、颈项强直或枕部压痛等表现，多为脑疝（包括颞叶钩回疝和枕骨大孔疝）的前驱症状。

（5）脑血管造影（包括 DSA）脑血管远端充盈不足，提示可能为脑灌注压不足所致。

（三）并发症诊断

1. 脑疝　当颅内压达到一定程度、颅内代偿不足以其带来的影响时，将会进入脑疝形成的前驱期（初期），主要表现为突然发生或再度加重的意识障碍，剧烈头痛，呕吐，精神烦躁，以及呼吸和脉搏增快，血压升高，体温上升等。如果颅内压继续升高，将会进入脑疝代偿期（中期）。其临床表现主要包括：①颅内压增高所致的脑缺氧症状：昏迷加深，肌张力改变，呼吸、血压等生命体征改变；②疝出脑部所引起的局限性症状：如小脑幕切迹疝所致的脑疝侧瞳孔改变等。当颅内压严重增高，脑干受损明显时，将进入脑疝衰竭期（晚期），此期最突出的症状是呼吸及循环功能衰竭，如周期性呼吸，肺水肿，血压下降，双侧瞳孔均散大且固定，四肢肌张力消失等。

2. 应激性溃疡　应激性溃疡一般指创伤后发生的急性胃炎，多伴有出血症状，是一种急性胃黏膜病变。颅内压增高可以直接刺激迷走神经，或通过丘脑－垂体－肾上腺轴使胃酸分泌显著增加，造成溃疡。因此对于颅内压增高的患者应当警惕应激性溃疡的发生，并积极进行管理。

3. 脑心综合征　脑心综合征指因急性脑病累及下丘脑、脑干，自主神经中枢所引起类似心肌缺血，心律失常或心力衰竭的统称。一般根据病史和临床特点，心电图特征即可诊断。在颅内压增高患者中最常发生的脑心综合征为库欣三联征，主要表现为血压升高、心动过缓和呼吸深慢或不规律。

此外，颅内压增高患者还可能合并坠积性肺炎、水电解质平衡紊乱等。

五、鉴别诊断（表4-1-3）

表4-1-3　颅内压增高的鉴别诊断

鉴别疾病名	病史、症状与体征的鉴别	辅助检查的鉴别
偏头痛	（1）偏头痛患者一般表现为一侧搏动性头痛，常伴有恶心呕吐，部分患者发作前有视觉先兆，女性多见 （2）颅内压增高患者一般呕吐形式为喷射性呕吐，同时还会伴有视力下降、意识水平下降等颅内压升高表现，查体可见视乳头水肿	颅内压增高部分患者可在头颅 CT/MRI 观察到局灶性病变（占位、缺血等），腰穿提示颅内压增高，可资鉴别
紧张性头痛	（1）紧张性头痛部位大多位于双颞侧、额顶、枕部或呈现全头部疼痛，可表现为胀、钝痛，伴有束带感和压迫感，与情绪相关，部分患者可能伴有头颈部僵硬感，一般无明显阳性体征 （2）颅内压增高患者除头痛外，多伴有喷射性呕吐、意识水平改变等，查体可见视乳头水肿	腰穿可见颅内压增高，可以与紧张性头痛鉴别
视乳头炎	视乳头炎可有头痛、呕吐和视乳头水肿等类似表现，存在以下特点 （1）视乳头炎患者视力下降突然且迅速 （2）发病 1~2d 内可完全失明 （3）并伴有眼球活动疼痛，畏光等症状 颅内压增高引起的视乳头水肿视力下降程度较轻，无眼球活动性疼痛，无畏光等症状	视乳头炎眼部检查多提示中心视野有暗点，头颅影像学检查多正常、腰穿压力不高 颅内压增高在头颅 CT/MRI 观察到局灶性病变（占位、缺血等），腰穿提示颅内压增高，可资鉴别

六、 误诊防范

老年人对疼痛刺激相对不敏感，且对视力下降等情况重视度低，因此当老年人出现颅内压增高时极易误诊、漏诊。颅内压增高易被误诊为偏头痛、紧张性头痛、视神经炎等疾病。偏头痛、紧张性头痛、视神经炎等疾病易被误诊为颅内压增高。

颅内压增高诊断并不难，但在鉴别病因时易出现误诊。为避免误诊，在问诊和查体时应全面充分掌握病史和体征，尽量完成头颅 CT 等辅助检查。尤其对老年人更应多加分析，避免漏诊误诊。

治疗

一、 治疗流程 （图 4-1-2）

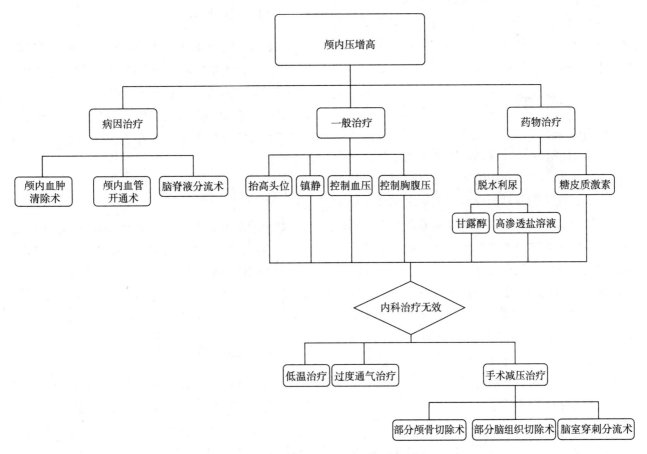

图 4-1-2　颅内压增高的治疗流程

二、 治疗原则

ICP 的治疗主要包括两个方面：第一，降低或阻止颅内压进一步升高，即对 ICP 进行治疗，治疗目标值为 ICP < 15mmHg （2.00kPa）。第二，改善脑灌注和脑氧合，即针对脑代谢进行治疗，脑灌注目标值为 70 ~ 120mmHg （9.36 ~ 16.00kPa）。治疗过程中应积极多次对颅内压进行再评估，避免过量用药，防止并发症产生。

三、 治疗细则

（一）病因治疗

通常来讲，病因治疗是最为直接有效的治疗方式，如颅内血肿清除术、肿瘤切除术、颅内动/静脉再通术、脑脊液分流术等。

（二）一般治疗

1. 抬高头位 普遍认为抬高头位有利于脑静脉回流，从而减少脑血流量、降低颅内压。因此对于颅内压增高患者可以考虑将床头抬高30°以降低颅内压，但需注意同时避免脑灌注压过低，必要时可行颅内压监测进一步调整最适合的角度。

2. 镇静 镇静可以降低交感神经亢进引起的心动过速、血压过高等，从而减少脑血流量，降低颅内压。对于重症患者，镇静还有助于解除对抗束缚、呼吸机对抗等引起的胸腹压和血压升高。临床上一般可选咪达唑仑、丙泊酚、硫喷妥钠等用于控制躁动，维持颅内压稳定。芬太尼有升高颅内压增高作用，一般不予推荐。

（三）药物治疗

1. 脱水利尿

（1）甘露醇：对于能够行有创颅内压检测或腰穿测压的患者，通常在颅内压超过20mmHg持续数分钟以上并在实施基础治疗后仍无法缓解时，开始启动使用甘露醇。对于没有条件完成颅内压监测的患者，则应该通过患者的临床症状及影像来进行甘露醇启动的评估。现有研究表明大剂量应用甘露醇降低颅内压并不能产生额外获益，因此更建议尽可能保持甘露醇在最小剂量进行应用（通常建议维持0.25g/kg）。小剂量应用甘露醇能够避免渗透压失衡和严重的脱水，还可以较好地维持患者脑血流动力学的稳定。甘露醇应用过程中，同样建议基于颅内压监测结果来调节甘露醇剂量及频率，可以避免经验性和过量使用甘露醇。

（2）高渗盐溶液：由于高渗盐容易在降低颅内压的幅度和持续时间比甘露醇更具优势，因此目前也推荐选择高渗盐溶液来降低颅内压，但在应用过程中需注意输注高渗盐溶液可能引发的不良反应，如高钠血症、充血性心功能障碍、肾前性肾功能障碍、渗透性脑病等。

（3）非渗透性利尿剂：非渗透性利尿剂可以抑制钠离子和氯离子的重吸收，水分随着离子流失而流失，从而达到利尿脱水、降低颅内压的作用。常用的非渗透性利尿剂包括呋塞米、布美他尼、乙酰唑胺等。使用时应注意监测离子水平，避免水电解质紊乱。

2. 糖皮质激素 糖皮质激素具有稳定细胞膜，降低毛细血管通透性的作用，对于血管源性脑水肿有明显效果。常用药物包括地塞米松、甲泼尼龙等。但对于糖皮质激素对于降低颅内压的具体疗效仍需进一步临床试验进行验证。

（四）过度通气

动脉血CO_2分压每下降1mmHg，脑血流量将递减约2%，故必要时可采用尝试使用短时间过度通气、降低$PaCO_2$的方式来降低颅内压治疗。一般建议控制时间在30min以内，$PaCO_2$不高于30mmHg。但使用时还需充分考虑过度通气所导致的二次脑损伤风险。

（五）连续肾脏替代疗法

对于同时具有连续肾脏替代治疗（CRRT）指征的颅内压增高患者，可尝试CRRT降颅压治疗。一项TBI的病例系列研究显示：具有CRRT指征的颅内压增高患者，CRRT治疗1h后颅内压增高由34mmHg降至25mmHg，12h后降至19.0mmHg。

（六）低温降颅压治疗

低温可使脑耗氧量下降，从而降低脑血流量，降低颅内压。体温控制目标为常温/低温（核心体温32~35℃）。常温/低温技术主要包括具有温度反馈调控系统的体表降温和血管内降温。在整个常温/低温过程中应注意处理好寒战等并发症。

（七）外科手术减压治疗

对于内科治疗无效的、中线移位明显的急性重症颅内压增高患者，可考虑行手术减压，常见术式包括：部分颅骨切除减压术、部分脑组织切除减压术及脑室穿刺引流术等。

四、药物治疗方案 （表 4 - 1 - 4）

表 4 - 1 - 4 颅内压增高药物治疗方案

治疗方案		药品名称	给药途径	常用剂量	给药次数	备注
脱水利尿	渗透性利尿剂	20% 甘露醇溶液	静脉注射	100ml（0.25g/kg）	4～6 小时/次	注意水电解质平衡及监测肾功能
		3% 氯化钠溶液	静脉输注	按需使用	按需使用	应通过中心静脉导管输注
	非渗透性利尿剂	呋塞米	静脉输注	10～40mg	2～4 次/日	注意水电解质平衡
糖皮质激素		地塞米松	静脉输注	10～40mg	1～2 次/日	
镇静		丙泊酚	静脉注射	0.3～4mg/(kg·h)	按需使用	注意避免呼吸抑制
控制血压		拉贝洛尔	静脉注射	50mg	每 5min 一次（30min 内总量不超过 200mg）	避免脑灌注压过低
降低脑氧代谢率		戊巴比妥	静脉输注	前 30min 负荷量 10mg/kg，后 3h 5mg/(kg·h)，维持量 1mg/(kg·h)	按需使用	注意避免呼吸抑制

作者：马琳

审稿：邹永明

参考文献

第二节 脑静脉窦血栓形成

脑静脉窦血栓形成（cerebral venous sinus thrombosis，CVST）是指多种病因导致脑的静脉系统（脑内静脉及静脉窦）内形成血栓，进而使脑的血液回流受阻或者脑脊液循环障碍的一类疾病，通常可继发颅内压升高及局灶性脑功能损害等临床表现。无论 CVST 的诊断还是治疗，多学科协作（multidisciplinary team，MDT）都是提高正确诊断和治疗决策效率的重要方法，CVST 涉及的科室包括神经内科、神经外科、妇产科、儿科、眼科及放射科等。

▶ 诊断

一、诊断流程 （图 4 - 2 - 1）

二、问诊与查体

（一）问诊和症状

头痛是 CVST 最常见的首发症状，有时也是唯一的临床表现。局灶性神经功能缺失（卒中样症状）和脑病样症状（如癫痫发作、精神行为异常或者意识障碍表现）也可作为 CVST 的首发症状。以"头痛"首发症状为例，在病史询问时需注意以下要点。

1. 现病史需要详细记录内容

（1）头痛的发生时间，起病形式，以及可能的诱因；通常 CVST 头痛以急性或亚急性起病，但其具体表现往往与血栓形成的部位及颅内压升高的速度等密切相关。

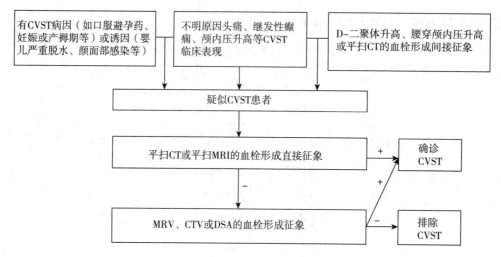

图 4 - 2 - 1　CVST 诊断流程

CVST 脑静脉窦血栓形成；MRV 磁共振静脉成像；CTV CT 静脉成像；DSA 数字减影血管造影

（2）头痛的具体部位、疼痛范围、疼痛程度及性质以及进展演变特点。CVST 的头痛往往较为剧烈，持续性加重。

（3）头痛的伴随症状。CVST 可以出现恶心、喷射样呕吐和视物模糊（视盘水肿）等颅内压升高、非特异性脑病及局灶性神经功能缺失的伴随症状。

2. 既往史、个人史及家族史需要问询的要点

（1）根据患者年龄段仔细记录有无可诱发CVST 的既往病史及相关诱因（表 4 - 2 - 1）。

表 4 - 2 - 1　CVST 的常见病因及诱因

	婴幼儿	青中年	老年
常见病因	遗传性：凝血因子Ⅴ异常疾病（FVL突变）、凝血酶 G20210A 基因突变等获得性：头面及颈部感染或全身性重度感染	遗传性：MTHFR 基因突变相关高同型半胱氨酸血症、蛋白 S/C 缺乏获得性：口服避孕药、头面部外伤或感染、慢性全身性疾病（如结缔组织病、血液疾病等）、恶性肿瘤	遗传性：原发红细胞增多症、慢性粒细胞白血病等获得性：恶性肿瘤、慢性自身免疫疾病（如白塞病、肾病综合征等）、慢性血液疾病（如严重贫血、骨髓增生异常等）
常见诱因	脱水、围产期外伤、严重营养不良等	肥胖、妊娠及产褥期、糖皮质激素应用、休克、应用促排卵或止血药物等	休克、恶病质、颈静脉置管、局部或全身性感染、手术、应用化疗及止血药物等

（2）个人史中需要关注有无口服避孕药，促排卵药物等药物应用史，女性患者需要询问月经史及婚育史，而婴幼儿需注意围生期情况等。

（3）家族史中需要询问有无遗传性血液系统疾病或血栓形成疾病史，必要时可列出遗传家系图谱。

部分 CVST 患者因起病较为隐匿或病情较重已出现意识障碍而不能提供有效病史，或者患者本身为婴幼儿不能提供准确的病史信息。此时需要从随从人员中尽可能多的获取相关信息。

（二）查体和体征

CVST 的查体与其他神经系统疾病相似，包括一般情况、意识状态、精神及高级智能状态、颅神经、运动系统、感觉系统、腱反射、脑膜刺激征以及自主神经功能等九个部分的内容。需重点关注：

意识状态、精神及高级智能状态、颅内压升高体征（成人往往表现视盘水肿及视力下降，在婴幼儿可体现为患儿颅缝增宽分离、囟门突起和额部浅静脉迂曲怒张等）和局灶性神经功能缺失体征。

CVST 可因血栓形成部位、受累范围及血栓形成速度等因素不同而临床表现多样。临床上缺乏早期识别 CVST 的特异性表现，故在临床上对孤立性颅内压升高、原因不明的头痛或意识障碍、非特异性的局灶性癫痫以及脑皮层神经功能缺失表现需要考虑 CVST 的可能性。需要说明的是，某一部位的 CVST 临床表现往往比较单一，但由于脑静脉窦相互连通可致血栓延伸进展，故约 60% CVST 可出现多个静脉窦部位受累；多部位 CVST 患者的病情也因此可以迁延加重，临床表现也变得复杂多样。本文将以上矢状窦血栓形成、大脑大静脉血栓形成、横窦及乙状窦血栓形成、海绵窦血栓形成和大脑皮质静脉血栓形成为例详细描述不同部位的 CVST 的典型临床表现。

1. 上矢状窦血栓形成　最常见的非感染性 CVST，常见于脱水婴幼儿，口服避孕药或产褥期妇女，以及有恶性肿瘤的老年人。临床表现以颅内压升高为主，可伴有意识障碍、局灶性神经功能缺失及癫痫发作。老年人上矢状窦血栓形成可以仅表现为轻微的头痛或非特异性头晕。

2. 大脑大静脉血栓形成　系 Galen 静脉出现血栓形成，多见于产褥期和血液系统疾病所致非感染性高凝状态。此类 CVST 早期可出现颅内压升高及精神行为异常，进展加重出现高热、昏迷和去脑强直等表现。

3. 横窦及乙状窦血栓形成　可因颜面部局部感染或非感染性因素造成。其中继发感染性病因者除了原发疾病感染表现之外，可出现颅内压升高、精神行为异常等 CVST 表现。

4. 海绵窦血栓形成　多为局部感染性疾病所致。除了原发感染表现之外，主要表现海绵窦内颅神经（Ⅲ，Ⅳ，Ⅵ，V1~2）受压迫及眼眶内静脉回流受阻所致视物模糊及眼眶部疼痛等症状，出现患侧瞳孔扩大，眼球运动障碍，复视及球结膜水肿等体征。视神经（Ⅱ）通常不受累。

5. 大脑皮质静脉血栓形成　本型 CVST 较少单独出现，通常受累范围较小而无明显临床表现。少数患者可以出现轻微头痛、局灶性癫痫或神经功能缺失，通常不会出现颅内压升高。

三、 辅助检查

（一）优先检查

影像学检查是诊断 CVST 最主要的方法，其中平扫 CT 及平扫 MRI 作为 CVST 的常规检查手段，CVST 的平扫 CT 表现包括空 delta 征及高密度三角征等，平扫 MRI 可能发现静脉窦内正常血液留空现象消失以及脑实质内其他病变（如脑水肿，脑实质梗死及出血转化病灶等）。需要说明的是，MRI/磁共振静脉成像（MRV）和 CT/CT 静脉成像（CTV）是首选影像学检查手段，二者各有优劣。磁共振检查的其他序列如磁敏感加权成像（SWI）、弥散加权序列（DWI）或 T2 梯度回波序列可以提高 MRV 的诊断敏感度及特异度。对于有磁共振检查禁忌证患者，CTV 是可供选择的检查方法。如 MRV 或 CTV 不能明确 CVST 诊断时，可以考虑选择全脑血管造影（DSA）来明确诊断。DSA 准确度最好，但属有创性检查。表 4 - 2 - 2 主要列出了 MRV、CTV 和 DSA 在诊断 CVST 的主要特征及优劣。

表 4 - 2 - 2　脑静脉窦血栓形成的主要影像学检查方法比较

	优点	缺点
MRV 及 MRI 相关序列	MRV 可直接发现静脉窦显影不良或闭塞；辅助其他序列可提高诊断准确度（如 SWI 及 T2 梯度回波有助于早期皮层静脉及静脉窦血栓形成的识别，DWI 可观察到静脉窦内的血栓高信号，强化 T1 序列可见"空三角征"）	检查耗时较长，部分病情严重的患者不能耐受，体内铁磁性异物、心脏起搏器或有幽闭恐惧症等磁共振检查禁忌证的患者不能完成
CTV 及 CT 平扫	方便获得、快速、可同时显示静脉窦血栓及静脉窦闭塞征象（如 CT 平扫的窦内高密度"三角征"或"条索征"）	有 X 线辐射，诊断准确度相对较低，有时候容易误诊为硬膜下出血或蛛网膜下腔出血
DSA	诊断准确度最高	属于有创性操作，费用高

（二）可选检查

1. 凝血功能检查　凝血功能化验通常作为血栓性疾病的常规血液检查，其结果（尤其是 D - 二聚体升高）有助于判定血栓形成的病因及严重程度。研究结果显示凝血功能指标中 D - 二聚体升高对诊断急性 CVST 的平均敏感度可达 93.9%，同时特异度也可达 89.7%。因此，D - 二聚体升高是辅助诊断 CVST 的重要指标，而且动态监测其变化有助于判定 CVST 预后及疾病进展。对以孤立性头痛为主

要临床表现的 CVST 或者慢性期 CVST 患者，D - 二聚体可能无明显升高。

2. 脑脊液检查　主要用于评估颅内压水平和寻找可能的感染性病因。在早期 CVST 患者主要表现为颅内压升高，其中感染性 CVST 可伴有不同程度的白细胞增多及蛋白升高，而非感染性 CVST 细胞数目和生化指标多在正常范围内。故对考虑非感染性 CVST 患者，脑脊液化验可不做常规检查。

3. 其他病因检查项目　针对 CVST 的其他病因相关检查包括两大类：①蛋白 C 或蛋白 S 缺乏，

FVL 突变，凝血酶 G20210A 基因突变等遗传性 CVST 病因的检查；②自身免疫性疾病，血液系统疾病和恶性肿瘤等获得性 CVST 病因相关的检查。此类检查可以根据患者年龄段、既往病史及临床表现等具体情况合理选择。

（三）新检查

除了上述临床常规应用的 MRI 成像序列之外，近年来研发出来的一些新型 MR 成像序列（包括 T_1 加权三维可变翻转角快速自旋回波成像和强化三维预磁化快速梯度回波成像等）可能在常规 MR 序列之外提供更多信息，从而有助于提高 CVST 的诊断敏感度及特异度。此类检查的局限在于需要特殊的 MR 成像技术，目前尚未在临床实践中得到广泛应用。

四、诊断及其标准

（一）诊断标准

CVST 的诊断主要根据患者的典型病史、临床表现（如颅内压升高症状及体征）以及头颅影像学检查证据（如 MRV 或 CTV 提示的脑静脉或静脉窦内血栓形成的直接或间接征象）来确立。

（二）风险评估和危险分层

尽管大多数 CVST 或者预后良好，但仍有少部分患者可导致永久性残疾或者死亡。国际脑静脉和硬脑膜窦血栓形成研究（ISCVT）的队列研究数据建立了 6 个月（远期）功能预后的预测模型（表 4-2-3）。该预测模型以改良 Rankin 评分（mRS > 2 为不良预后）为终点指标，危险因素包括恶性肿瘤、昏迷、深静脉血栓形成、精神障碍症状、男性和颅内出血 6 项指标。研究结果提示该预测模型判定结果的敏感度比较高（96%），但特异度比较差（14%）。

表 4-2-3　CVST 发病 6 个月功能预后的预测模型

危险因素	分值
恶性肿瘤	2
昏迷	2
深静脉血栓形成	2
精神障碍症状	1

续表

危险因素	分值
男性	1
颅内出血	1
总分	9

注：评分总分≥3 分高度提示远期预后不良（mRS > 2）。

（三）并发症诊断

临床上 CVST 常见的并发症主要包括：视神经水肿、癫痫发作、脑积水和颅内出血等。

1. 视神经水肿　持续性颅内压升高可引起眶内血液及淋巴回流障碍，产生视神经乳头非炎症性的阻塞性水肿。其主要诊断依据是视力下降及生理盲点扩大（周围性视野缺失），眼底检查可见视盘充血及隆起，边缘模糊。可以考虑应用甘露醇脱水降低颅内压，微创视神经鞘减压手术等治疗。

2. 癫痫发作　CVST 可以出现部分性发作和部分性发作继发全面性发作等发作形式的癫痫，多见于上矢状窦、大脑大静脉和直窦部位的血栓形成。此外，部分大脑皮层静脉血栓形成可以部分性癫痫发作为首发症状。诊断可以依据癫痫发作病史，同时可通过脑电图检查寻找局灶性癫痫波（如棘波、尖波、尖慢波等）等脑电生理证据。治疗上可以应用抗癫痫药物预防癫痫复发。

3. 脑积水　由于 CVST 主要影响的是脑脊液循环通路的最后通路部分，CVST 引起的积水和积液主要集中于硬膜下腔。头颅影像学（CT 或 MR）是其诊断的主要方法。CVST 患者发生脑积水的情况并不常见，而且其通常不会出现脑室系统的扩张。

4. 颅内出血　包括脑实质内静脉性梗死病灶的出血转化，蛛网膜下腔出血，硬膜下或硬膜外血肿等。此时，需要明确二者之间的因果关系及理清治疗上的侧重点，同时注意寻找可能的硬脑膜动静脉瘘或其他血管畸形。CT 或 MR 是其主要诊断依据，可以通过磁共振的 SWI 及 T_2 梯度回波，强化 MR 检查等获得更多信息以明确诊断。

五、鉴别诊断

由于颅内压升高表现是 CVST 的主要临床特征，故其鉴别诊断主要包括其他可致颅内压升高的疾病，如特发性颅内压升高（idiopathic intracranial hypertension，IIH）、颅内感染和颅内肿瘤等疾病（表 4-2-4）。

表 4-2-4　CVST 与其他疾病的鉴别诊断

疾病	病史/症状/体征	辅助检查
IIH	本病为一种良性颅内压升高疾病，好发于育龄期的肥胖女性。其主要临床表现为慢性头痛，搏动性耳鸣和短暂性视力下降。查体可见视乳头水肿，伴有周围性弧形视野缺失及视盲点扩大	腰穿压力升高（>180cmH$_2$O）但头颅影像学没有脑静脉系统血栓形成的证据，头颅 MRI 可见侧脑室变小、空蝶鞍、视神经鞘增宽及视神经扭曲、双侧横窦狭窄等影像学特征
颅内感染	包括病毒、细菌及寄生虫等病原体的颅内感染均可产生头痛、恶心、呕吐等颅内压升高表现。此类疾病往往伴有发热，脑膜刺激征阳性（如颈抵抗）等临床表现	脑脊液检查可发现白细胞数目增加及蛋白升高，以及病原体检查结果阳性等感染性证据
颅内肿瘤	主要指继发性颅内转移的肿瘤，包括脑膜癌病和脑实质转移的恶性肿瘤等。其中脑膜癌病是需要与 CVST 进行鉴别的颅内肿瘤疾病。脑膜癌病多见于有肺癌、乳腺癌、胃癌、结直肠癌、前列腺癌、宫颈癌及黑色素瘤等恶性肿瘤患者，可以头痛、恶心及呕吐等颅内压升高表现起病，常常伴有脑膜刺激征及颅神经受累的体征（如复视、视力下降、面神经麻痹及听力下降等）	脑膜癌病患者的头颅 MRI 强化检查表现出软脑膜弥漫性或多发性增厚的强化信号，可伴有颅神经根或脊髓神经根增粗强化信号；而且腰穿脑脊液细胞学检查往往可发现肿瘤细胞

六、　误诊防范

由于 CVST 的临床表现复杂多变，相当多的 CVST 早期可能会被误诊或者漏诊。被误诊的原因主要包括：早期症状比较轻微和临床表现不典型，或病情进展太快缺乏足够的辅助检查资料。

因而，在临床实践中，对急性起病或者反复发生的头痛、伴有视乳头水肿的视力下降、孤立的颅内压升高综合征、新发的癫痫发作或意识障碍表现、难以解释的局灶性神经功能缺失表现（如肢体无力、感觉异常、偏盲和失语等），以及不明原因的硬脑膜动静脉瘘等情况均需要考虑到 CVST 的可能。尤其是对有 CVST 高危病因因素或诱发因素的人群（如妊娠或产褥期妇女、婴幼儿以及存在慢性血液疾病或恶性肿瘤的中老年）更需要警惕 CVST 的可能性。

对于以头痛首发症状，伴有恶心、呕吐及视物模糊等颅内压升高表现的 CVST，尤其是其在早期症状轻微和诊断资料不充分的情况下，其容易被误诊为"原发性头痛""偏头痛""高血压性脑病"等头痛相关疾病。对于围产期妇女的孤立性癫痫发作，其可能是大脑皮层静脉血栓形成的唯一症状，此类 CVST 容易误诊为"子痫""原发性癫痫""病毒性脑炎"等癫痫相关疾病。对于伴有发热、急性意识障碍的 CVST，则容易误诊为"颅内感染""蛛网膜下腔出血""脑出血"和"急性脑梗死"等疾病。

常误诊为 CVST 的疾病包括围产期头痛、先天性静脉窦发育不良、IIH 等。①围产期头痛：虽然 CVST 是妊娠及产褥期妇女头痛的重要原因之一，但其在围产期头痛的发生比例并不算高。围产期妇女发生头痛原因比较多样，除了 CVST 之外，还有头部外伤、高血压、颅内感染、情绪紧张及焦虑状态、睡眠障碍等原因。由于围产期妇女是临床实践工作中重点关注人群，而且其发生 D-二聚体升高的比例较高，因而容易将此类围产期头痛中的部分病例误诊为 CVST；②先天性静脉窦发育不良：部分头痛患者在 CTV 或 MRV 检查时偶然可发现先天性的一侧静脉窦发育不良（以一侧横窦及乙状窦缺如较为常见），可因此而误诊为 CVST。

为了避免误诊应做到：①全面而详细地询问病史，包括可能的 CVST 危险因素及诱因、主要症状的发生及发展情况，以及是否有血栓性疾病史，个人用药史和家族易栓症的遗传史等；②针对颅内压升高症状及体征进行的仔细查体，包括视力测定及眼底检查；③合理利用辅助检查，对于存在 CVST 高危风险因素或诱因的人群，一旦合并颅内压升高等相关临床表现，需高度警惕。此时应及时行 MRV（含 SWI，T$_2$ 梯度回波序列等）或 CTV 等检查明确诊断。

治疗

一、治疗流程（图4-2-2）

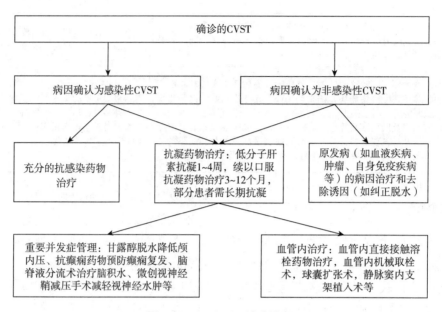

图4-2-2 CVST治疗流程

二、治疗原则

CVST 的治疗原则包括病因治疗，抗血栓治疗和支持对症治疗等。治疗目的主要通过规范化抗栓治疗（如抗凝药物治疗、血管内溶栓及取栓手术治疗）防止血栓加重，防治并发症和寻找可能的病因并对因治疗预防 CVST 复发来改善患者预后及降低疾病死亡率。

三、治疗细则

（一）病因治疗

对 CVST 的可能病因（感染性及非感染性）应及时给予充分的病因治疗。其中感染性 CVST 应及时足量应用抗生素或抗病毒药物，在未获得病原体检查结果之前，可先考虑经验性使用广谱抗生素治疗，再根据药敏结果选择更敏感的抗生素；其疗程一般需持续 2~3 个月或者在全身/局部感染症状消失 2~4 周后再停用以有效控制感染和预防复发。部分原发感染灶可能需要外科手术清除治疗。而对非感染性 CVST，应尽可能查明病因和去除诱发因素（如停用口服避孕药、治疗原发血液系统疾病或肿瘤等）。

（二）抗凝治疗

抗凝药物是 CVST 的主流治疗方案，其目的为预防脑静脉系统内的血栓蔓延，促进原有血栓溶解和吸收。CVST 急性期 1~4 周内的抗凝药物主要包括肝素及低分子肝素，其后续以长期口服抗凝药物（华法林或达比加群等）3~6 个月（表4-2-5）。关于华法林与达比加群的疗效及安全性比较，2019 年发表的 RE-SPECT CVT（safety and efficacy of dabigatran etexilate vs dose-adjusted warfarin in patients with cerebral venous thrombosis）研究结果提示华法林与达比加群均可安全有效地预防脑静脉窦血栓复发，二者的疗效及安全性指标并无显著差异。其他新型口服抗凝药物，包括利伐沙班，阿哌沙班，依度沙班等，也可能有效预防 CVST 的复发，但其相关证据主要来源系统性静脉血栓事件（如下肢深静脉血栓形成及肺栓塞）的治疗，尚缺乏有效预防 CVST 复发的有力直接证据（表4-2-5）。总体上，尽管缺乏强有力的支持证据（如随机对照研究结果），抗凝治疗是基于目前观察性研究和专家共识基础上治疗 CVST 的主流方案。除了活动性脑出血及显著的颅内压升高之外，其他无绝对抗凝药物使用禁忌证的 CVST 应当及早进行抗凝治疗。研究结果显示 CVST 伴发的少量颅内出血并不是抗凝药物治疗的绝对禁忌证，因此对抗凝治疗前已经存在的颅内出血，可动态复查头颅 CT 监测出血病灶变化，若出血病灶逐渐减小，可考虑继续抗凝药物治疗；反之，则需考虑中止抗凝药物和考虑其他治疗方法。

（三）血管内治疗

通常 CVST 的血管内治疗包括血管内直接接触溶栓药物治疗，血管内机械取栓术，球囊扩张术和静脉窦内支架植入术等。可依据患者病情及治疗条件个体化选择上述血管内治疗方法中一种或两种以上联合应用。血管内治疗的适应证主要是经足量抗凝药物治疗无效的重症 CVST 患者。其中血管内直接接触溶栓药物治疗可在抗凝治疗无效且无严重颅内出血的 CVST 患者慎重实施；对有颅内出血或其他方法无效的 CVST 患者可考虑选择性应用血管内机械取栓术或球囊扩张术；而对存在静脉窦狭窄及颅内压升高的 CVST 慢性期患者，可以考虑应用静脉窦内支架植入术。2020 年发表的 TO－ACT（thrombolysis or anticoagulation for cerebral venous thrombosis）研究结果显示血管内干预与保守药物治疗对照组的安全性相当（两组的死亡率及症状性脑出血发生率无显著差异），但血管内干预相比药物保守治疗组未能显著改善 CVST 患者发病 12 个月的临床预后。因而，CVST 患者应用血管内治疗的有效性尚需进一步研究评估和探索。

（四）并发症管理

此类治疗主要包括：应用甘露醇（125～250ml 每 6～8h 静脉输入）脱水降低颅内压和抗癫痫药物预防癫痫复发等对症治疗。对部分有脑积水的 CVST 患者，可以考虑行脑脊液分流术；对伴有持续性高颅内压的慢性 CVST 患者可选择微创视神经鞘减压术减轻视神经水肿和保存视力。

四、药物治疗方案（表4－2－5）

表 4－2－5　CVST 的常用抗凝药物

药物名称	用法及频率	监测指标及注意事项	治疗疗程
普通肝素	先可一次静脉注射 6000U，续以 400～600U/h 的速度持续静脉泵入	部分凝血活酶时间（APTT）延长 1.5～2.5 正常值	急性期 1～4 周
低分子肝素	90～100IU/kg，皮下注射，q12h	无须常规监测凝血功能指标（孕期可用）	急性期 1～4 周
华法林	初始剂量为 2.5～3.0mg，qd 口服，逐渐调整至有效维持剂量	国际标准化比值（INR）保持在 2～3（孕产妇禁用）	3～6 个月，必要时可延长至 12 个月或更长
达比加群	150mg bid 口服	无须常规监测凝血功能指标	3～6 个月，必要时可延长至 12 个月或更长
利伐沙班	10～20mg qd 口服	无须常规监测凝血功能指标（证据来源系统性静脉血栓预防）	3～6 个月，必要时可延长至 12 个月或更长
阿哌沙班	2.5mg qid 口服	无须常规监测凝血功能指标（证据来源系统性静脉血栓预防）	3～6 个月，必要时可延长至 12 个月或更长
依度沙班	30～60mg qd 口服	无须常规监测凝血功能指标（证据来源系统性静脉血栓预防）	3～6 个月，必要时可延长至 12 个月或更长

注：q12h 每 12h 1 次；qd 每日 1 次；bid 每日 2 次；qid 每日 4 次

作者：黄镒

审稿：赵伟

参考文献

第三节 脑 疝

脑疝（brain herniation）是由于颅内压力差、脑组织从其正常位置移位到相邻空间，导致脑组织、血管及脑神经等受压出现一系列临床综合征，是颅内压增高的严重后果，可危及生命。引起脑疝的危险因素包括：①颅腔内容物体积增大；②颅内占位性病变使颅内空间变小；③医源性因素（表4-3-1）。在疾病基础上，任何诱发颅内压增高的因素，如用力咳嗽、排便或较久屈颈、弯腰时均有诱发脑疝的风险。

表4-3-1　引起脑疝的危险因素

分类	具体疾病
颅腔内容物体积增大	（1）脑水肿：①细胞毒性脑水肿：由于缺血、缺氧、中毒等原因引起，如：尿毒症、肝昏迷、窒息、药物中毒等；②血管源性脑水肿：由于血脑屏障破坏、组织间隙水分增加，如卒中、炎症、肿瘤、颅脑损伤等 （2）脑积水：各种原因引起的脑积水，导致颅压增高、脑疝的发生 （3）血容量增加：脑血管扩张、颅内静脉回流受阻等
颅内占位性病变使颅内空间变小	如颅内肿瘤、颅内血肿、脑挫裂伤、脑脓肿、慢性肉芽肿、颅内寄生虫病等，部分病变周围有局限性脑水肿，除占位效应外，可引起阻塞性脑积水，颅压明显增高可导致脑疝的发生
医源性因素	如腰椎穿刺引起颅腔压力梯度诱发脑疝，腰椎术后脑脊液漏诱发脑疝，前颅底恶性肿瘤内镜经鼻切除术后脑疝，以及在神经外科手术中放置腰椎引流管后诱发脑疝的风险等

▶ 诊断

一、诊断流程

脑疝的诊断基于症状体征、颅脑影像学和病因的查找（图4-3-1）。因此，对于疑诊脑疝的患者，需要尽快评估患者有无脑疝的症状及体征，因脑疝可危及生命，疑诊患者需尽快行头部CT（或头MRI）检查，并随时密切关注患者生命体征，根据头部影像学检查结果评估是否有脑疝或脑疝的风险，如有立即启动脑疝紧急救治流程，并进一步查找脑疝病因，进行病因诊断。

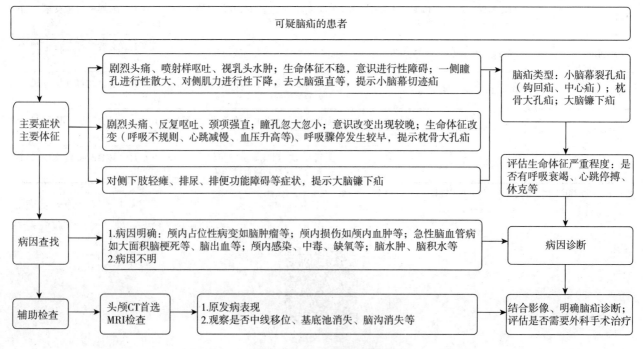

图4-3-1　脑疝诊断流程

二、 问诊与查体

（一）问诊和症状

1. 典型颅内压增高的症状

（1）头痛：随颅内压增高头痛进行性加重，伴有烦躁不安，多为钝痛、胀痛，以全头痛居多，颅内占位病变时可局部疼痛明显。枕骨大孔疝有颈枕部疼痛，伴颈项强直或者强迫头位。

（2）呕吐：呕吐频繁，呈喷射性，为迷走神经根或其核团受颅内压刺激所致。

（3）视物模糊：颅内高压可导致视乳头水肿。

（4）引起颅内压增高的疾病：颅脑外伤、颅内占位性疾病、颅内感染、中毒、缺氧、脑水肿、脑积水等，可引起颅内压明显增高。

（5）先兆和诱因：在原有引起颅内压增高疾病的基础上，用力咳嗽、用力排便或较久屈颈、血压控制不良等可诱发脑疝。

2. 伴随症状

（1）意识障碍：嗜睡、昏睡或昏迷，可突然发生或进行性加重，与大脑皮层、脑干的网状结构缺血缺氧有关。

（2）颅神经受压症状：动眼神经受累引起眼动异常及瞳孔的动态变化；外展神经受累引起眼球外展受限及复视；枕骨大孔疝后组脑神经易受累，出现眩晕、听力减退、吞咽困难等症状。

（3）局灶性神经功能缺损的症状：脑疝可造成脑损伤及血管受压引起出血或缺血相应的局灶症状；脑干受压锥体束受损，可引起偏瘫或双侧四肢瘫。

（二）查体和体征

1. 生命体征变化 早期轻微脉搏、呼吸减慢，中期可出现库欣三联征（呼吸深而慢、脉搏慢而有力、体温血压略上升），晚期生命中枢衰竭，潮式或叹息式呼吸，脉搏快而微弱，血压体温下降，呼吸先停止；枕骨大孔疝时由于位于延髓的呼吸中枢受压，生命体征紊乱出现较早，呼吸缓慢不规则，患者早期可突发呼吸骤停而死亡。

2. 眼部异常

（1）瞳孔变化：颞叶钩回疝病侧瞳孔早期可缩小，以后患侧瞳孔逐渐开始散大，对光反射减弱至消失，晚期双侧瞳孔受累，对光反射减弱或消失；枕骨大孔疝可对称性瞳孔缩小、后散大，光反射减弱至消失。

（2）眼动异常：眼球内收、上下视、外展可受限。

（3）视乳头水肿：为眼静脉回流受阻所致。

3. 脑干反射减弱或消失 受压脑干部位对应的反射消失，如头眼反射、眼前庭反射等。

4. 运动系统异常 单瘫、偏瘫、四肢瘫等，可有去皮层强直或去脑强直。

三、 辅助检查

（一）优先检查

1. 颅脑 CT 对疑似脑疝的患者，首次医疗接触后尽快行颅脑 CT 检查并尽早完善脑疝的初步诊断。应行颅脑 CT 平扫检查，必要时可行颅脑 CT 增强扫描，结果与以往 CT 检查比较，有助于诊断。将颅脑 CT 平扫结合卷积神经网络技术，定量分析来预测脑疝的风险。

对临床可疑脑疝的患者，首次颅脑 CT 检查不能明确者，可复查头部 CT；对于症状发生变化的患者，依病情可复查颅脑 CT。

患者可见颅内占位性病变、中线移位或基底池消失提示颅内压（ICP）升高。

适用于需要及时判断出有无需要外科紧急手术的指征的急诊患者：如中线移位、脑沟消失等；评估是否需要外科手术的疾病：如颅内血肿、颅脑挫裂伤、颅内占位等；对引起脑疝的常见病因如脑水肿、颅内占位性病变，脑炎等，有定位、定性价值，尤其对于颅内出血病灶，CT 显示较好。

2. 颅脑 MRI 对引起颅内压增高的常见疾病如脑水肿、颅内占位性病变等，有定位、定性价值。

对疑似脑疝的患者，颅脑 MRI 检查准确性高于颅脑 CT，患者状态允许可尽早进行；利于尽早完善脑疝的初步诊断。患者应行颅脑 MRI 平扫检查，必要时可行颅脑 MRI 增强扫描，有利于鉴别肿瘤、炎症病灶；颅脑弥散加权成像（DWI）＋表观弥散系数（ADC）序列检查，有利于鉴别脑水肿的类型，细胞毒性脑水肿，间质性脑水肿或血管源性脑水肿。并与以往颅脑 CT 或 MRI 检查比较，有助于诊断。

对临床可疑脑疝的患者，首次颅脑 CT 检查不能明确者，可行头部 MRI 检查；对于症状发生变化的患者，依病情可复查颅脑 MRI。

检查结果可见颅内病变的部位、大小、累及范围、病变的占位效应等，发现脑组织及中线是否移位、脑沟是否变浅，脑室是否受压、脑池是否消失等情况。

适用于评估有无神经外科紧急手术的疾病或指征；查找病因：引起颅内压增高、脑疝的常见病因如颅内占位性病变，如脑肿瘤、脑出血、脑炎等有定位、定性价值，尤其对于颅内占位性病灶，MRI 显示较好。

3. 眼底检查 眼底镜检查视乳头有无水肿；也可用视盘图像的眼底照相和光学相干断层成像术（OCT）检查，但需要患者的配合。

适用于亚急性 - 慢性发病患者，因视乳头水肿发生需要一段时间。存在视乳头水肿对诊断脑疝有意义；急性期患者视乳头无水肿，不能排除脑疝的诊断。

（二）可选检查

1. 眼部超声 用于测量视神经鞘的直径，适用于颅内压升高可疑脑疝的患者，通过测量视神经鞘的直径区分正常颅内压或颅内压升高。视神经鞘直径增加（>6mm），提升颅内压升高。

2. 腰椎穿刺术 适用于怀疑颅内细菌、病毒、寄生虫等感染、炎症或蛛网膜下腔出血引起颅内压增高的患者。可明确颅内感染的致病因素，或明确有无蛛血等情况，以进一步指导临床治疗；选择行腰穿检查要慎重，以免医源性诱发脑疝的发生。

3. 脑电图 适用于临床表现为抽搐、精神症状等的患者；大面积脑梗死的患者。可用于明确抽搐的原因和类型，进一步指导临床治疗；大面积脑梗死的患者进行定量脑电图（QEEG）有助于预测脑疝的发生。

4. ICP 的有创测量方法 适用于疑似有 ICP 升高风险、昏迷［格拉斯哥昏迷评分（GCS）<8］及所诊断的病程有必要积极处理的患者。可直观监测颅内压力的变化，利于指导临床治疗；但该测量方法有创，且有颅内感染和颅内出血的风险，需严重掌握适应证。

四、诊断及其标准

（一）诊断标准

1. 病史 有引起颅内压增高的原发疾病，如颅脑外伤、脑血肿、脑肿瘤、颅脑感染、中毒、缺氧

等情况。

2. 临床表现 有典型的颅内压增高的症状，随颅内压增高出现进行性意识障碍、呼吸、血压等生命体征异常，瞳孔的动态变化，伴肢体无力、去脑强直等，可诊断脑疝；枕骨大孔疝可早期出现呼吸衰竭。

3. 头颅 CT 或 MRI 等影像学检查 明确脑组织移位的情况及颅内原发疾病的情况，确定脑疝的有无及类型。

（二）风险评估和危险分层

判断高危患者的标准：①急性重度脑外伤、脑挫裂伤、青年大面积脑梗死、颅内中度感染等；②剧烈头痛、喷射样呕吐、烦躁不安、肢体无力进行性加重；③意识进行性下降，呼吸不规则逐渐加重，瞳孔逐渐散大伴光反射减弱消失有症状 疲劳、呼吸困难、咳粉红色泡沫痰、咯血、心悸等；④严重并发症：急性缺血性或出血性卒中、肺水肿、脑心综合征、局部脑坏死等；⑤年龄：尤其是年轻患者。

（三）并发症诊断

1. 卒中 颅内血管［大脑前动脉（ACA）、大脑后动脉（PCA）、小脑后下动脉（PICA）］受压或受牵拉，可引起缺血性卒中或出血性卒中，引起局灶性神经功能缺损的症状和体征。

2. 脑积水 脑脊液循环通路受累，可引起梗阻性脑积水。

3. 脑神经综合征 脑神经受压，可引起眼球运动、瞳孔改变，后组颅神经受累可引起眩晕、吞咽费力等症状。

4. 癫痫 合并癫痫的患者，累及的脑部不同部位，可表现为多种癫痫综合征。

5. 神经源性肺水肿 颅压高可造成下丘脑、延髓、颈脊髓受压，诱发肺水肿。具体发生机制不明，有人认为是交感神经引起儿茶酚胺释放，外周血管收缩，导致血压、肺动脉压增高。肺动脉压增高是神经源性肺水肿主要因素。

6. 脑内脏综合征 急性颅压高可引起应激性溃疡、消化道出血、胃穿孔以及心律失常等问题。

五、鉴别诊断

脑疝需要与突发意识障碍或头痛伴呕吐的疾病

鉴别（表 4 - 3 - 2）。

表 4 - 3 - 2 脑疝与其他疾病的鉴别诊断

鉴别疾病	病史/症状/体征	辅助检查
代谢性脑病	肝性脑病、肾性脑病等疾病，可突发意识不清，抽搐发作、肢体无力等，详细询问病史及进一步辅助检查可鉴别	—
低血糖昏迷	可表现为突发性意识障碍，伴局灶性抽搐发作或局灶性神经功能障碍	血糖检测可鉴别
急性药物中毒	急性药物中毒，如农药等，可引起意识昏迷、瞳孔变化，呼吸、血压等生命体征不稳，病史有助于鉴别	影像学检查有助于鉴别
偏瘫型偏头痛	患者头痛明显，伴有恶心、呕吐及肢体无力等症状	影像学检查可鉴别
脑干出血	发病急，病情重，出现意识障碍、生命体征不规则、瞳孔异常，易误诊脑疝	—

六、 误诊防范

（一）易误诊人群

（1）脑膜炎、脑膜癌病、多颅神经炎等，常累及颅内痛觉敏感结构及多颅神经，可有剧烈头痛伴呕吐、瞳孔改变等表现，需要鉴别。

（2）引起头痛伴剧烈呕吐的患者，可为偏头痛或其他病因的头痛，需要鉴别。

（3）颅内占位性病变伴有头痛、呕吐者，易误诊，需鉴别。

（二）本病被误诊为其他疾病

（1）误诊为颅内占位性病变：脑脓肿等。

（2）误诊为颅内感染性疾病：急性播散性脑脊髓炎、HIV 神经系统损害等。

（3）误诊为脑膜癌病、多发转移瘤等。

（4）误诊为肺部疾病合并心律失常。

（5）误诊为代谢性脑病、CO 中毒等。

（6）误诊为脑积水。

（三）其他疾病被误诊为本病

（1）脑膜癌病。

（2）颅内多发转移瘤。

（3）多颅神经炎。

（4）脑膜炎/脑膜脑炎。

（5）偏头痛。

（6）基底动脉尖综合征。

（四）避免误诊的要点

1. 详细询问病史 认识临床表现的不典型性，对于呕吐不明显、视乳头水肿不明显的头痛患者，不能排除脑疝，要提高警惕。

2. 详细体格检查 对早期脑疝患者，体征不明显时，动态观察体征的变化，评估病情很重要。

3. 积极查找病因 引起颅内压增高的原发疾病较多，明确病因有助于鉴别诊断。

治疗

一、 治疗流程

脑疝患者需立即给予脱水降颅压治疗，神经外科尽快评估是否需要行去骨瓣减压手术等外科处置，同时积极治疗原发疾病，密切关注生命体征，出现呼吸衰竭、心脏停搏、休克等危急情况立即给予抢救，病情危重者需尽快进入 ICU 治疗（图 4 - 3 - 2）。

二、 治疗原则

1. 抢救生命，从首次医疗接触开始，全程管理。

2. 病因治疗，尽量查找病因，以去除病因，如颅内血肿清除、颅内肿瘤切除等。

3. 评估脑疝的分型和危险程度，尽快救治，内科药物脱水降颅压、脑保护治疗，对于内科难治性颅内压增高者，必要时外科去骨瓣减压治疗，防止脑疝进一步恶化，导致生命危险。

4. 密切关注生命体征，及时发现及处理各种并发症，防止呼吸心搏骤停而猝死。

5. 出院后积极预防原发疾病、定期复诊。

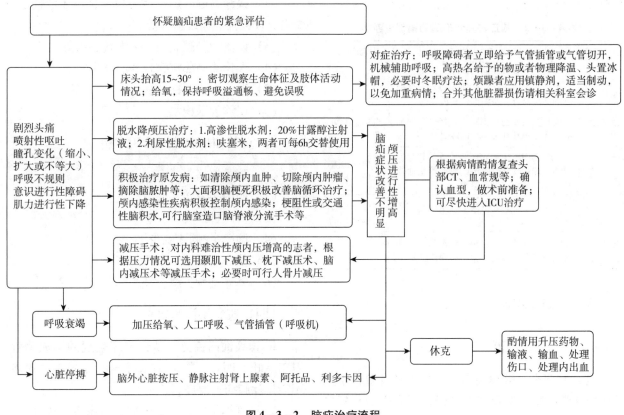

图 4 - 3 - 2　脑疝治疗流程

三、 治疗细则

（一）一般处理

1. 体位　床头抬高 30°，避免颈部扭曲和胸部受压，有利于颅内静脉回流。

2. 监测生命体征　发热者给予对因治疗及物理降温，镇静患者避免血压过低，呼吸困难者必要时气管切开等；出现心动过缓、高血压和（或）呼吸抑制，提示病情紧急情况需采取抢救措施。

3. 观察意识和瞳孔等体征　观察动态变化，出现单侧或双侧的瞳孔固定和散大、去皮层或去大脑姿势，提示病情紧急情况需采取抢救措施。

4. 对症治疗　输液量维持出入平衡，呕吐者应暂禁食；关注电解质紊乱和酸碱失衡；疼痛者可给予镇痛剂，烦躁者保证呼吸平稳情况下给予镇静，忌用抑制呼吸中枢的药物吗啡、哌替啶等；抽搐者需及时止抽治疗，疑似癫痫需预防性抗癫痫治疗。

5. 避免诱因　剧烈咳嗽、用力排便、烦躁不安等。

（二）病因治疗

积极治疗引起脑疝的病因，如清除颅内血肿、切除颅内肿瘤、摘除脑脓肿等；对于梗阻性或交通性脑积水，可采用脑脊液分流手术；大面积脑梗死积极改善脑循环治疗；脑炎或脑膜炎等炎症疾病，需积极控制颅内感染；脑病患者需积极控制基础代谢性疾病等。

（三）降低颅内压治疗

1. 脱水降颅压　可使用高渗性脱水剂、利尿性脱水剂；肾上腺皮质激素。

2. 过度换气　使二氧化碳分压下降，颅内血流量下降，以降低颅内压。

3. 亚低温治疗　可降低脑代谢率及耗氧量，减轻脑水肿。

4. 脑脊液引流分流术　发现脑积水时，可行脑室造口体外引流、脑室－腹腔（V－P）分流术。

5. 去骨瓣减压术　对内科难治性颅内压增高的患者，根据压力情况可选用颞肌下减压、枕下减压术。

四、 药物治疗方案 （表4-3-3）

表4-3-3　药物治疗方案

治疗方案	药物名称	给药途径	常用剂量	给药次数或持续时间	备注
脱水降颅压 高渗性脱水剂	20%甘露醇 高张盐水 10%甘油果糖	静脉快速滴注 静脉快速注射 缓慢静脉滴注	1~2g/kg 250ml/次 250ml/次（2h滴完）	每4~6h可重复给药 每日1次 每日1~2次	心、肾功能障碍者慎用 心功能欠佳慎用 糖尿病患者慎用
利尿性脱水剂	呋塞米	静脉注射或肌内注射	每次20~40mg	每日2~4次（可与甘露醇每6h1次交替使用）	注意血钾水平
肾上腺皮质激素	地塞米松 泼尼松片	静脉或肌内注射 口服	5~10mg 5~10mg	每日2~3次 每日1~3次	血管源性脑水肿
巴比妥类药物	戊巴比妥	静脉给药	首次5~20mg/kg 后续1~4mg/（kg·h）	根据病情首次负荷后可持续给药	可引起低血压

作者：赵秀丽

审稿：李鹤

参考文献

第四节　急性肌张力障碍

急性肌张力障碍（acute dystonia）是指在患者开始抗精神病药物治疗后，或迅速增加抗精神病药物剂量，或减少用于治疗/预防急性锥体外系症状药物（如抗胆碱能药物）后，引起的一种急性锥体外系症状。抗精神病类药物和止吐类药物是经常诱发的致病药物。服用上述药物后，24h内发生肌张力障碍的患者占比超过50%，而5d内诱发该疾病的概率会猛增至约为90%。

急性肌张力障碍的临床表现为受累肌肉持续性痉挛。累及患者的口部、面部和颈部肌肉时，主要表现为伸舌、斜眼、口角歪斜、牙关紧闭、痉挛性斜颈等；累及患者的躯干、四肢时，表现角弓反张、躯干或四肢扭转性痉挛。累及患者的喉部肌肉时，表现为呼吸困难，严重时会造成致命性呼吸困难。

诊断

一、 诊断流程

急性肌张力障碍的诊断基于患者的临床症状及服药史（图4-4-1）。因此，对于疑诊急性肌张力障碍的患者，需要仔细询问患者的症状及服药史，进行实验室检查及影像学评估，排除其他继发的原因，并给予停药及服用抗胆碱能药物观察症状是否缓解，如症状缓解，可明确诊断。

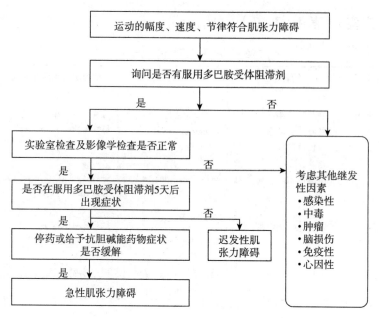

图 4 -4 -1　急性肌张力障碍诊断流程

二、 问诊与查体

（一）问诊和症状

1. 问诊技巧（表 4 -4 -1）

表 4 -4 -1　急性肌张力障碍问诊要点

问诊	要点
现病史	（1）询问主要症状的表现：累及身体的什么部位，肢体运动时的速度及幅度，肢体异常运动的方向及模式是否改变，症状是否在服用多巴胺受体阻滞剂后出现 （2）询问主要症状持续时间：是否在精神紧张、生气、疲劳时主要症状加重，是否随意运动时加重，休息睡眠时减轻或消失 （3）询问伴随症状：是否有认知障碍，是否有肢体抽搐，是否有肢体活动及感觉障碍，是否有共济失调，是否吞咽困难、饮水呛咳，近期是否有发热、咳嗽等感染病史
既往史	是否有精神障碍、胃病及焦虑、抑郁等病史
家族史	家族中有无类似患者
用药史	目前在服用什么药物、既往服用什么药物、使用药物剂量、是否有药物漏服

2. 症状（表 4 -4 -2）

表 4 -4 -2　急性肌张力障碍的症状

受累部位	主要表现
眼肌	眨眼、眼睑痉挛
面部肌肉	面肌痉挛、抽搐、愁眉苦脸
口部肌肉	噘嘴、咂嘴、咀嚼、下颌横向运动
舌肌	伸舌、缩舌、蠕动、舔唇
咽部	发音异常及吞咽困难

续表

受累部位	主要表现
颈部	斜颈、颈后仰
躯干	全身躯干运动不协调，表现出怪异的姿势。例如：耸肩缩背、角弓反张、扭转痉挛，膈肌运动及痉挛产生呼噜声和呼吸困难。有时也表现为全身左右摇摆、躯干反复地屈曲与伸展、前后扭动或前倾后仰
四肢	肢体远端显现连续不断的屈伸动作。少数可表现为舞蹈样指划动作、投掷运动、手足徐动样动作或两腿不停地跳跃

（二）查体和体征

（1）应密观患者的生命体征。

（2）观察患者的一般情况：有无意识障碍、烦躁不安、吞咽困难、呼吸困难。

（3）主要评估神经系统体征：意识状态，认知功能，瞳孔的大小、形状、颜色，肌力、肌张力、共济运动、病理征及步态的检查。

三、 辅助检查

辅助检查主要排除药物外的其他继发性原因，查找急性肌张力障碍的病因，常见的检查如下。

1. 实验室检查　如发现免疫、肿瘤、感染指标异常，有助于获得性肌张力障碍的诊断；

2. 血涂片检查　可排除棘红细胞增多症。

3. 影像学检查　利用头颅 CT 或 MRI 检查排除脑部器质性病变，如脑梗死、脑出血、基底节钙化、铁沉积等；颈部 MRI 可排除脊髓病变所致的颈部肌张力障碍；磁敏感加权成像对脑组织铁沉积变性病的诊断；PET - CT 多巴胺转运蛋白显像提示多巴胺代谢途径异常。

4. 铜代谢测定及裂隙灯检查 可排除肝豆状核变性。

5. 代谢筛查 血氨基酸和尿有机酸检查异常提示遗传性代谢病的可能。

6. 基因检测 不作为常规检查，CYP2D6 基因纯合子突变是引起急性肌张力障碍的危险因素之一，可通过基因检查来判断患者使用多巴胺阻滞剂的安全性。

四、 诊断及其标准

（一）诊断标准

（1）明确服用多巴胺受体阻滞剂药物史。

（2）服用多巴胺受体阻滞剂 3d 内出现的锥体外系综合征。

（3）不伴有意识障碍。

（4）临床相关的各种辅助检查无明显异常。

（5）排除神经、精神科等相关专科的疾病。

（6）停药后或使用山莨菪碱注射液、阿托品等治疗，其锥体外系症状多在 3d 内明显减轻或消失。

五、 鉴别诊断 （表4-4-3）

（二）风险评估和危险分层

判断高危患者的标准：①年龄和性别：青年男性；②使用强效多巴胺受体阻滞剂；③CYP2D6 基因纯合子突变；④严重并发症：喉痉挛。

（三）并发症诊断

1. 肺部感染 病变累及到会厌部肌肉造成吞咽困难，进食后易误吸导致肺部感染。胸部 CT 可明确诊断。

2. 呼吸困难 最严重的并发症，病变累及喉部肌肉可导致呼吸困难，危及生命。可通过血气分析监测病情严重程度。

3. 横纹肌溶解 因肌肉持续性痉挛可出现肌肉疼痛，肌无力及深色尿。血清肌酶检查明显高于正常。

4. 颞下颌关节脱位 因咀嚼肌过度收缩引起，查体患者口不能闭，伴言语不清及流涎。耳前区可见凹陷。颞下颌关节拍片可明确诊断。

5. 情感障碍 部分患者可出现抑郁、焦虑等情感障碍。可以使用焦虑抑郁量表（HADS）评估并监测焦虑和抑郁症状的严重程度。

表4-4-3 急性肌张力障碍的鉴别诊断

疾病	病史/症状/体征	辅助检查
舞蹈病	病史：询问病患是否有阳性家族病史 症状：①性质：累及肢体快速且随意收缩，运动的方向、速度、时机均变化无常。累及部位无固定的模式，可从一个肢体游走至另一肢体；②部位：主要累及远端肢体，但也可累及面部和躯干 体征：步态异常、精神障碍及痴呆	影像学检查可见尾状核头萎缩，基因检查可明确诊断
肝豆状核变性	病史：询问病患是否有阳性家族病史 症状：①性质：可累及单侧或双侧，表现形式多样，可出现局灶性、节段性、多灶性或全身性肌张力障碍；②部位：主要累及肝脏、神经系统、眼部 体征：可见帕森样静止性震颤、强直、言语含糊、表情异常和流涎。也可出现精神障碍，表现为人格改变和行为异常	（1）血清学检查：肝功、全血细胞计数和血清铜蓝蛋白水平 （2）眼部裂隙灯检查可见 Kayser - Fleischer 环 （3）24h 尿铜排泄量 >40μg/24h （4）头颅 CT 或头颅 MRI 检查在基底神经节区、丘脑和脑干 CT 显示高密度灶以及 MRI 的 T_2 加权像可见高信号
棘红细胞增多症	病史：询问病患是否有阳性家族病史 症状：①性质：反复伸舌伴吞咽困难，舌及唇咬伤是典型表现；②部位：主要累及口咽部 体征：神经病变轻微，表现为远端肌肉萎缩、远端深腱反射减弱和轻度感觉异常（尤其是振动感觉受损）	（1）血涂片检查发现棘红细胞占循环红细胞总数的 5%～50% （2）血清肌酸激酶水平升高（300～3000U/L） （3）头颅 MRI 可能显示尾状核头萎缩及侧脑室前角扩大 （4）神经传导检查提示感觉轴突型神经病，表现为 SNAP 振幅降低，但传导速度正常。运动神经传导检查可能完全正常。肌电图提示慢性失神经伴神经再支配
自身免疫性脑炎	病史：询问患者病前是否有感染史 症状：①性质：口面部运动障碍、舞蹈手足徐动样运动、肌张力障碍、强直、角弓反张姿势；②伴随症状：头痛、恶心、呕吐、肢体抽搐、精神障碍、行为异常及自主神经功能障碍 体征：认知障碍，步态异常，合并病毒感染时脑膜刺激征可能阳性	（1）脑脊液淋巴细胞增多或寡克隆带阳性脑脊液检查可发现 CV2、Ma2、NMDA、LGI1R、$GABA_A$R、D2R 抗体 （2）脑电图：常见弥漫性慢波，δ刷状波为此病特有改变，脑电图的改变与病程较长有关 （3）头颅 MRI 正常或在皮质（大脑、小脑）或皮质下（海马、基底节、白质）区域有一过性 FLAIR 异常信号或异常对比强化。PET 显示大脑葡萄糖代谢呈额叶-枕叶梯度的特征性增加
基底节结构性病变	常见于脑出血、卒中、肿瘤，涉及丘脑底核的出血性或缺血性疾病，可在发病急性期出现肌张力障碍	头颅 CT 或磁共振检查可发现病变

六、 误诊防范

急性肌张力障碍易被误诊为低钙抽搐、低钠抽搐、癫痫、颅内感染、帕金森病、癔症及破伤风等疾病。

造成急性肌张力障碍误诊主要原因是：由于对多巴胺受体阻滞剂不良反应的认识不足和警惕性不高。因此，对出现肌张力障碍的患者，一定要详细询问病史和用药史，提高对此类药物导致肌张力障碍的临床表现的认识，综合分析。对某些症状和体征不能用某一疾病解释时，要多做观察思考，切忌做出片面性诊断，以避免误诊漏诊。防范策略如下。

（1）严格掌握药物适应证。

（2）杜绝禁忌证用药。

（3）严格掌握药物用药剂量。

（4）特殊人群使用：对于儿童按照体重计算用量。肝肾功能不全、老年人、体质虚弱者应减量。对需要长期服用多巴胺受体阻滞剂的患者，临床医护人员针对用药风险问题要与患者进行详细的沟通，告知患者长期用药后可能出现的不良反应症状，一旦发生不良反应，患者要及时就医进行对症治疗。

治疗

一、 治疗流程

根据患者的临床表现及服药史，明确诊断后，

通过病情评估，对是否需要继续服用多巴胺阻滞剂的患者按照病情轻重制定个体化的治疗策略（图4-4-2）。

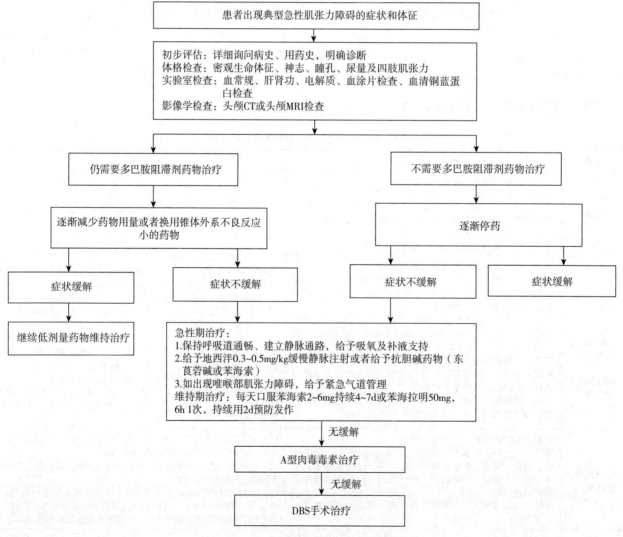

图4-4-2 急性肌张力障碍治疗流程

DBS 深度脑刺激

二、治疗原则

1. 对确诊患者为药物引起的肌张力障碍进行全程管理。

2. 以最快的速度，最大程度改善患者的锥体外系症状。

3. 根据不自主运动量表评估患者病情严重程度，先停用引起症状的药物，如无法改善，首选抗胆碱或抗组胺药物治疗；如药物治疗不佳，可选择肉毒素治疗，对于重症患者，上述患者均无效时深度脑刺激（DBS）手术治疗。

4. 出院后进行运动为主的肢体康复治疗，评估需要长期使用多巴胺受体阻滞剂的用药情况，定期评估多巴胺受体阻滞剂持续治疗的必要性和不治疗的潜在危害，及时调整患者药物用量，避免药物不良反应的发生，改善患者的生活质量及远期预后。

三、治疗细则

（一）急性期治疗

1. 保持呼吸道通畅，建立静脉通道，以 2 ~ 3L/min 吸氧。

2. 给予地西泮 0.3 ~ 0.5mg/kg 缓慢注射，以防止发生呼吸抑制。

3. 有喉部、咽部肌张力障碍者给予补液支持，以尽快将药物排出。

4. 密切观察生命体征、神志、瞳孔、尿量及四肢肌张力等。

5. 患者突然出现锥体外系症状，家属容易紧张、焦虑甚至恐惧，此时医务人员要耐心地向家属做好沟通，消除不良情绪，并积极鼓励家属配合治疗。

6. 轻症患者停药后不需要特殊治疗，在停药及对症治疗后即可恢复。

7. 对于比较严重的患者，可给予抗胆碱药物（如东莨菪碱、苯海索）治疗。如果出现喉部肌张力障碍，医生必须评估是否有必要进行紧急气道干预，因为喉部和咽部的肌张力障碍反应可能会增加即将发生呼吸骤停的风险。

（二）维持期治疗

原则上建议停止使用致病药物。如需要继续服用抗精神病药物，可每天口服苯海索 2 ~ 6mg 持续 4 ~ 7d 或苯海拉明 50mg，6h 1 次，持续用 2d 预防发作。如果致病药物是典型的第一代抗精神病药物，那么可以尝试改用非典型抗精神病药物。可同时口服苯海索预防发作。症状较重或者预防药物效果不佳时，可考虑减少抗精神病药物用量或者换用锥体外系不良反应小的药物。

（三）A 型肉毒毒素治疗

局部注射 A 型肉毒毒素也是治疗急性肌张力障碍疾病的常见方法之一，一般来说，治疗效果相对比较理想，但要注意的是，应该根据患者的病情特点，个体化制定剂量，疗效可维持 3 ~ 6 个月。

（四）手术治疗

若患者对药物及肉毒素治疗无效，在有 DBS 专业技能的医疗中心以苍白球为靶点进行 DBS 治疗。

（五）药物治疗

急性肌张力障碍主要治疗药物为抗胆碱能药物、苯二氮䓬类药物，如果上述药物无效，可选择肉毒素治疗。

四、药物治疗方案（表 4 - 4 - 4）

表 4 - 4 - 4　药物治疗方案

药物	给药途径	用量	注意事项
东莨菪碱	肌内注射	0.3 ~ 0.6mg	青光眼患者禁用，严重心脏病、器质性幽门狭窄或麻痹性肠梗阻禁用
苯甲托品	肌内注射	2mg	青光眼患者禁用
地西泮	静脉注射	10mg	注意呼吸抑制
异丙嗪	肌内注射	50mg	注意呼吸抑制
苯海拉明	胃肠外给药	急性发作期给予每次 1 ~ 2mg/kg，最大剂量 50mg	对乙醇胺过敏者禁用，重症肌无力、闭角型青光眼、前列腺肥大患者禁用
	口服	肌张力障碍控制后按每次 1.25mg/kg，每 6h 1 次，连用 1 ~ 2d，以防止复发	

续表

药物	给药途径	用量	注意事项
苯海索	口服	1mg，每日2次，根据耐受情况，调整至每日总剂量4~6mg	闭角型青光眼、意识模糊和痴呆是禁忌证。常见不良反应口干、视力模糊、便秘、心动过速、尿潴留、学习肌记忆受损
A型肉毒毒素	皮下注射	治疗颈部肌张力障碍时，通常起始剂量在150U左右，最大剂量为300U。治疗眼睑痉挛时，需要在眼轮匝肌的多个部位注射，总剂量约25U	注意观察注射点周围有无皮下瘀点或瘀斑，患者有无疲劳和周身不适感，有无溢泪、眼睑闭合不全、上眼睑下垂、视物模糊等不良反应

作者：王静

审稿：雷革胜

参考文献

第五节 横纹肌溶解症

横纹肌溶解症（rhabdomyolysis，RML）是一种由肌肉组织的分解和坏死以及细胞内容物释放入血而引起的临床综合征。

诊断

一、诊断流程（图4-5-1）

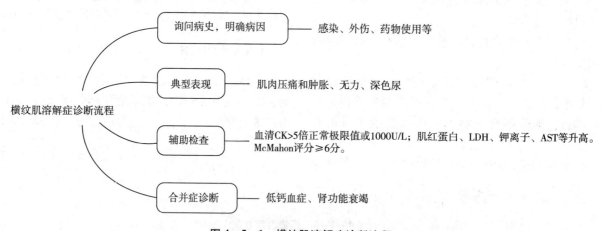

图4-5-1 横纹肌溶解症诊断流程

CK 血清肌酸磷酸激酶；LDH 乳酸脱氢酶；AST 天门冬氨酸氨基转移酶

二、问诊与查体

询问诱发因素，如感染的存在、癫痫发作、运动的强度和持续时间、暴露于极端温度、全身麻醉、制动、用药史和酒精或药物的使用。需要注意询问是否反复复发，如果存在，提示可能存在遗传原因（表4-5-1）。

表4-5-1 RML的临床表现

类型	症状和体征
典型三联征	肌痛、乏力和茶色尿。但可观察到经典三联征的患者不到10%，超过50%的患者无明显肌痛或乏力症状
可能出现的体征	肌肉紧张和肿胀
全身症状	可能有心动过速、全身不适、发热、恶心和呕吐等非特异性表现

三、 辅助检查

（一）优先检查

RML 的诊断主要基于血清肌酸激酶（CK）水平的升高。CK 水平在肌肉损伤发生后 2～12h 上升，在损伤后 3～5d 达到峰值，并在随后的 6～10d 下降。值得注意的是，慢性肌肉疾病，如炎性肌病和肌营养不良症，CK 水平也可能升高。但存在肌肉疼痛、乏力和肿胀等急性症状可将 RML 与这些疾病鉴别。

（二）可选检查

1. 肌红蛋白　肌红蛋白与 CK 一起从受损肌肉中释放出来。通常与血浆蛋白结合，并迅速通过尿液排出，呈现红色至棕色。肌红蛋白半衰期短（1～3h），可能在 6～8h 内恢复正常。血清和尿液中肌红蛋白的水平对病情的评估有一定价值，特别是在疾病的早期阶段。

2. 尿液分析　结合血浆 CK 水平，肌红蛋白尿症可支持 RML 的诊断。由于敏感性和特异性差，不是必要的诊断试验。

（三）新检查

现在有许多可用于遗传性肌肉疾病疑似病例的基因检测。这些包括单基因检测、基因组检测、靶向外显子组测序、全外显子组测序和线粒体基因组检测。用于这些评估的技术正在迅速发展。

四、 诊断及其标准

（一）诊断标准

大多数研究中以国际标准化检测 CK > 1000IU/L，以及 > 5×ULN（正常上限）诊断 RML。此外，我们建议区分轻度和重度 RML。大多数 CK > 5000～10000IU/L 的病例研究提示重度 RML。在一些 RML 患者中也出现了提示急性肾损伤（AKI）存在的肌红蛋白尿症。除了 CK 异常值标准之外，还建议纳入 RML 诊断的排除标准，例如，心肌、脑血管和肾脏疾病导致的 CK 升高，且 CK 升高的时间应限定为急性或 72h 内。

（二）风险评估和危险分层

McMahon 评分是一种入院时计算的评分系统，用于预测横纹肌溶解患者需要肾替代疗法（RRT）或致死性肾衰竭风险。包括的变量是年龄，性别，潜在病因和初始实验室值（即钙，CK，磷酸盐和碳酸氢盐）。这种评分系统的优势在于，无须等待 CK 水平增加到 5000U/L 以上，就能评估患者预后。该评分系统已在不同机构的两项研究中得到验证。

McMahon 评分大于等于 ≥6 分在预测 RRT 风险具有比 CK 水平 >5000U/L 更高的灵敏度和特异性（分别为 86%：83%，68%：55%）。

McMahon 得分 <5 分表示需要 RRT 或死亡的风险为 2%～3%，而得分 >10 分表示 RRT 或死亡的风险为 52%～61.2%。大于等于 6 分表明 AKI 或需要透析。

（三）并发症诊断

最严重的并发症是 AKI，伴有血清肌酐升高、肌红蛋白尿增多和少尿等。病理生理学解释包括肌红蛋白引起的肾小管阻塞和缺血性肾小管损伤。

五、 鉴别诊断 （表4-5-2）

表4-5-2　RML 的鉴别诊断

鉴别疾病名	病史、症状与体征的鉴别	辅助检查的鉴别
肌炎	病史：数周至数月内出现对称的近端肌肉无力 症状：肌痛和肌红蛋白尿 查体：肌肉压痛、肌力减退	提示肌炎的肌电图或组织学变化、CK 升高
吉兰-巴雷综合征	病史：通常有前驱感染、疫苗接种等事件 症状：对称性肢体和颅神经支配肌肉无力 查体：肌力减退、腱反射大多减弱	脑脊液蛋白细胞分离、神经节苷脂抗体阳性、肌电图等

六、 误诊防范

运动员、感染者、食用海鲜者易被误诊。RML 易被误诊为抗精神病药恶性综合征、肌炎、吉兰-巴雷综合征、恶性高热、败血症易被误诊为 RML。

为了避免误诊，应做到：详细检查，全面分析，鉴别诊断要考虑周全；对查体异常及检查值异常的原因应该追踪分析，追本求源，寻找问题本质，以免低估病情，贻误诊治。

治疗

一、 治疗流程 （图4-5-2）

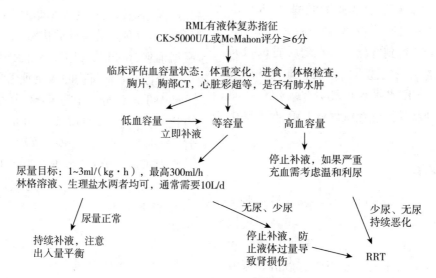

图4-5-2 横纹肌溶解症治疗流程
CK 血清肌酸激酶；RRT 肾脏替代治疗

二、 治疗原则

积极补液、维持生命体征和内环境稳态、电解质平衡，必要时肾脏替代疗法。

三、 治疗细则

RML 治疗首先要治疗肌肉损伤的病因，以避免肌红蛋白的持续释放。包括停用潜在有害药物、控制患者体温、治疗潜在感染等。此外，采取措施预防 AKI 和相关代谢异常也同样重要。

（一）药物治疗

当血 CK 大于 5000U/L 或 McMahon 评分≥6 分时，RML 有液体复苏指征。此时应通过评估体重变化、进食情况，体格检查，完善胸片或胸部 CT，完善心脏彩超等，判断有无肺水肿，来明确血容量状态。低血容量或等容量条件下，应立即进行早期容量复苏。尽管 RML 的早期容量复苏被公认为促进肾小管流量、稀释肾毒素（如肌红蛋白）和提供足够的肾脏灌注以预防 AKI 的主要方法，但首选何种液体仍存在争议。用于复苏的两种最常使用的液体是乳酸林格溶液和生理盐水。用生理盐水进行积极的早期容量治疗应该是主要的治疗方法，并且不鼓励使用碳酸氢盐和甘露醇。应尽快开始补液，最好是在肌肉损伤后的 6h 内，至少在开始的 24h 内。静脉输液速度应根据患者情况而定。常规的起始速率为 400ml/h，而后根据尿量调整补液量，合理范围在 200～1000ml/h。最常用的尿量目标是 1ml/（kg·h）至 3ml/（kg·h），最高可达 300ml/h。患者通常每天需要高达 10L 的液体。但若为高血容量状态下，建议停止补液，如果严重充血甚至需要温和利尿。如出现少尿，甚至无尿，则应停止补液，予以 RRT。

（二）已确诊的 AKI 的治疗

一旦患者出现 AKI，没有特定的治疗方法。开始透析可能是控制容量超负荷和纠正顽固性和严重代谢异常最有效的方法。最初可能需要每日 RRT 来清除受损肌肉释放的尿素和钾。

四、 药物治疗方案 （表4－5－3）

表4－5－3　药物治疗方案

药物作用	药物名称	给药途径	给药方法及常用剂量	备注
补液治疗	生理盐水	静脉滴注	起始速率为400ml/h 尿量目标为1ml/（kg·h）至3ml/（kg·h），最高可1000ml/h	注意出入量平衡，电解质平衡，少尿、无尿、酸性尿时及时透析
	林格溶液	静脉滴注		

作者：杨赟

审稿：李鹤

参考文献

第五章　脑血管疾病

第一节　短暂性脑缺血发作

短暂性脑缺血发作（transient ischemic attack, TIA）是由于局部脑缺血引起的突发短暂性、可逆性神经功能障碍，症状持续数分钟，一般不超过1h，最长不超过24h，发作后症状消失，不遗留神经系统缺损的体征，无责任病灶的影像证据。凡神经影像学检查有神经功能缺损对应的明确病灶者不宜称为TIA。传统的TIA认为不管是否存在责任病灶，只要临床症状在24h内消失，且不遗留神经系统体征即可。TIA的病因与年龄、高血压、糖尿病、高脂血症、动脉粥样硬化、血液成分改变、血流动力学变化、心脏病、肥胖及不良生活方式等多种因素有关。

诊断

一、诊断流程（图5-1-1）

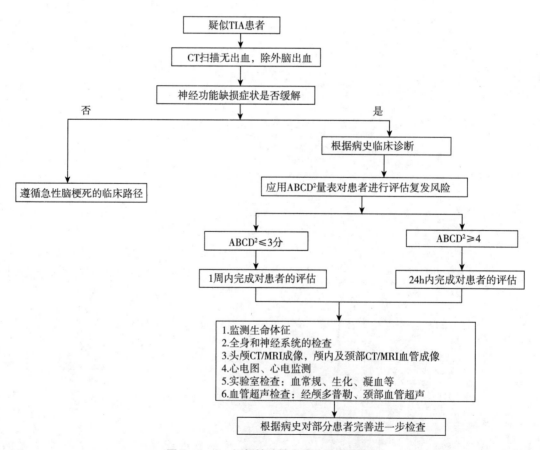

图5-1-1　短暂性脑缺血发作诊断流程
ABCD^{2}评分≤3分为低危人群，ABCD^{2}评分≥4分为中高危人群。

对于疑似TIA的患者，要尽快给予完善头部CT检查除外出血。若症状持续30min以上未缓解，建议按照急性脑梗死的治疗路径进行。建议对TIA的患者常规参照ABCD^{2}评分评估复发风险，对于

ABCD^2≤3 分的患者，建议 1 周以内完成对患者的评估，而 ABCD^2≥4 分的患者，建议 24h 以内完成。评估项目包括患者的生命体征监测、全面的体格检查、头部影像学检查（CT/MRI）、头颈部血管检查（血管超声/CTA/MRA）、心电图、实验室检查等。

二、 问诊与查体

TIA 是急症，常突然发生，问诊时需要注意患者的起病形式、发作前有无诱因，要围绕患者症状的发作特点、有无伴随症状、症状的持续时间、症状的缓解情况以及发作间期的时长展开。同时需要询问患者的既往病史。许多 TIA 患者来诊时临床症状已经消失，查体无阳性体征，在 TIA 发作时患者的体征主要为前循环和后循环缺血的体征。

（一）TIA 的临床表现

TIA 好发于 60 岁以上的老年人，男性多于女性。患者多具有高血压、糖尿病、高脂血症、动脉粥样硬化、吸烟、饮酒等脑血管病危险因素。具有突发性、反复性、短暂性和刻板性特点，一般不超过 1h，发作后无后遗症状。一般来说血流动力学改变导致的 TIA，因每次发作缺血的部位相同，其临床表现相似或刻板；微栓塞导致的 TIA，因每次微栓子累及的血管部位不同而临床表现多样（表 5－1－1）。

表 5－1－1　TIA 临床表现

系统	临床表现
颈内动脉系统	临床表现和受累血管的分布有关 （1）颈内动脉眼支供血区：视物模糊、单眼一过性黑蒙或失明；颈内动脉主干供血区缺血可出现失语、对侧肢体的瘫痪、感觉障碍、Horner 综合征 （2）大脑中动脉系统：缺血对侧肢体的偏瘫、单瘫、面瘫、舌瘫、感觉障碍、对侧的同向偏盲或凝视；优势半球受损会出现失语或失用，非优势半球侧失语会出现空间定向障碍 （3）大脑前动脉系统：缺血对侧下肢的无力、精神和情感障碍
椎－基底动脉系统	主要为脑干、小脑、枕叶、颞叶缺血的神经缺损症状 （1）常见临床表现：眩晕、恶心、呕吐、站立或行走不稳、眼球运动异常、复视、视物模糊或变形、视野缺损、饮水呛咳、吞咽困难、交叉性瘫痪，一侧和双侧肢体无力、耳鸣、听力下降等少数可有意识障碍 （2）合并有脑干或大脑后动脉供血区缺血的症状和体征：椎－基底动脉系统的 TIA 很少出现孤立的眩晕、恶心、耳鸣、意识障碍或癫痫等症状，通常合并有脑干或大脑后动脉供血区缺血的症状和体征

（二）TIA 的几种特殊表现

1. 跌倒发作 患者下肢会突然失去张力，导致跌倒，但在此过程中并无意识丧失的情况出现。通常能够迅速自行恢复，其根源在于脑干下部网状激活系统缺血。在患者转头或仰头时可能出现。

2. 短暂性全面遗忘症（transient global amnesia，TGA） 患者在发作时会出现短暂的记忆丧失现象，对发作时的时间和地点存在定向障碍。然而，患者的言语、书写以及计算能力在此过程中均保持正常。通常会在数小时后完全好转，并不会遗留记忆损害。发病机制仍不确切，可能是大脑后动脉分支缺血累及边缘系统的颞叶海马、海马旁回和穹隆所致。

三、 辅助检查

（一）优先检查

1. 头部 CT 检查 CT 是排除颅内出血、占位或其他可能的脑部病变的最重要检查。依据国家卫健委脑卒中防治委员会卒中中心建设标准要求，患者到院至头 CT 完成的时间应该小于 25min。

2. 头部 MRI 检查 在有条件的医院，尽可能采用 MRI 的弥散加权磁共振（DWI）作为诊断技术手段，MRI 的 DWI 评估是目前对 TIA 患者进展为急性脑梗死的重要检查方法。MRI 的 SWI 序列有助于排除淀粉样脑血管病（CAA）患者短暂性局灶性神经功能障碍（TFNE）。

3. 一般检查 包括血常规、凝血功能、血生化（血糖、血脂、血电解质、肝肾功能）、血同型半胱氨酸、心电图等。可以发现 TIA 的危险因素，帮助判断病因及决定下一步治疗策略。

4. 无创性血管检查 包括经颅多普勒（TCD）和颈部动脉超声，依据卒中中心建设考核标准，应于 48h 内尽快完成。TCD 检查可以评估颅内动脉的血流速度和状况，TCD 的微栓子发泡实验进行微栓子监测。颈部动脉彩超可以了解管壁内膜的厚度、斑块的形态特点。

5. 心脏相关检查 疑为心源性栓塞，经颈部动脉彩超或 CT/MRI 血管成像及血液学筛选未能明确病因者，可以完善心脏方面的进一步检查。动态心电图可以初步筛查有无心房颤动，经胸超声心动图可了解心脏的基本结构和功能。

（二）可选检查

1. 实验室检查 磷脂酶 A2、自身免疫抗体，艾滋梅毒抗体，肿瘤指标等。

2. 经食道超声心动图（TEE） 可以检测心脏结构异常，如卵圆孔未闭、心房血栓、主动脉弓瓣膜病或主动脉弓易损斑块，这些疾病作为脑栓塞来源，如果发现会决定下一步的治疗策略。TEE 对于评估主动脉弓、左心房和心房间隔方面更有优势。

3. 多模 CT/MRI CTA/MRA 可以显示血管病变的部位、性质和严重程度。脑血流流量（CBF）、脑血流容量（CBV）、对比剂平均通过时间（MTT）、对比剂峰值时间（TTP）等可以判断患者的缺血区域，适合筛选出需要进行再灌注治疗的患者。

4. 脑电图 对于 TIA 的鉴别诊断具有重要临床意义。

5. 耳鼻喉科检查 前庭功能、纯音听阈、平衡觉测定等检查对于椎—基底动脉系统 TIA 患者的鉴别诊断具有临床价值。

（三）新检查

1. 全脑血管造影（DSA）检查 对于明确患者的颅内外血管形态、狭窄程度、侧支循环开放均有较高的指导意义，DSA 也是颈动脉内膜切除术（CEA）和颈动脉支架治疗术（CAS）前评估的金标准。

2. 高分辨 MRI 可以清晰显示血管壁的形态、斑块的位置、斑块的稳定性，对动脉粥样硬化的易损斑块诊断具有很高的临床价值。

3. 植入式心脏监护设备 可以延长心脏监护时间，筛查亚临床心房颤动的发生。

4. 血清免疫学检测 蛋白 S、蛋白 C、抗凝血酶Ⅲ、抗心磷脂抗体等易栓状态的筛查。

5. 基因检测 对经过一系列临床检查病因仍不明确的患者，可以进行基因检测。如对于有伴有皮质下梗死和白质脑病的常染色体显性遗传病（CADASIL）家族史患者，影像学可见典型的颞极受累表现，可行皮肤血管 GOM 染色及 Notch3 基因检测。

四、诊断及其标准

（一）诊断标准

多数 TIA 患者在就诊时，其临床症状已自然消退，且无遗留后遗症，因此，确立诊断主要依赖于病史。对于中老年群体，若突然出现局灶性脑功能损害的相关症状，且症状符合颈内动脉或椎－基底动脉系统及其分支缺血的典型表现，并且在短时间内（通常不超过 1h）症状能够完全自行缓解，且在 24h 内完全恢复正常，则应高度怀疑 TIA 诊断。如果头部 MRI（DWI）检查没有发现神经功能缺损症状所对应的病灶，在排除其他疾病后，临床即可诊断 TIA。

1. TIA 的诊断依据

（1）多在中老年人群发病，常有高血压、糖尿病、高脂血症、动脉粥样硬化或心脏病病史。

（2）起病急，数秒钟或数分钟症状即达高峰。

（3）每次发作时间较短，通常为数分钟，一般不超过 1h，症状持续最长不超过 24h。

（4）呈短暂性、可逆性、反复性的特点，每次发作的症状和体征基本相似。

（5）临床表现，累及颈内动脉系统主要表现为对侧肢体的偏瘫、单瘫、面瘫、舌瘫、感觉障碍、对侧的同向偏盲、情感障碍、单眼视物不清、黑蒙、失明；累及椎－基底动脉系统主要表现头晕、平衡障碍、饮水呛咳、吞咽困难，共济失调、交叉性瘫痪及意识障碍等。

（6）脑 MRI（DWI）检查未见新发缺血灶。

2. 病因和发病机制的诊断 TIA 的诊断还应进一步明确不同类型的发病机制，比如是否低灌注导致的血流动力学改变所致，是否存在颅内外脑血管的严重狭窄，是否存在心源性脑栓塞可能。这些对于制定进一步治疗策略具有重要意义（具体可参见第五章第二节"脑梗死"）。

（二）风险评估和危险分层

1. 评估工具 TIA 具有高复发率和进展为急性脑梗死的风险，应尽早使患者接受专业人员的评估及治疗。ABCD 评分及其衍生评分系统用于评估 TIA 的转归（表 5－1－2），主要是其进展为缺血性卒中的风险。目前应用最广泛的是 ABCD^2 评分。ABCD、ABCD^3 以及 ABCD^3－Ⅰ 已很少应用。

表 5 – 1 – 2　ABCD 评分表

评分项目	临床特征	ABCD	ABCD^2	ABCD^3	ABCD^3 – I
年龄（A）	≥60 岁	1	1	1	1
血压（B）	收缩压≥140mmHg 或舒张压≥90mmHg	1	1	1	1
临床症状（C）	单侧无力	2	2	2	2
	不伴无力的言语障碍	1	1	1	1
症状持续时间（D）	≥60min	2	2	2	2
	10～59min	1	1	1	1
糖尿病（D）	有	—	1	1	1
7d 内双重 TIA 发作（D）	有	—	—	2	2
影像学检查（I）	同侧颈动脉狭窄≥50%	—	—	—	2
	DWI 发现高信号	—	—	—	2
总分		0～6	0～7	0～9	0～13

注：ABCD^2 评分 0～3 分判定为低危人群；4～5 分为中危人群；6～7 分为高危人群。

2. TIA 的收入院指征

（1）新发 TIA 按急症处理，如果患者的 TIA 发病在 72h 内，出现以下任一指征者均建议住院治疗：ABCD^2 评分≥3 分；ABCD^2 评分 0～2 分，但 48 小时之内不能在门诊完成相关检查的患者；ABCD^2 评分 0～2 分，但 DWI 已显示对应缺血灶或缺血责任大血管狭窄率＞50%。

（2）如果 TIA 发病在 1 周内，具备下列指征者建议入院治疗：进展性 TIA；神经功能缺损症状持续时间超过 1h；栓子可能来源于心脏（如心房颤动）；已知高凝状态；ABCD^2 评分为高危患者。

3. TIA 的 ABCD^2 评分系统的不同分值和未来卒中的发生风险（表 5 – 1 – 3）

表 5 – 1 – 3　ABCD^2 评分系统的不同分值和未来卒中的发生风险

危险分层	卒中风险（按距离 TIA 发生的时间）			
	2d	7d	30d	90d
0～3 分，低危	＜2%	＜3%	＜5%	＜5%
4～5 分，中危	4%～5%	5%～7%	5%～10%	5%～12%
6～7 分，高危	5%～10%	＞10%	10%～17%	17%～20%

（三）并发症诊断

大多数 TIA 发作后症状完全缓解，无并发症。少部分患者病情进展为脑梗死。依据患者的神经功能缺损症状及头部影像学检查（CT/MRI）可以明确脑梗死的诊断。

五、 鉴别诊断（表 5 – 1 – 4）

表 5 – 1 – 4　TIA 的鉴别诊断

鉴别疾病名	病史、症状、体征的鉴别	辅助检查的鉴别
脑梗死	—	脑梗死在发病早期头 CT 平扫检查也可正常，但 MRI 的 DWI 相在发病早期可显示新发缺血灶，因此该检查对两者的鉴别诊断有很大帮助。如果患者神经功能缺损症状持续存在超过 1h，绝大部分患者的 MRI 的 DWI 相都可以发现对应的缺血灶，这时应考虑脑梗死的诊断
部分发作性癫痫	临床表现：常表现为一侧肢体或躯体某部位的一系列抽搐动作，大多见于一侧口角、眼睑、手指或足趾，也可涉及一侧面部或一个肢体的远端，并向周围扩展。可反复发作数小时、数天甚至更久，发作过后，发作部位可能会遗留暂时性受累肌肉的瘫痪，即 Todd 麻痹 病史：据报道该疾病可占所有假性卒中的 1/5；多见于年轻人或既往脑部损伤史，患者病史一般会补充癫痫发作史，抗癫痫药可控制发作；肢体抖动型 TIA 发作持续时间小于 24h	脑电图检查可见癫痫波，CT/MRI 检查可有脑内局灶性病变；肢体抖动型 TIA 发作时脑电图检查正常

续表

鉴别疾病名	病史、症状、体征的鉴别	辅助检查的鉴别
晕厥发作	突然发生的短暂性意识丧失，多见于青年女性 典型表现：面色苍白、突发性软瘫和短暂性意识丧失 病程：①患者常在晕厥发作前约1min出现前驱症状，表现为面色苍白、出冷汗、虚脱、四肢无力、头晕、视物不清、恶心、全身不适等，随之很快发生晕厥；②晕厥发作时，患者随意运动消失，感觉丧失，心律减慢，意识丧失，呼之不应，一般持续2~3min后逐渐恢复；③患者苏醒后可有短时间的意识不清或嗜睡、恶心、呕吐、便意，持续数分钟至半小时完全缓解；④发作后查体可无阳性体征，检查可无阳性结果 病因：晕厥的病因很多，常由躯体因素引起，如低血糖、体位性低血压、碱中毒以及脑组织本身损伤所致，也可继发于脑的血液循环障碍；TIA发作以老年人多见，大多合并有脑血管病高危因素，发作持续时间一般小于1h，发作特点符合局部神经功能缺损的临床表现，发作诱因可以多在体位改变、失水、颈部过度屈伸等情况下发病，发病前无先兆症状，多数无意识障碍	—
梅尼埃病	症状：该病的突发眩晕、恶心、呕吐与椎基底动脉TIA的一些症状相似，但每次发作持续时间较长，往往超过24h，可以达到数天，伴有耳鸣、耳部闷胀感，反复发作后可出现听力下降，并无神经功能缺损的临床表现 查体：除眼球震颤外，神经系统检查无定位体征 发病年龄：多见于中青年人群	可行纯音测听、听阻抗、耳蜗电图等检查明确
心脏疾病	急性冠脉综合征、严重心律失常（诸如室速或室颤、多源性室性期前收缩、室上性心动过速、病态窦房结综合征等），均有可能导致全脑供血不足，进而引发头晕、晕厥乃至意识丧失等症状。然而，这些病症通常不会表现出神经系统缺损的定位性症状和体征	通过进行动态心电图、超声心动图或冠脉造影等医学检查，常能发现异常的生理指标

六、 误诊防范

有些疾病表现和TIA很相似，也称为"TIA模拟病"，常见的有周围性眩晕、基底动脉型偏头痛先兆、癫痫（如顶叶癫痫）、低血糖、短暂性全面遗忘和多发性硬化等。这些疾病均可出现短暂的神经症状发作，因此要详细询问病史和查体，必要时需要通过多种辅助检查来进行鉴别。

▶ 治疗

一、 治疗流程

对于TIA患者应尽早评估复发风险，完善相关检查，启动二级预防。若TIA进展为脑梗死，应按照急性脑梗死的临床路径进行治疗。对于合并房颤的TIA患者，适合抗凝治疗者建议尽早启动抗凝治疗，抗凝药物包括华法林或者新型口服抗凝药。经头颈部血管影像学检查后，证实为小血管病变的TIA患者，若ABCD^{2}评分≤3分，给予单联抗血小板聚集治疗，若ABCD^2≥4分，给予双联抗血小板聚集治疗21d，随后给予单抗治疗。对于发现颅内大血管病变的TIA患者，可给予双联抗血小板聚集治疗90d，随后给予单抗治疗，若药物治疗无效，可考虑血管内介入治疗。对于发现颅外颈内动脉中重度病变的TIA患者，经筛选后可考虑CEA/CAS治疗。同时应针对TIA患者的各种高危因素给予积极控制（图5-1-2）。

二、 治疗原则

1. 对TIA患者进行专业评估、快速检查及尽早启动二级预防。有研究表明，及时的临床诊断和治疗可使3个月的卒中风险降低80%。

2. 头部MRI的DWI成像是疑似TIA患者的首选检查，应尽早进行。考虑患者为急性脑梗死时，应按脑梗死的治疗路径进行，可参照《中国急性缺血性脑卒中诊治指南2023》。

3. 抗血小板聚集治疗 如果可能，确诊TIA的患者应尽早给予患者抗血小板聚集治疗。

4. 抗凝治疗 对考虑心源性栓塞的TIA且无禁忌证的患者推荐抗凝治疗。

5. 危险因素的控制 降压、降脂、血糖控制，戒烟以及饮食和生活方式的管理。

6. 非药物治疗 对经检查筛选出的部分适宜患者可行颈动脉内膜切除术。

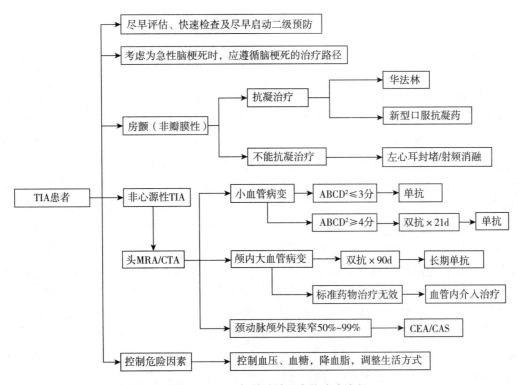

图 5 - 1 - 2 短暂性脑缺血发作治疗流程
CEA 颈动脉内膜剥脱术；CAS 颈动脉支架治疗

三、治疗细则

（一）紧急评估

疑似 TIA 的患者应尽快由专业人员进行紧急评估，以防止更为严重的卒中事件。

（二）药物治疗

1. 溶栓治疗

（1）TIA 应首先评估发病至急诊的时间，症状持续≥30min 以上不缓解者，应遵循急性脑梗死的临床路径开始评估。

（2）建议对于合并大动脉狭窄、NIHSS 评分高的患者，参照急性缺血性脑卒中治疗原则进行，必要时给予静脉溶栓或机械取栓等治疗。

（3）对于 TIA 发作症状持续≥30min 以上不缓解或 MRI（DWI）有新发缺血病灶者，不应等待，应按照急性缺血性脑卒中指南积极进行溶栓治疗。

2. 抗血小板聚集治疗 对于非心源性 TIA 患者，若无用药禁忌证，建议尽早给予口服抗血小板聚集药物。治疗建议如下。

（1）阿司匹林或氯吡格雷均可作为首选的一线抗血小板药物。阿司匹林（25mg）＋缓释型双嘧达莫（200mg，2 次/天）或西洛他唑（100mg，2 次/

天），均可作为阿司匹林和氯吡格雷的替代治疗药物。SOCRATES 研究结果表明，对于急性缺血性卒中与非心源性高危 TIA（ABCD^2 评分≥4 分）患者，替格瑞洛在总的缺血性卒中发生方面优于阿司匹林，在安全性方面，两者相当。因此，在选择抗血小板药物时，应根据患者的具体危险因素、治疗费用、药物耐受性以及其他临床特性进行个体化的评估和决策。

（2）发病在 24h 内的急性非心源性 TIA 患者，若 ABCD^2 评分达到或超过 4 分，建议尽早启动阿司匹林联合氯吡格雷的双联抗血小板治疗，持续治疗周期为 21d。此外，部分研究亦表明，阿司匹林联合氯吡格雷治疗 90d，可以降低非心源性高危 TIA 患者 90d 时联合心血管事件的发生风险，但同时也增加了出血事件的发生率。因此，非心源性高危 TIA，在急性期阿司匹林联合氯吡格雷治疗以 21d 为宜。此后阿司匹林或氯吡格雷均可作为长期二级预防的一线用药。最新的 CHANCE - 2 研究结果表明，在轻型缺血性卒中和 TIA 患者中，若携带 CYP2C19 失活等位基因，则替格瑞洛联合阿司匹林相较于氯吡格雷联合阿司匹林，在预防卒中复发方面展现出了更为优越的疗效。具体而言，前者相较后者在 90d 内的卒中复发率显著降低了 21% 的比例。亚洲人群中约有 60% 的个体携带此类失活位点，因此，该研究成果对于亚洲人群的卒中二级预防工作具有重要价值。

（3）对于症状性颅内大动脉严重狭窄（狭窄率介于70%～99%）的TIA病患，应优先采取阿司匹林与氯吡格雷联合应用的治疗方案，并持续90d。治疗周期结束后，阿司匹林或氯吡格雷均可作为患者长期二级预防治疗的一线药物。

（4）对于TIA患者，若存在主动脉弓动脉粥样硬化斑块的证据，推荐采取抗血小板及他汀类药物进行综合治疗。

（5）2023版欧洲血管外科学会（ESVS）动脉粥样硬化颈动脉和椎动脉疾病管理临床实践指南指出对于TIA后不考虑行颈动脉内膜切除术或支架植入术的有症状颈动脉狭窄患者，建议短期阿司匹林加氯吡格雷21d，然后氯吡格雷单药治疗，或长期阿司匹林加双嘧达莫缓释剂。

3. 抗凝治疗 对于心源性栓塞性TIA推荐抗凝治疗，无禁忌证者尽早给予。抗凝药物主要包括华法林和新型口服抗凝药（如达比加群、利伐沙班、阿哌沙班、依度沙班等）。

（1）对合并心房颤动（包括阵发性）的TIA患者，推荐使用口服华法林抗凝治疗，以预防再发的血栓栓塞事件。华法林的治疗目标需维持国际标准化比值（INR）在2～3。

（2）新型口服抗凝剂可作为华法林的替代药物，新型口服抗凝剂包括达比加群、利伐沙班、阿哌沙班以及依度沙班，选择何种药物应考虑个体化因素。

（3）抗凝时机应根据缺血的严重程度和出血转化的风险选择。

（4）若患者不能接受抗凝治疗，推荐应用阿司匹林单药或联合氯吡格雷抗血小板治疗。

（5）对于TIA患者，建议常规完善24h的动态心电图检查，必要时延长心电监测时间，以确定有无抗凝治疗指征。

（6）不宜抗凝治疗患者可心内科就诊，必要时行左耳封堵术或射频消融术。

4. 调脂治疗 考虑动脉粥样硬化性TIA时，建议启动他汀类药物治疗。遵循急性缺血性卒中的调脂原则。调脂治疗应该遵循个体化原则，兼顾用药的安全性和LDL－C的达标。

对年龄≤75岁且无他汀禁忌证的非心源性TIA患者，应尽早给予高强度他汀治疗。高强度他汀是指可降低低密度脂蛋白胆固醇（LDL－C）≥50%的每日用药剂量，包括瑞舒伐他汀20mg或阿托伐他汀40～80mg。有证据表明，当LDL－C降低≥50%或LDL－C≤70mg/dl（1.8mmol/L）时，中风风险和总体心血管事件的风险显著降低。

5. 扩容治疗 对于考虑低灌注引起的血流动力型TIA，应给予扩容治疗，非必要避免降压。

（三）控制危险因素和长期生活方式的干预

主要是针对高血压、吸烟、糖尿病、肥胖、高同型半胱氨酸血症的管理及对饮食、饮酒等生活方式的干预。流行病学研究显示，高血压是缺血性卒中最重要的独立危险因素，卒中风险随着血压的增高而上升。吸烟是仅次于高血压的危险因素，可使缺血性卒中的发生风险明显增加。

（四）非药物治疗

对于适合CEA或CAS的患者应考虑手术或血管内介入治疗。

2023版ESVS动脉粥样硬化颈动脉和椎动脉疾病管理临床实践指南指出对于椎基底动脉TIA并且有椎动脉狭窄50%～99%的患者，不推荐常规支架植入术。

四、 药物治疗方案 （表5－1－5、 表5－1－6）

表5－1－5 TIA治疗的抗血小板药物

药物名称	给药途径	常用剂量	给药次数或持续时间	注意事项
阿司匹林	口服	急性期：150～300mg/d 二级预防：50～325mg/d	一级预防应个体化 二级预防可长期服用	胃肠道反应、上消化道出血、阿司匹林哮喘
氯吡格雷	口服	负荷剂量300～600mg 维持剂量75mg/d	二级预防可长期服用	部分质子泵抑制剂可以降低血药浓度
双抗（阿司匹林＋氯吡格雷）	口服	阿司匹林100mg/d＋氯吡格雷75mg/d（氯吡格雷起始量至少300mg）	21～90d	适应证：高风险TIA患者（ABCD^{2}评分≥4）；发病30d内伴有症状性颅内动脉严重狭窄（70%～99%）
替格瑞洛	口服	首剂负荷180mg，90mg每日2次	30d	高危TIA（ABCD^{2}评分≥6分），且同侧颅内大动脉有＞30%的狭窄，需同阿司匹林联合使用

表 5 – 1 – 6　TIA 治疗的抗凝药物

药物名称	常用剂量	注意事项
华法林	初始剂量为 2.5 ~ 3.0mg, 每日 1 次, 逐渐调整至有效维持剂量	(1) INR 范围保持在 2 ~ 3 (2) 对于机械性主动脉瓣 TIA 患者, 使用高强度华法林抗凝 (INR 目标值 3.0, 范围 2.5 ~ 3.5), 或者联合阿司匹林
达比加群	150mg, 每日 2 次, 口服	(1) 通常无须监测凝血指标 (2) 达比加群酯胶囊不可打开 (3) 机械人工瓣膜、中重度的二尖瓣狭窄患者不建议使用
利伐沙班	10 ~ 20mg, 每日 1 次, 口服	
阿哌沙班	2.5mg, 每日 2 次, 口服	
依度沙班	30 ~ 60mg, 每日 1 次, 口服	

作者：赵莲花
审稿：拱忠影

参考文献

第二节　脑梗死

脑梗死是各种原因引起的脑部血液循环障碍, 导致局部脑组织出现缺血缺氧性坏死。脑梗死的分型众多, 目前主流的病因分型包括 TOAST 分型和 CISS 分型。其中 CISS 分型包括大动脉粥样硬化 (large artery atherosclerosis, LAA)、心源性卒中 (cardiogenic stroke, CS)、穿支动脉疾病 (penetrating artery disease, PAD)、其他病因 (other etiologies, OE) 和病因不确定 (undetermined etiology, UE) 5 种分型。

诊断

一、问诊与查体

(一) 临床表现

脑梗死的临床表现复杂多样, 可与其他多种疾病表现相似, 如代谢性疾病、脱髓鞘疾病、炎症性疾病以及中毒等。由于急性脑梗死涉及溶栓、取栓等时间依赖性诊疗, 故需要在很短时间内做出正确的诊断和鉴别诊断。脑梗死的临床表现, 主要取决于梗死的部位、病灶的大小以及侧支循环状况等。本文只阐述前循环 (颈动脉系统) 梗死, 后循环梗死参见第五章第三节。

颈内动脉闭塞可以无明显症状, 也可表现为 TIA 或者大脑中动脉和 (或) 大脑前动脉闭塞的症状。颈内动脉急性闭塞会往往会导致颈内动脉供血区域大面积脑梗死, 严重时危及生命。

1. 大脑中动脉闭塞综合征　大脑中动脉供血区域包括额叶和顶叶的内侧、内囊的前半部分、尾状核头及体部 (前下部除外) 和胼胝体的前五分之四。大脑中动脉梗死很常见, 主干闭塞产生对侧偏瘫和偏身感觉障碍。视辐射受到影响时还会引起偏盲。病变位于优势半球时可能会导致失语, 而非优势半球病变则会导致体像障碍。大面积梗死可出现脑水肿, 严重时可导致昏迷和死亡。中央支闭塞较为常见, 表现为对侧均等性偏瘫和感觉障碍, 并伴有偏盲、失语等。皮层支闭塞多引起以上肢和面部为主的瘫痪, 眶回外侧部和额叶外下部受累可产生认知与行为障碍。

2. 大脑前动脉闭塞综合征　大脑前动脉供应大脑皮层的前部和上部。大脑前动脉梗死远不如大脑中动脉梗死常见。动脉粥样硬化和心源性栓塞均可累及大脑前动脉。前交通动脉发出之前的闭塞可以通过前交通动脉代偿，若代偿良好，患者可无明显症状。若代偿不良，可出现明显症状。大脑前动脉远端闭塞时导致对侧肢体无力，可伴感觉障碍，多见于下肢。优势半球受累可有失语、尿失禁等。大脑前动脉的深穿支闭塞可出现内囊前肢和膝部梗死，出现对侧上肢轻瘫。如果双侧大脑前动脉共干，可出现双侧大脑前动脉供血区梗死，表现为尿失禁、意志力缺乏、情感淡漠、痴呆以及出现原始反射，如强握、摸索、吮吸等。

（二）问诊技巧

详细的病史采集能决定患者的定性诊断，但是可能会延误患者的救治时间。所以病史采集时应根据病情抓住重点。问诊时应选择患者本人或清楚患者病史的目击者。问诊和查体可以同时进行，整个过程应该在数分钟内完成。对于急性卒中患者，需要尽快判定患者是否在溶栓、取栓时间窗内。应该询问患者准确的起病时间、是否是醒后卒中（醒后卒中是指入睡前正常，醒后出现神经功能缺损的卒中）。需注意的是，有的患者把发现症状的时间当作起病时间，实际上是醒后卒中。许多患者把出现肢体瘫痪、失语等致残性症状的时间作为起病时间，实际上在之前就有眩晕、视物重影、发作性肢体麻木无力等前驱症状。

患者的症状、病情特点（波动还是逐渐进展）、伴随症状不仅能提示患者是不是卒中，也能为判定卒中部位、卒中机制、受累血管以及进展的风险提供帮助。例如，偏瘫症状同时伴有胸背部疼痛提示卒中病因可能是大动脉夹层，偏瘫伴有心慌、大汗可能提示低血糖，剧烈眩晕、平衡障碍伴有颈部疼痛提示椎动脉夹层可能。患者病情呈波动式进展，往往提示大血管受累。偏瘫症状反复刻板样发作，提示穿支动脉疾病。如果起病非常急，突然出现头痛、偏瘫以及昏迷，可能是心脏大栓子脱落导致心源性栓塞。

由于患者及家属希望得到快速的治疗，往往会忽略既往病史和个人史，这时需要医生详细询问。病史包括是否有发热、脑出血、房颤、最近接受过手术或有创性操作、消化性溃疡、精神类疾病等。药物史包括是否服用安定类镇静剂、抗精神病药物、抗凝药等。有时要注意患者说的"国外带来的保健药"，如有的患者把国外带来的华法林当保健药来服用。

（三）查体技巧

体格检查包括一般体格检查和专科体格检查。首先要进行生命体征评估，如生命体征不稳定，应尽快就地抢救。应注意患者的瞳孔、双侧血压、肢体的脉搏等。专科查体应按照高级皮层功能、颅神经、运动、感觉、反射、自主神经等有序进行，以免遗漏。同时应进行 NIHSS 评分、GCS 评分等。

二、辅助检查

（一）优先检查

1. 头部 CT ①在发病后早期（24h 内）CT 可无明显密度变化；②脑梗死早期可表现为灰白质分界不清、脑沟消失、大脑中动脉高密度征等；③发病后 2 周左右，CT 呈"模糊效应"。

头部 CT 有助于排除脑出血、颅内占位等，进行 ASPECT 评分筛选血管内治疗的患者，而且快捷方便，易获取，经济。

2. 头部 MRI 超急性期（<6h）DWI 呈明显高信号、ADC 低信号，之后表现长 T_1 长 T_2 异常信号，进入慢性期呈脑软化、脑萎缩。

头部 MRI 有助于：①判断是否是卒中，是否有新发病灶；②明确梗死灶的部位和大小；③DWI－FLAIR 不匹配指导起病时间不明的患者行静脉溶栓治疗；④提示卒中机制为心源性或血管源性。

3. 实验室检查 血常规、凝血功能、血脂、血糖、糖化血红蛋白、传染病筛查等可以发现脑梗死的危险因素，帮助判断预后。

4. 12 导心电图和常规动态心电图（Holter） 筛查房颤，指导二级预防用药方案。

5. 经颅多普勒和颈动脉超声 评估颅内外血管狭窄、闭塞以及侧支循环的情况，发现易损斑块，评价再灌注治疗的效果、判断预后等。

6. 经胸超声心动图（TTE） 评估心脏的结构、功能、判断是否存在赘生物、射血分数下降等，协助明确发生机制。

7. 外周血管超声 可以发现下肢静脉血栓、外周动脉疾病，帮助判断卒中机制、预防并发症等。

（二）可选检查

1. 多模态 CT/MR CTA/MRA 可以显示血管病变的性质和严重程度，CBF、CBV、TTP、MTT 等参数可以判断患者的梗死核心和缺血半暗带，筛选适合再灌注治疗的患者。

2. 数字减影血管造影（DSA）　诊断脑血管病变的金标准，可以显示血管病变的狭窄、闭塞以及血管炎、动脉夹层等情况。

3. 风湿免疫指标、肿瘤指标、蛋白 C、蛋白 S 等　可发现卒中的少见原因。

4. TCD 发泡试验和经食道超声心动图（TEE）排除心肺来源的反常栓子，判断是否存在 PFO 等。TEE 评估主动脉弓、左心房和心房间隔方面更有优势。

5. 肺动静脉 CT　排除肺动静脉瘘。

（三）新检查

1. 高分辨磁共振（HR – MRI）　血管壁成像可以清晰显示斑块的位置、斑块的稳定性。可以明确卒中的发生机制，评估颅内动脉支架植入术和血管慢性闭塞开通术的风险。

2. 植入式心电监测　长程心电监测可以发现隐匿性房颤。

3. 基因测序　可以发现单基因遗传病，如常染色体显性遗传性脑动脉病伴皮层下梗死和白质脑病（CADASIL）等。

三、诊断及其标准

（一）诊断标准

脑梗死的诊断基于临床表现和辅助检查。头颅 CT 或 MRI 检查可发现能解释本次临床症状的责任病灶。

（二）风险评估和危险分层

脑梗死的风险评估包括危险因素、大脑功能、复发风险及并发症风险四个方面。危险因素的评估包括：血压、血糖、血脂、高同型半胱氨酸、睡眠呼吸暂停、PFO 等。脑功能评估包括：脑动脉管腔和管壁的情况、侧支循环、脑血流灌注以及卒中后情绪障碍（焦虑、抑郁）和认知功能评估。应用 Essen 量表或 SPI – II 量表评估脑梗死患者复发风险。非瓣膜性心房颤动患者应用 CHADS2 或 CHA2DS2 – VASc 评分预测复发风险。HAT、MSS 评分等可以预测溶栓后出血风险。PANTHER – IS 评分、Chumbler 评分、A2DS2 评分可评估肺部感染的风险。HAS – BLED 量表评估心房颤动患者抗凝治疗的出血风险。

（三）并发症诊断

1. 肺部感染　其中 10.1% 的脑梗死患者合并肺部感染。意识障碍和吞咽障碍是造成肺部感染的重要原因。吞咽障碍可造成吸入性肺炎、营养不良和脱水等各种并发症，甚至可以出现窒息等。卒中后肺炎和卒中后免疫抑制也有密切关系。应尽早评估患者的吞咽功能，在进食前行洼田饮水实验评估吞咽功能，必要时行鼻胃管或经皮内镜胃造口术（PEG）/经皮内镜空肠造口术（PEJ）肠内营养。对于卒中后肺炎的患者，要加强护理、促进排痰，必要时应用抗生素。

2. 脑梗死后出血转化（HT）　高龄、严重卒中、大面积梗死、再灌注治疗均是梗死后出血转化的危险因素。应密切观察病情，如果发现患者意识水平下降、症状明显加重、生命体征及瞳孔出现变化，应及时复查头部 CT。

3. 卒中后癫痫（PSE）　皮质受累、发病时神经功能缺损程度严重、年轻患者、癫痫家族史均是卒中后癫痫的高危因素。卒中后癫痫可表现为不同的发作类型。由于患者本身患有明显神经功能缺陷，因此由癫痫引起的临床症状可能会被忽视。脑电图是诊断卒中后癫痫的最佳方法。卒中患者的脑电图异常可分为 3 种类型：①非特异性异常，弥漫性和局灶性多形性 δ 慢波，同侧 α 和 β 活动以及睡眠纺锤波减弱或消失；②发作间期癫痫样异常放电；③发作性异常，表现为节律性 θ、δ 或 α 活动、节律性棘波或棘慢波和电衰减活动。目前不推荐预防性应用抗癫痫药物，但是有明确癫痫发作者，需要使用抗癫痫药物治疗。

4. 泌尿系感染　导尿时注意无菌操作，避免长期开放尿管；每日进行会阴清洁，必要时应使用抗生素治疗。

5. 消化道出血　高龄，有消化性溃疡或有肝病史的患者应注意观察大便颜色，监测血红蛋白和红细胞压积。

6. 卒中后认知障碍和卒中后抑郁　要进行相关的量表评估，必要时应用改善认知功能药物和抗抑郁药物治疗。

四、鉴别诊断

有很多疾病的临床表现与卒中相似，称为"类卒中"或者"卒中模拟病"。特别是在进行溶栓之前，要详细询问病史和体格检查，必要时需要通过多种辅助检查来进行鉴别（表 5 – 2 – 1）。

表 5 - 2 - 1　脑梗死的鉴别诊断

鉴别疾病名	病史、症状与体征的鉴别	辅助检查的鉴别
脑出血	大量脑出血表现为头痛、呕吐、偏瘫及意识障碍	小量脑出血的临床症状可以和脑梗死相似，头 CT 扫描可以鉴别。不能用临床症状来代替必要的影像学检查
低血糖	一般多见于有糖尿病的患者，表现为心慌、大汗等自主神经症状，但需要注意的是，低血糖可以卒中样起病，出现偏侧肢体无力、言语障碍等。在溶栓前一定要排除低血糖	—
颅内占位	硬膜下血肿、颅内肿瘤等占位性疾病也可以表现为偏瘫、偏身感觉障碍等	CT 检查有时很难发现或者容易被忽视，必要时需 MRI 确诊
癫痫后 Todd 麻痹	文献报告本病可占到所有假性卒中的 1/5，临床极容易误诊。患者多有皮层梗死或者出血病史，患者到达医院后仅遗留肢体瘫痪等症状。6.3% 的卒中后癫痫患者伴有 Todd 麻痹。在决定是否进行溶栓时，二者的鉴别非常重要。有时需要结合病史、临床症状、影像学检查才能做出正确的诊断	—
椎 - 基底动脉供血不足	有一部分以头晕为主要症状脑梗死患者会被误诊为椎 - 基底动脉供血不足	头 MRI 可以明确诊断
偏头痛	症状可持续数小时，可表现为言语障碍，肢体无力和意识模糊等。中老年起病的偏瘫型偏头痛，常被误诊为急性脑梗死，但症状持续时间一般不超过 72h	影像学无异常表现
药物和酒精中毒	服用过量的安定类药物可以出现针尖样瞳孔、昏迷、四肢瘫痪等症状，需要与脑干梗死相互鉴别	血液药物分析可明确诊断
电解质紊乱	严重的低钠、低钾血症也可以出现类似卒中的症状，如嗜睡、肢体无力	血液学检查可以明确
颅内感染	单纯疱疹病毒脑炎、脑脓肿等颅内感染可以言语障碍、记忆障碍等为首发症状	需要通过进一步的影像学检查或者腰穿来鉴别
线粒体脑肌病	线粒体脑肌病伴高乳酸血症和脑卒中样发作综合征（MELAS）可以表现为卒中发作，但多伴有运动不耐受、认知障碍、癫痫等症状	血乳酸及丙酮酸水平、肌肉活检可鉴别
主动脉弓夹层	也可出现类似卒中的症状，患者多有高血压病史，胸腹、腰背部疼痛是其最主要的特征。要注意的是，老年人对疼痛不敏感，容易漏诊	主动脉 CTA/DSA 可明确
多发性硬化（MS）	脑梗死和 MS 一般不难鉴别；多发性腔隙梗死和 CADASIL 患者容易被误诊为 MS。多发腔隙性梗死中老年人多见，多有动脉硬化危险因素，病灶多局限在基底节区，且一般不对称	MRI T_2/FLAIR 上颞极和外囊的白质病变是 CADASIL 的特异性影像表现
其他	转换障碍等精神心理疾病也可以出现类似卒中的症状	—

五、误诊防范

症状比较孤立、神经功能缺损不严重的患者容易被误诊。此外，卒中多发生于中老年人，故青年卒中更容易被误诊。由于脑血管病是最常见的神经内科疾病，加上 CT、MRI 的普及，脑梗死被误诊为其他疾病的机会不多。但是对于那些临床和影像没有特异性表现的脑梗死，容易被误诊为其他疾病，详见"鉴别诊断"。详细的病史采集和体格检查是避免误诊的关键，必要时需要借助检验、多维度的影像学检查（结构成像、血管成像、功能成像）等来明确诊断。

治疗

一、治疗原则

1. 超早期治疗　在静脉溶栓时间窗内，应根据静脉溶栓的适应证和禁忌证来筛选患者。同时尽快评估血管影像检查，必要时行血管内治疗。

2. 根据患者情况进行抗血小板、抗凝、他汀调脂等，及早启动二级预防。

3. 控制危险因素　包括高血压、糖尿病、房颤、高脂血症、高尿酸血症等疾病。

4. 对症治疗 脱水降颅压、保护胃黏膜等。

5. 防治并发症 如肺部感染、卒中后抑郁、认知障碍。

6. 病情允许的情况下，尽早开始康复治疗。

二、 治疗细则 （图 5-2-1）

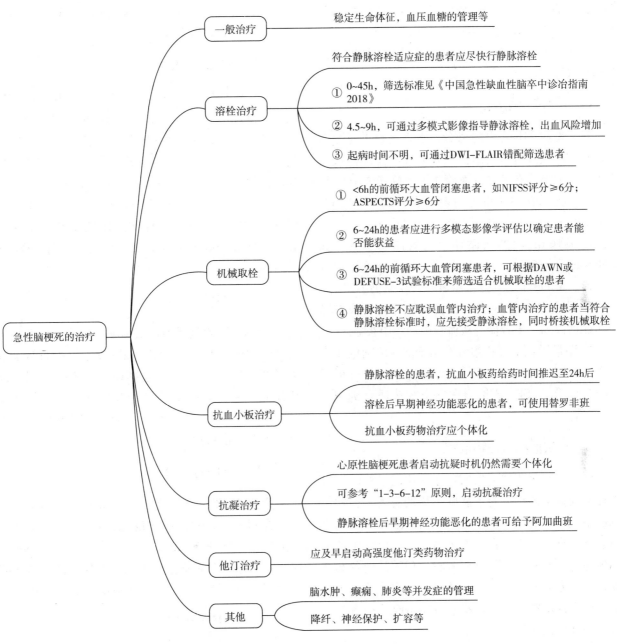

图 5-2-1 急性脑梗死的治疗方案概览

（一）静脉溶栓

符合静脉溶栓标准的患者建议尽快进行静脉溶栓。研究证实，绿色通道行静脉溶栓治疗可以改善急性脑梗死患者的预后。在接诊患者后应该迅速获取准确病史，确定起病时间，评估神经功能缺损。尽快完成血糖和头 CT 扫描检查，对于发病时间小于 4.5h 的脑梗死患者，应根据静脉溶栓的适应证和禁忌证来决定患者是否需要静脉溶栓。溶栓治疗的适应证、禁忌证及注意事项见《中国急性缺血性脑卒中诊治指南 2023》。对于发病 4.5~9h 的急性脑梗死患者，EXTEND 研究表明通过多模式影像指导静脉溶栓治疗，患者仍可能获益，但是出血风险增加。WAKE-UP 研究表明，对于发病时间不明的急性卒中患者，若存在 DWI - FLAIR 不匹配，静脉溶栓治疗相较于安慰剂能够获得更好的 90 d 功能预后。

溶栓药物包括 rt - PA、替奈普酶等，经济条件较差者也可以考虑尿激酶溶栓。EXTEND - IA - TNK 试验表明，在符合机械取栓的急性脑梗死患者中，替奈普酶比 rt - PA 有更高的再灌注率和更好的预后。对于无大血管闭塞的患者，替奈普酶的安全性和有效性均与 rt - PA 相似。

（二）血管内治疗

对于发病 24h 之内的患者，不管是否进行静脉溶栓都应尽快进行血管影像检查明确有无颅内大血管闭塞。如果没有条件行血管影像，临床 NIHSS 评分较高也提示存在大血管闭塞（发病 3h 内 NIHSS 评分≥9 分或发病 6 h 内 NIHSS 评分≥7 分）。

1. 发病 6h 内的前循环大血管闭塞患者，如 NIHSS 评分≥6 分；ASPECTS 评分≥6 分可机械取栓治疗。ASPECTS <6 分的患者能否获益仍不明确。

2. 发病时间在 6 ~ 24h 的患者应进行多模态影像学评估以确定患者能否从血管内治疗中获益。

3. 距最后正常（指患者在出现症状之前的正常状态）6 ~ 24h 的前循环大血管闭塞患者，可根据 DAWN 或 DEFUSE - 3 试验标准来筛选适合机械取栓的患者。

（三）抗血小板药物治疗

急性非心源性脑梗死患者在发病后早期的抗血小板药物应个体化。对于静脉溶栓的患者，通常将抗血小板药给药时间推迟至 24h 后。溶栓后早期神经功能恶化的患者，在排除出血后，可以使用抗血小板药物替罗非班。但应在医院伦理委员会备案并取得患者方面的书面知情同意书。研究表明，溶栓后早期（24h 内）使用替罗非班能够改善患者预后且不增加出血风险。

常用的抗血小板聚集药物包括阿司匹林和氯吡格雷。对于不符合静脉溶栓或血管内机械取栓适应证且无禁忌证的缺血性卒中患者应在发病后尽早给予口服阿司匹林 150 ~ 300mg/d 治疗。急性期后可改为预防剂量（50 ~ 300mg/d）。对不能耐受阿司匹林者，可考虑选用氯吡格雷。对于未接受静脉溶栓治疗的轻型卒中患者（NIHSS 评分≤3 分），在发病 24h 内应尽早启动双重抗血小板治疗（阿司匹林和氯吡格雷）并维持 21d。对于 CYP2C19 功能缺失等位基因携带者，可使用替格瑞洛和阿司匹林双重抗血小板治疗并维持 21d。

（四）抗凝药物治疗

急性缺血性卒中患者一般不推荐早期进行抗凝治疗。静脉溶栓后早期神经功能恶化的患者可给予阿加曲班治疗，并调整 APTT 至其基线值的 1.75 倍左右。心源性卒中患者何时启动抗凝治疗需要个体化，需要权衡患者的获益和风险。可根据梗死灶大小、NIHSS 评分、CHA2DS2 VASc 评分和 HAS BLED 评分选择性地口服抗凝剂治疗，低出血风险者在发病 2 ~ 14d 内启动，高出血风险者则延至 14d 后启动。

（五）调脂

年龄≤75 岁且无他汀禁忌证的患者，应及早启动高强度他汀类药物治疗。高强度他汀指每日剂量可降低 LDL - C≥50%，包括瑞舒伐他汀 20mg，阿托伐他汀 40 ~ 80mg。他汀治疗应该遵循个体化策略，强调 LDL - C 的达标，并要兼顾药物的安全性以及患者的依从性。

（六）血压的管理

脑梗死急性期降压治疗需个体化。溶栓前后血压应控制小于 180/105mmHg。发病 72h 之内血压持续升高至收缩压≥200mmHg 或舒张压≥110mmHg，或伴有严重心功能不全、主动脉夹层、高血压脑病的患者，可予降压治疗，并严密观察血压变化。

（七）血糖的管理

入院后血糖较高与预后不良相关。应将血糖控制在 140 ~ 180mg/dl（7.8 ~ 10 mmol/L），同时要避免低血糖的发生。

三、 药物治疗方案 （表 5 - 2 - 2 ~ 表 5 - 2 - 4）

表 5 - 2 - 2 静脉溶栓治疗

药物名称	给药途径	常用剂量	给药次数或持续时间	注意事项
阿替普酶（rt - PA）	静脉滴注	通常 0.9mg/kg（最大剂量 90mg）	10% 在 1min 内静推，其余药物溶于 100ml 生理盐水持续静脉滴注 1h	用药期间及用药 24h 内注意监测血压和神经功能缺损
尿激酶	静脉滴注	100 万 ~ 150 万 IU	溶于生理盐水 100 ~ 200ml，持续静脉滴注 30min	用药期间注意监测血压和神经功能缺损
替奈普酶	静脉注射	0.25mg/kg		总剂量不超过 25mg

表 5 - 2 - 3 常用的抗血小板治疗

药物名称	给药途径	常用剂量	给药次数或持续时间	注意事项
阿司匹林	口服	急性期：150 ~ 300mg/d 二级预防：50 ~ 325mg/d	一级预防应个体化 二级预防可长期服用	胃肠道反应、上消化道出血、阿司匹林哮喘
氯吡格雷	口服	负荷剂量 300mg 维持剂量 75mg/d	二级预防可长期服用	注意出血风险
双抗（阿司匹林 + 氯吡格雷）	口服	阿司匹林 100mg/d + 氯吡格雷 75mg/d（氯吡格雷起始量至少 300mg）	21 ~ 90d	适用于：非心源性小卒中（NIHSS 评分 < 3）或高风险 TIA 患者（ABCD2 评分 > 4）；发病 30 天内伴有症状性颅内动脉严重狭窄（70% ~ 99%）。血管内治疗的患者的双抗方案可见相关指南
替格瑞洛	口服	首剂负荷 180mg，90mg bid	轻型卒中可联合阿司匹林使用 21d	CYP2C19 功能缺失等位基因携带者可使用
替罗非班	静脉滴注	穿支动脉进展性卒中：0.40μg/（kg·min）30min，之后 0.10μg/（kg·min）	维持至少 24h	注意血小板减少、出血等不良反应 对桥接治疗或血管内治疗围手术期安全性较好
		溶栓后 2 ~ 12h：0.40μg/（kg·min）30min，之后 0.10μg/（kg·min）	24 ~ 72h	
		介入治疗：静脉给药或联合导管内给药 0.40μg/（kg·min）持续 30min（总量不超过 1mg），再 0.10μg/（kg·min）	维持 24h	

表 5 - 2 - 4 抗凝药物治疗

药物名称	给药途径	常用剂量	给药次数或持续时间	注意事项
阿加曲班	静脉滴注	10mg/4h，持续 48h；之后 10mg/12h，静脉滴注持续时间 ≥3h，连续 5d	总治疗时间为 7d	用药最初 2h 内监测 APTT，应确定 APTT 在基线值 1.5 ~ 3.0 倍且 <100s
华法林	口服	初始剂量为 1 ~ 3mg	合并房颤并且出血转化低风险的卒中患者，在发病后 2 ~ 14d 再启动抗凝治疗；TIA 合并非瓣膜性房颤患者可立即启动抗凝治疗	INR 需保持在 2.0 ~ 3.0 之间。适用于合并瓣膜性心房颤动（中到重度二尖瓣狭窄或任何机械瓣膜）的脑梗死或 TIA 患者
达比加群酯	口服	150mg bid 110mg bid		NOAC 使用的房颤患者（除中 - 重度二尖瓣狭窄或机械瓣患者）推荐首选 NOAC
利伐沙班	口服	20mg qd，如 Cr≤50ml/min，15mg qd		

注：NOAC 新型口服抗凝药；qd 每日 1 次；bid 每日 2 次

作者：赵伟

审稿：邹永明

参考文献

第三节　后循环缺血综合征

后循环短暂性脑缺血发作

后循环短暂性脑缺血发作（transient ischemic attack，TIA）是指由椎基底动脉系统局灶性供血障碍导致的急性短暂性可逆性神经功能缺损。

诊断

一、诊断流程（图5-3-1）

二、问诊与查体

图5-3-1　后循环TIA诊断流程

（一）问诊和症状

问诊需询问患者发病时除头昏/眩晕外，是否伴发重影、构音不清、吞咽困难、肢体麻木乏力等临床症状，同时询问发病的诱因、起病形式、症状持续时间以及是否有血管病危险因素。

后循环TIA最常见的临床症状为眩晕/头晕（47%），可首次发作，亦可反复发作。患者很少出现孤立的眩晕，大多数患者眩晕发作时合并脑干、小脑或枕叶功能障碍的其他症状：其中复视（23%）、构音障碍（31%）、肢体乏力（41%）、头痛（28%）、恶心/呕吐（27%）较为常见，吞咽困难、肢体麻木、失衡、视野缺损、意识障碍等症状亦可出现。眩晕合并复视、交叉性感觉障碍（一侧面部和对侧肢体）以及非同侧的肢体运动障碍常提示基底动脉缺血引起脑干神经功能缺损的特异性症状。合并视野缺损为枕叶功能障碍的特异性症状。合并听力损害可能与小脑下前动脉缺血有关。约12%~30%后循环TIA发作时可表现为孤立性眩晕。后循环TIA患者症状发作持续时间多为数分钟（80%），也可能数秒（10%）或数小时（10%），一般不超过24h（表5-3-1）。

表5-3-1　特殊类型的后循环TIA症状

症状	内容
跌倒发作	脑干下部网状结构一过性缺血导致双下肢突然失去张力而跌倒

续表

症状	内容
短暂性全面遗忘（TGA）	常由于大脑后动脉（PCA）颞支一过性缺血累及边缘系统的海马、海马旁回和穹隆导致发作性短期记忆缺失，发作时出现时间和位置定向障碍，但说、写、算能力正常，通常持续数小时，一般不会超过24h，发作间期症状完全缓解，无后遗症
短暂性皮质盲	由于PCA距状支缺血导致枕叶视皮层局部受累，引起一过性皮质盲，症状在24h内完全缓解

（二）查体和体征

虽然部分患者就诊时临床症状已完全缓解，但患者症状发作时或发作后数小时内仍可能遗留部分体征，因此尽可能尽早在床旁完成查体，以捕捉到异常的体征。

1. 一般体格检查　对疑似后循环TIA患者，需检查双侧血压、双侧桡动脉搏动。颈动脉听诊区听诊、锁骨下动脉听诊区、椎动脉听诊区和心脏听诊区是否有血管杂音。需检查颅神经、视野、肌力、肌张力、腱反射、步态、共济运动和病理征。

2. 头脉冲、眼震、眼偏斜试验（HINTS）三步检查法　HINTS由水平头脉冲试验（head impulse test）、凝视诱发眼震（nystagmus）和眼偏斜（test of skew）组成。HINTS在急性前庭综合征中可快速高效地区分中枢性和外周性急性前庭综合征，其敏感性100%，特异性88%~94%，48h内对后循环缺血敏感性高于MRI DWI序列。当急性发作性眩晕患者出现凝视诱发眼震和眼偏斜体征，而甩头试验阴性时，需高度怀疑后循环TIA。除HINTS检查外，加用手指捻发音粗测患者听力。急性发作性眩晕患者出现凝视诱发眼震、眼偏斜体征和听力损害时，若甩头试验阴性需考虑可能由小脑下前动脉缺血引起的后循环缺血。

3. HINTS Plus　HINTS 联合躯干性共济失调。躯干共济失调分为 3 级（表 5 - 3 - 2）。若被检查者 HINTS 阳性，伴 2 ~ 3 级躯干共济失调，则提示后循环缺血，敏感性 100%，特异性 100%。

表 5 - 3 - 2　躯干共济失调分级及表现

分级	表现
1 级	可独立行走
2 级	帮助下可行走
3 级	不能站立

三、　辅助检查

（一）优先检查

1. 影像学检查　DWI 对急性梗死高度敏感性（88%）和特异性（95%），疑似 TIA 患者尽早完善 MRI（包括 DWI 序列）。如果不能立即完成 MRI，则应先进行 CT 扫描。但需注意的是，后循环脑梗死患者在发病早期，尤其是 48h 内可出现 DWI 阴性结果，因此不能仅仅以 DWI 作为后循环 TIA 和脑梗死的鉴别依据，而需要同时结合患者临床症状和体征的持续时间。

2. 血管评估　颈部血管超声、经颅多普勒（TCD）、CT 血管成像（CTA）、MR 血管成像（MRA）或者 DSA 评估颅内外血管病变及侧支循环代偿。

3. 其他　心电图、血糖、全血细胞计数、电解质、肝功能、肾功能等。

（二）可选检查

1. 脑血流储备评估　CT 灌注成像（CTP）、MR 灌注成像（MRP）可以较好地评估脑血流储备。

2. 动脉粥样硬化斑块评估　高分辨率 MRI 能够清楚地显示斑块内脂质核心、斑块破裂、出血以及钙化等各种成分和纤维帽情况，判断动脉粥样硬化易损斑块。

3. TCD 发泡试验　不明原因的后循环 TIA 患者使用 TCD 发泡试验筛查卵圆孔未闭，对阳性患者或者怀疑心原性栓塞的患者完成经胸超声心动图和（或）经食管超声心动图检查。

4. 凝血指标　包括凝血酶原时间（PT）、活化部分凝血活酶时间（APTT）、凝血酶时间（TT）、D - 二聚体、纤维蛋白/纤维蛋白原降解产物（FDP）、纤维蛋白原（Fg）、内外源性凝血因子水平、血管性血友病因子（VWF）水平、抗凝血酶活性、蛋白 C 活性，蛋白 S 游离抗原等。

（三）新检查

前庭功能检查判断患者是否存在视动和眼动异常、中枢性眼震、眼偏斜反应等中枢前庭功能损害。

四、　诊断及其标准

（一）诊断标准

后循环 TIA 的诊疗主要依赖患者既往史和发作时的症状体征。

1. 发作时的临床表现和体征；①主要症状：眩晕或头昏；②次要症状：复视、共济失调、构音障碍、吞咽困难、猝倒发作、肢体乏力、肢体麻木、视野缺损、意识障碍等。

2. 症状在 24h 内完全恢复（多数不超过 1h）。

3. 既往有血管病危险因素，老龄、高血压、糖尿病、脂代谢异常、腹型肥胖、吸烟、心脏病病史等。

4. 影像学检查无新发脑梗死；经颅多普勒超声、MRA 或头颈部 CTA 等血管检查提示血管狭窄、斑块、盗血等；MRI 灌注成像显示后循环低灌注；眼震视图提示中枢性前庭功能损坏。

5. 排除其他结构性脑病和周围性眩晕疾病。

（二）风险评估和危险分层

1. ABCD 系列量表　研究发现 ABCD 量表有利于评估后循环 TIA 预后，及早发现 TIA 复发为早期卒中的风险性，其中 ABCD^2 应用最广，ABCD^3、ABCD^3 - I 敏感性更高（表 5 - 3 - 3）。

表 5 - 3 - 3　ABCD 系列量表

指标	ABCD^2	ABCD^3	ABCD^3 - I
年龄≥60 岁	1	1	1
血压≥140/90mmHg	1	1	1
临床表现			
单侧肢体无力	2	2	2
言语障碍不伴肢体无力	1	1	1
症状持续时间			
≥60min	2	2	2
10 ~ 59min	1	1	1

续表

指标	ABCD^2	ABCD^3	ABCD^3－I
糖尿病	1	1	1
7d 内双重 TIA 发作史	无	2	2
影像学			
DWI 高信号	无	无	2
同侧颈动脉狭窄≥50%	无	无	2
总分	7	9	13

ABCD^{2}危险度分层：0~3 分为低危；4~5 分为中危；6~7 分为高危。

ABCD^{3}危险度分层：0~3 分为低危；4~6 分为中危；7~9 分为高危。

ABCD^3－I 危险度分层：0~3 分为低危；4~7 分为中危；8~13 分为高危。

2. PCI 风险评分量表 研究表明 PCI 评分量表在 PCI 预测方面的诊断性能优于 ABCD^2，PCI

风险评分超过 0 的患者应接尽早接受影像学扫描（表 5 - 3 - 4）。

表 5 - 3 - 4　PCI 风险评分量表

风险因子	评分
高血压	1
糖尿病	1
缺血性卒中	1
眩晕和不稳感	－1
言语不清	5
耳鸣	－5
肢体感觉异常	5
躯干共济失调	1
肢体共济失调	5

注：总分为 6~16 分；低风险为 6~0 分；中风险为 1~5 分；高风险为 6~16 分。

（三）并发症诊断

大多数 TIA 发作后症状完全缓解，无并发症。少部分患者可进展为脑梗死。

五、鉴别诊断（表 5 - 3 - 5）

表 5 - 3 - 5　后循环 TIA 的鉴别诊断

鉴别疾病名	病史、症状与体征的鉴别	辅助检查的鉴别
晕厥	由于脑组织缺血导致的短暂意识丧失，其特点为发生迅速、短暂、可自行恢复，多不伴随手足抽搐、大小便失禁等，意识恢复后无特殊不适	—
前庭性癫痫	由脑血管意外、肿瘤、外伤等病因引起前庭皮层的异常放电所导致的发作性眩晕，一般持续时间为数秒~数分钟	影像学检查可发现前庭皮层病灶，脑电图可发现棘波、尖波、棘慢波或尖慢波，抗癫痫治疗有效
偏头痛	偏头痛多在青年或中年起病，临床表现为发作性的头昏/眩晕，伴或不伴有头痛，伴恶心、呕吐、腹泻等自主神经功能症状，常伴畏光、畏声、畏嗅，症状持续 5min~72h 可自行缓解。部分患者伴有反复发作的先兆，前庭性偏头痛患者感觉和视觉先兆感觉多见，基底型偏头痛除出现视觉、感觉先兆外，还可同时出现语音、运动等脑干功能与视网膜功能障碍表现。部分偏头痛发作与劳累、熬夜或者激素水平变化有关	—
梅尼埃病	梅尼埃病多在中年起病，表现为反复发作的眩晕，伴恶心呕吐等自主神经功能症状，并伴有耳鸣、耳鸣、耳塞感及波动性听力改变，症状每次持续 20min~12h。随着发作次数的增多，逐渐出现明显听力减退	前庭功能检查可发现自发性眼震、前庭功能减退，纯音听阈测试发现波动性低频听力下降
持续姿势知觉性头晕	表现为反复发作或持续的头晕、不稳感，病程一般在 3 个月以上，症状在患者直立、运动或暴露于运动的视觉刺激或复杂的视觉环境中加重	—
恶性心律失常	如阵发性室上性心动过速、室颤、病态窦房结综合征可因心脏输出不足导致脑灌注不足引起头昏、心慌，严重者可出现意识障碍，但很少出现肢体乏力麻木的神经损害定位体征	24h 动态心电图检查有助于鉴别诊断

六、误诊防范

当后循环 TIA 不伴随其他神经缺损症状，而表现为孤立性眩晕时易误诊。但孤立性眩晕症状发作时可能出现视动眼动异常等体征。另外，如果患者有脑血管病危险因素，首次发作的孤立性短暂性眩晕，需首先考虑中枢性血管源性眩晕，以避免误诊

可能带来的不良结局。除非排除了后循环缺血，才能考虑周围性急性前庭病。在鉴别诊断过程中需还注意疾病发展过程，动态修订诊断。后循环 TIA 易被误诊为椎动脉型颈椎病、脑动脉供血不足、梅尼埃病。晕厥、前庭神经炎、迷路炎、前庭性癫痫、前庭性偏头痛易被误诊为本病。

为了避免误诊，应做到：①详细病史询问：突

发急性眩晕，症状持续数分钟至数小时，伴/不伴神经缺损症状，既往的血管病基础；②体格检查：不可忽视眼动、头动、共济失调等检查。

治疗

一、治疗流程（图5-3-2）

二、治疗原则

1. 尽快风险评估。
2. 尽早开启缺血性脑血管病二级预防：①药物治疗抗血小板聚集或抗凝、他汀稳定斑块；②非药物治疗：症状性颅外或颅内大动脉重度狭窄，内科药物治疗无效时，可选择血管内治疗。

图5-3-2　后循环TIA治疗流程

3. 危险因素控制。

三、治疗细则

（一）药物治疗

1. 急性期溶栓治疗　目前后循环TIA溶栓治疗仍缺乏循证医学依据，对于严重的反复发作的可能致残患者（如意识障碍等）可考虑静脉溶栓，合并大动脉重度狭窄或闭塞的患者可考虑动脉取栓治疗。

2. 抗血小板聚集治疗　ABCD^{2}评分<4分的后循环TIA患者，首选阿司匹林（50～325mg/d）或氯吡格雷（75mg～100mg/d），当患者不能耐受阿司匹林或者氯吡格雷，可使用双嘧达莫200mg 2次/天或西洛他唑100mg 2次/天。

ABCD^{2}评分≥4分的高危后循环TIA患者，阿司匹林100mg联合氯吡格雷75mg治疗21d后，长期服用阿司匹林100mg或氯吡格雷75mg 1次/天作为二级预防的一线用药。

症状性颅内动脉严重狭窄（狭窄≥70%）的后循环TIA患者，阿司匹林100mg联合氯吡格雷75mg治疗90天。此后长期阿司匹林100 mg或氯吡格雷75mg 1次/天长期用药。

伴有主动脉弓或颈动脉粥样硬化不稳定斑块证据的后循环TIA患者，推荐长期每日口服阿司匹林100mg或氯吡格雷75mg作为二级预防的一线用药。

3. 抗凝治疗　使用植入式监测器来识别脑血管病后的房颤。对伴有心房颤动（阵发性或持续性）

的后循环TIA患者，推荐长期使用华法林抗凝治疗（目标值需维持INR在2.0～3.0）。新型口服抗凝剂（NOAC）如达比加群、利伐沙班、依度沙班、阿哌沙班可作为华法林的替代药物。NOAC在保持与华法林相同的抗凝治疗效果的同时，起效快，且大大减少了出血风险的发生。若患者不能接受口服抗凝药物治疗，推荐应用阿司匹林（100mg）单用或联合氯吡格雷（50～100mg）治疗。

急性心肌梗死合并左心附壁血栓或前壁运动异常、伴有风湿性二尖瓣病变、换瓣术后的后循环TIA患者，推荐给予长期使用华法林抗凝治疗（目标剂量需维持INR在2.0～3.0）。

4. 他汀治疗　对于非心源性TIA患者，无论是否伴有其他动脉粥样硬化证据，推荐给予短期内强化他汀类药物治疗，目标值LDL-C下降≥50%或LDL≤70mg/dl（1.8mmol/L），然后常规剂量长期治疗（注意监测肝功能和肌酶）。

（二）非药物治疗

颈动脉颅外段狭窄

（1）颈动脉盗血综合征：对于颈动脉盗血综合征近期发生后循环TIA的患者，若颈动脉颅外段中、重度狭窄（50%～99%），推荐2周内进行CEA或CAS治疗。

（2）锁骨下动脉狭窄：锁骨下动脉盗血综合征的后循环TIA患者，如果内科药物治疗无效，且无手术禁忌，可行外科手术治疗或者支架置入术。

（3）颅外椎动脉狭窄：伴有症状性颅外椎动脉粥样硬化狭窄的后循环TIA患者，内科药物治疗无效时，可选择支架置入术作为内科药物治疗的辅助技术手段。

（4）颅内动脉狭窄：对于症状性颅内动脉粥样硬化性狭窄≥70%的后循环TIA患者，内科药物治疗无效时，可选择血管内介入治疗。

（三）控制危险因素

控制高血压、糖尿病、高血脂、肥胖、吸烟等危险因素。

四、 药物治疗方案

参见第五章第一节"短暂性脑缺血发作"药物治疗方案。

作者：严钢莉

审稿：赵伟

参考文献

后循环梗死

后循环梗死（posterior circulation infarction，PCI）是一种与椎基底动脉系统闭塞、狭窄、低灌注、原位血栓形成或栓塞相关的临床病理状态。椎基底动脉主要供应脑干、小脑、内侧和后外侧丘脑、枕叶，以及内侧颞叶和顶叶的一部分，其梗死可使走形于上述区域所支配的神经纤维及神经核团受损，从而出现不同程度及形式的神经功能障碍。

▶ 诊断

一、 诊断流程

参见第五章第二节"脑梗死"诊断流程。

二、 问诊与查体

（一）问诊和症状

1. 问诊 根据患者病史确定是否为卒中：①是否存在神经系统缺损症状；②有无诱因（外伤、颈部按摩、中毒、感染等）；③起病形式（是否为急性发病）；④患病时间（具体起病时间及持续时间）；⑤病情的发展和演变，伴随症状；⑥诊治经过及患者的一般情况。

其他病史：①既往史：健康状况，传染病史，预防接种史，手术史，外伤史，长期服药史及药物，食物过敏史，输血史等；②个人史；③婚育史；④月经史；⑤家族史：家族成员有无类似病史，其他遗传病史。

2. 症状（表5-3-6）

表5-3-6 后循环梗死的常见症状

类型	症状
运动缺失症状	乏力，笨拙，或不同组合的肢体瘫痪

续表

类型	症状
交叉症状	同侧颅神经功能受损伴对侧肢体瘫痪和感觉障碍，这是后循环缺血性卒中的特征性表现
感觉缺失症状	感觉麻木，包括不同肢体组合的感觉缺失或异常，有时四肢甚至头面部均出现感觉障碍
同向偏盲	两眼同侧半（左侧或右侧）视野同向性视野缺失
其他	共济失调，姿势、步态不稳；眩晕，伴或不伴恶心呕吐；眼肌麻痹引起的复视；吞咽困难或构音障碍；单纯的意识障碍并非典型的卒中症状，但双侧丘脑或脑干受损时可出现

部分患者仅表现为孤立性眩晕或头晕，不伴有其他神经系统缺损症状，这也是误诊率高的原因之一。因此，需注意与前庭周围性眩晕相区分，如询问患者是否有头痛病史，有无耳疾，头晕或眩晕发作时是否伴有耳鸣、耳闷胀感、听力下降等症状。

研究显示，后循环缺血性卒中患者的最常见的后循环症状依次为头晕、单侧肢体乏力、构音障碍、头痛、恶心和（或）呕吐；而常见的体征依次为单侧肢体肌力下降、步态共济失调、单肢共济失调、构音障碍、眼球震颤。

（二）查体和体征

1. 一般项目 意识状态、高级皮层功能、颅神经、运动功能（肌力、肌张力、步态、共济运动）、感觉、反射和自主神经功能。

2. 特殊项目 当出现孤立性眩晕，神经系统检查无异常时，无法确定是周围性还是中枢性眩晕。头脉冲－眼震－扭转偏斜测试（HINTS 试验）是一种有用的床旁查体项目，有助于初步区分周围性或中枢性病变引起的眩晕。

HINTS（头脉冲－眼震－扭转偏斜）检查：①头脉冲试验（head impulse test）/甩头试验（head thrust test）；②眼震（nystagmus）；③眼偏斜试验（test of skew）。

三、辅助检查

（一）优先检查

对所有疑似卒中患者均应将头颅 CT 平扫作为首选，排除有无出血及其他颅内病变。因 CT 对后循环梗死显影差及显影延迟的局限性，头颅 CT 排除出血后，应尽快完善头部磁共振检查，弥散加权成像（DWI）作为判断后循环梗死的金标准。

（二）可选检查

1. 血液学 血常规、血脂、血糖、肝肾功能、电解质、心肌酶、肌钙蛋白、凝血常规、血液传染病学检查、毒物筛查、血液酒精水平检测、ASO、抗核抗体及抗核抗体谱、免疫全套、甲状腺功能、甲状腺相关抗体、血管炎抗体、肿瘤标志物、抗凝血酶Ⅲ、蛋白 C/S 等易栓症抗体、高血压五项、皮质醇等。

2. 影像学 除 CT 及 DWI 外，CT 血管成像（CTA）、MR 血管成像（MRA）有助于评估梗死相关责任血管及侧支循环情况；CT 灌注成像（CTP）、MR 灌注成像（MRP）可用于评估核心梗死区和缺血半暗带及为醒后卒中（wake-up stroke）、发病时

间不明的患者接受动脉内治疗提供机会。此外，DWI-FLAIR 不匹配，表明患者发病时间在 4.5h 以内，可作为静脉溶栓治疗筛选指标，适用于醒后卒中患者。颈动脉斑块 MRI，如高分辨率核磁，能够清楚地显示斑块内脂质核心、斑块破裂、出血、钙化等各种成分及纤维帽情况。

3. 其他 心电图、胸片或肺部 CT、颈部血管超声、经颅多普勒＋微栓子监测、动态血压、动态心电图、心脏彩超、眼震电图、脑电图、多导睡眠监测、诱发电位等。为了协助鉴别脑卒中与其他较为罕见的类似疾病，如果患者存在发热，或影像学特征并不典型，则可能需要进一步完善腰椎穿刺检查。

4. 脑血管病相关评分 如扩展版 NIHSS 评分（e-NIHSS 评分）、后循环早期 CT 评分（pc-ASPECTS）、格拉斯哥昏迷评分（GCS）、改良 Rankin 量表（mRS）、吞咽功能评定（洼田饮水试验）、日常生活能力评定、认知评定及焦虑抑郁测评等。上述量表可用于评定患者神经功能缺损程度及预后。

四、诊断及其标准

（一）诊断标准

目前对后循环梗死主要是综合病史（症状尤为重要，如眩晕、构音障碍、吞咽困难、共济失调、复视、跌倒、意识障碍等）、体征、辅助检查、影像学来定位定性诊断。

（二）风险评估和危险分层

首次卒中发病风险评估及管理流程见图 5-3-3。

主要危险因素包括性别、年龄、高血压、糖尿病、高胆固醇血症、心房颤动、吸烟、卒中/冠状动脉粥样硬化性心脏病家族史、BMI 等；推荐的量表或工具详见推荐意见。

（三）并发症诊断

参见第五章第二节"脑梗死"。

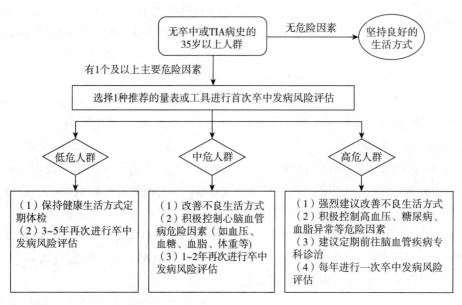

图 5-3-3　首次卒中发病风险评估及管理流程

五、鉴别诊断 （表 5-3-7）

表 5-3-7　后循环梗死的鉴别诊断

鉴别疾病名	病史、症状与体征的鉴别	辅助检查的鉴别
脑桥中央髓鞘溶解症	是由于快速纠正低钠血症或营养摄入不足所致的脑干功能障碍，当脑桥的皮质脊髓束及皮质核束受损时，患者会出现肢体瘫痪、构音障碍及吞咽困难，当脑桥被盖病变时，眼球活动也可受到影响，严重时可出现闭锁综合征、意识障碍等相关表现	—
神经炎症疾病	结节病或白塞病，有时可导致脑干病变，出现类卒中表现。但上述疾病通常具有全身性表现，可资鉴别	—
感染性疾病	如脑干出现细菌、真菌、病毒等感染时，可模拟卒中表现	通过临床表现、脑脊液检查及磁共振特征有助于鉴别
出血及肿瘤	—	累及脑干的急性颅内出血、蛛网膜下腔出血和瘤样卒中可通过影像检查进行鉴别
可逆性后部脑病综合征	常见于严重高血压、免疫抑制、肾功能衰竭及子痫患者，一部分患者可出现视力障碍	影像学显示双侧脑后部皮层下血管源性水肿，有助于明确诊断
癫痫大发作	基底动脉闭塞所致的痉挛、抽搐及去大脑强直可被误认为癫痫发作。同样，脑干和丘脑卒中所致的抽搐运动可类似于癫痫发作。前者瞳孔对光反射存在和眼球运动异常有助于鉴别	—
基底动脉型偏头痛	在偏头痛发作前或发作时出现基底动脉及其分支所供应的区域出现短暂性局灶性神经功能障碍。该诊断基于以下条件：至少出现两次偏头痛发作，并至少伴随以下两种完全可逆的症状：眩晕、耳鸣、听力受损、构音障碍、复视、共济失调及意识水平降低	—

六、误诊防范

后循环卒中误诊率高，通常出现于表现为精神状态改变、头晕、恶心、呕吐等非特异性症状的 FAST 阴性患者，主要由以下因素所致：解剖变异、头晕问诊方法不恰当、非特异性临床表现、椎动脉夹层、短暂性脑缺血发作不能出现孤立性眩晕的错误概念、NIHSS 评分无法真实反映后循环缺血状况

及神经影像的敏感性及特异性问题。后循环梗死易被误诊为脑桥中央髓鞘溶解症、神经炎症疾病（如结节病或白塞病）、感染性疾病（细菌、真菌、病毒等）、出血及肿瘤、可逆性后部脑病综合征、癫痫大发作、基底动脉型偏头痛。以上疾病也易被误诊为后循环梗死。

为防止误诊，建议如下：充分认知可能存在的血管解剖变异、采用新的头晕问诊方法、熟知后循

环缺血症状、认知到椎动脉夹层是青年卒中的原因之一、注意患者症状发生的突然性及短暂性、结合 NIHSS 评分及其他检查综合明确后循环缺血情况、除常规影像检查外关注 HINTS 检查等。

治疗

一、 治疗流程 （图5-3-4）

二、 治疗原则

图5-3-4 后循环梗死治疗流程

超早期可通过静脉溶栓和（或）血管内治疗实现血管再通；血管未开通或者无开通条件者，可予以促进侧支循环建立、清除氧自由基、控制脑血管危险因素，早期开启二级预防及康复治疗；脑梗死稳定后，主要以康复、脑血管疾病二级预防治疗。

三、 治疗细则

（一）药物治疗

药物治疗包括静脉溶栓、抗血小板、抗凝、降纤、扩容、改善脑侧支循环、他汀治疗。

1. 静脉溶栓 溶栓药物包括重组组织型纤溶酶原激活物（rt-PA）、尿激酶和替奈普酶。发病在 4.5h 内急性后循环脑梗死患者，可选择 rt-PA 静脉溶栓；发病在 6h 内，可选择尿激酶静脉溶栓；发病在 4.5h 内现有研究表明可选择替奈普酶静脉溶栓，其优势在于可节约桥接血管内治疗时间。

2. 抗血小板聚集 阿司匹林、氯比格雷、替罗非班等。

3. 抗凝 低分子肝素、华法林、利伐沙班等新型抗凝药物。

（1）对于大部分患者，不建议无选择早期使用抗凝治疗。

（2）对于少数急性后循环脑梗死患者（如心脏机械瓣膜）是否抗凝治疗，需要评估出血风险及脑栓塞风险，充分沟通后谨慎选择使用。

（3）静脉溶栓后考虑抗凝的患者，应在 24 小时后使用抗凝药物。

（4）考虑房颤引起心源性脑栓塞的患者，开启抗凝治疗时机遵循 1-3-6-12 原则（表5-3-8）。

表5-3-8 不同类型患者开启抗凝治疗时机

患者类型	开启抗凝治疗时机
短暂性脑缺血合并心房颤动	口服抗凝药可在第 1d 开始服用
轻度卒中（NIHSS <8 分）	再次使用抗凝药的时间是梗死后 3d
中度卒中（NIHSS 8~16 分）	在 6d 后开始抗凝治疗
重度卒中（NIHSS >16 分）	抗凝治疗可在 12d 后开始

4. 降纤药物 降纤酶、巴曲酶、蚓激酶等。对于不适合溶栓的脑梗死患者，特别是因为高纤维蛋白原血症者可选用绛纤治疗。

5. 扩容 对于大部分脑梗死患者，不建议扩容治疗。对于大量液体丢失导致脑血流量低灌或低血压可扩容治疗，但需注意患者脑水肿及心功能情况。

6. 改善脑侧支循环 丁苯肽、人尿激肽原酶等（表5-3-9）。

表5-3-9 改善脑侧支循环药物的机制

药物	机制
丁苯肽	通过改善脑缺血区微循环、促进缺血区血管新生
人尿激肽原酶	通过改善脑动脉循环，有多中心、随机试验表明人尿激酶可改善脑梗死预后

7. 他汀 阿托伐他汀、瑞舒伐他汀、辛伐他汀等。降脂强度比较：瑞舒伐他汀 >阿托伐他汀 >辛伐他汀。

（二）血管内介入治疗

血管内介入治疗是近年来急性脑梗死治疗的重要进展，可改善急性大血管闭塞患者的预后，实现血管再通的有效手段。其中包括：血管内取栓、动脉溶栓、血管成形术等。

1. 对于无静脉溶栓机会的后循环大血管闭塞患者，发病 24h 以内，可行血管介入治疗。

2. 对于同时存在静脉溶栓与动脉取栓的条件的后循环梗死患者，静脉溶栓联合血管内治疗似乎比单纯静脉溶栓获益更多，但仍需大量试验加以验证，两者出血风险无明显差异。

3. 对于椎动脉、基底动脉闭塞而至急性缺血性卒中患者，在仔细分析获益风险后，可考虑筛选后的患者进行介入取栓。

4. 对于血栓负荷较大的急性脑栓塞患者，例如心源性脑栓塞，一次性通过直接抽吸技术（ADAPT）或联合支架取栓治疗，血管再通率更高。

5. 对于动脉取栓未达到完全再通的后循环大血管梗死患者，如发病仍在 6h 内的患者，可补救性 rt-PA 动脉溶栓治疗，但是否获益仍不明确。

6. 明确因后循环血管狭窄引起的脑梗死患者，血管成形术或支架植入术可用于急性缺血性脑梗死的血运重建。

（三）一般治疗

后循环脑梗死超早期除了特异性治疗外，生命体征（呼吸、心率、体温、血压、血糖等）、危险因素监测及脑卒中病因的寻找也是不容忽视的。

（四）后循环脑梗死早期并发症的预防

1. 脑水肿及颅内压增高 ①避免颅内压升高的诱因，头颈部过度屈曲、用力、激动、咳嗽等；②建议头高位，抬高床头 >30°；③予以甘露醇、高渗盐等降低颅内压；④大面积脑梗死或导致脑干受压，特别是意识水平恶化的患者，可请脑外科会诊，予以手术减压治疗；⑤低体温治疗脑水肿需要

进一步研究。

2. 脑梗死后出血转化 ①停用抗血小板、抗凝等药物；②密切关注患者意识改变及神经功能缺损症状，定期复查头部CT；③恢复抗血小板、抗凝药物的时机，可于症状性出血稳定10d到数周后使用。

3. 癫痫 ①不建议预防性使用抗癫痫药物；②发作1次或者急性痫性发作控制后，不建议长期服用抗癫痫药物；③卒中后2~3d后再发癫痫，建议常规使用抗癫痫药物治疗。

4. 肺炎 ①早期评估吞咽困难及误吸的风险，对于吞咽严重障碍患者，早期予以鼻胃管进食；②意识障碍患者，特别注意预防肺炎；③疑似肺炎的发热者，根据病因早期抗感染治疗。

5. 排尿障碍及泌尿道感染 ①早期评估，早期康复治疗；②尿失禁患者尽量不用尿管导尿，可定时予以尿壶或便盆；③尿潴留测膀胱残余尿量，配合物理按摩及针灸治疗；④有尿路感染者予以抗感染治疗。

6. 卒中后抑郁 注意患者情绪改变，多予以鼓励及安慰，在患者配合的情况下，早期完善焦虑抑郁评定，必要时药物干预。

四、药物治疗方案（表5-3-10~表5-3-13）

表5-3-10 静脉溶栓方案

药物	途径	用药剂量	适应证
rt-PA	静脉注射+静脉滴注	rt-PA 0.9mg/kg（最大剂量不超过90mg）rt-PA 其中10%在1min内静脉注射，余剂量在1h内静脉滴注完毕	发病4.5h以内急性后循环脑梗死患者，符合溶栓适应证，排除禁忌证
尿激酶	持续静脉滴注	尿激酶100万~150万IU，溶于生理盐水100~200ml，持续静脉滴注30min	发病6h内，排除溶栓禁忌证
替奈普酶	静脉注射	静脉注射替奈普酶（0.4mg/kg）	发病4.5h内，排除溶栓禁忌证。治疗轻型卒中的安全性及有效性与rt-PA相似，但目前研究表明治疗效果不优于rt-PA。替奈普酶溶栓优势在于可为桥接血管内治疗节约时间

表5-3-11 抗血小板聚集方案

药物	途径	用药剂量及适应证	注意事项
阿司匹林	口服	①在发病后尽早口服阿司匹林150~300mg/d，急性期后改用预防50~300mg/d；②应在溶栓后24h后使用；③对于未予以静脉溶栓治疗的轻型卒中患者（NIHSS评分≤3分），在发病24h内尽早予以阿司匹林联合氯比格雷联合治疗21d	①对于止痛药/抗炎药/抗风湿药过敏；胃十二指肠溃疡、胃肠道出血史慎用；②严重肝肾功能损害患者慎用；③与其他抗凝药物或抗血小板药物合用时，需咨询相关医生，密切观察出血倾向；④有哮喘患者慎用
氯比格雷	口服	75mg/d，对于不能耐受阿司匹林者，可选用氯比格雷	①注意出血倾向及血液学异常；②严重肝肾功能损害患者慎用；③与其他抗凝药物或抗血小板药物合用时，需密切观察出血倾向；④但对于规律服用氯比格雷仍反复卒中患者，需排除氯比格雷基因抵抗

续表

药物	途径	用药剂量及适应证	注意事项
替罗非班	静脉滴注、动脉内注入	常用于小动脉闭塞型进展性卒中患者，使用替罗非班 0.4μg/（kg·min）静脉滴注 30min，然后连续静脉滴注 0.4μg/（kg·min）维持至少 24h 是合理的。其还可以辅助溶栓治疗、动脉内给药可避免受损的血管内皮血栓形成	以下情况不推荐使用：①过去 2 周内进行过创伤性或长时间心肺复苏、器官活检或碎石术；②既往有重度创伤或 <3 个月的大手术；③3 个月内活动性胃溃疡；④血压 >180/110mmHg；⑤急性心包炎；⑥活动性血管炎或已知血管炎病史；⑦主动脉夹层形成

表 5-3-12 抗凝方案

药物	途径	用药剂量	注意事项
低分子肝素	皮下注射	治疗血栓栓塞性疾病：低分子肝素 0.4~0.6ml，每日 2 次，通常疗程为 10d	禁忌：①有与使用低分子肝素有关的血小板减少病史的患者；②发生或有倾向发生与止血障碍相关的出现；③有出血危险的器官损伤；④急性细菌性心内膜炎
华法林	口服	正常体重患者及自然 INR 低于 1.2 在前 3d 内用 10mg，有遗传性 C 蛋白或 S 蛋白缺乏症患者，推荐连续首 3 日开始剂量 5mg，根据第 4d 的 INR 值调整剂量继续治疗。正常标准的 INR 范围：人造心脏瓣膜患者 INR 2.5~3.5，非瓣膜性房颤患者：INR 2~3	①需要快速抗凝患者，建议先用肝素或低分子肝素，之后开始使用华法林及同时叠加肝素或低分子肝素治疗至少 5~7d，直至 INR 在目标范围内 2d 以上；②华法林与多种食物或药物存在互相作用；增强效应
利伐沙班	口服	非瓣膜性房颤成年患者推荐剂量 20mg，每日 1 次；低体重和高龄（>75 岁）的患者，可酌情使用 15mg，每日 1 次	禁忌：①对于利伐沙班过敏；②有临床明显活动性出血；③具有大出血显著风险的病灶或病情，例如目前或近期有胃肠道溃疡，存在出血风险较高的恶性肿瘤等；④除了转换抗凝治疗，或给予维持中心静脉或动脉导管通畅所需剂量普通肝素外，禁用任何其他抗凝剂伴随治疗

表 5-3-13 改善侧支循环方案

药物	途径	用药剂量	注意事项
丁苯肽	静脉滴注或口服	丁苯肽氯化钠注射液：在脑梗死发病 48h 内开始用药，静脉滴注，每日 2 次，每次 25mg（100ml），疗程 14d，后可序贯使用丁苯肽胶囊 丁苯肽胶囊：空腹，一次 0.2g，一日 3 次，20d 为 1 个疗程	①丁苯肽氯化钠注射液：心动过缓病窦综合征患者慎用，肝肾功能受损慎用；②丁苯肽胶囊推荐餐前服用
人尿激肽原酶	静脉滴注	发病 48h 内开始用药，每次 0.15 PNA 单位，溶于 50ml 或 100ml 氯化钠注射液中，静脉滴注 30min，每日 1 次，3 周为 1 个疗程	①禁止使用于脑出血及其他出血性疾病急性期；②与血管紧张素转化酶抑制剂类药物有协同降血压作用，合并用药可能导致血压急剧下降

作者：余孝君

审稿：赵伟

参考文献

第四节　脑出血（自发性脑出血）

脑出血（intracerebral hemorrhage）一般指自发性脑出血（spontaneous intracerebral hemorrhage），即非外伤性脑内血管破裂，血液在脑实质内聚集并快速扩张形成血肿，可能扩展到脑室系统和蛛网膜下腔或硬膜腔，分为原发性脑出血和继发性脑出血。

➡ 诊断

一、诊断流程

迅速识别疑似脑卒中患者并尽快送往医院是诊治的关键，脑出血多在活动中突发，通常存在导致血压波动的诱因，如情绪激动、排便费力、饮酒等，常表现为头痛、恶心、呕吐、不同程度的意识障碍及肢体瘫痪等。在临床上自发性脑出血很难与急性缺血性卒中区分，但某些特征仍然有提示作用，如快速进展的神经功能症状和体征、头痛、呕吐、癫痫和与神经功能缺损不匹配的意识水平下降均提示潜在的血肿占位效应；颈部僵硬提示可能脑室出血延伸到蛛网膜下腔导致脑膜刺激征。应当立即进行神经影像学检查协助诊断。此外还应当与低血糖昏迷、癔症发作等其他在急诊易导致误诊的情况鉴别。

患者急诊接诊后，迅速评估患者生命体征及气道、循环情况，完善病史采集，明确患者发病情况及既往史和用药史，查体评估患者意识状态及神经系统功能，完成格拉斯哥昏迷量表（GCS）评分及美国国立卫生研究院卒中量表（NIHSS）评分。常规实验室检查，胸片，心电图，及首次头部 CT 检查。在 CT 明确脑出血后可根据患者情况尽快完善头部 CTA 检查，排除血管结构性病变等病因，为后续微创手术准备条件。后期可完善头部多序列 MRI 协助除外其他病因。如 CTA 结果显示脑出血病因考虑继发性因素，如脑血管畸形、动脉瘤、海绵状血管瘤等，待病情稳定后经由神经外科相应专业组进行诊治（图 5 - 4 - 1）。

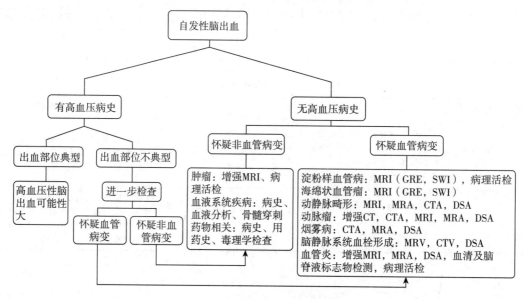

图 5 - 4 - 1　自发性脑出血诊断流程

CT 计算机断层扫描；MRI 磁共振成像；GRE 梯度回波；SWI 磁敏感加权成像；

CTA CT 血管成像；DSA 数字减影血管造影；MRA 磁共振血管成像；MRV 磁共振静脉成像

二、问诊与查体

（一）问诊和症状

问诊过程应当重点明确患者年龄，发病时间，具体发病过程，如发病时患者正在干什么，是否有可能导致血压波动的诱因，明确患者发病后的主要症状和可能相关的症状，如偏身肢体无力、口角偏斜、言语不清、头痛、呕吐等，意识状态是否下降，明确发病到就诊过程中症状变化的情况，如是

否存在一过性缓解或加重，意识状态是否改变。询问既往史对病因的判断至关重要，明确患者是否有动脉硬化的危险因素，如高血压病史、糖尿病史、高脂血症、卒中病史、冠心病史及烟酒史等，明确有无外伤史，明确患者是否有凝血功能异常、系统性疾病或其他疾病及用药史。

（二）查体和体征

首先评估患者生命体征，如患者呼吸、循环功

能差，应立即收入急诊 ICU 迅速给予呼吸及循环支持。一般体格检查后完善神经系统体格检查，使用格拉斯哥昏迷量表（GCS）对患者意识状态进行评估，通常低于 8 分提示意识状态较差，可能与预后不良相关。使用美国国立卫生研究院卒中量表（NIHSS）对患者神经功能缺损情况进行评估，脑出血可使用 ICH 评分量表对病情进行评估。GCS 评分与 NIHSS 评分对患者病情和预后的评估有重要意义。

三、 辅助检查

（一）优先检查

必须尽快完善血常规、血糖、肝肾功、电解质、凝血功能等常规实验室检查，必要时可完善动脉血气分析、血氨、毒理学检测等。同时完善胸片，心电图，尽快完成首次头部 CT 检查。

（二）可选检查

CT 明确脑出血后建议尽快完善头部 CTA 及多序列 MRI 除外常见的血管结构异常等继发病因，考虑颅内静脉性病变可完善 CTV 或 MRV，必要时完善 DSA 检查。考虑免疫性因素或颅内肿瘤可完善增强 CT 及腰椎穿刺检查。但要注意，单次的阴性结果并不能完全排除病变的存在，应当结合患者情况及疾病发展阶段进行判断。此外，如怀疑淀粉样血管病可行 APOE 基因检测。

（三）新检查

"点征"是评估脑出血早期血肿扩大的重要预测因素，多时相增强 CT（包括动脉晚期、静脉早期以及延迟像）对"点征"的检测准确性更高，如果患者到院时间及时（发病 12h 以内）可以对患者早期血肿扩大进行评估和预测，将潜在的重症患者进行分层管理。

四、 诊断及其标准

（一）诊断标准

对于疑似急性脑血管病的患者，应考虑以下几个方面：①患者起病急；②出现局灶性神经功能缺损症状，部分患者可能伴有全面神经功能缺损，同时还常见头痛、呕吐、血压升高和不同程度的意识障碍；③头颅 CT 或 MRI 显示出血灶的存在；④排除非血管性脑部病因。

（二）风险评估和危险分层（表5-4-1、表5-4-2）

表 5-4-1　ICH 评分细则

项目	分值
GCS 评分	
3~4	2
5~12	1
13~15	0
血肿大小	
≥30ml	1
<30ml	0
血肿破入脑室	
是	1
否	0
血肿源自幕下	
是	1
否	0
年龄	
≥80	1
<80	0
总分	0~6

ICH 评分较为简易，且具有较高的准确性和可信度，根据 ICH 评分可以对脑出血患者进行临床风险分级，可以有效预测患者发病 30d 的病死率。

表 5-4-2　ICH 评分与 30 天死亡率

ICH 评分	30 天死亡率
0	0
1	13%
2	26%
3	72%
4	97%
5	100%

（三）并发症诊断

脑出血的并发症较多，常见的主要是颅内压增高、肺部感染、上消化道出血、痫性发作、深静脉血栓和肺栓塞等。

1. 颅内压增高　是脑出血患者最常见的并发症，恶心、呕吐是颅内压的升高最明显的症状，严重可导致脑疝危及生命。脑出血后通过头部 CT 检查可以监测脑组织水肿情况及脑组织肿胀的动态变化。

2. 肺部感染　脑出血患者由于肢体活动障碍，长期卧床易导致肺部感染。除此之外，在脑出血发生后的 3 ~ 5d，意识水平较低的患者常常发生肺部感染，其临床表现包括痰液增多以及呼吸功能受损。需要高度重视这一情况，并在必要时进行气管切开手术以及提供机械通气支持。

3. 上消化道出血　应激性溃疡是脑血管病的一种严重并发症，脑出血会导致全身血管收缩，胃肠功能下降，这种情况下，胃肠对细菌的屏障作用减弱，局部供血不足，这可能引发消化道的大面积出血，甚至会发生致命性失血从而导致休克，是一种严重的并发症。

4. 痫性发作　出血性卒中尤其脑叶出血更易引起痫性发作，表现为出现临床痫性发作或脑电图提示痫性发作。

5. 深静脉血栓和肺栓塞　脑出血患者住院期间发生血栓栓塞的并发症概率约为 7%，发生深静脉血栓风险是急性缺血性卒中患者的 4 倍，可能由于脑出血初期为避免加重脑出血而禁忌使用抗栓和抗凝药物。此外，充气加压治疗可能比弹力袜更能够有效地减少静脉血栓相关并发症。

五、鉴别诊断

脑出血应与缺血性脑卒中、蛛网膜下腔出血进行鉴别，此外，还应注意脑出血不同病因间的鉴别（表 5 - 4 - 3）。

表 5 - 4 - 3　脑出血的鉴别诊断

鉴别疾病名	病史、症状与体征的鉴别	辅助检查的鉴别
缺血性脑卒中	（1）相同点：二者均为急性脑血管病，均为突发，病情迅速进展达峰，伴有神经功能缺损症状持续不缓解，并且均可在休息及活动时发生 （2）不同点：①脑出血更可能伴有导致血压波动的诱因，如情绪激动、费力排便等，脑出血早期即伴有高颅压症状，如头痛、恶心、呕吐，以及与神经功能缺损症状不匹配的意识障碍；②缺血性脑卒中可能发病后会出现病情波动即一过性缓解，如反复 TIA（短暂性脑缺血发作）或血栓随血流流向远端，但脑出血发生后一般不会出现病情波动，甚至早期可能出现血肿扩大导致症状的进一步加重	影像学检查对鉴别诊断至关重要
蛛网膜下腔出血	（1）蛛网膜下腔出血同样是急性脑血管病，突发且病情迅速达峰，最常见的症状是剧烈头痛及恶心、呕吐，颈强直和脑膜刺激征是重要体征，但通常不伴有神经功能缺损症状。可在休息及活动时发生，但导致血压波动的诱因不能忽视 （2）与脑出血相比，蛛网膜下腔出血头痛症状更加剧烈，但脑出血患者脑室出血延伸到蛛网膜下腔同样会导致脑膜刺激征出现颈部僵硬症状	影像学检查对鉴别诊断至关重要

六、误诊防范

中老年人，尤其是有心脑血管疾病史的人群易被误诊。由于脑血管病发病年龄逐渐年轻化，青中年也应留意本病，尤其经常酗酒，有动脉硬化危险因素（高血压、吸烟、糖尿病、高脂血症等）的人群。此外，应当注意血管畸形、烟雾病等导致的中青年脑出血，由于脑叶出血与基底节区出血相比，症状通常不典型，因此许多非高血压性脑出血的年轻患者发病仅有不同程度的头痛症状，因此需要及时进行诊断与鉴别。脑出血易被误诊为缺血性脑卒中，蛛网膜下腔出血，低血糖昏迷。缺血性脑卒中，蛛网膜下腔出血也易被误诊为脑出血。

为避免误诊应仔细完善病史采集，查体及辅助检查。

➡ 治疗

一、治疗流程

脑出血患者在发病后早期，尤其是发病 24h 内病情往往不稳定，应常规予以持续生命体征监测、神经系统评估、持续心肺监护，包括袖带血压监测、心电图监测、氧饱和度监测。定期复查头 CT，监测血肿及水肿变化。脑出血的急性期治疗包括内科治疗和外科治疗，目前治疗仍以内科治疗为主，值得注意的是，近年来的研究表明微创手术治疗具有一定安全性，且能够改善患者预后。此外，应当根据患者实际情况给予降颅压、改善循环、通便、营养支持，以及并发症的管理和治疗。同时，针对病因的诊断，在治疗期间应当积极完善病因检查，如检查明确脑出血为继发性脑出血，则在病情平稳后由相应科室进行治疗（图 5 - 4 - 2）。

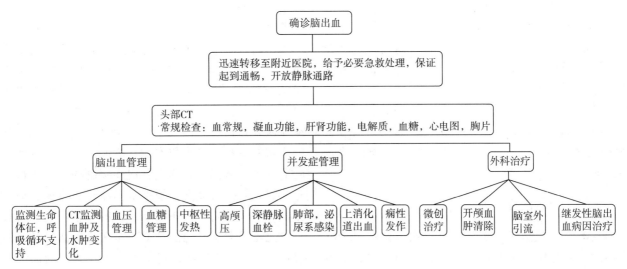

图 5 - 4 - 2　自发性脑出血治疗流程

二、治疗原则

密切监测患者生命体征，对症治疗，定期复查头部 CT 明确血肿变化及水肿变化，积极进行并发症的防治，治疗过程中同时积极明确病因，根据情况进行对因治疗。

三、治疗细则

（一）内科治疗

多数脑出血患者均存在动脉硬化的危险因素，如高血压、高血糖、大量吸烟史等，且部分患者曾有心脑血管病史，在脑出血后的治疗中仍面临上述问题的管理。

如考虑患者因心脑血管病史正在服用抗栓、抗凝药物而导致脑出血，应当立即停用相关药物，同时可根据情况给予相应拮抗药物，如维生素 K 及新鲜冰冻血浆（FFP）可治疗华法林相关脑出血、依达赛珠单抗特异性拮抗达比加群酯、鱼精蛋白拮抗肝素。如考虑是使用重组组织型纤溶酶原激活剂（rt - PA）溶栓治疗导致脑出血，可输入血小板（6 ~ 8 个单位）和包含凝血因子Ⅷ的冷沉淀物。如果考虑重启抗凝治疗的时间，则至少在脑出血后 4 周。

由于疼痛、高颅压、应激等多种因素，临床医生最常面临的问题就是脑出血患者明显升高的血压。首先，应综合管理脑出血患者的血压，分析血压升高的原因，然后根据患者血压情况决定是否进行降压治疗。当患者的收缩压为 150 ~ 220mmHg

时，在没有降压禁忌证的情况下，几小时内降压至 140mmHg 是安全的，但仍应当根据患者情况合理选择降压药物方案，逐步将血压降至目标水平，实际降压速度不宜过快。但如果患者发病急性期收缩压变异性较大，则是预后不良的危险因素，因此应当在急性期监测患者血压，同时给予相应处理避免血压过大波动。如果收缩压高于 220mmHg，目前仍缺乏积极降压治疗的安全性和有效性的资料，应当密切监测患者血压，可考虑积极静脉降压治疗，血压逐渐降至 160mmHg 水平。

脑出血患者入院时血糖水平较高则预示不良预后，应当避免患者血糖过高或过低，对于有血糖问题的患者应当加强血糖监测，急性期高血糖患者应当将血糖控制在 7.8 ~ 10.0mmol/L，如果血糖超过 10mmol/L 时可给予胰岛素治疗，同时应当避免患者出现低血糖。

患者急性期可出现中枢性发热，尤其是大量脑出血、丘脑出血或脑干出血的患者，应当注意监测患者体温，同时及时监测患者其他并发症如肺部感染、尿路感染等，鉴别中枢性发热与感染导致的发热，如考虑感染应及时给予抗感染治疗。

高颅压是患者常见并发症，可适当抬高床头，目前临床仍主要通过静脉滴注甘露醇治疗患者高颅压，此外还可使用高渗盐水、呋塞米、甘油果糖、白蛋白，使用上述药物应当严格监测患者心肾功能及电解质平衡。

由于可能存在肢体活动障碍、意识障碍及应激等原因，患者急性期处于卧床和高凝状态，故应当常规预防深静脉血栓及肺栓塞，间断充气加压治疗（血栓气压泵）可显著降低血栓风险，但弹力袜并不能降低血栓风险。同时应当鼓励患者尽早活动下肢。如果出现可能的深静脉血栓及肺栓塞风险时，在发病后最早第2天开始可结合患者情况决定是否使用低分子肝素进行抗凝治疗。同时持续监测患者深静脉血栓情况。

对于考虑痫性发作的患者（尤其脑叶出血），应当进行脑电监测，如脑电有癫痫样放电，则给予相应药物治疗。目前研究均不推荐针对癫痫的预防性用药。

（二）外科治疗

微创手术适应证：①幕上脑出血；②病因考虑高血压性脑出血；③出血量大于20ml；④发病72h内。

微创手术禁忌证：①外伤性脑出血；②凝血功能障碍或有出血倾向；③病因考虑颅内动脉瘤、动静脉畸形引起的继发性脑出血；④其他不适宜手术治疗的情况。

对于大部分幕上脑出血，且考虑病因为高血压性脑出血的患者，如果血肿体积大于20ml，由于微创手术的安全性和明确获益，应当考虑立体定向碎吸微创手术的可能，且在微创手术前一定要行头CTA等脑血管检查排除血管病变导致的继发性脑出血，否则可能导致再出血。微创手术应当在发病72h内进行，但时间也不应该过早。可以根据患者血肿大小考虑是否在碎吸的同时联合溶栓药物引流清除血肿，指南推荐20～40ml血肿可考虑。随着微创手术的研究、应用和推广，微创手术可能很大程度上（幕上脑出血）将会替代开颅血肿清除手术。

但在某些情况下开颅手术仍然十分重要，应当尽快手术清除血肿，如脑干受压的小脑出血。目前有研究还探索了单纯去骨瓣减压在脑出血患者中的可行性，去骨瓣减压或可降低病死率，但尚需大样本前瞻性队列研究评估其安全性及有效性。

对于脑室出血可根据患者情况考虑单纯脑室外引流联合 rt-PA。

对于考虑病因为继发性脑出血，治疗详见相关章节。

四、药物治疗方案（表5-4-4）

表5-4-4　药物相关脑出血治疗方案

病因	药物名称	给药途径	常用剂量	给药次数或持续时间	备注
华法林	维生素K	静脉给药	10mg	单次给药	根据INR（＞1.3）值可在15～60min内重复使用
新型口服抗凝药	—	—	—	—	—
达比加群	依达赛珠单抗	静脉给药	5g	2.5g/次×2	可能需重复使用
利伐沙班	andexanet alfa	静脉给药	400mg	单次400mg，静脉推注时间≥15min，然后给予480mg，静脉推注时间≥2h	国内未上市
肝素相关脑出血	鱼精蛋白	静脉给药	1mg鱼精蛋白可中和100U肝素	静脉缓慢给药（不超过5mg/min）	最大剂量50mg，如每小时给予1250U肝素时则给予24mg。密切监测APTT
溶栓治疗相关脑出血	包含凝血因子Ⅷ的冷沉淀物	静脉给药	凝血因子Ⅷ的冷沉淀物10U	10～30min	纤维蛋白原水平＜200mg/dl的患者给予额外剂量

其他如高血压、糖尿病等管理方案具体药物详见本节的"内科治疗"部分。

作者：杜洋

审稿：雷革胜

参考文献

第五节 蛛网膜下腔出血

蛛网膜下腔出血（subarachnoid hemorrhage，SAH）是指脑底部或脑表面血管破裂后，血液流入蛛网膜下腔引起相应临床症状的一种脑卒中，占所有脑卒中的 5%~10%。

诊断

一、诊断流程（图 5-5-1）

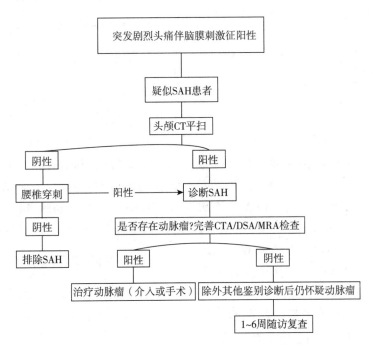

图 5-5-1 蛛网膜下腔出血（SAH）诊疗流程
CTA CT 血管造影；DSA 数字减影血管造影；MRA 磁共振血管造影

二、问诊与查体

（一）临床表现（表 5-5-1）

表 5-5-1 蛛网膜下腔出血的临床表现

临床表现	特点
头痛	突发剧烈头痛，有典型临床表现
其他	发病时还可伴有的临床表现，如：恶心、呕吐、意识障碍、局灶性神经功能缺损、癫痫发作、脑膜刺激征
体征与出血量、出血部位等有关	少量的蛛网膜下腔出血的患者可以没有明显的体征。出血量较多的患者可以表现出明显的神经系统的体征，如：嗜睡、昏迷、偏瘫、大小便失禁、言语不能、口角歪斜、肢体的抽搐

（二）问诊技巧

1. 现病史 重点询问发病症状及诱因，同时询问神经症状发生及进展特征。如：患者常在体力劳动或激动时发病，主要表现为突然剧烈头痛，可伴恶心、呕吐、癫痫和脑膜刺激征，严重者可有意识障碍甚至很快死亡。少数患者临床表现不典型，如头痛不严重的病例，容易导致延误诊断。

2. 既往史 重点了解有无高血压病史。高血压是 SAH 的一个重要危险因素，也可能是动脉瘤形成或致死性动脉瘤破裂的危险因素。

3. 个人史 生活方式（饮食、酒、烟等），体力活动，用药史等。吸烟是动脉瘤形成、增长和破裂的最重要的可干预危险因素；酗酒，特别是突然摄入大量酒精是动脉瘤破裂的危险因素；此外，滥用多种药物，如可卡因和苯丙醇胺与 SAH 的发病相关。

4. 家族史 询问高血压、动脉瘤、多囊肾及其发病年龄家族史。研究显示，约 10% 的 SAH 患者有 SAH 家族史。如果 2 名及以上一级亲属受累，则筛查发现动脉瘤的可能性约为 10%，因此，对于有相关家族史的患者需考虑进行筛查。多囊肾家族史可能会增高 SAH 风险。

三、 辅助检查

（一）优先检查

头颅 CT 平扫：CT 是 SAH 诊断的首选检查。在症状出现 6h 内进行 CT 平扫，其敏感性接近 100%，发病 6h 后敏感度为 85.7%，出血 10d 后或出血量较少时，CT 检查可为阴性，如果初始 CT 正常，可考虑进行腰椎穿刺以确定诊断。

（二）可选检查

1. 影像学检查

（1）CTA：CTA 是 SAH 病因诊断的首选检查方式，其诊断动脉瘤的整体敏感度约为 98%，特异度为 100%；但当动脉瘤直径≤3mm 时，CTA 的诊断结果并不可靠，敏感度仅为 40%～90%。因此，若 CTA 未发现出血病因，推荐应进行 DSA 检查，建议有条件时进行高质量的旋转造影和 3D DSA 检查以进一步明确出血病因及确定治疗方案。

（2）MRI 和 MRA：在脑脊液检查未能明确诊断时，推荐行 MRI（FLAIR 序列、质子密度成像、DWI、梯度回波序列或 SWI）检查。虽然起病 24～48h MRI 检查难以发现蛛网膜下腔出血，但有助于除外 AVM、海绵状血管瘤和脑肿瘤；当发病 4～7d MRI 敏感性增加可发挥较大作用，对于亚急性期到远期（10d 以上）蛛网膜下腔出血，MRI 检查效果较佳。

（3）DSA：DSA 作为 SAH 患者病因诊断的金标准，也可进一步用于评估治疗，如介入治疗或者评估手术。首次造影阴性的患者发病 1～6 周后，可考虑再次行 DSA 检查。

2. 实验室和其他检查

（1）腰椎穿刺：对于疑诊 SAH 但 CT 结果阴性的患者，需进一步行腰椎穿刺检查，均匀血性脑脊液、颅内压增高是 SAH 的特征性改变，一般于发病 6h 后腰椎穿刺即可见到。需要注意的是，对有严重意识障碍、视乳头水肿等高颅内压表现的患者，腰椎穿刺应当谨慎，防止诱发脑疝。

（2）血液检查：完善血气分析、血常规、血糖、凝血功能、血气分析、心肌酶谱、肌钙蛋白等检查。

（3）心电图：SAH 后常常合并心肌损伤，异常心电图表现，如 P 波高尖、Q－T 间期延长和 T 波增高等，常提示 SAH 患者可能合并心肌损伤。

四、 诊断及其标准

（一）诊断标准

1. 突然出现，且迅速达到最剧烈程度的持续性头痛。

2. 可伴随下列一个或多个症状、体征：恶心、呕吐、颈项强直、畏光、短暂性意识丧失或局灶性神经功能障碍（包括脑神经麻痹）。

3. CT 可见到沿着脑沟、裂、池分布的出血征象，脑脊液检查呈现均一血性。

4. DSA 是诊断动脉瘤和 bAVM 的金标准，发现血管瘤和畸形血管团可进一步明确 SAH 病因。

（二）风险评估和危险分层

中国蛛网膜下腔出血诊治指南建议 SAH 患者常用的临床分级评分量表包括 Hunt－Hess 量表（表 5－5－2）、改良 Fisher 量表（表 5－5－3）、格拉斯哥昏迷量表（GCS；表 5－5－4）等。除此之外，格拉斯哥预后量表（GOS；表 5－5－5）、世界神经外科医生联盟（WFNS）量表（表 5－5－6）及 aSAH 入院患者预后（PAASH）量表（表 5－5－7）常用于预测 SAH 患者的预后。

表 5－5－2　Hunt－Hess 量表

分数（分）	临床表现
1	无症状，或轻度头痛，轻度颈项强直
2	中等至重度头痛，颈项强直或脑神经麻痹
3	嗜睡或混乱，轻度局灶神经功能损害
4	昏迷，中等至重度偏瘫
5	深昏迷，去脑强直，濒死状态

注：对于严重的全身性疾病（例如高血压肾病、糖尿病、严重动脉硬化、慢性阻塞性肺病）或血管造影发现严重血管痉挛者，评分加 1 分。

表 5-5-3　改良 Fisher 量表

分数（分）	CT 表现	血管痉挛风险（%）
0	未见出血或仅脑室内出血或实质内出血	3
1	仅见基底池出血	14
2	仅见周边脑池或侧裂池出血	38
3	广泛蛛网膜下腔出血伴实质内出血	57
4	基底池和周边脑池、侧裂池较厚积血	57

表 5-5-4　格拉斯哥昏迷评分（GCS）

睁眼反应	评分	言语反应	评分	运动反应	评分
正常睁眼	4	回答正确	5	遵命动作	6
呼唤睁眼	3	回答错误	4	定位动作	5
刺痛睁眼	2	含糊不清	3	肢体回缩	4
无反应	1	唯有声叹	2	肢体屈曲	3
		无反应	1	肢体过伸	2
				无反应	1

注：清醒或轻度昏迷 GCS≥13 分；中度昏迷 GCS 为 9~12 分；重度昏迷 GCS≤8 分。

表 5-5-5　格拉斯哥预后量表

分数（分）	标准
1	死亡
2	植物生存（仅有最小反应，如随诊睡眠/清醒周期、眼睛能睁开）
3	重度残疾（清醒、残疾，日常生活需要照料）
4	轻度残疾（残疾但可独立生活）；能在保护下工作）
5	恢复良好（恢复正常生活，尽管有轻度缺陷）

表 5-5-6　世界神经外科医师联盟量表

分级	标准	预后不良患者所占比例（%）	预后不良的 OR 值
I	GCS 15 分	14.8	-
II	GCS 13~14 分，无局灶性神经系统缺损及体征	29.4	2.3
III	GCS 13~14 分，伴局灶性神经系统缺损及体征	52.6	6.1
IV	GCS 7~12 分	58.3	7.7
V	GCS 3~6 分	92.7	69.0

表 5-5-7　aSAH 入院患者预后量表

分级	标准	预后不良患者所占比例（%）	预后不良的 OR 值
I	GCS 15 分	14.8	-
II	GCS 11~14 分	41.3	3.9
III	GCS 8~10 分	74.4	16.0
IV	GCS 4~7 分	84.7	30.0
V	GCS 3 分	93.9	84.0

（三）并发症诊断

1. 神经系统并发症

（1）再出血：再出血是蛛网膜下腔出血严重的急性并发症，系出血破裂口修复尚未完好而诱因存在所致，病死率约为 50%。多见于起病 4 周内，尤以第 2 周发生率最高。临床表现为在病情稳定和好转的情况下，再次出现剧烈头痛、恶心呕吐、意识障碍加深、抽搐或原有症状和体征加重，CT 和脑脊液检查提示新的出血。

（2）脑积水：脑积水是 SAH 常见的严重并发症，临床表现为急性颅内压增高、脑干受压、脑疝等，CT 检查提示脑室系统阻塞的相关表现。

（3）脑血管痉挛与迟发性脑缺血：造影显示，30%~70% 的患者会出现脑血管痉挛（CVS），而症状性 CVS 通常在出血后 3d 开始出现，2 周后逐渐消失。虽经全力救治，仍有 15%~20% 的患者死于脑血管痉挛。经颅多普勒、CT 或 MRI 脑灌注成像有助于监测血管痉挛的发生。迟发性脑缺血（DCI）的定义相对宽泛，通常指由于脑缺血持续时间较长（超过 1h），导致神经功能逐渐恶化的情况。这种恶化的情况不能通过其他影像学、电生理或化验结果显示的异常来解释。

（4）SAH 继发癫痫：据报道，SAH 后急性癫痫的发生率约为 6%~26%。目前是否在 SAH 患者中预防性使用抗癫痫药物存在争议，抗癫痫药物的应用可能继发不同程度的药物不良反应，需权衡预防性用药可能的益处和潜在的风险。

2. 非神经系统并发症

（1）SAH 患者若存在高龄、癫痫持续状态、临床分级较重、需要呼吸机辅助通气的情况，则发生肺炎的风险较高，若无禁忌，预防性抗生素治疗可能是有效的。

（2）SAH 患者易发生无症状下肢深静脉血栓（DVT）：合并动脉瘤手术、男性、长期卧床及症状重等 SAH 患者，发生 DVT 的风险较高若无禁忌证，予以皮下或静脉注射肝素预防性抗凝治疗可能是有效的。

五、 鉴别诊断 （表 5 – 5 – 8 ）

表 5 – 5 – 8　蛛网膜下腔出血的鉴别诊断

鉴别疾病名	病史、症状与体征的鉴别	辅助检查的鉴别
各种脑膜炎	各种脑膜炎临床上均可表现为：头痛、恶心呕吐和脑膜刺激征，但起病不如 SAH 急骤，且多伴有发热	腰椎穿刺术进行脑脊液生化常规检查、病原学检查可鉴别
脑出血	多见于 50 岁以上高血压患者；明显的局灶性体征如偏瘫、失语等	对疑有动脉瘤或脑动静脉畸形引起蛛网膜下腔出血的患者，脑血管造影可显示出病灶影像可鉴别

六、 误诊防范

以下人群易被误诊：①症状不典型 SAH 患者（神经功能缺损不明显，Hunt – Hess Ⅰ ～ Ⅱ级）；②合并慢性脑血管疾病的患者；③嗜酒的患者。

以头痛为首发症状的误诊原因如下：①头痛症状不典型；②脑膜刺激征可疑或阴性；③既往史有头痛史，易误认为偏头痛；④有高血压史，易误认为高血压性头痛。

以癫痫为首发症状可导致误诊：SAH 因突然颅内压增高、脑血管痉挛及血液对脑的化学刺激，可能为导致 SAH 癫痫发作的原因，据文献报道，SAH 的癫痫发生率约为 5% ～ 10% 。对于既往无癫病史，突然发生癫痫、头痛和意识障碍的患者，应考虑出血性卒中的可能，并立即进行 CT 检查。若 CT 未显示蛛网膜下腔出血，应尽快行腰椎穿刺术检查以确诊。

非特异性的首发症状也可导致误诊：①患者中有以突发眩晕伴视物晃动、伴随视物晃动、恶心和呕吐而就诊，可被误诊为眩晕症、椎 – 基底动脉供血不足、颈椎病或脑梗死。经过头颅 CT 检查后，最终确诊为蛛网膜下腔出血（SAH）；②当 SAH 侵犯丘脑下部或继发性血管痉挛使丘脑下部缺血时，可导致自主神经功能紊乱，出现呕吐、腹泻乃至呕血，则易误诊为胃肠疾患。

同患其他疾病掩盖本病症状导致误诊：①因酒后恶心、呕吐、嗜睡就诊，院前以酒精中毒诊治，

病情未能缓解，经头颅 CT 确诊为 SAH；②以休克为表现的 SAH 临床上较为罕见，其产生的原因是由于血液的直接刺激引起的颅内动脉痉挛导致脑血供减少，进而影响到间脑区域，引发严重的自主神经功能失调。因此，对于以休克为表现的急性起病患者，特别是老年人，除了常见的休克原因外，还应该考虑到 SAH 的可能性，以免误诊。

研究显示伴有脑水肿的昏迷患者进行 CT 检查，发现所有的患者在脑沟、脑池均出现类似于 SAH 的表现，把这种现象定义为假性蛛网膜下腔出血，该现象通常继发于心肺复苏或严重头部创伤引起的脑水肿之后，约 8% 弥漫性脑水肿患者可出现此类征象。其病理生理机制为大脑水肿引起的弥散性低密度影，线状高密度表明为充盈的静脉结构，在非增强 CT 上通常为相对高信号，易误诊为蛛网膜下腔出血。该现象也可见于以下疾病：缺血缺氧性脑病、再灌注损伤性脑病、大面积脑梗死、病毒性脑膜脑炎、特发性颅内压增高、病毒性血管炎、化脓性脑膜炎、静脉窦血栓形成、鞘内或血管内造影剂注射、自发性颅内低压、占位性病变和甲醛中毒等。

为了避免误诊应：①对临床资料要全面分析，而不仅仅拘泥于表面现象。思维要全面，特别是对于患有不明原因的突发眩晕、意识障碍、精神改变的患者，即使没有头痛、呕吐和脑膜刺激征，或仅仅有头痛、呕吐等其中一项症状时，也不应轻易放弃对 SAH 的诊断；②对于可疑 SAH 的患者应尽早进行头颅 CT、腰椎穿刺检查。临床高度怀疑 SAH 的患者应及时行 DSA 检查，以提高早期诊断率；③因头颅 CT 对 SAH 的诊断存在一定的局限性，临床医生要需要注意综合分析，不能过度依赖 CT 结果。对于 CT 结果阴性但临床高度怀疑 SAH 的患者，应及时进行腰椎穿刺检查。腰椎穿刺是确诊 SAH 的检查方法，在不损伤患者的前提下，如果腰椎穿刺得到血性 CSF，则可确诊 SAH。然而，如果 CSF 未呈现血性，并不意味着可以排除 SAH 的可能性。

治疗

一、治疗流程（图5-5-2）

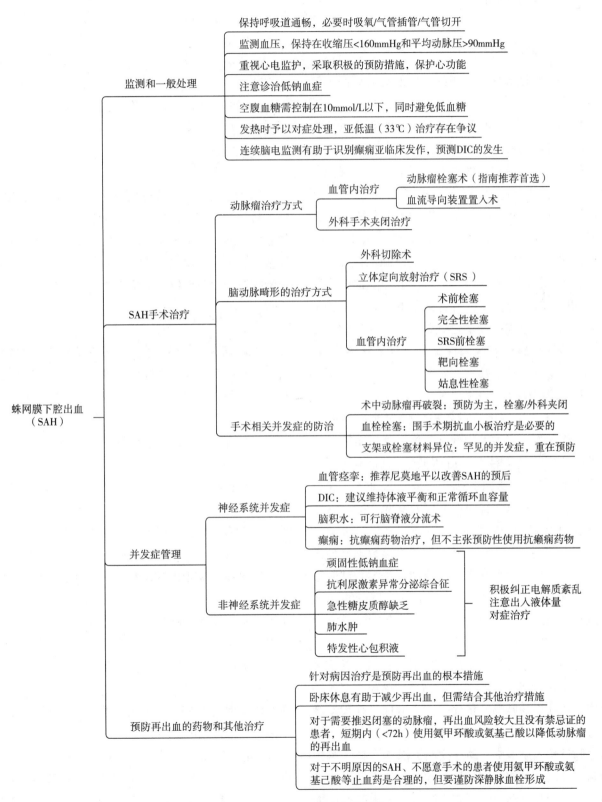

图5-5-2 SAH治疗方案概览

二、 治疗原则

尽可能完全阻断出血、防止 SAH 复发及减少并发症以改善预后。

三、 治疗细则

（一）急性期治疗

涵盖急性期监护与常规处理以及针对病因的治疗措施。

1. 监护与常规处理措施 应立即实施重症监护；确保呼吸道畅通，视情况采取吸氧、气管插管或气管切开等措施；持续监测心率和血压，确保收缩压维持在 160mmHg 以下，平均动脉压保持在 90mmHg 以上，并维持平稳，同时采取积极措施以保护心脏功能；空腹血糖应控制在 10mmol/L 以下，同时需防止低血糖的发生；实施连续脑电监测，以助于发现癫痫的亚临床发作并预测弥散性血管内凝血（DIC）的可能；提供富含蔬菜的饮食，维持电解质平衡，注意识别和治疗低钠血症，加强护理工作，预防尿路感染和吸入性肺炎；对于发热症状，应给予相应的对症治疗。

2. 病因治疗

（1）非动脉瘤因素的治疗：针对非动脉瘤因素，需控制血压，可采用静脉注射钙通道阻滞剂或 β 受体拮抗剂（需注意：血压低于 130mmHg 可能带来不利影响）。此外，确保患者绝对卧床、保持镇静、镇痛、止咳、排便通畅以及避免用力，这些措施有助于减少血压波动。

（2）动脉瘤破裂的治疗：对于大多数动脉瘤破裂患者，应尽快采取介入治疗或开颅手术对动脉瘤进行干预（通常在发病后 72h 内），以降低再出血的风险。动脉瘤的外科手术治疗方式包括动脉瘤栓塞术和动脉瘤夹闭术。

对于年龄超过 70 岁的患者、不存在占位效应的血肿、动脉瘤相关因素（如后循环动脉瘤、窄颈动脉瘤、单叶形动脉瘤）的患者，更倾向于采用动脉瘤栓塞术；而对于较年轻的患者、合并有占位效应的血肿且颅内压增高、动脉瘤相关因素（如大脑中动脉及胼周动脉瘤、瘤颈宽、动脉瘤体直接发出血管分支、动脉瘤和血管形态不适合血管内弹簧圈栓塞术）的患者，则更倾向于推荐夹闭术。

（3）动脉瘤未破裂的治疗：通过评估动脉瘤的大小、形态，若无需外科手术治疗，则需要定期进行 CTA/增强 MRA/TOF 随访。

（4）脑动静脉畸形的治疗：脑动静脉畸形的治疗方式包括外科切除术、立体定向放射治疗（SRS）、血管内治疗（术前栓塞、完全性栓塞、SRS 前栓塞、靶向栓塞、姑息性栓塞）。

对于破裂的脑动静脉畸形（bAVM），治疗目标是尽可能完全消除畸形血管团。对于中型、大型 bAVM，若不能单次完全消除，可考虑次栓塞、靶向栓塞、姑息性栓塞。

（二）手术相关的并发症

手术相关的并发症包括蛛网膜下腔出血（SAH）术中动脉瘤再破裂、支架或栓塞材料异位和血栓栓塞。对于 SAH 术中动脉瘤再破裂和支架或栓塞材料异位，重点在于预防；围手术期的抗血小板治疗对于预防血栓栓塞是必要的。

（三）并发症的评估与管理

1. 神经系统的并发症 在神经系统并发症方面，涉及血管痉挛、弥散性血管内凝血（DIC）、脑水肿、脑积水、癫痫发作以及动脉瘤破裂后的再出血。

针对血管痉挛，推荐使用尼莫地平以改善蛛网膜下腔出血（SAH）的预后；对于 DIC，建议保持体液平衡和循环血容量的正常状态；在脑水肿或脑积水的情况下，可采用甘露醇以降低颅内压，必要时可实施脑脊液引流；癫痫发作时，应使用抗癫痫药物进行治疗，但不推荐预防性使用抗癫痫药物。

2. 非神经系统的并发症 对于肺炎发生风险较高的患者，采取预防性抗生素治疗可能是有效的；对于下肢深静脉血栓形成风险较高的患者，实施皮下或静脉注射肝素进行预防性抗凝治疗可能是有效的；对于特殊并发症，例如顽固性低钠血症、抗利尿激素异常分泌综合征、急性糖皮质醇缺乏、肺水肿和特发性心包积液，需要积极纠正电解质紊乱、严格监控出入液体量并进行相应的对症治疗。

为防止再次发生出血，针对病因的治疗是预防再出血的关键措施。卧床休息有助于降低再出血的风险，但必须与其他治疗手段相结合。对于那些需要延迟动脉瘤闭塞的患者，若存在较高的再出血风险且无禁忌证，建议在短期内（不超过 72h）使用氨甲环酸或氨基己酸以减少动脉瘤的再出血风险。对于不明原因的蛛网膜下腔出血患者，若他们不愿接受手术治疗，使用氨甲环酸或氨基己酸等止血药物是恰当的，但同时需警惕深静脉血栓的形成。

四、 药物治疗方案 （表 5 - 5 - 9 ~ 表 5 - 5 - 12）

表 5 - 5 - 9　血压/血管痉挛管理

药物名称	给药途径	常用剂量	给药次数或持续
尼莫地平	口服	60mg	1/4h，3 周

表 5 - 5 - 10　颅内压升高的管理

药物名称	给药途径	常用剂量	给药次数或持续	注意事项
甘露醇	静脉滴注	0.25 ~ 1g/kg，30 ~ 60min 滴完	可重复给药	严密随访肾功能
甘油果糖	静脉滴注	500 ~ 1000ml	可重复给药	滴速 80 ~ 160/min

表 5 - 5 - 11　抗癫痫药物

药物名称	给药途径	常用剂量	给药次数或持续
苯巴比妥	静脉滴注	10mg/kg 负荷量静脉滴注，速度 50 ~ 100mg/min，然后以 0.5 ~ 5mg/（kg·h）静脉维持	可持续给药
丙戊酸钠	静脉滴注	25mg/kg 负荷量静脉滴注，速度 3 ~ 6mg/（kg·min），然后以 1 ~ 2mg/（kg·h）维持	可持续给药

表 5 - 5 - 12　预防再出血的药物

药物名称	给药途径	常用剂量	给药次数或持续	注意事项
氨基己酸	静脉滴注	初量 4 ~ 6g，15 ~ 30min 滴完，持续剂量 1g/h	可连用 3 ~ 4 日	谨防深静脉血栓形成

作者：傅永旺
审稿：康健捷

参考文献

第六节　颅内动脉瘤

颅内动脉瘤（intracranial aneurysm, IAs）是指由于颅内动脉血管壁结构与血流动力学负荷异常而引起的管腔局限性、病理性扩张，依据是否破裂，可将颅内动脉瘤分为未破裂动脉瘤及破裂动脉瘤，依据病因可分为先天性、感染与炎症性、动脉硬化性及创伤性动脉瘤等，依据其形态可分为囊状动脉瘤与非囊状动脉瘤，其中非囊状动脉瘤包括梭形动脉瘤、延长扩张型动脉瘤、夹层动脉瘤等，而囊状动脉瘤依据其瘤体长径可分为小型动脉瘤（最大径 < 5mm）、中型动脉瘤（5mm ≤ 最大径 < 15mm）、大型动脉瘤（15mm ≤ 最大径 < 25mm）以及巨大型动脉瘤（最大径 ≥ 25 mm）。

诊断

一、诊断流程（图5-6-1、图5-6-2）

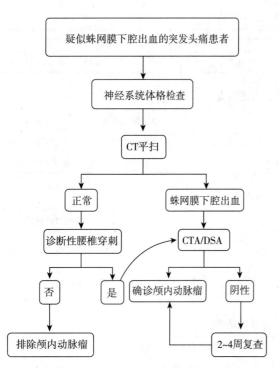

图5-6-1　颅内动脉瘤诊断流程-疑似蛛网膜下腔出血的突发头痛患者

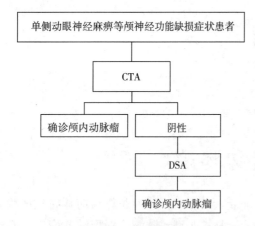

图5-6-2　颅内动脉瘤诊断流程-单侧动眼神经麻痹等颅神经功能缺损症状患者

二、问诊与查体

（一）问诊和症状

未破裂动脉瘤患者通常没有明显的临床症状，较大动脉瘤或某些特殊位置的动脉瘤可能压迫邻近颅神经而出现头痛、眼睑下垂、视力障碍、复视、饮水呛咳等颅神经功能缺损症状，最常见的如后交通动脉、大脑后动脉P1段或小脑上动脉起始部动脉瘤大脑后动脉瘤压迫引起动眼神经麻痹症状。而突发剧烈头痛是动脉瘤性蛛网膜下腔出血最常见的临床症状，可伴有恶心、呕吐、颈项强直、短暂性意识丧失或局灶性神经功能障碍。

（二）查体和体征

破裂动脉瘤引起的蛛网膜下腔出血行体格检查可见脑膜刺激征，如颈项强直、克尼格征和布鲁津斯基征，约20%的病例可经视神经鞘蔓延引起视网膜出血，脑实质出血或引起的颅高压可引起颅神经麻痹及病理征阳性改变。

三、辅助检查

（一）优先检查（表5-6-1）

表5-6-1　优先检查项目

检查项目	临床意义
计算机断层扫描（CT）	对破裂动脉瘤性蛛网膜下腔出血检出具有极高的敏感性；根据出血量和分布部位预测脑血管痉挛风险；评估是否合并继发性脑积水等改变
计算机断层血管造影（CTA）	诊断颅内动脉瘤的敏感度和特异度均较高，但对小型动脉瘤的敏感度有所降低，主要用于颅内动脉瘤的检出和随访，对动脉瘤形态及其与载瘤动脉的关系、瘤腔内血栓、瘤壁钙化等能较好地显示
数字剪影血管造影（DSA）	有创检查，但密度分辨率和空间分辨率均较高，还能对血流进行动态实时观察。对小型动脉瘤检出及小血管的显影有更高的敏感度，是颅内动脉瘤临床诊断的"金标准"
磁共振血管造影（TOF-MRA/增强MRA）	TOF-MRA作为一种无须注射对比剂以及不接受X线辐射即能检出颅内动脉瘤的无创检查方法，但对小动脉瘤、位于大脑中动脉以及颅底的动脉瘤检出率有所降低

（二）可选检查（表5-6-2）

表5-6-2　可选检查项目

检查项目	临床意义
高分辨率磁共振成像（HR-MRA）	空间分辨率高，主要用于获取血管壁组织信号，因血管壁强化的炎性反应与颅内动脉瘤的增长及破裂风险高度相关，故可以用于颅内动脉瘤破裂风险评估；此外还可以用于颅内动脉血管壁斑块成分分析、斑块破裂风险评估和夹层动脉瘤的显示

（三）新检查（表5-6-3）

表5-6-3　新检查项目

检查项目	临床意义
四维血流（4D-Flow）磁共振成像	主要用于获得血流动力学参数，包括血流模式、血流速度、能量损耗、壁面剪应力等，进而对颅内未破裂动脉瘤进行生长及破裂风险评估
四维CT血管造影（4D-CTA）	除能获得颅内动脉瘤大小、部位、子瘤、形态等静态特征外，还可以获得动脉瘤壁在心动周期不同期相中的形态学变化，计算动脉瘤壁的力学特点和分布，进而对颅内未破裂动脉瘤进行破裂风险评估
三维数字剪影血管造影（3D-DSA）	一次造影后，能够在短时间内完成三维图像重建，可以任意角度显示动脉瘤形态、动脉瘤及载瘤动脉与邻近血管的空间关系

四、诊断及其标准

（一）诊断标准

1. 未破裂动脉瘤患者绝大多数无明显临床症状，某些特殊位置的未破裂动脉瘤可能压迫邻近颅神经引起单侧神经功能缺损症状，如动眼神经受压所致的单侧眼睑下垂和视物重影症状。而破裂动脉瘤引起蛛网膜下腔出血的部分患者临床可出现突发（数秒或数分钟内）异常剧烈全头痛，一过性意识障碍、恶心、呕吐、癫痫发作等症状，临床伴发颈强直、克尼格征和布鲁津斯基征等脑膜刺激征阳性。

2. CT平扫用于检出动脉瘤破裂引起的蛛网膜下腔出血，初步判断颅内动脉瘤的位置，但出血量较少时可能出现假阴性结果。对于较大颅内动脉瘤，CT平扫显示为圆形等或稍高密度，边缘清晰，CTA表现为均匀强化，部分可伴发血栓形成（图5-6-3～图5-6-5）。

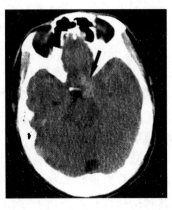

图5-6-3　CT平扫示鞍上池及脚间池（蛛网膜下腔）积血（黑色箭头）

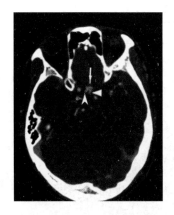

图5-6-4　颅脑CTA示前交通动脉不规则破裂动脉瘤（白色箭头），右侧大脑前动脉（白箭），左侧大脑前动脉（三角形）

图5-6-5　颅脑CTA-VR图示前交通动脉瘤（黑色箭头）

3. 腰椎穿刺脑脊液检查呈均匀血性脑脊液，脑脊液常规检查显示红细胞显著增多。

4. DSA是诊断动脉瘤的金标准，双侧颈内动脉和椎动脉造影显示整个颅内血管，包括标准头部前后位、侧位、斜位和颏下顶位，用于显示颅内动脉瘤形态、大小、瘤颈宽度、瘤体扩展方向及载瘤动脉评估。对于DSA阴性的蛛网膜下腔出血患者，可能出现假阴性结果，需2～4周后复查DSA。

（二）风险评估和危险分层（表5-6-4、表5-6-5）

表5-6-4　ELAPSS颅内动脉瘤生长风险量表

颅内动脉瘤生长风险评分	分值
既往蛛网膜下腔出血史	
是	0
否	1
颅内动脉瘤位置	
颈内动脉/大脑前动脉/前交通动脉	0
大脑中动脉	3
后交通动脉/后循环动脉	5

颅内动脉瘤生长风险评分	分值
年龄（岁）	
≤60	0
>60 岁（每 5 岁）	1
人群地域	
北美、中国、欧洲（除外芬兰）	0
日本	1
芬兰	7
颅内动脉瘤大小（mm）	
1.0～2.9	0
3.0～4.9	4
5.0～6.9	10
7.0～9.9	13
≥10.0	22
动脉瘤形态	
规则	0
不规则	4

风险评分	3 年增长风险（95%CI）	5 年增长风险（95%CI）
<5	5.0（3.1～7.4）	8.4（6.0～11.5）
5～9	7.8（5.9～10.0）	13.0（10.6～15.8）
10～14	11.7（9.0～14.9）	19.3（15.8～23.1）
15～19	17.5（13.0～22.7）	28.1（22.6～34.1）
20～24	25.8（17.3～36.3）	39.9（29.3～50.4）
≥25	42.7（33.5～53.3）	60.8（51.0～70.5）

表 5-6-5　PHASES 颅内动脉瘤破裂风险量表

颅内动脉瘤破裂风险评分	分值
人群地域	
北美、欧洲（芬兰除外）	0
日本	3
芬兰	5
合并高血压	
否	0
是	1
年龄（岁）	
<70	0
≥70 岁	1
动脉瘤大小	
<7.0mm	0
7.0～9.9mm	3
10.0～19.9mm	6
≥20.0mm	10
此前发生过其他位置动脉瘤性蛛网膜下腔出血	
否	0
是	1
动脉瘤位置	
颈内动脉	0

颅内动脉瘤破裂风险评分	分值
大脑中动脉	2
大脑前动脉/前交通动脉/胼周动脉/后交通动脉/后循环动脉	4

风险评分	5 年破裂风险（95%CI）
≤2	0.4（0.1～1.5）
3	0.7（0.2～1.5）
4	0.9（0.3～2.0）
5	1.3（0.8～2.4）
6	1.7（1.1～2.7）
7	2.4（1.6～3.3）
8	3.2（2.3～4.4）
9	4.3（2.9～6.1）
10	5.3（3.5～8.0）
11	7.2（5.0～10.2）
≥12	17.8（15.2～20.7）

（三）并发症诊断

1. 破裂动脉瘤性蛛网膜下腔出血引起脑水肿、脑积水。动脉瘤破裂时血液快速涌入蛛网膜下腔引起颅内压升高及脑灌注压减低、脑血流量下降并最终导致脑缺血，而脑缺血缺氧又进一步加重脑水肿及颅内压升高，同时，蛛网膜下腔积血会影响脑脊液在蛛网膜下腔的循环而引起脑积水，临床使用颅内压监测仪可识别颅内压的改变并给予积极干预，从而预防神经功能恶化及脑疝风险。

2. 脑血管痉挛和迟发性脑缺血，脑血管痉挛一般发生于颅内动脉瘤破裂后的 3～4d，高峰期在破裂后 7～10d，2～3 周可逐渐缓解，是导致迟发性脑缺血的主要原因。发性脑缺血临床表现为局灶性神经功能缺损综合征，是导致蛛网膜下腔出血患者死亡和致残的主要原因之一。DSA 是诊断脑血管痉挛的金标准，而经颅多普勒超声是临床常用的脑血管痉挛监测设备。CT 灌注成像（CTP）能更准确地显示低灌注区域，有助于明确迟发性脑缺血的诊断，对迟发型脑缺血的发生也具有较高预测价值。

3. 血管内介入术术中动脉瘤破裂，主要原因包括围手术期动脉瘤破口处的血栓脱落、血压不稳以及术中微导丝刺破动脉瘤壁、弹簧圈过度栓塞等引起，强调术前应结合影像学资料充分评估动脉瘤形态及载瘤动脉管壁条件；术中精细操作，尽可能避免牵拉及刺破动脉瘤。

4. 动脉瘤夹闭术围手术期动脉性梗死，与动脉瘤处理过程中穿支动脉被夹闭或栓塞、瘤体近端阻断时间过长、载瘤动脉狭窄甚至被夹闭、斑块或微栓子栓塞等因素有关，临床表现取决于梗死灶的大小和部位，主要预防措施包括仔细解剖载瘤动脉并明确瘤体没有小动脉发出、动脉瘤夹闭术中近端临时阻断时间不超过 5min，术后经 DSA 验证载瘤动脉通畅程度等。

5. 动脉瘤夹闭术围手术期静脉损伤或静脉性梗死，主要因外侧裂解剖过程中损伤浅静脉所致，术中在外侧裂解剖过程中应注意技巧并尽可能地保留通往蝶窦方向的引流静脉，避免软脑膜下剥离，同时推荐采用显微外科技术。

五、鉴别诊断（表5-6-6）

表5-6-6 颅内动脉瘤的鉴别诊断

鉴别疾病	病史、症状与体征	辅助检查
高血压性脑出血	高血压性脑出血以老年男性常见，有高血压病史，多在情绪激动或活动中突然发病，临床症状取决于出血量和出血部位，常有明显局灶性体征如偏瘫、失语等症状	CT 可见基底节、丘脑、脑桥、顶枕叶交接区或小脑齿状核等区域脑实质出血
创伤性蛛网膜下腔出血	有明确的头部外伤史，蛛网膜下腔出血多集中于脑沟及大脑纵裂附近，常可合并脑挫裂伤、弥漫性轴索损伤、硬膜下或硬膜外出血、颅骨骨折等	CT 及必要时行 CTA 检查可用于诊断及鉴别诊断
后交通动脉起始部漏斗样扩大（动脉圆锥）	为一种先天性或获得性解剖变异而不需要临床干预，发生率为 7%~25%，并随年龄增长而增加	影像表现为形态对称的圆锥或漏斗形突起，基底部位于颈内动脉侧，最大径 <3mm

六、误诊防范

以下人群易被误诊：①既往有高血压病病史的患者，尤其是血压控制不佳者，易被误诊为高血压性脑出血；②起病时曾有意识丧失和摔倒病史的患者，易被误诊为创伤性蛛网膜下腔出血。颅内动脉瘤易被误诊为：①高血压性脑出血；②创伤性蛛网膜下腔出血。非动脉瘤性中脑周围出血、脑动静脉畸形、创伤性蛛网膜下腔出血、血液病及凝血功能障碍疾病引起的出血以及后交通动脉起始部漏斗样扩大（动脉圆锥）易被误诊为颅内动脉瘤。

全面收集患者临床病史、完善的神经系统体格检查以及辅助检查对于避免误诊及漏诊颅内动脉瘤具有重要意义。

高血压性脑出血患者临床病史中常有高血压病史，出血部位以基底节、丘脑、脑桥、顶枕叶交接区或小脑齿状核等脑实质区域为主，而破裂动脉瘤引起的蛛网膜下腔出血患者血液多沉积在鞍上池、桥小脑角池、环池、小脑延髓池等脑底池区域。同时在高血压性脑出血诊断标准中明确要求排除其他原因，因此在条件允许的情况下，高血压性脑出血患者推荐完善 CTA 或 MRA 检查以排除动脉瘤出血可能。

创伤性蛛网膜下腔出血患者临床病史常为摔倒后才出现头痛症状，常常合并脑挫裂伤、硬膜下或硬膜外出血及颅骨骨折等颅脑损伤表现，而裂动脉瘤所致蛛网膜下腔出血患者常先有头痛，后因意识丧失而摔倒，进一步完善 CT 平扫、CTA 或 MRA 等辅助检查可用于鉴别。

➡ 治疗

一、治疗流程（图5-6-6）

二、治疗原则

无症状未破裂动脉瘤可根据颅内动脉瘤生长 ELAPSS 量表及破裂风险 PHASES 量表评分并结合患者及其家属意见后

图5-6-6 颅内动脉瘤治疗流程

制定治疗方案。症状性未破裂动脉瘤由于存在破裂出血风险，建议积极早期行外科手术动脉瘤夹闭治疗或血管内介入治疗处理。破裂动脉瘤由于早期再破裂及继发性脑损伤风险高，应早期进行手术干预，手术时机及预后判断一般采用 Hunt-Hess 分级量表法，对于 Hunt-Hess Ⅰ~Ⅲ级患者应早期（≤72h）手术处理动脉瘤；对于 Hunt-Hess Ⅳ~Ⅴ级患者，推荐经内科保守治疗恢复至 Hunt-Hess Ⅰ~

Ⅲ级后尽快进行手术干预。

三、治疗细则

未破裂动脉瘤依据生长及破裂风险量表分为低破裂风险动脉瘤及高破裂风险动脉瘤，低破裂风险动脉瘤可采取定期影像学随访的方式处理，但在随访期间动脉瘤大小和形态发生明显增大，提示动脉瘤破裂风险增高，应采取显微外科或血管内介入手段进行临床干预。

对于已出现临床症状、高破裂风险动脉瘤或破裂性动脉瘤应早期积极行外科手术动脉瘤夹闭治疗

或血管内介入手段干预。随着介入材料不断改进，大部分颅内动脉瘤都可以考虑进行血管内介入治疗，尤其是对于开颅手术难度大或存在开颅手术禁忌证、高龄、手术耐受程度低、高危因素多或动脉瘤位于后循环的患者，均可以接受血管内介入治疗，而手术夹闭动脉瘤治疗通常适用于有宽颈动脉瘤、动脉瘤体发出分支血管、大脑中动脉分叉动脉瘤或动脉瘤破裂合并脑内血肿的患者。具体治疗方案应根据患者年龄、一般健康状况、动脉瘤部位、动脉瘤大小、医疗技术能力、患者及家属意愿等因素，进行多学科讨论，综合评估后制定。

四、药物治疗方案（表5-6-7）

表5-6-7　颅内动脉瘤药物治疗方案

治疗方案	给药途径及剂量/推荐意见	备注
抗血小板聚集药物（阿司匹林＋氯吡格雷）	血管内治疗前，推荐给予口服负荷剂量双联抗血小板聚集药物（Ⅰ级推荐，B级证据），术中静脉给予替罗非班、依替巴肽或阿昔单抗等（Ⅱ级推荐，B级证据）	抑制血小板聚集，预防支架内血栓形成，降低不良脑血管事件的发生率
抗脑血管痉挛（尼莫地平）	口服，60mg/次，1次/4h，连续服用3周（Ⅰ级推荐，A级证据）	对于吞咽困难者，可以考虑通过静脉滴注尼莫地平替代治疗
抗癫痫药物	对于具有明确癫痫发作的动脉瘤性蛛网膜下腔出血患者，应该行抗癫痫药物治疗（Ⅱ级推荐，B级证据）；不推荐长期预防性使用抗癫痫药物（Ⅳ级推荐，B级证据）	抗癫痫药物应用可能伴随不同程度的药物不良反应，需权衡预防性用药可能的获益和潜在的风险

作者：熊祖江

审稿：康健捷

参考文献

第七节　颈内动脉海绵窦瘘

颈内动脉海绵窦瘘（carotid-cavernous fistula，CCF），是指颈内动脉海绵窦段或颈外动脉脑膜支发生破裂，动脉血经破损口直接与海绵窦内的静脉血

沟通，形成异常的动-静脉沟通，导致海绵窦内的压力增高，出现一系列临床表现。

CCF可按不同依据进行分类（表5-7-1）。

表5-7-1　CCF的不同分类

分类依据	分型	定义
病因	外伤性CCF	包括车祸、坠落、撞击等间接外伤，以及弹片、锥剪刺入等直接外伤。由外伤引起的CCF占75%以上
	自发性CCF	颈内、外动脉及其分支的硬化动脉瘤以及其他动脉壁病变，自发形成裂隙或破裂，主干或分支血液直接流入海绵窦。自发性CCF具有起病隐匿，病程长等特点，临床易误诊、漏诊

续表

分类依据	分型	定义
血流动力学特征	高流量型	高流量型通常为直接的动静脉瘘
	低流量型	低流量型一般为
Barrow 等人基于血管造影分类细化了临床分型	A 型	多属于外伤性，漏口通常单一，盗血量大，漏口多位于海绵窦的水平段和后升段
	B 型	多属于自发性，为颈内动脉脑膜支海绵窦瘘，血流漏口较多
	C 型	颈外动脉脑膜支海绵窦瘘，具有漏口小，分支多，供血动脉细小的特点
	D 型	颈外动脉脑膜支海绵窦瘘，有多个漏口，低血流，漏口小，分支多，供血动脉细小，血管内介入治疗较为困难（图 5 - 7 - 1）
Thomas 等根据静脉引流模式进行分型	A 型	仅有向后（引流至岩上窦、岩下窦）/向下（经圆孔和卵圆孔静脉引流到翼静脉丛）静脉引流，临床表现以耳鸣为主
	B 型	向后/向下 + 前方（引流至眼静脉、内眦静脉、面静脉，最后汇总至颈外静脉）引流，临床多表现为突眼 + 耳鸣
	C 型	仅有前方静脉引流，临床表现以突眼为主
	D 型	向皮层静脉反流 ± 其他常见的静脉引流
	E 型	颈内动脉海绵窦段与海绵窦的直接高流量分流（相当于 Barrow A 型）± 多支其他常见静脉引流

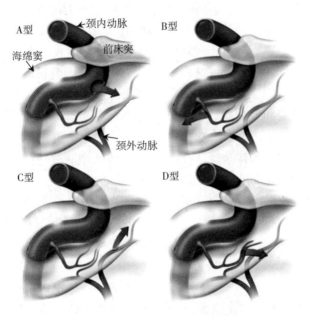

图 5 - 7 - 1　CCF 的 Barrow 分型

Thomas 等根据静脉引流模式的分型中静脉引流的方向及扩张程度决定了患者症状和体征的轻重。

D、E 型的高流量分流致大脑皮层静脉高压，可导致颅内出血、癫痫、局灶性神经功能缺损等。

➔ 诊断

一、问诊与查体

（一）问诊和症状

1. 问诊技巧　应询问患者是否有头面部外伤史，包括车祸、撞击等间接外伤，弹片、剪刀刺入等直接外伤。应仔细询问：①头面部受伤的时间、致伤原因、致伤时的具体情况；②外伤后是否出现近事遗忘和昏迷，以及昏迷时程长短，是否有中间好转或清醒期，是否出现呕吐以及呕吐次数，是否出现大小便失禁，是否有抽搐、癫痫发作，肢体运动情况；③进行过哪些治疗或处理；④受伤前是否有酗酒、精神失常、癫痫、高血压、心脏病、脑中风等，尤其是动脉粥样硬化等可导致动脉血管壁脆性增加的基础疾病；⑤患者的家族成员中是否有人患CCF。

2. 症状

（1）头痛：疼痛部位多局限在患侧额部和眶区，头痛常常随病程迁延而逐步减轻。头痛是由海绵窦及颅内血管扩张压迫脑膜痛觉神经而引起，眼压较高的患者也可以因青光眼而出现头痛。

（2）搏动性突眼：眼球向前突出，并随着动脉的搏动一起跳动，导致搏动性突眼，可在数日内即症状显著，之后停止进展；严重者可继发青光眼、复视、眼球运动障碍等。在眼球侧方较其前方更易触及由眶内组织充血水肿所致眼球搏动及血液流过时的颤动感。

（3）鼻出血：出血量较大，可能与假性动脉瘤有关，甚至可引起出血性休克

（4）脑出血或蛛网膜下腔出血：当外伤性CCF向皮层静脉引流时，皮层静脉瘀血，可引起局灶神经系统症状，皮层静脉高压还可致脑出血或蛛网膜下腔出血。

（5）颅内杂音：CCF的首要和典型症状，多主诉为"颅鸣"，与动脉搏动相一致，听诊检查时在患侧的颞部、耳后、前额可听到吹风样杂音，夜间加重，严重影响患者的工作、休息和睡眠，这是患者就诊的主要原因，所以治疗过程中可以杂音消失为基本标准。

（二）查体和体征

1. 查体技巧

（1）生命体征：重点观察呼吸、脉搏和血压变化。

（2）全身检查：有无颌面、胸腹脏器、骨盆、脊柱和四肢损伤。有低血压和休克时更应注意合并伤。

（3）头部检查：头皮伤情况，眼球是否有突出，眼睑、结膜和乳突部是否有瘀血，耳、鼻、咽部是否存在出血或脑脊液的流出。

（4）神经系统检查：重点检查患者的意识、瞳孔、肢体活动、锥体束征和脑膜刺激征等。

2. 体征 可在创伤后立即出现或数小时后出现，也有相当一部分患者在创伤数月后才出现症

状。颈内动脉及其脑膜分支穿过海绵窦，当这些动脉出现破裂时，动脉血可流入海绵窦造成窦内压增高。

（1）眼球表面血管怒张和红眼：眼球结膜血管高度迂曲扩张呈螺丝状，由于血管内充满动脉血，色鲜红或紫红。以角膜为中心，扩张的血管自穹隆至角膜缘，呈放射状。在高流量型CCF形成之后即可出现明显的结膜水肿和静脉扩张。低流量型CCF起病多隐匿，难以确定开始日期，2~3周后达到高峰。这种血管扩张和红眼的特殊表现在其他疾病中少见。低流量型CCF，在数月或数年之后，血管管径可减小，最终只遗留近角膜缘的扩张血管。

（2）复视及眼球运动障碍：眶内容物增加和第Ⅲ、Ⅳ、Ⅵ脑神经受累可表现为相应的神经麻痹症状，如复视、眼球运动障碍等。外展神经不全麻痹最为多见，同样也是最早出现的体征之一。

（3）视力障碍：若出现视网膜出血、青光眼或脉络膜脱离，则可导致视力下降，但并不多见。视网膜出血所致视力下降通常是暂时的，在出血吸收后尚可恢复。但长期高眼压而引起的视神经损害，可导致患者永久性视力丧失。在高流量型CCF中眼动脉可逆流，眼球长期缺血缺氧可引起视神经萎缩、白内障和角膜变性而导致视力丧失。

（4）眼底改变：由于眼上静脉压力增高，视网膜静脉回流受阻，可引起视盘充血、视网膜静脉迂曲和视网膜出血。眼底出血一般为少量，短期内可吸收。偶见视盘水肿和脉络膜脱离。压迫眼球触及视网膜中央静脉搏动。

（5）巩膜静脉窦充血和眼压增高：正常情况下，房水静脉汇入前睫状静脉，眼静脉至海绵窦。若出现动静脉交通，静脉血可逆流，经房水静脉流入巩膜静脉窦。进行虹膜角膜角镜检查时可观察到房水静脉反流、巩膜静脉窦增宽和充血改变。由于混有房水，血色较眼球表面血管更淡。在CCF中，房水静脉内的血液逆流，房水的流出阻力升高，巩膜静脉压同步增加必然引起眼压升高，一般表现为轻、中度高眼压。

二、 辅助检查

临床上主要应用CT、磁共振成像（MRI）、CT血管造影（CTA）以及数字减影血管造影（DSA）等影像学检查来评估CCF（表5-7-2）。

表 5 - 7 - 2　CFF 的影像学检查

检查方式	典型表现	临床价值
CT 和 CTA 检查	（1）增强 CT 扫描的典型表现有眼球突出、眼外肌肥厚和眶周软组织肿胀，可见海绵窦迂曲扩张、密度增加以及眼上静脉增粗，部分患者存在间接征象，如血栓形成、脑挫裂伤、缺血和出血等 （2）使用 CTA 检测 CCF 的典型影像学表现是异常扩张的海绵窦和颈内动脉早期同步显影，伴随患侧的眼上静脉或其他引流静脉增粗	（1）头颅 CT 平扫能够发现是否有颅底、眶壁骨折等，为外伤性 CCF 的诊断提供支持 （2）有研究显示，CTA 的检测性能对于海绵窦近端部分 CCF 评估优于磁共振血管成像（MRA）
MRI 和 MRA 检查	（1）MRI 平扫和增强可显示异常扩张的海绵窦的流空信号影，是 CCF 的特异性表现 （2）CT 或 MRI 增强扫描均可观察到海绵窦扩大、迁曲，密度增高，引流静脉扩张，同时可观察到眼外肌和眼球壁增厚、模糊，眼眶球后软组织肿胀，并确定颅内是否存在脑挫裂伤、缺血和出血等 DSA 所不能显示的间接征象表现	（1）MRI 是检查血管病变的重要手段，相较于 CT 更为敏感，可显示轻微的眼球突出、海绵窦和眼上静脉扩张以及眼外肌增厚。MRI 还可以评估静脉引流情况。MRI 发现颅骨骨折的敏感性较 CT 低 （2）MRA 属于脑血管检查，可以清晰显示颅内各级血管的关系情况，直观显示 CCF 患者海绵窦扩张及静脉引流情况。MRI 可及时发现表现为无症状或者仅存在眼肌麻痹而没有典型眼部体征的向后引流的间接型 CCF。随着 MRI 的发展，研究表明在间接型 CCF 中应用磁敏感加权成像、动脉自旋标记和薄层 MRI 也具有较高的诊断价值 （3）总之，多种影像学检查联合应用在发现眼上静脉、海绵窦区的形态学改变，排除眶内肿瘤、甲状腺相关眼病等方面具有较高价值
多普勒超声	（1）超声检查可探及异常搏动和扩张的眼上静脉、逆向血流、高流速低阻力动脉化血流频谱以及眼外肌增厚，部分可发现血栓形成 （2）在高流量型和低流量型 CCF 中都可出现经颅多普勒超声（TCD）异常，低流量型的异常程度一般较低。超声通常显示为 CCF 患者颈内动脉高流速低阻力频谱，患侧大脑中动脉或大脑前动脉低流速低阻力频谱，异常搏动和扩张的眼上静脉、逆向血流、高流速低阻力动脉化血流频谱以及眼外肌增厚，患侧颈总动脉压迫后在瘘口远端发现血流倒灌	（1）无创性的眼眶彩色多普勒超声适用于眼眶血管的解剖和功能评估，帮助进行向前引流的 CCF 的术前临床诊治和术后随访 （2）该检查用于诊断眼上静脉未扩张或扩张不明显的低流量瘘时还存在一定困难，需要进行其他血管成像检查来明确诊断 （3）作为一种可实时评估颅内血流动力学的无创性辅助成像技术，TCD 对于临床上 CCF 的诊断、血管内治疗的术中监测以及随访评估都具有重要价值
DSA	—	（1）DSA 检查是诊断 CCF 最可靠的方法，也称"金标准"。DSA 可确定瘘口的位置和大小、静脉引流模式、海绵窦的扩张程度，发现是否合并有颈内动脉海绵窦动脉瘤、假性动脉瘤形成等高风险征象，盗血程度和侧支循环代偿的情况也可以通过 DSA 清晰显示，为临床的分型和治疗提供依据 （2）若怀疑是 CCF 且患者经济条件允许，没有明显禁忌证，都应进行 DSA 检查以明确诊断和指导治疗

三、 诊断及其标准

（一）诊断标准

CCF 的诊断和分类应基于完整的病史和详细的体格检查、眼科检查和影像学检查以及适当的诊断性检查。应首选进行无创性的影像检查，优先考虑 CT 和 MRI 检查以明确 CCF 的诊断。若患者临床上怀疑是 CCF 但无创性影像检查正常、无法排除 CCF 诊断或者需要进行手术干预，推荐进一步进行 DSA 检查，以明确 CCF 的诊断，瘘管类型、动脉供血及静脉引流等情况以及指导 CCF 的治疗。

（二）风险评估和危险分层

CCF 治疗决策的制定取决于临床症状的严重程度、血管造影特征及颅内出血等严重事件发生的风险。基于不同的临床分类依据，CCF 的分型对于临床治疗也具有重要的指导价值。

低流量 CCF 患者如果症状相对较轻，颅内出血风险较低，可进行内科保守治疗，但应定期随访。

高流量直接型 CCF 患者的临床主要表现有颅内杂音和眼科症状如搏动性突眼、复视、视力丧失、眼压增高、眼球活动障碍伴球结膜充血、水肿等，更有严重者可合并头痛、颅内出血、难治性鼻衄及脑缺血等症状。由于此类患者往往症状进展较快、颅内出血高风险，保守治疗常常没有效果，应早期进行干预。

CCF 伴有鼻出血、急性视力障碍及颅内出血时需要进行急诊治疗。CCF 患者出现以下血管造影特征，如合并假性动脉瘤、海绵窦严重曲张、逆行皮质静脉引流以及远离瘘的静脉流出道血栓形成时，应积极进行急诊治疗，避免出现严重并发症。

（三）并发症诊断

1. 缺血性脑损害 由于动静脉的畸形吻合，颈内动脉的大量血流进入海绵窦引起颈内动脉远端出现供血不足，如果侧支循环不足以代偿则可能产生脑缺血症状。

2. 颅内出血及鼻出血

（1）颅内出血：CCF 的罕见并发症，在皮质静脉引流的情况下更为常见，5% 的 CCF 患者可能会因自发性破裂而导致颅内或蛛网膜下腔出血，进而危及生命。高流量直接型 CCF 患者症状进展及颅内出血风险高，建议早期就进行积极干预。

（2）鼻出血：少数直接型 CCF 会伴发危及生命的鼻出血。血流向下经颅底至翼窝，可致鼻咽部静脉扩张，引起鼻出血，出血量大时可致休克，危及生命。

3. 其他 部分患者眼睑闭合困难可并发暴露性角膜炎。

4. 介入栓塞手术相关并发症

（1）动脉途径栓塞的主要并发症：①穿刺部位血肿：颈部穿刺插管造成血肿后病情危重，目前多采用较为安全的股动脉穿刺插管方法；②颅神经麻痹：外展神经受累最常见，因海绵窦内血栓形成或球囊机械压迫所致；③动脉夹层或假性动脉瘤：动脉壁的受损可引起动脉夹层或假性动脉瘤。假性动脉瘤较常见，海绵窦内血栓基本形成后，如过球囊内造影剂过早泄漏，球囊出现回缩，则可以在海绵窦中形成一个和球囊大小相同、与颈内动脉相通的空腔，即假性动脉瘤。无症状者无须处理，一般不会增大或再次形成瘘管，而且大多可自行闭合，有症状者可试用弹簧圈栓塞；④脑缺血或梗死：导管上血栓的脱落或栓塞材料向颅内循环远端迁移，均可造成脑缺血或梗死，出现失语、肢体麻痹等神经功能障碍症状。可以在术中使用抗凝和术后使用抗血小板治疗来降低这些事件的发生风险；⑤脑过度灌注：长期严重盗血患者，一旦瘘口关闭而颈内动脉保持通畅，患侧大脑半球的血流可骤然增加，出现头痛、眼胀等不适，严重时发生颅内出血。

（2）经静脉栓塞治疗的并发症：①血液向皮质静脉或眼上静脉转流所致的颅内出血及视力恶化是最常见、最严重的并发症；②如果眼上静脉出现急性阻塞，发生血液转流至皮质静脉时，可插管通过岩下窦到海绵窦进行栓塞以闭塞瘘口；③CCF 栓塞后一段时间内有时可能出现一过性急性视力下降，多数会在短期内不治自愈；④其他并发症包括由于经静脉栓塞材料经瘘迁移所致的脑缺血或脑和视网膜梗死、颅神经麻痹等。

五、鉴别诊断

（一）颈内动脉假性动脉瘤

表现为与颈内动脉相连的形态不规则的瘤样突出影，造影剂滞留腔内，无海绵窦扩大，没有异常引流静脉。

（二）眶内静脉曲张

颈部加压后眶内病变明显增大，出现体位性突眼，CT 与 MRI 上无海绵窦增宽。

（三）突眼性甲状腺肿

突眼性甲状腺肿有甲状腺功能障碍及肿大，无眼球搏动和血管杂音。

（四）眶内占位性病变

如眶后肿瘤，无眼球搏动及血管杂音，彩超、CT 可鉴别。

（五）眶内血管性病变

如动脉瘤、动静脉畸形、海绵状血管瘤等，可有搏动性突眼，但多数没有与心跳一致的血管杂音，若同时合并外伤，难以与外伤性 CCF 相鉴别，需要进行 DSA 以明确诊断。

（六）海绵窦血栓形成

常为邻近鼻窦炎症所致，增强扫描可观察到鼻窦黏膜增厚及强化，症状相似但没有血管杂音和眼球搏动。

（七）脑膜或脑膜脑膨出

膨出至眶内可有搏动性突眼，但无血管杂音，血管造影可鉴别。

六、误诊防范

自发性 CCF 是相对少见疾病，特别是早期患者症状一般较轻，不易引起患者重视，常被误诊为眼科疾病，而外伤性 CCF 由于其外伤病史及其特有的临床表现，误诊较低。

部分自发性 CCF 伴有眼部症状的患者容易被误

诊为眼眶内血管性病变，导致延误诊断及治疗。

海绵窦部位的硬脑膜动静脉瘘容易误诊为本病，因为该病的临床表现也主要是球结膜充血水肿、眼球突出、颅内血管杂音、头痛、颅神经麻痹及视力减退等。

为了避免误诊应进行详细的查体及其问诊，并仔细阅读影像学检查资料。

治疗

一、治疗原则

CCF 的治疗原则是封闭瘘口以消除动静脉短路，保持颈内动脉通畅，改善颅内循环，恢复脑组织正常血供，消除眼部症状。治疗 CCF 可总结为三个"首选"，即首选血管内介入治疗、首选经颈内动脉入路、首选可脱球囊为栓塞材料。

CCF 的治疗决策的制定应考虑多方面因素，包括 CCF 的分类及血管结构复杂性、临床症状的性质和严重程度、血管造影特征以及出现视觉和颅内出血等神经系统并发症的风险，应因人、因病（病因、病情、病程、瘘口位置、大小、流量、供血动脉、引流静脉等情况）来选择具体治疗方案。CCF 患者症状会呈进行性加重，临床医生必须及时干预，进行相关治疗，以减少动脉血液流入海绵窦。

治疗目的：①防止视力进一步下降；②消除颅内血管杂音；③消除眼部症状；④纠正脑盗血，防止脑缺血；⑤预防脑出血及严重鼻出血等严重并发症的发生。

二、治疗细则

（一）内科保守治疗

内科保守治疗适用于临床症状较轻、颅内出血风险较小的间接型低流量 CCF，治疗包括手动压迫颈动脉、局部药物治疗来减小眼内压、改善青光眼等，如果需要治疗眼部相关症状，还可以使用类固醇药物。需要在保守治疗期间密切进行随访监测，若间接型 CCF 患者出现症状进行性加重或自主调节功能受损等情况，需要积极进行手术干预。

（二）血管内治疗

血管内介入治疗是 CCF 最主要的治疗方式。血管内治疗的具体方案由瘘的解剖结构以及术者的技术经验决定，可以选择经动脉路径和经静脉路径，主要包括可脱式球囊闭塞、弹簧圈和（或）液体胶栓塞、覆膜支架及血流导向装置植入以及联合使用这些方法等。

对于血管内治疗路径的选择：①直接高流量型 CCF 首先推荐选择经动脉路径治疗，可选用覆膜支架来重建颈内动脉或者经动脉途径栓塞瘘口，若无法实现动脉路径栓塞时可考虑进行经静脉路径治疗；②间接型 CCF 首先推荐选择经静脉治疗，经岩下窦路径应优先考虑。如果岩下窦没有显影，可以尝试开通岩下窦，或通过其他途径（如通过面静脉、海绵间窦或岩上窦等）进入海绵窦。对于复杂的病例，临床上可以选择经影像引导或在外科直接解剖暴露下直接穿刺眼上静脉等以进入海绵窦。

对于血管内治疗方法的选择：①如果单位可以获得可脱式球囊使用，对于直接高流量 CCF 推荐优先考虑可脱性球囊栓塞术，如果是低流量小瘘口，推荐使用双球囊等技术；②目前一线的治疗方法是在颈内动脉顺应性球囊保护下，经动脉或动静脉路径联合应用弹簧圈及 Onyx 胶栓塞直接型 CCF；③经过筛选后的合并有宽颈、假性或夹层颅内动脉瘤以及难治性 CCF 可以采用覆膜支架单独重建或联合弹簧圈等材料进行治疗。目前尚无明确证据支持应用血流导向装置；④如过患者对低血压球囊闭塞实验耐受良好，直接型 CCF 瘘口栓塞失败可采用直接闭塞患侧颈内动脉来作为补救治疗；⑤间接型 CCF 推荐首选经静脉路径，单独应用弹簧圈或结合 Onyx 胶来进行栓塞。需要通过术前和术中的影像来准确评估瘘口位置，尽可能达到精准栓塞。术中优先栓塞目标有皮层静脉引流通道、脑深部引流静脉、眼上静脉引流通道。

（三）手术治疗

由于并发症发生率高，开放性手术在临床上已鲜少使用。在极少数情况下，眼眶减压手术可在瘘管已经愈合但眼内压仍持续升高的病例中应用。对于高龄、血管内治疗失败及辅助治疗的间接型低流量 CCF 患者，立体定向放射外科手术治疗也可以是替代治疗的一种手段，但不适用于需要紧急治疗的患者，因为术后的临床改善存在数周及数月的延迟，由于数据有限，还需研究验证。

（四）眼部护理

存在严重眼球突出、球结膜水肿的患者应使用眼药水，为防止出现眼角膜溃疡和结膜炎，睡前应涂抹红霉素软膏并覆盖无菌纱布。若患者已有球结膜感染，需要加强眼部护理，先使用生理盐水来清洗眼内分泌物，之后再滴药，视患者具体情况一日进行多次。若患者球结膜充血水肿严重，可以请眼科医生进行眼睑缝合。若患者出现视力下降、眼球运动障碍和复视，应预防跌倒事件发生。

作者：胡永珍
审稿：雷革胜

参考文献

第八节　其他脑血管病

伴有皮质下梗死和白质脑病的常染色体显性遗传性脑动脉病

伴有皮质下梗死和白质脑病的常染色体显性遗传性脑动脉病（CADASIL）是一种由位于 19 号染色体 P13.2 - P13.1 上的 NOTCH3 基因突变所致的单基因遗传性脑小血管病，呈常染色体显性遗传，95% 为杂合错义突变。该病起病缓慢，典型的临床表现为四主症：先兆型偏头痛、反复发生的皮质下缺血事件、精神症状和认知功能障碍。影像学表现为皮质下多发梗死灶、白质病变，尤以前颞叶、外囊、胼胝体白质受累最具诊断提示意义。典型病理特征是皮肤、肌肉/神经活检电镜下可见小动脉壁血管平滑肌细胞周围颗粒状嗜锇物质（GOM）沉积。CADASIL 患者的临床和影像学表现取决于基因型，由于基因突变位点不同造成不同个体临床和影像学表现差异较大，该病目前被认为是青年卒中和痴呆最常见的遗传原因。

▶ 诊断

一、诊断流程

对于中青年发病、无常见脑血管病危险因素，头部 MRI 检查发现有脑小血管病的典型征象，临床表现符合四主征，CADASIL 量表评分 ≥15 分（量表具体评分详见表 5 - 8 - 1），需要首先考虑 CADASIL 诊断可能。具体诊断流程详见图 5 - 8 - 1。

表 5 - 8 - 1　CADASIL 筛查量表

项目	评分
偏头痛	1
伴先兆的偏头痛	3
TIA 或卒中	1
TIA 或卒中起病年龄不超过 50 岁	2
精神异常	1
认知能力减退或痴呆	3
白质脑病	3
白质脑病延伸至颞极	1
白质脑病延伸至外囊	5
皮质下梗死	2
至少一代家族史*	1
至少两代家族史*	2

续表

注：TIA 短暂性脑缺血发作；* 至少 1 种典型障碍（如头痛、TIA、认知能力下降、精神障碍）。

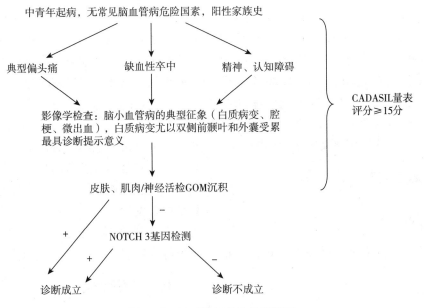

图 5 – 8 – 1　CADASIL 诊断流程

至少一项特征项异常（头痛，TIA 或卒中、认知能力下降、精神异常），总分≥15 分提示 CADASIL 诊断。

二、　问诊与查体

（一）问诊和症状

详细询问患者现病史、既往史、个人史，家族史等，患者多无高血压、糖尿病等脑血管的传统危险因素，但有反复多次临床脑梗死病史或影像学可见多发皮质下梗死灶，白质脑病等典型脑小血管病的影像表现，详细询问有无明显认知功能障碍/亚临床表现，必要时可进一步行相关神经心理量表评测。系统询问头痛，TIA 或卒中、认知能力下降、精神异常的家族史情况，做好记录，必要时绘制家系图。

中国的 CADASIL 患者仅有不到 1/3 伴有偏头痛症状，尤其伴先兆型偏头痛患者比例更低，明显低于欧美人群。尽管这一现象的原因目前尚不清楚，但有人提出偏头痛的患病率低可能会影响亚洲地区 CADASIL 患者的临床检出率。

（二）查体和体征

严格按照神经系统和内科系统进行查体，查体可能会发现相应梗死部位阳性定位体征，如失语、偏瘫、病理征等，皮质功能损害症状如情绪/精神障碍，认知功能障碍等。

三、　辅助检查

（一）优先检查

首选头 MRI 检查（T_1、T_2、DWI、FLAIR、SWI 等序列），可发现患者脑小血管损害的影像学病灶。典型的影像学表现（如前颞叶、外囊、胼胝体的白质病变）具有更好的诊断提示意义，并利于与其他类似疾病进行鉴别。也有研究提示中国患者脑白质病变颞极受累比例普遍较低，该结果与 NOTCH 3 R544C 突变比例高有关。如无法进行头 MRI 检查，可选择头 CT 检查。

（二）可选检查

所有患者均应常规进行血常规、血脂、血糖、肝肾功能、血液三项、甲功全项、血压、心电图、超声心动图等相关化验检查，以明确有无传统脑血管病的相关危险因素，以利于临床鉴别诊断和进行相应危险因素的干预治疗。

（三）新检查

基因检测和皮肤活检都是临床确诊 CADASIL 的标准之一，基因检测是临床诊断 CADASIL 的金标准。皮肤活检有创性，基因检测耗时且费用较高，故临床仅对于筛查高度怀疑 CADASIL 患者，才考虑进一步检测。

皮肤活检电镜检查可以发现血管平滑肌细胞周

围 GOM 积聚，虽然皮肤活检发现 GOM 对 CADASIL 具有高度特异性，但其诊断敏感性仅在 50% 左右。CADASIL 诊断的"金标准"是对位于 19 号染色体短臂上 NOTCH3 基因外显子进行基因筛查。突变位于编码具有六个半胱氨酸残基的 EGFr 的 23 个外显子（2～24）内。近年来，也有报道一些具有 CADASIL 样临床和神经影像学表型的患者存在不涉及半胱氨酸残基的 NOTCH3 基因错义突变和小缺失。

四、诊断及其标准

（一）诊断标准

国内临床上可以采用袁云教授提出的 CADASIL 诊断标准。

1. 检查项目

（1）发病情况：发病起于中年，为常染色体显性遗传，通常无血管传统危险因素，例如高血压、糖尿病、高胆固醇等。

（2）临床表现：具有脑缺血性小卒中发作、认知障碍或情感障碍等症状中的 1 项或者多项。

（3）头颅 MRI：出现大脑白质对称性高信号病灶，颞极和外囊有明显的受累情况，并且出现腔隙性脑梗死灶。

（4）病理检查：通过免疫组化检测血管平滑肌细胞表面 GOM 或 NOTCH 3 蛋白，出现阳性结果。

（5）基因检查：NOTCH 3 基因突变。

2. 诊断 同时满足前 3 条以及（4）或（5）任意一条为确定诊断；只满足前 3 条为可疑诊断；只满足前 2 条为可能诊断。

（二）风险评估和危险分层

CADASIL 患者临床症状严重程度存在很大差异，需要结合患者的危险因素、临床表现、影像学检查等结果，综合评估患者的卒中等相关风险，尤其是对于存在脑出血高风险的特定突变类型。由于目前尚无针对 CADASIL 的靶向治疗，对患者亲属进行基因筛查需要考虑伦理问题。

（三）并发症诊断

CADASIL 虽然是一种单基因遗传的脑小血管病，但是它会影响患者的整个血管系统，患者可能会出现心源性猝死，心律失常，心肌梗死等心血管系统的并发症。由于患者反复卒中，可能会导致患者吞咽功能障碍，容易合并误吸/呛咳，造成肺部感染等并发症。

五、鉴别诊断

在某些情况下，鉴别诊断可能很困难。尤其是与临床表现类似的其他类型的脑小血管病［如伴有皮质下梗死和白质脑病的常染色体隐性遗传性脑动脉病（CARASIL）、伴卒中和白质脑病的组织蛋白酶 A 相关性动脉病（CARASAL）等］进行鉴别（表 5 - 8 - 2）。

CADASIL 也容易误诊为多发性硬化。与多发性硬化相比，CADASIL 中颞极白质受累的比例较高，视神经和脊髓通常不受累，脑脊液中也没有寡克隆带。其他需要考虑并进行鉴别诊断的遗传性白质脑病包括线粒体脑肌病伴高乳酸血症和卒中样发作（MELAS）、球形细胞脑白质营养不良（Krabbe 病）、法布里病（Fabry 病）、遗传性弥漫性白质脑病伴轴索球样变（HDLS），以及其他更罕见的单基因脑小血管病等。

表 5 - 8 - 2　CADASIL、CARASIL、CARASAL 三者的鉴别

	CADASIL	CARASIL	CARASAL
遗传方式	常染色体显性	常染色体隐性	常染色体显性
致病基因	NOTCH 3	HTRA 1	CTSA
患病率	$(2～5)/10^5$，最常见	尚无数据，较罕见	尚无数据，非常罕见
临床表现	偏头痛（20～30 岁）+卒中（40～50 岁）+认知障碍（50 岁）+精神症状	脱发（10～20 岁）+腰背部退行性改变（20～40 岁）+卒中（30～40 岁）+认知障碍	顽固性高血压+卒中+晚期认知功能障碍+非神经系统症状（口干+吞咽困难+眼干+肌肉痉挛）
影像学特点	脑小血管病的表现（白质病变、腔梗、微出血），白质病变尤以双侧前颞叶和外囊受累具有较高特异性和敏感性	脑小血管病的表现（白质病变、腔梗、微出血），颞叶前部、外囊极少受累	脑小血管病的表现，白质病变主要脑室旁和深部白质，主要位于额顶叶，多不累及颞叶白质和颞极
病理特点	小动脉管壁嗜锇颗粒样物质（GOM）沉积	无 GOM 沉积	无 GOM 沉积

续表

	CADASIL	CARASIL	CARASAL
治疗	经验性对症支持治疗，无相关循证医学证据支持	经验性对症支持治疗，无相关循证医学证据支持	经验性对症支持治疗，无相关循证医学证据支持

注：GOM 嗜锇颗粒样物质；CADASIL 伴有皮质下梗死和白质脑病的常染色体显性遗传性脑动脉病；CARASIL 伴有皮质下梗死和白质脑病的常染色体隐性遗传性脑动脉病；CARASAL 伴卒中和白质脑病的组织蛋白酶 A 相关性动脉病

六、 误诊防范

中青年患者，发病早期/初期，临床表现不典型，缺乏明确或详细的家族史，影像学缺乏典型特征性表现，尤其是在不能进行皮肤活检或基因检测的情况下容易被误诊/漏诊。CADASIL 容易误诊为多发性硬化、中枢神经系统血管炎、皮质下动脉硬化性脑病（Binswanger 脑病）及其他种类的脑小血管病如 CARASIL、CARASAL 等。其他类型的脑小血管病容易误诊成 CADASIL，如 CARASIL、CARASAL 等。一少部分不典型多发性硬化的患者也可能被误诊成 CADASIL。另外，部分脑淀粉样血管病（CAA）患者也容易误诊成本病。为了避免误诊应积极寻找临床诊断依据，应用 CADASIL 筛查量表进行初筛，对于高度怀疑 CADASIL 的患者，及时进行皮肤活检或基因检测。

治疗

一、 治疗流程

由于 CADASIL 基因型 - 表型的变异性很大，不同 CADASIL 患者的临床表现和症状严重程度存在很大差异，另外，该病的低发病率及其很大的表型变异性，使其对照临床试验研究受到限制。因此，针对 CADASIL 患者很难制定统一的治疗流程和方案，尤其是在缺乏相关循证医学临床研究的基础上。

二、 治疗原则

目前缺乏有效的病因学治疗，临床上大多是缺乏循证医学证据支持的经验性对症治疗和经验性预防措施。

三、 治疗细则

目前针对 CADASIL 尚无特效治疗方法，治疗重点仍然是减轻症状和管理患者的血管危险因素。因此，在大多数情况下，CADASIL 的治疗、管理遵循常规临床实践。

（一）偏头痛

CADASIL 偏头痛症状的治疗是一个挑战。偏头痛急性发作期间可使用一线的口服镇痛药，如尼美舒利/对乙酰氨基酚 - 阿司匹林 - 咖啡因固定组合和止吐药，并应在发作后尽早开始。由于曲普坦和麦角类衍生物会引起一定程度的血管收缩，且麦角类衍生物会损害毛细血管内皮，以前研究认为这些药物应避免在 CADASIL 患者中使用。但 2020 年欧洲神经病学协会发表的《单基因性脑小血管疾病的诊断与治疗专家共识》认为曲普坦类药物在 CADASIL 中的应用是安全的，它能使大约一半的偏头痛患者得到缓解，没有证据表明曲普坦类药物是 CADASIL 患者偏头痛治疗的禁忌。丙戊酸钠作为急性偏头痛的治疗尚未得到充分证实，但在一例 CADASIL 患者的病例报告中成功地用于急性复杂偏头痛发作。

阿米替林、β 受体阻滞剂、氟桂利嗪和托吡酯等是正常偏头痛患者的预防性治疗的常用药物。最近一项荟萃分析结果显示 CADASIL 的偏头痛预防应该避免使用 β 受体阻滞剂，因为它似乎显示出比其他常见疗法更差的结果。选择性 5 - 羟色胺再摄取抑制剂（SSRIs）在预防偏头痛方面的作用尚不确定，但可以考虑使用这些药物，因为它们对情绪障碍有一定的治疗效果。乙酰唑胺是一种很有吸引力的选择，因为它能够改善脑灌注（尽管没有经证实的临床获益）。Singhal 等人的研究结果显示同型半胱氨酸与卒中之间没有明确的关系，但他们发现患有偏头痛的 CADASIL 患者的同型半胱氨酸水平较高，且与偏头痛发病年龄较早相关。一篇综述也报道了补充 B 族维生素的同型半胱氨酸降低疗法可以降低偏头痛的严重程度和频率。需要进一步的研究来确定降低同型半胱氨酸是否能缓解偏头痛症状或延迟发病年龄。

（二）卒中

在 CADASIL 中还没有专门针对急性卒中治疗的药物研究，患者可能通常被视为正常卒中人群。尽管 CADASIL 患者可能会存在脑微出血，且静脉溶栓会增加脑实质内出血的风险，但如果符合静脉溶栓指征，静脉组织纤溶酶原激活剂（rt－PA）可以安全使用。2020 年欧洲神经病学协会发表的《单基因性脑小血管疾病的诊断与治疗专家共识》认为 CADASIL 患者不应接受急性小血管缺血性卒中的静脉溶栓治疗。由于 CADASIL 是一种小血管疾病，血管内再通和介入取栓治疗不太可能有临床获益，除非合并其他原因导致的明确的大动脉狭窄或闭塞。

（三）精神障碍

目前还没有专门关于 CADASIL 精神障碍治疗的研究。因此，治疗应遵循一般人群的最佳实践。CADASIL 患者可根据其他脑血管疾病指南，使用精神类药物治疗。一项荟萃分析显示 SSRIs 与缺血性和出血性卒中的风险增加有关。虽然这项荟萃分析的结果提示我们应当限制 SSRIs 的使用，但有必要进行更多的研究，以进一步证实是否应该明确限制这些药物在 CADASIL 患者中的应用。目前 SSRIs 被广泛用于治疗小血管疾病和卒中患者的情绪障碍，因为这些药物似乎能改善卒中后的依赖性、残疾和神经损伤。

（四）认知功能障碍

许多关于 CADASIL 患者认知障碍的研究都集中在胆碱能缺陷障碍。Dichgans 等人对 168 名 CADASIL 患者进行了多奈哌齐的随机对照试验，结果未能发现主要终点存在显著差异，但发现多奈哌齐组在一些次要终点的执行功能方面有所改善。另一种乙酰胆碱酯酶抑制剂加兰他敏在四名 CADASIL 患者中进行了测试。一名患者的认知障碍有所改善，两名患者的认知障碍趋于稳定，另一名患者因不良反应退出治疗。加兰他敏需要进一步考虑更大的安慰剂对照试验。美金刚是一种 NMDA 受体拮抗剂，对阿尔茨海默病患者的认知功能具有一定的改善作用，但对血管性痴呆患者的认知功能影响不大。该药物尚未在 CADASIL 患者中进行研究。

（五）新兴治疗方法

目前正在研究的新的治疗方法包括免疫疗法、神经干细胞、生长因子给药，基因治疗（外显子跳跃和反义寡核苷酸）等，期待这些治疗方法能够为我们未来征服 CADASIL 带来新的希望和曙光。

作者：邹永明

审稿：雷革胜

参考文献

烟雾病综合征

烟雾病是以脑血管造影图像上出现形似"烟雾"状的血管得名，最早是 1969 年由日本学者报道，又名脑底异常血管网病，moyamoya 病。典型脑血管造影表现为双侧颈内动脉（internal carotid artery，ICA）虹吸部及双侧大脑前动脉（anterior cerebral artery，ACA）、大脑中动脉（middle cerebral artery，MCA）起始部慢性进行性狭窄或闭塞，并继发颅底软脑膜、穿通动脉等小血管代偿增生形成颅底异常血管网，临床上常表现为缺血性或出血性脑血管病。

烟雾综合征是指在明确相关疾病（如免疫或感染、先天性疾病）的前提下出现上述脑血管造影典型的表现。在单侧烟雾病中，若存在基础疾病，也可将其称之为"烟雾综合征"，由于双侧血管损害存在对称性，有一部分单侧烟雾病可能是疾病的早期，需动态观察随时间推移是否另一侧也会出现损害。

诊断

一、诊断流程

具有头痛、偏瘫、失语等神经系统症状的患者，需详细询问病史，并进行神经系统查体。首选头颅CT明确是缺血性卒中还是颅内出血，进一步需行脑血管检查，可选磁共振血管成像（MRA）、CT血管成像（CTA）或全脑血管造影术（DSA），明确脑血管情况，若血管检查未发现典型烟雾病表现（双侧颈内动脉末端、双侧ACA及MCA狭窄或闭塞，并伴有颅底异常血管网），则考虑脑卒中是由其他病因引起（如大动脉粥样硬化、小动脉闭塞、心源性等），若血管检查发现典型的烟雾病改变，则考虑诊断烟雾病或烟雾综合征，最后需检查免疫及感染指标明确是否伴有明确病因，若未发现免疫及炎症指标的异常，考虑为烟雾病，若发现免疫、感染指标异常则考虑伴有明确病因（如甲亢、系统性红斑狼疮、干燥综合征、钩端螺旋体病等）的烟雾综合征（图5-8-2）。

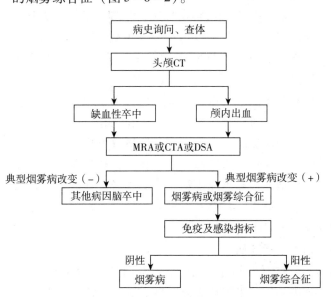

图 5-8-2 烟雾病综合征诊断流程

二、问诊与查体

（一）问诊和症状

烟雾病和烟雾综合征多见于儿童及青年，临床表现复杂多样（表5-8-3）。

表 5-8-3 烟雾病和烟雾综合征常见临床症状

类型	症状
出血型	多见于成年人，约50%的成人患者会表现为此型；表现为脑实质出血、脑室出血、蛛网膜下腔出血，常见出血部位在侧脑室，其次为脑叶、壳核、丘脑等
梗死型	儿童及50%的成人患者表现为此型；通常为颈内动脉供血区缺血的表现，表现为偏瘫、偏身感觉障碍和（或）偏盲、失语、失用或忽视、认知功能下降等，后循环缺血症状相对较少
短暂性脑缺血发作（TIA）型	多累及颈内动脉系统，可表现为反复发作的双侧肢体交替出现的轻偏瘫等，剧烈运动、情绪紧张、哭泣时可诱发
头痛型	较常见，其发生与脑底异常血管网形成中的血管舒缩功能异常有关
认知损害型	部分患者出现认知障碍，如：记忆力减退、执行功能障碍、注意力下降
癫痫型	常表现为部分性发作，亦可继发全面强直阵挛发作

问诊时应详细询问主要症状出现的情况，需要明确起病情况，主要症状出现的部位、性质、持续时间和程度，缓解或加剧的因素，病情的发展与演变及伴随症状。因烟雾病的症状会反复发作，应询问既往有无类似疾病史，及其治疗情况。既往史中还应注意询问有无颅脑放射治疗史、高血压及其他血管性危险因素病史、甲状腺功能障碍、自身免疫性疾病、遗传性疾病病史。

（二）查体和体征

烟雾病患者的查体应包括内科查体及神经系统查体。考虑到烟雾综合征与一些内科疾病密切相关，因此需要关注有无内科疾病的体征（表5-8-4）。神经系统查体的体征与疾病累及脑区不同有关，可出现偏瘫、偏身感觉障碍、偏盲、失语、失用、延髓性麻痹的体征，也可以出现意识障碍、脑膜刺激征、认知功能下降等。

表 5-8-4 烟雾病综合征的内科查体

查体内容	相关体征
皮肤体征	咖啡牛奶斑、神经纤维瘤（提示1型神经纤维瘤病）
畸形体征	先天发育畸形、面部畸形
血管体征	高血压、心血管异常、外周血管体检异常

续表

查体内容	相关体征
认知评估	智能障碍、认知损害（需通过标准化测试评估）
眼科征	眼科异常
消化系统体征	消化系统疾病相关体征
皮肤及关节体征	皮疹、关节痛
甲状腺查体	甲状腺体检结果

三、辅助检查

（一）优先检查

1. 头颅 CT 头颅 CT 有助于鉴别缺血性和出血性脑血管病，初步评估病情轻重，评估治疗效果和预后。

对于怀疑脑血管意外、头痛、癫痫的患者首诊后尽早完善头颅 CT 检查。对于脑出血患者，7d 后需复查 CT；对于脑梗死患者，有 MRI 检查禁忌者可 3 天后复查头颅 CT。

检查结果如下：①出血型患者 CT 可见脑室系统、蛛网膜下腔、脑叶或基底节区的高密度影像；②缺血型患者病灶较小者 24h 内 CT 可无阳性发现，24h 后头颅 CT 可见脑皮质和皮质下区的低密度影像。

2. MRA/CTA/DSA 血管评估 对于考虑脑血管病患者，尽早通过 MRA/CTA/DSA 完善脑血管评估；对于行手术治疗患者，术后需定期复查。

检查结果如下：①CTA 可显示烟雾病特征性的血管狭窄和颅底异常血管网，可发现动脉瘤；②明显的烟雾血管在 MRA 上表现为细小的异常血管影，在 MRI 上表现为流空现象，又称"常春藤征"，特别是儿童患者更明显。细小的烟雾血管，特别是在成人患者，MRI 和 MRA 则不易显示出来；③DSA 可显示双侧颈内动脉虹吸段，大脑前、中动脉起始段狭窄或闭塞，伴脑底异常血管网，还可发现动脉瘤。

临床意义：①如果 MRI、MRA、CTA 已明确显示典型表现，对诊断烟雾病可以不依赖常规脑血管造影。因是无创性检查，有成为临床主要诊断工具的趋势；②使用 MRI/MRA 做出烟雾病的诊断只推荐应用于儿童及其他无法配合进行脑血管造影检查的患者；③DSA 是诊断烟雾病的金标准，作为术前诊断以及术后随访的重要手段，术前对双侧颈外动脉应行超选造影，详细评估侧支代偿情况，有利于

选择最佳的手术方案和评估手术疗效。

3. 实验室检查 主要是血栓形成倾向、感染、免疫、甲状腺功能等方面的检查，应动态观察其变化，对于有阳性结果患者需定期随访。

检查结果如下：①在烟雾综合征患者可有甲状腺功能异常、自身抗体谱阳性，感染指标升高、抗磷脂抗体阳性、高同型半胱氨酸血症等；②在烟雾病患者这些检查一般为阴性。

临床意义：①明确有无伴发其他相关疾病，指导下一步治疗方案；②有助于疗效评估。

（二）可选检查

1. TCD 检查 在急性期可行 TCD 来评估血管情况，动态观察其变化，术前术后可对比观察，定期随访。

检查结果如下：可发现双侧颈内动脉系统动脉狭窄或闭塞，部分患者大脑中动脉供血区可检测到多条低流速、频谱紊乱的血流信号。

结合临床特点有助于筛查烟雾病，但因受操作水平及骨窗影响较大，其可靠性有限。适用于不愿行或不能耐受 MRA/CTA/DSA 检查的患者。

2. 脑血流动力学及脑代谢评估 在急性期或疾病稳定后可行此项评估；可采用氙 CT（Xe-CT）、单光子发射计算机断层显像术（SPECT）、磁共振灌注成像、CT 灌注成像（CTP）、正电子发射计算机断层显像术（PET）、动脉自旋标记（ASL）等方式；需要对患者行术前评估，术后随访。

脑血流动力学及脑代谢评估可发现双侧颈内动脉系统狭窄或闭塞血流灌注减少，代谢降低；有助于病情评估和治疗决策，作为临床症状和影像资料的重要补充；对手术方案的选择以及疗效的评估具有重要的参考价值，适合需要做手术患者的术前评估及术后随访。

3. 认知功能评估 在急性期或疾病稳定后可行此项评估；采用量表测查的方式，如简易智能精神状态检查量表（MMSE），蒙特利尔认知评估量表（MoCA），日常生活能力量表（ADL）；每 3~6 个月随访一次。

认知功能评估可发现是否具有认知功能下降及日常生活能力下降，有助于病情评估和治疗决策。适合有认知功能减退症状患者。

4. 实验室检查 实验室检查有助于明确病因。适合于病因不明又不能排除镰状细胞贫血、颅内感染、遗传病的患者。①血红蛋白电泳明确有无镰状

细胞贫血；②腰椎穿刺术进行脑脊液检测，脑脊液细胞数增多提示脉管炎；③基因检测异常提示遗传性疾病。

（三）新检查

高分辨率核磁共振成像技术（HR - MRI）用于鉴别血管狭窄的性质；通过磁共振检查评估管壁最大厚度小，管壁显著强化率、脑沟脑膜及基底节区小血管强化率，管壁向心性增厚率。检查结果显示：烟雾病患者可见管壁最大厚度小，管壁显著强化率、脑沟脑膜及基底节区小血管强化率低，管壁向心性增厚率高。因此，HR - MRI 能够有效观察血管壁影像特点，对烟雾病和血管炎相关性烟雾综合征具有鉴别价值。

四、诊断及其标准

（一）诊断标准

根据烟雾病和烟雾综合征诊断与治疗中国专家共识中的诊断标准，烟雾病和烟雾综合征的诊断依据如下。

1. DSA 的表现 双侧 ICA 末端和（或）ACA 和（或）MCA 起始段狭窄或闭塞，并出现颅底异常血管网。双侧的病变分期可能不同。典型的发展过程多见于儿童患者，而且可以停止在任何阶段。分期标准参考表 5 - 8 - 5。

表 5 - 8 - 5 烟雾病或烟雾综合征患者的脑血管造影表现分期

分期	脑血管造影表现
I	ICA 末端狭窄，通常累及双侧
II	脑内主要动脉扩张，脑底产生特征性异常血管网（烟雾状血管）
III	ICA 进一步狭窄或闭塞，逐步累及 MCA 及 ACA，烟雾状血管更加明显
IV	整个 Willis 环甚至大脑后动脉闭塞，颅外侧支循环开始出现；烟雾状血管开始减少
V	IV期的进一步发展
VI	ICA 及其分支完全闭塞，烟雾状血管消失；脑的血供完全依赖于颈外动脉和椎基底动脉系统的侧支循环

2. MRI 和 MRA 的表现 双侧 ICA 末端和（或）ACA 和（或）MCA 起始段狭窄或闭塞，双侧的病变分期可能不同；MRI 示基底节区出现异常血管网（在 1 个扫描层面上发现基底节区有 2 个以上明显的血管流空影时，提示存在异常血管网）。分期标准参考表 5 - 8 - 6。

表 5 - 8 - 6 烟雾病或烟雾综合征患者的磁共振血管成像分期系统

MRA 结果	分数（分）
颈内动脉	
正常	0
C1 段狭窄	1
C1 段信号中断	2
颈内动脉消失	3
大脑中动脉	
正常	0
M1 段正常	1
M1 段信号中断	2
大脑中动脉消失	3
大脑前动脉	
A2 段及其远端正常	0
A2 段及其远端信号减少	1
大脑前动脉消失	2
大脑后动脉	
P2 段及其远端正常	0
P2 段及其远端信号减少	1
大脑后动脉消失	2

注：大脑半球左侧和右侧单独计算总分、独立评价。

3. 确诊烟雾病需排除的合并疾病 动脉粥样硬化、甲状腺功能亢进、自身免疫性疾病、脑膜炎、多发性神经纤维瘤病、颅内肿瘤、唐氏综合征、颅脑外伤、放射性损伤、一些先天性疾病等。

4. 病理学表现 ①构成 Willis 动脉环的主要分支血管均可见程度不等的管腔狭窄或闭塞；可见受累血管内膜增厚、内弹力层不规则变厚或变薄断裂以及中膜变薄，偶见内膜内脂质沉积；②颅底可发现大量开放的穿通支及自发吻合血管；③软脑膜处可发现小血管网状聚集。具体诊断标准见表 5 - 8 - 7。

表 5 - 8 - 7 烟雾病及烟雾综合征的诊断标准

烟雾病	烟雾综合征
成人：具备诊断依据中 1 或 2 + 3 儿童：单侧病变 + 诊断依据中 3 无 DSA 的尸检病例符合诊断依据中的 4	单侧或双侧病变 同时或单独累及大脑后动脉系统 伴发诊断依据中的合并疾病

（二）风险评估和危险分层

烟雾病的评估主要依赖于 DSA 或者 MRA 对疾病进行分期，疾病分期早的患者临床表型为缺血型的风险高，疾病分期晚的患者临床表型为出血型的风险高。DSA 分期与 MRA 分期的对应关系见表 5 - 8 - 8。

表5-8-8 烟雾病或烟雾综合征患者
DSA与MRA分期的对应关系

DSA 分期	MRA 分期	
I 颈内动脉狭窄期	0~1分	1期
II 烟雾血管初发期		
III 烟雾血管发展加重期	2~4分	2期
IV 烟雾血管形状缩小期	5~7分	3期
V 烟雾血管数量减少期	8~10分	4期
VI 烟雾血管消失期		

（三）并发症诊断

1. 再出血 脑出血或是蛛网膜下腔出血后第二次出现出血，发病后24h内再出血的风险最大，诊断依据为临床症状的加重及头颅CT证实出血量的增加。

2. 迟发性脑缺血 是蛛网膜下腔出血的严重并发症，由脑血管痉挛引起，脑血管痉挛从出血后3~5d开始，5~14d为高峰期。诊断依据为新发的神经系统定位体征及头颅CT或MRI证实的新发脑梗死。

五、鉴别诊断

对于伴有脑血管病危险因素（如高血压、糖尿病、动脉粥样硬化等）的成年患者，诊断为脑血管病后，未做进一步的脑血管检查，容易将病因归结于动脉粥样硬化，而忽略了此病因（表5-8-9）。

表5-8-9 烟雾病及烟雾综合征的鉴别诊断

鉴别疾病名	病史、症状与体征的鉴别	辅助检查的鉴别
颅内动脉粥样硬化	长期高血压、糖尿病等脑血管病危险因素控制不佳；缺血性脑血管病症状；前、后循环缺血症状均会发生，单纯症状无法鉴别；根据受损血管分布区，查体出现相应体征	血管狭窄多为单侧，也不会出现烟雾血管，前、后循环血管均可受累，行DSA可明确诊断
颅内动脉夹层	长期高血压、偏头痛、颈部外伤、近期感染等危险因素或诱因；症状包括蛛网膜下腔出血、脑梗死、头痛；脑梗死部位：前、后循环症状均会发生，单纯症状无法鉴别；根据受损血管分布区，查体出现相应体征	颅内动脉狭窄或闭塞，继发为非分支部位的梭形或不规则动脉瘤扩张；壁内血肿、内膜瓣或双腔，行DSA可明确诊断

治疗

一、治疗流程

诊断烟雾病或烟雾综合征的患者治疗方案基本一致，治疗包括内科保守治疗和外科手术治疗。内科治疗适合症状较轻或不能耐受手术治疗的患者，针对临床表型不同给予相应的治疗方案，如按脑梗死、脑出血、蛛网膜下腔出血等的诊疗常规治疗，对于有头痛、认知障碍、癫痫患者进行对症治疗，如果伴发基础疾病给予相应的治疗，如甲亢、系统性红斑狼疮等免疫疾病给予相应治疗。具有与本疾病相关的脑梗死、脑出血症状，急性期后1~3个月，有客观检查证实脑储备能力下降、脑灌注不足，均具有外科手术指征，具体的手术方式有：直接血管重建术、间接血管重建术和联合手术。根据每个患者的具体情况制定治疗方案（图5-8-3）。

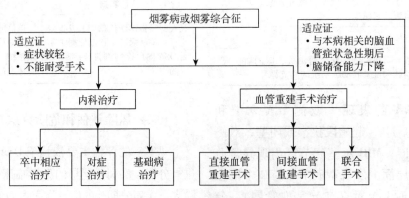

图5-8-3 烟雾病治疗流程

二、治疗原则

1. 全程管理，从首次医疗接触开始。

2. 尽早进行血管重建术，通过提高低灌注区脑血流量来降低脑缺血事件风险，通过减少新生血管网和降低相关脑血流动力学应激来预防脑出血事件。

3. 治疗血管危险因素，对症治疗，预防围手术期并发症。

4. 病因治疗 对于合并疾病的治疗，减少血管损害。

5. 出院后注意 积极控制脑血管病危险因素；进行科学合理的二级预防；开展神经康复治疗；改善患者的生活质量和远期预后。

三、治疗细则

（一）药物治疗

目前没有药物可以肯定有效的控制和逆转疾病的发展，药物治疗适合于症状较轻或不能耐受手术的患者，主要目的为了防止脑血栓形成，脑血容量的维持及对症治疗。

1. 根据不同的卒中类型（出血性、缺血性）给予相应的治疗，各国指南均推荐对于缺血型烟雾病可口服抗血小板聚集药物治疗，但缺乏充分的临床依据，需警惕出血转化。

2. 对合并疾病进行积极的药物治疗，如发病与感染有关，应针对病因进行治疗，对合并结缔组织病患者应给予激素和其他免疫抑制剂，对于合并甲亢的患者应给予相应治疗。

3. 对卒中的危险因素进行有效的控制和管理，治疗糖尿病、血脂异常、高血压等，对于血压的管理，一定要注意监测血压，避免血压过低加重脑低灌注，从而加重临床缺血症状。

4. 对症治疗（表 5 - 8 - 10）

表 5 - 8 - 10　烟雾综合征的对症治疗

症状	治疗
头痛	可给予非血管收缩类止痛药物对症治疗；对于偏头痛，禁用血管收缩药，如曲坦类和麦角衍生物，这些药物可能导致脑灌注不足的加重
癫痫	根据发作类型选择相应的抗癫痫药物治疗
情绪障碍	病程中出现情绪障碍，可根据症状选择合适的药物治疗
痉挛	由于锥体束受损引起的肌张力增高，可以选用巴氯芬或乙哌立松，效果不佳时可进行肉毒毒素注射治疗

（二）手术治疗

烟雾病和烟雾综合征最主要治疗方法是颅内外血管重建术，可有效降低缺血性卒中和颅内出血的风险（表 5 - 8 - 11、表 5 - 8 - 12）。无论首诊还是治疗期间，根据患者病情和自身医疗条件，可以考虑专家会诊、多学科协作，甚至转诊，对患者治疗方案进行个体化讨论。

表 5 - 8 - 11　烟雾病和烟雾综合征的颅内外血管重建术

项目	内容
适应证	发生过与疾病相关的脑缺血临床表现（TIA、脑梗死）；有脑血流储备能力下降的客观证据；与疾病相关的脑出血，排除动脉瘤等其他病因；排除其他手术禁忌证
手术时机	该病呈进展性病程，诊断明确后尽早行血管重建手术；脑梗死、颅内出血或颅内感染急性期不宜手术治疗；具体时间间隔存在较大争议，一般为 1~3 个月
血管重建术式	直接血管重建手术；间接血管重建手术；联合手术；三种术式的比较见表 5 - 8 - 12
手术方式的选择	患者的一般情况，评估发生缺血及出血时间的风险；影像学提示疾病分期及侧支循环情况；脑血流动力学及脑代谢评估情况；术者擅长的手术方法

表 5 - 8 - 12　血管重建术的比较

血管重建术类型	优缺点
直接血管重建术	常用术式：颞浅动脉 - MCA 分支吻合术等 优点：早期、有效的血管重建 缺点：技术上要求较高，尤其对于儿童；依赖于供体血管是否可获得；住院时间较长；血管吻合以外的血运重建有限；高灌注/再灌注综合征风险；短期和长期吻合失败的风险
间接血管重建术	常用术式：脑 - 硬脑膜 - 动脉血管融合术，脑 - 肌肉血管融合术等 优点：适合于儿童和供体血管缺乏或发育不良的患者；技术上要求较低；住院时间短；长期而有力的血运重建（有超过血管分布区的潜力）；术后获得良好的神经病学结局 缺点：血运重建较慢；有血运重建期间卒中的风险
联合手术	直接和间接血管重建手术的组合 优点：可获得即刻及长期的血运重建；血运重建超过解剖范围；获得较单一手术更有效的血运重建 缺点：直接血管重建术手术及围手术期的缺点；耗时；临床预后无明显差别或改善

四、药物治疗方案 （表 5 – 8 – 13）

表 5 – 8 – 13　烟雾病或烟雾综合征药物治疗方案

治疗方案	药物名称	给药途径	常用剂量	给药次数	持续时间	备注
抗血小板聚集	阿司匹林	口服	100～300mg	每日 1 次	无定论	慢性缺血型和脑梗死急性期烟雾病，一般不同时使用两种抗血小板药物
	氯吡格雷	口服	75mg	每日 1 次	无定论	
钙通道阻滞剂	尼莫地平	静脉 口服	10mg 60mg	每 6h 1 次 每 4～6h 1 次	7～10d 21d	蛛网膜下腔出血型烟雾病
	硝苯地平	口服	30mg	每日 1 次	长期	合并高血压，监测血压，避免低血压
	氟桂利嗪	口服	5mg	每晚 1 次	症状缓解后停药，不超过 2 个月	合并头痛、眩晕者
他汀类药物	辛伐他汀	口服	20mg	每晚 1 次	不确定	用于血运重建术患者
神经保护药	依达拉奉	静脉	30mg	每日 2 次	14d	脑梗死急性期和围手术期
	丁苯酞	静脉 口服	25mg 0.2g	每日 2 次 每日 3 次	14d 1 个月	—

作者：王瑾

审稿：邹永明

参考文献

第六章　脑神经疾病

第一节　三叉神经病

三叉神经病（trigeminal neuropathy, TNO）是一组以三叉神经支配区域内麻木或其他感觉障碍为特征的疾病，部分患者还可以表现为三叉神经支配区域内持久的疼痛和（或）咀嚼肌运动障碍，可以为特发性，也可以继发于某些疾病。三叉神经病患者疼痛可为早期表现，但持续时间较长，随着潜在疾病进展和神经元的破坏，麻木、无力症状更为突出。而三叉神经痛表现为短暂的、反复发作的疼痛，没有其他感觉障碍或无力，两者不应混淆。

国际头痛协会于2018年发表了国际头痛疾病分类第3版（international classification of headache disorders, 3rd edition, ICHD-3），首次提出痛性三叉神经病（painful trigeminal neuropathy, PTNP）的概念，痛性三叉神经病是一种表现为神经病理性疼痛的疾病，可以引起三叉神经一个或多个分支分布的单侧或双侧面部或口腔疼痛，并伴有三叉神经功能障碍的其他症状和（或）体征，其特征是存在自发性疼痛、诱发性疼痛和感觉障碍，可能继发于疱疹、外伤、多发性硬化、视神经脊髓炎谱系疾病（neuromyelitisoptica spectrum disorders, NMOSD）等。

诊断

一、诊断流程

三叉神经病的诊断需要结合病史与辅助检查。基于三叉神经受损的症状/体征，根据有无外伤或肿瘤病史选择合适的辅助检查，包括影像学检查及实验室检查。对于仅有临床表现的患者，需要长期监测有肿瘤及免疫疾病的发生。神经电生理检查可以评估有无三叉神经功能受损，协助诊断（图6-1-1）。

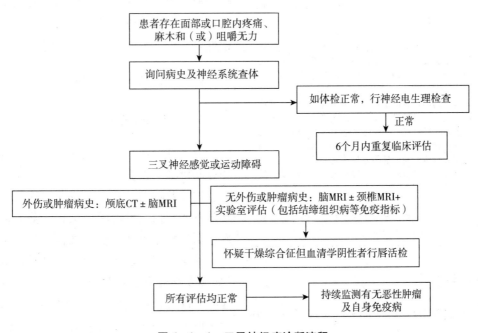

图6-1-1　三叉神经病诊断流程

二、 问诊与查体

（一）问诊和症状

除了关注患者的年龄、性别等基本情况外，还需要关注既往有无外伤、手术、肿瘤、中枢神经系统感染等疾病，家族中有无类似症状者，有无特殊用药史。

（1）重点针对三叉神经功能障碍问诊，如感觉障碍的性质（如麻木、疼痛、感觉减退等）、分布、时间规律、诱发缓解因素、伴随症状、治疗及疗效等；同时还应关注患者有无咀嚼无力、味觉异常。

（2）由于三叉神经病可以是某些疾病的一种表现，还应当针对性地进行问诊。例如：是否有多颅神经受损，听神经瘤患者多有听力受损、耳鸣、眩晕；是否有其他神经系统受损表现，怀疑多发性硬化患者，还可以表现为感觉障碍、肢体无力、视力障碍等；是否有其他系统受累，怀疑干燥综合征的患者，应询问有无口干、眼干、皮肤黏膜干燥表现。

（二）查体和体征（表6-1-1）

表6-1-1　三叉神经病的查体与体征

检查项目	内容描述
局部皮肤检查	应着重检查患者面部、口腔、咽喉、颈部、耳及耳道、角膜，寻找有无疱疹、皮肤和（或）黏膜的溃疡等；舌咬伤、龋齿、鼻翼糜烂和皮肤黏膜溃疡可能是三叉神经感觉神经病的意外损伤和长期后遗症
面部检查	主要为感觉和运动检查：感觉检查关注有无感觉异常及其类型；运动检查关注有无咀嚼无力、张口下颌偏斜，手动触诊可能发现咀嚼肌萎缩
三叉神经反射测试	一些反射测试有助于定位诊断：角膜反射减弱或消失提示三叉神经眼支受累；下颌反射测试方式为患者轻微张口，一侧指腹垫于下颌中部，叩诊锤敲击指腹，正常下颌无反应或轻微反应，反射亢进表现为咬肌明显收缩拉动下颌骨闭合，提示三叉神经运动核的上运动神经元受累，病变可能位于枕骨大孔上方
全面系统的神经科查体	由于三叉神经病多继发于其他疾病，因此全面系统的神经科查体十分重要

三、 辅助检查

1. 头颅 CT 或 MRI　对于怀疑三叉神经病的患者，首选头颅 CT 或 MRI 检查。

头颅 CT 简单易行，可以发现颅内外占位性病变，可以观察颅底骨质情况，但清晰度低于 MRI，无法显示神经与血管，适用于无 MRI 仪器或不能进行 MRI 检查的患者。

MRI 检查对于明确病因十分重要，基本的 MRI 序列对颅内占位性病变及多发性硬化具有很高的敏感性；MRA、三叉神经水成像检查可以了解血管神经解剖关系，明确无神经血管压迫或血管畸形；MRI 增强检查有助于发现脑膜癌或颅底肿瘤。

2. X 线检查　对于怀疑牙源性损伤引起三叉神经病的患者，可行口腔 X 线检查，明确病因。

3. 实验室检查　应根据个人情况进行，一般包括全血计数、生化常规、血沉、梅毒血清学、免疫疾病相关标志物检查（如类风湿因子、抗核抗体、抗 SSA 抗体、抗 SSB 抗体等）。如果怀疑存在干燥综合征，还应进行口腔科及眼科相关检查，必要时行唇活检。怀疑带状疱疹感染的患者，应行血清水痘 – 带状疱疹病毒 DNA、特异性抗体检查。

4. 神经电生理检查　神经电生理检查可用于三叉神经病患者的神经功能评估、鉴别诊断。

常用的技术有：疼痛相关诱发电位（PREP）、电流感觉阈值（CPT）、定量感觉检查（QST）、瞬目反射（BR）、咬肌抑制反射（MIR）、下颌反射、复合性动作电位、脑干三叉诱发电位（BTEP）、脑干听觉诱发电位（BAEP）、肌电图（EMG）等。

神经电生理检测也可能有助于病变定位，例如瞬目反射是由三叉神经、面神经和脑干共同组成的反射环路，其异常成分（R1 或 R2）有助于区分中枢性或周围性病变，有定位作用。

四、 诊断及其标准

（一）诊断标准

三叉神经病是一组疾病，目前国内外尚无统一的诊断标准。根据三叉神经病的定义，通过临床症状、体征及辅助检查，寻找存在三叉神经感觉或运动障碍的证据，可诊断三叉神经病。痛性三叉神经病包括带状疱疹性痛性三叉神经病、带状疱疹后痛性三叉神经病、创伤后痛性三叉神经病、其他原因（如多发性硬化、占位性病变、系统性疾病等）引起的痛性三叉神经病、特发性痛性三叉神经病，其诊断可依据 ICHD-3（表6-1-2）。

表 6 -1 -2　痛性三叉神经病诊断标准

分类	诊断标准
带状疱疹性痛性三叉神经病	1. 三叉神经分布区域内的单侧面部疼痛，持续时间 <3 个月 2. 至少满足一下 1 条：①带状疱疹分布与受损三叉神经分布一致；②通过 PCR 技术在脑脊液中检测到 VZV；③直接免疫荧光法检测到 VZV 抗原或通过 PCR 在病变部位细胞中检测到 VZV 的 DNA 3. 不能由其他的 ICHD -3 诊断解释
带状疱疹后痛性三叉神经病	1. 三叉神经分布区域内的单侧面部疼痛，持续或复发时间 >3 个月，且满足第 3 条 2. 带状疱疹分布于受损三叉神经分布一致 3. 疼痛的发生于带状疱疹感染有关 4. 不能由其他的 ICHD -3 诊断解释
创伤后痛性三叉神经病	1. 三叉神经分布区域内面部和（或）口腔疼痛，且满足第 3 条 2. 三叉神经损伤史，临床上存在三叉神经功能障碍的阳性体征，如痛觉过敏、感觉减退等 3. 满足因果关系：①疼痛局限于受创伤的三叉神经分布区域；②创伤后 6 个月内出现疼痛 4. 不能由其他的 ICHD -3 诊断解释
其他原因（如多发性硬化、占位性病变、系统性疾病等）引起的痛性三叉神经病	1. 一侧或双侧三叉神经分布区域内的面部疼痛，且满足第 3 条 2. 存在除上述疾病外可以引起痛性三叉神经病的疾病，临床上存在三叉神经功能障碍的阳性体征，如痛觉过敏、感觉减退等 3. 满足因果关系：①疼痛局限于受疾病影响的三叉神经分布区域；②疼痛于疾病发作后出现或疼痛导致了疾病的发现 4. 不能由其他的 ICHD -3 诊断解释
特发性痛性三叉神经病	1. 一侧或双侧三叉神经分布区域内的面部疼痛，且满足第 2 条 2. 临床上存在三叉神经功能障碍的阳性体征，如痛觉过敏、感觉减退等 3. 原因不明 4. 不能由其他的 ICHD -3 诊断解释

（二）并发症诊断

1. 疼痛　慢性的三叉神经痛是三叉神经病常见的并发症状，可以是双侧或单侧的三叉神经分布区域疼痛，且随着时间的推移疼痛可以扩散，不仅局限于单一三叉神经分支区域。此种疼痛不同于三叉神经痛，更贴近于神经病理性疼痛，持续时间更长，没有无痛的间歇期。

2. 麻木　麻木是三叉神经病较难处理的并发症，尤其是口内麻木，可以影响进食、唾液分泌等，其机制可能与舌与颊黏膜失神经损伤有关。口内麻木意味着较严重的神经损伤，尚无明确有效的治疗方法。

3. 神经营养性角膜炎　神经营养性角膜炎是一种退行性角膜病变，较少见，可由许多原因，如反复角膜手术、创伤、疱疹性角膜炎等引起，严重者可能出现角膜溃疡和穿孔。因此在临床上提醒医生早期识别可以累及角膜的三叉神经病变，及时保护角膜治疗，防止角膜损伤进一步恶化，促进愈合。

4. 三叉神经营养综合征（TTS）　TTS 较罕见，可由三叉神经损伤后患者强迫性的自我面部操作引起。典型的临床表现包括痉挛、面部感觉异常、持续或反复面部溃疡。皮肤损害常为单侧，呈新月形，鼻翼受累多见，也可发生在鼻子以外的部位，如前额、腭部、耳朵。应当与面部皮肤肿瘤、感染性疾病和自身免疫性疾病鉴别。

五、鉴别诊断

三叉神经病的鉴别诊断可依据其临床表现进行（表 6 -1 -3）。

表 6 -1 -3　三叉神经病的鉴别诊断

类型	症状	鉴别诊断
疼痛	头痛	应与各种类型的头痛鉴别，包括偏头痛、丛集性头痛、紧张性头痛及蛛网膜下腔出血等，鉴别要点为疼痛特点及伴随症状：①偏头痛：单侧搏动性疼痛，可伴有恶心、呕吐、畏声、畏光等；②丛集性头痛：多局限于一侧眼眶及其周围，疼痛剧烈，可伴有结膜充血、流泪等症状；③紧张性头痛：表现为头部压迫性、紧箍样疼痛，疼痛较神经痛轻；④蛛网膜下腔出血：头痛剧烈，可能为爆裂样疼痛，伴有意识障碍、恶心、呕吐等
	其他疼痛	还应与牙痛、鼻窦疾病、颞下颌关节病鉴别，详见三叉神经痛鉴别诊断

类型	症状	鉴别诊断
肌肉受累的临床表现	咀嚼无力	表现为咀嚼无力的三叉神经病应与重症肌无力鉴别。重症肌无力累及咀嚼肌时，可表现为：咀嚼无力，刚开始进食时症状较轻，随着进食时间延长，无力加重
	其他骨骼肌受累的临床表现	除咀嚼肌受累外，多伴有眼肌等其他骨骼肌受累，以下辅助检查有助于鉴别：新斯的明试验、重复神经电刺激检查、重症肌无力相关抗体检测

六、误诊防范

三叉神经病的诊断并不困难，需要注意的是，它往往不作为单独的疾病出现，更重要的是寻找原发病。面部或口内的麻木症状，提示三叉神经感觉神经元被破坏，是三叉神经病变的标志，它的出现可能代表了恶性肿瘤或自身免疫性疾病的早期症状。因此，临床上对三叉神经病的患者应提高警惕，结合实验室检查、神经电生理检查及影像学检查，尽可能的明确病因，避免漏诊。

治疗

一、治疗原则

对于继发性三叉神经病，首先应积极治疗原发病，可同时对症治疗；对于特发性三叉神经病，应根据其具体的临床症状给予对症治疗；同时，对于三叉神经病的并发症也应当采取相应治疗措施（图6-1-2）。

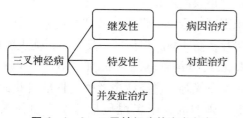

图6-1-2　三叉神经病的治疗方案

二、治疗细则

（一）病因治疗

继发性三叉神经病的治疗主要针对病因治疗（表6-1-4）。

表6-1-4　继发性三叉神经病的病因治疗

病因	治疗
创伤后三叉神经损伤	可行显微神经外科手术修复受损神经
继发于肿瘤的三叉神经病	可考虑外科手术切除肿瘤、解除压迫，研究显示大部分脑膜瘤或听神经瘤患者，术后面部麻木、疼痛或其他感觉异常均能得到改善，但麻木症状较疼痛改善慢
多发性硬化、干燥综合征等免疫相关疾病引起的三叉神经病	规范使用激素等免疫抑制剂治疗原发疾病
药物引起的三叉神经病	应及时调整治疗药物

（二）带状疱疹性/疱疹后三叉神经痛治疗

尽早抗病毒治疗可以减轻疼痛、缩短病程，可选择的药物有阿昔洛韦、伐昔洛韦、泛昔洛韦等；阿片类药物（如曲马朵、吗啡）、钙离子通道阻滞剂（如普瑞巴林、加巴喷丁）、钠离子通道阻滞剂（如卡马西平、奥卡西平）、5-羟色胺去甲肾上腺素再摄取抑制剂（如度洛西汀、文拉法辛）、三环类抗抑郁药（如阿米替林）等药物可以用于缓解神经痛，其中阿米替林（50~150mg/d）和加巴喷丁（1200~3600mg/d）推荐用于带状疱疹后神经痛的治疗，而卡马西平是三叉神经痛的首选治疗药物；2018年中国肉毒毒素治疗应用专家共识推荐A型肉毒毒素注射治疗用于带状疱疹后神经痛；手术治疗可以用于难治性的三叉神经痛，但在疱疹后神经痛的治疗中尚缺乏依据。一项回顾性分析显示静脉注射免疫球蛋白有助于缓解带状疱疹后神经痛，Liu等人研究显示脉冲射频治疗三叉神经眼支带状疱疹后神经痛具有良好效果。傅志俭等提出，疼痛科治疗疱疹后三叉神经痛的方案可分为以下三个阶梯：第一阶梯包括钙离子通道调节剂、抗抑郁药以及外用利多卡因作为一线治疗药物；当第一阶梯药物疗效不佳或病情中重度时，可酌情短期加用阿片受体激动剂、非甾体抗炎药或其他止痛药，此为第二阶梯治疗；作为疼痛科的核心技术，微创治疗（如脉冲射频调节、脊髓/神经电刺激和鞘内药物输注系统等非毁损性方法）可适时进行，则归于治疗的第三阶梯。

（三）对症治疗

原因不明的三叉神经病，如原发性灼口综合征、不明原因的三叉神经感觉性神经病等，应根据具体的临床症状采取对症治疗，如营养神经、改善循环、止痛、调节情绪等治疗，疗效尚不确切。

（四）并发症的治疗

TTS 的治疗保守治疗措施包括心理干预、预防性机械干预（如佩戴手套）、适当的伤口护理等；

药物治疗可考虑卡马西平、阿米替林、加巴喷丁等，也可适当使用精神类药物治疗强迫行为；颈交感神经切除术及神经电刺激可能有效。有报道称可以通过热塑性面罩来减少自我面部操作、促进愈合。其他并发症如面部痉挛性的连带运动可以通过物理治疗或 A 型肉毒毒素注射治疗改善；寒冷引起的角膜水肿和视力模糊可以通过简单的隐形眼镜来预防；三叉神经病可能会伴随精神疾病，如抑郁症，也是患者管理的重要部分。

作者：张爱迪
审稿：陈孝东

参考文献

第二节　面神经疾病

面神经炎

面神经炎即特发性面神经麻痹（idiopathic facial palsy，IFP）或贝尔麻痹（Bell palsy，BP），是指发生在茎乳孔以上面神经管内段的一种原因不明的急性起病的非特异性炎症，是引起周围性面瘫的常见原因。

▶ 诊断

一、诊断流程

IFP 的诊断相对比较容易（图 6-2-1），一般在患者感冒、受凉后或无明显诱因突然出现口角歪斜，吃饭夹食，喝水漏水等周围性面神经麻痹的症状，且无肢体麻木、无力、言语不利等中枢神经损害表现即可初步诊断，头颅影像学检查可协助排除中枢性面瘫，肌电图检查可判断面神经受损程度。需要注意排除糖尿病神经病变以及莱姆病引起的面神经麻痹。

二、问诊与查体

（一）问诊和症状

1. 现病史 重点询问起病前有无受凉、感冒、熬夜、劳累等诱发因素。

2. 既往史 重点询问有无糖尿病等引起免疫功能低下的疾病病史。

3. 个人史 重点询问有无特殊地区旅居史，如夏季蜱虫多发区域。

4. 家族史 重点询问直系亲属中有无相同疾病病史。

5. 症状

（1）典型症状：主要表现为面部表情肌肉运动障碍，多于起病 3d 左右疾病迅速进展，病情进展最严重，可出现受累侧闭目、皱眉、鼓腮、示齿不能，口角向对侧歪斜。

（2）伴随症状：可伴有受累侧耳后疼痛或乳突疼痛；可伴有舌前 2/3 味觉消失，听觉过敏（指声音敏感度异常），泪液、唾液分泌障碍；可出现角膜损伤。

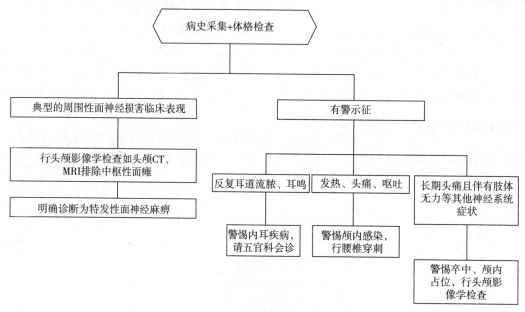

图 6 - 2 - 1　面神经炎的诊断流程

（3）其他症状：恢复不完全的患者常可并发患侧面肌痉挛，即当患者做主动运动如鼓腮时，可发生患侧面部不自主收缩，如患侧上唇轻微颤动、闭目时患者额肌不自主收缩。

（二）查体和体征

1. 面部外观　观察额纹及鼻唇沟是否变浅，眨眼次数是否减少或眨眼时眼睑是否不能完全闭合，口角是否低垂或歪向一侧。

2. 面部运动　嘱患者作皱额、闭眼、露齿、鼓腮或吹哨动作，比较两侧的对称性。面神经功能受损时会出现患侧额纹、鼻唇沟变浅或消失，闭目无力或眼睑不能完全闭合等。

3. 味觉检查　将不同味感的物质以棉签涂于舌面不同部位测试味觉，面神经损害者则舌前 2/3 味觉丧失或减退。

4. 听觉检查　部分患侧会出现重听，听觉过敏，听到的声音比对侧音量大等。

三、 辅助检查

（一）优先检查

对于 IFP 患者不建议常规进行化验、影像学和神经电生理检查。

（二）可选检查

1. 头颅 CT 或头颅 MRI 检查　因 IFP 属周围性

面瘫，需要与中枢性面瘫鉴别的患者，优先选择头颅 CT 或头颅 MRI 检查。头颅 CT 或 MRI 可排除大多数颅内器质性病变引起的不典型中枢性面瘫。

对大部分接受神经影像学检查的患者，推荐进行脑 MRI 钆增强扫描，以评价面神经和腮腺状况。如无法进行 MRI 或疑似骨性病变，可选择头部和颞骨高分辨率增强 CT 检查。

对于急性发病的面瘫患者且初始影像学检查结果为阴性，若在 7 个月内仍存在完全性弛缓性麻痹，应复查影像学，以评估是否存在缓慢生长的肿瘤。若是复查影像学仍无法诊断时，需进行腮腺活检。

2. 神经电生理检测

（1）适用人群：患者经常规内科治疗效果不佳，需要判断患者预后与患者进行沟通时。

（2）临床意义：一般情况下患侧面神经复合肌肉动作电位波幅较健侧降低，异常自发电位多见于发病 1～2 周后。最大复合肌肉动作电位（CMAP）波幅不足对侧 10%，针极肌电图检测不到自主收缩的电信号时，近半数患者恢复不佳。

四、 诊断及其标准

（一）诊断标准

IFP 诊断标准参考《中国特发性面神经麻痹诊治指南》，同时满足以下 3 个条件，可诊断为 IFP。

（1）急性起病，通常 3d 左右达到高峰。

（2）单侧周围性面瘫，伴或不伴耳后疼痛、舌前味觉减退、听觉过敏、泪液或唾液分泌异常。

（3）排除继发原因。

（二）风险评估和危险分层

IFP 具有一定的自愈性，因此该病一般无危险性。可按发病后的时间进行疾病分期：①急性期：发病 15d 以内；②恢复期：发病 16d ~ 6 个月；③后遗症期：发病 6 个月以上。

可用于 IFP 临床分级和功能评估的量表如下：①House - Brackmann 面神经瘫痪分级（简称 H - B 评分）、Burres - Fisch 面神经评分和 Sunnybrook（多伦多）面神经评定系统，可用于面瘫运动功能评价；②面部残疾指数（FDI）量表可用于面瘫生活质量评价；③面瘫自身健侧对照评分法可用于面瘫病（IFP）中医症状疗效标准。

五、 鉴别诊断

该病鉴别诊断并不困难，根据周围性面瘫与中枢性面瘫的临床特点一般可明确鉴别，但需要与其他引起周围性面瘫的疾病相鉴别。

（一）吉兰 - 巴雷综合征

是一组免疫诱导的急性炎性脱髓鞘性周围神经病，但部分病例可表现为双侧周围性面瘫，该病起病前往往有腹泻等前驱症状，脑脊液检查往往见蛋白 - 细胞分离现象。

（二）莱姆病

是经蜱虫传播的伯氏螺旋体感染引起的疾病，可出现面神经麻痹，患者常有蜱虫多发地旅居史，同时患者常伴有游走性红斑或关节炎病史，可应用病毒分离及血清学试验验证。

（三）糖尿病性神经病变

患者一般有糖尿病病史，且发病时多伴有其他颅神经损害，如动眼神经、外展神经损害等。

（四）其他颅内器质性病变引起的面瘫

如桥小脑角肿瘤、转移瘤、多发性硬化等，但一般起病较慢，且经头颅影像学检查可明确。

（五）头面部感染继发的面神经麻痹

一般为头面部感染如腮腺炎、下颌化脓性淋巴结炎、中耳炎等，除周围性面瘫表现外尚有原发病的特殊临床表现。

六、 误诊防范

老年人、病史描述不清、临床症状不典型患者易被误诊；本病与其他周围神经病（如糖尿病性神经病、吉兰 - 巴雷综合征）之间易被误诊。此外，颅内占位（如桥小脑角肿瘤、鼻咽癌颅内转移）等也易被误诊为本病。

避免误诊的要点如下：①详细询问病史，主要是发病前是否有诱因、病情进展的快慢及既往疾病史、旅居史等；②严格的体格检查，主要是鉴别周围性面瘫和中枢性面瘫；③对临床表现不典型的，及时行头颅影像学检查及相关实验室检测以排除其他疾病。

治疗

一、 治疗流程

IFP 作为一种自限性疾病，一般预后良好，其治疗主要包括激素、B 族维生素的使用，面瘫较重的患者应接受激素联合抗病毒药物，以及针灸、物理治疗等促进面神经功能恢复等（图 6 - 2 - 2）。

二、 治疗原则

（一）总体治疗原则

早期、及时诊断，尽早使用激素或联合抗病毒药物，加强康复训练，综合治疗，提高治愈率，减少后遗症。

（二）神经修复治疗原则

《中国特发性面神经麻痹神经修复治疗临床指南（2022 版）》指出神经修复治疗原则为：①中西医结合；②急性期：休养生息，减少不良刺激，着重加强神经保护；③恢复期和后遗症期：积极神经修复，适度程序激活冬眠神经，促进神经良好再生；④内外兼治，科学康复训练与治疗，饱和神经修复。

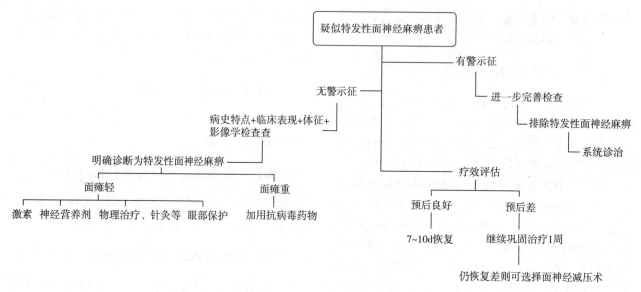

图 6-2-2 面神经炎的治疗流程

三、 治疗细则

（一）基础治疗

1. 糖皮质激素 糖皮质激素具有抗炎、抗氧化、清除自由基、稳定溶酶体膜、抑制血管源性水肿的作用。《中国特发性面神经麻痹诊治指南》中推荐对于年龄在 16 岁以上，且无明确禁忌证的患者，急性期尽早口服使用糖皮质激素治疗。合并糖尿病的 IFP 患者，需要权衡利弊，应使用低剂量糖皮质激素，在缩短病程、促进面神经恢复的同时，减少激素的不良反应。

2. 抗病毒治疗 疱疹病毒感染可能是 IFP 发病原因之一，所以抗病毒治疗，尤其是对于合并有面部或者耳道内疱疹的患者联合抗病毒治疗是有效的。我国的临床指南推荐对于发病处于急性期的 IFP 患者，可以根据情况尽早联合使用抗病毒药物和糖皮质激素，特别是对面瘫严重患者，但不推荐使用抗病毒药物。抗病毒药物可以选择阿昔洛韦、伐西洛韦或泛昔洛韦。

3. 神经营养剂 临床上常用的营养神经药物主要为 B 族维生素，包括甲钴胺和维生素 B_1 等。维生素 B_1 即硫胺素，因其具有神经营养作用而用于周围

神经病和 IFP 患者的辅助治疗；甲钴胺有促进损伤轴索和髓鞘再生、改善神经传导作用而用于周围神经病变的治疗。

4. 眼部保护 IFP 患者常常出现眼睑闭合不全，由于眼睑闭合不全、瞬目减少或动作缓慢，导致异物容易进入眼部，加上常出现泪液分泌减少，泪液的清除作用减弱使得角膜损伤或感染的风险增加，因此应注意眼部保护，同时可积极请眼科协助诊治。建议根据患者的实际情况选用合适的滴眼液，合理使用眼罩保护，特别是在睡眠中眼睑闭合不拢时尤为重要。

（二）外科手术治疗

面神经减压术的临床疗效尚缺乏循证医学证据的支持，而手术的时机、方式等各临床医生尚未达成共识，因此非必要情况下，不推荐性外科手术治疗 IFP。

（三）其他治疗方法

中医中药、面部按摩、物理治疗等有小样本的临床研究提示有效，但尚需进一步研究证实其临床效果。

四、 药物治疗方案 （表 6-2-1）

表 6-2-1 药物治疗方案表

药物类型	药物名称	给药途径	常用剂量	给药次数	持续时间	备注
激素	醋酸泼尼松片 地塞米松磷酸钠注射液	口服 静脉滴注	1mg/kg 10mg	每天 1 次 每天 1 次	连用 5d，5d 后逐渐减量	16 岁以上；注意低钾血症、低钙及胃黏膜损伤

续表

药物类型	药物名称	给药途径	常用剂量	给药次数	持续时间	备注
抗病毒药物	阿昔洛韦片 伐昔洛韦片 泛昔洛韦片 注射用阿昔洛韦	口服 口服 口服 静脉滴注	0.2g 1g 0.25g 0.5g	每天5次 每天2次 每天3次 每天3次	连用7～10d	肾功能不全患者注意调整剂量
神经营养剂	维生素 B₁ 片 甲钴胺片	口服 口服	10mg 0.5mg	每天3次 每天3次	连用7～10d,可酌情延长	—

作者：王攀锋

审稿：康健捷

参考文献

面肌痉挛

面肌痉挛（hemifacial spasm，HFS）是一种常见的脑神经疾病，是指发生在面神经支配区域的一侧或双侧面部肌肉包括眼轮匝肌、表情肌、口轮匝肌的反复发作的阵发性、不自主的抽搐，可在情绪激动或紧张时诱发或加重，严重时可出现睁眼困难、口角歪斜以及耳内抽动样杂音。

诊断

一、诊断流程（图6-2-3）

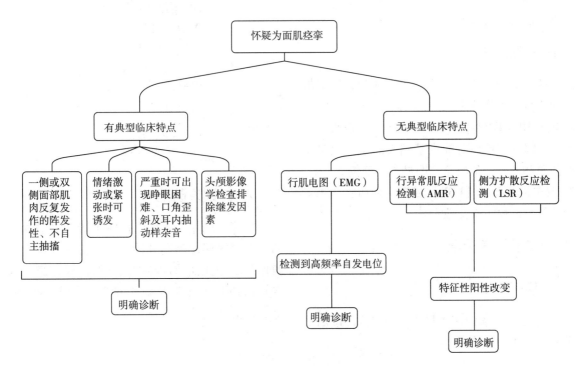

图6-2-3　面肌痉挛诊断流程

二、 问诊与查体

（一）问诊和症状（表 6 - 2 - 2）

1. 现病史 起病前有无诱因，起病形式，诊疗经过等。

2. 既往史 既往有无头痛、头晕等提示颅内占位性疾病病史。

3. 个人史 个人有无过敏史，有无抽烟饮酒史。

4. 家族史 直系亲属有无类似疾病。

表 6 - 2 - 2 HFS 的症状

类型	症状
典型症状	一侧或双侧面部肌肉反复发作的阵发性、不自主抽搐，情绪激动或紧张时可诱发
伴随症状	严重时可出现睁眼困难、口角歪斜及耳内抽动样杂音

（二）查体和体征

视诊：观察面部有无阵发性、不自主抽搐。

三、 辅助检查

（一）优先检查

优先头颅 MRI 或头颅 CT 检查，如提示桥小脑角占位则一般考虑继发性 HFS。

（二）可选检查

以下两种检查适用于临床症状不典型，并能够耐受下述检查引起疼痛者。

1. 肌电图（EMG） 常可检测出平均肌电值（AEMG），即一定单位时间内基础表面肌电信号振幅绝对值总和的平均值数值，明显高于健位。

2. 侧方扩散反应（LSR）检测 面肌痉挛患者常出现特征性的侧方扩散波形。

四、 诊断及其标准

（一）诊断标准

参照《面肌痉挛诊疗中国专家共识》，诊断需同时满足以下 4 个条件。

（1）一侧或双侧面部肌肉反复发作的阵发性、不自主抽搐。

（2）情绪激动或紧张时可诱发。

（3）严重时可出现睁眼困难、口角歪斜及耳内抽动样杂音。

（4）头颅影像学检查排除继发因素。

（二）风险评估和危险分层

该病不对患者的健康造成严重影响，不会有致死性风险。

五、 鉴别诊断

根据病史、临床特点、神经系统无其他阳性体征及相关辅助检查，诊断并不困难，需要与局灶性癫痫、习惯性 HFS、梅 - 杰综合征、小儿抽动症以及舞蹈病进行鉴别诊断（表 6 - 2 - 3）。

表 6 - 2 - 3 HFS 的鉴别诊断

鉴别疾病名	病史、症状与体征的鉴别	辅助检查鉴别
局灶性癫痫	往往除面部肌肉抽搐外，范围波及头、颈部、肢体	脑电图可见癫痫波发放，如出现尖波、棘波、棘慢波等
习惯性 HFS	青少年双眼睑强迫运动，可自主控制	肌电图检查正常
梅 - 杰综合征	一般同时或一次出现双眼睑痉挛伴或不伴有口面部肌肉较为对称的不自主运动，幅度一般较 HFS 大，且有"感觉诡计"现象	—
小儿抽动症	多见于未成年人，表现为不自主的挤眉弄眼等，同时伴有异常声音、注意力不集中、学习能力下降等	—
舞蹈病	可出现面肌抽动，常伴有躯干、四肢的不自主运动；于风湿性和遗传性舞蹈病，有该病的其他临床表现	—

六、 误诊防范

儿童、老年人等病史描述不清者易被误诊。面肌痉挛易被误诊为局灶性癫痫、梅 - 杰综合征，而舞蹈病、小儿抽动症易被误诊为面肌痉挛。为了避免误诊应：①详细的病史询问；②严格的体格检查；③必要的辅助检查。

治疗

一、 治疗流程 （图6-2-4）

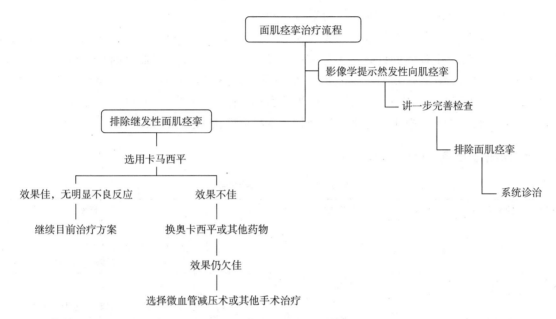

图6-2-4 面肌痉挛治疗流程

二、 治疗原则

及时、规范的诊治，减少或者治愈患者 HFS 发作次数，提高患者生活质量。

三、 治疗细则

（一）药物治疗

1. 卡马西平 卡马西平（CBZ）是可选择药物之一，尤其是影像学检查发现"神经血管交互压迫"的患者。卡马西平进入体内可有效减少面部神经异常放电，减轻 HFS 症状，同时还可以通过提高脑内 γ - 氨基丁酸浓度，可以抑制神经递质效应，从而缓解肌肉痉挛。研究发现，CBZ 治疗 HFS 患者后，患者面部抽搐程度较治疗前明显改善，同时，共济失调、白细胞计数减少、肝肾功能损伤不良反应的发生率也较高，限制了其应用。因此当使用卡马西平治疗 HFS 时应特别关注其不良反应，当发生药物不良反应时，应及时复诊，停止用药或调整药物用量，避免发展为严重不良反应。

2. 奥卡西平 奥卡西平属于 CBZ 的衍生物，相对于 CBZ，其不良反应更小、临床耐受性更佳。奥卡西平在人体内转化后，可通过阻滞钠通道，减少神经元的异常放电现象，抑制神经细胞的兴奋性，调节氧化应激指标，进而起到改善 HFS 症状的作用。研究发现，高剂量的奥卡西平对 HFS 患者疗效更佳，但同时轻度的不良反应（如乏力、头晕、头痛等）发生率也更高，临床医生应权衡利弊后酌情使用。

3. 肉毒毒素 肉毒毒素对于神经病理性疼痛、肌张力障碍等疾病具有确切的治疗效果。注射肉毒毒素可以暂时抑制局部注射区的肌肉痉挛，但当肌肉与新生神经纤维重新建立联系后，肌肉的收缩功能可以恢复。此外，注射肉毒毒素是一种非破坏性的治疗方法，安全性较高。研究发现，选取 50U/ml 浓度的肉毒毒素注射治疗偏侧 HFS 患者效果显著，可有效提升临床疗效，且不会增加不良反应发生率。

4. 甲钴胺 甲钴胺可促进损伤的神经和轴索再生、改善神经传导作用。研究显示，穴位注射甲钴胺联合常规针灸治疗的效果明显优于常规针灸治疗的对照组，但其确切疗效尚缺乏大样本高质量的临床研究来证实。

（二）手术治疗

微血管减压术（microsurgical vascular decompression，MVD）自 20 世纪 70 年代提出并用于肌肉痉挛的治疗，经过多年的发展和完善，已广泛应用于 HFS 及三叉神经痛。MVD 通过判定责任血管并移动责任血管，将被压迫的面神经释放，减少异常神经冲动的产生，达到治疗 HFS 的目的。

研究显示 MVD 是治疗原发性三叉神经痛（PTN）和原发性面肌痉挛（pHFS）有效手段且整体不良反应发生率低，并且术中应用电生理监测技术和三维重建技术辅助（多模态技术）可提高 MVD 治疗 HFS 的疗效，减少不良反应发生率。关于不同手术方式和手术入路对肌阵挛患者的术后效果，有研究显示中枢段减压以及经扩大的小脑绒球下入路在治疗效果和术后并发症发生率方面表现更佳。

MVD 治疗 HFS 术后有一定的并发症风险，包括听力障碍、颅内出血、面瘫、脑脊液漏等，以术后听力障碍最为常见。以上研究说明，HFS 患者 MVD 治疗后并发症发生风险较高，应积极采取预防、护理措施。

四、药物治疗方案（表 6-2-4）

表 6-2-4　药物治疗方案

药物名称	给药方式	用量	给药次数	持续时间	注意事项
卡马西平	口服	0.1g/次	每天 3 次	7～10d	①可逐渐加量至 0.2g，每日 3 次 ②注意监测血常规、肝肾功能等 ③注意若出现头晕、头痛嗜睡等不良反应及时调整剂量
奥卡西平	口服	0.3g/次	每天 2 次	7～10d	同卡马西平
A 型肉毒毒素	肌内注射	注射每点：1.25～5.00U/0.1ml	视患者病情	视患者病情	①注意选取眼轮匝肌、皱眉肌、颞肌、咬肌等多点注射 ②注意其不良反应如上睑下垂、视物模糊、流泪增多、注射部位疼痛等
甲钴胺	口服	0.5mg/次	每天 3 次	视患者病情	—

作者：王攀锋

审稿：李鹤

参考文献

第七章　周围神经疾病

第一节　吉兰-巴雷综合征

吉兰-巴雷综合征（Guillain-Barré syndrome，GBS）是一种相对罕见，但可致命的自身免疫介导的急性多发性神经根神经病。常由感染诱发，临床特点为急性起病，表现为多发神经根及周围神经损害，症状多在 2 周左右达到高峰，常有脑脊液蛋白-细胞分离现象，多为单时相自限性病程，静脉注射免疫球蛋白（intravenous immunoglobulin，IVIG）和血浆置换（plasma exchange，PE）有效。

GBS 的临床表现和病程不一，因此其诊断和管理较为复杂。根据 2019 年中国吉兰-巴雷综合征诊治指南，GBS 被细分为多个亚型，具体包括急性炎性脱髓鞘性多发神经根神经病（acute inflammatory demyelinating polyneuropathies，AIDP）、急性运动轴索性神经病（acute motor axonal neuropathy，AMAN）、急性运动感觉轴索性神经病（acute motor-sensory axonal neuropathy，AMSAN）、Miller-Fisher 综合征（MFS）、急性泛自主神经病（acute panauto-nomic neuropathy，APN）以及急性感觉神经病（acute sensory neuropathy，ASN）等。其中，AIDP 和 AMAN 是 GBS 中最常见的两种亚型。

同年，基于当前文献和专家共识，国内外专家们制定了全球适用的 GBS 诊治管理指南，将 GBS 分为经典型和变异型，经典型 GBS 即 AIDP；变异型 GBS 临床表现通常只局限于某一部位，因此学者又称其为局限性 GBS，包括纯运动型、咽-颈-臂型、截瘫型、双侧面瘫伴感觉障碍、纯感觉型、MFS、Bickerstaff 脑干脑炎（Bickerstaff brainstem encephalitis，BBE）。

近些年来不断有 GBS 谱系疾病或 GBS 变异型的报道，随着血清抗体（如抗 GQ1b 抗体、抗神经节苷脂抗体）被发现，部分 GBS 谱系疾病在病程某一阶段或整个病程腱反射活跃或亢进，原有概念已被更新。

▶ 诊断

一、诊断流程（图7-1-1）

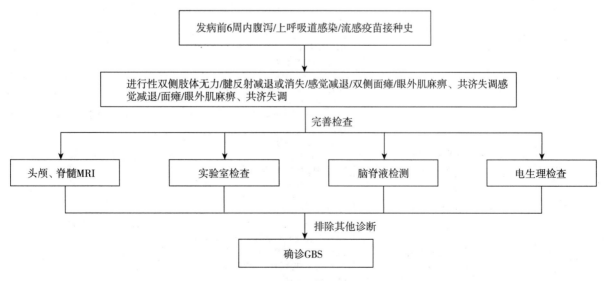

图 7-1-1　GBS 诊断流程

二、问诊与查体

对于疑诊 GBS 的患者，应仔细询问其病史，包括有无前驱感染症状（腹泻、上呼吸道感染等），疾病起病形式、临床症状（面瘫、肢体力量、呼吸困难、感觉障碍、自主神经症状等），是否存在病情进展或波动，有无伴随症状，既往是否出现类似症状，有无家族史等。对于 GBS 患者，应进行详尽的神经系统查体。

根据中国 GBS 诊治指南，GBS 分类主要包括 AIDP、AMAN、AMSAN、MFS、APN、ASN 及其他特殊类型，故对不同类型 GBS 的临床表现分别进行描述（表 7-1-1）。

表 7-1-1　不同类型 GBS 的临床表现

类型	特点	主要临床表现
急性炎性脱髓鞘性多发神经根神经病（AIDP）	GBS 中最常见的类型，也称经典型 GBS，为多发性神经根和周围神经的运动和感觉神经节段性脱髓鞘性病变	（1）弛缓性肢体肌肉无力是 AIDP 的核心表现，多数患者呈现自下肢向上肢逐步发展的肌肉无力症状，且在数日内逐渐加剧。少数患者在病程初期即表现出非对称性的肌肉无力特点 （2）患者的肌张力可能保持正常或呈现减低状态，腱反射亦可能减低或完全消失，且不会出现病理反射 （3）在颅神经运动功能方面，部分患者存在不同程度障碍，其中面部或延髓部肌肉无力尤为常见，表现为双侧面瘫、构音障碍、吞咽困难以及饮水呛咳等，并且作为首发症状促使患者就诊 （4）极少患者可出现张口困难、伸舌不充分、力弱以及眼外肌麻痹等情况 （5）严重者，可能出现颈肌和呼吸肌无力，进而引发呼吸困难 （6）部分患者表现出四肢远端感觉障碍的症状，如下肢疼痛或酸痛，神经干压痛和牵拉痛等 （7）部分患者存在自主神经功能障碍 （8）有少数患者可出现复发
急性运动轴索性神经病（AMAN）	主要累及广泛的运动脑神经纤维、脊神经前根及运动纤维轴索，其临床表现主要呈现为 2 种类型 （1）运动神经轴索变性，病情往往较为严重，预后不佳 （2）运动神经可逆性传导阻滞，此类患者在接受免疫治疗后可望实现较快的康复，预后相对较好	（1）患者表现出对称性肢体无力和颅神经运动功能受损，严重者呼吸肌无力 （2）腱反射减低或消失与肌力减退程度一致 （3）患者无明显感觉异常，自主神经功能障碍轻微或无
急性运动感觉轴索性神经病（AMSAN）	以广泛神经根和周围神经的感觉和运动纤维轴索变性为主，临床表现通常较重	（1）对称性肢体无力，多数伴有颅神经受累，重症者可有呼吸肌无力、呼吸衰竭 （2）患者同时有感觉障碍，部分患者甚至出现感觉性共济失调 （3）常有自主神经功能障碍
Miller-Fisher 综合征（MFS）	以眼肌麻痹、共济失调和腱反射消失为主要临床特点	（1）多数患者首发症状为复视，亦有部分患者以肌痛、四肢麻木、眩晕以及共济失调为初始表现 （2）可能出现对称或非对称性的眼外肌麻痹现象，部分病例伴随眼睑下垂症状 （3）少数可出现瞳孔散大，但瞳孔对光反应多保持正常 （4）可伴有躯干或肢体的共济失调，腱反射呈现减低或消失状态，肌力保持正常或轻度减退 （5）部分患者表现出延髓部肌肉及面部肌肉的无力症状，四肢远端及面部出现麻木和感觉减退，膀胱功能障碍
急性泛自主神经病（APN）	较少见，以自主神经受累为主	（1）自主神经功能检查可发现多种功能异常，如视物模糊、畏光、瞳孔散大以及对光反应减弱或完全消失等症状 （2）可出现头晕、体位性低血压等体征 （3）可能出现恶心呕吐、腹泻以及腹胀等不适，严重者出现肠麻痹、便秘、尿潴留以及阳痿等症状 （4）可表现出对热不耐受，出汗少，眼干和口干等 （5）肌力通常保持正常，部分患者可出现远端感觉减退以及腱反射消失
急性感觉神经病（ASN）	少见，以感觉神经受累为主	（1）四肢广泛性、对称性疼痛及麻木感，伴随感觉性共济失调现象 （2）四肢及躯干的深、浅感觉功能障碍 （3）在绝大多数患者中，腱反射呈现减低或完全消失的情况 （4）自主神经系统受累程度较轻，患者肌力保持正常或轻度无力状态 （5）病程呈现自限性

续表

类型	特点	主要临床表现
GBS 变异型	（1）临床表现为局灶性受累，如咽－颈－臂型、截瘫型以及多发脑神经型等 （2）部分患者在病程初期可能呈现出 MFS 的体征，随病情发展，可能出现四肢感觉运动障碍或显著的自主神经受累症状 （3）还有部分 GBS 患者可能伴随锥体束征等中枢神经系统损害的表现。对于此类临床表现不典型的患者，更应注重鉴别诊断	（1）部分患者表现为特殊的 GBS 临床变异型，并不进展为感觉障碍和肌肉无力的经典型 GBS （2）这些变异型包括不伴感觉障碍的肌肉无力（纯运动型），局限于颅神经的肌肉无力（双侧面瘫伴感觉障碍），上肢肌肉无力（咽－颈－臂）或下肢肌肉无力（截瘫型），以及 MFS，其完全型表现包括眼外肌麻痹、腱反射消失和共济失调（图 7-1-2、表 7-1-2） （3）GBS 变异型很少表现"单纯"，常与经典型或其他变异型部分重叠

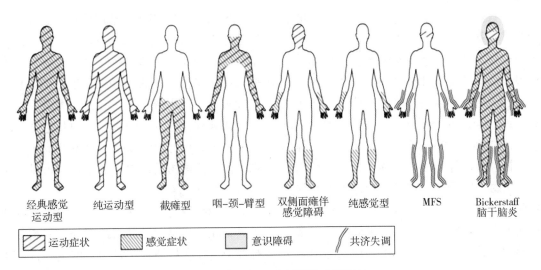

经典感觉运动型　纯运动型　截瘫型　咽－颈－臂型　双侧面瘫伴感觉障碍　纯感觉型　MFS　Bickerstaff脑干脑炎

运动症状　感觉症状　意识障碍　共济失调

图 7-1-2　GBS 变异型的症状表现

表 7-1-2　GBS 变异型分类及临床特征

变异型	所占比例（%）	临床特征
经典感觉运动型	30～85	快速进展性对称性肌肉无力和感觉症状，腱反射减弱或消失，通常在 2 周内达高峰
纯运动型	5～70	肌肉无力，不伴感觉症状
截瘫型	5～10	肌肉无力仅局限于下肢
咽－颈－臂型	<5	咽喉部、颈部和上臂肌肉无力，不伴下肢肌肉无力
双侧面瘫伴感觉障碍	<5	双侧面瘫，感觉障碍，腱反射减弱
纯感觉型	<1	急性或亚急性感觉神经病不伴其他症状
MFS	5～25	眼外肌麻痹，共济失调和腱反射消失；可出现不完全型如孤立性共济失调（急性共济失调神经病）或眼外肌麻痹（急性眼外肌麻痹）；约 15% 的患者与典型感觉运动型部分重叠
Bickerstaff 脑干脑炎	<5	眼外肌麻痹，共济失调，腱反射消失，锥体束征和意识障碍，常与感觉运动型部分重叠

多颅神经炎（polycranial neuritis，PCN）是最近报道的罕见型 GBS 谱系疾病，仅见个案报道。主要出现眼肌及咽喉肌无力，肢体无力受累轻。

三、辅助检查

（一）优先检查

脑脊液检测主要用于排除肌肉无力的其他病因，应该在初始评估时完成。GBS 典型的表现是脑脊液蛋白含量升高，而细胞数正常（蛋白－细胞分离现象）。起病后 2～4 周，患者脑脊液中的蛋白水平呈现不同程度的升高趋势，但较少超过 1g/L。白细胞计数普遍低于 $10 \times 10^6/L$，糖和氯化物水平保持正常。部分患者的脑脊液中可观察到寡克隆区带。然而在发病后的第 1～2 周，部分患者脑脊液中蛋白含量维持正常。因此，脑脊液蛋白含量正常并不能排除 GBS。

（二）可选检查

1. 血清学检查 检测血清神经节苷脂抗体的诊断价值有限，且与检测方法相关。阳性检测结果有助于诊断，尤其是诊断存疑时，但阴性结果不能排除 GBS。大多数 MFS 患者可检测到抗 GQ1b 抗体，因此在 MFS 中的诊断价值高于经典型 GBS 或其他变异型；部分 AMAN 患者血清中可检测到抗神经节苷脂 GM1、GD1a 抗体。

2. 神经电生理检查 神经电生理检查并非诊断 GBS 所必需的检查，但目前指南仍建议应尽可能地完善此检查，尤其对于临床表现不典型的患者。

GBS 的神经电生理结果通常提示感觉运动性多发性神经根神经病或多发性神经病，具体表现包括传导速度减慢、感觉和运动神经波幅降低、异常波形离散和（或）运动神经部分传导阻滞。典型 GBS 病例中，存在"腓肠神经保留模式"现象。具体而言，当正中神经与尺神经的感觉神经动作电位出现异常甚至消失时，腓肠感觉神经的动作电位却保持正常。然而，在疾病的早期阶段（起病 1 周内），或初期近端无力、症状相对轻微、进展缓慢以及临床呈现变异型的患者中，神经电生理检查的结果可能呈现出正常的表现。对于这类患者，在起病后的 2~3 周重复进行神经电生理检查，可能有助于诊断。至于 MFS 患者，其电生理检查结果往往显示正常，或仅表现为感觉神经动作电位波幅的降低。

神经电生理检查也可以帮助区分 GBS 三种不同电生理亚型，其中包括：AIDP、AMAN、AMSAN。目前已有多个神经电生理诊断标准以区分以上三种不同的电生理亚型，主要基于至少 2 条运动神经的特异性电生理表现。但关于哪种标准最能定义这些电生理亚型，目前尚未达成国际共识。此外，约 1/3 的 GBS 患者无法满足上述任一标准，属于"无法归类"。

3. 神经活体组织检查（活检） 多采取腓肠神经活体组织进行病理检查，其不作为确诊的必要条件，主要用于不典型患者的鉴别诊断。在 AIDP 患者中活检可见有髓纤维脱髓鞘现象，部分出现吞噬细胞浸润，小血管周围可有炎性细胞浸润；剥离单纤维可见节段性脱髓鞘；在 AMSAN 患者中活检可见轴索变性和神经纤维丢失。

（三）新检查

影像学并非 GBS 的常规检查方法，但对于排除其他鉴别诊断仍有重要作用，如脑干感染、脑卒中、脊髓或前角炎症、神经根压迫或软脊膜恶性肿瘤。增强 MRI 上出现神经根强化是 GBS 敏感但非特异性表现，其支持 GBS 的诊断，尤其是对于难以评估临床和神经电生理的患儿。幼儿急性弛缓性脊髓炎的临床表现可模拟 GBS，而 MRI 有助于二者的鉴别。值得注意的是，神经根强化也可见于少数急性弛缓性脊髓炎患者。

周围神经超声检查可能是一种潜在的新型诊断工具，在疾病早期可显示颈部神经根增粗，表明脊神经根炎症在早期致病机制中的重要性。该技术可能有助于 GBS 的早期诊断，但仍需进一步研究证实。

四、诊断及其标准

（一）诊断标准

此诊断标准基于美国国立神经疾病与卒中研究所（NINDS）提出的 GBS 诊断标准及其修订版，并对其进行了适当的调整及补充。该诊断标准不适用于部分 GBS 变异型（表 7-1-3）。

表 7-1-3　GBS 的诊断标准

诊断标准	具体标准
必须标准	（1）进展性双侧上、下肢肌肉无力（起病时可仅累及下肢） （2）受累肢体腱反射减弱或消失（出现在病程中某个时间点）
支持标准	（1）病程进展时间为数天至 4 周（通常 <2 周） （2）症状和体征相对对称 （3）相对轻微的感觉症状及体征（纯运动型无） （4）颅神经可受累，主要为双侧面瘫 （5）自主神经功能障碍 （6）肌肉或后背根性或肢体疼痛 （7）脑脊液蛋白-细胞分离，蛋白含量正常不能除外该诊断 （8）运动性或感觉运动性神经病的电生理表现早期正常不能除外该诊断

续表

诊断标准	具体标准
警示征象	（1）脑脊液单核细胞或多核细胞数升高（$>50 \times 10^6/L$） （2）显著、持续地非对称性肢体无力 （3）起病时即存在膀胱和肠道症状，或持续存在于整个病程中 （4）起病时即出现严重呼吸功能障碍，而肢体无力症状相对轻微 （5）起病时即出现感觉症状，而肢体无力症状相对轻微 （6）起病时有发热 （7）症状于24h内达高峰 （8）明显的感觉平面提示脊髓损伤 （9）腱反射增高或阵挛 （10）巴宾斯基征阳性 （11）腹痛 （12）肌肉无力症状轻微而缓慢进展，不伴呼吸功能受累 （13）起病后症状持续进展超过4周 （14）意识障碍（Bickerstaff脑干脑炎除外）

（二）风险评估和危险分层

对于GBS患者，应对其进行风险评估，对于重症GBS患者，需将患者转送至重症监护室（ICU）治疗。ICU治疗指征包括：进行性呼吸窘迫伴急性呼吸功能不全、重度心血管自主神经功能衰竭（如心律失常、血压显著变化）、严重吞咽功能障碍或咳嗽反射减弱、肌肉无力快速进展。急性呼吸功能不全定义为出现呼吸窘迫的临床症状，包括休息或谈话时呼吸困难、一次呼吸无法数到15、辅助呼吸肌的使用、呼吸或心率加快、肺活量$<15 \sim 20ml/kg$或$<1L$、动脉血气或指脉氧异常。

约22%的GBS患者在入院1周内需要机械通气，应尽量早期识别存在呼吸衰竭风险的患者。Erasmus GBS呼吸功能不全评分（EGRIS）即为此而提出，可以计算患者1周内需要机械通气的概率（1%～90%）（表7-1-4）。

需要延长机械通气的危险因素包括：气管插管1周后上肢仍无法抬离床面、轴索型或无法归类的电生理类型。对于存在这些危险因素的患者，建议早期气管切开。

表7-1-4　Erasmus GBS呼吸功能不全评分量表（EGRIS）

项目	分类	得分
起病至入院间隔时间	$>7d$	0
	$4 \sim 7d$	1
	$\leq 3d$	2
入院时面瘫和（或）延髓性麻痹	无	0
	有	1

续表

项目	分类	得分
入院时肌力MRC评分	$60 \sim 51$	0
	$50 \sim 41$	1
	$40 \sim 31$	2
	$30 \sim 21$	3
	≤ 20	4
EGRIS	NA	$0 \sim 7$

注：NA不适用；EGRIS总分在0～7分之间：0～2分提示机械通气低风险（4%），3～4分提示机械通气中度风险（24%），≥ 5分提示机械通气高风险（65%）。该评分模型基于一项荷兰的GBS研究（>6岁），但尚未得到国际证实。因此，该评分可能不适用于其他年龄组或人群。肌力MRC总分包括以下肌肉MRC分数之和：双侧肩外展肌力、屈肘肌力、伸腕肌力、曲髋肌力、伸膝肌力和踝背屈肌力（0～5级）。

（三）并发症诊断

GBS的并发症可导致严重的残疾甚至死亡。其中一些并发症，包括应激性溃疡、医院获得性感染（如肺炎或尿路感染）和下肢深静脉血栓，可发生于任何卧床的住院患者，建议标准预防和治疗。

此外，有一些并发症是GBS相对特异的，如延髓性麻痹患者的吞咽功能障碍、面神经麻痹患者的角膜溃疡、肢体无力患者的肢体挛缩、骨化和压迫性麻痹。疼痛、幻觉、焦虑和抑郁同样常见于GBS患者，照料者需询问患者是否存在上述症状，尤其是存在言语障碍和（或）在ICU治疗的患者。完善的并发症诊断与管理应当由多学科团队协作完成。

五、鉴别诊断

GBS 的鉴别诊断范围很广，高度依赖于患者的临床特征，需要根据不同患者的临床具体特点，进行个体化的、必要的鉴别。在此，我们根据神经系统部位分类进行最重要的鉴别诊断（表 7 - 1 - 5）。

表 7 - 1 - 5　GBS 的鉴别诊断

神经系统部位	鉴别疾病
中枢神经系统	(1) 脑干炎症或感染（如结节病、干燥综合征、视神经脊髓炎谱系疾病或 MOG 抗体相关疾病） (2) 脊髓炎症或感染（如结节病、干燥综合征、急性横贯性脊髓炎） (3) 恶性肿瘤（如软脑膜转移或神经淋巴瘤病） (4) 脑干或脊髓压迫症 (5) 脑干卒中 (6) 维生素缺乏症（如维生素 B_1 缺乏导致的韦尼克脑病、维生素 B_{12} 缺乏导致的脊髓亚急性联合变性）
脊髓前角细胞	急性弛缓性脊髓炎（如脊髓灰质炎病毒、肠道病毒 D68 或 A71、西尼罗河病毒、日本脑炎病毒或狂犬病毒）
神经根	(1) 感染（如莱姆病毒、巨细胞病毒、HIV、EB 病毒或水痘带状疱疹病毒） (2) 压迫症 (3) 软脑膜恶性肿瘤
周围神经	(1) 慢性炎性脱髓鞘性多发性神经根神经病（CIDP） (2) 代谢性疾病或电解质紊乱（如低血糖、甲状腺功能减退症、卟啉病或铜缺乏症） (3) 维生素缺乏症（如维生素 B_1、B_{12} 或维生素 E 缺乏） (4) 中毒（如药物、酒精、维生素 B_6、铅、铊、砷、有机磷酸酯、乙二醇、二甘醇、甲醇或正己烷） (5) 重症多发性神经病 (6) 神经性肌萎缩 (7) 血管炎 (8) 感染（如白喉、HIV）
神经肌肉接头	(1) 重症肌无力 (2) Lambert - Eaton 肌无力综合征 (3) 神经毒素（如肉毒杆菌、破伤风、蜱麻痹、蛇毒） (4) 有机磷中毒
肌肉	(1) 代谢性疾病或电解质紊乱（如低钾血症、甲状腺毒性低钾周期性麻痹、低镁血症或低磷血症） (2) 肌炎 (3) 急性横纹肌溶解症 (4) 药物中毒性肌病（如秋水仙碱、氯喹、依米丁、他汀） (5) 线粒体肌病
其他	分离转换障碍或功能性疾病

六、误诊防范

对于难以评估临床和神经电生理的 GBS 患儿，可能会出现误诊，幼儿急性弛缓性脊髓炎临床表现可模拟 GBS，需与此病相鉴别。此外，对于既往罹患 GBS 的患者，当再次出现 GBS 谱系疾病的症状时，应尽可能完善相关检查以明确其再次发病是否为 GBS 复发，抑或是转变为 CIDP 急性发作。CIDP 急性发作通常表现为 3 次或以上的治疗相关症状波动（TRF），和（或）起病后临床症状进展超过 8 周。

目前 GBS 疾病谱诊断较为复杂，因此对于疑诊 GBS 的患者，应进行详细的病史采集，详尽地进行神经系统查体，尽可能完善实验室检查、神经电生理检查、神经肌肉活检等，此外，应密切关注患者病情变化及对治疗的反应，以避免误诊。

治疗

一、治疗原则

包括一般治疗、免疫治疗、神经营养及康复治疗四大类。GBS 治疗中可选择的免疫治疗药物包括 IVIG 和 PE，二者同等有效且疗效无明显差异。

二、 治疗细则 （表7-1-6）

表7-1-6　GBS 的紧急处理要点

	内容
评估是否需转至 ICU	存在以下 1 项及以上 （1）快速进展的肌肉无力 （2）严重自主神经功能障碍或吞咽困难 （3）进行性呼吸窘迫 （4）EGRIS >4 分
何时启动治疗	符合以下 1 项及以上 （1）无法独立行走 >10m （2）快速进展性肢体无力 （3）严重自主神经功能障碍或吞咽困难 （4）呼吸功能不全
治疗方案	静脉注射免疫球蛋白（IVIG） 血浆置换（PE）
监测疾病进展	常规评估：肌力、呼吸功能、吞咽功能 自主神经功能：血压、心率/心律、膀胱/直肠功能
早期并发症的管理	窒息、心律失常、感染、深静脉血栓、疼痛、抑郁、尿潴留、便秘、角膜溃疡、饮食不足、低钠血症、压疮、压迫性神经病、肢体挛缩
临床进展的管理	治疗相关症状波动可重复足疗程的治疗方案；对治疗无反应或症状未完全恢复，目前尚无重复治疗的证据

（一）一般治疗

1. 心电监护

（1）针对存在显著自主神经功能障碍的个体，应实施心电监护以确保生命体征的稳定。若监测过程中出现体位性低血压、高血压、心动过速、心动过缓、严重心脏传导阻滞或窦性停搏等异常情况，须立即采取相应的医疗措施进行处理。

针对出现心动过缓的患者，需进行全面评估，以确定是否具备安装临时心脏起搏器的指征。

（2）由于自主神经损伤后，对药物的反应比较敏感，应慎重使用降压药物或减慢心率药物。

2. 呼吸道管理

（1）对于出现呼吸困难以及延髓支配肌肉麻痹症状的患者，重点需加强吸痰操作，并防止误吸情况的发生。

（2）针对病情进展迅速且伴随呼吸肌受累的患者，应严密监测病情动态。一旦观察到患者出现明显呼吸困难症状，肺活量显著下降，以及血氧分压明显降低等危急情况，应迅速采取果断措施，尽早实施气管插管或气管切开术，并辅以机械通气支持。

3. 营养支持
延髓支配肌肉麻痹导致的吞咽困难和饮水呛咳症状，应采取鼻饲方式进行营养补给。对于同时合并消化道出血或胃肠麻痹的患者，则应通过静脉途径提供营养支持。

4. 其他对症处理

（1）患者若出现尿潴留，可以采取留置尿管来帮助排尿。

（2）针对有神经痛的患者，可以采用药物缓解疼痛。

（3）在患者出现肺部感染、泌尿系感染、褥疮以及下肢深静脉血栓形成等状况时，应给予相应的积极处理措施，以有效防止病情进一步恶化。

（4）由于语言交流受阻以及肢体严重无力导致的抑郁情绪，特别是在使用气管插管呼吸机辅助呼吸的情况下，应当积极实施心理支持治疗，必要时采取抗抑郁药物进行治疗。

针对重症 GBS 患者，严密监控患者的呼吸功能，并强化呼吸道管理，一旦有需要，应立即启动呼吸机支持。应高度关注患者吞咽功能的变化，进行持续监测与评估，以保障营养摄入的充足，并有效预防误吸风险。在自主神经损伤症状显著的患者中，应特别关注其心律失常和血压波动的变化，尽早实施必要的监测措施并采取相应的处理手段。此外，GBS 患者的综合治疗亦不容忽视，其中应包括心理干预。

（二）免疫治疗

对于无法独立行走 10m 的患者，应尽早启动免疫调节治疗方案。而对于能够独立行走的患者，治疗效果的证据有限，但仍可考虑开始治疗，尤其是肌肉无力快速进展或出现其他严重症状如自主神经功能障碍、延髓性麻痹或呼吸功能不全者。临床试验表明肌肉无力起病 2 周内应用免疫球蛋白有效，4 周内应用 PE 有效。在此时间窗外的依据不足。IVIG 和 PE 对治疗 GBS 同等有效。尽管早期研究显示 PE 被终止的概率比 IVIG 高，但 IVIG 和 PE 出现不良反应的概率相当。

1. 治疗方法

（1）IVIG：治疗方案为 0.4g/kg/d，1 次/天，静脉滴注，连续 5d。由于 IVIG 更容易管理，因此比 PE 应用更加广泛，通常作为首选治疗。

（2）PE：根据国内指南的建议，每次血浆交换量应控制在每千克体重 30~50ml 的范围内，并建议在 1~2 周内进行 3~5 次血浆交换操作。关于 PE 的禁忌证，主要包括严重感染、心律失常、心功能不全以及凝血系统疾病等。此外，血浆交换可能引发的不良反应包括血流动力学改变，可能导致血压波动和心律失常的出现。在操作过程中，使用中心导管可能会增加气胸、出血以及败血症等并发症的风险。

约 40% 接受 PE 或 IVIG 治疗的患者在 4 周内临床症状无改善，这并不能说明治疗无效，若未实施相应治疗患者状况可能进一步变差。尽管临床医生在面临患者治疗不佳时，可能会权衡是否进行重复治疗或调整治疗方案，但目前尚缺乏确凿的研究证据表明此举措能有效改善患者的预后。

对 TRF 的治疗：TRF 见于 6%~10% 的 GBS 患者，被定义为在初始治疗症状改善或稳定后 2 个月内症状进展。TRF 需与初始治疗无反应相区别，目前较普遍的观点认为 TRF 说明治疗效果已经消退，而疾病炎症阶段仍在持续进行。因此，出现 TRF 的 GBS 患者可能从进一步治疗中获益，重复足疗程的 IVIG 或 PE 是常用的治疗方案，但目前尚缺乏充分的循证医学证据支持，建议根据具体临床情况个体化选择。

（3）糖皮质激素：既往认为激素可减轻炎症反应，继而减慢疾病进展，但国外多项临床研究结果显示激素对治疗 GBS 无明确疗效，口服激素甚至有负面作用，IVIG 联合静脉甲强龙疗法与单独应用 IVIG 相比无显著差异。因此，国内外指南均不推荐应用糖皮质激素治疗 GBS。

2. 特殊群体的治疗

（1）GBS 变异型：纯 MFS 患者病情一般较轻，大多数患者未经治疗也可在起病 6 个月内完全恢复。因此，对于这部分患者不建议免疫治疗，但这类患者应密切随访，因为小部分患者可伴发肢体无力、延髓性麻痹、面瘫或呼吸衰竭。BBE 患者需进行 IVIG 或 PE 治疗，但其疗效证据有限。对于其他临床变异型，虽然很多专家建议使用 IVIG 或 PE，但目前仍缺乏相关研究证实。

（2）妊娠妇女：IVIG 和 PE 都不是妊娠的禁忌。然而，由于 PE 需要更多考虑和监测，可以首选 IVIG。

（3）儿童：目前尚无研究表明需要将儿童从标准成人治疗中独立出来。但 IVIG 和 PE 在儿童群体中的疗效依据有限。因 PE 只能在有经验的医疗中心完成，且在儿童中不良反应和并发症发生率均高于 IVIG，因此 IVIG 通常作为 GBS 患儿的一线治疗方案。一些儿科中心选择 2d 内完成 IVIG（2g/kg）的方案，而非标准成人的 5d 方案；一项研究显示 2d 方案的治疗，其 TRF 发生率（5/23）显著高于 5d 方案（0/23）。

（三）神经营养治疗

可采取 B 族维生素治疗手段，具体涵盖维生素 B_1、维生素 B_6 以及维生素 B_{12}（如甲钴胺、氰钴胺）等药物。

（四）康复治疗

应尽早开展康复锻炼，以便在早期阶段通过正规的神经功能康复锻炼，有效预防失用性肌萎缩和关节挛缩的发生。同时，针对恢复过程中可能出现的肢体疲劳症状，通过系统的康复训练，亦能够有所帮助。

三、药物治疗方案（表 7-1-7）

表 7-1-7 药物治疗方案表

治疗方案	药物名称	给药途径	常用剂量	持续时间
免疫治疗	免疫球蛋白	静脉滴注	0.4g/（kg·d）	每日 1 次，连用 5d
血浆置换	—	—	30~50 ml/kg	1~2 周内进行 3~5 次
神经营养治疗	B 族维生素，如维生素 B_1、B_6、B_{12}	口服/肌内注射	—	病程中持续使用

作者：刘贝贝

审稿：姜宏佺

参考文献

第二节 感觉神经元神经病

感觉神经元神经病（sensory neuronopathy，SNN；sensory neuron disease；sensory ganglionopathy）是一组累及背根神经节（dorsal root ganglion，DRG）或三叉神经节感觉神经元，以感觉轴突受损为主的周围神经系统疾病，通常表现为急性至慢性发作的非对称性、非长度依赖性感觉障碍和早发性共济失调。

SNN病因较复杂，按照病因可分为特发性、遗传性和获得性（表7-2-1）。

表7-2-1 SNN的病因

分类	内容
特发性SNN	病因不明，是排除性诊断，排除遗传性及获得性病因后考虑
遗传性SNN	包括众多累及DRG的遗传性和退行性神经系统疾病，如Friedreich共济失调、遗传性感觉自主神经病变（HSAN）、Charcot-Marie-Tooth病2B型（CMT2B）、面部起病感觉运动神经元病（FOSMN）、小脑性共济失调、神经病变、前庭反射消失综合征（CANVAS）、线粒体疾病等
获得性SNN	可分为副肿瘤性、自身免疫疾病相关性、感染性、中毒代谢性等病因

诊断

一、诊断流程

SNN的诊断需要结合实验室检查、电生理检查、影像学，甚至组织活检。对于临床怀疑SNN的患者，首先应进行电生理检查（图7-2-1）。

二、问诊与查体（表7-2-2）

表7-2-2 SNN的伴随临床表现

分类	伴随临床表现
副肿瘤性SNN	可能伴有运动神经病、边缘系统脑炎、Lambert-Eaton重症肌无力和小脑或脑干受累、自主神经受累：埃迪瞳孔、直立性低血压、胃轻瘫、干燥症状和性功能障碍。抗Hu抗体和抗CV2/CRMP-5抗体的患者可能患有混合性轴索和脱髓鞘性感觉运动多发性神经病
干燥综合征	除表现SNN外，还可能出现许多其他周围神经系统表现，如感觉性多发性神经病、感觉神经元病、感觉运动性多发性神经病、小纤维多发性神经病、多发性神经根病等；此外，干燥综合征常有口干眼干的病史
SLE	除表现SNN外，可以有其他中枢（脑或脊髓）或外周神经系统的表现，如癫痫、精神错乱、认知异常以及严重的焦虑和抑郁等情绪异常、急性炎性脱髓鞘病变（吉兰-巴雷综合征）、自主神经病变、重症肌无力、颅神经病变、神经丛病、单神经病和多发性神经病。此外，SLE还有神经系统外的表现，如狼疮肾炎、血小板减少、皮肤黏膜和肌肉关节受累的表现
乳糜泻	除表现SNN外，还会有其他中枢和周围神经系统表现，如对称性感觉运动多发性神经病、小纤维神经病、运动神经病、多发性单神经炎。此外，还会出现因对含有麦胶蛋白食物过敏出现胃肠道症状
遗传性SNN	FRDA常在10～20岁起病，早期表现笨拙、脊柱侧弯和足部畸形。CMT-2B明显的感觉丧失、远端肌肉无力和消瘦性。HSAN是一组以感觉障碍为主的遗传性周围神经病，具有临床及遗传异质性；临床表现为四肢对称性感觉减退、肌无力和肌肉萎缩，伴有自主神经功能障碍。SANDO可有上睑下垂、眼肌麻痹、肌无力、小脑体征、精神障碍、听力障碍和认知障碍等表现。AVED几乎只在地中海人群中观察到，可有骨骼畸形、头部震颤、肌张力障碍和视网膜炎。CANVAS常在60岁左右发病，常有小脑功能障碍、前庭受累和慢性咳嗽。FOSMN的SN通常首先出现在三叉神经区域，然后延伸到颈部和上肢

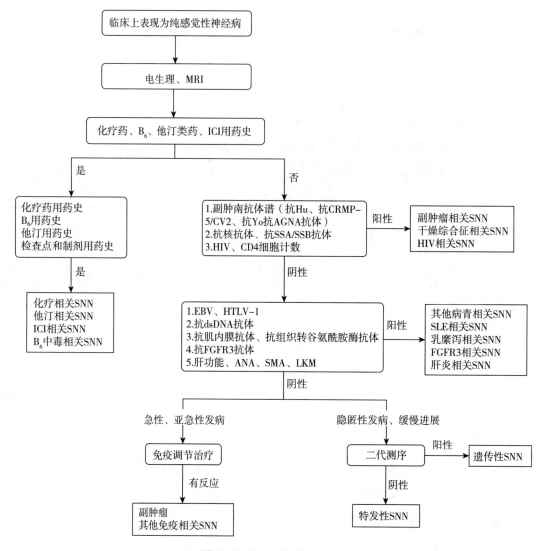

图 7-2-1 SNN 诊断流程

MRI 磁共振成像；ICI 免疫检查点抑制剂；SNN 感觉神经元神经病；
EBV EB 病毒；HTLV-1 人 T 细胞淋巴病毒 1 型；ANA 抗核抗体；
SMA 抗平滑肌抗体；LKM 抗肝肾微粒体抗体；SLE 系统性红斑狼疮

（一）问诊和症状

1. 现病史 SNN 为非长度依赖性周围神经病，感觉损害可以在感觉神经元支配的任何区域开始，特别是在面部、头皮、口腔黏膜、躯干、和四肢近端。表现为多灶性、不对称。副肿瘤性 SNN 患者较少表现为面部麻木，而干燥综合征相关 SNN 和特发性 SNN 患者则常表现为面部麻木。现病史主要询问患者有无深感觉障碍（如踩棉花感）、有无走路不稳，有无灼痛、感觉过敏；这些感觉障碍是如何出现的。从手指、脚趾开始还是一开始就是全身性、多灶性、不对性。SNN 一般仅限于感觉神经元，一般不会导致无力，所以还应询问患者有无肢体无力的表现。还应询问症状出现是急性、亚急性还是慢性（症状出现至首次就诊≤1 个月为急性；>1 个月和≤6 个月为亚急性；>6 个月为慢性）。副肿瘤、免疫疾病相关、中毒代谢和感染性 SNN 的患者常急性、亚急性发病。遗传性和特发性 SNN 通常是隐匿性且进展缓慢，类似于感觉轴突多发性神经病。此外，还应询问症状出现的年龄，副肿瘤性 SNN 一般见于老年人，而遗传性 SNN 一般幼年起病。

2. 既往史 有无自身免疫性疾病、肿瘤疾病；有无使用其他药物，比如抗肿瘤药、维生素 B_6、他汀类药、ICI；询问过去 3 个月是否有口干眼干史、有无关节肿痛；询问有无因食用含有麦胶蛋白的食物（主要是指小麦、燕麦等）等出现腹泻、肠胃气胀史。

3. 个人史　询问出生地及居住地，如四川、云南、贵州、西藏和湖南 5 省麻风患病率较高；生活与饮食习惯，如是否对含有麦胶蛋白食物过敏；冶游及性病史。

4. 家族史　询问家族成员是否有类似表现；遗传性 SNN 可见家族成员有类似表现。

（二）查体和体征（表 7-2-3）

表 7-2-3　SNN 的体征

类型	体征
共同体征	（1）SNN 患者大纤维神经元受累，查体可见触觉、振动知觉和本体感觉障碍、假手足徐动姿势、龙贝格征阳性、腱反射丧失 （2）中小神经元损伤会导致阳性感觉症状，体格检查显示针刺和温度感知受损，但大纤维感觉功能和反射保留 （3）病变局限于感觉神经元，肌力一般不受累
不同病因的特殊体征	（1）水痘-带状疱疹病毒感染可发现皮肤存在疱疹 （2）SLE 可查见关节肿胀、贫血貌 （3）肿瘤性病因可能出现淋巴结肿大 （4）遗传性疾病常累及多个系统，可能出现相关的体征

三、辅助检查

（一）优先检查

1. 电生理检查　对于临床怀疑 SNN 的患者，首先应进行电生理检查。常见表现有：感觉神经动作电位（SNAP）缺失或波幅严重降低；传导速度一般正常；正中神经和尺神经 SNAP 波幅低于腓肠神经，即上肢重于下肢，与几乎总是首先累及下肢感觉神经的轴突神经病形成对比；大多数患者运动神经复合肌肉动作电位（CMAP）正常，但可出现传导速度减慢，或波幅降低，或同时出现；体感诱发电位（SEP）潜伏期中枢段和周围段均延长；针肌电图可能显示异常自发活动和轻度慢性神经再支配；瞬目反射异常常见于干燥综合征相关 SNN 和特发性 SNN 患者：干燥综合征相关 SNN 为 43%，特发性 SNN 为 48%，而副肿瘤性 SNN 为 0%。

2. 血清和脑脊液分析　根据具体的临床表现和接触史，血清和脑脊液分析可以帮助诊断特定的自身免疫或毒性原因。一般而言，首先进行以下初步检查：副肿瘤抗体谱（抗 Hu 和抗 CRMP-5/CV2 抗体、抗 Yo 抗体、抗 Ro 抗体、抗 AGNA 抗体）；抗核抗体、抗 SSA/SSB 抗体、维生素 B$_6$ 水平（如

果病史中有维生素 B$_6$ 服用史）和 HIV、CD4 细胞计数、血沉、C-反应蛋白。如果上述检查未见明显异常，则进一步扩大检查项目：EBV、HTLV-1、抗 dsDNA 抗体、抗肌内膜抗体、抗组织转谷氨酰胺酶抗体、抗 FGFR3 抗体、天冬氨酸氨基转移酶（AST）、丙氨酸氨基转移酶（ALT）、抗核抗体（ANA）、抗平滑肌抗体（SMA）、抗肝肾微粒体抗体 1（LKM1）。

3. 脊髓的磁共振成像（MRI）　MRI 也有助于诊断 SNN，因为 SNN 可有后索 T2 高信号改变。

（二）可选检查

1. 全身影像检查　如果诊断出副肿瘤综合征，应注意寻找恶性肿瘤的证据。首先进行胸部 CT，如阴性则进行腹部和盆腔 CT。如果都为阴性，可考虑进行 PET 扫描。重要的是，神经系统症状通常是恶性肿瘤的表现症状，并且在癌症诊断之前 3~8 个月，如果未发现潜在恶性肿瘤且患者存在副肿瘤抗体，则应在 3~6 个月内对患者进行重复筛查，此后每 6 个月进行一次筛查，持续 4 年。

2. 组织活检　根据可能的根本原因，组织活检可能也是 SNN 中有用的诊断工具。对于疑似患者如果自身抗体检测呈阴性，唇或唾液腺活检有助于干燥综合征相关 SNN 的诊断；皮肤活检免疫染色可见表皮内神经纤维密度降低，这种模式不依赖于神经长度（如大腿或手臂中的纤维密度降低幅度大于腿部远端）。证明 DRG 病理的唯一确定方法是使用 DRG 活检，但活检是侵入性操作，很少推荐。

3. 基因筛查　基因检测有助于遗传性疾病如腓骨肌萎缩症等的诊断。各种基因检测技术包括单基因测序、基因 Panel、全外显子组测序（WES）和全基因组测序（WGS）。随着二代测序技术不断普及和降价，基因 Panel 和单基因测序方法将会被 WES 和 WGS 逐步取代，并发挥更强大的检测潜力和再分析优势，提高检测阳性率。

（三）新检查

最近研究显示核磁共振多回波合并成像（MEDIC）和快速反转恢复序列（TIRM）有助于 SNN 的诊断。MEDIC 成像显示 DRG 和后柱中的信号强度更高。相反，与健康对照相比，TIRM 成像显示出更小的脊髓面积和更小的神经根直径。也有研究应用扩散张量成像（DTI）于 SNN 诊断，认为

在 SNN 患者中，DTI 异常先于 MRI 后索的 T_2 高信号。

四、诊断及其标准

（一）诊断标准

1. Camdessanch 标准　目前采用的是 2009 年 Camdessanch 标准，该标准基于临床表现和电生理结果，以颈椎磁共振及活检为补充。法国学者于 2014 年在法国人群中对该标准进行了验证，得出的灵敏度为 90.3%，特异度为 85.2%；我国学者于 2015 年也对该标准进行了验证（表 7 - 2 - 4、表 7 - 2 - 5）。

表 7 - 2 - 4　SNN 疑诊患者的评分

序号	项目	得分
1	起病时或病程中存在上肢或下肢共济失调	3.1
2	起病时或病程中存在不对称性分布的感觉缺失	1.7
3	在整个病程中感觉缺失不局限于下肢	2.0
4	上肢中至少有 1 根神经 SNAP 未引出或 3 根神经 SNAP <30% 正常值下限，且排除嵌压性神经病	2.8
5	下肢运动神经传导异常不超过 2 根	3.1

表 7 - 2 - 5　SNN 的诊断标准

类型	诊断标准
可能的 SNN	临床上表现为纯感觉性神经病，且得分 >6.5 分，考虑为可能的 SNN
很可能的 SNN	临床上表现为纯感觉性神经病，得分 >6.5 分，且符合以下条件，考虑为很可能的 SNN：①其他实验室检查和电生理检查结果未排除 SNN（抗 MAG 抗体阳性、电生理检查显示脱髓鞘、糖尿病病史可排除 SNN）；②患者有以下情况之一：5 年内神经元抗体阳性或恶性肿瘤史；铂类药物治疗史；干燥综合征病史；MRI 提示脊髓后柱异常信号
确定的 SNN	活检证实 DRG 变性

2. 其他标准　2017 年，英国学者报告了一种基于双侧神经对比的快速筛查方法，该研究显示在左右侧正中、尺、桡、腓肠和腓浅等 5 对神经中，如果有 2 对神经 SNAP 相差 >50%，且排除卡压性神经病，其诊断 SNN 的敏感性为 97.1%，特异性为 94.1%，阳性预测值为 94.3%，阴性预测值为 97.0%。

（二）并发症诊断

患者由于痛温觉丧失，可能会发生烫伤或其他外伤性皮肤损伤；此外，感觉丧失反过来也会增加感染的风险。对于老年人，深感觉丧失可能会导致平衡障碍，意外跌倒的风险也会增加。

五、鉴别诊断

（一）神经元病与轴索性神经病变的鉴别

其他轴索性神经病变在电生理检查上也可有 SNAP 降低或消失，但轴索性神经病为长度依赖性神经病变，症状进展缓慢，先从远端开始，向近端进展，症状从脚趾开始，上升到腿，随后才在手指和身体近端出现。而 SNN 为非长度依赖性模式，症状通常不对称。最常见的轴索性神经病变有糖尿病神经病变和酒精中毒性神经病（表 7 - 2 - 6）。

表 7 - 2 - 6　神经元病与轴索性神经病变的鉴别

鉴别疾病名	概念	临床表现
糖尿病神经病变	一组因不同病理生理机制所致、具有多样化表现的临床综合征，其中远端对称性多发性神经病变（DSPN）是最常见类型	（1）DSPN 的症状常为对称性，从下肢远端开始，表现为疼痛和感觉异常或者麻木和位置觉异常 （2）DSPN 一般具有明确的糖尿病史，长度依赖性的症状和体征可以与 SNN 进行鉴别
酒精性周围神经病	酒精性周围神经病是指酒精及其代谢产物的直接毒性作用或硫胺素等营养素缺乏间接作用所致的周围神经病变	（1）酒精性周围神经病一般具有明确的酗酒病史，长度依赖性的症状和体征可以与 SNN 进行鉴别 （2）临床表现为对称性、下肢远端开始的麻木、感觉异常、烧灼样感觉倒错、疼痛、无力、肌肉痉挛和步态共济失调

（二）神经元病与脱髓鞘性神经病变的鉴别

SNN 常表现为多发性感觉障碍，需要与脱髓鞘性神经病变进行鉴别，特别是纯感觉性吉兰 - 巴雷综合征、纯感觉型慢性炎症性脱髓鞘性多发性神经病变（chronic inflammatory demyelinating polyradiculoneuropathy，CIDP）以及抗髓鞘相关糖蛋白（MAG）神经病（表 7 - 2 - 7）。

表 7 - 2 - 7　神经元病与脱髓鞘性神经病变的鉴别

鉴别疾病名	病史、症状与体征的鉴别	辅助检查的鉴别
纯感觉性吉兰 - 巴雷综合征	纯感觉性吉兰 - 巴雷综合征以感觉神经受累为主，急性起病，在数天至数周内达到高峰，表现为广泛对称性的四肢疼痛和麻木，感觉性共济失调，四肢和躯干深浅感觉障碍	脑脊液可见蛋白 - 细胞分离；感觉神经传导可见传导速度减慢，感觉神经动作电位波幅明显下降或消失
纯感觉型 CIDP	纯感觉型 CIDP 常为慢性起病，表现为麻木、疼痛、感觉性共济失调等，症状常对称分布、相对局限在远端	电生理检查可见感觉神经传导异常，如远端潜伏期延长，SNAP 振幅降低，或传导速度减慢
抗 MAG 神经病	（1）抗 MAG 抗体相关神经病（MAG - PN）是一种罕见的免疫介导的周围神经病，典型临床表现为中老年起病，缓慢进展的深感觉障碍，或表现为以感觉障碍为主的感觉运动性周围神经病，肢体无力和感觉障碍呈对称分布 （2）大部分 IgM - MAG - PN 患者都表现为双侧对称、远端起病、感觉神经受累为主，但也会出现部分患者临床表现不典型、神经传导速度异质性的情况，因此对于 IgM - PN 患者均推荐筛查抗 MAG 抗体	电生理检查可见脱髓鞘的表现，血清免疫电泳可见 IgM 阳性、抗 MAG 抗体阳性等有助于与 SNN 鉴别

（三）不同病因 SNN 的鉴别

对于临床上怀疑 SNN 的患者，不同病因的鉴别诊断主要根据病史、辅助检查来进行。

六、误诊防范

一项纳入 48 例非副肿瘤性 SNN 患者的研究显示，在年龄、性别、病因、首发症状（阴性和阳性感觉症状）等因素中，40 岁以后发病是导致误诊的主要原因。

SNN 常被误诊为"多发性神经病"，但 SNN 具有典型的多灶性不对称感觉障碍，而多发性神经病为对称性长度依赖性障碍。此外，由于 SNN 中存在严重的本体感觉障碍，一些患者可出现假性手足徐动症和假性轻瘫，对于经验不足的医生来说，可能误诊为精神疾病。鉴别诊断部分所列疾病均有可能误诊为 SNN。

避免误诊的要点牢记 SNN 的症状和体征特征。SNN 为非长度依赖的病变，感觉特征可以在感觉神经元支配的任何或所有区域开始，特别是在面部、头皮、口腔黏膜、躯干、和四肢近端。而长度依赖的病变常从远端开始退变，症状从脚趾开始，上升到腿，随后才在手指和身体近端出现。

→ 治疗

一、治疗原则

SNN 治疗的关键是早期治疗、病因治疗。一项针对 86 例急性/亚急性炎症性 SG 患者的回顾性研究通过使用 SNAP 研究了神经元丢失的演变规律。与残疾进展相关的 SNAP 减少在病程前 2 个月内进展非常快，7 个月后开始放缓，10 个月后稳定。该观察得出的结论是：如果患者在 2 个月内接受治疗，疾病有可能改善，并且疾病可能在进展的前 8 个月内稳定下来。因此，SNN 一旦确诊，应尽早治疗。SNN 病因多样，去除病因有助于减缓神经元损伤和症状的恢复疗。

二、治疗细则

SNN 治疗包括病因治疗、免疫调节治疗和对症治疗。对于副肿瘤、免疫疾病相关、抗 FGFR3 抗体 SNN 和部分快速进展的"特发性"SNN 的患者，应考虑免疫调节治疗，一线治疗主要有静脉注射免疫球蛋白（IVIG）、血浆置换、皮质类固醇。鉴于大多数 SNN 的发病机制是 CD8[+] 毒性 T 细胞反应，二线治疗主要选择环磷酰胺、吗替麦考酚酯或硫唑嘌呤；而体液免疫（主要是抗体）介导的 SNN，二线可以使用利妥昔单抗。但一项病例系列研究显示，环磷酰胺对各种病因的 SNN 有效率最高，达 50%。

（一）不同类型 SNN 的治疗

1. 副肿瘤性 SNN 的治疗　由于副肿瘤性神经病非常罕见，因此缺乏随机、对照临床试验来指导治疗。治疗可分为 3 类：肿瘤治疗；免疫调节治疗；对症治疗。在一项回顾性研究中，肿瘤治疗是唯一可稳定抗 Hu 抗体综合征的干预措施。免疫调节治疗包括皮质类固醇、IVIG、血浆置换、环磷酰胺、利妥昔单抗。2012 年一项纳入 6 篇非随机对照试验文献，包括 35/55 例 SNN 的系统评价认为，IVIG、血浆置换、皮质类固醇、免疫抑制剂的疗效只有 IV 级证据。但基于目前研究，皮质类固醇应作为首选药物，其次是 IVIG 和血浆置换。利妥昔单抗以及其他免疫抑制剂（如环磷酰胺等）为弱推荐，但对于难治性病例，可以考虑使用利妥昔单抗以及其他免疫抑制剂；对于抗体抗性，而未发现癌症的患者，则应使用环磷酰胺。

2. 免疫疾病相关 SNN 的治疗

（1）文献报道的干燥综合征相关 SNN 的治疗包括皮质类固醇、IVIG、血浆置换、利妥昔单抗、环磷酰胺以及硫唑嘌呤。2020 年一项针对免疫调节治疗在干燥综合征相关周围神经病的系统评价显示最常见的治疗选择是 IVIG、利妥昔单抗和激素；其中 IVIG 和利妥昔单抗对感觉神经病疗效较好。但该研究并非针对 SNN，结合另外一个研究的建议，干燥综合征相关 SNN 可考虑首先使用 IVIG 治疗。

（2）乳糜泻相关 SNN 的治疗主要是无麸质饮食，但目前认为在神经系统症状出现后才开始无麸质饮食并不会显著减少症状；对于难治性患者，可以考虑免疫抑制剂（霉酚酸酯）。

（3）SLE 相关 SNN 的治疗包括 IVIG、皮质类固醇、血浆置换和环磷酰胺、吗替麦考酚酯、利妥昔单抗，疗效不一。

（4）对于自身免疫性肝炎相关 SNN，目前报道其对 IVIG、硫唑嘌呤、皮质类固醇疗效均不佳。

3. 感染性 SNN 的治疗 主要是原发病治疗和对症治疗。

4. 中毒代谢性 SNN 的治疗 药物中毒相关 SN 的治疗包括停药和症状管理。

5. 特发性 SNN 的治疗 可接受包括皮质类固醇、IVIG 和环孢素在内的各种免疫疗法治疗，但反应普遍较差。

6. 遗传性 SNN 的治疗 主要是支持性治疗和对症治疗。维生素 E 缺乏相关性共济失调（AVED）可使用 α－生育酚治疗。

（二）神经痛的治疗

SNN 相关的神经痛与其他疾病所致的周围神经痛的治疗方法大同小异，可以考虑使用阿米替林、度洛西汀、文拉法辛、加巴喷丁或普瑞巴林。2015 年的一项关于病理性神经疼痛药物治疗荟萃分析推荐 5－羟色胺－去甲肾上腺素再摄取抑制剂（度洛西汀和文拉法辛）、三环抗抑郁药（阿米替林）、加巴喷丁和普瑞巴林被强烈推荐并被提议作为一线药物；外用辣椒素或利多卡因和曲马多为二线用药；强阿片类药物为三线药物。度洛西汀是唯一得到推荐用于化疗药 SNN 的疼痛的药物。另外，来自小型研究的一些证据支持使用针灸作为神经性疼痛的非药物治疗。

（三）药物治疗

关于 SNN 治疗药物的剂量目前无相关指南推荐，免疫调节治疗主要参考单个研究报道的剂量和副肿瘤综合征中的应用剂量（表 7－2－8、表 7－2－9）；神经痛药物治疗剂量主要参考 2015 年发表于《Lancet Neurol》的系统评价（表 7－2－10）。

四、药物治疗方案

表 7－2－8 SNN 一线免疫调节治疗药物

药名	剂量	不良反应	监测
甲泼尼龙	静脉注射：1000mg，连用 3~5d	高血糖症、骨质疏松症、缺血性坏死、肾上腺功能衰竭、胃肠道溃疡	骨密度筛查
免疫球蛋白	静脉注射：0.4mg/（kg·d），连用 3~5d	高凝状态、IgA 缺乏引起的过敏反应、自身免疫性溶血性贫血、肾功能衰竭、急性肾小管坏死、肺水肿	用药前检查 IgA 水平；肾功能
血浆置换	1 次/周，每次置换血浆 1~2L，共 5~7 次	血钙降低、低血压、继发性感染和出血	电解质，纤维蛋白原

表 7 - 2 - 9　SNN 二线免疫调节治疗药物

药名	剂量	不良反应	监测
吗替麦考酚酯	口服：500mg，2 次/天；如可耐受，增至 1000mg，2 次/天	胃肠道不适，感染风险增加，血细胞减少	CBC、肌酐
硫唑嘌呤	口服：1.5mg/（kg·d）；如可耐受，增至 2mg/（kg·d）	流感样反应、血细胞减少症、消化道症状、肝功能损害和脱发等	CBC、肌酐、LFT、TPMT
利妥昔单抗	静脉注射：1g/次，2 周后再次 1g；随后 1g/6 个月	超敏反应	乙肝全套、结核
环磷酰胺	静脉注射：0.6～1.0g/（m²·月），连用 6 个月 口服：2mg/kg	出血性膀胱炎、胃肠道症状、心脏毒性、血细胞减少症	CBC、LFT

注：CBC 全血细胞计数；LFT 肝功能检查；TPMT 硫嘌呤甲基转移酶

表 7 - 2 - 10　SNN 神经痛治疗药物

药名	剂量	不良反应	监测
一线			
文拉法辛缓释片	口服：150～225mg/天，1 次/天	食欲下降，胃肠道反应、高血压	血压
度洛西汀	口服：60～120mg/天，1 次/天	胃肠道反应、疲乏、出汗增多	肝功能
阿米替林	口服：25～150mg/天，3 次/天	多汗、口干、视物模糊、排尿困难、便秘、体位性低血压、骨髓抑制及肝损伤	肝、肾功能、心电图
加巴喷丁	口服：900～3600mg/天，3 次/天	眩晕、嗜睡，以及周围性水肿、胃肠道症状、体重增加、高血糖	血糖、肾功能
普瑞巴林	口服：150～600mg/天，3 次/天	头晕、嗜睡、共济失调、乏力、口干、水肿、体重增加	肌酸激酶
二线			
曲马朵缓释片	口服：200～400mg/天，1 次/天	胃肠道反应、眩晕、嗜睡、心动过速、体位性低血压	肝功能
三线			
盐酸羟考酮缓释片	口服：10～120mg/天，2 次/天	胃肠道反应、头晕、瘙痒、头痛、口干、多汗、思睡和乏力	无特殊

作者：黎炳护
审稿：雷革胜

参考文献

第三节　多灶性运动神经病

　　多灶性运动神经病（multifocal motor neuropathy，MMN）于 1988 年由 Pestronk 等首先命名，是一种由自身免疫介导的，累及多数单神经的纯运动神经病；其临床特征为进行性不对称肢体无力，电生理特征为部分运动传导阻滞。

诊断

一、 诊断流程 （图7-3-1）

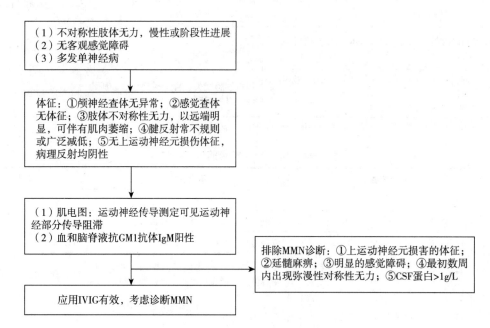

（1）不对称性肢体无力，慢性或阶段性进展
（2）无客观感觉障碍
（3）多发单神经病

体征：①颅神经查体无异常；②感觉查体无体征；③肢体不对称性无力，以远端明显，可伴有肌肉萎缩；④腱反射常不规则或广泛减低；⑤无上运动神经元损伤体征，病理反射均阴性

（1）肌电图：运动神经传导测定可见运动神经部分传导阻滞
（2）血和脑脊液抗GM1抗体IgM阳性

排除MMN诊断：①上运动神经元损害的体征；②延髓麻痹；③明显的感觉障碍；④最初数周内出现弥漫性对称性无力；⑤CSF蛋白>1g/L

应用IVIG有效，考虑诊断MMN

图7-3-1 MMN诊断流程
GM1 神经节苷脂1；IVIG 静脉注射人免疫球蛋白；CSF 脑脊液

对于慢性或阶段性进展的不对称性肢体无力而无客观感觉障碍的多发单神经病，要考虑到 MMN 的可能性。对多根神经由远端至近端分段进行肌电图检查，有助于提高 MMN 诊断的敏感度。

二、 问诊与查体

（一）问诊和症状

对于慢性或阶段性进展的不对称性肢体无力而无客观感觉障碍的多发单神经病，要考虑到 MMN 的可能性。

MMN 病程较长，可持续数年至数十年。通常是进展性起病，也可有长时间的稳定，但也有阶梯样和复发缓解型的报道。该病通常发展较慢，但随着病情的进展，最终可导致肌肉无力萎缩而致残（表7-3-1）。

表7-3-1 MMN的症状

类型	症状
首发症状	（1）最常见的是上肢远端无力，但手指屈肌相对较少。有 1/3 的患者首发症状是足下垂 （2）肢体无力多表现为经常出现手握力减弱、手腕下垂或伸指困难，也有部分患者以急起上肢痛性痉挛为症状，下肢也可受累，远端重于近端，伴有不同程度的肌肉萎缩 （3）一项研究报道83%的病例表现出寒冷导致肢体无力加重
肌无力和肌萎缩特点	肌无力和肌萎缩呈周围神经分布，一般双侧不对称，表现为同一肢体不同神经受累程度不同，或双侧肢体的神经受累程度不同，或上下肢神经受累程度不同，甚至可见同一神经支配的不同肌肉无力程度不同
其他症状	（1）部分患者可能有麻木、发凉的感觉障碍主诉 （2）颅神经通常不受累，很少出现眼球活动障碍、口角歪斜、吞咽困难等颅神经症状

（二）查体和体征（表7-3-2）

表7-3-2　MMN的查体与体征

查体类型	体征
内科查体	无明显异常
神经系统查体	（1）颅神经查体无异常 （2）尽管部分患者有感觉障碍主诉，但感觉查体无阳性体征 （3）运动查体：肢体不对称性无力，以远端明显，可伴有肌肉萎缩 （4）腱反射常不规则或广泛减低，在无力不明显的肢体，腱反射可以正常甚至活跃 （5）无上运动神经元损伤体征，病理反射均阴性

三、辅助检查

（一）优先检查

1. 肌电图检测　使用肌电诱发电位仪进行检查。使用同芯圆针电极检测肌电图，可以对患者的正中神经、尺神经、胫神经和腓总神经的运动神经传导速度（MCV）、感觉神经传导速度（SCV）测定，并进行分段刺激。使用复合肌肉动作电位（CMAP）波幅、时限、面积和波形变化等指标，可以判定是否存在肌无力，并参考欧洲神经学联盟/周围神经病学会制定的肌无力诊断标准进行诊断。同时，可以测定正中神经和胫神经的F波的潜伏期和出现率。

（1）运动神经传导测定：出现运动神经部分传导阻滞，通常会表现为上肢神经受累的情况更为常见。此外，远端复合肌肉动作电位波幅可能会正常或减低，跨越传导阻滞部位的运动传导速度也可能会减低。

关于运动传导阻滞（CB）的诊断标准，在不同的研究中存在较大差异。在近端与远端比较肌肉动作电位（CMAP）波幅下降幅度方面，下降幅度介于20%~60%。欧洲周围神经病学会推荐的传导阻滞电生理诊断标准包括：①肯定的运动传导阻滞：常规神经节段测定时，近端与远端比较负相波波幅或面积下降≥50%，负相波时限增宽≤30%；②可能的运动传导阻滞：在上肢常规神经节段测定时，近端与远端比较负相波波幅或面积下降≥30%，负相波时限增宽≤30%；或者近端与远端比较负相波波幅或面积下降≥50%，负相波时限增宽＞30%；

③运动传导阻滞所在上肢节段感觉神经传导正常；（CB的证据必须在不同于常见卡压或压迫综合征的部位找到。）

一项关于正中神经鱼际肌的运动神经传导研究显示了其神经传导阻滞试验信号的变化（图7-3-2）。其中图A为通过表面电极（A和R）记录运动反应，并使用接地电极G作为参考。神经通过两个不同位置的外部刺激去极化（指示用于双极刺激的近端和远端电极对）；图B为传导阻滞模型：顶部为完整的轴突，底部为多灶性脱髓鞘，是获得性脱髓鞘性神经病（例如CIDP和MMN）的典型特征；图C为从不同受试者的正中神经鱼际肌记录的实验信号：健康对照（上行）、CIDP（中行）和MMN（下行）。

图7-3-2　正中神经鱼际肌的运动神经传导研究：健康对照组和节段性脱髓鞘患者的比较

（2）感觉神经传导测定：通常正常，包括跨运动传导阻滞部位的感觉传导也正常。

（3）针极肌电图：在诊断过程中，常可见到以下表现：自发电位异常，运动单位电位时限增宽，波幅增高，并且募集减少。此外，同一肢体不同神经支配肌肉的针电极检测结果可能同时包含正常与异常的表现。

（4）注意事项：①判断运动神经传导阻滞时，应考虑所测定神经的远端CMAP负相波波幅是否达到正常下限的20%以上。或者，考虑负相波波幅是否不低于1mV。若不符合上述条件，则判断传导阻滞时应慎重；②当运动神经传导远端CMAP波幅与肌力不平行时，如果无力明显，但是波幅较好，排除中枢病变后，需要注意是否存在近端运动神经部分传导阻滞。当常规节段测定未检测到传导阻滞时，应当考虑是否存在近端神经根或神经丛的病变。F波或经颅磁刺激测定可以协助判断；③在进行运动神经传导测定时，判断是否存在传导阻滞，需要首先排除神经变异的影响。特别是当电生理结果和临床表现不一致时，需要格外注意是否存在神经变异；④文献报道中发现，没有传导阻滞的MMN，在治疗时，静脉注射免疫球蛋白（IVIG）的效果和预后与有传导阻滞的患者相似。在电生理测定中，有时未能发现传导阻滞，可能是由于传导阻滞位于刺激点的远端或近端，难以进行准确检测；⑤由于多个神经可能受 MMN 影响，因此增加测定神经数量并进行多节段测定可以提高诊断的敏感度。在必要时，也可以使用微移技术（inching technique）进行测定。

2. 脑脊液检验

（1）脑脊液常规检查显示，白细胞计数正常，而蛋白质的水平可有升高或正常，但一般不会超过 1g/L。

（2）30% ～80% 的患者可在血和脑脊液中检测到抗 GM1 抗体 IgM 阳性。因此，即使 GM1 抗体阴性，也不能排除 MMN 的可能性。此外，GM1 抗体也可见于其他免疫相关的周围神经病和偶见于运动神经元病等其他疾病。

（二）可选检查

1. 磁共振检查 在部分患者中，臂丛或腰骶丛神经磁共振平扫和增强检查可能会发现神经增粗的情况，呈长 T_2 信号或局限性增强，这有助于证实更多的病灶。然而，当电生理检测已达到诊断标准时，不需要进行影像学检查来寻找更多的病变部位。此外，影像学所见的神经增粗并非 MMN 的特异性改变。

2. 高频神经超声检查 局灶性神经增粗是可能的表现之一。除了对臂丛神经进行观察外，神经超声还可以更快地扫描周围神经干，判断其是否存在形态学异常。然而，由于技术条件的限制，神经超声检测腰骶丛损伤的病变是不可行的。

核磁共振和高频神经超声检测到周围神经的形态改变，可以作为电生理测定的补充，有可能提高 MMN 诊断的敏感度。但是，其诊断和鉴别诊断的价值仍需要进一步评估。

3. 神经活检 MMN 的病理主要表现为局灶性脱髓鞘，活检的腓肠神经但可表现为轻度的轴索丧失、轻度的脱髓鞘或是二者同时存在。关于其超微结构的研究也仅提示有轻度的脱髓鞘改变，主要表现为脱髓鞘改变伴洋葱球形成，没有炎性细胞浸润。但在病理特征方面仍存在争议：Kaji 和 Auer 分别发现神经活检表现出大直径轴突的脱髓鞘特征：薄髓鞘或无髓鞘，并且表现出小洋葱球形成，且没有发现炎性细胞浸润。Taylor 等研究则显示出多灶性纤维变性和丢失（尤其是大纤维）和大量再生簇，没有发现神经脱髓鞘的特征：洋葱球形成和炎性细胞浸润，因此认为 MMN 是一种没有脱髓鞘的轴索病，而 CB 是一种集中在 Ranvier 节点的抗体介导的通道病。这表明不同研究中观察到的病理变化存在显著差异。这两种不同的发现，一个是慢性脱髓鞘，另一个是多灶性纤维变性和再生，提出了几种可能性。一种可能性是不同的病理改变发生在受影响的神经的不同部位，CB 远端部位的慢性脱髓鞘变化可能继发于导致 CB 的主要损伤。另一种可能是不同的潜在病理机制导致不同的病理变化。

四、诊断及其标准

（一）诊断标准

MMN 的诊断主要依据欧洲神经病学联盟提出的标准（表7-3-3~表7-3-5）。

表7-3-3 MMN 的临床标准

核心标准（两者必须同时符合）
（1）缓慢进展或呈阶梯状进展的局限性不对称性[1]肢体无力，至少有两个神经运动支配区受累，持续时间 >1 个月[2]，如果症状和体征只见于一条神经支配区，只能诊断可能的 MMN
（2）没有客观的感觉障碍，仅下肢可能出现轻微的震动觉异常[3]

临床支持诊断
（1）主要累及上肢[4]
（2）受累肢体的肌腱反射减弱或缺失[5]
（3）无颅神经受累的表现[6]
（4）受累肢体可能出现疼痛性痉挛和肌束震颤
（5）免疫抑制剂对功能障碍或肌力有改善作用

排除诊断

（1）上运动神经元损害的体征
（2）明显的眼部受累
（3）感觉障碍远比下肢震动觉轻微异常严重
（4）最初数周内出现弥漫性对称性无力

注：[1]如果肌力 MRC 评分（Medical Research Council Scale）>3，需要两侧相差1个MRC级别，如果肌力≤3，则需要两侧相差2个MRC评分级别；[2]通常超过6个月；[3]在MMN病程中可出现感觉症状和体征；[4]发病时主要累及下肢者大约占10%；[5]曾有腱反射轻微亢进的报道，尤其是在受累的上肢，只要符合排除标准的第（1）项就不能除外MMN；[6]曾有舌下神经受累的报道

表7-3-4 MMN的电生理标准

MMN 的电生理标准

（1）确诊的运动传导阻滞[a]：无论神经（正中神经、尺神经和腓神经）节段的长度如何，CMAP负峰面积近端与远端相比减少≥50%。对有运动传导阻滞的节段的远端部分刺激时，CMAP负峰波幅必须>正常低限的20%且>1mV，且CMAP负峰时限近端与远端相比增加必须≤30%
（2）很可能的运动传导阻滞[a]：上肢跨越长节段（如腕到肘或肘到腋）的CMAP负峰时限近端与远端相比增加≤30%时，CMAP负峰面积减少≥30%；或上肢跨越长节段（如腕到肘或肘到腋）的CMAP负峰时限近端与远端相比增加>30%时，CMAP负峰面积减少>50%
（3）有传导阻滞的上肢神经节段的感觉传导检查正常

注：[a]传导阻滞的证据必须是在常见的嵌压或压迫综合征的部位以外发现

表7-3-5 MMN的诊断分类

类型	诊断标准
确诊的 MMN	符合临床标准中的核心标准以及排除标准，且一条神经符合电生理标准（1）和（3）
很可能的 MMN	1. 符合临床标准中的核心标准以及排除标准，且两条神经符合电生理标准（2）和（3） 2. 符合临床标准中的核心标准以及排除标准，且一条神经符合电生理标准（2）和（3），且至少符合MMN支持标准中的两项
可能的 MMN	1. 符合临床标准中的核心标准及排除标准，且感觉神经传导检查正常，且符合MMN支持标准的第（4）项 2. 符合临床标准中核心标准（1）（但只有一条神经有临床体征），并符合核心标准（2）以及排除标准，且一条神经符合电生理标准（3）以及（1）或（2）

五、鉴别诊断

该疾病容易被颈椎病、腰椎病、运动神经元病、慢性炎性脱髓鞘性多发神经病及脊髓性肌萎缩等混淆。特别是在基层医院，由于肌电图等检查不全面，神经肌肉活检等细胞分子病理学检查及基因检测未开展，导致患者未能得到及时诊断，延误治疗，病情继续加重，甚至出现残疾，严重影响生活质量（表7-3-6）。

表7-3-6 MMN的鉴别诊断

鉴别疾病名	病史、症状与体征的鉴别	辅助检查的鉴别
PMA	（1）PMA是运动神经元病中罕见的一种亚型，其特点是仅限于脊髓前角细胞和脑干运动神经核的运动神经元变性 （2）患者表现为下运动神经元损害的症状和体征，最初症状常见于单手或双手小肌肉萎缩、无力，逐渐扩散至前臂、上臂及肩胛带肌群，少数病例肌萎缩可从下肢开始	在肌电图检查中，PMA和MMN均可出现广泛的失神经电位表现，但两者的区别在于MMN可能会出现明显的传导阻滞
CIDP	该疾病通常呈对称性起病，患者常有感觉异常的主诉症状，腱反射减弱或消失，往往会有复发缓解的过程	（1）在脑脊液检查中，常见蛋白含量大于1g/L，而GM1抗体的检出率较低 （2）CIDP多数糖皮质激素或免疫球蛋白冲击治疗有效。对部分疗效不明显或无效的不典型CIDP建议检查郎飞结及结旁抗体，进一步明确诊断

鉴别疾病名	病史、症状与体征的鉴别	辅助检查的鉴别
SBMA	(1) 又称为肯尼迪病，是一种 X 连锁隐性遗传性神经肌肉疾病，多发生于成年男性，并呈缓慢进展 (2) 该疾病主要累及脑干和脊髓下运动神经元，导致近端肌肉和延髓支配肌肉的萎缩、无力和束颤，可能伴随着不完全性雄激素不敏感综合征、感觉神经和内分泌系统方面的临床表现	(1) 电生理检查通常表现为广泛的慢性神经源性损害，同时也可能出现感觉和运动神经传导异常 (2) 基因诊断是确诊该疾病的金标准
SMA	(1) SMA 为常染色体隐性遗传病，选择性累及下运动神经元，以脊髓前角细胞为主 (2) 成年型发病和进展隐袭，主要表现为慢性进行性肢体近端肌无力、肌萎缩和肌束震颤，致病基因多为 SMN 基因	—

注：PMA 进行性肌萎缩；CIDP 慢性炎性脱髓鞘性多发性神经根神经病；SBMA 脊髓延髓肌肉萎缩症；SMA 脊髓性肌萎缩症成年型

治疗

一、治疗流程（图 7 – 3 – 3）

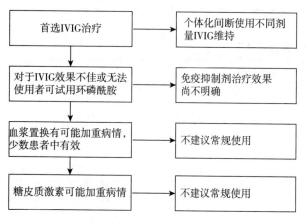

图 7 – 3 – 3　MMN 治疗流程

二、治疗原则

1. 尽早应用 IVIG 治疗。

2. IVIG 治疗效果不佳或不能应用者，可个体化应用免疫抑制剂。

3. 不推荐应用糖皮质激素及血浆置换治疗。

三、治疗细则

（一）IVIG 治疗

多项国际临床研究表明，IVIG 治疗可以有效改善患者的肌无力和生活质量，并且可能延缓周围神经轴索变性的发生。IVIG 的起始剂量为 0.4g/（kg·d），持续 5d，观察肢体无力变化情况。部分患者在使用后的 1 周内即可出现肌无力改善，但疗效维持时间通常只有约 1 个月，少数患者可长达数月。在初次使用 IVIG 有效后，可以根据具体情况，个体化间断使用不同剂量的 IVIG 进行维持治疗。IVIG 治疗的安全性较高，偶有患者在治疗后出现头痛，无菌性脑膜炎，血栓栓塞、肾小管坏死及皮肤反应等。

（二）免疫抑制剂治疗

免疫抑制剂治疗 MMN 的效果仍需进一步评估。对于 IVIG 效果不佳，或因其他原因无法使用 IVIG，无禁忌证且耐受的患者，可考虑使用环磷酰胺。环磷酰胺起始剂量为 2～3mg/（kg·d），在部分患者中可能有效，或可用于减少 IVIG 的用量。但需密切注意其不良反应，权衡利弊。其他药物，如 β–干扰素、硫唑嘌呤、环孢素 A，存在小样本观察性研究和个案报道，对于个别患者有效。

（三）糖皮质激素

糖皮质激素治疗有可能加重病情，不建议常规使用。

（四）血浆置换

血浆置换在少数患者中有效，但也有可能加重病情，不建议常规使用。

四、药物治疗方案（表 7 – 3 – 7）

表 7 – 3 – 7　MMN 药物治疗方案

药物	使用条件	用法	不良反应
IVIG	首选药物	0.4g/（kg·d），共 5d	无菌性脑膜炎，血栓栓塞、肾小管坏死及皮肤反应

续表

药物	使用条件	用法	不良反应
环磷酰胺	IVIG 效果不佳或无法使用	2~3mg/（kg·d）（长期维持）	肝、肾功能异常
糖皮质激素	不建议常规使用	-	有可能加重病情
血浆置换	不建议常规使用	-	有可能加重病情

作者：杨硕

审稿：拱忠影

参考文献

第四节　神经丛病综合征

神经丛病综合征是指由不同的脊神经交织形成的神经纤维网络（即神经丛）可能被外伤、肿瘤及其治疗、血液聚积、代谢、炎症或自身免疫反应等损害所引起的疾病。主要包括颈丛神经卡压综合征、臂丛神经综合征、腰骶丛神经综合征（lumbosacral plexopathy，LSP）。本文主要介绍后两者。

神经丛损伤的常见症状，根据部位不同而呈现不同特点。

其中颈丛神经卡压综合征是单纯以累及颈丛为主要损伤的病症，主要以颈丛神经卡压综合征为主，即颈丛神经根受到中斜角肌、前斜角肌、头夹肌、颈夹肌、肩胛提肌的交叉腱性起始纤维卡压引起的综合征。表现为颈部疼痛、不适，颈及头皮侧方及耳周感觉减退等，并可合并有胸廓出口综合征。

➤ 诊断

一、臂丛神经综合征

（一）临床表现

从 C5 至 T1 脊神经发出的前支形成臂丛，臂丛神经综合征可根据临床情况分为创伤性、非创伤性、医源性和新生儿型等4种类型（表7-4-1）。

表7-4-1　臂丛神经综合征的分类

类型	具体疾病
创伤性神经丛病	（1）包括根性撕脱伤、Burner 综合征和背包麻痹 （2）根性撕脱伤是高能量牵引/拉伸引起，与臂丛神经损伤同时发生，撕裂的神经根和轴突无法再生，且无法通过手术进行修复，其导致的运动和感觉缺陷是永久性的 （3）Burner 综合征是指进行接触性运动时由于头盔强有力接触颈部或前肩区而出现的短暂性烧灼感和刺痛感，也称 Stinger 综合征 （4）背包麻痹是指患者在长时间背背包或相似装备后，出现无痛性臂和（或）肩部肌无力，通常为单侧，最常导致臂丛上干病变

续表

类型	具体疾病
非创伤性神经丛病	包括神经痛性肌萎缩、遗传性臂丛神经病、肿瘤性和放射诱发性神经丛病、胸廓出口综合征以及糖尿病相关臂丛神经病
医源性臂丛神经丛病	包括典型术后轻瘫、胸骨正中切开术后神经丛病、肱骨内侧筋膜室综合征以及区域阻滞麻醉相关的神经损伤
新生儿型臂丛神经丛病	并不常见，表现为出生时手臂无力，该病可累及C5~T1 神经根

臂丛神经综合征可能急性起病，也可能隐匿起病。急性发作通常以肩部或上臂疼痛为特征，隐性发作可表现为进行性疼痛、进行性麻木、特定肌肉肌无力。在早期阶段，很难区分由肩骨和韧带损伤引起的症状与由臂丛神经损伤引起的症状。急性发作通常由创伤代谢或炎症等损伤所致，癌症和放疗所致的患者出现慢性进行性症状。如果损伤由外伤

引起则恢复很慢，可能需要几个月的时间。一些严重的损伤会导致永久性的肌肉瘫痪。

臂丛神经综合征主要表现为肢体疼痛、无力、反射减退、伴臂丛神经支配区域轻度感觉障碍等。急性臂丛神经炎引起上臂和肩部的剧烈疼痛，通常在疼痛缓解后，手臂力量和反应减弱，患者可能无法使用拇指和食指做出"O"的手势，3~10d 出现肌肉无力，肌力恢复通常需要几个月。需要注意：①在神经丛疼痛的急性发作中，可能很难区分真正的肌肉无力和疼痛引起的运动减少；②肌萎缩可能在发病后数周内未被发现；③肌肉无力可能导致肌腱反射减弱；④麻醉通常累及腋窝神经区，但也可能是弥漫性或反映其他受影响神经的分布。

（二）辅助检查

1. 神经传导检查 包括感觉和运动神经传导测试。完整的感觉神经检查有助于诊断。肌电图可以评估神经丛的所有组成部分，可帮助定位病变，对运动神经轴突损伤的检测最敏感。因神经丛疾病急性发作 3 周内，异常的自发活动（正波和纤颤电位）可能不明显，故影响其检测的灵敏度。

2. 影像学 MRI 神经成像术能显示单个神经根、神经丛节段和周围神经，在检测神经丛病变方面，尽管特异性低，但比常规 MRI 敏感；而且，该检查可识别出与脱髓鞘和（或）压迫相关的局部因素，包括神经水肿、增厚以及 T_2 高信号。此外，胸片和脊椎片可能显示出骨性损伤或肌无力所致姿势改变，CT 平扫有助于检测骨性异常，而 CT 脊髓造影则有助于检测神经根撕脱。在检测结构性异常方面，CT 敏感性不如 MRI。

3. 超声 以非侵入性方式鉴别神经节前与神经节后创伤性病变，亦常用于臂丛磁共振成像。

二、腰骶丛神经综合征

（一）临床表现

腰丛由 T12 前支的一部分、L1~L3 前支及 L4 前支的一部分组成。骶丛由腰骶干和所有骶、尾神经前支组成。腰丛和骶丛共同构成腰骶丛，由 T12~S4 的前支（腹侧支）形成。前支在神经丛内分为前侧和后侧分支，再进一步形成各周围神经。

LSP 病因广泛，与其他周围神经疾病相比相对罕见，是一组独特的周围神经系统疾病。

按其发病原因，可将腰骶丛神经丛病大致分为特发性腰骶神经根神经丛病、糖尿病肌萎缩型 LSP、感染性/炎症性/肿瘤浸润性 LSP、创伤性 LSP、医源性

LSP、围生期 LSP 等。

LSP 多见于骨盆骨折、医源性损伤等。LSP 具有多种临床特征，最常见的是多个连续腰骶神经根支配区的不对称局灶性肌无力、麻木和（或）感觉异常。肌无力的不同表现通常有助于定位神经丛中具体的损伤部位：①腰神经丛损伤常导致髋关节屈曲和内收无力和（或）膝关节伸展无力；②腰骶干和上骶神经丛的损伤可导致足下垂或连枷足（取决于受累程度）以及膝关节屈曲或髋外展无力。一般来说，大腿前部、内侧和小腿内侧的感觉障碍通常表明腰丛受累，而小腿、足背、大腿后侧和会阴区域的感觉障碍表明腰骶干和（或）骶丛损伤。

触诊大转子发现压痛，提示局灶性滑囊炎。应触诊腹股沟区以寻找有无肿块或血肿形成。直肠检查有助于评估直肠张力和探查直肠肿块。"4"字试验（Patrick 试验）和直腿抬高、反向直腿抬高试验（股骨牵拉试验）等可评估有无腰骶神经根病（该病有时类似于 LSP）或髋部肌肉骨骼病变（如骶髂关节炎）：①"4"字试验的操作方法如下：髋关节外旋，同侧膝关节屈曲至 90° 并置于对侧膝关节上。若引出髋关节或臀部疼痛则试验为阳性，应怀疑有髋关节或骶髂关节病变。但是该试验对神经根病或神经丛病无特异性；②直腿抬高试验需要患者取仰卧位，检查者将患者伸直的患侧下肢抬高并使足背屈，同时注意患者不要主动"协助"抬高下肢。该试验有助于诊断椎间盘突出（尤其是 L5~S1 水平）导致的神经根病；③反向直腿抬高试验（股骨牵拉试验）需要患者俯卧于检查床上，髋关节和下肢被动伸直抬离床面。该动作最有助于评估 L2、L3 和 L4 神经根，但其敏感性和特异性的相关信息不足，所以价值有限。因为股神经、腰丛和腰椎神经根纤维应该都受到了牵拉，所以反向直腿抬高试验的阳性结果可能难以解读。

（二）辅助检查

1. 神经影像学检查 评估神经丛的首选影像学检查是 MRI。MRI 的解剖分辨率高于 CT，可提高诊断准确度，还可辅助介入科医生或外科医生制定术前计划。无条件应用 MRI 的患者可选择 CT 检查。增强扫描对某些情况有帮助，例如疑似肿瘤、脓肿、炎症或术后改变，因此通常应给予钆造影剂。

2. 电生理检查 电生理查有助于鉴别 LSP 与腰骶神经根和单支神经的综合征，还可提示病变在神经丛内的定位和可能的病因。针极肌电图主要用于鉴别 LSP 与神经根病及单纯性坐骨神经病、股神经病、腓总神经病或胫神经病：①如果下肢神经传导检查发

现运动神经传导异常而感觉神经传导正常，且肌电图检查显示按肌节分布的异常包括椎旁肌受累，则通常提示神经根损伤而不是 LSP；②如果肌电图异常支持 L2、L3 和 L4 支配的大腿肌肉存在急性去神经支配和慢性再支配，但大腿收肌、胫骨前肌和相应的脊旁肌未受累，则可用于鉴别孤立的股神经病与 LSP 或腰神经根病；③如果腓总神经在跨腓骨头段出现运动神经传导速度减慢，伴或不伴相应的运动反应减弱和（或）腓浅神经感觉传导异常，则可鉴别腓总神经病与 LSP；④髋部外展肌存在肌电图异常有助于鉴别腰骶丛损伤与坐骨神经损伤。

3. 超声检查　超声不常规用于诊断 LSP，但有助于鉴别涉及坐骨神经、腓总神经和胫神经的其他周围神经病变。

4. 实验室检查　建议病因不明的 LSP 患者接受下列血液检查：全血细胞计数、凝血功能、糖化血红蛋白、红细胞沉降率、C - 反应蛋白、抗核抗体、抗中性粒细胞胞质抗体、血管紧张素转化酶、血清免疫固定蛋白电泳、抗 Ro 和抗 La 抗体，以及针对 EB 病毒、水痘 - 带状疱疹病毒、HIV、莱姆病和梅毒的血清学检查。血液检查结果为阴性时，腰椎穿刺评估脑脊液白细胞、蛋白质和细胞学可辅助隐匿性感染或恶性肿瘤的诊断。

5. 活检　LSP 患者是否接受病理学检查取决于所怀疑的病因。对腹腔内和盆腔内的脏器和组织进行影像学引导的穿刺活检是诊断疑似肿瘤或浸润性疾病的金标准。如果仍然难以明确诊断，近端神经和（或）神经根的神经纤维束活检可能有帮助。

治疗

一、病因治疗

神经丛病综合征通常采取病因治疗。在神经丛附近的癌肿可通过放疗和（或）化疗处理。危害神经丛的肿瘤或其他肿块必须通过外科手术清除。如怀疑是自身免疫反应原因所致的神经丛疾病和急性臂丛神经炎，有时须给予皮质类固醇治疗，但这类药物的有效性仍待更多研究论证。如由糖尿病引起，则控制好血糖有助于减轻症状。

二、手术治疗

对于创伤性病因的神经丛病而言，大多数外科手术干预是在 3~4 个月时间内证实无改善后进行的，但在某些情况下，采用紧急干预是适当的。手术干预的类型取决于病变的性质和程度，可采用的手术类型包括神经松解术、神经移植、神经移位术以及肌腱和肌肉移位术。

三、康复方法

非创伤性病因的神经丛病多采取保守治疗、理疗、针灸及作业治疗可帮助维持肩部、手臂和手部的功能能力。可于神经损伤部位进行超短波治疗，患肢各关节被动活动和肢体按摩，已出现关节僵硬及组织挛缩的患者，进行局部热疗后做手法松动治疗。

配合矫形器具以防止关节脱位和畸形，指导感觉障碍的患者自我保护，防止继发损伤。肌力 1~2 级者进行辅助性主动活动，用滑板或者悬吊患肢的方法减轻患肢自身重量，进行肌力训练，肌力 3 级者进行主动活动的练习，肌力 4 级者采取渐进抗阻练习法训练增强肌力，每次练习以肌肉略感疲劳为度，同时练习做一些日常生活活动，包括洗脸、梳头、穿衣、吃饭等。

对于实施动力重建术的患者，在术前进行增强移位肌肌力的训练，在术后 4~6 周开始重建肌动作练习，逐步掌握其协调运动，随后再进行增强肌力的训练。对于恢复皮肤痛、温觉的患者，根据感觉恢复的程度分期进行手部的感觉再训练，早期进行定位觉和触觉训练，后期开展辨别觉训练及手部的使用能力训练。感觉过敏的患者进行脱敏训练。通过心理治疗的方式使患者对神经损伤康复的长期性有一定的心理准备，充分调动患者的主动性，积极配合治疗。

作者：冯阳阳
审稿：陈孝东

参考文献

第八章 脊髓疾病

第一节 带状疱疹病毒性脊髓炎

带状疱疹病毒性脊髓炎（varicella zoster virus myelitis，VZVM）是带状疱疹病毒（herpes zoster virus，HZV）感染引起的脊髓炎性疾病，是带状疱疹病毒感染的少见并发症。临床主要表现为带状疱疹皮肤损害发生数日至数周后出现的不对称性的脊髓损害的相关症状，如感觉障碍、肢体无力、括约肌功能障碍等。

➡ 诊断

一、诊断流程（图8-1-1）

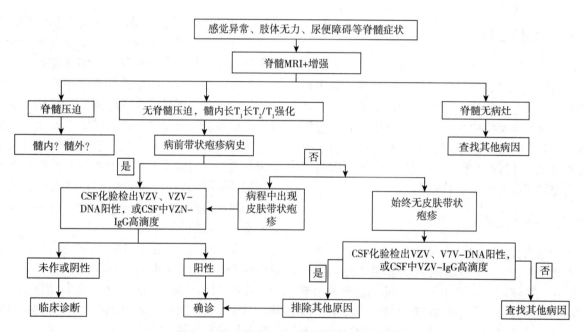

图8-1-1 带状疱疹病毒性脊髓炎诊断流程

CSF 脑脊液；脊髓 MRI 依据症状体征确定解剖定位来确定具体核磁检查的部位

二、问诊与查体

（一）问诊和症状

1. 皮肤带状疱疹症状

（1）诱因：劳累、精神压力大、休息不好等。

（2）出现时间：多在脊髓症状出现前数日至数周，没有确切的时间范围，也可以脊髓症状为首发症状，在脊髓炎症状后出现皮肤疱疹，也有报道始终无皮疹出现的病例。

（3）出现部位：头面、颈、肩、胸背部、腰骶部等均出现，以颈、肩、胸肋部多见，一侧性，不过身体中线是其分布特点。

（4）严重程度及治疗情况：皮肤带状疱疹出现后其严重程度及抗病毒药物应用是否及时均与脊髓炎并发症发生的风险及预后有关。

2. 脊髓症状 带状疱疹累及脊髓多为部分性受累，不对称性，以下症状可独立出现，也可同时出现，根据受累层面、受累部位不同而症状有所不同。

（1）感觉异常：①性质：麻木、痛觉减退、疼痛等；②部位：多位于皮疹水平对侧躯干或下肢，也可因累及皮疹对称脊髓致双下肢感觉异常，程度常不对称；③动态演变：可先累及一侧肢体，逐渐出现对侧肢体感觉异常，也可由局灶发展至整个肢体。

（2）肢体无力：①部位：多因皮疹水平脊髓最先受累而出现受损水平以下同侧肢体无力，也可出现对侧下肢无力，但双侧不对称，皮疹侧常较对侧重；②严重程度：多为轻瘫，也有逐渐进展发展至3级肌力以下，不能下床。

（3）尿便障碍：累及脊髓侧角可出现尿便障碍，出现尿便潴留或失禁。

3. 伴随症状

（1）视力下降：有报道称带状疱疹可出现视神经脊髓炎的并发症，出现视力下降、视物模糊的症状，在问诊时要注意询问。

（2）肢体僵硬感：出现上运动神经元瘫痪时，伴随肌张力增高，患者诉除易疲劳，肢体无力外，会有肢体僵硬感或行动笨拙。

4. 精神状态、睡眠、进食等一般状况 精神状态好坏，患病前后睡眠是否充足，进食是否顺畅规律，有助于判断遗漏的发病诱因及评估全身身体状况，判断并发脊髓炎的危险因素等。

5. 既往史 基础疾病史，儿童时有无水痘病史，发病前有无腹泻、其他疫苗接种史。

6. 个人史 带状疱疹疫苗接种情况，吸烟、酗酒、熬夜等不良生活习惯。

7. 家族史 询问有无遗传史。一般 VZVM 患者家族史无特殊，但共同生活的家庭成员如有带状疱疹病史可提供一定参考。

（二）查体和体征

带状疱疹性脊髓炎主要表现为皮肤带状疱疹的体征以及脊髓受累的体征，脊髓受累的主要特点为不对称性，其脊髓受累节段和皮疹同侧，节段基本在一致范围，或上下几个节段范围内，也有远隔节段受累的报道，少数病例表现为脊髓半切综合征，也有少数病例脊髓受累可波及对侧，表现为横贯性脊髓损害的体征。

1. 皮肤 沿着肋间神经分布的疱疹样皮损或疱疹愈合后的色素沉着痕迹，范围局限于身体一侧，不过中线。也可见于颈肩部、腰部皮疹。

2. 神经系统体征

（1）高级皮层神经功能：VZVM 患者多神志清楚，认知等不受影响，但如果病毒侵犯致脑部，出现脑炎或脑膜炎并发症，会出现意识障碍，谵妄，认知功能下降等体征。另外，患者的基础疾病加重也可能会影响意识。

（2）感觉障碍：可因累及的脊髓部位不同表现出不同的感觉障碍。①后角型：病损侧节段性分离性感觉障碍，表现为病变侧痛、温觉障碍，触觉或深感觉保存；②后索型：薄束、楔束损害，受损平面以下深感觉障碍和精细触觉障碍，伴感觉性共济失调；③侧索型：脊髓丘脑侧束受累，表现为病变对侧平面以下痛、温觉缺失，触觉和深感觉保留（分离性感觉障碍）；④前连合型：前连合为两侧脊髓丘脑束的交叉纤维集中处，损害时出现受损部位双侧节段性分布的对称性分离性感觉障碍，表现为痛、温觉消失而深感觉和触觉存在；⑤脊髓半离断型：同"脊髓半切综合征"；⑥马尾圆锥型：主要为肛门周围及会阴部呈鞍状感觉缺失，马尾病变出现后根型感觉障碍并伴剧烈疼痛。

（3）运动障碍：脊髓髓内损害累及皮质脊髓束，出现受累平面以下上运动神经元瘫痪，肌张力增高，腱反射亢进，病理征阳性等锥体束征。但在疾病早期可能因为脊髓休克期，出现肌张力减低，腱反射减退，病理征阴性等弛缓性瘫痪的体征。一般无不自主运动。脊髓前角细胞受累表现为节段性、弛缓性瘫痪而无感觉障碍，时间长可出现肌肉萎缩、肌束纤颤等。

（4）反射：脊髓损害累及皮质脊髓束出现锥体束征，深反射增强，并出现病理反射，巴宾斯基征和（或）其等位征阳性。但脊髓休克期深反射可减弱。脊髓受累平面以下浅反射减弱或消失。

（5）脑膜刺激征：一般为阴性，出现脑炎脑膜炎等并发症，可出现阳性。

（6）自主神经功能：主要出现尿便障碍的体征，如膀胱区膨隆等。

3. 特殊综合征

（1）脊髓半切综合征（Brown - Sequard syndrome）：表现为受损平面以下同侧上运动神经元瘫痪、深感觉障碍及对侧痛温觉障碍。

（2）横贯性脊髓损害：在受累节段以下双侧上运动神经元瘫痪，感觉全部缺失、括约肌功能障碍。严重者可出现脊髓休克。根据损害平面的不同，会出现不同的体征。由于带状疱疹多潜伏在胸段脊神经节，故胸段脊髓平面受累最常见。

三、辅助检查

（一）优先检查（表 8 - 1 - 1）

表 8 - 1 - 1　VZVM 的优先检查

检查		优先原因	临床意义
磁共振检查	脊髓磁共振平扫 + 增强磁共振	首选检查，脊髓磁共振检查能明确脊髓受累部位，对诊断有重要意义	胸段脊髓最常受累，脊髓增粗、肿胀，长 T_1 长 T_2 信号，病灶常为皮疹一侧同节段或上下相邻几个节段（一般不超过 3 个）脊髓受累，偏向皮疹一侧，单发或多发，也可累& 到脊髓对侧，出现脊髓横贯性损害，但一般皮疹同侧脊髓受累较对侧重。另也有皮疹远隔部位脊髓受累的报道。T_1 钆增强表现为病灶部位条索状、斑片状强化
	头颅磁共振	查看有无颅内受累，及可排除颅内疾病，如占位等引起相应症状的病因。同时为下一步腰椎穿刺术做准备，如有占位等可能无法行腰椎穿刺术	VZVM 患者颅内无责任病灶，可有缺血灶等本身基础疾病所致病灶；但如 VAVM 患者并发脑炎，可有脑实质受累，表现为长 T_1 长 T_2 病灶
腰椎穿刺术及脑脊液分析	脑脊液压力、细胞计数、蛋白、葡萄糖、氯化物等	脑脊液化验是中枢神经系统感染性疾病的必要检查，对判断疾病性质有重要意义	VZVM 患者一般脑脊液压力正常或轻度升高；白细胞计数正常或轻度升高，以单核细胞为主，也有报道以淋巴细胞居多；脑脊液蛋白可正常，或轻度增高；脑脊液中葡萄糖及氯化物多正常
	脑脊液病原学检测	脑脊液病原学检测对疾病有确诊意义	应用聚合酶链反应（PCR）技术检测 VZV - DNA，对 VZVM 的诊断具有确诊意义，注意在疾病早期（7d 内）检测阳性率61% ～76%，之后逐渐减低，故提倡高度怀疑此病者尽早完善此项检查。但因目前国内大多数医院并未开展此检测项目，有条件可优先选择。注意：阳性可确诊，但阴性不能排除此疾病 脑脊液病毒培养如找到病原菌则有确诊意义，但因其培养周期长，阳性率低，故不做推荐
	脑脊液 VZV 抗体检测	对 VZVM 的诊断有重要意义，仅次于 VZV - DNA	脑脊液中 VZV - IgM 抗体阳性提示新发感染；VZV - IgG 抗体高滴度，对疾病诊断也有确诊意义，但 IgG 抗体在疾病病程后期（7d 后）易检测到，早期阳性率低，阴性不能排除诊断

（二）可选检查

1. 脑脊液特殊检测项目　如抗酸染色；墨汁染色；水通道蛋白 - 4（AQP4）IgG 抗体，髓鞘少突胶质细胞糖蛋白（MOG）抗体，CSF 寡克隆带，CSF HSV - 1、HSV - 2 PCR，等等，这些检查对并发症的诊断及鉴别诊断有重要意义。

2. 血清特殊抗体检测　血清 AQP4 - IgG 自身抗体、MOG 自身抗体、GFAP（胶质纤维酸性蛋白）抗体、血清抗核抗体（ANA）、抗 Ro/SSA 和抗 La/SSB 抗体、维生素 B_{12} 水平、甲基丙二酸、HIV 抗体、梅毒血清学检查，以及促甲状腺激素检查，血清红细胞沉降率、C - 反应蛋白、类风湿因子、抗磷脂抗体、抗中性粒细胞胞质抗体等，对基础疾病、并发症的诊断，以及鉴别诊断有重要意义。

3. 电生理检查　已报道的研究中，少有将肌电图、运动诱发电位、感觉诱发电位等电生理检查作为辅助检查的报道，但在疾病治疗前后的对比可作为疾病恢复的评价指标。

4. 脊髓 CT 检查　对于因体内金属植入物等核磁共振有禁忌者，可考虑行脊髓 CT 检查，但注意 CT 对脊髓的显示不如磁共振。但对骨性结构及周围组织的显示较 MRI 好，对合并或怀疑脊髓损伤的患者也可选择。

5. 肿瘤筛查　包括肿瘤系列，胸腹盆 CT，乳腺钼靶等检查。可排除潜在的肿瘤，因肿瘤患者抵抗力低下，更容易发生 VZVM；并对疾病的鉴别诊断有重要意义。

（三）新检查

宏基因组二代测序技术（DNA NGS）是识别感染性病原体的一种方法，可以非靶向的检测临床标本中存在的细菌、真菌、病毒和寄生虫等病原体的核酸。所以可替代基于 PCR 的测试。目前脑脊液 NGS 在中枢神经系统感染性疾病的病原体诊断方面已逐步应用于临床，但成本较高，临床上多委托第三方机构完成，限制了应用。

四、 诊断及其标准

（一）诊断标准

目前尚缺乏国际或国内公认的权威的诊断标准，我们在诊断此病时主要依据以下几点。

（1）病前皮肤带状疱疹病史，或病程中出现皮肤疱疹。

（2）脊髓病变引起的感觉、运动及括约肌功能障碍。

（3）脊髓磁共振提示长 T_1 长 T_2 条索状、斑片状病灶，T_1 钆增强表现。脊髓 MRI 提示病变位于皮疹相应的脊髓节段及偏于皮疹。

（4）脑脊液化验提示中枢神经系统病毒感染的改变，表现为：白细胞轻度增高，糖和氯化物正常。

（5）脑脊液 PCR 检查 VZV－DNA 阳性，VZV IgM 阳性及抗 VZV IgG 抗体高滴度，或 NGS 检测到 VZV－DNA。

临床上主要根据带状疱疹病史和脊髓疾病在时间及部位上的相关性可做出临床诊断，如第 5 条实验室检查证据支持，可确诊。但同时要结合患者病史、症状、体征及其他检查结果，做出并发症的诊断。

（二）风险评估和危险分层

本病的高危因素如下。

（1）50 岁以上老年人。

（2）有 HIV、系统性红斑狼疮（SLE）、恶性肿瘤、骨髓及器官移植等病史的免疫力低下患者。

（3）肢体瘫痪肌力低于 3 级肌力者。

（4）出现意识障碍者。

（5）合并脑炎者。

（6）带状疱疹皮疹范围大、伴明显疼痛、易反复者。

（三）并发症诊断

带状疱疹性脊髓炎的并发症主要是合并带状疱疹感染引起的其他神经系统并发症（表 8－1－2）。

表 8－1－2 带状疱疹性脊髓炎的并发症诊断

并发症	病史/症状/体征	辅助检查
带状疱疹性脊髓炎合并脑炎	带状疱疹患者 6% 合并脑炎，正常成人可见，但多见于免疫功能低下者，如 HIV 患者。一般在皮疹后 3～5 周出现头痛、恶心、呕吐等颅内压增高的表现，可合并发热，以及烦躁、精神错乱、定向力障碍、谵妄、嗜睡、甚至昏迷、癫痫发作等症状，可有轻度的脑膜刺激征。可出现偏瘫、失语、感觉障碍等锥体束症状。如脑干受累，可引起脑神经麻痹、共济失调等表现	脑、脊髓核磁共振成像及脑脊液 PCR 检测有助诊断
带状疱疹后并发视神经脊髓炎谱系病（NMOSD）	在对带状疱疹性脊髓炎患者研究中，发现除脊髓受累症状外，有引起视力下降的病例。应用糖皮质激素或免疫抑制剂治疗后症状缓解，个别患者有复发	在患者的脑脊液及血清学检查中发现水通道蛋白－4（AQP－4）抗体阳性，结合其临床特点符合 NMOSD 的诊断标准
带状疱疹后神经痛（PHN）	PHN 是带状疱疹患者最常见的神经系统并发症，其发生率高达 10%～15%，在 60 岁以上成人及免疫功能低下患者中发病率更高。PHN 是指带状疱疹皮疹首次出现后相应皮节出现的持续性疼痛，超过 4 个月。感觉异常包括受累皮区疼痛、麻木、感觉倒错和触诱发痛	—

五、 鉴别诊断 （表 8－1－3）

表 8－1－3 带状疱疹病毒性脊髓炎和其他疾病的鉴别诊断

疾病	病史/症状	查体/体征	辅助检查
急性非特异性脊髓炎	是各种感染后引起的自身免疫反应所致的急性横贯性脊髓炎。发病前 1～2 周有上呼吸道感染、胃肠道感染或预防接种史，外伤、劳累、受凉等是诱因。无皮肤带状疱疹病史。表现为病变部位神经根痛，肢体麻木无力，病变部位束带感，受累平面以下运动障碍、感觉缺失、括约肌功能障碍（尿潴留）。以胸段脊髓炎最常见，尤其是 T3～T5 节段，颈髓、腰髓次之	无皮疹，痉挛性截瘫，受累平面以下所有感觉缺失，瘫痪肢体肌张力增高，四肢腱反射活跃，巴宾斯基征等病理征阳性。尿潴留，充溢性尿失禁等	腰穿脑脊液无色透明，压力正常，细胞数和蛋白轻度升高，以淋巴细胞为主，糖、氯化物正常。脑脊液中 PCR 检测无 VZV－DNA，无 VZV 抗体。脊髓 MRI 见脊髓增粗，病变节段内多发片状或弥散的 T_2 高信号，部分融合

疾病	病史/症状	查体/体征	辅助检查
脊髓压迫症	是椎管内或椎骨占位性病变引起的脊髓受压综合征 (1) 病因：肿瘤；炎症如结核球、肉芽肿、脓肿；脊柱外伤骨折等至椎管内形成血肿；脊柱退行性病变如椎间盘突出至椎管狭窄；先天性疾病如寰椎枕化、颈椎融合畸形；血液疾病如血小板较少或凝血功能障碍者在腰穿后形成血肿等 (2) 脊髓压迫症状：急性压迫多为脊髓横贯性损害，早期脊髓休克，出现病变以下肢体弛缓性瘫痪、感觉缺失、反射消失及尿便障碍。慢性压迫病情有逐渐加重的过程，先是神经根痛及脊膜刺激症状，然后是脊髓半切综合征的表现，此期因半身损害和 VAVM 症状相似需要鉴别，严重者表现为脊髓横贯性损害	(1) 感觉障碍：根痛期为节段性感觉障碍；脊髓感觉传导纤维有一定排列顺序，髓外病变感觉障碍自下肢远端向上发展至受累节段；髓内病变早期出现病变节段支配区分离性感觉障碍，累及脊髓丘脑束时感觉障碍自病变节段向下发展，鞍区最后受累（马鞍回避）；晚期横贯性损害致病变水平以下各种感觉缺失 (2) 运动障碍：出现一侧肢体痉挛性瘫痪、肌张力增高、腱反射亢进，双侧初期表现为伸直样痉挛性瘫痪，晚期呈屈曲样痉挛性瘫痪。前角及前根受压引起病变，可导致肌群弛缓性瘫痪，伴有肌束震颤和肌萎缩。这些都是锥体束受压引起的病理征 (3) 反射异常：当受压节段累及后根、前根或前角时，病变出现在该节段。症状包括腱反射减弱或缺失；腹壁反射和提睾反射也可能缺失。如果锥体束受到累及，则会观察到同侧腱反射亢进和病理反射阳性 (4) 脊膜刺激症状：多由硬膜外病变引起，可有脊柱局部自发痛、叩击痛、活动受限，如颈部抵抗、直腿抬高试验阳性等	(1) 腰穿脑脊液检查：如病变造成脊髓蛛网膜下腔堵塞，在堵塞水平以下出现压力低甚至测不出，部分堵塞或未堵塞者压力正常甚至增高。压颈试验可证明有无椎管梗阻。椎管严重梗阻时可出现蛋白细胞分离及 Froin 征 (2) 影像检查：脊柱 X 线平片可发现脊柱骨折、错位、结核、骨质破坏、椎管狭窄等；CT 及 MRI 可显示脊髓受压，MRI 能显示椎管内病变的部位、性质及边界。椎管造影可显示椎管梗阻界面。核素扫描可准确判断梗阻部位
脊髓梗死	卒中样起病，症状常在数分钟或数小时达到高峰。因发生闭塞的供血动脉不同而症状不同 (1) 脊髓前动脉综合征：表现为突发病损水平相应部位根痛或弥漫性疼痛；初起为弛缓性瘫痪，脊髓休克期后为痉挛性瘫痪。后索一般不受累，出现传导束型分离性感觉障碍，痛温觉缺失而深感觉保留，尿便障碍明显 (2) 脊髓后动脉综合征：少见病症，表现为急性根痛。病变水平以下常伴有深感觉缺失和感觉性共济失调，但痛觉、温觉和肌力通常保持正常。此外，括约肌功能通常不会受到影响 (3) 中央动脉综合征：在相应节段病变水平，常见下运动神经元性瘫痪、肌张力减低和肌萎缩。通常情况下并不伴随着锥体束损害或感觉障碍	脊髓 MRI + DWI 可显示病变部位梗死灶	—
放射性脊髓病	见于接受放射治疗的恶性肿瘤患者，因多在颈部及其周围接受放射治疗，故颈髓受累多见，起病隐匿，早期主要为感觉异常，可有颈肩部疼痛，莱尔米特征、进展性感觉缺失，之后出现运动障碍，晚期出现括约肌功能障碍	血液肿瘤指标阳性；影像学检查可见原发肿瘤病灶；脊髓 MRI 可见微小病灶。脑脊液检查正常或蛋白稍高	—
格林巴利综合征	病前 1~3 周常有呼吸道或胃肠道感染症状或疫苗接种史。首发症状多为肢体对称性弛缓性肌无力，自远端逐渐向近端发展或自近端向远端加重，常由双下肢开始逐渐累及躯干肌、脑神经等。严重者可累及肋间肌、膈肌引起呼吸麻痹。伴随肢体感觉异常，如烧灼感、麻木、刺痛和不适感等，可先于或与运动症状同时出现	四肢肌力减退，呈弛缓性瘫痪；感觉减退，呈手套－袜套样分布；四肢腱反射减弱，病理反射阴性	(1) 脑脊液：发病 3 周左右可见蛋白－细胞分离现象；部分患者脑脊液抗神经节苷脂抗体阳性 (2) 血清：部分患者血抗神经节苷脂抗体阳性，阳性率高于脑脊液 (3) 神经电生理：运动神经传导测定可见远端潜伏期延长、传导速度减慢，F 波可见传导速度减慢或出现率下降，提示周围神经存在脱髓鞘性病变，在非嵌压部位出现传导阻滞或异常波形离散对诊断脱髓鞘病变更有价值 (4) 脊髓 MRI 髓内组织无特殊异常

六、 误诊防范

以下人群易发生误诊：①无带状疱疹皮疹病史者，或皮疹不典型者；②儿童、无水痘病史，无带状疱疹接触史的年轻人，免疫功能正常者；③实验室检查不典型，尤其脑脊液病原学检查阴性者；④皮疹远隔部位出现脊髓病灶者；⑤基础疾病多而复杂，合并其他神经系统疾病者。

本病易被误诊为：①其他神经系统疾病：急性脊髓炎，脊髓血管病，格林巴利综合征，多发性周围神经病，脊髓空洞症，脊髓亚急性联合变性等；②临床孤立综合征，多发性硬化，抗体阴性的 NMOSD，MOGAD 等；③骨科疾病：颈椎病，椎管狭窄，腰椎间盘突出症等；④合并其他特殊感染的脊髓疾病：脊髓痨，结核性脊髓炎；⑤皮肤细菌感染引起脊髓硬膜外脓肿，脓肿压迫可引起脊髓受压症状。

单纯疱疹性脊髓炎、副肿瘤性脊髓病、糖尿病患者合并带状疱疹（需鉴别糖尿病相关脊髓病）、系统性红斑狼疮合并带状疱疹（需鉴别 SLE 相关脊髓病）易被误诊为本病。

为避免误诊，应注意：①充分认识疾病的多样性及复杂性，对老年人、合并恶性肿瘤、HIV 等免疫力低下患者，尤其要引起高度重视；②对皮疹不典型者，尤其不伴随疼痛的带状疱疹，以及病史时间较长的患者，脊髓症状出现时皮疹已恢复，要高度警惕病史的遗漏，反复追问病史；③对早期脑脊液检查结果阴性的患者，如有高度怀疑本病，可据病情反复穿刺取脑脊液化验；④对于实验室检查PCR 检查结果阴性者，可考虑行脑脊液 NGS 检查；⑤对于合并恶性肿瘤、系统性红斑狼疮、糖尿病、HIV、梅毒、结核等疾病的患者，注意这些疾病也可以引起相应的脊髓病变，再合并带状疱疹者，将对诊断带来很大困难，故脑脊液 PCR 检查必须进行，脑脊液抗体检查也要全面，有条件可行脑脊液 NGS 检查。脑脊液病原学培养虽然阳性率低，若时间允许，也可考虑，甚至脊髓活检都可考虑进行。

治疗

一、 治疗流程 （图 8 - 1 - 2）

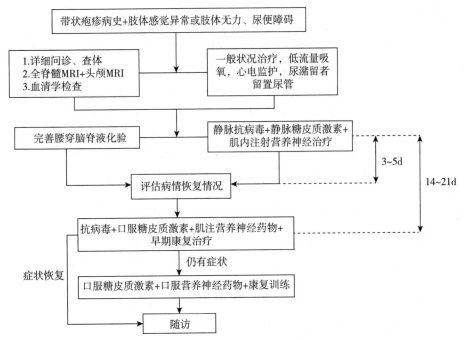

图 8 - 1 - 2 带状疱疹性脊髓炎治疗流程

二、 治疗原则

1. 早诊断，早治疗。

2. 控制疾病进展。

3. 减少并发症发生。

4. 早期康复训练，减少后遗症状，提高患者生活质量。

三、 治疗细则

（一）抗病毒治疗

VZVM 的病原体为水痘 - 带状疱疹病毒，抗病毒治疗是首要治疗，建议尽早开始，虽然目前无明确研究证据提示早期抗病毒治疗可减少脊髓炎的发生，但有证据表明早期抗病毒治疗的干预可有效缩短带状疱疹的病程，加速皮疹愈合，减少新发皮疹的形成，并可以有效减少病毒播散在内脏，能有效降低带状疱疹后神经痛的发生率。建议在皮疹发生 24 ~ 72h 内即可开始使用，以迅速达到并维持血药浓度。目前抗病毒药物首选阿昔洛韦，其次为更昔洛韦、膦甲酸钠，也有应用阿糖腺苷治疗的病例。具体药物用法见下文表 8 - 1 - 4。注意在免疫力低下患者、肾功能不全患者，药物需要减量使用。同时，所有患者在用药过程中，建议进行病情评估，复查脊髓 MRI 及脑脊液化验，包括细胞数、蛋白等，也可以对 VZV - DNA 及抗 VZV IgG 抗体动态观察。一般抗病毒治疗 3 ~ 9d 症状开始改善，逐渐恢复，根据病情恢复情况，可适当延长抗病毒药物使用时间。

（二）糖皮质激素治疗

目前应用糖皮质激素治疗是有争议的。但普遍观点认为糖皮质激素治疗有效，可减轻脊髓水肿，抑制炎症反应。

临床常用药物有甲泼尼龙、地塞米松，随后根据患者病情恢复情况改为口服泼尼松治疗，逐渐减量停药，具体用法见下文表 8 - 1 - 5。注意对于高血压、糖尿病、消化性溃疡及骨质疏松者谨慎使用，可能引起血压、血糖升高、消化道出血、骨折、股骨头坏死等，同时应用期间注意监测血电解质，尤其血清钾的测定，激素冲击治疗可能引起严重低钾血症，引起恶性心律失常。

（三）营养神经治疗

营养神经药物有助于神经功能的恢复，临床常用药物主要有 B 族维生素，如甲钴胺/腺苷钴胺、维生素 B_1 等。具体用法见下文表 8 - 1 - 6。

（四）康复治疗

带状疱疹脊髓炎的患者引起肢体瘫痪无力，肌张力增高，对生活能力及心理造成严重影响，积极的康复治疗可增强肢体肌力，减轻患者肢体瘫痪程度，提高患者生活质量，减少家庭及社会疾病负担。康复治疗建议越早进行越好。瘫痪肢体保持功能位，防止肢体、关节痉挛，防止关节挛缩，并可进行被动和主动肢体锻炼，还可给予局部肢体按摩。具体康复方法根据患者疾病情况，和康复师联合制定方案。

（五）并发症治疗

1. 带状疱疹脊髓炎合并脑炎的治疗 除上述抗病毒、糖皮质激素应用外。脑炎患者测脑脊液压力增高者，需给予减轻脑水肿药物，常用药物有甘露醇 125ml 静滴 2 ~ 3 次/日；甘油果糖 250ml 2 ~ 3 次/日；呋塞米 20mg 静脉注射 3 ~ 4 次/日；肾功能不全、水肿严重，合并低蛋白血症患者，可给予人血白蛋白治疗。另外，脑炎患者意识障碍、卧床者，可能并发肺部感染，无法吞咽，需注意抗感染、维持水电解质平衡等方面的治疗。

2. 带状疱疹脊髓炎合并视神经脊髓炎谱系病的治疗 首要仍是抗病毒及糖皮质激素治疗，经治疗大多病例可有缓解，如效果不理想，可给予免疫抑制剂治疗。

3. 带状疱疹后神经痛的治疗 在带状疱疹发病初期合并神经痛者，即刻开始镇痛治疗。轻中度患者，可给予对乙酰氨基酚、非甾体类抗炎药或曲马朵；中度到重度的疼痛，可给予羟考酮或吗啡等阿片类药物，或治疗神经病理性疼痛的药物，如普瑞巴林、加巴喷丁等。有些老年患者，其疼痛顽固而持久，合并焦虑、睡眠障碍等，可考虑普瑞巴林联合羟考酮治疗。具体用法见下文表 8 - 1 - 7。

（六）基础病的治疗

由于合并 HIV、SLE、肿瘤、肾移植等疾病的免疫力低下患者，带状疱疹性脊髓炎的发生率及严重程度均较免疫功能正常者高，且在这类患者中，有些患者长期应用免疫抑制剂，故在带状疱疹及脊髓炎的治疗中，建议和相关科室会诊联合制定治疗方案，比如肿瘤患者的放化疗可能需要暂停，应用免疫抑制剂者其剂量可能需要暂时减量等。

四、 药物治疗方案 （表8-1-4~表8-1-7）

表8-1-4　带状疱疹性脊髓炎抗病毒药物

药名	给药途径	用法用量	不良反应	注意事项
阿昔洛韦	静脉滴注	5~10mg/kg，（一般一次500mg），q8h；疗程14~21d	急性肾功能衰竭；神经毒性：激越、震颤、谵妄、幻觉和肌阵挛	提前补液及减缓输注速度可减少肾衰的发生。用药期间注意监测肾功能。肾功不全者减量
更昔洛韦	静脉滴注	5mg/kg，q12h	肾功能不全，全血细胞减少	补液；输液时间至少1h；监测肾功能、血细胞分析
膦甲酸钠	静脉滴注	每次 60mg/kg，q8h，或每次90mg/kg，q12h。可与更昔洛韦5mg/kg联合给药，q12h	肾功能不全；电解质异常；癫痫发作；骨髓抑制	容积750~1000ml/次；监测肾功能及电解质

注：q8h 每8h1次；q12h 每12h1次

表8-1-5　糖皮质激素药物治疗

药名	给药途径	用法用量	不良反应	注意事项
甲泼尼龙琥珀酸钠（注射用）	静脉滴注	500~1000mg入液静脉滴注，qd，3~5d，后续口服激素治疗	高血压、糖尿病、低钾血症、胃黏膜损伤、睡眠障碍、股骨头坏死，水钠潴留等	监测血压、血糖，电解质。给予补钾、补钙、保护胃黏膜、改善睡眠药物治疗
地塞米松	静脉滴注	10~15mg入液静脉滴注，qd，3~5d，后续口服激素治疗		
醋酸泼尼松片	口服	1mg/（kg·d）（一般60mg）顿服，根据病情逐渐减量至停药		
甲泼尼龙片	口服	40mg顿服，根据病情逐渐减量至停药		

注：qd 每日1次

表8-1-6　营养神经药物

药名	给药途径	用法用量	不良反应	注意事项
维生素B$_1$	肌内注射	50~100mg qd	过敏反应：颜面水肿，皮肤瘙痒，喘鸣，吞咽困难	肌内注射前皮试，不宜静脉注射
	口服	10mg tid		
甲钴胺	肌内注射	0.5mg 每周3次	过敏反应，严重者呼吸困难、血压下降；皮疹；头痛等	避光注射
	口服	0.5mg tid		

注：qd 每日1次；tid 每日3次

表8-1-7　带状疱疹后神经痛药物治疗

药名	给药途径	用法用量	不良反应	注意事项
普瑞巴林	口服	150mg/d起始，1周内增加至300mg/d，最大剂量600mg/d	头晕、嗜睡	肾功能不全者减量
加巴喷丁	口服	300mg/d起始，逐渐增量，常用有效剂量900~1800mg/d		
阿米替林	口服	25mg/d起始，最大剂量150mg/d	多汗、口干、视物模糊、排尿困难、便秘、心悸	注意心脏毒性，青光眼、尿潴留、自杀情绪、重症肌无力、甲亢、癫痫等患者禁用

作者：任蓓
审稿：拱忠影

参考文献

第二节 脊髓压迫症

脊髓压迫症是各种椎体或椎管内占位性病变压迫脊髓而引起的一组以根性神经痛、感觉及运动障碍为主要临床表现的神经系统综合征。脊髓压迫症的常见的病因包括肿瘤，感染及炎症，出血和脊柱外伤（表8-2-1）。

表8-2-1 脊髓压迫症最常见的病因

病因		内容
肿瘤	硬膜外肿瘤	多为累及椎体骨质的转移性肿瘤，常见的来源包括乳腺癌，肺癌，前列腺癌，肾癌以及浆细胞病如多发性骨髓瘤
	髓外硬膜内肿瘤	多为起源于脊髓组织及邻近结构的原发性肿瘤，包括神经鞘瘤，脊膜瘤以及血管瘤等
	脊髓肿瘤	星形细胞瘤和室管膜瘤是常见的引起脊髓压迫症的脊髓肿瘤，也可见到由于转移癌、少突胶质细胞瘤、黑色素瘤或海绵状血管瘤等肿瘤病变造成的脊髓压迫症
	脊柱肿瘤	包括巨细胞瘤，网状细胞肉瘤，软骨肉瘤等恶性肿瘤以及骨软骨瘤，软骨黏液纤维瘤，血管瘤等良性肿瘤
感染及炎症	硬膜外脓肿	大约2/3的硬膜外脓肿是由于皮肤（疖）、软组织（咽喉或口腔脓肿）或深部脏器（细菌性心内膜炎）感染经血行传播导致的，也可以是临近的局部感染直接波及导致，如椎骨骨髓炎，褥疮以及腰穿、腰麻和脊柱外科手术等医源性因素导致的感染
	脊髓感染	囊虫等寄生虫病或者隐球菌等真菌感染
	脊柱感染	脊柱化脓性骨髓炎，脊柱结核，梅毒，伤寒以及布鲁杆菌感染
	其他感染	囊肿型脊髓蛛网膜炎，强直性脊柱炎以及类风湿性脊柱炎
出血	硬膜外血肿	多见于接受抗凝治疗、外伤、肿瘤或恶病质患者，偶见于腰穿或腰麻后，尤其是同时应用低分子肝素抗凝治疗时
	脊髓出血	多见于脊髓血管畸形
脊柱外伤	—	椎体、椎弓和椎板骨折，脱位或小关节错位
其他	—	椎间盘突出，后纵韧带钙化，黄韧带肥厚等脊柱退行性变以及颅底凹陷症、平山病、颈椎融合畸形、黏多糖贮积病等先天性疾病

▶ 诊断

一、 诊断流程

考虑为脊髓压迫症后，首先确定受压的脊髓节段，该诊断过程也称为纵向定位。纵向定位过程中，感觉平面最有诊断价值，根性疼痛部位、腱反射异常、肌萎缩的分布、浅反射及皮肤划痕征的异常都有定位意义。其次确定病变位于髓内、髓外硬膜内或硬膜外（表8-2-2），该诊断过程也称为横向定位。最后结合患者的发病年龄、疾病进展速度、病变部位、系统疾病等病史特点以及全面的辅助检查确定病变的原因和性质。脊髓压迫症的诊断流程见图8-2-1。

表8-2-2 髓内病变、髓外硬膜内及硬膜外病变的鉴别

	髓内病变	髓外硬膜内病变	硬膜外病变
早期症状	多为双侧	从单侧开始快速进展为双侧	多从单侧开始
神经根痛	少见，部位不明确	早期多见，疼痛剧烈，部位明确	早期可能出现
感觉障碍	呈分离性	呈传导束性，起始为单侧	多数呈双侧传导束性
痛温觉障碍	从上向下发展，头侧重	从下向上发展，尾侧重	双侧从下向上发展
脊髓半切综合征	少见	多见	可见

续表

	髓内病变	髓外硬膜内病变	硬膜外病变
节段性肌无力和萎缩	于早期出现，病变广泛且明显	少见，病变部位局限	少见
锥体束征	不明显	见于早期，多自单侧开始	见于较早期，多为双侧
括约肌功能障碍	见于疾病早期	见于疾病晚期	见于疾病较晚期
棘突压痛、叩痛	无	较为多见	多见
椎管梗阻	晚期不出现，不明显	见于早期，明显	见于较早期，明显
脑脊液蛋白增高	不明显	明显	较为明显
脊柱 X 线	无改变	可改变	显著改变
脊髓造影充盈缺损	脊髓呈梭形膨大	呈杯口状	呈锯齿状
MRI	脊髓呈梭形膨大	髓外肿块和脊髓出现移位	硬膜外肿块和脊髓出现移位

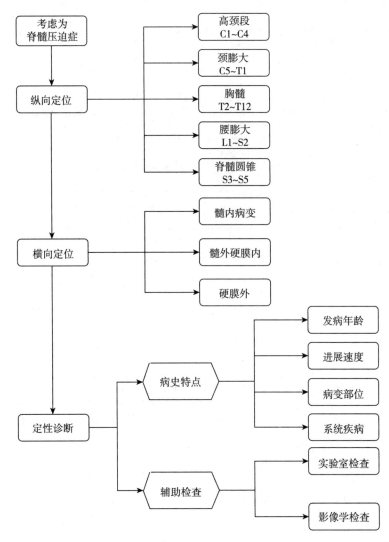

图 8 - 2 - 1　脊髓压迫症诊断流程

二、 问诊与查体

（一）问诊和症状

1. 急性脊髓压迫症　起病极为迅猛，病情凶

险，通常在数小时至数天内迅速达到脊髓损害的高峰。表现为脊髓功能的部分或完全丧失，可能呈现为脊髓半切综合征或者脊髓横贯性损害，多数患者出现脊髓休克，损害水平以下的感觉功能及运动功能丧失、神经反射消失，出现尿潴留等自主神经功

能受损症状。

2. 慢性脊髓压迫症 进展缓慢，可出现神经根

和脊膜刺激症状、感觉障碍、运动障碍、反射异常以及括约肌功能障碍的临床表现（表 8 - 2 - 3）。

表 8 - 2 - 3 慢性脊髓压迫症的症状

症状	备注
神经根和脊膜刺激症状	(1) 神经根刺激症状多在脊髓压迫症早期出现，表现为神经根性疼痛以及局限性感觉和（或）运动障碍 (2) 脊神经后根受压以神经根性疼痛和感觉障碍症状为主，疼痛程度严重，呈电击样、撕裂样或烧灼感，也可以表现为特定神经支配区域的束带感，并伴有麻木、感觉异常或感觉过敏等感觉障碍症状 (3) 脊髓前根受压可引起所支配肌肉的无力、肌肉束颤和肌肉萎缩 (4) 脊膜刺激症状可以表现为病变部位的椎体叩痛、压痛和活动受限，一般多见于硬脊膜外病变
感觉障碍的症状	主要表现为传导束性感觉障碍 (1) 脊髓半切综合征表现为病变对侧躯体损伤平面 2~3 个脊髓节段以下浅感觉障碍以及同侧损伤平面以下的深感觉障碍 (2) 脊髓横贯性损害时表现为损伤平面以下的深、浅感觉障碍 (3) 多数慢性脊髓压迫症的感觉障碍是自下肢远端开始逐渐向上发展至病变节段
运动障碍的症状	(1) 脊髓一侧受压将引发同侧病变水平以下的痉挛性瘫痪，脊髓横贯性损伤则表现为双侧病变水平以下的瘫痪 (2) 脊髓休克的急性期常表现为弛缓性瘫痪，晚期表现为痉挛性瘫痪 (3) 慢性脊髓压迫症的运动障碍多自病变节段逐渐向下肢远端发展
反射异常的症状	(1) 脊髓压迫症引起脊髓休克时损伤水平以下各种生理及病理反射均无法引出 (2) 脊髓压迫症患者在脊髓受压节段所支配的病变同侧区域，表现出腱反射的明显减弱或完全消失的现象。当病变扩展至锥体束时，出现脊髓损伤水平以下病变同侧的腱反射亢进症状，同时伴随病理反射的阳性表现 (3) 患者的腹壁反射和提睾反射亦会消失
括约肌功能障碍的症状	(1) 当病变累及马尾和脊髓圆锥区域时，患者会出现尿便失禁 (2) 若病变进一步损伤脊髓圆锥以上的部位，早期阶段患者可能出现尿潴留和便秘等临床表现；而晚期阶段，则可发展为反射性膀胱
自主神经功能障碍的症状	病变节段以下泌汗障碍，可以表现为少汗或无汗，皮肤营养障碍等症状

（二）查体和体征（表 8 - 2 - 4）

表 8 - 2 - 4 脊髓压迫症的体征

系统	体征
运动系统	(1) 脊髓一侧受压同侧病变水平以下肌力减退，肌张力增高，腱反射活跃或亢进，部分患者可以出现关节阵挛，病理反射呈阳性 (2) 脊髓休克急性期常表现为病变水平以下肌力丧失，肌张力减退，腱反射消失，病理反射无法引出，晚期病变水平以下肌力减退，肌张力增高，腱反射活跃或亢进，部分患者可以出现关节阵挛，病理反射呈阳性
感觉系统	(1) 脊髓一侧受压时病变对侧躯体损伤平面 2~3 个脊髓节段以下浅感觉以及同侧损伤平面以下的深感觉减退或者消失 (2) 脊髓前部受压时病变水平以下双侧痛觉和温度觉减弱或者消失，触觉可保留 (3) 脊髓后部受到压迫时，位于病变水平以下的同侧深感觉功能会呈现减弱或完全消失的现象 (4) 脊髓发生横贯性损伤的情况下，病变水平以下的所有深、浅感觉功能均会出现减弱或消失
自主神经系统	病变节段以下同侧皮肤划痕反射异常

三、辅助检查

（一）优先检查

1. 脑脊液检查 脑脊液初压很低常提示椎管严重梗阻；压颈试验（奎肯试验）有助于明确椎管部分或完全梗阻的情况；脑脊液化验结果显示存在蛋白 - 细胞分离现象，尤其是当蛋白含量超出 10g/L 时提示存在椎管梗阻。

2. 磁共振检查（MRI） 是脊髓压迫症最具临床意义的辅助检查，尤其结合弥散张量成像等新的影像技术，可以清晰地显示大多数病变以及脊髓受压的部位、程度和范围，结合对比剂增强检查可以明确多数病变的性质，可以对治疗方案的选择提供明确指导，并辅助判断预后。

（二）可选检查

1. 脊柱 X 线　可以很好地显示骨性结构病变，如骨折、脱位、骨质破坏等，适用于外伤、肿瘤、结核、脊柱退行性变以及发育畸形的诊断。

2. 脊柱 CT　成像较 X 线清晰，能够提供更丰富、更有价值的信息。

3. 脊髓造影　可直观地显示梗阻的部位，程度和范围，目前已经逐渐被 MRI 所取代。

四、诊断及其标准

一般根据典型的脊髓受压的临床症状和体征，结合 MRI、CT、X 线以及腰穿检查可以较容易的诊断脊髓压迫症。

五、鉴别诊断（表8-2-5）

表8-2-5　脊髓压迫症的鉴别诊断

鉴别疾病名	病史、症状与体征的鉴别	辅助检查的鉴别
急性脊髓炎	（1）起病较为急骤，患者常出现全身不适、发热以及肌肉酸痛等前驱症状。脊髓损害症状多表现为突然发生，且在数小时至数日内迅速达到高峰 （2）受累脊髓平面的定位较为明确且易于检出 （3）患者肢体多呈现弛缓性瘫痪，并伴有感觉异常以及括约肌功能障碍，需与无明显外伤的急性椎间盘突出进行细致的鉴别	（1）对于脊髓炎患者，其脊髓蛛网膜下腔通常无阻塞现象，脑脊液中白细胞数量增多，其中以单核及淋巴细胞为主，同时蛋白质含量亦有轻度升高 （2）若病情由细菌感染所致，则脑脊液中以中性白细胞增多为主要表现，蛋白质含量亦会有显著增高
脊髓空洞症	（1）起病隐匿，病程发展缓慢 （2）其典型临床表现主要包括节段性分离性感觉障碍，并常伴有手部小肌肉的萎缩与无力症状 （3）病变部位多集中在下颈段和上胸段区域	（1）脑脊液检查结果通常显示无异常发现 （2）MRI 可观察到髓内存在异常的长 T_1 长 T_2 信号
肌萎缩侧索硬化	（1）起病隐袭，发展缓慢 （2）主要累及脊髓前角细胞、延髓运动神经核团及锥体束 （3）当上下运动神经元同时受到损害时，临床上常见的表现包括肌肉萎缩、束颤现象、腱反射亢进以及病理征阳性，感觉系统保持正常状态	（1）肌电图检查显示广泛神经源性损害 （2）脑脊液检查一般无异常 （3）MRI 检查常无异常
亚急性联合变性	（1）起病方式为亚急性或慢性 （2）累及部位主要为脊髓侧索、后索以及周围神经 （3）临床表现为上运动神经元瘫，传导束性深、浅感觉障碍以及末梢型感觉障碍	（1）血常规检查常呈现大细胞贫血 （2）血维生素 B_{12} 水平降低 （3）脑脊液检查一般无异常，MRI 检查可见"八"字征，即脊髓后索异常短 T_1 长 T_2 信号

六、误诊防范

具有根性疼痛或其他脊髓压迫症临床表现同时合并其他疾病的患者易被误诊。

脊髓压迫症易被误诊为：①脊髓疾患（急性脊髓炎，脊髓空洞症，亚急性联合变性）。②神经系统退行性疾病（肌萎缩侧索硬化）。而运动神经元病、副肿瘤性运动神经元综合征以及脊肌萎缩症易误诊为脊髓压迫症。

避免误诊的措施：①进行详细的病史采集和体格检查；②选择合适的影像学检查手段，MRI 可作为首选；③多学科联合诊疗可以有效减少误诊误治的概率。

治疗

一、治疗流程

脊髓压迫症是一种综合征，病因复杂，治疗流程主要是针对造成脊髓压迫症原发病的治疗，详见相关疾病章节。

二、治疗原则

尽快明确病因，采取手术治疗为主，药物治疗和康复治疗为辅的综合治疗手段尽快去除病因，促进神经功能的康复。

三、 治疗细则

（一）急性期治疗

对于起病急骤，进展迅速的脊髓压迫症，应即刻通过 MRI 等辅助检查确定压迫的部位和导致压迫的原因，并进行急诊手术尽早尽快解除压迫。

（二）一般治疗

对于症状较轻或者进展缓慢的脊髓压迫症患者，应该结合脑脊液、MRI 等辅助检查尽快明确病因，判断预后，密切随访。对于有手术指征的患者，应当尽早积极通过手术解除脊髓压迫。

（三）手术方式的选择

（1）对于良性病变如神经鞘瘤、脊膜瘤或皮样囊肿可采取根治性切除手术。

（2）对于胶质瘤或室管膜瘤等髓内肿瘤，可以采取全切或大部切除术。

（3）对于恶性病变如晚期肿瘤或者肿瘤累及重要结构难以切除者，可采取椎板减压等姑息性手术。

（4）对于存在多个压迫部位的脊髓压迫症，原则上应当通过手术解决所有压迫病变，如果一次手术切除所有病变存在困难，可以分期手术，先重点解决责任病变或压迫最重的病变，再择期解决剩余压迫病变。

（四）药物治疗

根据脊髓压迫症的病因采取针对性的药物治疗，例如针对脓肿等感染性病变使用足量、足疗程的抗生素治疗，针对脊柱结核进行规范的药物抗结核治疗，针对脊髓蛛网膜炎使用激素治疗。具体内容详见相关疾病章节。

（五）其他治疗

1. 化疗 适用于恶性肿瘤切除术后的辅助性治疗或者无法进行手术治疗的恶性肿瘤患者。

2. 放疗 放疗是恶性肿瘤所致的脊髓压迫症一种重要的治疗手段，不同的放射治疗方式均可改善患者预后，应当尽早启动放疗，且与手术联合治疗能够得到更好的临床结局。

3. 康复治疗 所有脊髓压迫症患者均应进行包括针灸治疗和物理治疗在内的康复治疗，以促进神经功能的恢复，减少残疾。

作者：邹明

审稿：李鹤

参考文献

第三节　脊柱结核

脊柱结核（spinal tuberculosis，STB）又称 Pott 病，是最常见的肺外继发性结核，是结核全身性疾病的局部表现，通常由原发病灶结核杆菌（M. tuberculosis，MTB）通过血行播散到脊柱，早期的临床症状常不典型，发展至后期会出现椎体骨质破坏和椎旁寒性脓肿，甚至造成截瘫，严重影响患者的生活质量。

目前关于 STB 分型文献国内外并不多见，无统一的分型标准作为治疗依据。现有的分型主要包括以下几种：①病理学分型；②基于病变部位分型（表 8-3-1）；③基于影像学分型（表 8-3-2）；④基于病灶侵犯分型（表 8-3-3）；⑤其他分型，包括基于全身状况分型、基于脊柱附件分型、基于非典型结核的分型、GATA 分型、301 分型等。

表8-3-1 STB 的病理学分型

病理学分型	概念	临床表现
边缘型 STB	边缘型 STB 是最常见的 STB 类型，累及相邻两个椎体的骨骺和终板	最初表现为椎间盘旁病变。STB 病变累及椎体终板，而对椎间盘无侵蚀。这种特点在早期病变的 MRI 上表现明显
椎体中央型病变	椎体中央型结核，指仅累及一个椎体中央部分，不累及邻近椎间盘	疾病进一步发展造成椎体破坏和塌陷，形成 Gibbus 畸形。椎体塌陷往往最终形成扁平椎体
椎旁及硬膜外冷脓肿	冷脓肿是由于结核病变的扩增和流注而产生，可能距离 STB 病灶较远	在各个部位，冷脓肿的产生和窦道形成各有特点

表8-3-2 基于病变部位的 STB 分型

分型	临床特点
边缘型	最为常见，往往两侧相邻椎体骨骺同时受累，早期出现椎间盘炎，而最近研究发现，在此类型中，椎间盘软骨并未受到结核分枝杆菌破坏
中心型	病变起于椎体中心骨质，随后椎体呈楔形改变
骨膜下型	常见于胸椎椎体前缘，前纵韧带和骨膜下，因脓肿侵蚀而纵向广泛剥离，椎体前缘破坏
附件型	原发于棘突、横突或椎板上下关节突

表8-3-3 基于影像学的 STB 分期

病变阶段	具体描述	临床放射学特征	一般持续时间
I	入侵阶段，破坏前期	(1) 背部肌肉痉挛引起的背部疼痛。(2) 脊柱挺直或失去曲线	<3 个月
II	早期破坏阶段	椎间盘空间缩小、椎间盘侵蚀、脊柱后凸 <10°（K1）	2~4 个月
III	进一步破坏和塌陷阶段	(1) 2 个或多个椎体受累并出现塌陷。(2) 脊柱后凸 11°~60°（K2）或脊柱前凸 >60°（K3）	3~9 个月
IV	神经系统受累阶段	III 期或 IV 期，伴截瘫 4 级	不一定
V	残留畸形时期和疾病结局	后凸畸形 K1、K2、K3，局部疾病活动，复发或治愈	>3~5 年

注：STB 的分期主要描述骨质的受累程度，而截瘫的等级提示脊髓压迫的严重程度。

诊断

一、筛查

STB 是一种潜伏性疾病。对于有慢性病的患者、社会经济困难者、静脉药物滥用者和使用免疫抑制剂治疗自身免疫性疾病的患者，伴体重减轻和食欲不振、盗汗、夜间体温升高、全身疼痛和疲劳等症状应高度怀疑结核感染的可能性。需要注意的是，只有 20%~38% 的骨结核患者出现上述一种或多种症状。冷脓肿和淋巴结肿大是诊断该病的重要线索。冷脓肿的占位效应比其他感染脓肿更突出。

二、诊断流程

STB 的诊断通常需要结合患者的临床症状、体征以及实验室检查、影像学检查、病理检查等辅助检查综合诊断（图8-3-1）。

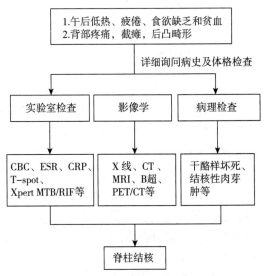

图8-3-1 STB 诊断流程

CBC 全血细胞计数；ESR 红细胞沉降率；CRP C-反应蛋白；T-SPOT 结核感染 T 细胞斑点试验；Xpert MTB/RIF 结核杆菌利福平耐药实时荧光定量核酸扩增技术；PET 正电子发射断层扫描

三、 问诊与查体

STB 常有肺结核或家庭结核病史，通常在发病后 4 个月产生症状，起病缓慢，症状隐匿。具体临床表现与疾病的发展阶段、发病部位、并发症等密切相关，主要临床表现有午后低热、疲倦、背痛、脊柱畸形和神经损害等。在某些患者中，因为表现为非特异性腰痛而延误诊断（表 8 - 3 - 4）。

表 8 - 3 - 4 不同发病部位的临床表现特点

发病部位	症状特点		
	一般临床表现	不同节段临床表现	脊髓压迫症状
颈椎结核	（1）早期症状可能颈部活动受限，斜颈畸形 （2）头部压迫与颈缩短 （3）视物困难与机体代偿	（1）C4 及以上：常常会合并咽后壁脓肿 （2）C4～C7：可合并食管后壁脓肿，较大的咽后壁脓肿可能导致压迫症状。脓液、死骨碎片及干酪样坏死物可能由口腔吐出或被咽下	如神经功能障碍和四肢瘫等
胸椎结核	（1）疼痛，若影响交感神经，可能引发心慌、气促、胃痛、腹痛腹胀 （2）脊柱畸形	（1）主要形成椎旁脓肿，大小不对称，突显于脊柱两侧 （2）脓肿可向背部或胸壁蔓延，形成相应部位的脓肿 （3）若脓肿破入胸腔，可能导致脓胸 （4）若向后突入椎管，可能导致脊髓压迫症	（1）截瘫 （2）行走困难 （3）神经根刺激症状 （4）晚期尿便障碍
腰椎结核	（1）早期症状轻微，可能仅有轻度全身中毒症状和腰部不适 （2）随着病情发展，疼痛加剧并固定在病变椎体 （3）拾物试验阳性	（1）腰椎结核较少有广泛的椎旁脓肿 （2）脓液突破骨膜后，汇集在腰大肌鞘内，形成单侧或双侧的腰大肌鞘内脓肿 （3）脓肿流注至股骨小转子处，形成腹股沟深部脓肿，引发压痛或叩痛	腰椎患者极少并发截瘫，多为根性压迫或刺激症状，表现为坐骨神经痛、间歇性跛行等症状
骶椎结核	（1）初期病变隐蔽，表现为坐骨神经痛 （2）单纯骶椎结核常形成骶前脓肿，脓肿可沿梨状肌经坐骨大孔至臀部形成脓肿，或经骶管到达骶骨后方或下注到坐骨直肠窝及肛门附近 （3）肛门指诊可触及病变部位	（1）初期症状轻微，主要为坐骨神经痛，病情发展可能导致疼痛加剧 （2）脓肿形成并扩大 （3）脓肿向后扩张可能压迫直肠和肛门，导致排便困难和肛门疼痛	（1）在较为严重的病例中，存在神经功能障碍 （2）下肢的感觉和运动功能障碍
椎弓结核	（1）早期症状通常较轻且不明显，仅表现为局部固定性轻微酸痛和压痛 （2）体温大多正常或稍高，仅少数可出现体温升高 （3）血沉指标大多正常	（1）胸椎：椎弓结核的脓肿通常位于病灶附近的脊柱后方，但少数腰椎横突结核的脓肿会侵及腰大肌，形成腰大肌脓肿并流注至髂窝 （2）颈椎：临床症状多以椎体症状为主，有时会掩盖椎体附件的局部症状 （3）腰椎：通常会出现神经根症状	多见于胸椎或颈椎，而腰椎则主要表现为神经根症状

（一）问诊和症状

1. 问诊技巧

（1）在采集病史时，应特别询问患者和家族的结核病史以及与结核病的密切接触史，因大部分 STB 是由肺结核引发的。

（2）对于儿童患者，应询问是否有"夜啼"现象。

（3）有无午后低热、疲倦、背痛、脊柱畸形以及神经功能缺损等临床表现。

2. 症状

（1）一般症状：起病缓慢，可见午后低热、乏力、盗汗、精神不振、食欲不振、消瘦、贫血、慢性病容、体重减轻等全身症状。儿童常易哭、夜啼、呆滞、不爱活动等，女性常伴原因不明的月经不调或闭经。少数患者可无全身症状。

（2）疼痛：背痛往往是 STB 患者最早出现的症状，通常为轻微疼痛，痛点多固定于脊柱病变平面的棘突或棘突旁，性质多以钝痛或酸痛为主，很少有急剧性剧痛，休息后症状缓解，劳累后、咳嗽、打喷嚏或者负重时则加重。

（二）查体和体征

1. 查体技巧 患者常见体征包括局部僵硬、姿势异常、脊柱畸形、活动受限、压痛和叩击痛、寒性脓肿与窦道、脊髓神经根受压等，但需注意，在临床实践中，部分患者会因为 STB 形成的冷脓肿在体表形成包块或脓肿，而采用了普通的脓肿切开引流手术，这常会导致切口长时间无法愈合、反复破溃或形成窦道，并以此作为就医的原因。

2. 体征 常见的体征包括压痛和叩击痛、局部僵硬、活动受限、姿势异常、脊柱畸形、寒性脓肿与窦道、脊髓、神经根受压等。

四、 辅助检查

(一) 优先检查

1. 影像学检查

（1）X 线片的特征性表现：目前临床最常用的影像学检查方法是 X 线片，该检查分辨率低，可能发生影像重叠和伪影等情况，对微小病变显示较差。X 线对 STB 的早期病变诊断意义不大，尤其是椎体和椎间盘破坏不明显时。

STB 病变多位于椎体上和下骨骺附近，当病变累及椎间盘组织后，X 线表现为椎间隙变窄，随着病变加重，椎间隙明显狭窄甚至消失。X 线能够显示椎旁冷脓肿及软组织影，椎旁脓肿多呈扇形分布，软组织影中有钙化灶存在时，高度提示为 STB。

X 线能够通过多个连续的椎骨显示脊柱后凸畸形，然而只在 STB 晚期才能发现 X 线的典型表现。胸部 X 线检查也十分重要，显示超过 50% 的患者伴有肺部结核。

（2）CT 的特征性表现：CT 具有较高的密度分辨率，不容易受到影像重叠及伪影的影响，能较早地发现骨骼细微改变，尤其是对早期寰枢椎、颈胸交界和骶椎等椎体内病灶或脓肿，与 X 线相比更具有参考价值。

STB 典型的 CT 影像表现为溶骨性或者虫蚀样骨破坏，斑片状和蜂窝状低密度灶，边界清晰，椎体前中部可出现典型的"破裂"型骨破坏，可伴有骨质硬化，在骨质坏死区出现高密度灶。

随着病情的加重，病灶能够累及整个椎体或者相邻两个椎体，伴有椎间盘破坏，椎间盘可表现为密度不均匀，还可根据各组织的 CT 值区分结核性肉芽肿和脓肿。当形成肉芽肿组织及脓肿时，对比剂增强 CT 能更好地评估病变范围，并能发现脓肿壁瘘管形成及钙化。CT 检查能实现三位重建，从冠状面、矢状面清晰地展现出椎体与椎间隙，但 CT 对软组织的成像较差。

（3）MRI 的特征性表现：MRI 对 STB 的早期诊断较其他任何影像学诊断更为敏感，对神经功能障碍患者的诊断和脊髓压迫的评估必不可少，可以清晰地显示早期椎体炎症和椎旁软组织的轻微肿胀，并可以观察多个层面。椎体中的结核病在 T_1WI 上

呈低信号，T_2WI 呈高信号，可以鉴别脊柱退行性改变和脊柱感染，病变累及多个椎体时，椎间盘可保持完好。

此外，MRI 能确定椎管内病灶侵犯的范围及性质，尤其 Gd – DTPAZ 增强扫描后，肉芽组织 T_1WI 呈低信号，T_2WI 呈高信号。结核性冷脓肿在 MRI 有着典型的特征，脓肿沿着相邻椎体的韧带下移，脓肿壁薄而光滑。

2. 实验室检查 全血细胞计数（CBC）、超敏反应蛋白（hs – CRP）和红细胞沉降率（ESR）常被作为诊断感染性疾病和判断疗效的重要指标，但在 STB 诊断中缺乏特异性。在活动期有 30% ~50% 患者出现白细胞、中性粒细胞及单核细胞计数增加，淋巴细胞计数降低，单核细胞/淋巴细胞比例（M/L）增加。ESR 常被用于临床评估 STB 活动度的指标，其升高水平和血清白细胞介素（IL – 1β）的水平呈正相关。

结核感染 T 细胞斑点试验（T – SPOT）是基于 γ – 干扰素释放实验原理，通过酶联免疫斑点技术特异性检测受试者体内的结核效应 T 细胞，以达到诊断受试者是否有结核杆菌感染。在在 STB 患者快速诊断中，T – SPOT 具有较高的敏感度及特异性，对诊断 STB 具有重要价值。

结核杆菌利福平耐药实时荧光定量核酸扩增技术（Xpert MTB/RIF），在结核病的诊断中具有较高灵敏度和特异度，并能够检测出利福平耐药基因（ropB 基因）突变，对诊断和治疗结核病具有重要参考价值。

(二) 可选检查

1. 结核菌素纯化蛋白衍生物（PPD）或结核病皮肤测试实验（TST） PPD 或 TST 可用结核病的筛选，但不能区分结核病处于活动期还是潜伏期，63% ~90% 的患者 PPD 或 TST 检查呈阳性。

2. 可选影像学检查

（1）B 超：B 超能够帮助临床医生诊断和治疗 STB。B 超能确定 STB 椎旁或者腰大肌脓肿的有无、大小、数目、位置和脓肿的性质。脓肿在 B 超图像上呈现出液性暗区、低回声区或者中等回声区，当脓腔内有钙化或者沙砾死骨时，会出现细点状或团块状回声，在适当切面上可出现脓肿与病变椎体相连的窦道回声。有研究发现应用超声引导局部药物注入治疗 STB，并能够取得良好疗效。

（2）其他：骨扫描可能会显示出其骨骼受累部

位，但无法准确地鉴别是感染性病变还是和转移肿瘤。正电子发射断层扫描（PET）可能在鉴别高代谢脓肿方面发挥重要作用，有利于获取组织活检标本。PET/CT能够用于评估STB的活动状态，也能够监测结核病灶随时间的变化，并可以评估结核病灶对治疗的反应。

3. 组织学检查　诊断STB的金标准是组织病理学检查。椎体感染结核分枝杆菌后会出现多核巨细胞、朗汉斯巨细胞、干酪样坏死和肉芽肿等特征性病理学改变，共同构成典型的组织病理学病变结节，并随着病情的进展，干酪样坏死形成冷脓肿。

诊断结核病典型的病理学特征是肉芽肿，结核病肉芽肿的定义为坏死组织可见中央嗜酸性区域及多核巨细胞。然而，其他感染性疾病或者慢性炎症也存在类似组织学表现，给病理医生的诊断带来很大困难。

STB的病理是多种病理改变同时存在并且以其中一种典型结核病理改变为主，但病理改变也存在不典型性，往往需要结合临床表现、实验室检查和影像学检查等进行综合诊断。

（三）新检查

基因诊断是利用重组DNA技术，直接从基因水平检测微生物病原体的检测手段。目前，临床中已被广泛应用的技术为PCR直接测序鉴定法、PCR-DNA探针鉴定法、PCR-基因芯片鉴定法和Xpert MTB/RIF等。

Xpert MTB/RIF是一种新型的结核病诊断技术，对肺结核诊断效能较好，是诊断肺结核的重要工具。Xpert MTB/RIF除了可以检测MTB，还可以评估MTB对利福平的耐药性；且操作简单，检测耗费时间短，被WHO推荐为检测结核病和其对利福平耐药性的诊断技术。研究表明，进行椎体穿刺活检、B超定位下穿刺以及开放手术所收集的病灶组织进行Xpert MTB/RIF检测，其灵敏度分别为44.68%、76.47%和83.78%。因此，合理使用Xpert MTB/RIF技术对阳性率高的来源标本进行检测，可以在最大程度上发挥Xpert MTB/RIF的优势，以获得良好的灵敏度与特异度，对STB的诊断起到重要的辅助作用，并且能够指导临床用药。

PCR是一种诊断新技术，研究表明，STB组织样本检测敏感度达到90%，特异性为83%～90%。

PCR还可以克服检测少分枝杆菌病的挑战，能够检测少至10～50个结核杆菌。

四、诊断及其标准

（一）诊断标准

结核分枝杆菌的病原学检查是STB诊断的直接证据，是STB临床诊断的重要标准，而血清学检查和影像学检查是对STB临床诊断的重要补充。有窦道者可以取分泌物进行相应微生物学检查。对于术前诊断有困难者，可进行穿刺活检，对术中采集到的组织样本分别进行培养、涂片、基因检测、组织病理学检查以完成病原微生物的诊断和鉴别诊断。目前结核培养和涂片的阳性率并不高，因此具有更高灵敏度和特异度的聚合酶链反应、结核分枝杆菌及利福平耐药试验和宏基因二代测序等检测技术为STB的诊断提供了新的证据来源。

（二）并发症

1. 截瘫　通常发病比较缓慢，早期可有下肢无力，步态不稳，皮肤感觉异常，可见皮肤感觉迟钝或有疼痛过分敏感和皮肤瘙痒等。后期行走可呈剪刀步，呈痉挛状态，需拐杖或轮椅辅助生活。

2. 大小便功能障碍　多见于截瘫晚期，可有排尿困难、尿潴留甚至尿闭和尿失禁。早期表现为排尿困难，虽有尿意，但不能及时排出，之后逐渐发展为完全尿闭。大便功能障碍的最初表现为便秘和腹胀，腹泻时也可以出现失控。

3. 自主神经功能障碍　早期，截瘫平面以下干燥无汗，无汗平面与感觉平面一致。后期即使截瘫不恢复，截瘫平面以下也可出现反射性排汗。

4. 反射功能障碍　早期截瘫平面以下的浅深反射减退或消失，以后腱反射可出现亢进，并出现病理性反射和髌阵挛及踝阵挛。

五、鉴别诊断

STB临床主要需与布鲁氏菌性脊柱炎（Brucella spondylitis，BS）、脊柱转移瘤、脊椎骨髓瘤及非特异性脊柱感染等疾病相鉴别（表8-3-5），全身症状不突出，疾病早期，影像学检查无显著变化的患者容易误诊，需要充分的病史询问及全面的检查支持以避免误诊。

表 8 - 3 - 5　STB 的鉴别诊断

疾病	病史/症状/体征	辅助检查
布鲁氏菌性脊柱炎	BS 与 STB 的临床表现相似	在 BS 病变后期，X 线上椎体可呈现出典型的"鸟嘴样"改变，BS 的椎体多无明显塌陷，而 STB 可出现多椎体塌陷。二者的鉴别主要依靠病原学的检测
脊柱转移瘤	脊柱是肿瘤骨骼系统转移的常见部位	实验室检查可见肿瘤标志物升高，影像学检查可见椎体呈不规则破坏。T_1WI 上信号强度降低而 T_2WI 图像上信号强度增高的骨髓信号改变为脊柱转移瘤的 MRI 主要表现。病变穿刺活检能够确定肿瘤的性质和来源
脊椎骨髓瘤	多发性骨髓瘤（multipe myeloma，MM）是一种以单克隆浆细胞异常增生为特点的血液科恶性肿瘤。其累及脊柱较常见，临床上以骨痛、压缩性骨折和神经根压迫多见	影像学主要以溶骨性改变为主，MRI 在脊柱骨髓瘤的早期诊断中敏感度较高。穿刺活检能够明确区分 STB 和脊柱骨髓瘤，其穿刺活检的病理学检出率可达到 100%
非特异性脊柱感染	目前临床主要通过临床表现、病理学和病原学检查来诊断和鉴别 STB 和非特异性脊柱感染。由于在临床表现上，二者均可出现发热、局部疼痛和活动受限等症状，故在临床表现上，STB 与脊柱非特异性感染的鉴别中无特异性	影像学检查可作为早期的鉴别诊断方法，X 线和 CT 能够发现脊柱骨质破坏和生理曲度改变，但其无法作为定性诊断，MRI 与 X 线和 CT 相比，有较好的鉴别诊断价值。病理学检查能够更好地鉴别 STB 与非特异性感染，是诊断 STB 的金标准

治疗

一、治疗原则

抗结核化疗是治疗 STB 的基础，贯穿于 STB 整个治疗过程，并占据主导地位。STB 的化疗原则与肺结核的化疗原则一致，需遵循"早期、规律、全程、适量、联合"的用药方针。绝大多数 STB 患者都能够通过保守治疗治愈，外科手术并非必需，应考虑病灶的破坏程度，脊柱畸形及稳定性情况，神经功能受损程度和保守治疗的效果等，手术的目的主要是为了解除脊髓或神经根受压和重塑脊柱的稳定性。

二、治疗细则

STB 的治疗包括非手术治疗和手术治疗。

（一）非手术治疗

非手术治疗 STB 主要包括制动和药物化疗。制动包括躯干支具、石膏背心等方法，以维持脊柱稳定性，达到静止和修复的效果。抗结核药物化学治疗贯穿整个治疗过程，化疗的疗效和结核杆菌生物学特征、抗结核药物的性能、患者依从性、药物与结核杆菌作用的环境相关，同时与人体免疫状态及器官功能状态有关。

目前常用的一线抗结核药物有链霉素（SM，S）、异烟肼（INH，H）、利福平（RFP，R）、乙胺丁醇（EMB，E）和吡嗪酰胺（PZA，Z）等，二线药物有利福喷汀、对氨基水杨酸、喹诺酮类、丙硫异烟胺、阿米卡星和卷曲霉素等。

抗结核治疗方案现已日臻成熟，目前采用的多是标准化疗方案，即 INH + RFP + PZA + EMB（SM）。该方案的治愈率最高可达到 90% ~ 100%。临床上对于 STB 多采用 3SHRE/6 ~ 15HRE 这一标准化疗方案，即患者确诊 STB 后按照标准剂量给予链霉素（S）、异烟肼（H）、利福平（R）和 EMB 乙胺丁醇（E）进行抗结核治疗，从而尽快杀灭结核杆菌，保障治疗成功；3 个月后停用链霉素（S），继续予以 HRE 方案 6 ~ 15 个月，目的为巩固强化阶段取得的疗效，杀灭残余的结核杆菌，总疗程为 9 ~ 18 个月。短程化疗方案目前亦为国内临床所接受，但仍在观察远期疗效。

对耐药 STB 治疗需要充分考虑患者的特殊性，制订个性化治疗方案。根据患者以往的用药史和药物敏感实验结果，详细了解耐药的具体情况，治疗疗程至少为 18 个月，病变广泛的患者可延长至 24 个月。

（二）手术治疗

1. 围手术期处理　卧床休息、增加日晒、加强营养等对症支持治疗对结核病患者十分有利。饮食原则为高热量、高蛋白、易消化、补充足量的维生素及矿物质，补偿疾病所致的高耗能。对于需要行手术的患者，手术前需接受 2 ~ 4 周的抗结核化疗，以提高治愈率。

针对脓肿较大、局部疼痛和全身结核中毒症状表现较重，血沉持续较高的患者，术前可在 B 超引导下进行脓肿穿刺引流，留取标本进行结核杆菌培养和药物敏感试验，根据结果再调整化疗方案，从而提高手术的耐受性。伴有内科疾病，例如糖尿病、高血压、冠心病、肺功能减低和骨质疏松症的患者需要予以对症处理。

有窦道形成者可应用抗生素以控制混合感染，进行清洁换药或者负压封闭引流术（VSD）负压吸引促进愈合。术后预防性使用抗生素和防止血栓形成，术后早期功能锻炼，术后继续使用抗结核药物，完成化疗疗程。

2. 手术指征　STB 患者是否进行手术需要考虑以下几个方面：①病灶的破坏程度；②脊柱畸形和稳定性情况；③神经功能受损程度；④保守治疗疗效等。

STB 的手术指征包括如下几个方面：①STB 并截瘫分级 A 级或者 B 级；②不完全截瘫 Frankel 分级 C 级或 D 级，影像学提示脊髓受压；③压迫物为脓肿，在抗结核治疗 1 个月后无缓解者；④患者局部疼痛剧烈，无法下地行走，常规止痛药物效果差；⑤有窦道、死骨或者大脓肿形成；⑥严重或者进行性加重的后凸畸形；⑦椎体破坏引起脊柱不稳；⑧抗结核治疗疗效差，或者需通过手术获取标本以确诊。

3. 手术方式　采取何种手术方法和技巧，应根据 STB 患者的病灶破坏情况，能病灶清除及使存活组织尽可能得到保存，以达到治愈 STB 和提高生活治疗的目的。手术方式有前路手术、后路手术、前后路联合手术和微创手术。

近年来，脊柱微创手术技术获得不断进步，亦逐渐应用于 STB 的治疗，可达到脊柱坚强固定和病灶彻底清除的目的，且具有创伤小和骨质破坏少的优点。微创术式治疗 STB 有其适应证，如下。

（1）单节段椎体受累，后凸畸形较小。

（2）无多发椎前脓肿。

（3）年老体弱、基础病在身等无法耐受长时间手术的患者。

四、 药物治疗方案 （表 8-3-6）

表 8-3-6　STB 的药物治疗方案

治疗方案 ＼ 药物名称	异烟肼（INH）	利福平（RFP）	乙胺丁醇（EMB）	吡嗪酰胺（PZA）	链霉素（SM）
标准化疗方案（强化阶段）	300 mg/d，顿服 3 个月	450 mg/d，顿服 3 个月	750 mg/d，顿服 3 个月	—	750 mg/d，顿服 3 个月
标准化疗方案（巩固阶段）	300 mg/d，顿服 9 ~ 15 个月	450 mg/d，顿服 9 ~ 15 个月	750 mg/d，顿服 9 ~ 15 个月	—	—
短程化疗方案（强化阶段）	300 mg/d，顿服 2 个月	450 mg/d，顿服 2 个月	—	750 mg/d，顿服 2 个月	—
短程化疗方案（强化阶段）	300 mg/d，顿服 6 个月	450 mg/d，顿服 6 个月	—	—	—
超短程化疗方案（巩固阶段）	300 mg/d，顿服 2 个月	450 mg/d，顿服 2 个月	750 mg/d，顿服 2 个月	750 mg/d，顿服 2 个月	—
超短程化疗方案（巩固阶段）	300 mg/d，顿服 2 个月	450 mg/d，顿服 2 个月	750 mg/d，顿服 2 个月	—	—

注：标准化疗方案是现在世界上采用最多的方案，其他方案均参考标准方案制定，但目前文献中尚没有统一的 STB "标准化疗方案"，上述方案仅供参考，实际治疗方案应根据具体情况进行定制。

作者：方永康
审稿：邹永明

参考文献

第四节　脊髓空洞症

脊髓空洞症（syringomyelia）是由脊髓实质或中央管内存在充满液体的腔而引起的神经系统疾病。常见于Ⅰ型Chiari畸形，包括中央管扩张形成的脊髓积水和脊髓实质内偏心性空腔两种情况，中央管受累为脊髓积水症，实质受累为脊髓空洞症，但临床不易区分，常统称为脊髓积水空洞症。随着磁共振成像（MRI）的广泛应用，脊髓空洞症的检出率显著增加。脊髓空洞症可无症状，也可表现为逐渐进展的神经系统症状和体征。治疗的目标是在可能的情况下纠正潜在的病理，或进行空洞分流。尽管有多种手术选择，脊髓空洞症的治疗效果在过去几十年中并没有显著改善。脊髓空洞症主要由于生理性脑脊液循环动力学条件的改变引起，主要继发于脊髓蛛网膜下腔阻塞（表8-4-1）。

表8-4-1　脊髓空洞症的病因

	病因
先天性	（1）胚胎期3~4周，脊髓神经管未完全闭合，造成闭合不全或闭合缺陷所致 （2）神经管发生过度扩张，第四脑室顶部未能穿通形成麦氏孔，而仍然保持"封闭"状态，脑脊液波动压力过大，向下冲压使脊髓中央管扩大 （3）脊髓灰质内残存的胚胎细胞团缓慢增殖，中心坏死液化形成空洞
后天性	（1）脊髓外伤后软化坏死囊变形成空洞 （2）脊髓出血后演变为液化灶 （3）脊髓灰质炎、蛛网膜炎导致的炎性空洞、蛛网膜闭塞等 （4）脊髓内胶质细胞瘤，区域性囊变或肿瘤上下方继发性脊髓空洞 （5）脊髓缺血，高颈髓蛛网膜粘连，影响脊髓前动脉下行血流对颈及上胸段的供血，导致缺血性改变，从而形成空洞

▶▶ 诊断

一、诊断流程 （图8-4-1）

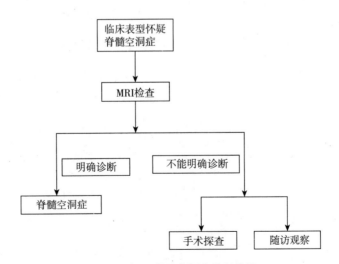

图8-4-1　脊髓空洞症诊断流程

二、 问诊与查体

（一）症状（表8-4-2）

表8-4-2　脊髓空洞症的症状

症状	备注
头痛	为 Chiari 畸形 I 型的典型表现。患者咳嗽时，颅内压突然增加，继而在一秒钟后出现一过性的枕下和颈部疼痛，特点如下 部位：枕下 起病：突然 性质：重压样疼痛，严重时有冲击感，非搏动性 放射至眼球上后方，而后至颈肩 持续时间：通常为数秒 加重因素：体力劳动、瓦氏动作、体位突然改变时
后组颅神经及脑干受压症状	声音嘶哑、吞咽困难、呛咳等
视觉障碍	幻视、闪光、飞蚊症、视力模糊、畏光、复视
听神经受损症状	头晕、耳鸣、耳压、听力下降
小脑功能障碍	震颤、辨距不良、共济失调、步态失衡
晕厥	—
脑干受压导致的睡眠障碍	打鼾，睡眠呼吸暂停、心悸

（二）体征（表8-4-3）

表8-4-3　脊髓空洞症的体征

体征	备注
感觉异常	触觉和振动觉保留而温度觉、痛觉丧失
肌肉无力，精细运动功能障碍	脊髓前角细胞受压，可出现"爪形手"
下肢痉挛	皮质脊髓侧束受压
进行性脊柱侧弯	脊柱旁轴性肌肉组织的前角细胞损伤
霍纳综合征	见于颈椎/上胸椎脊髓空洞症
视觉障碍	查体可发现眼球水平、旋转或向下震颤
受累节段非神经根节段性神经性疼痛	—

注：以上体征的表现形式根据空洞的位置及大小不同而有所差异，多为双侧受累，体征出现的先后顺序和脊髓内传导束受累的先后顺序及敏感性有关，其中脊髓丘脑束更易收到空洞扩张影响。大多数患者以上肢疼痛及肌肉无力为主诉，可伴有温度觉减退，下肢僵硬和进展性脊柱侧弯。病程数月至数年，早期进展迅速，而后逐渐减缓。

三、 辅助检查

（一）优先检查

MRI 平扫为首选检查，轴位和矢状位可明确空洞的位置，大小和范围。同时显示小脑扁桃体是否下疝。MRI 还有助于排除脊髓囊性病变和脊柱肿瘤。

（二）可选检查

1. 高分辨率 CT 脊髓造影　单纯的 CT 平扫可能会漏诊 50% 的脊髓空洞症患者，对于无法进行 MRI 检查的患者，可进行高分辨率 CT 脊髓造影检查，但仍会有部分漏诊。

2. 肌电图　没有诊断意义，但可用于排除引起运动、感觉异常的周围神经病。

（三）新检查

MRI 脑脊液电影成像：可用于分析脑脊液流体动力学，发现枕大孔区脑脊液流速/流量异常，动态成像更加直观

四、 诊断及其标准

（一）诊断标准

典型的脊髓空洞症根据临床表现几乎可以确诊，MRI 是确诊的必要检查。根据慢性病程的演变以及特征性的临床表现，包括节段性分离性感觉障碍、上肢出现的下运动神经元性运动障碍以及下肢呈现的上运动神经元性运动障碍等，结合影像学检查结果的综合分析，可对此病进行明确诊断。

（二）风险评估和危险分层

目前尚无统一的风险评估及危险分层标准。

（三）并发症诊断

（1）主要并发症为脊髓压迫及损伤，随病程进展，空洞可进一步扩大，导致痉挛，甚至截瘫/四肢瘫。继而引发其他长期卧床并发症，如褥疮，坠积性肺炎，肠道和膀胱功能障碍等。

（2）Charcot 关节：约20%的患者由于关节痛觉缺失，常因磨损破坏引起脱钙，活动异常而无痛感。部分患者常合并脊柱侧弯、弓形足、颅底凹陷、脑积水等。

（3）手术后的并发症包括脑脊液漏、感染、出血、瘘管复发等。

五、 鉴别诊断 （表8-4-4）

表8-4-4 脊髓空洞症的鉴别诊断

鉴别疾病名	病史、症状与体征的鉴别	辅助检查的鉴别
脊髓肿瘤	（1）脊髓髓外与髓内肿瘤均具备导致局限性肌萎缩及节段性感觉障碍的能力 （2）在病理进程中，肿瘤可促使脊髓灰质内的星形细胞瘤或室管膜瘤分泌蛋白性液体，这些液体积聚于肿瘤上下方，进而造成脊髓直径的显著扩张 （3）脊柱后柱侧突及神经系统的相关症状有时与脊髓空洞症呈现类似特征，特别是在下颈髓区域，鉴别难度尤为突出 （4）肿瘤病例在病程进展较快，常伴根痛症状，而营养障碍相对少见	（1）在早期，脑脊液中蛋白含量会有所上升，这可作为与其他疾病进行鉴别的关键依据 （2）对于疑难病例的鉴别，可采用CT、MRI鉴别诊断
颈椎骨关节病	上肢肌肉萎缩以及长束征均可出现，然而根痛为常见症状，病变水平呈现显著的节段性感觉障碍则较为少见	颈椎摄片，必要时还可采取脊髓造影，或借助颈椎CT、MRI以协助诊断
颈肋	（1）手部小肌肉局限性萎缩及感觉障碍，可伴随锁骨下动脉受压的迹象，这一现象在脊髓空洞症中尤为常见，由于颈肋在脊髓空洞症中的并发情况，可导致诊断上的混淆 （2）颈肋导致的感觉障碍往往局限于手及前臂的尺侧区域，且触觉障碍相较于痛觉障碍更为明显 （3）上臂腱反射通常保持正常，且不存在长束征，有助于鉴别	颈椎摄片也有助于确诊
尺神经麻痹	（1）可观察到骨间肌及中间两个蚓状肌发生局限性萎缩现象，但其程度相对较为轻微且范围有限，主要涉及触觉和痛觉 （2）在肘后部位的神经，通常存在压痛症状	—
梅毒	（1）梅毒增殖性硬脊膜炎可能导致上肢感觉功能受损、肌肉萎缩、力量减弱以及下肢锥体束征的出现 （2）相较于脊髓空洞症，梅毒增殖性硬脊膜炎的病程进展更为迅速	（1）脊髓造影检查可以观察到蛛网膜下腔存在阻塞现象 （2）脊髓梅毒瘤可呈现出髓内肿瘤的影像学特征，但其病程进展性破坏速度较快，且梅毒血清学检测呈阳性反应
肌萎缩性侧索硬化症	由于其不会引起感觉异常或感觉缺失，因此与脊髓空洞症之间不易产生混淆	—
穿刺伤或骨折移位	可能会导致髓内出血，会聚集在与脊髓空洞症所存在的相同脊髓平面内	通过损伤病史以及X线片中所呈现的脊椎损伤证据，可以获得充分的鉴别依据
残存脊髓中央管	（1）脊髓中央管通常随生长发育自行闭锁 （2）残存的中央管也是正常现象	—

六、 误诊防范

以下人群易被误诊：①脊柱侧凸的年轻人；②伏案工作者；③既往脑脊髓外伤、出血、感染患者；④合并各类后颅窝畸形患者。

脊髓空洞症易被误诊为髓内肿瘤（如血管网状细胞瘤、室管膜瘤、胶质瘤）、脊髓髓内囊肿、脊髓软化症、蛛网膜囊肿以及胶质室管膜囊肿。而脊髓内肿瘤、脑干肿瘤、颈椎病易被误诊为脊髓空洞症。

本病在临床表现多样化，但可观察到明显的节段性分离性感觉障碍、上肢下运动神经元性运动障碍、下肢上运动神经元性运动障碍以及非根性疼痛等特征性症状。结合病史，对出现相应症状的患者及时行脊椎MRI检查。

治疗

一、治疗流程（图 8 - 4 - 2）

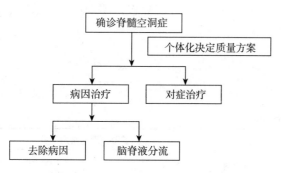

图 8 - 4 - 2　脊髓空洞症治疗流程

二、治疗原则

（一）治疗目标

改善症状，消除空洞，预防脊髓损伤进展。

（二）治疗方向

首选病因治疗，包括椎间盘突出症、感染、外伤、肿瘤、脊髓栓系等脊柱畸形治疗。其次对症治疗：①恢复正常的脑脊液通路；②脑脊液分流。

三、治疗细则

脊髓空洞的治疗需去除使脑脊液循环障碍的始动机制。若病理始动机制不能完全解除，则脊髓空洞无法改善。脊髓空洞多是其他疾病的伴随症状，治疗目的为消除空洞，预防脊髓损伤的进展。

（一）病因治疗

首先应行病因的治疗。对于 Chiari 畸形 I 型的患者，颅后窝减压术是最好的治疗方法，这种手术实质上是创造了一个人工扩大的枕大池。

（二）对症治疗

（1）炎症后蛛网膜瘢痕形成和外伤后脊髓空洞症的患者，可采用蛛网膜瘢痕切除、蛛网膜粘连松解或硬膜修复的方法，重建脊髓蛛网膜下腔脑脊液通路。

（2）对于特发性脊髓空洞症和对其他治疗无反应的患者需要分流。包括脊髓空洞胸膜腔和脊髓空洞腹腔的分流。空洞分流术包括脊髓切开及分流管置入两种，而分流管置入目前应用较少，且该手术方式不如膜性减压充分，分流管术后可能出现堵塞、感染、空洞分隔等问题。

（3）对于脊髓受损严重、脊髓太薄，减压手术后可能出现四肢痉挛性瘫。

（4）目前无特效药物，可根据实际情况对症予止痛药、肌松剂及非甾体抗炎药。

作者：厉含之
审稿：张伟靖

参考文献

第五节　亚急性联合变性

亚急性联合变性（subacute combined degeneration，SCD）是由于维生素 B_{12} 摄入、吸收、结合、转运或代谢障碍导致体内维生素 B_{12} 含量不足引起的中枢和周围神经系统变性疾病，因累及脊髓后索和侧索而被称为联合变性。病变主要累及脊髓后索、侧索及周围神经，对应临床表现为感觉性共济失调、痉挛性瘫痪和周围神经损害等。

诊断

一、诊断流程

（1）临床具有 SCD 典型症状、体征，血清维生素 B_{12} 低，血常规显示巨幼细胞贫血。

（2）检测血清甲基丙二酸和同型半胱氨酸含量，高于正常值，确诊 SCD；若在正常范围内，治疗性试验可判断有无维生素 B_{12} 缺乏。

（3）脊髓磁共振检查，有 SCD 的典型表现，后索伴或不伴侧索病变，诊断性补充维生素 B_{12} 治疗，若临床症状和影像学好转，确诊 SCD。若磁共振病变范围超出了后索和侧索范围，考虑其他诊断。

（4）神经传导、诱发电位检查以及特征性的脊髓 MRI 表现对于明确脊髓病变部位和范围有重要意义。

（5）内因子抗体、抗壁细胞抗体、胃蛋白酶原及胃泌素的测定有助于明确维生素 B_{12} 缺乏的病因（图 8-5-1）。

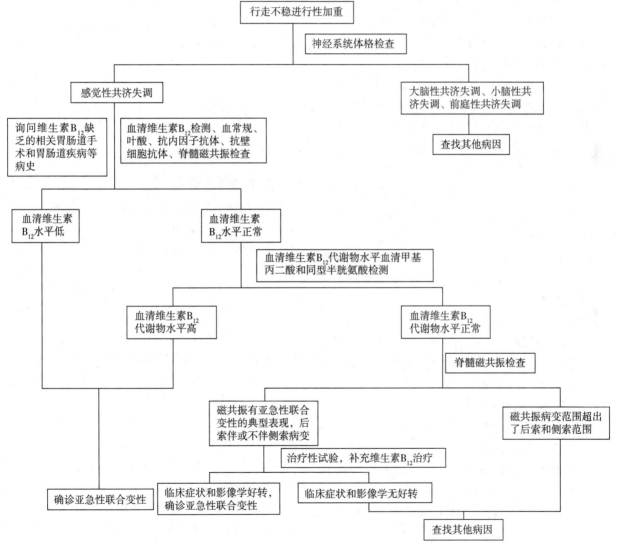

图 8-5-1　SCD 诊断流程

二、问诊与查体

（一）问诊和症状

1. 问诊　问诊应侧重于确定 B_{12} 缺乏的潜在原因。应询问胃肠道症状，如腹泻、便血或脂肪泻。脂漏可能表明由于乳糜泻或胰腺功能不全导致维生素 B_{12} 吸收不良。应注意既往吸收不良疾病（炎症性肠病、腹腔疾病等）及胃肠道手术史（回肠切除、胃切除、减肥手术）、酒精摄入情况、慢性药物摄入情况，如质子泵抑制剂、组胺受体拮抗剂和二甲双胍。还有遗传疾病和自身免疫性疾病的家族史。

2. 症状 维生素 B_{12} 缺乏导致的贫血症状多发生于神经系统症状之前，也可以先表现为神经系统症状，之后才出现血液学症状。脊髓损害的临床表现是对称的，除了脊髓受累外，还可能有周围神经受累、视觉缺陷和神经精神疾病（抑郁和痴呆）的体征和症状。

（1）周围神经症状：周围神经症状呈现为多发性神经炎，肢体末端出现对称性和持续性感觉异常，例如麻木、蚁走感、刺痛感、烧灼样疼痛等。严重时可伴有肢体乏力，可首先累及上肢或下肢，或同时累及四肢，其中下肢受累较早和较严重。

（2）脊髓损害：脊髓损害首先累及脊髓后索，随后出现脊髓侧索损害的表现，以胸段脊髓累及为重。表现为行走不稳定，踏地如踩棉花感，在缺少视觉线索的情况下更加严重，如在夜晚黑暗中或闭眼时难以保持身体平衡。少数患者的双手动作亦笨拙，解纽扣扣纽扣困难。当脊髓侧索病损累及皮质脊髓束时，将出现双侧下肢发硬、活动不灵活。病变也可进一步发展可上、下延伸累及颈段和腰骶段脊髓，晚期出现排尿和性功能障碍。如果诊治不及时，SCD 可导致截瘫或四肢瘫。

（3）视神经症状：少数患者出现视神经炎和视神经萎缩表现，症状包括视力下降、中心暗点、视野收缩，甚至失明。

（4）精神症状：常见症状包括遗忘、兴奋、易激惹、情绪不稳定、抑郁、淡漠、情感低落及轻度认知功能受损。严重病例可表现为精神病、重度痴呆和意识障碍，如妄想、幻觉、躁狂、定向力丧失、反应迟钝、嗜睡或昏迷。

（5）其他系统症状：贫血症状多发生于神经系统症状之前，表现为倦怠、全身乏力、面色苍白、头昏、面部及双下肢浮肿、心慌、活动后呼吸困难、心脏扩大、心脏有杂音、脾脏肿大。消化道症状表现为食欲不振、腹胀、腹泻和舌炎等消化不良症状。

（6）并发症：自身免疫性胃炎患者有发展为胃癌和类癌的风险，发病率和死亡率增加；自身免疫性胃炎患者也容易发生其他自身免疫性疾病，如1型糖尿病、桥本甲状腺炎、白癜风、重症肌无力和类风湿性关节炎。

（二）查体和体征（表 8 – 5 – 1）

表 8 – 5 – 1　SCD 损害部位和阳性体征

损害部位	体征
周围神经	袜子和手套样痛、温、触觉减退或消失 肌张力减低，腱反射减弱 部分患者出现轻度肌萎缩和腓肠肌压痛
脊髓后索	感觉性共济失调征 下肢深感觉障碍：双足趾、踝关节、膝关节及其他关节的振动觉、关节位置觉、运动觉减弱 闭目难立征阳性
脊髓侧索	双侧下肢肌张力增高、腱反射亢进、病理反射阳性
视神经	视力下降，中心暗点，视野缩小
脑白质	精神异常、认知功能障碍及意识障碍
其他系统体征	贫血患者面色苍白、面部及双下肢浮肿、心脏有杂音、脾脏肿大

三、辅助检查

（一）优先检查

1. 血清维生素 B_{12} 检测 最直接最主要判定维生素 B_{12} 缺乏的方法是血清维生素 B_{12} 检测。一般情况下，维生素 B_{12} 正常值 $>300pg/ml$（221pmol/L），$200 \sim 300pg/ml$（$148 \sim 221pmol/L$）为临界水平，$<200pg/ml$（148pmol/L）为低水平，被认为维生素 B_{12} 不足，即可敏感诊断97%的维生素 B_{12} 缺乏症患者。然而，血清 B_{12} 水平应谨慎解读，因为化学发光法是测定血清 B_{12} 最常用的方法，还有其他几种测定血清 B_{12} 水平的方法适用范围不同。

另外，血清 B_{12} 水平不是一个可靠的生理储备指标，大多数 B_{12} 测定方法只测定 B_{12} 的蛋白质结合形式。因此，血清 B_{12} 水平处于临界或正常水平时也可能存在维生素 B_{12} 缺乏，需要测量代谢物水平。

血清维生素 B_{12} 浓度测定正常者并不能完全排除 SCD 的诊断。对于有典型临床特征者和存在明确的维生素 B_{12} 缺乏的病因时，即使血清维生素 B_{12} 在正常范围内，只要患者经维生素 B_{12} 治疗临床症状有好转，仍应视为存在维生素 B_{12} 缺乏。

2. 血常规 SCD 患者血常规有助于确定由于维生素 B_{12} 缺乏引起的血液异常，如大细胞增多、贫血和高分段中性粒细胞。可表现为不同程度的巨幼细胞贫血。平均红细胞体积（MCV）超过100fl，可以在无贫血的情况下发生。然而，大于 115fl 的 MCV 被认为对维生素 B_{12} 缺乏更具有特异性，有助于将其与其他大细胞增多原因区分开来。此外，正常的 MCV 并不排除维生素 B_{12} 缺乏。其他血液学症状还包括轻度白细胞减少或血小板减少。网状红细胞减少症可能是由于红细胞产生抑制所致。值得注意的是，SCD 可以不伴血常规的异常表现。

3. 维生素 B_{12} 代谢物水平检测　血清甲基丙二酸和同型半胱氨酸的检测是间接判定维生素 B_{12} 缺乏的方法。血清甲基丙二酸和同型半胱氨酸都是钴胺素代谢的中间体，它们的升高被用来证实 B_{12} 缺乏。当发现神经系统出现符合维生素 B_{12} 缺乏所致的损害症状时，而血清 B_{12} 水平是正常或临界值的时候，可以测定血清甲基丙二酸和同型半胱氨酸以间接判定维生素 B_{12} 缺乏。甲基丙二酸的正常范围是 $70 \sim 270\,nmol/L$，同型半胱氨酸的正常范围是 $5 \sim 15\,\mu mol/L$。甲基丙二酸被认为是比 B_{12} 水平更准确的维生素 B_{12} 缺乏症的标志。与同型半胱氨酸相比，甲基丙二酸也是 B_{12} 缺乏的一种更具体的标记物。同型半胱氨酸在叶酸缺乏或 B_{12} 缺乏时都可以升高，甲基丙二酸只有在 B_{12} 缺乏时才会升高。因此，甲基丙二酸和同型半胱氨酸同时升高提示 B_{12} 缺乏，同型半胱氨酸升高而甲基丙二酸正常表明叶酸缺乏。

4. 叶酸水平　叶酸缺乏症也可出现在维生素 B_{12} 缺乏症的血液学症状中。因此，血清叶酸水平也应测量，特别是在饮酒、饮食缺乏叶酸以及胃肠解剖或功能异常的患者。

5. 针对病因学的检查　对于没有明显原因而被发现 B_{12} 缺乏的患者，应进行自身抗体检测以检测恶性贫血。抗内源性因子抗体检测敏感性低，特异性高，可用于恶性贫血的诊断，抗壁细胞抗体也可能呈现阳性。如果没有抗体，当怀疑是恶性贫血时，可能需要进一步检测胃蛋白酶原及血清胃泌素水平。

6. 脊髓 MRI 检查　SCD 患者脊髓 MRI 表现为颈、胸段后索或侧索对称性 T_2WI 高信号，矢状位表现为垂直方向上节段异常信号，轴位可表现为"反兔耳征""倒 V 征""两点征"或"圆点征"。增强扫描病灶有可能强化，部分患者颈段胸段脊髓可无异常信号。经补充维生素 B_{12} 治疗后脊髓病灶可缩小或消失。对于维生素 B_{12} 水平在正常范围的疑诊病例，如颈段胸段脊髓 MRI 有异常信号则更有意义（图 8-5-2）。

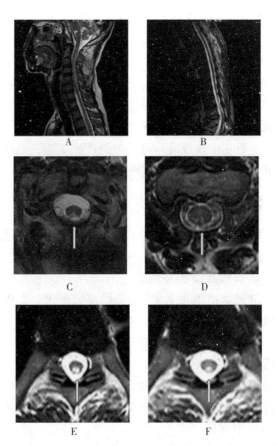

图 8-5-2　SCD 患者脊髓 MRI 的特征表现
SCD 患者脊髓 MRI 显示颈段脊髓背侧（A）和胸段脊髓背侧（B）对称性 T_2WI 高信号，矢状位表现为纵向节段异常信号，轴位表现为"倒 V 征"（C）、"反兔耳征"（D）、"两点征"（E）、"圆点征"（F）。

（二）可选检查

1. 诱发电位检查　四肢体感诱发电位检查可以提示周围神经损害、脊髓后索损害情况。体感诱发电位（SEP）异常主要由于脊髓后索受累引起，但在临床中需要注意排除周围神经病变的影响。对于合并锥体束损害的患者，磁刺激运动诱发电位可以发现皮质至脊髓的传导时间延长。

2. 神经传导检查　对于除肢体乏力、行走欠稳外，同时有肢体麻木的患者，推荐完善神经传导检查，多表现为神经传导速度减慢，提示周围神经损害以脱髓鞘改变为主，可同时伴有轴索损害。

3. 骨髓涂片　SCD 患者骨髓涂片可表现为不同程度的巨幼细胞贫血。

4. 脑电图　对于有精神异常和认知功能障碍的患者推荐行脑电图检查，表现为弥散性慢波。

5. 头颅 MRI 检查 对于有精神异常和认知功能障碍的患者推荐行头颅 MRI 检查，表现为大脑白质异常信号。

6. 治疗性试验 治疗性试验是临床工作中最简单方便的一种诊断手段，在不具备开展上述各种检查的条件时，而患者以感觉性共济失调和痉挛性截瘫为主要临床表现时，可采用治疗性试验，若维生素 B_{12} 治疗后临床症状显著好转则支持诊断。

四、诊断及其标准

1. 病史 中年以上患者出现原因不明的脊髓侧索、后索及周围神经损害的症状。

2. 有诊断价值的检查

（1）血清维生素 B_{12} 及其代谢物测定：血中维生素如低于血清钴胺素 <148 pmol/L（200ng/L）为维生素 B_{12} 低水平，低于 103pmol/L（140pg/ml）有诊断意义。

（2）治疗试验：维生素 B_{12} 治疗后神经系统症状有所改善，才能诊断神经系统损害是由于维生素 B_{12} 缺乏引起的。

（3）辅助检查：①MRI 检查可见到脊髓后柱和侧柱 T_2 加权像增强信号，治疗后可缩小或完全消失；②脑脊液检查多数正常，脊髓腔通畅，少数患者蛋白含量轻度上升；③胃液分析显示胃酸减少，游离酸度降为零。但胃酸缺乏并非必然现象；④血液和骨髓检查中，20% 的患者显示有严重贫血，血常规可见巨红细胞，呈巨红细胞高血红蛋白性贫血，白细胞可轻至中度减少，常见巨多叶中性粒细胞，血小板减少，血清总胆红素升高。骨髓检查可出现巨幼细胞贫血性改变。治疗试验观察注射一次维生素 B_{12} 后，10d 后，网织红细胞显著增多，有助于贫血的临床诊断。

五、鉴别诊断

本病需与多种累及脊髓后索和侧索的疾病进行鉴别，包括非恶性贫血型联合系统变性、铜缺乏性脊髓病、脊髓压迫症、多发性硬化、遗传性痉挛性截瘫、脊髓型颈椎病及多发性硬化相鉴别（表8 – 5 – 2）。

表 8 – 5 – 2　亚急性联合变性与其他疾病的鉴别诊断

疾病	病史/症状/体征	辅助检查
营养/代谢缺乏症或中毒	铜缺乏症和维生素 E 缺乏症均可出现后索 T_2 高强号病变，临床表现与 SCD 的神经功能缺损相同。铜缺乏主要发生在有胃肠道手术史、锌超载、肠外营养、吸收不良或营养不良的患者	铜和铜蓝蛋白低于正常值可以将其与 SCD 鉴别开来。维生素 E 缺乏和甲氨蝶呤诱导的脊髓病也可与 SCD 有相同的临床症状和脊髓影像学表现
脱髓鞘性脊髓病	急性横贯性脊髓炎可引起脊髓脱髓鞘，但脱髓鞘不仅累及后索也不仅限于后索，而是呈脊髓横贯性损害，且临床上表现为起病急进展快，与 SCD 不同。多发性硬化是脱髓鞘病变的另一个常见原因，尽管脊髓受累是不对称的，可只累及后索，但是脊髓受累节段一般小于 3 个，且有时间多发和空间多发的临床特点。而多发性硬化主要影响年轻患者，并可能还有脑白质损害的其他体征和症状	—
感染性脊髓病	空泡性脊髓病可发生在 CD4 细胞计数低的 HIV 阳性患者中，与 SCD 的 MRI 表现相同。后索和侧索对称累及时，其临床表现类似。根据 HIV 病史、机会性感染、艾滋病病史和恶性肿瘤有助于鉴别诊断。脊髓痨是一种晚期神经梅毒，因脊髓后索损害而表现为感觉性共济失调，与 SCD 临床表现相似。而脊髓痨患者因脊髓后根受累而出现阵发性电击样痛，还有膀胱受累、阿 – 罗瞳孔都有助于鉴别诊断	根据低 CD4 计数有助于鉴别
脊髓型颈椎病	患者可因脊髓受压而出现临床行走不稳的临床症状，可有后索和侧索受累的体征	磁共振可见脊髓内异常信号改变。脊髓型颈椎病影像学可见脊髓受损相对应节段椎间盘突出、椎管狭窄、黄韧带增厚、硬脊膜受压等表现，且节段较短，可加以鉴别
Friedrich 共济失调	一种常染色体隐性疾病，见于青少年，影响后索和脊髓小脑束，临床表现与 SCD 相似，而 Friedrich 共济失调的患者颈髓萎缩、肥厚性心肌病、锤状趾、眼球震颤和弓形足可加以区别	—

六、 误诊防范

临床表现为行走不稳的患者，若既往曾因眼科疾病原因导致视力下降的患者，易被误诊为多发性硬化；营养不良的患者，易被误诊为夜盲症（维生素 B_1 缺乏症），也可表现为在夜间光线不足的环境中行走不稳；颈胸椎椎管狭窄、黄韧带增厚的患者，临床也可表现为行走不稳，易被误诊为颈椎病脊髓型；有精神异常和意识障碍的患者，磁共振显示广泛白质异常信号者，易被误诊为中毒、感染等病因所致的白质脑病。

本病易被误诊为多发性硬化、急性横贯性脊髓炎和脊髓型颈椎病；感染性脊髓病、多发性硬化和视神经脊髓炎谱系疾病易被误诊为本病。

治疗

一、 治疗流程 （图8-5-3）

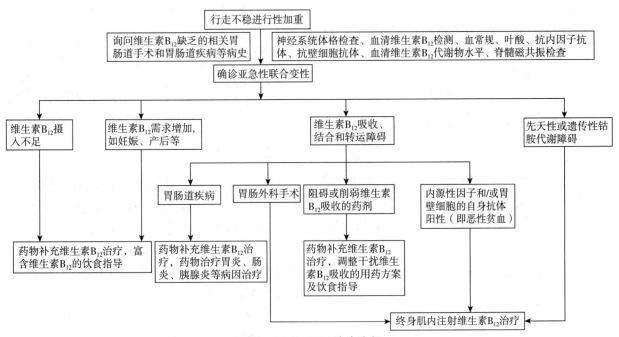

图 8 – 5 – 3　SCD 治疗流程

二、 治疗原则

1. 全程管理，从首次医疗接触开始。
2. 尽早诊断及足量足疗程补充维生素 B_{12}。
3. 完善检查以明确缺乏维生素 B_{12} 的原因并治疗。
4. 改善维生素 B_{12} 缺乏所致的症状与体征，保证其充足的身体存储充足，明确缺乏的原因并监测对治疗的反应。提倡早期积极快速地进行维生素 B_{12} 补充治疗，以防止不可逆的神经功能缺损。

三、 治疗细则

（一）原发疾病的治疗

经过辅助检查查找到维生素 B_{12} 缺乏的病因，给予相应的治疗。有不可逆转的钴胺素缺乏原因的患者，如恶性贫血和减肥手术，需要终生补充。对于内因子抗体和（或）抗胃壁细胞抗体阳性的患者需长期补充维生素 B_{12}。

注意作好宣教工作，防止患者因临床症状好转而自行停药。有可逆性原因的维生素 B_{12} 缺乏症，如药物引起的或者饮食缺乏症的患者，调整用药方案及饮食指导，给予补充维生素 B_{12} 治疗。

（二）临床转归

神经系统的临床症状改善至少需要3～12个月，部分病程较长的或病情严重的患者神经功能缺损可能是不可逆转的，即使补充钴胺素也不能改善临床症状。

（三）评估治疗效果的血液观察指标

全血细胞计数、平均红细胞体积、网织红细胞计数、血同型半胱氨酸和甲基丙二酸含量等可作为评估治疗效果的观察指标。通过监测血液学指标和症状改善来评估治疗反应。

一般来说，溶血标志物在 1 ~ 2d 减少，网织红细胞在 3 ~ 4d 增多，2 周内贫血得以改善，白细胞减少症和血小板减少症需要 3 ~ 4 周时间得以恢复。维生素 B_{12} 水平也应定期监测。注意监测患者是否出现低钾血症，低钾血症可能是由于红细胞吸收钾所致。

（四）用药注意事项

维生素 B_{12} 缺乏的病理生理机制多由于内因子缺乏等吸收障碍，且维生素 B_{12} 缺乏的病因多不能解除，故口服维生素 B_{12} 并不能被机体吸收，不能以口服维生素 B_{12} 替代肌内注射给药。

（五）治疗后无疗效时再次评估

对治疗无效应及时需要考虑患者的依从性，是否遵医嘱按时治疗，有无潜在的未被发现的维生素 B_{12} 吸收不良的因素，或考虑不同诊断的可能性。若血液学指标未能改善，也应考虑贫血的其他原因，如缺铁性贫血。

四、药物治疗方案

（一）维生素 B_{12} 治疗（表 8-5-3）

表 8-5-3　维生素 B_{12} 药物治疗方案

剂量	给药次数	持续时间
1000μg	每日 1 次	4 周或病情不再进展
1000μg	每周 2 ~ 3 次	2 ~ 3 个月
1000μg	每月 1 次	维持每月 1 次或改为口服

（二）其他辅助治疗（表 8-5-4）

表 8-5-4　其他辅助药物治疗

药物	途径	用药方法和剂量	注意事项
维生素 B_1	口服	1 片，tid	—
叶酸	口服	5 ~ 10mg，tid	不能单独使用，否则会加重精神症状
胃蛋白酶合剂	口服	3 片，tid	萎缩性胃炎、胃液中缺乏游离胃酸者
稀盐酸合剂	口服	饭前服用 10ml，tid	胃液中缺乏游离胃酸者
巴氯芬	口服	10mg，tid	缓解肢体肌张力增高和痉挛
乙哌立松	口服	50mg，tid	缓解肢体肌张力增高和痉挛
复方硫酸亚铁	口服	0.3 ~ 0.6g，tid	贫血患者，于开始治疗 2 个月内

注：tid 每日 3 次

五、预后

大多数患者经过补充维生素 B_{12} 治疗后可阻止疾病进展，并改善神经功能缺损的临床和影像学表现。86% 的患者在治疗后出现临床症状缓解，只有 14% 的患者达到完全临床症状缓解。贫血程度和血清维生素 B_{12} 水平不影响亚急性合并变性的预后。具有以下特点的患者短期神经功能预后较好：年龄 <50 岁、病程短、无感觉障碍、龙贝格征阴性、巴宾斯基阴性、MRI 显示脊髓受累 <7 个节段、无脊髓水肿、脊髓病变无增强、无脊髓萎缩。

作者：康健捷
审稿：雷革胜

参考文献

第六节　脊髓梗死

脊髓梗死（spinal cord infarction，SCI）是由于脊髓的供血血管发生缺血闭塞，从而引发脊髓功能障碍的一组疾病，常表现为截瘫或四肢瘫，主要分为脊髓前动脉综合征、脊髓后动脉综合征、中央动脉综合征 3 类。

诊断

一、诊断流程

脊髓梗死起病较急，临床症状取决于受累血管，脊髓前动脉是最常见的受累血管，不同血管梗死临床表现有所区别，问诊时注意有针对性地询问，并通过影像学检查加以鉴别，结合脑脊液检查（CSF）可以诊断（图8-6-1）。

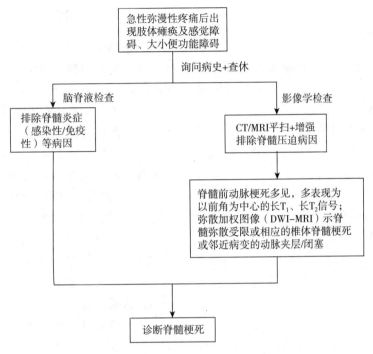

图8-6-1 脊髓梗死诊断流程

二、问诊与查体

（一）问诊和症状

医生需询问患者本次入院前的诊断及治疗经过，是否有效；患者食欲、睡眠、大小便、体重是否正常。

1. 急性弥漫性疼痛或根性痛

（1）先兆和诱因：严重低血压、感染、栓子、主动脉弓术后、动脉瘤破裂等。

（2）部位：常位于脊髓病变部位水平，可表现为背部或肢体疼痛。

（3）性质：急性根性痛或弥漫性疼痛。

（4）时间：急性卒中样发病，数分钟、数小时内达到高峰。

（5）加重缓解因素：部分患者可因举重物、瓦式动作或其他体力活动而加重。

2. 神经系统症状 神经系统症状主要取决于梗死部位。肢体的运动、感觉障碍、自主神经功能紊乱、膀胱及肠道功能障碍等。最常发生的部位是中胸段及下胸段，而颈段和上胸段少见，可能与该区域侧支循环不足有关（表8-6-1）。

表8-6-1 脊髓梗死分类及临床表现

分类	临床表现
脊髓前动脉综合征	首发症状为病灶水平部位的根性痛或弥漫性疼痛，弛缓性瘫（起病时）、痉挛性瘫（脊髓休克期后）、分离性感觉障碍（痛温觉消失、深感觉保留）、尿便障碍等
脊髓后动脉综合征	急性根痛，深感觉障碍、痛温觉保留，感觉性共济失调等
中央动脉综合征	同侧痉挛性瘫，伴对侧疼痛和温度感觉丧失

脊髓前动脉综合征：是最常见的脊髓梗死，运动症状表现为肢体无力（脊髓前角灰质受累），早期脊髓休克期表现为迟缓性瘫，后期表现为病变以下痉挛性瘫，12h内达到症状高峰；感觉功能检查特征性表现为分离性感觉障碍：痛温觉丧失而深感

觉保留，包括振动觉和位置觉（脊髓丘脑束受累，而后索未受累）；自主神经功能障碍包括低血压、大小便功能障碍，也可出现性功能障碍。常为双侧病变，也可以单侧或不完全双侧，这取决于侧支循环。

脊髓后动脉综合征：病灶水平以下深感觉消失（本体感觉、振动觉）、共济失调，而括约肌功能保留。

（二）查体和体征

临床常表现为双下肢无力，早期表现为迟缓性瘫，病灶以下浅反射与腱反射减弱。力量及反射保留常提示脊髓后动脉梗死。

（1）评估患者生命体征，包括血压、脉搏、体温等。

（2）观察患者的一般状态，有无乏力、意识障碍、面色苍白、颈静脉怒张等。

（3）评估神经系统体征：神经内科常规查体，重点关注四肢感觉及运动是否异常，是否有感觉障碍，有无尿便潴留或失禁、脑膜刺激征等。

三、辅助检查

（一）优先检查

1. 脊髓 MRI T_1 像可见梗死段脊髓肿胀增粗，晚期可见脊髓萎缩；T_2 像可见缺血脊髓呈高信号（可能反映了灰质对缺血的敏感性），脊髓前动脉综合征可表现为以前角为中心的长 T_1、长 T_2 信号，在急性期，MRI 常规序列可能是阴性的，梗死部位在脊髓梗死亚急性期最明显（发病 3 天～3 周）。DWI 检查异常重要，DWI 轴位显示为"猫眼"或"蛇眼"征；增强可轻度强化，梗死慢性化后可出现脊髓萎缩和软化。

2. CT 无特征性改变。

3. 脊髓血管造影 脊髓血管造影是脊髓血管畸形确诊的金标准，可显示畸形血管的大小、位置、类型等。

（二）可选检查

1. 腰穿 脊髓梗死可出现脊髓肿胀，但椎管多数通畅，脑脊液检查可表现为蛋白轻度升高，白细胞大多正常，有助于排除炎症及感染等其他病变。

2. 凝血功能分析 评估患者血液是否为高凝状态。

3. 颅脑 MRI 排除其他部位的炎症反应。

4. 经食道超声心动图及心电图 评估患者是否有房颤等心律失常表现，是否有卵圆孔未闭等情况，协助判断是否有心源性栓子栓塞导致脊髓梗死的可能。

5. 胸部 CT 血管造影（CTA）、磁共振血管成像（MRA） 判断是否有椎动脉或主动脉夹层。

四、诊断及其标准

（一）诊断标准

1. 诊断依据

（1）急性脊髓受损症状：开始发病至疾病高峰期用时 ≤12h，或病程发展缓慢，＞12h，但在 12h 内迅速进展为脊髓严重功能受损（抵抗重力能力丧失或严重客观感觉丧失）。

（2）MRI：①排除压迫性脊髓病；②脊髓 MRI T_2 示髓内高信号病变；③弥散加权图像（DWI - MRI）示脊髓弥散受限或相应的椎体脊髓梗死或邻近病变的动脉夹层/闭塞。

（3）脑脊液检查：排除炎性疾病（细胞数、IgG 指数正常，无寡克隆带等）。

（4）排除其他诊断

2. 诊断分类

（1）确定自发性脊髓梗死：满足诊断标准中（1）（2）①、②、③，（4）。

（2）很可能自发性脊髓梗死：满足诊断标准中（1）（2）①、②，（3）（4）。

（3）可能自发性脊髓梗死：满足诊断标准中（1）（4）。

（4）确定围手术期脊髓梗死：满足诊断标准中（1）（2）①、②，（4）。

（5）很可能围手术期脊髓梗死：满足诊断标准中（1）（4）。

（二）并发症诊断

1. 心血管并发症 当脊髓损害影响到自主神经系统时可能引起低血压、心动过缓、血流动力学异常。

（1）自主神经反射障碍：常见的临床表现是头痛、出汗和血压升高，脊髓梗死的严重性程度会影响自主神经反射障碍发作的频率和严重性。

（2）冠状动脉疾病（CAD）：CAD 的危险因素，如血脂异常和葡萄糖代谢异常，在脊髓梗死患者中更加常见。

2. 呼吸系统并发症 在颈髓和胸髓病变时可出

现呼吸衰竭、肺水肿、肺炎、肺栓塞等并发症。膈肌和胸部呼吸肌无力可导致分泌物清除困难、咳嗽无力、肺不张、肺换气不足。

（1）呼吸衰竭：颈部和胸部高位脊髓病变会影响呼吸肌。呼吸衰竭的严重程度和辅助通气的要求取决于脊髓梗死的水平和严重程度。

（2）肺炎：脊髓梗死后患者患肺炎风险增加。

3. 泌尿系统并发症

（1）膀胱功能障碍：脊髓血管病易引起膀胱功能异常，导致膀胱容量下降、尿失禁等。

（2）尿路感染：尿路感染在脊髓血管病患者中很常见，可表现为发热、自主神经反射障碍、尿液恶臭、尿失禁、尿频或排尿困难，需要及时进行抗生素治疗，以避免败血症和其他并发症。

4. 性功能障碍　包括性功能下降、阳痿和不孕。

五、 鉴别诊断 （表8-6-2）

表8-6-2　脊髓梗死的鉴别诊断

鉴别疾病名	病史、症状与体征的鉴别	辅助检查的鉴别
急性脊髓炎	（1）发病前多有感染病史或疫苗接种史，起病较急 （2）表现为脊髓横贯性损害，无分离性感觉障碍 （3）首发症状不表现为急性疼痛或根性痛	—
多发性硬化	（1）呈急性或亚急性起病 （2）临床表现特点为部位的多发性和症状的波动性（病程缓解和复发）	脊髓MRI T_2 可见斑点状高信号，脑脊液中IgG的相关检验及诱发电位检查对诊断多发性硬化具有重要意义
脊髓压迫	脊髓肿瘤等压迫性脊髓病起病缓慢	影像学可显示脊髓受压及广泛的瘤周水肿，增强扫描时可出现病灶显著强化

六、 误诊防范

以下人群易被误诊：①合并多种老年疾病的老年患者；②患有压迫性脊髓病变患者。

脊髓梗死易被误诊为：①急性横贯性脊髓炎、吉兰-巴雷综合征等；②肌肉骨骼系统疾病（如腰椎间盘突出症、椎管狭窄症）；③脊髓肿瘤或硬膜外血肿或脓肿引起的压迫性脊髓病。主动脉夹层或破裂、严重性低血压也易被误诊为脊髓梗死。

可通过以下措施避免误诊：充分认识脊髓梗死典型临床表现，对脊髓受损表现提高警惕；加深对脊髓磁共振图像的认识，如出现磁共振图像异常表现，需及时完善脊髓血管造影等检查检验；有针对性的病史询问及详细的体格检查，排除其他疾病，最大限度减少误诊。

治疗

一、 治疗流程

类似于脑梗死，脊髓梗死的治疗重点在于防止重复梗死，低血压者应纠正血压，需改善循环、抗血小板聚集、抗凝、营养神经、扩张血管等，对症治疗给予患者镇静止痛药物等（图8-6-3）。

二、 治疗原则

维持脊髓灌注，避免并发症，改善脊髓灌注，纠正病因，对症治疗。

三、 治疗细则

（一）一般治疗

脊髓梗死急性起病，进展迅速，病程初期有合并多种并发症、加重神经损伤的风险，需早期干预，可给予改善循环，营养神经等药物；中重度高颈髓、胸髓患者需要重症监护病房监护生命体征和神经系统状态；所有疑诊或确诊患者应进行脊柱固定，以免脊髓进一步损伤。

（二）病因及危险因素治疗

低血压者应补液、扩容纠正血压；高脂血症给予降脂药物；脊髓纤维软骨栓塞缺乏有效的治疗方法。胸腹主动脉瘤手术或血管内修复后出现脊髓缺血的患者可进行腰椎穿刺脑脊液引流，降低脑脊液压力，进而增加脊髓灌注，个案报道有效。椎动脉夹层患者应使用抗血小板药物或抗凝治疗。脊髓减压病可在急性期使用高压氧治疗。血管炎患者可使用皮质类固醇激素和免疫调节药物治疗。

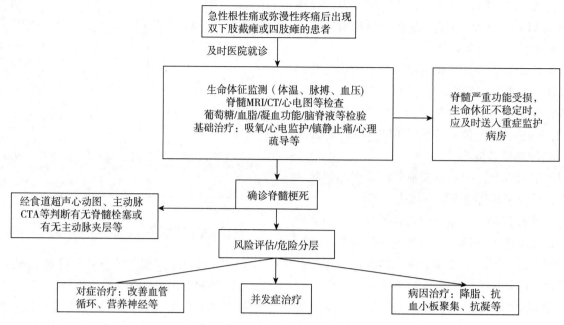

图 8 - 6 - 2　脊髓梗死治疗流程

（三）对症治疗

镇静止痛药物缓解患者疼痛等。

（四）并发症治疗

1. 心血管并发症　维持足够的血压和脊髓灌注对未梗死的脊髓非常重要；严重的心动过缓可应用阿托品或起搏器。

2. 肺炎　可尽早进行早期胸部物理治疗，必要时应间断吸痰。高位脊髓梗死导致呼吸衰竭时，出现血氧分压下降、呼吸急促是应及时给予气管插管。

3. 静脉血栓及肺栓塞　评估风险后可以应用低分子肝素预防性治疗。

4. 褥疮　每 2 ~ 3h 改变患者卧床体位预防褥疮。

5. 应激性溃疡　对于颈髓病变应激性溃疡风险高的患者必要时预防性给予质子泵抑制剂。

（五）特殊治疗

1. 溶栓　溶栓在脊髓梗死中的作用尚不明确，因为需要排除主动脉夹层和血管畸形等溶栓禁忌证会错过溶栓时间窗。

2. 皮质类固醇　不建议使用激素。

（六）药物治疗

需根据患者个体化情况调整用药方案，如溶栓治疗者，阿司匹林等抗血小板药物应在溶栓后 24h 开始使用；降脂药物应根据低密度脂蛋白胆固醇基线水平、治疗目标及治疗效果进行剂量调整。

四、药物治疗方案（表 8 - 6 - 3）

表 8 - 6 - 3　脊髓梗死药物治疗

药物	作用	用药方法	注意事项
阿司匹林	抗血小板聚集	1 次/日，75 ~ 300mg/次，口服	有出血倾向或胃肠道疾病时慎用
氯吡格雷	抗血小板聚集	1 次/日，75mg/次，口服	活动性出血禁用
阿托伐他汀	降脂	1 次/日，10 ~ 60mg/次，口服	服用 4 周后复查肝功能

作者：姜宏佺

审稿：康健捷

参考文献

第九章　神经系统感染性疾病

第一节　单纯疱疹病毒性脑炎

单纯疱疹病毒性脑炎（herpes simplex virus encephalitis，HSE）是一种由单纯疱疹病毒（herpes simplex virus，HSV）感染引起的急性中枢神经系统感染性疾病，临床表现为局灶性或全脑功能障碍，以额叶、颞叶及边缘系统受累为主，引起脑组织出血坏死性病变，故又称急性坏死性脑炎。

▶诊断

一、诊断流程（图9-1-1）

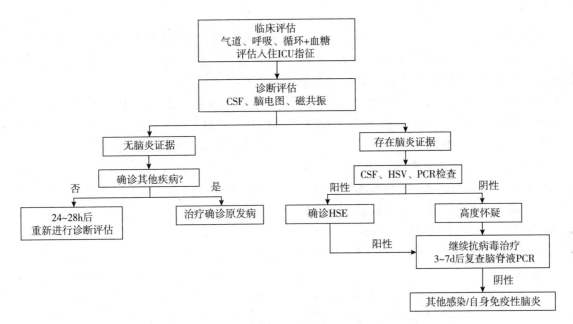

图9-1-1　单纯疱疹病毒性脑炎诊断流程图

CSF 脑脊液；PCR 聚合酶链反应

二、问诊与查体

HSE临床表现不具备特异性，查体时注意：①密切注意患者气道、呼吸和循环等情况；②关注患者意识状态，包括觉醒度、意识内容、认知功能、精神行为障碍；③评估有无其他局灶神经功能缺损、脑膜刺激征、病理征；④注意有无皮肤、口唇及生殖器疱疹（表9-1-1）。

表9-1-1　HSE的临床表现

项目	临床表现
前驱感染史	（1）潜伏期2~21d，平均6d （2）表现为发热、头痛、头晕、咽痛、咳嗽、恶心、呕吐、肌痛及全身不适等上呼吸道感染症状
起病情况	（1）急性起病，亚急性起病少见 （2）可有口唇疱疹/生殖器疱疹病史

续表

项目	临床表现
首发症状	（1）精神行为异常和人格改变，错觉、幻觉、妄想、淡漠、激越等 （2）部分患者可出现认知受损，如反应迟缓、记忆力下降等表现
意识障碍	如意识模糊、嗜睡、昏睡、昏迷、谵妄，甚至可表现为去皮质或去大脑强直
癫痫发作	（1）局灶性或全面性 （2）部分患者可有砸嘴、咀嚼、舔舌等自动症表现 （3）重症患者可呈癫痫持续状态
神经系统局灶性损害	偏瘫、偏身感觉障碍、偏盲、失语、眼肌麻痹及锥体外系表现
颅内压增高	头痛、恶心、呕吐，严重者可出现脑疝
其他病史	（1）免疫功能缺陷/免疫抑制剂使用病史 （2）结缔组织病病史 （3）旅居史 （4）其他感染病原体接触史（如结核、真菌、梅毒、蜱、蚊子等）

三、辅助检查

（一）优先检查

1. 脑脊液检查

（1）检查时间：①除有颅内压明显升高，或已有脑疝迹象等腰椎穿刺术禁忌证者，对疑似 HSE 患者，均应尽早完善脑脊液检查；②急性期行脑脊液 HSV – IgM、HSV – IgG 及 PCR 检测 HSV – DNA；③恢复期行脑脊液 HSV – IgG 检测。

（2）检查方式：①脑脊液 PCR 检测 HSV – DNA；②脑脊液常规检测：压力、白细胞计数及分类、红细胞、蛋白、糖和氯化物；③脑脊液免疫学检查：采用 ELISA 法检测 HSV 抗原，ELISA、Western blot 印迹法或间接荧光法检测 HSV 特异性 IgM、IgG 抗体。

（3）检查频率：①发病前 3d，脑脊液 HSV PCR 阴性但仍高度怀疑 HSE 者 3~7d 后复查；②抗病毒疗程结束后出现复发或新发神经系统症状者，建议复查脑脊液 HSV PCR。

（4）HSE 患者结果如下：①脑脊液压力可增高，细胞数增多，通常为（10~500）×10^6/L，一般 < 200×10^6/L，淋巴细胞增多为主，常见少量红细胞，偶见红细胞明显增多（10^6/L），提示出血性病变；蛋白轻中度升高，通常 <1g/L，糖和氯化物正常；早期少数患者脑脊液正常，常见于免疫功能缺陷或使用 IFN – α 这类免疫抑制剂的患者中；②脑脊液 HSV 抗原检测的敏感度及特异度均低于脑脊液 PCR。

（5）临床意义：①脑脊液 PCR 诊断 HSE 的敏感性为 98%，特异性为 94%，发病 3d 内脑脊液 HSV PCR 阴性不能完全排除 HSE，建议 3~7d 复查；脑脊液 HSV 特异性 IgM、IgG 抗体在病程中 2 次或 2 次以上抗体滴度呈 4 倍以上增高可协助确诊，但无益于早期诊断。

2. 头颅 MRI 头颅 MRI 对 HSE 的诊断具有较高的敏感性，80%~100% 的患者存在 MRI 异常。

（1）检查时间：①疑似 HSE 患者尽早完善；②2 周内 DWI 特异度较高。

（2）检查方式：①MRI 需完善 T_1WI、T_2WI、FLAIR、DWI、ADC、SWI/T/T_2 * WI、增强序列；②治疗前后对比有助于病情评估。

（3）检查频率：入院后完善，必要时复查，如考虑为 HSE 后自身免疫性脑炎患者亦需复查。

（4）HSE 患者结果如下：①MRI 的典型表现包括 T_2WI 上颞叶内侧、额叶眶回和岛叶皮质区域水肿和不对称性高信号，典型的影像表现为"刀切征"（图 9 – 1 –2），FLAIR、DWI 序列均可显示上述部位病变，初期病灶无明显强化，亚急性期可见脑回状、结节状或软脑膜强化；②DWI 异常在 HSE 病程的早期很常见，可能是最早的神经影像学表现之一，DWI 较 FLAIR 更能早期显示 HSE 患者颅内病灶，DWI 病灶改善与治疗后临床好转相关。

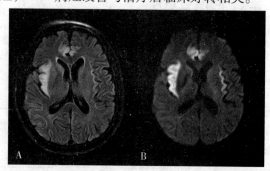

图 9 – 1 – 2　HSE 患者典型影像学表现：
不对称"刀切征"；A FLAIR；B DWI

（5）临床意义：①MRI 是 HSE 最敏感的影像学检查，可在 HSV PCR 阳性前提供诊断依据；②提供 HSE 病变范围、水肿情况。

3. 脑电图

（1）检查时间：一周内完善。

（2）检查方式：普通脑电图和长程脑电监测。

（3）检查频率：入院后完善，必要时复查，如考虑为 HSE 后自身免疫性脑炎患者亦需复查。

（4）HSE 患者结果如下：①颞叶弥散性高幅慢波以及一侧或两侧同时出现棘波或慢波；②脑电图异常部位常与病变部位一致；③发病 2 周内出现周期性同步放电（PSD）最具诊断价值。

（5）临床意义：①辅助诊断，判断 HSE 病变范围；②对合并症状不典型的颞叶癫痫患者，脑电图可早期识别并诊断。

（二）可选检查

1. 头颅 CT

（1）检查时间：急诊检查。

（2）检查方式：急性期 CT 平扫评估有无出血、额颞岛叶病变及脑水肿。

（3）HSE 患者结果如下：①部分患者可有额颞岛叶病变低密度改变及脑水肿；②部分可表现为脑出血。

（4）临床意义：①发现部分病变（如出血等）和评估脑水肿情况；②可排除部分梗死、颅内占位等类脑炎表现者；③腰椎穿刺术前检查排除相关禁忌证。

2. 脑活组织检查（脑活检）

（1）检查方式：通过钻孔穿刺等方式取脑局部组织标本，并根据需要制作切片、HSV 病毒分离及培养、HSV 抗原（免疫组化）、应用 RCR/原位杂交检测单纯疱疹病毒特异性 DNA。

（2）HSE 患者结果如下：①镜下可见特征性出血坏死病变；②电镜下见细胞核内嗜酸性包涵体，发现 HSV 病毒颗粒。

（3）临床意义：①在无 PCR 检测技术时为确诊 HSE 的"金标准"；②对于抗病毒治疗但病情仍在进展，或临床考虑可能存在其他诊断的疑难危重患者，脑活检可协助明确诊断。

（三）新检查

1. 脑脊液二代测序（NGS）

（1）检查方法：对样本中微生物核酸序列进行高通量测序分析，随后通过序列比对（与数据库中已有微生物的核酸序列），从而鉴定出现样本中存在的微生物。

（2）优势：①病原体广泛筛查，协助临床明确病原体；②快速、高效；③发现新的病原体；④获得更多病原体信息，实现对病原体的定量研究。

（3）局限性：①目前尚无 NGS 结果判读统一标准；②背景微生物影响结果判读；③病原体数据库本地化，需对中神经系统感染病原体谱系进行扩充与调整。

（4）临床意义：①对于怀疑 HSE 患者可以快速高效明确诊断，获得病毒载量等病原体信息；②为其他临床表现类似的脑炎提供鉴别诊断病原信息。

2. 抗 N - 甲基 - D - 天冬氨酸受体（NMDAR）抗体等自身免疫性脑炎抗体检测 见第二十六章第一节"自身免疫性脑炎"。

四、 诊断及其标准

（一）诊断标准（表 9 - 1 - 2）

表 9 - 1 - 2　脑炎的诊断标准

主要标准（必备的）
精神状态改变（定义为意识水平下降或改变、嗜睡或性格改变）持续 24h，且未发现其他原因

次要标准（具备 2 项为可能的，≥3 项为很可能或确诊的脑炎）
（1）就诊前或就诊后发热（体温≥38℃） （2）全面性/部分性癫痫发作不能完全归因于原有的癫痫疾病 （3）新发局灶神经功能缺损 （4）脑脊液白细胞计数≥5/mm³ （5）神经影像学上提示可能为脑炎的脑实质异常（新发的或急性出现的）与脑炎一致的脑电图异常，且无法归因于其他原因

HSE 的诊断：脑脊液 HSV PCR 阳性为诊断的"金标准"。在符合表 2 脑炎的诊断标准的基础上，脑脊液 HSV PCR 阳性、脑脊液 HSV 特异性抗体（IgM 和 IgG）在病程中 2 次或 2 次以上抗体滴度呈 4 倍以上增高、脑活检发现细胞核内嗜酸性包涵体，电镜下发现 HSV 病毒颗粒、脑脊液/脑组织 HSV 分离、培养和鉴定阳性均可诊断。

（二）风险评估和危险分层

意识障碍、呼吸及循环功能障碍、癫痫持续状态者均为高危 HSE。建议重症监护室（ICU）行急性期监护治疗，建议收治或转运至距离最近的神经重症监护室，并由多学科联合诊疗。

（三）并发症诊断

1. 脑水肿 危重者常见，头颅 CT 或 MR 等影像学检查可明确诊断。

2. 癫痫或癫痫持续状态 根据患者发作时临床表现、连续脑电监测可明确诊断。

3. 吸入性肺炎 根据患者咳嗽、咳痰，肺部听诊可及湿啰音、痰鸣音，炎症指标升高，胸部影像学表现可明确诊断。

4. 急性视网膜坏死综合征 急性视网膜坏死综合征是一种包括急性葡萄膜炎、玻璃体炎、融合性视网膜坏死及闭塞性视网膜血管病变的综合征，重症 HSE 可并发。诊断标准为：①显著的玻璃体浑浊；②周边视网膜单发或多发的边界清晰的视网膜坏死灶，坏死灶环周进展；③阻塞性血管病变及前葡萄膜炎；④未经抗病毒治疗病情迅速进展。

5. 自身免疫性脑炎 单纯疱疹病毒治疗后再发精神行为异常、癫痫等神经系统症状，目前已有不少关于 HSE 后继发抗 NMDAR 脑炎报道，可根据临床表现、头颅 MR 及增强、血清及脑脊液相关抗体及合理排除其他疾病进行确诊。

五、鉴别诊断

HSE 的鉴别诊断包括可能与脑炎或脑病临床表现类似的疾病，包括代谢、其他病原体感染、血管性疾病、脱髓鞘、免疫、肿瘤、中毒、癫痫、精神障碍等（表 9 - 1 - 3）。

表 9 - 1 - 3　HSE 的鉴别诊断

疾病	鉴别要点
代谢性脑病	
肝性脑病	肝硬化等肝脏基础疾病，血氨升高，肝功能异常，脑电图常见高振幅低频波和三相波，MRI 典型表现为 T_1 苍白球高信号
尿毒症脑病	有慢性肾功能不全基础，MRI 可见皮层、皮层下、基底神经节和海马受累，部分患者可见典型"豆状核叉征"
低血糖脑病	生化提示低血糖，部分患者血糖纠正后症状改善明显，MRI 可见大脑皮层、皮层下白质、双侧基底节区对称性病变、内囊、胼胝体、小脑中脚异常信号
低钠血症	有钠摄入不足、丢失过多病史，生化提示低钠血症
线粒体脑病	部分患者有家族史，典型表现为活动不耐受，休息后好转，血乳酸升高，肌肉活检及基因检测可协助鉴别
韦尼克脑病	有/无酒精中毒病史，典型临床表现为眼外肌麻痹、共济失调和意识障碍"三联征"，血清维生素 B_1 降低，MRI 表现为乳头体、丘脑、第三、四脑室、导水管周围及小脑长 T_1、长 T_2 异常信号，DWI 可呈不同程度高信号
其他病原体所致脑炎	
其他病毒性、细菌、结核、真菌所致脑炎	临床表现有时难以鉴别，根据病原学结果鉴别
血管性疾病	
急性缺血性/出血性卒中	多急性起病，表现为偏瘫、失语、言语含糊等局灶症状、体征，头颅 CT/MR 提示相应脑功能区出血/梗死
静脉窦血栓形成	临床表现与受累静脉相关，血 D - 二聚体常升高，CT 典型征象为"条索征""三角征"，上矢状窦静脉血栓形成增强扫描上可见典型"空三角征"，CT 联合 CTV 可协助诊断
可逆性后部白质脑病（PRES）	常有高血压、免疫抑制剂使用、自身免疫性疾病、肾衰竭、子痫等基础疾病，出现急性/亚急性神经系统症状，PRES 在 MRI 上表现为可逆性血管源性水肿
可逆性血管收缩综合征	急性发作的霹雳样头痛，常数秒钟达到高峰，由双侧枕部播散至全头颅疼痛，伴或不伴其他局灶症状，影像学表现为弥漫性大血管节段性收缩，呈"串珠样"，并在 3 个月内基本恢复正常
脱髓鞘疾病	
急性播散性脑脊髓炎	急性/亚急性起病，多见锥体束征、脑干症状和横贯性脊髓炎，MRI 常表现为 T_2 和 FLAIR 序列不对称性高信号，病灶 >2cm，边界不清
自身免疫性脑炎	
抗 NMDAR 脑炎	症状与 HSE 类似，常见癫痫、认知减退、精神症状等表现，部分患者脑电图可见超级 δ 刷，脑脊液检测出特异性抗体可资鉴别

疾病	鉴别要点
肿瘤	
原发肿瘤	亚急性起病，常见神经系统局灶症状及体征，头颅影像提示占位性病变，脑脊液 HSE RCR 阴性可与 HSE 鉴别
脑转移瘤	存在原发肿瘤证据，颅内影像学检查可见单发或多发占位性病变，多位于皮髓质交界区域，典型影像表现为"小病灶、大水肿"
中毒	
酒精、药物、重金属等	多有酒精、药物过量或重金属等毒物接触史
癫痫	多有发作病史，脑脊液多无明显异常，MRI 无典型 HSE 额颞岛叶受累表现
精神障碍	急性期精神行为异常表现可相似，但无相应脑脊液及影像改变

六、误诊防范

以下人群易被误诊：①免疫功能低下患者，尤其是合并恶性肿瘤及使用免疫抑制剂的患者，临床表现不典型；②以精神症状、癫痫为首发临床表现的患者；③部分早期脑脊液正常的患者；④通过母婴传播的新生儿患者。

本病易被误诊为：①其他颅内感染：如结核性脑炎、真菌性脑炎、不典型化脓性脑炎等；②癫痫、自身免疫性脑炎；③精神系统疾病，如精神分裂症、情感障碍；④呼吸系统疾病，如急性支气管炎、肺炎等。

同时以下疾病易被误诊为本病：①其他颅内感染，如结核性脑炎、真菌性脑炎、治疗后不典型化脓性脑炎；②自身免疫性脑炎，如抗 NMDAR 脑炎；③脑血管疾病，如缺血性/出血性脑卒中、静脉窦血栓形成；④癫痫；⑤精神疾病；⑥代谢性脑病，如肝性脑病、肾性脑病、低血糖脑病等。

为了避免误诊，应做到：①对有前驱感染史，特别有皮肤黏膜疱疹的患者提高警惕。充分认识临床表现不典型患者，对急性起病的精神行为异常、认知减退、癫痫发作但不伴发热患者提高警惕；②临床高度怀疑 HSE，但早期 HSE PCR 阴性患者，3~7d 复查 PCR；③对脑脊液改变与 HSE 类似，PCR 阴性且治疗效果欠佳患者需考虑有无其他颅内感染可能；④对抗病毒治疗后复发神经系统症状患者及时复查 HSV PCR 及完善自身免疫性脑炎相关抗体；⑤详细的病史询问及查体、动态追踪脑脊液常规、生化、PCR 结果有助于减少误诊。

治疗

一、治疗流程 （图 9-1-3）

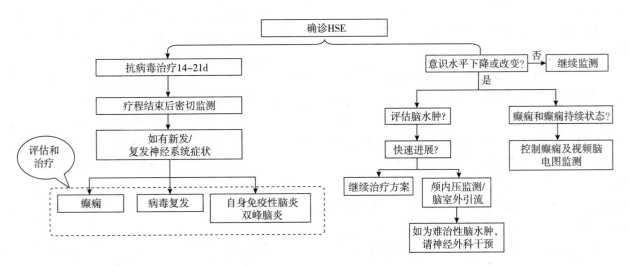

图 9-1-3　单纯疱疹病毒性脑炎治疗流程

二、 治疗原则

1. 全程管理，从首次诊疗接触开始。

2. 对存在意识障碍患者，识别并处理其他可逆性脑病原因。

3. 评估患者有无入住神经重症监护室（NICU）指征。

4. 早期、足疗程抗病毒治疗。

5. 保护脑功能，及时处理脑水肿、脑疝、癫痫持续状态、心肺功能不全等并发症。

6. 急性期后症状再发的患者，如确诊自身免疫性脑炎（如抗 NMDAR 脑炎），则按自身免疫性脑炎处理。

7. 对有后遗症患者后期应予康复及对症治疗。

三、 治疗细则

（一）急救及合并意识障碍患者的处理

（1）快速评估患者气道（A，airway）、呼吸（B，breathing）和循环（C，circulation）情况，保证气道通畅及维持生命体征平稳，根据患者的情况必要时予气管插管及呼吸机辅助通气。

（2）对存在意识障碍患者，识别并处理其他可逆性脑病原因，如低血糖、酸中毒、电解质代谢异常等并及时处理。

（3）评估患者血流动力学情况，部分 HSE 合并自主神经功能障碍，需要保证血流动力学稳定。

（4）根据患者意识水平、气道、呼吸和循环情况评估患者是否需要入住神经重症监护室（NICU）。

（5）急诊完善血常规、炎症指标、生化、心电图、头颅 CT 等检查快速评估患者感染、电解质、颅内情况。

（6）除非有腰椎穿刺术禁忌证，所有患者均应尽早行脑脊液相关检查。

（7）对于存在意识改变的 HSE 患者，需重点关注颅内压和占位效应情况，对这类患者需要行快速的床边评估和影像学检查（通常头颅 CT 平扫即可满足临床评估需求），对于脑水肿颅内压升高患者，可使用甘露醇或高渗盐水进行脱水治疗，对于存在低钠血症的患者建议使用甘露醇，注意防止因纠正血钠过快导致髓鞘溶解。对于血管源性脑水肿所致占位效应，大剂量激素或许可以获益。

（8）控制发热患者体温，因发热可能加重神经损伤及增加颅内压。

（9）如脑水肿快速进展，且药物治疗效果不佳需行脑室外引流、颅内压监测及神经外科进一步干预治疗。

（二）癫痫及癫痫持续状态的处理

（1）所有 HSE 患者，如怀疑合并癫痫需紧急行脑电图检查并控制癫痫症状，建议行长程脑电监测以提高诊断敏感性，并可以用来监测抗癫痫药物治疗效果。

（2）对所有怀疑或诊断癫痫/癫痫持续状态患者，除保证患者的气道、呼吸及循环稳定外，需同时使用一线抗癫痫发作药物（ASMs），如劳拉西泮静推或咪达唑仑肌内注射，一线药物可中止大约半数患者的发作。一线药物治疗后，所有痉挛性癫痫持续状态患者应立即给予二线 ASMs，以防止再次发作，二线 ASMs 包括苯妥英钠、左乙拉西坦和丙戊酸钠。脑炎患者发展成为难治性癫痫持续状态并不罕见，这时需要使用具有麻醉特性的三线 ASMs，如巴比妥酸盐（即戊巴比妥或高剂量苯巴比妥）、丙泊酚和氯胺酮。

（3）由于三线 ASMs 可能导致低血压、咳嗽反射减弱和呼吸抑制，这类患者需要在 ICU 进行监护治疗并加强对气道的保护和呼吸支持。

（4）需密切监测癫痫/癫痫持续状态患者的发作情况，减少药物暴露时间和相关并发症。

（三）抗病毒治疗

1. 阿昔洛韦

（1）阿昔洛韦是治疗 HSE 的一线药物，一般疗程为 14～21d，新生儿和年龄较大的儿童需要更高剂量和更长疗程（21d）的治疗，免疫功能低下的患者则所需治疗剂量和疗程更长。

Sköldenberg 等对 127 名疑似 HSE 进行一项前瞻性多中心随机试验，患者被分为阿昔洛韦（10mg/kg，每 8h 1 次）组与阿糖腺苷（15mg/kg qd）组，疗程 10 天。通过脑活检和（或）血清和脑脊液中抗体反应证实 HSE 诊断。在 53 例确诊的 HSE 病例中，51 例（阿昔洛韦组 27 例，阿糖腺苷组 24 例）进行了疗效分析评估。阿昔洛韦治疗可显著降低死亡率（19% VS 50%，$P = 0.04$）。治疗 6 个月后，阿昔洛韦组有较高的良好预后（56% VS 13%，$P = 0.002$）；较低的死亡和有严重后遗症比例（33% VS 76%，$P = 0.005$）。

Whitley 等将 208 名拟诊 HSE 的患者随机分成两组，一组静脉注射阿昔洛韦，剂量为 10mg/kg，每 8h

1 次，另一组静脉注射阿糖腺苷，剂量为 15mg/（kg·d），持续 10d。所有患者均行诊断性脑活检，其中 69 例（33%）经活检证实为 HSE。与阿糖腺苷相比，阿昔洛韦治疗可显著降低死亡率（28% VS 54%，$P=0.008$）。所有存活的患者在治疗后 6 个月评估，37 名接受阿糖腺苷治疗的患者中有 5 名（14%）功能正常，而 32 名接受阿昔洛韦治疗的患者中有 12 名（38%）功能正常（$P=0.021$）。

（2）阿昔洛韦是一种核苷类似物，对 HSV-1、HSV-2 具有较强的抗病毒活性，是一种相对安全的药物。

（3）阿昔洛韦可通过肾小球滤过和肾小管清除，并可在肾小管中沉淀，导致阻塞性肾病，常在治疗早期出现且通常是可逆的。故使用阿昔洛韦患者需监测肾功能，并在 1~2h 内的缓慢静脉，使用阿昔洛韦前予补液，充分水化，以维持约 75ml/h 的尿量。对于肾功能不全患者需相应调整用药剂量见表 9-1-4。

（4）阿昔洛韦被美国食品和药物管理局评定为妊娠 B 类。丹麦 1 项大型观察性研究纳入 1804 例妊娠早期暴露于阿昔洛韦、缬昔洛韦或福昔洛韦的孕妇，结果表明，暴露与出生缺陷风险增加之间没有相关性。但国内有学者认为该研究存在一定局限性，因研究中有关阿昔洛韦暴露的数据是从配药记录中推断出来的。

（5）研究结果表明，延迟使用阿昔洛韦超过 48h 是不良预后的独立危险因素，早期抗病毒治疗是唯一改善患者预后的因素。

（6）对于已行静脉注射阿昔洛韦初始标准治疗患者，口服伐昔洛韦 3 个月并无明显临床获益。

（7）极少数患者对阿昔洛韦耐药，免疫功能低下患者较免疫功能正常者更常见，耐药患者可通过静脉注射膦甲酸钠治疗。在阿昔洛韦短缺或无法使用阿昔洛韦时，可静脉注射更昔洛韦治疗。

2. 膦甲酸钠 口服生物利用度低，需静脉注射，因其几乎完全通过肾脏代谢，肾功能不全患者需相应减少剂量。

3. 更昔洛韦 是核苷鸟苷的一种类似物，作用机制与阿昔洛韦类似，可用于阿昔洛韦耐药的 HSE 患者，其主要的不良反应为肾功能损害和骨髓抑制，与用药剂量相关，停药后可恢复。

4. 西多福韦 不推荐用于 HSE 患者，因其无法很好地透过血脑屏障并达到有效药物治疗浓度。

（四）糖皮质激素的使用

1. 糖皮质激素一方面可以控制炎症、减轻水肿，但同时也可能导致免疫抑制，从而导致病毒复制增加，故目前就 HSE 患者是否应使用糖皮质激素仍有争议。

2. 目前糖皮质激素常用于病情危重、脑水肿及占位效应明显及脑脊液细胞数明显增加患者。

（五）HSE 后继发自身免疫性脑炎的治疗

按自身免疫性脑炎治疗，详见第二十六章第一节"自身免疫性脑炎"。

（六）HSE 复发的治疗

病毒的复发概率较小。目前有限的研究结果表明，直接的病毒细胞毒性不是复发的机制，而是一个免疫介导的过程。一旦排除了病毒再激活或持续性，应考虑使用免疫调节治疗，并将类固醇激素和 IVIG 联合作为合理的一线治疗方案。

四、药物治疗方案（表 9-1-4）

表 9-1-4 HSE 及其并发症的药物治疗

	药品名称	给药途径	剂量及持续时间	备注
HSE	阿昔洛韦	静脉滴注	10mg/kg，每 8h 1 次，持续 14~21d 如肾功能不全， 肌酐清除率 25~50ml/（min·1.73m²）者：10mg/kg，每 12h 1 次 肌酐清除率 10~25ml/（min·1.73m²）者：10mg/kg，每 24h 1 次 肌酐清除率 <10ml/（min·1.73m²）者：5mg/kg，每 24h 1 次 血液透析者：2.5~5mg/kg，每天 1 次（透析治疗后）	注意水化、监测肾功能；1~2h 缓慢静脉滴注
阿昔洛韦耐药	膦甲酸钠	静脉滴注	90mg/kg，每 12h 1 次或 60mg/kg，每 8h 1 次，持续 14~21d	监测肾功能及电解质
阿昔洛韦短缺	更昔洛韦	静脉滴注	5mg/kg，每 12h 1 次，持续 14~21d	监测血象、肾功能、电解质

续表

	药品名称	给药途径	剂量及持续时间	备注
脑水肿	甘露醇	静脉滴注	0.25~1g/kg，每4~6h 1次	注意心肾功能损害及电解质紊乱
	地塞米松	静脉滴注	10mg，每6h 1次	注意激素相关不良反应
	高渗盐水	静脉滴注	急性脑疝形成：23%生理盐水 30ml 通过中心静脉快速滴注 维持阶段：2%~3%生理盐水 250~500ml 单次或持续静脉滴注	存在低钠血症患者建议使用甘露醇脱水
癫痫及癫痫持续状态	劳拉西泮	静脉注射	0.1 mg/kg 每剂最多4mg	第一阶段
	咪达唑仑	肌内注射	0.25mg/kg 最大剂量10mg	第一阶段
	地西泮	静脉注射	0.15mg/kg 每剂最多10mg	第一阶段
	丙戊酸钠	静脉注射	20~40mg/kg	给药时间5min，第二阶段
	左乙拉西坦	静脉注射	1000mg~3000mg	稀释于100ml溶液中，静脉注射15min，第二阶段
	丙泊酚	静脉注射	1~2 mg/kg 负荷静脉注射，可追加1~2mg/kg 直至发作控制，之后1~10mg/(kg·h) 维持	注意丙泊酚持续输注综合征，第三阶段
	咪达唑仑	静脉注射	0.2mg/kg 复合量静脉注射，后续持续静脉泵注 [0.05~0.40mg/(kg·h)]	第三阶段
自身免疫性脑炎	甲强龙	静脉滴注	按第二十六章第一节"自身免疫性脑炎"推荐意见使用	注意激素治疗相关不良反应
	人免疫球蛋白	静脉滴注	0.4g/kg，每天1次，共5d	—

注：全面性惊厥性癫痫持续状态（GCSE）可分为3个阶段：全身性强直-阵挛（GTC）发作超过5min，为第一阶段 GCSE，启动初始治疗，最迟至发作后20min 评估治疗有无明显反应；发作后20~40min 属于第二阶段 GCSE，开始二线治疗；发作后大于40min 进入第三阶段 GCSE，属难治性癫痫持续状态（RSE），转入重症监护病房进行三线治疗。

作者：方敬念
审稿：陈孝东

参考文献

第二节　无菌性脑膜炎综合征

病毒性脑膜脑炎

病毒性脑膜脑炎是一种由病毒感染引起的脑膜和脑实质的急性中枢神经系统（central nervous system，CNS）炎症性疾病。脑膜炎是脑膜和脊膜的炎症，其典型特征是头痛、颈强直和脑脊液（cerebro spinal fluid，CSF）细胞数增多，通常伴有恶心和呕吐，但年龄较小的儿童可能没有脑膜刺激的症状。而脑炎是发生在脑实质的炎症，表现为局灶性或弥漫性脑功能障碍和精神状态的改变。当患者脑膜和脑实质同时受累，有脑膜和实质炎症的证据，称为脑膜脑炎。部分患者也可以与脊髓炎、神经根炎或神经炎同时发生。

诊断

一、诊断流程

患者如果有以下临床表现：发热、头痛、意识水平下降（嗜睡、昏迷等）、行为异常（迷失方向、幻觉、精神病、人格改变、激动等）、癫痫发作、偏瘫等，要怀疑脑膜脑炎的可能。病毒性脑膜脑炎的诊断基于流行病学资料、病史、临床表现、全身和神经系统体格检查、腰椎穿刺 CSF 检查、神经影像学检查、脑电图、病原学检测等进行综合判断。诊断的"金标准"是在 CSF 中检测到病毒抗原的特异性抗体或在脑组织中检测到病毒（图 9-2-1）。

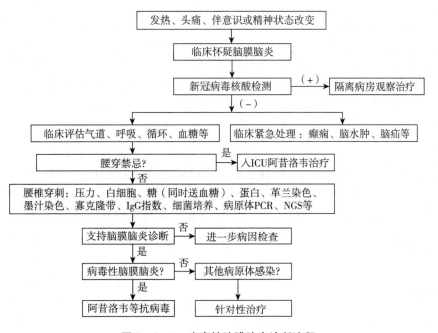

图 9-2-1　病毒性脑膜脑炎诊断流程

二、问诊与查体

（一）问诊和症状

1. 问诊技巧　对疑似病毒性脑炎患者进行评估时，病史采集非常重要，应包括发病的季节、地理位置、异地旅行和接触史、与动物的接触、蚊子或扁虱的暴露、亲属的健康状况、与患者的接触，以及该地区已知的脑炎病例。还要询问患者的职业、爱好、娱乐活动、饮食、性行为、药物使用和健康状况（接种疫苗、医疗条件和药物，以及由于HIV、药物或其他因素可能造成的免疫抑制）。如果患者处于昏迷或精神异常的状态，从陪同人员（亲戚、朋友等）那里采集上述信息。

2. 症状（表 9-2-1）

表 9-2-1　病毒性脑膜脑炎的症状

症状类型	表现
经典的前驱症状	前驱感染症状或全身表现（如发烧或皮疹）等是有用的线索
特征性表现	（1）特征性表现是精神状态改变 （2）头痛常见，发热、癫痫发作、局灶性神经缺损等见于大多数患者 （3）成人 HSV 脑炎患者入院时最常见的表现有：发热（91%）、精神错乱（76%）、语言障碍（59%）和行为异常（41%）等 （4）病毒性脑膜炎的典型特征为发热、头痛、精神状态改变和颈强直等
伴随症状	三分之一的患者有癫痫发作，部分患者有肢体瘫痪等
可能有的表现	畏光、呼吸短促、食欲不振、运动障碍等

（二）查体和体征

病毒感染通常是全身系统性感染的一部分，其他器官可能在中枢神经系统受累前就受到了影响，体格检查非常重要，临床体征可以提供潜在的病因线索，指导下一步的辅助检查（表9-2-2）。

表9-2-2 病毒性脑膜脑炎的体征

体征类型	表现
生命体征	密切关注患者的生命体征，重症患者会有意识水平下降
一般状态	（1）观察患者的一般状态，疱疹病毒感染会出现疱疹、皮疹、腮腺炎等见于部分病毒感染患者，胃肠道症状可能与肠道病毒有关，流感病毒感染和HSV-1脑炎可能会出现上呼吸道症状 （2）注射针眼提示有药物滥用
神经系统体征	（1）脑膜炎会出现颈强直等脑膜刺激症状，脑炎患者会有失语和肢体瘫痪等局灶性神经系统体征 （2）自主神经和下丘脑功能紊乱、抗利尿激素分泌不当综合征等都是脑实质受累的表现，临床体征演变和严重程度取决于患者免疫状态和年龄等综合因素

三、辅助检查

（一）优先检查

1. 头部 CT 扫描 建议在进行腰椎穿刺前对选定的患者进行 CT 扫描，以排除脑组织移位、脑肿胀或可能使患者容易发生脑疝的颅内占位病变。这些患者包括免疫力低下或有中枢神经系统疾病史（例如，肿瘤、中风、局灶性感染），或出现新发癫痫发作、视乳头水肿、意识水平异常或局灶性神经功能缺损。如果没有上述情况，建议尽快腰椎穿刺检查，以免贻误诊断和治疗。初次 CT 扫描在大约 25%~80% 的 HSV 脑炎患者中会显示异常信号，提示脑组织有炎症性改变。

2. 腰椎穿刺检查 对所有疑似中枢神经系统感染的患者，应送 CSF 进行检测，可能的话至少收集 20ml，冷藏 5~10ml 备用。测 CSF 压力、细胞计数和分类、蛋白质、葡萄糖（同时送检血糖）、革兰染色和墨汁染色、细菌培养、寡克隆带和 IgG 指数、梅毒相关检测（RPR、TPPA 和 VDRL）、病毒聚合酶链反应（PCR）检测等，根据 CSF 特点可以鉴别不同病原体相关的脑膜脑炎（表9-2-3）。在病毒性脑膜脑炎中，CSF 压力通常正常或轻微升高。白细胞计数可达（50~100）×10^6/L，也可以在正常范围。病程早期以嗜中性粒细胞为主，后期以淋巴细胞增多为主。CSF 中蛋白质水平一般在正常范围或轻度升高，一般不超过（0.5~1.0）g/L，糖和氯化物一般正常，葡萄糖的 CSF/血液比率正常，但也有可能降低。CSF 的细菌培养和革兰染色结果为阴性。

表9-2-3 常见不同病原体脑膜脑炎的 CSF 鉴别

分类	外观	压力（mmHg）	白细胞（个/μl）	蛋白（mg/dl）	糖（mg/dl）
正常人	清亮	90~180	<8	15~45	50~80
细菌性	浑浊	升高	>1000	>200	<40
病毒性	清亮	正常或轻度升高	<1000；淋巴细胞为主	<200	正常
真菌性	清/浑浊	升高	<500	>200	正常或偏低
结核性	浑浊/黄	正常/升高	100~500	>200	低于正常

检测 CSF 中的炎症标志物，如 C-反应蛋白（CRP）、降钙素（PCT）、乳酸等，可能有助于区分细菌性和病毒性脑膜脑炎。①CRP 低（截断值 1.3mg/L，敏感性 92%，特异性 84%）对细菌性脑膜脑炎的阴性预测值 >97%，但阳性预测值较低；②PCT≥0.5ng/ml，其阳性预测值为 100%，特异性为 96%，准确性为 98%；③乳酸浓度≥3.5 mmol/L，对于区分细菌性和病毒性脑膜脑炎的敏感性为 96%，特异性为 85%。但在腰穿前接受了抗生素治疗的患者中，其敏感度较低。

3. 头部磁共振成像（MRI）扫描 对所有疑似病毒性脑炎的患者都应进行脑部 MRI 检查，包括 T$_2$ 液体衰减反转恢复序列（FLAIR）、弥散加权（DWI）、T$_2$、T$_1$（平扫或钆增强）序列等。DWI 序列在检测病毒性脑膜脑炎的早期变化方面比其他序列更敏感。48h 内的 MRI 在大约 90% 的患者中是异常的，累及扣带回和颞叶内侧等部位，包括 T$_1$ 加权序列上的脑回样水肿，以及 T$_2$ 加权和 T$_2$ FLAIR 序列上的高信号。不同病毒引起的脑炎有不同的影像学特征。80%~100% 的 HSE 脑炎患者颞叶、扣带回、基底节、额底皮层等部位有异常信号，64%～68%单侧受累，T_2 和 FLAIR 序列高信号，可以有强化。重症 HSE 脑炎患者有出血性坏死，特征性表现为 T_2 高信号。80% 的 WNV 脑炎患者表现为广泛脑实质 DWI 序列弥散受限，T_2 和 FLAIR 序列高信号，部分患者脊髓也可以受累。EV 脑炎表现为多个部位（脑干后部、黑质、齿状核、颈髓前角等）的 T_2 和 FLAIR 序列高信号，一般没有强化。虫媒病毒脑炎有共同的特征：双侧丘脑 T_2 高信号，基底节、黑质、中脑等部位也可以累及，海马和皮层较少异常。

4. 脑电图（EEG）检查 EEG 是非特异性检查，但在脑炎早期影像学正常的情况下，异常 EEG 是脑实质受累的证据之一。EEG 在评估脑炎方面有两个主要用途：①由于患者 CSF 和 MRI 可能是正常的，特别是自身免疫性脑炎（autoimmune encephalitis，AE）患者，EEG 可以发现异常脑电波将有助于和原发性精神病进行鉴别；②在意识改变的患者中，EEG 可以识别有细微的运动性或非抽搐性发作，这种情况可能是新发生的，或者是从抽搐性发作演变为非抽搐性。80% 以上的急性病毒性脑膜脑炎患者 EEG 是异常的。HSV 脑炎一般在病程的 2～14d 出现非特异性弥漫性高振幅慢波，有时伴有颞叶棘波活动和周期性一侧癫痫样放电等。

5. 病原学检查 包括病毒分离、病毒特异性抗体检测以及病毒抗原检测等，在病毒性脑膜脑炎的诊断中有一定价值。

（1）病毒分离：诊断特异性好，但操作复杂，成功率低，花费较高，临床难普及。

（2）病毒特异性抗体检测：数种病毒可在血清和 CSF 中通过酶联免疫吸附实验（ELISA）测定，成功率较高。但该实验抗体常为重组蛋白，常因受细菌污染而影响检测结果的准确性。蛋白质印记法用于识别 CSF 及血清中的特异性抗体，但其敏感性较 ELISA 低。

（3）PCR：比传统的病毒培养方法敏感快捷，可以检测并量化患者 CSF 中的病毒 DNA 或 RNA，但在疾病早期检测会降低敏感性。对免疫功能正常的成人检测，包括 CSF PCR 检测 HSV-1、HSV-2 和 VZV、EV，儿童还要检测 HPeV。在夏季和秋季，应进行 WNV 的 CSF 和血清学检测。对免疫功能低下的患者还需要检测以下内容，包括 CMV、HHV-6、HHV-7、JC（John Cunningham）病毒、LCMV 和 WNV 的 CSF PCR 检测，以及 LCMV 的 CSF 和血清学检测。

（二）可选检查

脑活检：基于 PCR 技术和血清学检测的广泛应用，脑活检很少用于病毒性脑膜脑炎的诊断。但对于病因不明且神经系统症状进行性恶化的脑炎，脑活检有一定的诊断价值。脑活检有助于微生物学诊断并排除非感染性疾病，如血管炎或肿瘤。对脑活检标本进行病原学检测，可提高三分之一患者的诊断率。

（三）新检查

1. Film Array 脑膜炎/脑炎多重病原体核酸联检试剂盒 是一种全自动多重 PCR 检测方法，具有操作简单、检测快速、覆盖的病原体更广、检测敏感性和特异性更高等特点，可以在 1h 内快速检测出 CSF 样本（200μl）中的 14 种常见脑炎和脑膜炎病原体，包括 6 种细菌、1 种真菌和 7 种病毒（CMV、EV、HSV-1、HSV-2、HHV-6、HPeV 和 VZV）。其局限性是有一定比例的假阳性和假阴性结果，一定程度上限制了该技术的广泛应用。

2. 宏基因组二代测序（mNGS）技术 mNGS 是一种能够广谱性诊断病原微生物的有用工具，具有不针对特定的病原微生物、高通量、检测速度快（出报告时间 <48h）、覆盖病原微生物范围广等优势。mNGS 对病毒的检测具有较高的灵敏度，无偏倚性，可检测出较多的病毒类型，可作为常见病毒检测的有效补充。

mNGS 存在一定局限性：①RNA 病毒基因不稳定，更容易变异，种类更多，不易创建 RNA 基因文库。临床中若有疑似 RNA 病毒感染病例时，不可依赖 mNGS 进行诊断；②当 CSF 标本中的病毒载量较低时会出现假阴性结果，只有通过独立的病原体特异性技术（PCR、血清学、培养等）确认后，NGS 结果的可信度将大大提高；③无明显核酸的病毒，如 WNV、VZV 和神经梅毒等，mNGS 检测效果不佳，原因在于以上病毒为小序列核酸病毒，而核酸序列小的病毒 mNGS 难以检测。

四、诊断及其标准

（一）诊断标准

1. 国际脑炎联盟（IEC）2013 年制定的脑炎诊断标准

（1）主要标准（必有）：精神状态改变，包括意识水平改变或性格改变持续 24h，没有发现其他原因。

（2）次要标准（疑诊需要 2 个，拟诊/确诊的脑炎需要 3 个）：①发热≥38°C；②全面性或部分性癫痫发作（不能归因于先前的癫痫发作障碍）；③新出现的局灶性神经系统发现；④CSF 中白细胞≥5/µl；⑤神经影像学检查显示脑实质异常（陈旧性或新发病灶）提示脑炎；⑥EEG 显示异常与脑炎一致且不能归为其他病因。

2. 2019 年发表在柳叶刀杂志上的脑炎临床诊断标准

核心表现：急性或亚急性发作的意识水平改变、嗜睡和人格改变；短期记忆障碍或精神症状。

支持条件：①新发现的中枢神经系统的病灶；②不能归因于先前的癫痫发作；③CSF 中白细胞增多；④影像学特征符合脑炎（例如，脑 MRI T_2/FLAIR 和钆增强序列发现新的炎症或脱髓鞘病灶）；⑤EEG 提示局灶性或弥漫性异常与脑炎一致，且不能归于其他病因；⑥发病前或发病后 72h 内有发热；⑦合理地排除其他病因。

3. 病毒性脑膜炎的诊断标准 一般要符合以下特点：①临床表现：发热、头痛，伴或不伴恶心呕吐等；②体征：多有脑膜刺激征（颈强直、克尼格征和布鲁津斯基征）；③CSF 白细胞数增多，淋巴细胞为主。蛋白正常或轻度升高；④影像学一般正常；⑤脑脊液 PCR 病原学检测，是诊断病毒性脑膜炎的金标准。

（二）风险评估和危险分层

脑炎的总死亡率约为 10%，高达 50% 的患者会出现短期神经功能缺陷，20% 会遗留严重后遗症，包括认知障碍和抑郁障碍等。不良预后与以下因素

有关：①癫痫持续状态；②入住重症监护室（ICU）延迟；③局灶性神经系统体征；④MRI 显示程度较重的炎性病灶；⑤高龄且免疫力低下；⑥诊断为 HSV 脑炎的成人；⑦诊断为乙型脑炎或肺炎支原体感染的儿童；⑧抗病毒治疗延迟。

HSV 脑炎预后差的因素有：昏迷、MRI 显示脑水肿、阿昔洛韦治疗延迟 24h 以上、入住 ICU，以及年龄≥65 岁、免疫力低下。年龄较大、种族、女性、发病时昏迷等都是 WNV 脑炎预后不佳的预测指标。日本脑炎患者如果病情快速恶化和中脑受累预示着恢复不佳。

（三）并发症诊断

部分病毒性脑膜脑炎患者，会出现以下并发症。

1. 低钠血症（特别是圣路易斯脑炎） 临床常见，主要为稀释性低钠，早期无特异性表现，与病毒性脑膜脑炎的脑水肿表现难以区别，要引起足够重视。

2. 弛缓性麻痹 弛缓性麻痹是重症脑膜脑炎的后遗症，病变范围广，累及锥体束、视神经等部位受累，可引起全身性麻痹和不全麻痹，包括咬肌、咽肌、喉肌和舌肌无力。

3. 心肌炎和心包炎 小儿多见。多种病毒可以引起心肌炎和心包炎，以 EV 最为多见，患者除了中枢神经系统受累特征外，可出现心悸、胸闷、气喘、心前区不适等心脏受累表现，需要及时做心电图等检查。

4. 脑积水 CSF 中的炎性细胞可以引起蛛网膜颗粒的阻塞，CSF 循环不畅，从而引起 CSF 的积聚，影像学表现为脑室系统的扩大。

五、鉴别诊断（表 9-2-4）

表 9-2-4 病毒性脑膜脑炎的鉴别诊断

鉴别疾病名	病史、症状与体征的鉴别	辅助检查的鉴别
细菌性脑膜脑炎	（1）急性起病，全身感染中毒症状重 （2）临床多表现为急性发热、惊厥、意识障碍、颅内压增高和脑膜刺激征	（1）CSF 外观浑浊，白细胞计数明显增高（≥500/µl），以中性粒细胞为主（>80%） （2）葡萄糖水平通常不超过（300mg/dL），但葡萄糖 CSF/血液比率下降（<0.4），蛋白质水平升高（100mg/dl） （3）革兰染色可见细菌，并且 CSF 或血液培养可以分离到细菌 （4）乳酸浓度（≥3.5mmol/l）提示为细菌性脑膜脑炎，特异性为 85%

续表

鉴别疾病名	病史、症状与体征的鉴别	辅助检查的鉴别
结核性脑膜脑炎	(1) 起病隐匿，慢性病程，前驱期一般有全身不适、发热和盗汗等结核中毒症状 (2) 脑膜刺激征阳性，颅内压明显增高，有颅神经损伤体征	(1) 腰椎穿刺 CSF 压力高，蛋白显著升高，葡萄糖和氯化物明显降低，抗酸染色结核分枝杆菌检出率较高 (2) 影像学可见颅底脑膜及侧裂池等部位呈点状或团块状强化
隐球菌性脑膜脑炎	(1) 非 HIV 感染患者隐球菌性脑膜脑炎的临床表现多种多样 (2) 大部分患者呈慢性发病，在诊断前已有症状可长达数月，临床主要表现包括发热（低热和中等度发热）、渐进性头痛、精神和神经症状（精神错乱、易激动、定向力障碍、行为改变、嗜睡等） (3) 颅内压增高往往比较明显，可累及脑神经和脑实质 (4) 查体可有脑膜刺激征	CSF 细胞数增高，蛋白含量高，葡萄糖和氯化物降低。墨汁染色见到新型隐球菌或隐球菌抗原通常为阳性
药源性脑膜脑炎	(1) 主要症状类似脑炎，但并非脑炎的典型临床特征 (2) 在药物使用后出现发热和脑炎的症状，但头痛、畏光、恶心或呕吐的发生率较低 (3) 部分患者有意识障碍、幻觉、精神错乱、癫痫发作等 (4) 常见致病药物有非甾体抗炎药、抗生素（甲氧苄啶/磺胺甲噁唑、阿莫西林等）、生物疗法和免疫调节剂等	CSF 检查显示白细胞计数增加，中性粒细胞和蛋白质的比例增加，葡萄糖正常和微生物学检查阴性
急性播散性脑脊髓炎（ADEM）	(1) 是特发性中枢神经系统脱髓鞘病的一种，儿童多见，但亦可发生于任何年龄 (2) 依据国际儿童多发性硬化研究组（IPMSSG）的定义，ADEM 是急性或亚急性起病的伴有脑病（行为异常或意识障碍）表现的、影响中枢神经系统多个区域的首次发生的脱髓鞘疾病 (3) 患者通常有发热病史或免疫史，典型的 ADEM 是单相病程，预后良好，复发型和多相型要注意与多发性硬化鉴别 (4) 与脑炎鉴别点是年龄较小，有疫苗接种或感染的前驱病史，发病时没有发热，以及存在影响视神经、脑、脊髓和周围神经根的多灶性神经系统症状	—
AE	是由自身免疫机制介导的一种炎症性脑病，占脑炎病例的 10%～20%，其中绝大部分 AE 是由抗体介导的中枢神经系统损伤，临床表现为急性或亚急性起病的认知障碍、痫性发作、精神行为异常及多种多样的运动障碍	CSF 炎性改变、影像学显示边缘系统异常信号、抗神经元抗体阳性是确诊的依据

六、　误诊防范

病毒性脑炎是由多种病毒引起的脑实质炎症，临床表现多样化，影像学不典型，容易误诊。另外，医生对病毒性脑膜脑炎疾病认识不足，警觉性差，体格检查不仔细，辅助检查不到位，也是误诊的常见原因。所以临床遇到起病急，既往无抽搐病史，发病前有病毒感染史，特别是癫痫发作前后有精神症状或者伴有程度不同的意识障碍者，应该想到病毒性脑膜脑炎的可能。

以下人群易被误诊：①早期无发热，仅有头痛等表现的患者；②有发热，但早期无典型脑膜脑炎表现的患者；③发热头痛，但无脑实质损害的患者，易被误诊为感冒；④发热、头痛且有脑实质损害，但 CSF 等辅助检查无典型改变患者；⑤出现语言障碍和行为异常的患者，易被误诊为精神病。

本病易被误诊为以下疾病：①早期患者临床表现不典型，将发热考虑为上呼吸道感染；②意识水平下降，发热不明显或被忽视，归因于药物中毒或酒精中毒等；③对于早期以癫痫发作为主要表现的患者，发热不明显，诊断为原发性癫痫；④以精神异常为主要表现，诊断为精神类疾病；⑤病原学检测条件受限，诊断为其他病原体相关脑膜炎。

以下疾病易被误诊为本病：①上呼吸道感染；②其他病原体相关脑膜脑炎；③精神类疾病伴发热患者；④AE，如抗 NMDA 受体脑炎等。

为避免误诊应做到：①充分认识临床表现的多样化和不典型；②对不同病原体导致的脑膜脑炎特点充分了解；③任何伴随发热的癫痫患者，均应考虑病毒性脑膜脑炎可能；④尽可能地完善相关辅助检查，特别是病原学检测；⑤对不典型的患者可以经验性治疗。

治疗

一、治疗流程

除了疱疹病毒以外的大多数病毒性脑膜脑炎，都没有特殊的治疗方法。初期管理的重点是明确病因。对于疑似脑炎的患者，应尽早启动大剂量静脉注射阿昔洛韦等抗病毒的经验性治疗，同时等待病因学检测结果（图9-2-2）。

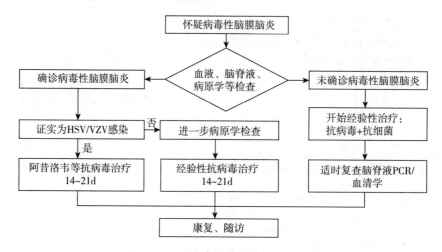

图9-2-2　病毒性脑膜脑炎治疗流程

二、治疗原则

1. 尽早应用抗病毒药物以控制病情进展。怀疑病毒性脑膜脑炎的患者，即使没有病原学检测结果，应尽早应用抗病毒药物的经验性治疗，足剂量足疗程。

2. 加强病情监测和营养支持治疗。

3. 控制早期并发症，预防迟发性并发症。

三、治疗细则

（一）重症患者监护措施

脑炎患者经过初步评估气道、呼吸、循环和血糖后，需要控制癫痫发作和颅内高压，然后针对病因进行治疗。对于急性病毒性脑膜脑炎患者建议住院治疗，重症患者需要转到有呼吸机的ICU，并采取以下措施：①面罩吸氧；②静脉补液维持水电解质平衡；③鼻导管或肠道外营养支持；④控制脑水肿和癫痫发作；⑤并发症处理。

（二）抗病毒治疗

美国传染病协会（IDSA）指南和法国成人感染性脑炎的管理指南中指出，使用阿昔洛韦治疗HSV脑炎是一线治疗药物，A级推荐。对于成年HSV患者剂量为10mg/kg，每8h 1次（A级），免疫功能正常者应用14d，免疫力低下的患者治疗21d（C级）。对于HSV引起的儿童（3个月~12岁）脑炎患者，推荐更高剂量和更长疗程的阿昔洛韦治疗：20 mg/kg体重，每天3次，持续21d。关于开始抗病毒治疗的时机，免疫功能健全的患者应尽早抗病毒治疗。根据病原体检测结果，选用不同的抗病毒药物，具体见表9-2-5。

（三）免疫抑制剂

病毒性脑膜脑炎治疗中，关于免疫抑制剂的使用仍有争议。

在免疫功能正常的儿童中，由于原发性VZV感染引发重症脑炎与脑血管炎有关，激素治疗多获良效。此外，对于其他影像学上显示进行性脑水肿的急性病毒性脑炎患者，联合使用阿昔洛韦和激素

（大剂量地塞米松或甲泼尼龙冲击）治疗是合理的，疗程为 3~5d，以尽量减少不良反应。

对于病毒感染后的 AE 如 ADEM，应用大剂量激素（甲泼尼龙冲击）和（或）血浆置换治疗。2022 年发表的一项多中心前瞻性研究数据显示，27% 的 HSV 脑炎患者发生 AE。对于这一部分患者，需要大剂量皮质激素（甲泼尼龙，每天 1g，持续3~7d）静脉注射，以达到免疫抑制和抗炎的效果。

2008 年的 IDSA 指南推荐抗病毒联合糖皮质激素治疗 HSV、EBV 或 VZV 相关脑炎，但证据是低质量的。2018 年发表在新英格兰医学杂志的文章，认为在无有效的抗菌药物可用时，作为抗病毒药物的辅助疗法或单一治疗，免疫抑制剂可以用于病毒性脑膜脑炎的治疗，但获益并不明确。

Dex Enceph 是目前正在进行的一项的多中心、随机、对照、开放标签、观察者盲法的临床试验，目的是确定与那些单独接受标准抗病毒治疗的 HSV 脑炎患者相比，联合应用地塞米松是否能改善临床结果。

（四）癫痫发作的治疗

未加以控制的癫痫可以导致代谢活动增加，酸中毒和血管扩张，进一步增高颅内压，如此恶性循环，导致严重脑水肿和脑疝。如果癫痫不能通过常规药物控制，建议行气管插管和呼吸机辅助通气，在严密监测下给予大剂量抗癫痫药物。

（五）颅内压增高的管理

颅内压升高在病毒性脑膜脑炎患者很常见，是不良预后的因素之一，对颅内压的管理非常重要，如果有条件建议监测颅内压。患者头部高于足部30°，保持头部正直，避免静脉回流受阻，保持动脉二氧化碳分压处于较低水平。酌情应用脱水剂如甘露醇或甘油果糖等降低颅内压，严重者脑室外引流等措施控制颅内压。

四、药物治疗方案（表9-2-5）

表9-2-5 病毒性脑膜脑炎治疗方案

病毒类型	药物名称	证据级别	给药途径	常用剂量	给药次数	持续时间	备注
HSV-1	阿昔洛韦	Ⅱ	静脉给药	10mg/kg	每 8h 1 次	14~21d	监测肾功
VZV	阿昔洛韦	Ⅳ	静脉给药	10mg/kg	每 8h 1 次	10~14d	监测肾功
CMV/HHV-6	更昔洛韦	Ⅳ	静脉给药	5mg/kg	每 12h 1 次	14~21d	—
	膦甲酸钠	Ⅳ	静脉给药	90mg/kg	每 8h 1 次	14d	—

作者：付剑亮
审稿：吴松笛

参考文献

脑干脑炎

脑干脑炎（brainstem encephalitis，BE）属于一种由各种原因导致的中枢神经系统炎性疾病，临床中并不常见。病变主要累及脑桥、延髓，侵及第四脑室底部和下方的橄榄体，前庭神经核、脑神经运动核、脑桥基底部、背盖部和黑质均可受累。

BE 的病因包括感染、自身免疫性疾病及副肿瘤综合征（表9-2-6）。

表 9-2-6　BE 的病因

病因		具体表现
类型	名称	
感染性 BE	单核细胞增生性李斯特菌	(1) 单核细胞增生李斯特菌是一种革兰阳性、需氧、兼性细胞内寄生菌 (2) 李斯特菌病的暴发与奶酪、未经巴氏杀菌的牛奶和熟食肉类的污染有关，多达24%的李斯特菌病患者会表现为 BE，是感染性 BE 的最常见原因 (3) 李斯特脑炎好发于免疫功能低下或老年人，但是李斯特菌 BE 好发于既往身体健康的年轻人
	肠道病毒A71 型	(1) 已逐渐成为儿科传染性疾病领域的主要病原体，特别是在亚太地区更为常见 (2) 可能是导致 BE 的第二大常见感染性病原体
	疱疹病毒	(1) HSV：HSV 是 BE 的常见感染病原体，大约80%的病例是由 HSV-1 引起的，20%是由 HSV-2 引起的，71%的 HSV 感染病例累及颞叶和额叶等部位，而约29%的病例仅累及脑干 (2) 其他疱疹病毒亦有导致 BE 的病例报道：如 EBV、HHV-6
	其他	以下感染均有引发 BE 的报道 (1) 由伯氏疏螺旋体感染导致的神经莱姆病 (2) 同时感染流感嗜血杆菌与黄曲霉菌 (3) 由 COVID-19 感染引起的 BE
自身免疫性BE	MS	(1) 累及幕下的 MS 可表现为 BE (2) 接受 DMT 的患者亦容易发生感染性并发症，因此感染性 BE 是 DMT 患者可能发生的一种并发症 (3) 对于表现为感染性质 BE 的 MS 患者，在病因诊断上存在较大难度，该困难来自于感染性 BE 可能在初期伪装成 MS 复发
	NMOSD	(1) 在 NMOSD 患者中，约73%~90%的病例表现出血清 AQP-4 抗体阳性 (2) 在这些抗 AQP-4 抗体阳性的 NMOSD 患者中，有近1/3的病例会发生 BE
	MOGAD	MOGAD 患者 BE 发生率约为7%，主要影响脑桥
	BBE	BBE 的发病机制可能与前驱感染引发的自身免疫机制有关
	CLIPPERS	(1) 是一种罕见的 CNS 炎症性疾病，其特征为亚急性起病，进行性加重 (2) 各个年龄段均可发病，以30~60岁居多 (3) 临床表现：共济失调、构音障碍、复视和（或）面部感觉障碍 (4) 其他特征：锥体束征、括约肌功能障碍等，伴或不伴认知障碍
	结缔组织病	(1) BD：在6%的病例中，神经系统表现可能先于疾病的其他表现而出现；BD 的 CNS 受累常表现为 BE，病变往往位于中脑-间脑交界处的后部，而特征性地保留红核 (2) SS：会引起广泛的神经系统表现，包括 BE 病变 (3) SLE：一种可累及神经系统的结缔组织病
副肿瘤综合征 BE		(1) 抗 Hu 抗体阳性：抗 Hu 抗体通常与副肿瘤性脑脊髓炎相关，常提示合并小细胞肺癌；BE 可见于11%抗 Hu 抗体阳性的病例中 (2) 抗 Ri 抗体阳性 (3) 抗 Ma2 抗体阳性

注：BE 脑干脑炎；EV-A71 肠道病毒 A71；HSV 单纯疱疹病毒；EBV EB 病毒；HHV-6 人类疱疹病毒6型；COVID-19 新型冠状病毒病；MS 多发性硬化；NMOSD 视神经脊髓炎谱系疾病；MOGAD 抗髓鞘少突胶质细胞糖蛋白免疫球蛋白 G 抗体相关疾病；BBE Bickerstaff 脑干脑炎；CLIPPERS 类固醇激素反应性慢性淋巴细胞性炎症伴脑桥血管周围强化症；DMT 疾病修饰治疗

诊断

一、诊断流程

针对 BE 患者，脑脊液检查、血液检查、影像学检查等主要用于本病的辅助诊断及病因判断，而确诊则需要综合临床表现、辅助检查和鉴别诊断（图 9-2-3）。

三、问诊与查体

本病分为 4 期，即先兆期、进展期、高峰期和恢复期（表 9-2-7）。

表 9-2-7　BE 分期

分期	临床表现
先兆期	主要表现为上呼吸道感染症状
进展期	平均 2 周，此期脑干损害征开始出现，多数病例以单个或多个脑神经受累（如舌咽神经麻痹、迷走神经麻痹、外展神经麻痹、前庭神经麻痹、动眼神经麻痹等相应临床表现）为首发症状，继而出现一侧或双侧肢体麻木、无力或行走不稳，病情呈进行性加重，脑干病变向上下扩展

续表

分期	临床表现
高峰期	此期脑干损害征达到最严重的程度，患者明显嗜睡，主要表现为一侧或双侧多组脑神经及长传导束受损的症状和体征，有时伴有小脑受损的临床表现，具体如下：①脑神经受损的症状和体征，如复视、周围性面瘫等；②长束受损症状和体征，如交叉性瘫痪、偏身或交叉性感觉障碍；③小脑脚受累的症状和体征，如共济失调、龙贝格征阳性 此外还可见双眼睑下垂、眼球运动障碍、下颌运动不能、构音障碍和吞咽困难等，少见症状有耳聋、肌阵挛、不自主运动等
恢复期	脑干损害征大多数在2～3周内逐渐改善，但在恢复后期可出现新的症状，如帕金森综合征等，这些症状一般持续2周或更长的时间

（一）问诊和症状

1. 问诊技巧

（1）近期是否有感染性疾病（如单核细胞增生性李斯特菌、肠道病毒以及疱疹病毒等感染）患者、相关医护人员等接触史，或有不洁饮食史。

（2）发病初期是否有前驱感染症状，如肌肉疼痛、低热、乏力、头痛等，或出现消化道症状。

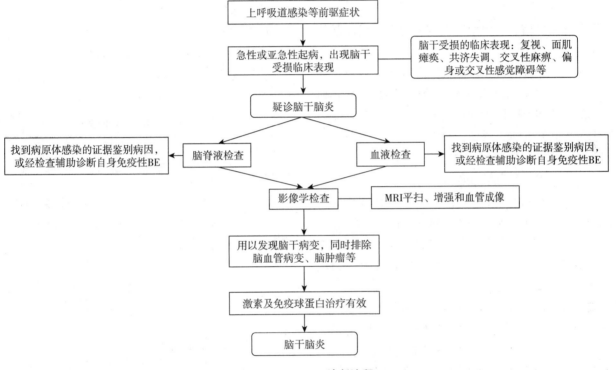

图9-2-3 BE诊断流程

（3）对于MS、NMOSD、MOGAD、BBE、CLIPPERS、结缔组织病等疾病的特征性临床表现进行针对性问诊，如病程中是否有缓解–复发特点，是否同时合并有视力下降，脊髓受累体征等。

（4）是否合并恶性肿瘤性疾病。

2. 症状 约90%以上的BE患者于发病前1～4周有前驱感染症状，其中以上呼吸道感染症状多见，包括肌肉疼痛、低热、乏力、嗜睡和轻度头痛等全身不适症状，少数伴有呕吐、腹泻、口唇疱疹等症状；急性或亚急性起病。

（二）查体和体征

临床体征包括眼球活动障碍、面肌瘫痪、球部症状（构音障碍、吞咽困难）、共济失调、交叉性瘫痪、偏身或交叉性感觉障碍等，部分患者还有睡眠障碍、中枢性低通气，少见症状有感音性耳聋、肌阵挛、不自主运动，自主神经功能障碍，甚至可见帕金森综合征样表现。

三、辅助检查

（一）优先检查

1. 脑脊液检查 主要检测项目包括脑脊液一般性状（透明度、颜色、比重等）、分子成分检查（蛋白质、葡萄糖、氯化物等）、细胞学检查（细胞总计数、白细胞计数及分类等）以及病原学检查、脑脊液寡克隆区带、自身免疫性脑炎抗体等检测。

BE 患者脑脊液压力正常；仅有约 1/3 的患者白细胞轻度增高，且细胞数增高持续时间一般小于 4 周；约 35% 患者脑脊液中可见蛋白细胞分离现象；约 2/3 的患者在发病第 1 周内脑脊液蛋白水平正常，在随后的几周内蛋白水平有增高趋势。李斯特菌感染所致 BE，脑脊液白细胞细胞数增高至数百或数千，以多核细胞为主，少数为单核细胞增多，糖降低，蛋白质增高。脑脊液涂片可发现革兰阳性杆菌。脑脊液培养阳性。

临床意义：用于本病及病因的辅助诊断，可提示细菌或病毒感染，中枢神经系统脱髓鞘疾病，自身免疫性脑炎等。

2. 血液检查 主要用于免疫学检查、病原学检查等。

BBE 可见血清抗 GQ1b 抗体明显增高，随着病情改善患者抗体滴度将逐渐下降；NMOSD 患者血液中抗 AQP-4 抗体阳性；副肿瘤性 BE 患者血清中可检出相关抗体；感染性 BE 患者的血液及脑脊液检查中可找到单核细胞增生性李斯特菌、HSV、EV-A71、EBV 等病原感染的证据。

临床意义：查明血清抗体，结合脑脊液相关抗体的检出，有助于临床评估 BE 预后，复发风险，并尽早给予免疫治疗及制定后续预防复发方案；查及病原菌感染有助于给予针对性、应用敏感药物抗感染治疗。

3. 脑 MRI 检查 与 CT 相比，MRI 对于软组织分辨率高，且不受后颅窝骨性伪影干扰，脑组织灰白质对比信号差别大，更适用于本病诊断。

BE 患者脑 MRI 可表现为：①发病部位多数仅局限于脑干，少数可与脑内脑白质及深部核团（尤其丘脑）共同受累发病；②BE 病变多为脑干肿胀，病灶多呈双侧对称或不对称分布，表现为长 T_1、长 T_2 信号，DWI 呈等信号或略高信号；③相关研究表明，近 23% 的患者脑干病变处存在 T_2 加权 FLAIR 成像异常。

临床意义：能及早发现脑组织水肿及 CT 不能发现的微小病灶，故怀疑脑干病变时，MRI 检查应作为首选；MRI 增强和血管成像有助于进一步排除血管性、感染性和占位性病变以及 MS 等。

（二）可选检查

1. 脑电图 BE 患者脑电图常可见弥漫性慢波或低波幅 θ、δ 活动对于本病诊断无特异性。主要

用作排除性诊断，排除其他神经系统疾病等。

2. 神经电生理 在部分患者中，可见视觉、听觉及体感诱发电位异常，面神经、正中神经、尺神经、胫神经运动感觉传导速度减慢，还可见 F 波及 H 反射消失等，对于本病诊断无特异性。主要用作排除性诊断，排除其他神经系统疾病等。

四、 诊断及其标准

（一）诊断标准

国外学者提出的 BE 诊断标准如下。

（1）意识水平下降、双侧眼外肌麻痹、共济失调，呈亚急性发作，4 周内快速进展。

（2）合理排除其他原因。

当同时满足以上标准时，即可做出诊断。

我国尚缺乏针对 BE 的诊断标准，但结合以下诊断要点，有助于本病诊断（表 9-2-8）。

表 9-2-8 BE 的诊断要点

诊断项目	诊断内容
好发人群	任何年龄、性别人群均可发病，其中以儿童和青少年多见
起病	急性或亚急性起病，起病前多有感染前驱症状
临床表现	脑干受损临床表现，如复视、周围性面瘫、交叉性瘫痪、偏身或交叉性感觉障碍、共济失调、龙贝格征阳性等
辅助检查	脑脊液检查中白细胞和蛋白可轻度增高或正常；血液和脑脊液检查中相关抗体呈阳性；血和（或）脑脊液中找到病原体感染的证据；MRI 发现脑干病变，并有助于明确病灶位置，同时可与脑梗死、脑肿瘤等进行鉴别
治疗	对于免疫性 BE 激素及免疫球蛋白治疗有效，感染性 BE 使用敏感抗生素治疗有效
预后	部分 BE 有复发风险

五、 鉴别诊断

（一）BE 病因的鉴别诊断

1. 感染性 BE 进行血培养，结合脑脊液细胞学、生化、培养以及病原特异性抗体水平检测、高通量测序技术等以鉴别具体病原体。

2. 自身免疫性 BE 通常对免疫治疗反应性好，结合临床表现，并通过检查患者的脑脊液中的细胞计数、蛋白质含量以及特异性自身抗体水平，可对此类病因进行鉴别。

（1）MS：脑干受累在 MS 中较常见，可呈现为复视、步态异常、面部感觉受累等非特异性症状。

同时，有缓解与复发交替的病史，影像学检查中发现中枢神经系统白质内存在两处以上病变等，常提示 MS。

（2）NMOSD：由 NMOSD 导致的 BE 患者临床表现为复视/眼球运动障碍、面部感觉异常、面瘫、听力丧失及耳鸣、眩晕，以及构音障碍/吞咽困难、顽固性呃逆（极后区综合征）。同时，针对 NMOSD 本身，患者可出现以下六大核心症状：视神经炎；急性脊髓炎；最后区综合征伴无其他原因能解释的发作性呃逆、恶心、呕吐；其他脑干综合征；症状性发作性睡病、间脑综合征，脑 MRI 有 NMOSD 特征性间脑病变；大脑综合征伴有 NMOSD 特征性大脑病变。

（3）MOGAD：范围从轻度症状（如颅神经病变、顽固性呕吐、核间性眼肌麻痹、四肢和步态共济失调）到通气不足和呼吸障碍。MOGAD 可为单相或复发病程，糖皮质激素治疗有效，但患者常出现激素依赖而有较高的疾病复发风险。临床表现为 BE 的 MOGAD 通常表明病程更具侵袭性，需要预防性长期治疗。

（4）BBE：一种亚急性起病，以双侧眼外肌麻痹、共济失调，伴有意识障碍和（或）锥体束征为特征的疾病，同时可有抗 GQ1b 抗体产生，其他体征可表现为瞳孔异常、面部感觉异常、延髓麻痹等。抗 GQ1b 抗体的存在对该疾病的诊断具有特异性，但在 30% 的病例抗 GQ1b 抗体为阴性。实验室检查可显示脑脊液中蛋白 - 细胞分离。

（5）CLIPPERS：脑桥为主要发病部位，亦可累及中脑、小脑、丘脑、基底节区、内囊、胼胝体、大脑白质及脊髓等部位，临床表现有共济失调、构音障碍、复视和（或）面部感觉障碍。其他特征包括锥体束征、括约肌功能障碍等，伴或不伴认知障碍。尽管没有特定的血清或脑脊液生物标志物，但是 CLIPPERS 的 MRI 增强扫描呈典型的"椒盐样"或"胡椒粉样"强化特点成为疾病诊断的重要依据，并且单个病灶 T_2 加权像高信号影的边界范围不会明显超出对比强化病灶的边界范围，表明虽然血脑屏障破坏，但是极少出现血管源性水肿。

CLIPPERS 的另外一个典型特征是它对类固醇激素类药物治疗的敏感性以及在治疗开始后几天内即可呈现出显著的临床和影像学改善。

（6）结缔组织病：①BD：BD 是特征性表现为复发性口腔溃疡、生殖器溃疡和葡萄膜炎的病因不明的、慢性、具有复发 - 缓解特点的结缔组织病。大约 9% 的患者发生神经系统并发症，可表现为实质或继发性非实质受累。病变往往位于中脑 - 间脑交界处的后部，而特征性地保留红核。临床表现通常包括运动和感觉症状以及轻微的共济失调；②SS：SS 引起的 BE 患者可呈现顽固性呕吐、吞咽困难和言语不清等多种临床表现，这些症状可能作为 SS 的首发症状出现；③SLE：SLE 可出现发热、皮疹、淋巴结增大、肌肉关节疼痛、头疼、疲劳、对光敏感等，且以上症状可随病情的缓解、复发而呈现轻重交替的表现，由 SLE 引起 BE 的患者很少于 SLE 其他临床症状出现前表现为孤立的 BE。

3. 副肿瘤综合征 BE　中枢神经系统的副肿瘤综合征是一组免疫介导的疾病，常为亚急性起病，可迅速进展，部分患者预后不良。通过相关血清学检查、影像学以及活体组织活检等，可协助鉴别此类病因。

（1）抗 Hu 抗体阳性：抗 Hu 抗体阳性的 BE 患者，更易累及延髓，患者常表现出吞咽困难、构音障碍和通气不足的临床症状，免疫治疗效果不佳。

（2）抗 Ri 抗体阳性：抗 Ri 抗体阳性主要见于乳腺癌和卵巢癌患者。抗 Ri 抗体阳性的 BE 患者常表现为眼阵挛 - 肌阵挛综合征、眼肌麻痹和面部感觉异常症状，还可表现出小脑和脊髓受累的体征和临床表现。针对肿瘤行对应治疗可降低抗体滴度，并使临床症状改善。

（3）抗 Ma2 抗体阳性：在青年人中，抗 Ma2 抗体阳性常见于罹患睾丸生殖细胞肿瘤的男性，而在老年人群中，更常见于罹患肺部和乳腺恶性肿瘤的患者。抗 Ma2 抗体阳性的 BE 患者主要表现为边缘系统、下丘脑和脑干受累。通常情况下，中脑受累表现为核上性垂直凝视麻痹和动眼神经核受累。其他典型症状包括白天过度嗜睡、发作性睡病、猝倒、快速眼动（REM）睡眠异常、食欲过盛和记忆障碍。约 1/3 的患者通过行肿瘤切除术和免疫疗法治疗有效。

（二）BE 与其他疾病的鉴别诊断

BE 还与脑干血管病变、脑干肿瘤、Miller - Fisher 综合征和脑桥中央髓鞘溶解症进行鉴别（表 9 - 2 - 9）。

表 9-2-9　BE 与其他疾病的鉴别诊断

疾病	病史/症状/体征	辅助检查
脑干血管病变	脑干血管病多见于老年人，患者常合并高血压、糖尿病、高脂血症等脑血管病的基础疾病，同时可合并吸烟、酗酒、缺乏运动、肥胖等动脉粥样硬化危险因素。脑干部位的出血或梗死也有脑干受损的症状，但起病更急；同时临床表现符合受累血管的分布特点	CT 血管造影（CTA）、磁共振血管成像（MRA）等影像学检查可发现血管狭窄或堵塞部位，可显示脑动脉、动脉粥样硬化、发育异常或动脉夹层表现
脑干肿瘤	患者也可出现颅神经功能障碍、长束征、病理征阳性或共济失调等临床表现，但脑干肿瘤病前无前驱感染史，起病缓慢，呈进行性加重	颅脑 MRI 脑干肿胀明显，病程中随访 MRI 可见随病情加重脑干肿胀更加明显，增强扫描、PWI 及 MRS 序列有助于鉴别
Miller-Fisher 综合征（MFS）	MFS 是吉兰-巴雷综合征的一种特殊亚型，也常有吞咽呛咳、眼外肌麻痹和共济失调等临床表现。但 BE 以脑干受累为主，而 MFS 则以周围神经受累为主，常伴有腱反射的减退或消失，很少有意识障碍	脑脊液检查可见蛋白-细胞分离，神经肌电图检查提示周围神经病变
脑桥中央髓鞘溶解症	患者无前驱感染史，而有慢性酒精中毒、电解质紊乱及其他严重疾病病史，突然出现皮质脊髓束和皮质脑干束受损的症状应高度怀疑本病	MRI 可清楚显示脑桥基底部对侧分布的长 T_1、长 T_2 异常信号，有时呈特征性蝙蝠翅样，无明显占位效应，增强扫描强化不明显

六、误诊防范

对于部分脑神经、脑血管病变以及脑肿瘤患者，若病变累及脑干，则易误诊为 BE；而 BE 也易被误诊为 Miller-Fisher 综合征、脑桥中央髓鞘溶解症等疾病。

针对本病患者应仔细询问病史，进行细致的体格检查，发现阳性体征，给予正确的定位诊断，比如疼痛刺激后比较观察面部的表情，可以发现一侧的周围性面瘫；刺激一侧角膜反射的消失，以及双侧的病理反射阳性，以上局灶体征都提示神经系统病变。根据以上体征，结合病史，再通过脑脊液检查、血液检查、影像学检查等进行排除性诊断，即可给予定性诊断，明确诊断本病，从而降低误诊风险。

治疗

一、治疗流程

BE 的病因涉及广泛，但因脑干是人体的生命活动中枢，为延缓患者病情进展，应尽快进行对因、对症及支持治疗，在此基础上，建议合理展开吞咽康复、肢体康复等训练内容（图 9-2-4）。

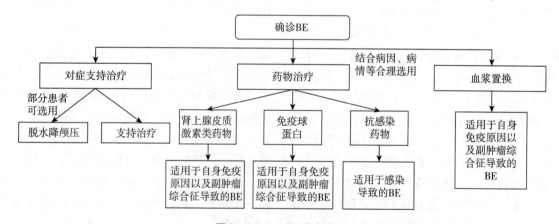

图 9-2-4　BE 治疗流程

二、治疗原则

BE 的治疗决定于疾病的病因。如果考虑感染原因，则需要特定的抗菌药物或经验性治疗。

早期诊治可使部分患者的症状缓解，及早发现潜在的肿瘤行早期治疗，可以提高患者的生命质量和延长寿命。

三、治疗细则

主要治疗方案包括对症支持治疗、药物治疗、血浆置换等。

（一）对症支持治疗

1. 脱水降颅压 常使用20%甘露醇注射液，甘油果糖注射液等，颅内高压症状缓解后逐渐减量和停药；在应用脱水药物时注意水和电解质的补充。

2. 支持治疗 监测生命体征，对于部分呼吸功能受累患者，当出现呼吸衰竭时应及时进行气管插管，人工辅助通气，以维持足够的氧合和肺泡通气，纠正高碳酸血症，减少氧耗量，缓解病情；有吞咽困难者应进行鼻饲，避免误吸并保证营养的摄入；其他还有退热、解痉、营养神经等。

3. 其他 针对副肿瘤性BE，应积极寻找肿瘤证据，开展针对性的治疗措施。

（二）药物治疗

归因于自身免疫原因的BE的治疗包括肾上腺皮质激素类药物、血浆置换和静脉注射免疫球蛋白以及其他免疫抑制剂。

1. 肾上腺皮质激素类药物 激素有助于减轻炎症反应，降低毛细血管的通透性，保护血脑屏障和消除脑干水肿。常用药物包括甲泼尼龙、地塞米松、泼尼松等，一般常用甲泼尼龙冲击治疗，或用地塞米松静脉滴注，再以泼尼松维持治疗。

2. 免疫球蛋白 推荐在应用激素的同时，早期应用静脉用免疫球蛋白（IVIG）。

3. 抗感染药物 BE多因感染诱发，而且发病后因神经功能障碍常导致呼吸、泌尿等系统的继发感染，加之激素应用导致免疫功能下降，因此应及时应用抗感染治疗。

由病毒感染导致的BE，例如疱疹病毒感染，可以应用阿昔洛韦治疗；由细菌感染导致的BE；例如李斯特菌感染，首选氨苄西林进行治疗，替代品包括甲氧苄啶–磺胺甲噁唑、万古霉素、利奈唑胺和美罗培南等。

注意病程中要根据病原学检查和药敏试验的结果及时调整抗感染药物。

（三）血浆置换

近年来有报道应用血浆置换的方法也有较好的疗效，尤其适用于抗GQ1b抗体阳性的BE患者；同时，对于副肿瘤综合征导致的BE，尚无特效疗法，可试用血浆置换，联合静脉注射免疫球蛋白，应用皮质类固醇及免疫抑制剂等，但疗效并未证实。

四、药物治疗方案（表9-2-10）

表9-2-10 BE的药物治疗方案推荐

药物种类	药物名称	用法用量	给药途径	注意事项
脱水剂	20%甘露醇	每次0.5~1g/kg，每6~8h 1次	快速静脉滴注	不良反应中以水和电解质紊乱最为常见，其他包括寒战、发热、排尿困难等
肾上腺皮质激素类药物	甲泼尼龙	15~30mg/（kg·d），连用2~3d	冲击治疗，静脉滴注	应用时注意防治骨质疏松、消化道出血和感染等并发症，监测血糖、血脂、血压等
	地塞米松	10~20mg/d，1~2周后逐渐减量	静脉滴注	
	泼尼松	30~60mg/d，维持治疗2~3周	口服	
抗体类药物	免疫球蛋白	200~400mg/（kg·d），连用5d	静脉滴注	本品应严格单独输注，不宜与其他药物或溶液混合
抗病毒药物	阿昔洛韦	10~15mg/（kg·d），稀释于5%葡萄糖或生理盐水250ml中，每8h 1次	静脉滴注	有肾功能障碍者慎用

作者：王婧

审稿：王津存

参考文献

第三节 急性小脑炎

急性小脑炎（acute cerebellitis）又称急性小脑性共济失调（acute cerebellar ataxia），是感染性疾病或疫苗接种后导致的急性共济失调综合征，是一种以急性发作的小脑性共济失调为主要临床表现的一种炎性脑病。临床主要表现为头晕、步态不稳、共济失调、构音障碍等小脑症状体征。急性小脑炎是一个良性病程，通常预后良好。

诊断

一、诊断流程

询问发病前是否有前驱感染史；如果症状以头晕、行走不稳、步态障碍，肢体共济运动障碍主要表现，进一步行神经系统查体是否存在肢体共济失调、躯干共济失调；进行颅脑核磁共振检查、脑脊液化验；进一步排除有无其他疾病导致的共济失调。

二、问诊与查体

（一）问诊和症状

1. 问诊技巧 询问发病前是否有前驱感染史。

2. 症状 急性小脑炎起病急，病情多以数小时到 1 周内达高峰，进展缓慢者少见。临床上以急性步态不稳，言语障碍及随意运动障碍为主要临床表现（表 9 - 3 - 1）。

表 9 - 3 - 1　急性小脑炎的症状

类型	症状名称	表现
典型	步态不稳	步态不稳是很常见的症状，呈现宽基底、行走时不稳定、难以走直线、摇晃的或蹒跚样步态
	言语障碍	表现为语音的清晰度、节奏异常，音调的改变和音量的波动
	随意运动障碍	表现为指向不准和精细活动时灵活性和协调性减退
伴随	头晕等	可伴有头晕、头痛、恶心、呕吐、耳聋、耳鸣等常见症状；部分重症患者可因小脑肿胀、脑干及第四脑室受压，脑脊液循环受阻，颅压明显升高而出现不同程度的意识障碍

（二）查体和体征

肢体及躯干共济失调：主要体征为肢体及躯干共济失调，如共济失调步态、快速轮替动作困难、指鼻试验欠稳准、跟膝胫试验异常等。还可伴有眼球震颤，水平性眼球震颤多见。构音障碍、肌张力降低及腱反射减弱等小脑体征亦较常见。通常肢体肌力及感觉查体正常。双侧病理反射征阴性。无明显深、浅感觉障碍。

三、辅助检查

（一）优先检查

急性小脑炎的影像学和实验室检查阳性率低，缺乏特异的检查手段。

1. 头颅磁共振检查 对发现后颅窝小脑病变有较高的价值。但是急性小脑炎的头颅磁共振检查也仅有少数患者异常，且异常者多为重症患者。

2. 颅脑 MRI 可见双侧小脑半球弥漫性 T_2WI 高信号病灶，部分患者可见到小脑齿状核呈长 T_1、长 T_2 异常信号和小脑萎缩。

（二）可选检查

1. 脑脊液化验 脑脊液压力及成分多无变化，急性期可有脑脊液蛋白及淋巴细胞数轻度增高脑脊液，糖及氯化物多数正常。可采用 ELISA 和 PCR 等方法检测脑脊液中病原体，但通常阳性率很低。

2. 头颅 CT 作为不能完颅脑磁共振者的替代检查。大多急性小脑炎的患者脑电图正常，部分急性小脑炎的患者脑电图可有轻度异常。

四、诊断及其标准

（一）诊断标准

急性小脑炎的诊断缺乏特异性的辅助检查手段，根据典型的临床表现、脑脊液化验及 MRI 表现通常可以确诊，诊断主要依据以下几点。

（1）病前 1 个月内有前驱感染史。

（2）急性起病的行走不稳、步态障碍。

（3）在进行临床检查时发现小脑性共济失调、随意运动障碍、眼球震颤，以及言语障碍。

（4）脑脊液检查结果正常，或者出现淋巴细胞和蛋白轻度增高。

（5）颅脑核磁共振可发现双侧小脑齿状核的异常信号，以及小脑半球或蚓部萎缩。

（6）排除其他疾病导致的共济失调。

（二）并发症诊断

极少数患者有不同程度意识障碍，头部核磁可见小脑肿胀、脑干及第四脑室受压，脑脊液循环受阻，考虑为梗阻性脑积水，此时颅压明显升高可以出现频繁的头痛、恶心、呕吐而危及生命。

五、 鉴别诊断 （表 9 – 3 – 2）

表 9 – 3 – 2　急性小脑炎的鉴别诊断

鉴别疾病名	病史、症状与体征的鉴别	辅助检查的鉴别
后颅窝肿瘤	（1）可出现头痛恶心呕吐等颅内压增高的表现。肿瘤压迫脑神经核团或脑干传导束可出现眼球运障碍、口角歪斜、伸舌偏斜、面部感觉异常、饮水呛咳、吞咽费力等表现，肿瘤累及小脑可出现共济失调的表现 （2）查体可出现眼球震颤、面舌瘫、复视、延髓性麻痹；指鼻试验、跟膝胫实验异常、快速轮替运动困难等体征	MRI 平扫检查或 MRI 增强检查常为首选，可以发现异常的病灶，可呈不均匀强化
遗传性共济失调	（1）多于成年发病，具备一定的家族遗传背景。表现为进行性的站立不稳和行走困难，头部常由震颤，可出现言语缓慢、含糊不清、耳聋、眩晕、面肌无力等表现 （2）查体可出现肢体和躯干的共济失调，眼球震颤、延髓性麻痹、帕金森病样锥体外系表现、认知功能减退、精神障碍	通过谱系分析、染色体检查、DNA和基因产物分析来进一步确定诊断
多发性硬化	（1）多于 10 ~ 50 岁发病，具备缓解与复发交替的病史。每次发作持续 24h 以上，可出现肢体无力、感觉异常、视力下降、共济失调、头晕、言语不清、吞咽费力甚至精神症状等表现 （2）查体可出现肢体共济失调，眼球震颤、核间性眼肌麻痹、强直阵挛、延髓性麻痹等表现	（1）头颅核磁检查发现侧脑室前角和后角周围、半卵圆中心及胼胝体、脑干、小脑等部位长 T_1 长 T_2 异常信号 （2）脑脊液化验可见寡克隆带 （3）视听觉诱发电位异常等

六、 误诊防范

老年有脑血管危险因素的患者和经常头晕的青中年患者易被误诊。

急性小脑炎易被误诊为：①耳鼻喉科疾病，如美尼埃综合征、前庭神经元炎；②脑血管疾病，如椎 – 基底动脉供血不足、小脑梗死、小脑出血；③良性阵发性位置性眩晕。而小脑肿瘤、脊髓性共济失调、多发性硬化以及急性播散性脑脊髓炎易被误诊为急性小脑炎。

为了避免误诊：①加强对本疾病的认识，以头晕、头昏为主要症状的疾病相似，详细询问发病前的前驱感染史；②查体发现患者是否存在小脑性共济失调体征，尤其是指鼻试验及跟 – 膝 – 胫试验；③及时进行头颅 MRI 检查以与小脑血管性病变以及后颅凹肿瘤相鉴别。

▶ 治疗

一、 治疗流程 （图 9 – 3 – 1）

二、 治疗原则

1. 全程对症支持治疗防治并发症发生。

2. 症状明显者减轻脑部自身免疫反应。

3. 重症患者预防脑积水、脑疝发生。

三、 治疗细则

1. 针对病原体开展抗病毒或抗细菌治疗　通过相关实验室检查如病毒抗体、核酸检测或者细菌涂片、培养等方式进一步明确病原体并抗感染治疗。

2. 维持并水电解质平衡、防治并发症　急性脑

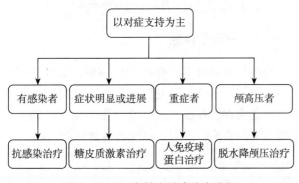

图 9 - 3 - 1　急性小脑炎治疗流程

炎患者通常有头晕呕吐，易出现低钾、低钠等电解质紊乱，要予以监测和及时纠正，防治并发症发生。

病情严重者注意适当卧床休息。

3. 病情明显或病情进展患者，应用糖皮质激素治疗　治疗前评估应用糖皮质激素的禁忌证，给予糖皮质激素治疗。

4. 重症患者应用人免疫球蛋白治疗

5. 防治出现脑积水、脑疝发生　对存在小脑水肿或者应用头痛、恶心、呕吐等颅压增高症状明显者，适当应用控制水肿的药物如甘露醇注射液；出现梗阻性脑积水可行外科脑室引流；脑水肿严重者出现意识障碍、脑干受压征象者可行颅后窝减压术以挽救生命。

四、药物治疗方案 （表 9 - 3 - 3）

表 9 - 3 - 3　急性小脑炎的药物治疗方案

药物名称	给药途径	常用剂量	给药频次
地塞米松	静脉滴注	儿童可应用一次 0.1 ~ 0.2mg/kg，成人可给 10 ~ 20mg 加入 5% 葡萄糖注射液中静脉滴注	每日 1 次，1 ~ 2 周为 1 个疗程
人免疫球蛋白	静脉滴注	0.4g/kg 静脉滴注	每日 1 次，连续 5d 为 1 个疗程
甘露醇注射液	静脉滴注	一次 125 ~ 250ml	每日 1 次或每 8h 1 次，应用期间要监测肾功以及电解质情况

作者：毛森林

审稿：李雯

参考文献

第四节　朊蛋白病

朊蛋白病（prion disease）是一种人畜共患的临床罕见疾病，由变异朊蛋白（prion protein，PrP）引起的、具有传染性的神经系统变性疾病。其特征性病理改变为脑的海绵状变性，故又称海绵状脑病。

人类朊蛋白病病因有遗传因素和感染因素。遗传因素主要是朊蛋白基因变异，目前家族性朊蛋白病约占总体疾病的 15%。其余多为散发性，好发于老年人，遗传方式不详。获得性朊蛋白病均为外源性朊蛋白感染，占总体疾病的 1% 以下。感染源主要为携带朊蛋白的动物（牛、羊）组织和少数医源性感染。消化道、破损的皮肤黏膜是主要传播途径。此外，致病性朊蛋白还可通过角膜、硬脑膜移植、脑电极植入、生物制剂输入等方式进入人体中枢神经系统。

朊蛋白病是一种高度异质性疾病，可根据不同病因大致分类（表 9 - 4 - 1）。

表 9 - 4 - 1　根据病因的朊蛋白病分类

分类	临床特征
散发性	自主产生 PrP^{sc}。占总体朊蛋白病的 85% ~90%，发病高峰年龄为 60 岁。PRNP 基因 129 密码子多为纯合子形式。散发性克 - 雅病（sCJD）是最常见的临床类型，临床特征以进行性痴呆为主，合并肌阵挛、视觉障碍、小脑症状、锥体系和锥体外系损害。根据 PRNP129 密码子蛋氨酸（M）/缬氨酸（V）多态性和 PrP^{sc}抗蛋白酶类型（1 型分子量 21kD，2 型分子量 19kD）又分为六个不同分子亚型。这些不同亚型的致病朊蛋白沉积于中枢不同部位，表现出临床表型的异质性
遗传性	占总体朊蛋白病的 10% ~15%，不同类型发病年龄有别 （1）家族性克 - 雅病（gCJD）：呈常染色体显性遗传，朊蛋白基因 PRNP D178N - 129VV 及 E200k 突变。发病年龄早，早期以抑郁和精神行为障碍症状突出 （2）Gerstmann - Straussler - Scheinker disease（GSS）：发病高峰年龄 40 余岁。早期小脑性共济失调，后期痴呆，常见基因为 P102L 突变，其他包括 105、117 密码子变异，Y45 终止突变或八肽重复序列插入变异。70% 患者有相关家族史，病程 1 ~7 年 （3）家族性致死性失眠（FFI）：发病中位年龄 56 岁。早期表现失眠、丘脑病变。常见 PRNP 基因为 D187N - 129MM/MV 病变，129 密码子多态性与病程有关，MM 型平均 11 个月，MV 型平均为 23 个月
获得性	占总体朊蛋白病 <1%，与 PRNP 基因突变无关，但 PRNP129 密码子纯合度影响其敏感性。包括以下几种 （1）医源型克 - 雅病（iCJD）：由污染的人生长激素、硬膜、角膜、患者血液、病变组织传播 （2）变异型克 - 雅病（vCJD）：由患有朊蛋白病的动物组织（疯牛病）传播 （3）Kuru 病：曾出现于 20 世纪 50 ~60 年代新几内亚 Fore 部落，目前已绝迹

▶▶ 诊断

一、诊断流程（图 9 - 4 - 1）

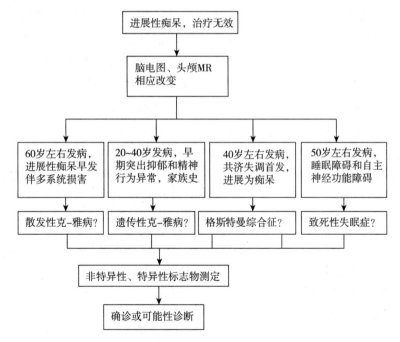

图 9 - 4 - 1　朊蛋白病诊断流程

二、问诊与查体

（一）问诊和症状

不同病因的朊蛋白病起病年龄和早期特异性症状有所区别。散发性朊蛋白病发病晚，进展快，病程短，遗传方式不详。遗传性朊蛋白病发病年龄早，病程相对长，多为常染色体显性遗传，家族中有类似患者。

不同类型早期核心症状不同，如：①克 - 雅病早期症状无特异性，中期出现快速进展性痴呆、肌阵挛、视觉障碍、小脑症状等；②格斯特曼综合征早期以慢性进行性小脑共济失调、构音障碍和轻度认知损害为主要表现；③致死性家族性失眠症早期则表现为突出的睡眠障碍和自主神经功能障碍。

睡眠障碍常见顽固性失眠、异态睡眠等，患者常有睡眠中的主动行为，也可伴有复杂的幻觉和内容生动的梦境。睡眠中可以出现四肢的不自主运动和体位的频繁改变，伴有喉鸣和呼吸困难。

自主神经症状包括发热、血压增高、汗腺分泌旺盛、心动过速、呼吸困难、阳痿等。毫无例外，最终所有类型朊蛋白病都会进展为痴呆。外源感染性朊蛋白病常有含致病蛋白的组织、血液或患者接触史。文献报道多系患者陪护或医务工作者。

患者可在疾病的不同阶段就诊，仔细询问发病年龄、早期核心临床症状及家族史有助于诊断。

（二）查体和体征

1. 克-雅病　初期症状表现为头痛、失眠、情绪障碍或精神症状，无特异性。中期出现快速进展的痴呆、肌阵挛、视觉障碍、小脑症状、锥体系统和锥体外系损害。查体可发现相应的多个神经系统损害体征（详见克-雅病章节）。快速进展性痴呆为本病不同亚型的共同临床表现。晚期表现无动性缄默、昏迷或去皮质状态，继发感染或其他脏器功能衰竭死亡。90% CJD 于发病 1 年内死亡，中位生存期 6 个月。

2. 格斯特曼综合征　以慢性进行性小脑共济失调、构音障碍和痴呆为特征。好发年龄 15~79 岁。常见步态不稳、失明、耳聋、肌阵挛、下肢肌肉无力萎缩和远端感觉减退、腱反射降低、记忆力下降等。该病平均病程可持续 5 年左右。是朊蛋白病存活最长的类型，最长可达 11 年。

3. 致死性家族性失眠症　突出表现为睡眠障碍，伴有系列神经精神损害，包括自主神经功能障碍、运动障碍症状、认知下降、精神行为异常。睡眠障碍常贯穿整个病程始终，表现为顽固性失眠和异态睡眠。其多导睡眠图具有特征性改变。丘脑神经回路的破坏是 FFI 睡眠和自主神经功能改变的致

病机制。自主神经功能障碍也是早期征象之一。包括发热、血压增高、汗腺分泌旺盛、心动过速、呼吸困难、阳痿等。此外，检查时还可发现发音困难、语言障碍、共济失调、肌阵挛等运动症状的体征。本病从青年到老年均可发病，一般中年后发病，平均发病年龄 46.5 岁。PRNP129 密码子多态性影响临床与病程。129 纯合型病程短，睡眠障碍和自主神经障碍明显，129 杂合型病程长，构音障碍和共济失调症状明显。文献报道可存活 6~38 个月，中位生存期 14 个月。

三、辅助检查

（一）优先检查

对可疑朊蛋白患者，头颅 MRI、脑电图（EEG）、脑脊液（CSF）检查是诊断的必要检查。头颅 MRI、EEG、CSF 检查均是重要的辅助诊断项目而非特异性诊断。因为对单独的每个检查项目，许多不同的疾病都可能引起相同的改变。

1. 非特异性生物标志物　反映了脑细胞死亡或变性程度。标本以脑脊液为主，文献报道不同成分对朊蛋白病诊断的敏感性和特异性有差别，一般都是敏感度较高，特异性低。最常用的如脑脊液中 14-3-3 蛋白升高，除朊蛋白病外，单纯疱疹性脑炎、缺氧性脑病、脑肿瘤、代谢性脑病、非典型脑炎、阿尔茨海默病、路易体痴呆、血管性痴呆等不同的朊蛋白亚型均有类似表现，创伤和血性脑脊液也会出现假阳性。另外，不同亚型可能敏感性不同，遗传性 CJD（gCJD）或散发性 CJD（sCJD）中 MM2 和 MV2 分子亚型 14-3-3 敏感性降低到 60% 以下。脑脊液中 tau 蛋白检测类似。一般作为朊蛋白病和阿尔茨海默病（AD）鉴别的筛查。如文献报道，几乎所有 sCJD 脑脊液 t-tau > 500pg/ml，90%~95% 患者 > 1150pg/ml，80%~90% 患者 > 2500pg/ml。因此脑脊液 t-tau < 500pg/ml 有助于排除 sCJD。类似的研究发现与对照组比较，CJD 脑脊液 tau 水平升高 41 倍，而 AD 只升高 3.1 倍。其他相关的指标有神经丝轻链蛋白（NfL）、α-突触核蛋白、S100B、神经烯醇化酶（NSE）、胸腺素 β4 等，敏感度均受到不同亚型的影响，尤其是对 FFI 和 GSS 不够敏感（表 9-4-2）。

表 9－4－2　朊蛋白病非特异性生物标志物检查

项目	敏感性	特异性
CSF 14－3－3	85%～95%	40%～100%
CSF tau	67%～91%	87%～95%
CSF t－tau/p－tau	75%～94%	94%～97%
Serum/Plasma tau	57%～91%	83%～97%
CSF NfL	86%～97%	43%～95%
Serum/Plasma NfL	93%～100%	57%～100%
α－突触核蛋白	94%～98%	96%～97%
S100B	78%～94%	81%～87%
NSE	93%	83%～98%
胸腺素 β4	100%	98.5%
14－3－3＋tau	84%～86%	57%～96%
14－3－3＋tau＋NSE/S100B	93%	—

2. 神经诊断检查　周期性尖波发放（PSWCs），即"三相波"，是 sCJD 典型 EEG 表现，其敏感性约 65%，特异性约 90%。PSWCs 表现为反复发作双侧或单侧发放的尖波持续 100～600ms，每次间隔 500～2000ms，至少 5 个周期差异＜500ms。PSWCs 只出现于朊蛋白病晚期的某个阶段，也见于 AD、血管性痴呆、路易体痴呆、电压门控钠通道复合体相关抗体脑炎等。遗传性 CJD（gCJD）中偶见 PSWCs。PSWCs 不见于某些 sCJD 分子亚型、vSJD、Kuru 病、致死性失眠（FFI）、GSS。

头颅 MRI 是朊蛋白病快速、无创，有助于病因鉴别的重要检查。文献报道敏感性 94.7%～98%，特异性 90%～100%。MRI 常规、DWI、FLAIR、ADC 成像是常用的检查序列。GSS 的头颅 MRI 改变为大脑、小脑明显萎缩。致死性家族性失眠症以丘脑信号改变明显。2 处以上皮质"绸带征"、尾状核、壳核对称性高信号是 sCJD 典型表现，"丘脑枕"或"曲棍征"是 vCJD 的特异性征象。朊蛋白病新的核磁诊断标准［加州大学旧金山分校（UCSF）2010 克－雅病头颅 MR 诊断标准，详见克－雅病章节］要求在额叶、顶叶、颞叶、枕叶皮质、尾状核、壳核和丘脑至少一个区域（不包括边缘结构和小脑）的 MRI DWI/ADC 扩散限制进行分级，同时结合第二代脑脊液 RT－QuIC 检测，诊断敏感性可达到 100%。近来认识到 sCJD 分子亚型具有特定神经解剖定位模式，因此大脑 MRI 可用于帮助区分 sCJD 分子亚型。

（二）可选检查

既往对有条件的患者，生前脑活检病理是确诊的唯一手段。由于朊蛋白病缺乏有效的治疗手段，活检又会带来额外风险，因此接受脑组织活检的实际患者很少。而且脑组织 PrP^sc 免疫印迹结果受活检部位、朊蛋白病类型、检测方法等多重影响，敏感性只有 20%～60%。

PRNP 基因测序可通过对患者血液样本或死者未固定尸检组织的 DNA 测序进行。朊蛋白病的三种遗传形式都与 PRNP 突变有关，包括点突变、八肽重复序列插入和缺失。PRNP 基因测序有助于区分 gCJD 和 sCJD。sCJD 和 iCJD 与 PRNP 基因突变无关，但密码子 129 纯合度可能影响疾病易感性，85%～95% 的 sCJD 基因和 vCJD 基因在密码子 129 处纯合子，而正常人群仅为 49%。gCJD 最常见的 PRNP 基因突变是 200K。致死性家族性失眠症所有家族中都发现了 D178N－129M 突变。目前密码子 129 基因多态性检测尚未进入朊蛋白病临床诊断标准。

（三）新检查

脑脊液实时震动诱导转化（RT－QuIC）是第一个无需脑组织的朊蛋白特异性实验室检查，可探测异常折叠朊蛋白形成淀粉样蛋白积聚的自催化过程。对所有朊蛋白病的敏感度 90.3%～97.2%，特异度 98.5%～100%。RT－QuIC 对 sCJD 具有高敏感性和特异性，且贯穿于整个病程，对 FFI、sFI、VPSPr、GSS 及 sCJD 中 VV1、MM2 亚型敏感性低。另外该检查花费大、费时，只有美国等少数国家能进行检测。目前正在进行第一代、第二代优劣势比较，脑脊液组织外如皮肤、眼、嗅觉上皮为标本的检测价值也在观察之中。

目前已证实 FFI 患者嗅黏膜含有 PrP^sc，可被朊蛋白错误折叠循环扩增技术（PMCA）所检测。

四、诊断及其标准

（一）诊断标准

主要依据核心临床症状、痴呆进展速度、头颅 MRI、脑电图或多导睡眠图进行临床诊断，确诊需要病理或基因结果。具体参见本章第五节"克－雅病"诊断标准。

（二）风险评估和危险分层

具有朊蛋白病家族史、CJD 患者接触史（尤其医护人员）、动物朊蛋白病疫区人群均为高风险人群，应严格做好消杀、防护（见患者教育）。一旦出现可疑症状，及时就医、明确诊断。

（三）并发症诊断

最终患者因痴呆和卧床，继发感染、相关脏器功能衰竭而死亡。

五、鉴别诊断

朊蛋白病临床亚型和分子亚型复杂，临床症状表现各异，实验室检测指标敏感度和特异性各有不同。目前有关克－雅病，尤其是 sCJD 已有明确的诊断标准。经典 CJD 表现多与 MM（MV）1 分子亚型相关。其他不典型朊蛋白病造成早期识别或确诊困难（表 9－4－3）。

表 9－4－3　不典型朊蛋白病临床常用检查方法

疾病	诊断高特异性检查	诊断低特异性检查
VPSPr	无	14－3－3，RT－QuIC，EEG，MRI
sCJD MV2	RT－QuIC，MRI	14－3－3，tau，EEG
sCJD VV1	MRI，14－3－3	RT－QuIC，EEG
FFI（sFI）	脑 FDG－PET，PSG，PRNP 测序	14－3－3，tau，RT－QuIC，EEG，MRI
GSS	PRNP 测序	14－3－3，tau，RT－QuIC，EEG，MRI
vCJD	扁桃体活检，MRI（丘脑枕或曲棍征）	14－3－3，tau，RT－QuIC，EEG

（一）VPSPr

2008 年首例报道。迄今报道 40 余例。常表现为不典型痴呆如类似正压性脑积水、路易体痴呆、前额叶痴呆等。目前尚无高敏感性检查方法。

（二）致死性家族性失眠症

sCJD 常用检测指标不够敏感。FDG－PET 和睡眠研究可协助诊断。FDG－PET 可发现丘脑低代谢，睡眠研究可发现睡眠中断和睡眠结构异常。觉醒期脑波低平，不能用药物诱导出睡眠波等。

（三）格斯特曼综合征

所有病例均有 PRNP 变异，具有家族性。EEG 无 PSWCs 改变，头 MR 改变不具特异性，1/3 病例 CSF RT－QuIC 阳性。

六、误诊防范

多个中枢神经系统损害症状，发病急、病程短、进展迅速、疗效不佳患者为高危易误诊人群。

本病易被误诊为：①感染性脑炎：单纯疱疹性脑炎、梅毒、亚急性硬化性全脑炎等；②自身免疫性脑炎；③肿瘤脑转移或副肿瘤综合征；④睡眠障碍性疾病：如顽固性失眠、异态失眠、REM 行为异常等；⑤非惊厥性癫痫持续状态；⑥中枢神经系统变性病如帕金森综合征、AD、路易体痴呆等；⑦遗传代谢脑病如线粒体脑病、低血糖脑病等；⑧精神疾病：抑郁症、精神分裂症等；⑨其他免疫性疾病的神经系统损害：狼疮脑病，白塞病等。

典型朊蛋白病起病急，生存时间短，影像学表现相对特异，实验室检测方法敏感度高。不典型朊蛋白病起病年龄早，生存期相对较长，临床表现多样，影像学不典型，实验室检测方法不够敏感，容易与其他疾病相混淆。这些疾病包括：感染性和自身免疫性脑炎、睡眠障碍、精神分裂症、转换障碍，小脑性共济失调、痴呆等。

熟悉本病临床特点，及时完善相关检查是避免误诊关键。

治疗

本病无特异性治疗，死亡率 100%。所有治疗均为对症和支持治疗。

一、治疗流程

见本章第五节"克－雅病"治疗流程。

二、治疗原则

由于缺乏特异性治疗。具体方案均为对症、支持、探索性。应结合患者经济情况。原则以减轻患者痛苦、延缓生存期为前提。

三、 治疗细则

详见本章第五节"克–雅病"。

四、 药物治疗方案

目前尚无特异性治疗，对症和支持治疗方案参照相应疾病指南。

作者：雷革胜
审稿：姜宏佺

参考文献

第五节 克–雅病

克–雅病（Creutzfeld–Jakob disease，CJD）是传染性朊蛋白（prion protein，PrP）所致中枢神经变性疾病中的最常见类型。因德国神经病学家Creutzfeld和Jakob首先报道而得名。病变主要累及皮质、基底节和脊髓，故又称皮质–纹状体–脊髓变性（corticalstriatospinal degeneration）。

克–雅病病因分外源性朊蛋白感染（获得性）、内源性朊蛋白基因（PRNP）变异（家族性或散发性）。散发性CJD（sporadic CJD，sCJD）的危险因素包括年龄和PRNP129密码子纯合度。外源性感染包括摄入动物朊蛋白（疯牛病、羊瘙痒病）和医源性感染两大途径。CJD患者的脑组织、血液、分泌物具有传染性。医源性朊蛋白病（iatrogenic CJD，iCJD）主要经过破损的黏膜皮肤和胃肠道而感染。文献报道的医源性感染还包括角膜移植、硬脑膜移植、脑内电极埋藏、肠道外生长激素注射等。变异型朊蛋白病（variant CJD，vCJD）指通过摄入感染了牛朊蛋白病的牛肉或输入了潜伏期vCJD患者的血液所致。

人类PrP基因（PRNP）位于20号染色体上，编码一种含有253个氨基酸的蛋白质（PrP^c）。已确定有50多种PRNP基因突变，可导致不同遗传形式的朊蛋白病。目前CJD分子学分型主要依据PRNP129密码子上蛋氨酸（M）/缬氨酸（V）基因多态性结合PrP核心抗蛋白水溶酶类型（1型分子量21KD，2型分子量19kD）划分，共分为MM1/MV1（相同种系）、VV1、VV2（共济失调变异型）、MM2c、MV2（皮质变异型）、MM2k（丘脑变异型，也可以是散发性致死性失眠症（sFI））六个亚型。这些不同亚型的致病朊蛋白沉积于中枢不同部位，表现出临床表型的异质性。

诊断

一、 诊断流程 （图9–5–1）

二、 问诊与查体

（一）问诊和症状

朊蛋白病是一种高度异质性的疾病，具有不同的病因、临床特征和持续时间。最常见的散发性克–雅病（sCJD）（约占85%）病因不明。获得性（医源性）常有含致病蛋白的组织、血液或患者接触史。变异型克–雅病由牛朊蛋白病（疯牛病）传染人类所致，英国、法国曾有报道。遗传性克–雅病虽然家族中可能具有类似患者，但在我国很少有进行基因或组织学病检确诊的患者，所以家族史通常是阴性的，加之其临床表现的异质性，很难从临

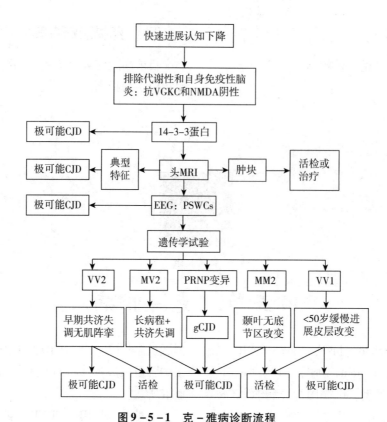

图9-5-1 克-雅病诊断流程

VGKC 电压门控钾离子通道；EEG 脑电图；PSWCs 周期性慢波复合波（三相波）；

gCJD 遗传性克-雅病；PRNP 朊蛋白基因

床问诊中获得遗传学线索。克-雅病初期患者的首发症状往往是非特异性的。隐袭起病，如头痛、疲劳、注意力不集中、失眠、食欲差、记忆力减退、焦虑、抑郁等。随着病情进展，患者表现出快速进展性痴呆，为CJD各个亚型共同临床表现。当通过问诊初步排除代谢性、感染、免疫性病因后进入该病诊断流程。

（二）查体和体征

克-雅病临床上分为散发型（sporadic CJD，sCJD）、遗传性（genitic CJD，gCJD）、变异型（variant CJD，vCJD）和医源性（iatrogenic CJD，iCJD）。散发性占85%，家族性占10%~15%，变异性和医源性占<1%。

快速进展性痴呆是CJD各个亚型的共同临床表现。患者一旦出现记忆障碍后，病情进展迅速，可伴人格改变、失语、轻偏瘫、皮质盲、锥体束征及帕金森病样症状等。肌阵挛常因惊吓和视觉刺激诱发。在不同分子亚型或临床亚型核心症状有所区别。约50%病例呈经典型：表现出广泛认知障碍，如记忆下降、计算和拼写异常、执行和语言障碍、行为紊乱等，视觉障碍、小脑共济失调、肌阵挛、

锥体和锥体外系运动体征。约15%病例仅仅表现为单纯认知障碍，约10%病例（vCJD）表现为共济失调。约5%病例出现偏盲、视野暗点、错觉、幻觉、视觉扭曲等，称为 Heidenhain 变异型。5%患者表现为精神症状，抑郁和人格障碍，在vCJD早期最为常见。妄想、视幻觉、攻击性也可见于sCJD患者。约2%表现为丘脑损害症状，如睡眠障碍、肢体远端疼痛、自主神经功能异常（心悸、体温调节障碍、高血压或体位性低血压等），其他一些少见亚型包括模拟卒中（约2%）、皮质基底节综合征（约2%）。

CJD晚期患者出现尿失禁、无动性缄默、昏迷或去皮质状态。最终因肺部感染或褥疮而死亡。

一般而言，sCJD发病年龄晚（平均60岁），病程进展快，多在1年内死亡（中位生存期6个月）。vCJD发病年龄早（平均30岁），病程长（>1年），早期有突出的精神异常和行为改变，小脑必定受累并出现共济失调，痴呆发生晚，通常无肌阵挛和特征性脑电图改变。我国尚未见vCJD相关报道。

三、辅助检查

（一）优先检查

头颅 MRI 成像是 CJD 首选的快速可得、无创性检查。敏感度 98%，特异性 93%。弥散成像（DWI）是早期诊断最为敏感的检查。

sCJD 早期皮层和（或）基底节区出现异常高信号。sCJD 皮层和纹状体同时受累者占 68%，仅皮层受累 25%，仅纹状体受累 5%。皮层病变（"绸带征"或"飘带征"或"花边征"）涉及两处以上高信号（除外易被干扰的额叶区），DWI 高信号可持续数周，晚期可见皮层萎缩。基底节病变常为对称均质高信号，沿纹状体前方、后方，尾状核头，壳核前部、后部依次发展。晚期灰质皮层出现异常信号。

对称性丘脑受累是 vCJD 的特异性征象。表现为丘脑背内侧核和导水管周围异常信号，称"丘脑枕"或"曲棍征"。

分子亚型与 MR 影像学关系如下。

MM1/MV1 型：约占 2/3，病程进展快。皮层和基底节同时受累是其特征性改变。

MM2、VV1 型：不常见。病程进展慢。无典型的脑电图改变。影像学以皮层受累为主。

MV2、VV2 型：丘脑受累比 MM1 更多见。

脑电图检查无创、方便，疾病中晚期可发现特异性周期性同步放电或特征性三相同步复合波（PSWCs），可作为辅助诊断手段。

（二）可选检查

1. 朊蛋白病相关非特异性生物标志物 包括 CSF 14-3-3、CSF tau、CSF t-tau/p-tau、血清/血浆 tau、CSF-NfL（神经丝轻链蛋白）、血清/血浆 NfL、α-突触核蛋白、S100B、NSE（神经烯醇化酶）、Thymosin β4 等，可根据客观条件进行上述相关检查。

2. 朊蛋白特异性检查 包括 RT-QuIC（1 代和 2 代），脑组织 PrP^sc 免疫印记，PRNP 基因测序等。

3. CT 无条件或不能进行头颅 MR 检查者可行 CT 检查。

4. 克-雅病模拟病筛查项目 包括血常规、肝肾功能、电解质、甲状腺功能、自身免疫病系列、副肿瘤抗体、感染性疾病病原学相关检查、代谢性中毒性疾病相关检查等。

（三）新检查

脑脊液 RT-QuIC 是第一个无需脑组织的朊蛋白特异性实验室检查，可探测异常折叠朊蛋白形成淀粉样蛋白积聚的自催化过程，对所有朊蛋白病的敏感度 90.3%~97.2%，特异度 98.5%~100%；缺点是升高的白细胞、红细胞和蛋白会影响测量结果，对低水平朊蛋白病亚型敏感度较低。另外，RT-QuIC 检查需要花费数日，多数国家尚未开展此项检查。

四、诊断及其标准

（一）诊断标准

1. 中华人民共和国卫生行业 WS/T 562-2017《克-雅病诊断》标准（表 9-5-1）

表 9-5-1 中华人民共和国卫生行业 WS/T 562-2017《克-雅病诊断》标准

项目	sCJD	iCJD	vCJD	gCJD
1. 病史和流行病学	①具有进行性痴呆症状 ②临床病程 <2 年 ③常规检测排除其他疾病 ④无明确医源性接触史	同 sCJD	①进行性神经精神障碍 ②病程≥6 个月 ③常规检查不提示存在有其他疾病 ④无明确医源性接触史 ⑤排除遗传或家族型人类朊病毒病	在一级亲属中存在遗传或家族型人类朊病毒病确诊病例
2. 临床表现	①肌阵挛 ②视觉障碍或小脑共济失调 ③锥体/锥体外系功能异常 ④无动性缄默	同 sCJD	①早期精神症状（抑郁、焦虑、情感淡漠、退缩、妄想） ②持续性疼痛感［疼痛和（或）感觉异常］ ③共济失调 ④肌阵挛、舞蹈症、肌张力障碍 ⑤痴呆	—

	sCJD	iCJD	vCJD	gCJD
3. 临床检查	①在病程中脑电图出现周期性三相波 ②头颅MRI成像可见壳核/尾状核异常高信号，或者弥散加权像显示对称性灰质"缎带（ribbon）征"	—	①早期脑电图无典型的三相波（晚期可能出现三相波） ②MRI：弥散加权像、液体衰减反转恢复成像显示双侧丘脑枕（后结节）高信号	—
4. 实验室检测	①脑脊液14-3-3蛋白检测为阳性 ②脑组织病理学检测显示具有典型/标准的神经病理学改变，即出现海绵状变性 ③脑组织免疫组织化学检测存在蛋白酶抗性PrP^{sc}的沉积 ④脑组织Western印迹法检测存在蛋白酶抗性PrP^{sc}	—	①扁桃体Western印迹法检测存在蛋白酶抗性PrP^{sc}或扁桃体免疫组织化学检测证实具有PrP^{sc}沉积 ②脑组织病理学检测显示，大脑和小脑广泛的空泡样变 ③脑组织免疫组织化学检测证实具有"花瓣样"的蛋白酶抗性PrP^{sc}斑块沉积 ④脑组织Western印迹法检测存在蛋白酶抗性PrP^{sc}	—
5. 诊断分类	疑似诊断：符合1加2任意两条 临床诊断：在疑似诊断基础上，符合3任意一条或① 确诊诊断：在疑似诊断基础上，符合4中②、③、④任意一条	仅为确诊诊断。在sCJD确诊诊断基础上，符合以下任意一项 ①接受由人脑提取的垂体激素治疗的患者出现进行性小脑综合征 ②确定的暴露危险，例如曾接受过来自CJD患者的硬脑膜移植、角膜移植等手术	疑似诊断：符合1加2中的任意4项加3① 临床诊断：在疑似诊断的基础上符合3②或1加4① 确诊诊断：在1加4中②、③、④任意一条	疑似诊断：在符合sCJD疑似诊断标准或出现进行性神经精神症状的基础上，加1 确诊诊断：在疑似诊断的基础上，患者PRNP基因序列检测证实具有特定的基因突变

2. 2021 美国 CDC 诊断标准

（1）肯定 CJD 诊断：神经病理诊断，免疫组织化学证实，PrP 抗蛋白酶组织免疫印记染色或存在羊瘙痒病原纤维。

（2）极可能 CJD 诊断：符合一种神经精神疾病＋RT-QuIC 试验阳性/快速进展行痴呆伴下列 2 项中的 2 项：①肌阵挛；②视觉或小脑症状；③锥体束征或锥体外系症状；④无动性缄默。加上下列检查中至少 1 项：①病程中 EEG 上周期性尖波同步发放（PSWCs）；②至少 2 年内 CSF14-3-3 试验阳性；③头 MR 尾状核/壳核高信号或 DWI/FLAIR 上至少 2 处皮质区高信号（颞叶、顶叶和枕叶）。同时常规检查不符合其他诊断。

（3）可能的 CJD 诊断：进行性痴呆并伴下列 4 项中 2 项：①肌阵挛；②视觉或小脑症状；③锥体束征/锥体外系症状；④无动性缄默。同时病程少于 2 年，缺乏"极可能诊断"中 3 项检查的任何 1 项阳性，常规检查不符合其他诊断。

医源型 CJD：定义为接受尸源型垂体激素或高风险 sCJD 暴露患者进行性小脑综合征。

遗传性 CJD：分为肯定/极可能 CJD＋一级亲属肯定/极可能 CJD 或伴有特异性 PRNP 变异的神经精神疾病。

（二）风险评估和危险分层

具有朊蛋白病家族史、CJD 患者接触史（尤其医护人员）、动物朊蛋白病疫区人群均为高风险人群，应严格做好消杀、防护（见患者教育）。一旦出现可疑症状，及时就医、明确诊断。

（三）并发症诊断

最终患者因痴呆和卧床，继发感染、相关脏器功能衰竭而死亡。

五、 鉴别诊断

根据主要表现，CJD 可表现出不同临床亚型。经典型 CJD 损害涉及多个神经系统，应与快速进展的神经变性疾病、边缘性脑炎、副肿瘤综合征、韦尼克脑病、神经结节病、甲状腺功能低下、非惊厥癫痫持续状态、缺氧性脑病、中毒代谢性脑病相鉴别；单纯认知障碍型 CJD 需与快速进展的阿尔茨海默病、额颞叶痴呆、路易体痴呆相鉴别；共济失调型 CJD 常被误诊为小脑脑干病变包括血管病、肿瘤、副肿瘤和炎性疾病；Heidenhain 变异型进展迅速，需与眼科疾病如白内障等相鉴别；精神症状为主 CJD 应与相关精神疾病如精神分裂症、抑郁症等相鉴别等。

CJD 也可按照主要损害部位及头颅影像学与其他疾病进行鉴别（表 9 - 5 - 2）。

多，可分为常见和少见疾病（表 9 - 5 - 3）。完善的神经系统检查和实验室化验是及时确诊，避免误诊的基础。

表 9 - 5 - 2 按照主要损害部位及头颅影像学的主要鉴别疾病

分类	具体疾病
主要累及皮质病变	（1）成人重度缺血缺氧性脑病 （2）低血糖脑病 （3）自身免疫性脑病 （4）感染性疾病如单纯疱疹性脑炎、出血坏死性脑炎、梅毒性脑炎 （5）癫痫发作后状态 （6）高氨血症 （7）线粒体脑病 （8）后部脑皮质萎缩
主要累及基底节区病变	（1）脑桥外渗透性脱髓鞘综合征 （2）EB 病毒脑炎 （3）自身免疫性脑病 （4）纹状体变性 （5）肝豆状核变性 （6）韦尼克脑病 （7）静脉性脑梗死

表 9 - 5 - 3 易被误诊为本病的疾病

类型	具体疾病
常见疾病	（1）常见神经变性疾病的快速进展型 （2）痴呆患者出现谵妄 （3）病毒性脑炎 （4）肝功能衰竭伴脑病 （5）脑血管病（单发或多发卒中）或缺氧性脑病 （6）韦尼克脑病和酒精相关性痴呆（如脑桥外髓鞘溶解症） （7）甲状腺功能异常
少见可治性疾病	（1）边缘性或其他免疫相关性脑炎 （2）代谢和内分泌疾病（低氨血症、电解质紊乱、低血糖/高血糖、尿毒症） （3）原发性中枢神经系统血管炎 （4）神经结节病 （5）原发性中枢神经系统和血管内淋巴瘤 （6）特殊感染：进行性多灶白质脑病、真菌性脑炎、莱姆病、Whipple 病、神经梅毒 （7）大硬膜动静脉瘘 （8）HIV 相关痴呆 （9）亚急性联合变性 （10）自身免疫病的中枢表现（如狼疮、结节病） （11）重金属中毒（如锂、汞） （12）非惊厥性癫痫持续状态 （13）精神疾病：功能性疾病、紧张症、抑郁
少见不可治疾病	（1）特殊感染：亚急性硬化性全脑炎 （2）线粒体病 （3）弥漫性肿瘤（如癌性脑膜病、脑胶质瘤）

六、误诊防范

患者疾病早期可表现为进行性认知障碍伴肌阵挛、视觉或小脑症状、锥体束征或锥体外系症状、无动性缄默等，易误诊；易被误诊为本病的疾病较

治疗

一、治疗流程（图 9 - 5 - 2）

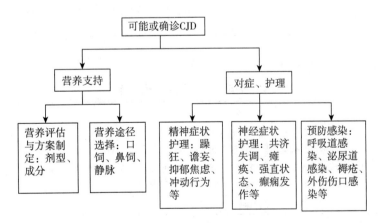

图 9 - 5 - 2 CJD 治疗流程

二、治疗原则

该疾病病死率 100%，无特异性治疗，所有治疗皆为对症支持治疗。

具体方案应在经济条件允许的前提下进行，以减轻患者痛苦、延缓生存期为目的。

三、 治疗细则

迄今没有发现针对克－雅病确定有疗效的制剂。许多不同的实验药物正在研究之中，如在体外研究中具有防止 PrP^c 转变为 PrP^{sc} 的奎纳克林。动物实验发现，多硫戊聚糖可通过影响朊蛋白的生产、复制和相关的细胞毒性，增加 CJD 的潜伏期。氟吡汀被证明有改善认知功能的趋势，但无生存期改善。多西环素的治疗试验正在欧洲进行。目前临床治疗措施均以对症支持治疗为主。

（一）肺部感染

常见吸入性肺炎和坠积性肺炎。早期可经验性预防或治疗，及时送痰培养和药敏试验，根据结果针对性更换抗生素（表9－5－4）。

（二）泌尿道感染

致病病原微生物包括病毒、细菌、真菌和寄生虫等。临床95%感染为单一细菌引起。包括大肠埃希菌（90%）、白色念珠菌（3%）、其他病菌（2%）。药物选择时应按照患者病原菌种类并结合耐药谱针对性的给药。左氧氟沙星和β－内酰胺类抗菌药物的血药浓度和尿药浓度均高，可作为上、下尿路感染的经验性用药（表9－5－5）。

（三）精神症状处理

1. 躁狂症状（表9－5－6）

2. 抑郁症状 常用药物包括草酸艾司西酞普兰、舍曲林、米氮平、文拉法辛、阿戈美拉汀、西酞普兰、度洛西汀、帕罗西汀、氟西汀等。

3. 焦虑症状 包括苯二氮䓬类（阿普唑仑、劳拉西泮、地西泮等）、5－HT$_{1A}$受体激动剂（丁螺环酮、坦度螺酮）、抗抑郁药物等。

4. 癫痫发作 根据脑电图和发作类型选择用药，兼顾共病情况。局灶性起源的发作首选卡马西平、拉莫三嗪、左乙拉西坦和奥卡西平；全面起源的发作首选丙戊酸钠。

5. 失眠症状 包括短效苯二氮䓬类药物，非苯二氮䓬类新型 GABA 受体正相调构剂（酒石酸唑吡坦、佐匹克隆、佑左匹克隆、扎来普隆等）、小剂量具有镇静作用的抗抑郁药或抗精神病药（曲唑酮、米氮平、喹硫平、奥氮平等）。

四、 药物治疗方案

（一）肺部感染（表9－5－4）

表9－5－4 肺部感染用药

	病原体	经验用药
吸入性肺炎	厌氧菌、革兰阴性菌、金黄色葡萄球菌	三代头孢菌素、大环内酯类或喹诺酮类单用；可合并使用克林霉素
坠积性肺炎	混合感染	三代头孢菌素＋喹诺酮类（如左氧氟沙星）；可合并使用乙酰半胱氨酸或氨溴索化痰

（二）泌尿道感染（表9－5－5）

表9－5－5 泌尿道感染用药

情况	用药
单纯尿路感染	一线：呋喃妥因、磷霉素和磺胺甲噁唑－甲氧苄啶 二线：阿莫西林/克拉维 A 酸和某些头孢菌素，如头孢泊肟、头孢地尼或头孢克洛
复杂尿路感染	氟喹诺酮类药物（环丙沙星、左氧氟沙星），根据耐药抵抗模型（＞10%），可能需要初始剂量的长效肠外抗菌药物（如头孢曲松），或24h 剂量的氨基糖苷类药物
抗生素耐药	头孢菌素和阿莫西林/克拉维酸钾

（三）躁狂症状（表9－5－6）

表9－5－6 躁狂症状用药

使用情况	描述
一线单药	锂盐、喹硫平、双丙戊酸钠、阿塞那平、阿立哌唑、帕利哌酮（＞6mg）、利培酮、卡利拉嗪
一线联合	喹硫平、阿立哌唑、利培酮及阿塞那平与锂盐或双丙戊酸钠联用

续表

使用情况	描述
二线单药	奥氮平、卡马西平、齐拉西酮、氟哌啶醇单药治疗，以及奥氮平联合锂盐或双丙戊酸钠，电休克治疗（ECT）
三线药物	氯丙嗪、氯硝西泮单药治疗，或与氯氮平联合，他莫昔芬单药治疗，卡马西平、奥卡西平、氟哌啶醇、他莫昔芬联合锂盐或双丙戊酸钠

作者：雷革胜
审稿：姜宏佺

参考文献

第六节　细菌性脑炎

急性细菌性脑膜脑炎

急性细菌性脑膜脑炎（acute bacterial meningo-encephalitis）又称急性化脓性脑膜脑炎，是脑和脊髓及其软膜、蛛网膜下腔和脑脊液受到化脓性细菌感染所致的急性炎症性疾病。患者多呈暴发性或急性起病，存在发热、寒战或上呼吸道感染症状，脑膜刺激征阳性，存在剧烈头痛、呕吐、意识障碍等颅内压增高表现，部分患者可出现以皮层为主的定位症候如癫痫、单瘫等，是一种临床表现较严重、预后不佳、诊治耗费较大的中枢神经系统感染疾病。

急性细菌性脑膜脑炎可按不同依据进行分类（表9-6-1）。

表9-6-1　不同依据下急性细菌性脑膜脑炎的分类

依据	具体分类
按照病原菌分类	可分为革兰阳性菌感染、革兰阴性菌感染、混合型感染
按照解剖位置分类	可分为侵犯脑实质的脑炎、侵犯软膜的脑膜炎、脑膜和实质同时受累的脑膜脑炎、多为局灶性的脑脓肿和脑室系统内的脑室炎

诊断

一、诊断流程

临床诊断的应基于临床表现、血液感染指标、脑脊液检查和影像学改变。评估患者一般情况和生命体征，是否存在腰椎穿刺禁忌证，若有禁忌证，进行血培养，若无禁忌证，进行血培养和腰椎穿刺脑脊液检查，同时进行经验性抗感染治疗和对症支持治疗，如果病原学结果阳性则可明确诊断，进行针对性的抗生素治疗。若病原学检查阴性，应继续观察经验性治疗的效果，并重新评估临床情况（图9-6-1）。

二、问诊与查体

（一）问诊和症状

1. 问诊和症状　患者发病时间短，多呈急性或暴发性起病。起病前多有前驱感染史，如上呼吸道感染、肠道感染、中耳炎或鼻窦炎病史等，表现为发热、寒战、咳嗽、咳痰、腹痛、腹泻、呕吐、外耳道疼痛流脓、鼻塞流脓涕等；目前临床上也发现部分脑膜脑炎患者为牙源性感染引起，如口腔卫生差、龋齿及拔牙等因素。

中枢神经系统症状可以表现为颅内压升高症

状，如剧烈头痛，并伴有恶心、呕吐、意识障碍等症状。同时，还可能出现精神症状，如谵妄、易激惹或精神错乱等。在严重情况下，患者可能出现意识障碍，如意识模糊、嗜睡、昏睡，甚至昏迷。此外，一些患者还可能出现癫痫发作，其中新生儿和婴儿的癫痫发作比例可高达50%。合并颅神经受累

时，以动眼神经、展神经、面神经、听神经最多见，可出现眼睑下垂，眼球运动障碍、复视、听力下降及周围性面瘫。当炎症广泛累及脑膜血管时，可引起血栓形成，导致脑梗死，出现偏瘫、失语等。

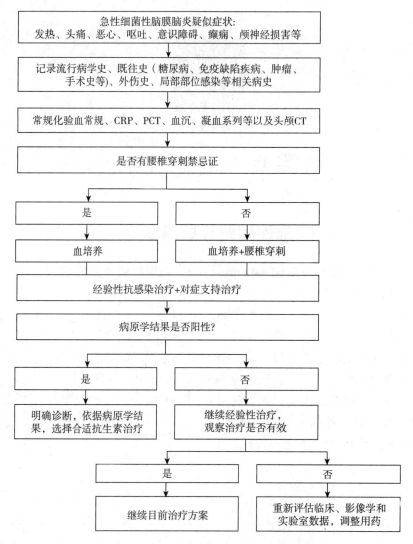

图9-6-1　急性细菌性脑膜脑炎诊断流程

2. 危险因素

（1）易发人群：急性细菌性脑膜炎常发生于儿童和免疫功能低下的成人，如早产儿、妊娠、营养不良、老龄等，其中成人患者常合并获得性免疫缺陷疾病（如糖尿病、长期酗酒、HIV感染及肿瘤）、遗传性疾病（如晚期补体成分缺乏及低丙种球蛋白贫血）或医源性因素（如脾切除术后、使用免疫抑制药物、放化疗）。

脾功能减退状态或脾切除术后、慢性肝脏或肾脏疾病、糖尿病、HIV感染、酒精中毒、低丙种球蛋白血症以及使用免疫抑制药物的患者，会显著增

加患肺炎链球菌性脑膜炎和流感嗜血杆菌脑膜炎的发病率。然而，补体系统缺陷的患者则面临明显增加患奈瑟菌性脑膜炎的风险。

（2）环境因素：部分细菌感染与环境因素密切相关，如李斯特菌感染常见于食用未充分加热的被污染食物，如冰箱内存储的肉类、牛奶、乳制品等。布鲁菌感染常见于接触感染的牛、羊等家畜。

（二）查体和体征

1. 神经系统查体

（1）脑膜刺激征：可见脑膜刺激征表现，如颈

项强直、克尼格征和布鲁津斯基征等，新生儿、老年患者或昏迷患者通常不明显。

（2）精神异常：发病早期可出现意识改变，如嗜睡、昏睡、甚至昏迷，也可出现精神症状，如幻视、幻听、谵妄等。

（3）水肿：颅内压增高时查体可见球结膜水肿，但急性期视乳头水肿不常见。

（4）相关颅神经损伤表现：合并颅神经受损时可出现相关神经损伤表现，如面神经受累时查体可见周围性面瘫。感染累及血管时可出现脑梗死。部分患者可见癫痫发作，脑膜炎癫痫以局灶性癫痫最常见。

2. 其他查体　合并其他部位感染时可见相应部位体征，如：①肺部感染时，听诊双肺可闻及湿性啰音；②牙源性感染时，可见牙龈及面部肿胀；③中耳炎时，可见外耳道肿胀、流脓等；④腹腔感染时，如患者在脑室－腹腔分流术、腰大池－腹腔分流术后，出现腹腔感染，查体可见腹部压痛、反跳痛，可在分流管沿皮下走行的位置附近出现局部红肿、压痛等。

三、　辅助检查

（一）优先检查

1. 血常规　多数患者白细胞增高，在 $10 \times 10^9/L$ 以上，中性粒细胞百分比增高，可初步评估患者是否存在感染。

2. C－反应蛋白（CRP）　CRP 升高，在儿童中多 >40mg/L，鉴别儿童急性细菌性脑膜炎与病毒性脑膜炎的灵敏度为 93%，特异度为 100%；CRP 是目前临床上最常用的辅助诊断指标，用于鉴别急性细菌性脑膜炎的炎症情况。它具有高性价比，对检测仪器的要求较低。然而，CRP 的合成时间较长，如果在病程的前 12h 内检测，可能会出现假阴性结果，因此需要在之后的 24h 内重新检测以排除这种可能性。

3. 降钙素原（PCT）　PCT 升高，对细菌感染更具特异性，其升高数值与其疾病严重程度呈正比，PCT 的合成时间短，细菌感染后 4h 即可在血标本中测得，一定程度上避免了早期检测中出现假阴性情况。

4. 血培养　应在抗感染治疗之前抽取需氧菌＋厌氧菌培养，血细菌培养可检出致病菌，为明确诊断及后续治疗方案选择提供依据。

5. 脑脊液检查

（1）脑脊液常规：脑脊液压力增高，常 >200mmH$_2$O；急性期脑脊液外观浑浊或呈脓性表现。白细胞数可达 $1000 \sim 10000 \times 10^6/L$，早期中性粒细胞占绝对优势，后期以淋巴细胞及浆细胞为主。

蛋白质含量明显增高，多数患者可 >1g/L；糖含量明显降低，脑脊液糖/血清糖比值常 <40%，氯化物含量亦常降低。脑脊液中乳酸高，>0.3g/L 时支持急性细菌性脑膜炎诊断。

（2）脑脊液涂片及微生物培养：可检出病原菌，同时可行药物敏感试验，但细菌培养耗时长，经抗生素治疗后的患者阳性率低，故应尽量在应用抗生素前送检脑脊液化验。

6. 头颅 CT　可正常，亦可出现脑水肿，表现为脑沟变浅、脑回肿胀；或可出现脑积水、脑室扩张；合并脑脓肿时，早期以白细胞渗入和白质水肿为主表现为边界模糊的低密度区，有占位效应，脓肿壁形成阶段，低密度区周边可出现等密度完整/不完整、规则/不规则环影，可并发硬膜外积脓。行头颅 CT 可初步评估颅内情况，有无后颅窝占位等腰穿禁忌证，评估有无颅骨骨折、临近组织感染等。

7. 头颅平扫＋增强核磁　MRI 可见脑组织广泛水肿，脑沟和脑裂变小，易可出现皮质和皮质下梗死，表现为 T$_1$WI 低信号，T$_2$WI 高信号；后期可见脑积水、硬膜下积液及脑萎缩等；增强扫描 T$_1$ 加权像可见幕上沟回表面软脑膜及蛛网膜弥漫性明显强化，脑膜强化可深入脑沟内，呈线状或条索状；合并脑脓肿时，增强 MRI 是诊断和定位的首选检查。在 MRI 检查中，急性细菌性脑膜炎的表现为 T$_1$WI 序列中的低信号，周围水肿呈低信号。在这两者之间，可以观察到圆形或类圆形的信号脓壁，脓壁环厚度均匀大约为 5mm。在 T$_2$WI 序列中，脓肿和周围水肿呈高信号。在脓肿和周围水肿之间，可以看到等/低信号的脓壁。增强扫描中，脓壁呈规则的环形强化，而脓肿中心不会出现强化，但会有明显的占位效应。脓肿的典型表现是脓腔内可见气液平面。

头颅核磁诊断价值高于 CT 平扫，故有条件者均应行该检查，尤其是不能行腰穿检查的患者。

（二）可选检查

1. 脑电图　无特异性表现，部分患者脑电图可表现为弥漫性慢波。

2. 局部感染部位涂片、培养　若存在局部感染病灶，所有患者均应送检该检查，以明确感染致病菌，为诊断及治疗提供依据。

3. 聚合酶链反应（PCR） 该指标为基于对核酸的检测，不依赖于活细菌的含量，受抗生素影响相对较小，可提高检出率，且阳性结果与细菌培养/涂片保持一致，但其缺点是容易出现假阳性。

（三）新检查

病原学宏基因二代测序（mNGS）又称高通量测序，是一种利用芯片进行大规模平行测序的技术，它能够对样本中的全部 DNA 和 RNA 进行测序分析。通过这种技术，可以获得样品中各种 DNA 的分布和丰度信息，并且能够筛选出细菌 DNA，避免对样本中宿主 DNA（占总 DNA 的 97% 以上）进行无效测序，从而提高检测效率。除此之外，mNGS 还能够捕捉到临床上非常规检测的细菌以及难以培养的细菌。

但需注意，腰穿过程也会在脑脊液中混入皮肤常驻菌，如痤疮丙酸杆菌等，随着 mNGS 技术的逐渐成熟和大人群数据库的分析，可区分常见致病菌和常见背景菌。

mNGS 可以快速检测临床标本中的病原微生物 DNA 或 RNA 序列，建议临床急需获知病原菌类别的危急重症或抗菌治疗效果不佳、无法完全明确病原菌的患者，特殊免疫抑制宿主、反复住院的重症感染患者，进行 mNGS，以期快速诊断病原体，开展针对性治疗。

四、诊断及其标准

（一）诊断标准

临床诊断的必要条件包括临床表现、血液感染指标、脑脊液检查和影像学改变。

1. 临床表现

（1）急性起病，有呼吸道感染等前驱感染史，出现 >38 ℃ 的高热或 <36 ℃ 的低体温、心率 >90 次/分，呼吸 >20 次/分以及其他全身感染表现。

（2）头痛、呕吐、视乳头水肿、视神经盘水肿等颅高压的症状或体征。

（3）嗜睡、昏睡或昏迷，意识水平不同程度的下降或发生意识内容障碍、谵妄等意识或精神改变症状。

（4）颈项强直、克尼格征及布鲁津斯基征，但阴性者不能排除诊断。

（5）伴随局灶性神经功能缺失或障碍如癫痫、

单瘫等。

（6）继发出现水电解质平衡紊乱、脑脊液循环障碍、内分泌代谢功能异常等。

2. 血液感染指标 血常规检查中，白细胞/中性粒细胞比值增高，白细胞计数 >10×10⁹/L，中性粒细胞比例 >80%；CRP 和 PCT 水平可升高。

3. 影像学改变

（1）在头颅 MRI 中可观察到化脓性脑膜脑炎的病灶、渗出、脑实质或软脑膜异常强化。

（2）化脓性脑室炎：可出观察到脑室系统扩张、脓性液平面、液气平面伴坏死组织和碎片。

（3）脑脓肿：包膜形成期可观察到明显环形异常强化。

除符合临床诊断的必要条件外，还需要符合以下病原学确诊的必要条件：诊断化脓性颅内感染的"金标准"是从涂片、穿刺或引流获取的脑脊液、术中获取的组织标本、术后切口分泌物或引流液等标本中培养出种属明确的阳性病原微生物。病原微生物 mNGS 可以作为重要辅助诊断标准。

（二）风险评估和危险分层

根据感染的严重程度，可以分为轻度、中度和重度急性细菌性脑膜脑炎（表 9 - 6 - 2）。

表 9 - 6 - 2　急性细菌性脑膜脑炎的风险评估及危险分层

分层	临床表现
轻度	体温 >38℃，意识清楚，格拉斯哥昏迷量表评分为 13～15 分，存在颈抵抗体征，脑脊液呈黄色或浑浊，白细胞计数为（50～500）×10⁶/L，影像学没有发现脑室炎或脑室积脓
中度	体温 >39℃，意识障碍，格拉斯哥昏迷量表评分≥9、<13 分，颈抵抗显著，脑脊液明显浑浊，白细胞计数大多在 1000×10⁶/L 以内，可出现全身炎症性反应，影像学没有发现脑室炎或脑室积脓
重度	体温 >39℃ 或 <36℃，意识昏迷，格拉斯哥昏迷量表评分≤8 分，颈抵抗十分显著，脑脊液呈明显脓性或浑浊，白细胞计数大多超过 1000×10⁶/L，葡萄糖含量常 <1mmol/L，可低至 0.1mmol/L 以下，影像学可出现脑室内积脓、颅内多房性脓腔

（三）并发症诊断

1. 脑积水 是脑膜炎导致脑脊液循环障碍所致，头颅 CT 可见脑室扩张，脑沟变浅、脑回肿胀，患者可出现颅高压症状，如头痛、恶心、呕吐、视力下降，也可出现步态障碍、认知障碍及尿失禁三联征，严重者可出现意识障碍、昏迷，甚至脑疝。

2. 硬膜下积液 急性细菌性脑膜脑炎可引起脑

血管通透性增强，白蛋白容易透过血管壁从而形成积液，多发生于是前囟未闭的儿童。若经过有效治疗后脑脊液指标有好转，但体温不退或者体温下降后再次升高，或临床症状好转后又出现意识障碍、惊厥、前囟隆起或颅压增高等症状甚至进行性加重时，应首先怀疑本症可能性。

3. 癫痫发作　感染累及皮层或合并脑脓肿时，脑实质内的炎性渗出物、细菌毒素、化学介质和神经化学反应等均可可导致神经元异常放电，可在起病后任何时间内发生。出现肢体抽搐等癫痫发作表现，行脑电图检查可记录到痫性放电。

4. 抗利尿激素异常分泌综合征　为炎症刺激神经垂体导致抗利尿激素分泌过量，从而引起低钠血症和血浆渗透压降低，导致脑水肿加剧、惊厥和意识障碍加重。

5. 颅神经麻痹　若蛛网膜内的渗出物（神经周围炎）包裹颅神经，可出现相应脑神经的麻痹。由于颅内的路径最长，外展神经最易受累，视神经、动眼神经、滑车神经、面神经等亦可受到累及。

五、 鉴别诊断 （表 9 - 6 - 3）

表 9 - 6 - 3　急性细菌性脑膜脑炎和其他疾病的鉴别诊断

疾病	病史/症状/体征	辅助检查
结核性脑膜炎	呈亚急性起病，常有结核接触史，多数合并肺部等其他部位结核病灶；颅神经损害常见	脑脊液化验白细胞计数的升高和糖氯的降低往往不如化脑明显，影像学可见颅底脑膜及外侧裂明显强化，可伴有脑积水。涂片、抗酸染色及结核菌培养等病原学检查有助于进一步鉴别
病毒性脑膜炎	与急性细菌性脑膜炎相比，病毒性脑膜炎的病情较轻	病毒性脑膜炎的脑脊液较为清亮，脑脊液中的白细胞计数通常低于 100×10^6/L，主要为淋巴细胞。脑脊液的葡萄糖和氯化物一般处于正常范围或稍低。此外，脑脊液中特异性抗体的检测和病毒分离对于鉴别诊断也具有一定的帮助
隐球菌性脑膜炎	常隐匿起病，病程迁延，头痛等颅高压表现更持续和严重，颅神经受累以视神经常见	脑脊液白细胞通常低于 500×10^6/L，以淋巴细胞为主，葡萄糖明显降低，墨汁、阿利新兰染色可见新型隐球菌，乳胶凝集试验可检测出隐球菌抗原

六、 误诊防范

年龄较小的儿童、症状不典型的成人、免疫功能低下的老年人以及因抗生素广泛应用或免疫功能低下导致脑脊液改变不典型的患者。

本病易被误诊为其他类型的中枢神经感染性疾病：如结核性脑膜炎、病毒性脑膜炎等；不典型的其他类型的中枢神经感染性疾病，如结核性脑膜炎、颅内结核瘤等易被误诊为本病。

为避免误诊，在应用抗生素前早期进行腰穿和脑脊液检查，送检病原学检测，如果首次腰穿没有得到病原学证据，可以反复多次腰穿送检。

治疗

一、 治疗原则

急性细菌性脑膜脑炎的治疗包括病原学治疗和对症支持治疗。首先应选取对病原菌足量敏感的抗生素，并防治感染性休克，维持血压、预防脑疝发生。抗菌治疗应掌握的原则是尽早使用抗生素，通常在病原菌明确之前应使用广谱抗生素，若病原菌明确则应选择对病原菌敏感的抗生素，并足剂量、足疗程给药。

二、 治疗细则

（一）抗生素治疗

1. 病原菌明确前的抗生素选择　经验性选择抗菌药物的依据包括患者的年龄、基础状况、病情严重程度、感染罹患因素、感染途径或方式、可能的病原菌类别以及是否经历外科手术等。

首先应该考虑到肺炎链球菌、脑膜炎奈瑟菌和流感嗜血杆菌这三种常见致病菌，并选用对这三者都具有有效抗菌作用的抗生素。为了快速达到有效灭菌浓度，可以考虑经验性治疗，选择三代头孢菌素类，如头孢噻肟或头孢曲松，三代或四代头孢菌素和碳青霉烯类中的美罗培南可覆盖常见需氧革兰阴性菌；万古霉素抗菌谱可覆盖各类别的革兰阳性菌（最常见为葡萄球菌等），绝大多数革兰阳性菌和革兰阴性菌可通过联合应用万古霉素和三代以上头孢或美罗培南所覆盖，将经验性抗菌治疗带来的诊治风险最小化。

当50岁以下的免疫功能低下的成年人（如糖尿病、使用免疫抑制剂、癌症）或50岁以上的成年人中存在单核细胞增生性李斯特菌感染的风险因素时，经验性抗生素治疗应联合阿莫西林或氨苄西林，以覆盖单核细胞增生性李斯特菌。

当考虑医源性感染（如外科手术后），经验性抗生素选择应考虑到耐药菌感染的可能，可选择头孢噻肟或头孢曲松＋万古霉素，或美罗培南＋万古霉素/利奈唑胺。

当考虑感染来源是鼻窦、耳源或口腔感染时，需在常规抗生素基础上加用抗厌氧菌感染抗生素。

2. 病原菌明确后的抗生素选择 通过脑脊液微生物培养和药敏试验鉴定病原菌后，可以合理选择抗菌药物进行针对性抗菌治疗。

3. 培养阴性患者抗生素选择 对于脑脊液提示急性细菌性脑膜脑炎患者，其脑脊液培养和其他检测（如PCR）仍为阴性，且未从其他部位（如血培养、瘀点皮疹培养）确定病原体，建议继续经验性抗感染治疗至少2周。可根据患者的临床情况适当延长时间。

（二）对症支持治疗

1. 激素治疗 激素可通过抑制炎性细胞因子释放，稳定血脑屏障，减少脑膜粘连，降低听力损害等并发症，尤其是针对肺炎球菌和流感嗜血杆菌感染。建议在首次使用抗生素前使用地塞米松或同时应用，如果已经开始抗生素治疗而未应用皮质类固醇，可以考虑在抗生素治疗开始后的4h内进行辅助地塞米松治疗，以防止抗生素细菌溶解引起的炎症反应。

2. 其他对症治疗

（1）颅内高压者可给予甘露醇或甘油果糖脱水降颅压治疗。

（2）高热者可给予物理降温或退热剂，但常规低温治疗不建议应用于急性细菌性脑膜脑炎，因为有RCT研究显示低温治疗会导致急性细菌性脑膜脑炎患者病死率升高。

（3）合并癫痫发作时可给予抗癫痫药物治疗。

（4）对合并有抗利尿激素异常分泌综合征患者，需限制液体入量，对低钠血症严重者酌情补充钠盐，注意维持水、电解质平衡。

（三）并发症的治疗

1. 硬膜下积液 少量积液一般无须处理。当积液量较大引起颅内压增高时，可作硬脑膜下穿刺放出积液，放液量每次、每侧≤15ml，个别迁延不愈者，需外科手术引流。

2. 脑积水 阻塞性脑积水，可行侧脑室引流术、正中孔粘连松解、导水管扩张等外科手术治疗；交通性脑积水，可行腰大池引流或外置侧脑室引流管等。

3. 脑脓肿 若颅内合并脑脓肿出现占位效应，建议在足量足时抗生素应用后，行外科手术干预，如穿刺抽脓、脓肿切除或脓肿引流等以预防脑疝发生。

三、药物治疗方案（表9-6-4、表9-6-5）

表9-6-4 不同年龄阶段社区获得性细菌性脑膜脑炎的经验性抗生素治疗

表9-6-5 社区获得性细菌性脑膜脑炎的抗生素治疗

作者：陈颜强
审稿：邹永明

参考文献

脑脓肿

脑脓肿（brain abscess，BA）是由细菌、分枝杆菌、真菌、原生动物或蠕虫引起的局灶性的脑内感染，以局灶性脑炎起病，并局限化形成脓腔，是一种严重的危及生命的颅内感染性疾病。脑脓肿主要由细菌引起，免疫正常患者中链球菌和葡萄球菌最常见。免疫受损者则可能感染多种病原体，包括真菌和结核分枝菌，器官移植患者90%的脑脓肿由真菌引起。

▶ 诊断

一、诊断流程（图9-6-2）

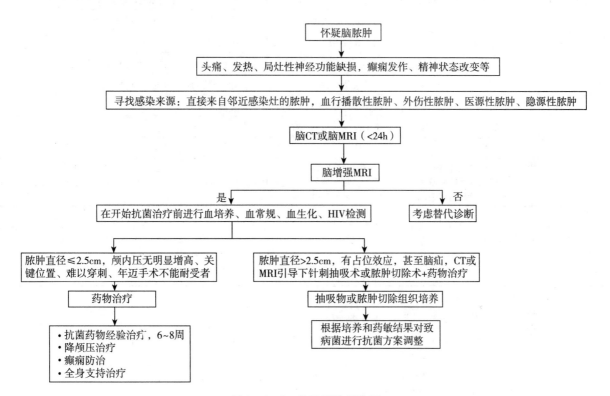

图9-6-2　脑脓肿诊断流程

二、问诊与查体

（一）问诊和症状

1. 问诊技巧

（1）既往史：询问患者既往是否得过中耳炎、乳突炎、鼻窦炎等；是否做过神经外科手术或颅外伤；是否有心脏疾患史、肺部感染史；是否有骨髓炎、牙周脓肿、膈下脓肿、胆道感染、盆腔感染以及皮肤痈疖病史；是否免疫受损；询问患者居住或生活地区的主要传染病和地方病。

（2）个人史：询问患者过敏史、职业、对工业毒物的接触情况及时间、习惯及嗜好。

（3）现病史：询问患者有无寒战、高热、有无肌肉酸痛、有无食欲不振。

注意患者有无颅内压增高"三联征"（头痛、呕吐、视乳头水肿）的表现。婴幼儿症状不明显，需要注意囟门有无膨出、有无高音调的哭喊、肢体有无僵硬抽搐。

询问患者有无嗜睡、昏睡、昏迷、呼之不应；有无一侧肢体乏力，拿不住东西，抬腿困难、拖步，甚至一侧肢体完全无法运动；有无眼睛向某一侧看时，什么都看不到，向另一侧看时，视力是正常的；有无欣快感，健忘，或者抑郁，淡漠等表现；有无脖子僵硬、转动困难、头痛；有无癫痫发作等。

注意观察患者有无危象（出现突然高热、头痛、昏迷、脑膜刺激征、角弓反张、癫痫等）一旦出现，必须紧急处理。

2. 症状（表 9 - 6 - 6）

表 9 - 6 - 6　脑脓肿的症状

症状类型	症状	表现
全身急性感染症状	高热、寒战	患者体温升高，多呈持续高热，一般会超过 38.5℃，常伴有心率和呼吸加快
	肌肉酸痛	患者全身肌肉酸胀感、疼痛、乏力，没有特异性表现
	食欲不振	主要表现为不愿意吃东西，吃得少
颅内压增高症状	头痛	剧烈头痛，胀痛感，弯腰或者用力时加重，持续性疼痛，无法自行缓解
	喷射性呕吐	突发的呕吐，自己不能控制，无法躲避他人，呕吐与进食无关，呕吐物为胃内容物
	视乳头水肿的相关症状	表现为视力进行性下降，看东西缺损，变形，感觉有黑点在眼前飞行
	婴幼儿症状	不明显，可能表现为囟门膨出、高音调的哭喊、肢体僵硬抽搐
脑部局限性症状	意识障碍	主要表现为嗜睡、昏睡、昏迷、呼之不应
	偏瘫	一侧肢体乏力，拿不住东西，抬腿困难、拖步，严重者表现为一侧肢体完全无法运动
	偏盲	主要表现为眼睛向某一侧看时，什么都看不到，向另一侧看时，视力是正常的
	精神症状	欣快感、健忘，或者抑郁，淡漠等表现
	脑膜刺激征的相关症状	脖子僵硬、转动困难、头痛
	癫痫发作	发作性的四肢抽搐、呼之不应、意识丧失，自行缓解
危象	脑疝形成或脓肿破裂而引起急性脑膜脑炎、脑室管膜炎的相关症状	当脑脓肿发展到一定程度，就诊患者出现突然高热、头痛、昏迷、脑膜刺激征、角弓反张、癫痫等，可能是脑疝形成或脓肿破裂而引起急性脑膜脑炎、脑室管膜炎；一旦出现，必须紧急处理

（二）查体和体征（表 9 - 6 - 7）

表 9 - 6 - 7　脑脓肿的体征

体征	内容
全身感染体征	查体可发现颈项抵抗、克尼格征阳性
颅内压增高体征	眼底检查时可发现不同程度的视盘水肿，严重时可有视网膜出血及渗出，在未进行 CT 检查之前，视盘水肿发生率可高达 50% ~ 80%
局部定位征	根据脓肿病灶部位、大小及性质的不同，可出现相应的神经定位体征 （1）累及主侧半球：可出现各种失语症状 （2）累及运动、感觉中枢及传导束：可产生不同程度的对侧中枢性偏瘫和偏侧感觉障碍，也可因运动区等受刺激出现各种癫痫发作 （3）视束损害：可出现双眼对侧半视野同向性偏盲 （4）额叶受累：累及额叶时，常有性格变化，情感和记忆障碍 （5）小脑脓肿：小脑脓肿常表现为水平性眼球震颤、共济失调、强迫头位、龙贝格征阳性等局限性体征 （6）脑干脓肿：脑干脓肿可能出现各种脑神经损伤和特有的复杂体征长束征的脑干损害 （7）垂体脓肿：罕见的垂体脓肿可导致垂体腺功能减退等改变 （8）非主侧半球的颞叶和额叶：脓肿定位体征不明显

三、辅助检查

（一）优先检查

1. 实验室检查　主要包括血液培养、全血常规、血生化、降钙素原、C - 反应蛋白、血沉、HIV 检测等。脓腔形成后，外周血象多正常或轻度增高。70% ~ 90% 脑脓肿患者血沉加快，C - 反应蛋白增加。实验室检查目的是发现血液内的致病菌，针对致病菌使用专门的抗生素，同时可以了解感染的严重程度。

对于有寄生虫脑脓肿风险的患者，血液抗弓形虫 IgG 抗体有助于诊弓形虫感染。

2. 影像学检查

（1）脑 CT：是目前诊断脑脓肿的主要方法，适用于各种部位的脑脓肿。由于头颅 CT 检查快速、方便、有效，可准确显示脓肿的大小、部位和数目、脑组织受损情况、脑脓肿的成熟情况，故已成为诊断脑脓肿的重要方法。

脑脓肿的典型 CT 表现为：边界清楚或不清楚的低密度灶，静脉注射造影剂后，脓肿包膜（特别是包膜的内侧面）呈均匀环状高密度增强，脓肿中心密度始终不变，即便延期扫描。脓肿周围脑组织可能出现低密度水肿带，脑室系统可受压、推移等。若脓肿靠近脑室，可导致脑室管膜增强征。增强 CT 可显示脓肿典型的环形增强病灶和低密度脓腔。

糖皮质激素有抑制炎症反应、成纤维增生和新生血管形成的作用，从而影响脓肿包膜形成，应在病情稳定后及时停药，停药后重复 CT 检查。一般糖皮质激素可减轻脑炎期的"环征"密度，但对已成熟脓肿包膜的密度则影响很少。

（2）脑 MRI：脑脓肿形成后，T_1 加权成像（T_1W）脓肿为边界清楚、低信号区，增强后呈环状增强带，病灶中央不强化。T_2 加权成像（T_2W）则为等到中度高信号或高信号区，周围水肿带呈明显高信号。脑脓肿患者增强 MRI 是寻找和定位脑脓肿最敏感的检查。可是脑脓肿 MRI 常规序列难与脑部胶质瘤、转移瘤、巨大动脉瘤、脑梗死及极化期血肿囊性或坏死性肿瘤鉴别。随着 MRI 技术改进，弥散加权序列（DWI）是诊断脑脓肿最有价值的方法，对脑脓肿与脑胶质瘤、转移瘤的鉴别，具有较高的敏感性和特异性。脓肿腔 DWI 呈高信号，表观弥散系数（ADC）值低。而脑肿瘤坏死囊变区 DWI 为低信号，ADC 值高。肿瘤周围水肿由肿瘤细胞浸润脑组织引发，水分子弥散受肿瘤细胞阻碍；而脓肿病灶周围水肿源于单纯性细胞外水分子增加，水分子弥散较快；因此，脓肿病灶周围水肿区 ADC 值高于肿瘤周围水肿区 ADC 值。因此，DWI 可以为脑脓肿病灶的诊断提供重要依据并具有很高的鉴别诊断价值。

（二）可选检查

1. 腰椎穿刺和脑脊液检查 腰椎穿刺可能诱发脑疝、脓肿破裂等严重并发症，故最好在腰椎穿刺前先行头颅 CT 检查，以明确颅内情况，评估发生脑疝的风险。仅在鉴别诊断所必须时才慎重进行。主要包括脑脊液压力、脑脊液常规、脑脊液生化、脑脊液需氧、厌氧培养，脑脊液真菌培养、脑脊液分枝杆菌培养、脑脊液涂片、脑脊液革兰染色和脑脊液抗酸杆菌染色等。

脑脊液检查结果与脓肿病灶的位置、大小、致病菌的性质等密切相关。在急性阶段，脑脊液细胞数显著升高，氯化物和糖可能降低或正常范围；一旦形成脓肿，细胞数逐渐降低甚至恢复正常范围，氯化物和糖也恢复正常范围，但蛋白含量多数增高。对于有寄生虫脑脓肿风险的患者，脑脊液样本抗囊虫抗体可有助于诊断脑囊虫感染。

2. CT 引导立体定向抽吸手术 CT 引导立体定向抽吸手术具有诊断和治疗的双重价值，适用于在经过上述各项检查方法后尚未确诊的病例，而仍然怀疑有脑脓肿者。

获取脑脓肿样本，应该送检进行革兰染色，需氧菌、厌氧菌、分枝杆菌及真菌培养。进行特殊染色，包括针对分枝杆菌的抗酸染色、针对诺卡菌的改良抗酸染色以及真菌染色，以帮助鉴定病原体。

（三）新检查

1. 质子磁共振波谱检查 随着磁共振检测水平的发展，质子磁共振波谱（^{1}H - MRS）作为一种非侵袭性成像方式用于脑脓肿的诊断以及与颅内囊性坏死性肿瘤的鉴别诊断。

脑脓肿患者的特征 MRS 能在脓腔内出现多种氨基酸（AA）共振峰、丙氨酸（Ala）共振峰、乙酸（Ae）共振峰和琥珀酸（Suc）共振峰、双 L 波（乳酸和类脂），但 Cho/NAA 却无明显变化，于囊性坏死性恶性胶质瘤患者相区别。

2. 宏基因组二代测序技术 宏基因组二代测序技术（mNGS），是将待测样本中所有 DNA 或 RNA 进行混合测序，然后将测序数据与病原体数据库进行对比，从而获取病原体信息。对于脑脊液培养阴性，行 mNGS 检测可能的病原菌。

四、诊断及其标准

（一）诊断标准

根据患者病史、临床表现和必要的辅助检查（尤其增强脑 MRI 或增强脑 CT 检查起决定作用），综合分析，一般可明确诊断（表 9 - 6 - 8、表 9 - 6 - 9）。

表 9 - 6 - 8 脑脓肿诊断依据

项目	内容
临床表现	（1）化脓性感染史，脑外伤史等 （2）感染的全身表现 （3）脑脓肿的典型临床表现（前述）
临床影像学	头部 CT 或 MRI 特征性阳性表现，有助诊断
血液检查	血常规可见白细胞高于 10×10^9/L，或中性粒细胞比例超过 80%，可见到血沉快，C - 反应蛋白增高等，部分患者血培养可发现病原菌

续表

项目	内容
病原学检测	脑脓肿病灶抽吸及手术切除，手术切口分泌物或手术样本进行革兰染色，需氧菌、厌氧菌、分枝杆菌及真菌培养。进行特殊染色，包括针对分枝杆菌的抗酸染色、针对诺卡菌的改良抗酸染色以及真菌染色，明确致病菌

表 9 - 6 - 9　脑脓肿诊断标准

类型	诊断标准
病原学诊断标准	符合表 3 中 1 ~ 4 项者
临床诊断标准	符合表 3 中 1 ~ 3 项者

注：需排除及鉴别诊断化脓性脑膜炎、硬脑膜下脓肿和硬脑膜外脓肿、耳源性脑积水、颅内静脉窦栓塞、化脓性迷路炎、结核性脑膜炎、脑肿瘤。

（二）并发症诊断

1. 脑疝形成　颞叶脓肿可能导致颞叶钩回疝，而小脑脓肿通常引起小脑扁桃体疝。脓肿引发的脑疝进展速度往往比脑瘤快。有时，脑疝可能是首发症状，掩盖了其他定位性症状。

2. 脓肿破裂而引起急性脑膜脑炎、脑室管膜炎　当脓肿接近脑室或表面时，因剧烈活动、咳嗽、腰椎穿刺、脑室造影或不当的脓肿穿刺，可能导致脓肿突然破裂，进而引发化脓性脑膜脑炎或脑室管膜炎。症状包括突然发热、剧烈头痛、昏迷、脑膜刺激征、角弓反张及癫痫等。脑脊液可能呈现脓性，类似急性化脓性脑膜炎，但病情更为严重，通常伴有局灶性神经系统体征。

五、鉴别诊断

脑脓肿应与其他颅内感染和其他颅内占位性病变相鉴别（表 9 - 6 - 10）。

表 9 - 6 - 10　脑脓肿的鉴别诊断

鉴别疾病名	病史、症状与体征的鉴别	辅助检查的鉴别
化脓性脑膜炎	在脑脓肿发生的早期阶段，两者鉴别较困难。一般化脓性脑膜炎起病较急，头痛剧烈，体温升高，有明显的脑膜刺激征，多无视盘水肿，神经系统局灶体征不明显	脑脊液中白细胞计数和蛋白含量增加显著，头颅 CT 和 MRI 扫描有助于鉴别
硬脑膜下脓肿和硬脑膜外脓肿	硬脑膜下脓肿和硬脑膜外脓肿可与脑脓肿合并存在，病程也与脑脓肿相似	通过脑增强 CT 或增强 MR 扫描可明确诊断
耳源性脑积水	有些隐源性或慢性脑脓肿由于缺乏明显的全身感染症状及脑膜刺激征，与脑肿瘤不易鉴别，甚至仅在手术时才能得到证实。但脑肿瘤病程往往比慢性脑脓肿发展快，无原发感染灶	结合 CT 及 MRI 扫描，一般可资鉴别
颅内静脉窦栓塞	可有慢性中耳炎或乳突炎的病史，有或无全身感染症状，临床主要表现颅内压增高综合征	腰穿脑脊液压力增高，实验室检查可能正常或略有蛋白质增高；脑血管造影、CT、MRI 等无特异性改变
化脓性迷路炎	有头痛、眩晕、共济失调、眼球震颤等表现，与小脑脓肿相似，但轮替动作、指鼻试验等均正常，无脑膜刺激征，颅内压正常，治疗耳部疾患后症状逐渐消失	CT 及 MRI 扫描均为正常
结核性脑膜炎	不典型结核性脑膜炎可无明显结核病史、结核灶和结核体质，需与病程较长、临床症状较轻的脑脓肿相鉴别	结核性脑膜炎时，脑脊液检查与脑脓肿相似，但淋巴细胞和蛋白增高明显，而且糖和氯化物都可有明显降低，抗结核治疗有效。脑增强 CT 和增强 MRI 扫描均有助于鉴别
脑肿瘤	无发热或感染历史，通常表现为无诱因进行性颅内压增高，有或无神经系统局灶体征	影像学检查显示颅内占位性病变。脑胶质瘤和转移瘤有时发生囊性变，CT 或 MRI 所见近似脓肿，差别在于肿瘤囊变区常偏向一侧，或囊肿壁薄厚不匀；多发性脑转移瘤的影像所见，容易与隐源性（或血源性）脑脓肿混淆，必要时采取试验性抗感染治疗方法进行鉴别
脑寄生虫病	有疫区生活史、病史，检查证实有寄生虫感染	嗜酸性粒细胞增多，脑脊液补体结合试验阳性等
脑结核瘤	脑结核瘤可有颅外结核感染病史，全身或局灶性结核感染临床表现，颅内压增高及局灶性神经损害的临床表现	影像学检查可发现结核钙化灶，抗结核治疗有效

六、误诊防范

头痛，发热及局灶性神经功能损害不明显的患者易误诊。症状上脑脓肿容易与化脓性脑膜炎，硬膜下、硬膜外脓肿、耳源性脑积水、颅内静脉窦栓塞、化脓性迷路炎、结核性脑膜炎等相混淆，因为它们也可以表现为头疼、发热、局灶性神经功能障碍等症状。影像上脑脓肿容易误诊为脑部胶质瘤、转移瘤、巨大动脉瘤、脑梗死及极化期血肿囊性或坏死性肿瘤。颅内肿瘤、脑寄生虫病、脑结核瘤也易被误诊为脑脓肿。

为了避免误诊，应做到：①全面掌握患者脑脓肿的病史、临床表现；②进行血液培养、全血常规、血生化、降钙素原、C-反应蛋白、血沉、HIV检测等；③脑脓肿的诊断 MRI 比 CT 更加敏感（脑 CT 或 MRI 可准确显示脓肿的大小、部位和数目、脑组织受损情况、脑脓肿的成熟情况，病灶周边环形增强等）。DWI 更能将环形增强病变或肿瘤病变区别开来；④来自于 CT 或 MRI 导引下穿刺的或手术切除的标本应当进行革兰染色，需氧、厌氧培养、分枝杆菌培养、真菌培养，特殊染色和组织学检查。有寄生虫性脑脓肿危险因素的患者应当进行血清学和脑脊液的检查，包括抗弓形虫免疫球蛋白 IgG，血液中的抗体（弓形体病）和来自于脑脊液中抗囊虫抗体（神经系统囊虫病）。

治疗

一、 治疗原则

脑脓肿的病情变化较快，应根据患者的不同情况和不同类型选用不同的治疗方法，病情较重者需按急症处理。目前脑脓肿的治疗尚无统一标准方案，总体上讲，要遵循"早期发现、及时治疗"的原则。成功治疗脑脓肿通常需要抗生素联合脑脓肿穿刺引流（兼有诊断和治疗作用）或开颅脑脓肿切除术，同时兼顾对于身体其他部位感染的治疗。

由于脑脓肿的症状比较危急，不宜拖延，因此多先处理脑脓肿，术后一旦情况许可，再处理原发病灶。

原则上脑脓肿应外科治疗，但下列情况可在密切观察随访下进行内科治疗：①包膜尚未完全形成如早期脓肿；②多发性脓肿（直径≤2.5cm）；③脑脓肿位于脑关键部位或难以穿刺抽吸的部位（如基底节区等深部脓肿）；④年迈体弱不能耐受手术者。但如果患者颅压很高，出现脑疝迹象，则不论是否已经局限均需采用适当的手术措施。

三、 治疗细则

应根据患者的不同情况、不同病期采用不同的治疗方法。

（一）药物治疗

1. 脑脓肿的抗菌治疗 抗生素的选择原则上应根据致病菌的种类及药敏试验进行。由于大多数脑脓肿为厌氧与需氧菌混合感染，故治疗中应重点注意抗厌氧菌药物的使用。同时，由于血脑屏障的存在，抗生素在脑脊液和脑组织中的浓度比血中要低。因此，应用抗生素要注意：用药要及时，剂量要足。一旦诊断，即全身给药（最好在取得脓肿标本后），必要时可鞘内或脑室内给药。

脑脓肿患者宜选用杀菌剂和血脑屏障通透性好的抗菌药物，必要时联合用药，而氨基糖苷类、红霉素、克林霉素、四环素及第一代头孢菌素由于血脑屏障透过性差，不应用于治疗脑脓肿。抗菌药物剂量宜足量，病情改善后血脑屏障通透性下降，不宜立刻减量。英国指南推荐，若脓肿已行引流或切除，则使用4~6周的抗生素；若脓肿未引流，则使用6~8周的抗生素。对于保守治疗患者，抗生素治疗6~8周或更长，具体取决于病灶初始大小、病原菌，以及患者对治疗的反应；脑脓肿切除术后静脉抗生素治疗的持续时间可缩短至4周，CT 或 MRI 引导下行针刺抽吸术后静脉抗生素治疗的持续时间4~6周。

2. 糖皮质激素使用 若影像学检查显示炎性水肿和占位效应明显，则应使用糖皮质激素。地塞米松以 10mg 的负荷剂量静脉给药，然后每 6h 给予 4mg，一旦占位效应及患者的精神状态和神经系统表现改善，应停用该药。

3. 控制颅内压 主要以引流以及渗透性脱水为主要方法，降低颅内压，缓解患者的危急情况。常用药物：甘露醇、呋塞米、甘油果糖、人血白蛋白和糖皮质激素等。

4. 癫痫防治 脑脓肿会引起癫痫发作，终止癫痫发作，减轻脑缺氧，挽救患者脑功能。常用药物：丙戊酸钠、左乙拉西坦、奥卡西平、地西泮等。

5. 全身支持治疗 脑脓肿需要关注全身情况，注意监测电解质及进行血气分析，若出现水、电解质酸碱平衡紊乱应及时纠正；需对患者加强全身营养支持，给予充分能量和蛋白质，避免低蛋白血症和营养不良；适当地给予免疫调节辅助治疗，避免免疫功能低下和抑制，维护脏器功能稳定。

（二）手术治疗

当脑脓肿估计已有包膜形成便可考虑手术。由于脑脓肿的病情变化莫测，除有引起脑疝的可能外，常可自行破溃，故一旦脓肿的部位确定，应尽早进行手术处理。如有脑疝先兆征象，则应紧急处理。

不同的情况可选择不同的手术类型，有时亦可联合应用。

1. CT 或 MRI 引导下行针刺抽吸术 CT 或 MRI 引导下行针刺抽吸术简便安全，既可诊断，又可治疗，适用于各种部位的脓肿，针刺抽吸一般优于手术切除，因为造成的神经系统后遗症较少。对于脓肿位于言语区、皮质感觉区或运动区的患者，昏迷患者、老年体弱、婴儿、先天性心脏病及病情危重不能耐受开颅术者，优选针刺抽吸。这种手术的主要缺点是排脓不够彻底，常需反复多次穿刺，治疗过程较长，对多房性或多发性脓肿效果不佳，病原菌具有抗药性者效果亦不理想。针刺抽吸时，应根据脓肿部位，选最近脓肿而又不在功能区或大血管的颅骨位置钻孔，然后在 CT 或 MRI 引导下行针刺抽吸术。应对抽出物进行培养以确认有无需氧菌、厌氧菌、真菌及结核分枝杆菌。若脓肿大小无改变或直径增加，则应再次抽吸。C - 反应蛋白升高可能预示需要再次抽吸。一般需 2~3 次穿刺可获治愈或临床好转。临床症状、体征消失，CT 复查显示脓肿缩小（直径 <1.5cm）、皱缩，则表明脓腔已闭合，可停止穿刺。但临床应定期随访 0.5~1 年。

2. 脑脓肿切除术 脑脓肿手术切除通常会导致更严重的神经功能障碍，目前很少使用。但对于创伤性脑脓肿（以移除骨碎片和异物）、包裹性真菌性脑脓肿、多房性脓肿，以及在初始抽吸和引流后 1 周内没有临床改善，神志低下，有颅内压增高表现或脓肿直径进行性增大的患者均应行脓肿切除术，对脓肿破溃者也应紧急开颅切除脓肿，并清洗脑室内积脓。手术时应注意防止脓液污染伤口。本法治疗彻底，颅内减压满意，术后使用抗生素的时间也可明显缩短，但需要一定的医疗技术和条件。

四、 药物治疗方案

1. 脑脓肿患者在未获得病原学依据前，先根据入侵途径的不同推测可能的致病菌，CT 或 MRI 引导下针刺抽吸术/脑脓肿切除术后立即开始经验性抗菌药物治疗见表 9 - 6 - 11。

2. 脑脓肿患者一旦病原学检查明确诊断，应该根据不同病原菌和体外药敏结果选择相应的抗菌药见表 9 - 6 - 12。

表 9 - 6 - 11 脑脓肿经验性抗感染治疗抗菌药的选择

脓肿的感染源及可能的致病菌	抗感染方案
直接来自邻近感染灶的脑脓肿（需氧和厌氧链球菌、拟杆菌、嗜血杆菌、较少的铜绿假单胞菌和肠杆菌）	甲硝唑 + 头孢曲松或头孢噻肟
血行播散的脑脓肿（金黄色葡萄球菌、绿色链球菌、其他链球菌）	万古霉素用于甲氧西林耐药的金黄色葡萄球菌的经验覆盖 甲硝唑可用于厌氧菌覆盖
医源性脑脓肿（金黄色葡萄球菌、链球菌、肠球菌、铜绿假单胞菌）	万古霉素 + 头孢他啶或头孢吡肟或美罗培南
外伤性脑脓肿（金黄色葡萄球菌、肠杆菌）	万古霉素 + 头孢曲松或头孢噻肟 如怀疑铜绿假单胞菌可用头孢吡肟代替头孢曲松或头孢噻肟 如涉及鼻窦可加甲硝唑
隐源性脑脓肿	万古霉素 + 甲硝唑 + 头孢曲松或头孢噻肟 如怀疑铜绿假单胞菌可用头孢吡肟代替头孢曲松或头孢噻肟

表 9 - 6 - 12 脑脓肿目标性抗感染治疗抗菌药的推荐方案

病原菌		标准方案	替代方案
金黄色葡萄球菌	甲氧西林敏感	苯唑西林或氨苄西林	万古霉素、美罗培南、利奈唑胺、达托霉素
	甲氧西林耐药	万古霉素	甲氧苄磺胺甲噁唑、利奈唑胺、达托霉素
表皮葡萄球菌		万古霉素	利奈唑胺

病原菌		标准方案	替代方案
脑膜炎奈瑟菌	青霉素 MIC < 0.1μg/ml	青霉素 G 或氨苄西林	头孢曲松、头孢噻肟、氯霉素
	青霉素 MIC 0.1~1μg/ml	头孢曲松或头孢噻肟	氟喹诺酮、美罗培南、氯霉素
肺炎链球菌	青霉素 MIC < 0.06μg/ml	青霉素 G 或氨苄西林	头孢曲松、头孢噻肟、氯霉素
	头孢曲松或头孢噻肟 MIC < 1μg/ml	头孢曲松或头孢噻肟	美罗培南
	头孢曲松或头孢噻肟 MIC ≥ 1μg/ml	万古霉素 + 头孢曲松或头孢噻肟	氟喹诺酮
单核细胞增多性李斯特菌		氨苄西林或青霉素 G	甲氧苄磺胺甲噁唑或美罗培南
无乳链球菌（B族链球菌）		氨苄西林或青霉素 G	头孢曲松或头孢噻肟
大肠埃希菌和其他肠杆菌科		头孢曲松或头孢噻肟	氨曲南、氟喹诺酮、美罗培南、氨苄西林
铜绿假单胞菌		头孢吡肟或头孢他啶	氨曲南、环丙沙星、美罗培南
鲍曼不动杆菌		美罗培南	硫酸黏菌素或多黏菌素 B
流感嗜血杆菌	ESBL 阴性	氨苄西林	头孢曲松、头孢噻肟、头孢吡肟、氨曲南、氟喹诺酮、氯霉素
	ESBL 阳性	头孢曲松或头孢噻肟	头孢吡肟、氨曲南、氟喹诺酮、氯霉素
肠球菌属	氨苄西林敏感	氨苄西林 + 庆大霉素	利奈唑胺 + 利福平
	氨苄西林耐药	万古霉素 + 庆大霉素	利奈唑胺 + 利福平
	耐氨苄西林和万古霉素	利奈唑胺	利奈唑胺 + 利福平
	念珠菌	两性霉素 B 脂质体	氟康唑、伏立康唑
	曲霉菌	伏立康唑	两性霉素 B 脂质体、泊沙康唑

3. 脑脓肿患者抗菌药物剂量宜足量，抗菌药物静脉输液推荐剂量见表 9 - 6 - 13。

表 9 - 6 - 13　抗菌药物静脉输液推荐剂量

抗菌药	剂量
青霉素 G	400 万 U，每 4h 1 次
氨苄西林	2g，每 4h 1 次
苯唑西林	2g，每 4h 1 次
头孢曲松	2g，每 12h 1 次
头孢噻肟	2g，每 4~6h 1 次
头孢他啶	2g，每 8h 1 次
头孢哌酮舒巴坦	3g，每 6~8h 1 次
舒巴坦	2g，每 6~8h 1 次
头孢吡肟	2g，每 8h 1 次
氨曲南	2g，每 6~8h 1 次
美罗培南	2g，每 8h 1 次
环丙沙星	400mg，每 8~12h 1 次
甲硝唑	7.5mg/kg，每 6~8h 1 次，或 500mg，每 6~8h 1 次
甲氧苄磺胺甲噁唑	5mg/kg，每 8h 1 次
利奈唑胺	600mg，每 12h 1 次
达托霉素	6mg/kg，每日 1 次
万古霉素	15~20mg/kg，每 8~12h 1 次，每次不超过 2g
多黏菌素 B	50 万 U，每 12h 1 次

续表

抗菌药	剂量
两性霉素 B	5mg/kg，每日 1 次
氟康唑	400～800mg，每日 1 次
伏立康唑	200mg，每 12h 1 次
利福平	600mg，每日 1 次
阿米卡星	5mg/kg，每 8h 1 次

作者：汤迎爽
审稿：傅永旺

参考文献

猫抓病神经系统损害

猫抓病（cat scratch disease，CSD）通常是由猫抓咬引起的汉赛巴尔通体（Bartonella henselae）感染导致人类多系统受累的一类良性、自限性疾病，可累及局部淋巴结、肝脾、眼部等局部和（或）全身表现，部分患者可累及神经系统，称为 CSD 神经系统损害。

汉赛巴尔通体是一种革兰阴性需氧杆菌，主要存在于猫的口咽部。被感染汉赛巴尔通体的猫、狗、豚鼠、兔子等抓、咬、舔，或者被感染汉赛巴尔通体的猫、狗等身上的跳蚤、虱子咬伤，是该病从猫狗等动物传播到人的主要途径，人与人之间不会传播。

猫抓病多发于儿童和青年，被猫抓伤或咬伤引起，也可由猫群传播媒介跳蚤叮咬引起。

➡️ 诊断

一、 诊断流程 （图 9 - 6 - 3）

二、 问诊与查体

（一）问诊和症状

1. 神经系统受累的症状

（1）发病诱因：被猫抓咬、舔舐或跳蚤叮咬的病史，约 2% 病例出现中枢神经系统受累的症状。

（2）发病时间：多发生在淋巴结肿大后 1～6 周。

（3）发患者群：多见于儿童及青少年。

（4）累及部位：可累及大脑、小脑、脑干、基底节、脑膜、脊髓、颅神经、脊神经等。

（5）主要症状：表现为脑炎（最常见）、脑膜炎、脊神经根炎、视神经网膜炎、多发性神经炎、截瘫性脊髓炎等。累及颅内脑及脑膜，主要表现为发热、头痛、意识障碍、癫痫发作、精神症状、偏瘫、面瘫等局灶性神经系统功能缺损的表现；累及脊髓可表现为受累部位局灶性神经功能缺损的症状，如截瘫、传导束型感觉障碍等；累及脊神经可表现为吉兰 - 巴雷综合征的表现。

2. 合并症状

（1）原发性皮肤损害：抓咬部位 3～7d 后出现丘疹等。

（2）局部淋巴结肿大：抓伤后 1～2 周引流区淋巴结肿大，头颈、腋窝、腹股沟常见。

（3）全身症状：可有低热、乏力、厌食、头痛等。

（4）内脏器官受累：可能涉及肝脏、脾脏、肾脏以及心脏，并伴有发热、体重减轻和腹痛等表现。

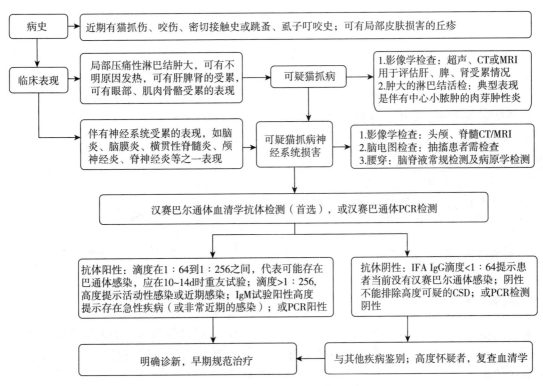

图 9-6-3　CSD 神经系统损害诊断流程

（5）眼部病变：受累侧视力下降、眼部发红、流泪、异物感等。

3. 警惕　无猫抓伤、叮咬或密接史，不能排除该疾病，仔细询问跳蚤叮咬及犬、鼠等接触史。

（二）查体和体征

（1）局部皮肤损害的体征：红色斑丘疹。

（2）局部淋巴结肿大的体征：头颈、腋窝、腹股沟常见，伴有压痛。

（3）神经系统的体征：偏瘫、面瘫、感觉障碍、脑膜刺激征等。

（4）内脏受累体征：肝脾肿大等。

（5）眼部病变：可有视力下降，巩膜发红、炎性分泌物，眼底检查可有炎性渗出、渗血等。

（6）肌肉骨骼改变：肌痛、关节炎、关节痛等。

三、辅助检查

（一）优先检查

1. 血清学检查　汉赛巴尔通体血清学抗体检测，有助于确诊，但血清学检查阴性不能排除高度可疑病例。

（1）IgG 滴度≤1：64，提示患者当前没有巴通

体感染，或低阳性滴度可能代表曾经感染；IgG 滴度 1：64 ~ 1：256 之间，代表可能存在汉赛巴尔通体感染，需在 10 ~ 14 日时重复试验；滴度≥1：256 高度提示活动性感染或近期感染。

（2）IgM 试验阳性高度提示存在急性疾病（或非常近期的感染），但 IgM 产生时间通常很短。因此，急性感染不易做血清学诊断。

2. 影像学检查　脑部 CT/MR：大多数患者正常。

3. 脑电图　对于表现为脑病的患者，需要行脑电图检查，大多数患者脑电图异常。

4. 脑脊液（CSF）检测　20% ~ 30% 的患者脑脊液中单个核细胞轻度增多（通常 < 50 个细胞/mm^3）。

（二）可选检查

1. 超声检查

（1）适用人群：局部淋巴结肿大、肝脾肾等脏器受累的患者。

（2）临床意义：评估淋巴结是否受累及范围，内脏是否受累，进一步指导治疗。

2. 眼科检查　视觉诱发电位（VEP），可用于评估视神经炎。

3. 汉赛巴尔通体培养　汉赛巴尔通体是一种生

长缓慢的革兰阴性杆菌、需要特定的培养条件，比较难于培养，可作为可选检查。

4. 组织病理学检查 局部受累的皮肤、淋巴结可取材行病理学检查，病理表现病程阶段不同表现不同，无明显特异性，但 Warthin – Starry 染色在受累淋巴结坏死区域或皮肤组织中，存在纤细的多形性汉赛巴通体杆菌（呈链状、簇状或丝状），结合典型脑病的临床表现，则提示该病的诊断。

5. PCR 检查 可取血液标本、淋巴结或皮肤组织标本、眼内液进行巴尔通体 PCR 检测，有助于本病的诊断。

四、 诊断及其标准

（一）诊断标准

猫抓病神经系统损害诊断标准如下。

1. 符合 CSD 的诊断标准 猫抓病的确诊需满足以下 4 条中的 3 条。

（1）存在与猫等家畜密切接触或被抓咬伤史。

（2）排除结核、淋巴瘤、性病、淋巴结炎等其他原因导致的淋巴结肿大。

（3）活检淋巴结中发现坏死性肉芽肿等特征性病变，采用 Warthin – Starry 银染色方法可检测到汉赛巴尔通体。

（4）间接荧光抗体试验、酶联免疫吸附试验或 PCR 技术等特异性检测呈阳性。

2. 神经系统受累的证据 表现为脑炎（最常见）、脑膜炎、脊神经根炎、视神经网膜炎、多发性神经炎、截瘫性脊髓炎等。

（二）风险评估和危险分层

本病发生神经系统损害的高危因素如下。

（1）脑水肿明显、有脑疝倾向者。

（2）高热、意识障碍逐渐进展的患者。

（3）合并脑脓肿。

（4）严重并发症，肝脾肾功能不全，视力明显受累。

（5）高龄，尤其是老年女性。

（三）并发症诊断

1. 脑疝 颅内压增高的头痛、恶心、呕吐，呕吐呈喷射样，双侧瞳孔不等大。

2. 癫痫持续状态 癫痫样抽搐，持续 30min 以上不缓解。

3. 认知功能损害 反应迟钝，记忆力、定向力、计算力下降，认知损害量表检测提示认知功能下降。

4. 精神症状 胡言乱语、打人、骂人等精神异常表现，持续不缓解。

5. 偏瘫或截瘫等 局灶性神经功能缺损的表现。

五、 鉴别诊断

CSD 神经系统损害的鉴别诊断，主要包括临床表现为脑炎、脑膜炎、脊神经根炎、视神经网膜炎、多发性神经炎、截瘫性脊髓炎等的鉴别，尤其注意伴有不明原因发热或伴有淋巴结肿大的患者的鉴别（表 9 – 6 – 14）。

表 9 – 6 – 14 CSD 神经系统损害与其他疾病的鉴别诊断

疾病	病史/症状/体征	辅助检查
其他病因引起的脑炎（脑膜炎）	需要与临床表现为发热、头痛、意识障碍、抽搐、精神异常等其他病因的脑炎或脑膜脑炎需要鉴别，如自免脑炎、其他细菌、真菌、病毒、朊蛋白感染等引起的脑部病变，CSD 神经系统损害多数有猫抓或跳蚤叮咬病史，有叮咬部位皮肤损害、特异性的引流区淋巴结肿大，部分患者有肝脾肾及眼部受累的临床表现	通过血清学、脑脊液相关检测及影像学、脑电图等进行鉴别
淋巴瘤伴中枢神经系统受累	起源于淋巴造血系统的恶性肿瘤，表现为无痛性淋巴结肿大、肝脾肿大、伴有发热、盗汗等，全身各组织器官均可受累，伴中枢神经系统受累需与猫抓病神经系统损害相鉴别	淋巴瘤患者血常规、骨髓涂片等可以鉴别
急性脊髓炎	CSD 累及脊髓，可引起脊髓横断性损害的临床表现，病史询问可进一步明确诊断	通过病原体进行病因学的检测，可进一步明确诊断
吉兰 – 巴雷综合征	CSD 累及颅神经及脊神经，临床可表现为吉兰 – 巴雷综合征的特点，病史询问可进一步明确诊断	通过病原体进行病因学的检测，可进一步鉴别

六、 误诊防范

其他病因引起淋巴结肿大患者、病前有其他感染诱因导致临床表现为脑炎等神经系统受累患者、虽有猫咬伤或跳蚤叮咬史但合并其他病原体感染的脑病患者易发生误诊。

本病易被误诊为其他病原体引起的脑炎（脑膜炎）、淋巴瘤、急性脊髓炎、多颅神经炎和吉兰-巴雷综合征；淋巴瘤和神经莱姆病易被误诊为本病。

为避免误诊，应注意：①询问病史中有无猫抓咬或跳蚤叮咬等病史，对于诊断很重要，但有的患者不能回忆是否有猫的密切接触史，如果临床表现典型，也不能轻易排除CSD；②CSD累及神经系统，可累及中枢神经系统表现为脑炎、脑膜炎、横贯性脊髓损害等，也可累及周围神经系统的颅神经、脊神经，出现相应支配区域的神经功能局灶性症状和体征，要积极加以鉴别；③对病史和临床表现可疑的患者，要进行血清学、脑脊液等相关检测，进一步明确诊断。

治疗

一、 治疗流程 （图9-6-4）

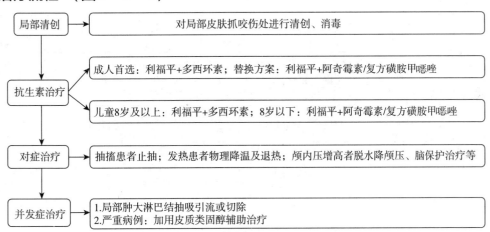

图9-6-4　CSD神经系统损害治疗流程

二、 治疗原则

1. 全程管理　从首次医疗接触开始。

2. 病因治疗　抗生素联合治疗。

3. 对症治疗　发热患者给予降温治疗，抽搐患者给予镇静止抽治疗，颅高压患者给予脱水降颅压、脑保护治疗等。

4. 进行风险评估　规范药物治疗。

5. 出院后管理

（1）建议减少与猫类的接触，或为猫除跳蚤，能减少人类的感染。

（2）对于遗留肢体活动障碍、面瘫、语言功能障碍的患者，积极康复治疗。

（3）改善患者的生活质量和远期预后。

三、 治疗细则

CSD具有自限性，但当出现神经系统损害时，建议患者接受治疗，以降低远期后遗症的风险，尽管有一些报道显示这类患者可以自行缓解。

（一） 支持性措施

包括退热药以及对抓咬伤处清创、消毒等。

（二） 抗生素治疗

针对CSD累及神经系统、感染严重的患者，抗生素治疗的经验，主要来源于小型病例系列研究及病例报告，包括多西环素、利福平、克拉霉素、头孢噻肟、美罗培南、万古霉素、哌拉西林舒巴坦、头孢氨苄、阿奇霉素、红霉素、头孢曲松、磺胺甲噁唑-甲氧苄啶、庆大霉素、四环素等多种抗生素单独或各种组合的应用方案；CSD累及神经系统的最佳治疗方法目前还不明确，总结临床病例系列研究及病例的报道，建议首选含有利福平的联合治疗方案，在免疫功能正常的个体中疗程为2~4周，在免疫功能抑制的个体中疗程为 4 个月，但具体疗程也依病情转归而变化。

（三）辅助治疗

肿大淋巴结穿刺放脓或切除术、激素辅助治疗。

（四）免疫治疗

有报道丙种球蛋白静脉滴注，对 CSD 引起双侧正中神经病变反应良好。

四、药物治疗方案 （表9-6-15）

表9-6-15　CSD 神经系统损害的药物治疗方案

药物分类	年龄分组	药物名称	给药途径	常用剂量	给药次数或持续时间	备注
抗生素10～14d（依病情调整用药时间）	成人	利福平	口服或静脉给药	300mg	每日2次	首选方案：利福平＋多西环素；替换方案：利福平＋阿奇霉素或复方磺胺甲噁唑
		多西环素	口服或静脉给药	100mg	每日2次	
		阿奇霉素	口服或静脉给药	首日500mg，后续疗程每日250mg	每日1次	
		复方磺胺甲噁唑片	口服或静脉给药	每日剂量按甲氧苄啶成分320mg	每日2次	
	儿童（8～18岁）	利福平	口服或静脉给药	10mg/kg，每日最大量600mg	每12h 1次	建议：利福平＋多西环素联合治疗
		多西环素	口服或静脉给药	45kg以下：2.2mg/kg，每个剂量最大量100mg；45kg及以上，100mg/次	每日2次	
	儿童（<8岁）	利福平	口服或静脉给药	10mg/kg，每日最大量600mg	每12h 1次	建议：利福平＋阿奇霉素或复方磺胺甲噁唑联合治疗
		阿奇霉素	口服或静脉给药	45.5kg以下：首日10mg/kg，后续每日5mg/kg；≥45.5kg：首日500mg，后续疗程每日250mg	每日1次	
		复方磺胺甲噁唑	口服或静脉给药	剂量甲氧苄啶成分每日8mg/kg，每日最大量320mg	每日2次	
皮质类固醇	泼尼松初始剂量1mg/kg（最大剂量80mg/d），持续5～7d，之后经10～14d逐渐减量至停药					—

作者：赵秀丽
审稿：陈孝东

参考文献

第七节　中枢神经系统结核病

中枢神经系统结核病（central nervous system - tuberculosis，CNS - TB）主要由结核分枝杆菌经血流播散至脑和脊髓实质、脑脊膜及其邻近组织形成病灶所致，若结核分枝杆菌释放到蛛网膜下腔或脑室则引起脑脊髓膜炎，若病灶逐步增大但并未破入蛛网膜下腔则可以形成结核瘤。

诊断

一、诊断流程（图9-7-1）

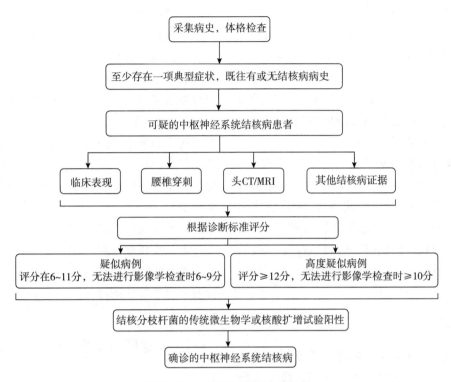

图9-7-1 CNS-TB诊断流程

疑似CNS-TB的患者，在进行腰椎穿刺或脑成像后进入诊断流程。

二、问诊与查体

（一）问诊和症状

1. 问诊技巧 问诊时应注意观察和询问患者的一般情况，如精神状态、睡眠、食欲、大小便、体重等，着重询问既往史，既往有无结核感染病史，重点询问患者职业、生活环境，了解有无结核患者接触史，有无特殊接触史（蚊虫、家禽、牛羊等）。

2. 症状 CNS-TB的患者的症状多样，大部分患者首先出现结核中毒的症状，如低热、盗汗、食欲减退、全身倦怠无力、精神萎靡不振等，后期会出现中枢神经系统受损的症状，如头痛、呕吐、意识障碍、癫痫、偏瘫、视力减退、复视和面瘫等。老年人和儿童症状可不典型，患有CNS-TB的儿童头痛发生率很低，通常表现为发热、癫痫发作和消化道症状，如恶心、呕吐、厌食等，同时感染HIV的CNS-TB患者可以没有上述典型的临床表现。

（二）查体和体征

CNS-TB的患者尤其是结核性脑膜炎的患者最常出现颅内高压、脑膜刺激征等特殊体征。眼底检查至关重要，视神经乳头水肿以及眼底出血是颅内高压的典型表现。脑膜刺激征包括颈项强直、布氏征、克氏征阳性。

临床上常用格拉斯哥昏迷评分量表来评估意识障碍的严重程度，通常8分以上恢复机会较大，3~5分者有潜在死亡危险。此量表有一定局限性，对眼肌麻痹、眼睑肿胀者不能评估其睁眼反应，对气管插管或切开患者不能评估其语言活动，四肢瘫痪者不能评估其运动反应。

中枢神经系统结核感染常引起颅神经受损表现。查体时注意视力、瞳孔及眼球运动的检查。其他检查包括肌力、肌张力、共济运动、姿势步态等相关运动系统查体，深浅感觉等感觉系统查体，反射、病理征的检查，CNS-TB的患者可出现肌力下降、共济失调、感觉减退、腱反射增强、病理征阳性等表现。

三、 辅助检查

（一）优先检查

1. MRI 增强或 CT 增强检查 对于疑似 CNS - TB 的患者，推荐在治疗开始前或治疗后 48h 内进行头颅 MRI 增强或者 CT 增强检查，作为诊断疾病、评估手术适应证及监测治疗应答的依据。同时应进行其他部位的影像学检查以查找神经系统以外的可疑活动性结核病灶，作为临床诊断依据或者作为进一步病原学诊断的采样部位。

2. 腰椎穿刺术及脑脊液检查 对于怀疑 CNS - TB 的患者，腰椎穿刺术应为首选检查手段。除脑脊液常规、生化、免疫球蛋白测定等常规送检项目外，推荐进行脑脊液结核分枝杆菌快速核酸检测、抗酸染色涂片及分枝杆菌培养。改良抗酸染色可提高抗酸杆菌的检出率。对于不能明确诊断的患者，可行多次检查以提高阳性率。

（二）可选检查

1. 外周血 γ - 干扰素释放试验 主要用于结核感染的诊断，由于国内普遍接种卡介苗，故在诊断活动性结核时，γ - 干扰素释放试验的价值优于结核菌素皮肤试验，但在 CNS - TB 的诊断中存在一定的假阳性。脑脊液样本中的淋巴细胞数常高低不一，脑脊液 γ - 干扰素释放试验诊断 CNS - TB 的灵敏性及特异性均会受到影响，应慎重看待其在 CNS - TB 诊断中的辅助作用。

2. Gene Xpert MTB/RIF 结核分枝杆菌及利福平耐药检测 Xpert MTB/RIF 检测是一种分子信标检测方法，可用于检测结核分枝杆菌和位于 rpoB 基因 81 - bp 区域的利福平耐药突变，该区域被称为利福平耐药决定区。WHO 推荐：对疑似肺外结核患者的肺外标本如脑脊液，淋巴结和其他组织，推荐 Xpert MTB/RIF 作为检测方法。

3. 活组织检查 结核瘤的本质是慢性增生性肉芽肿，典型的结核瘤中心通常为干酪样坏死，周围为放射状排列的上皮样细胞，其外周为浸润的淋巴细胞和纤维结缔组织形成的包膜。若有机会可以取得脑和脊髓实质占位的新鲜标本进行活组织检查，可以通过病原核酸检测以获得确诊结核病的依据。

4. 其他检查 对于怀疑 CNS - TB 的患者，推荐常规进行脑脊液革兰染色、脑脊液细胞形态学、细菌和真菌培养、墨汁染色、隐球菌荚膜抗原、梅毒、囊尾蚴虫以及布鲁菌血清学试验等检查协助鉴别诊断。

对于常规病原体筛查为阴性或者治疗效果不佳的患者，应根据地域、季节等特点进行少见病原体的筛查。常规病原体筛查为阴性时，可进一步行脑脊液病原学二代测序等新技术检查以提高病原学的检出率。

四、 诊断及其标准

（一）诊断标准

根据 CNS - TB 的临床诊断评分标准（表 9 - 7 - 1），可将患者分为可确诊的、高度疑似的、疑似的 CNS - TB。当有影像学检查时，诊断评分达到 12 分或以上为高度疑似的 CNS - TB，诊断评分为 6 ~ 11 分为疑似的 CNS - TB；当没有影像学检查时，诊断评分需达到 10 分或以上为高度疑似的 CNS - TB，诊断评分为 6 ~ 9 分为疑似的 CNS - TB。

表 9 - 7 - 1　CNS - TB 的临床诊断评分标准

临床诊断项目	评分标准（分）
临床表现	**最高计 6 分**
症状持续≥5d	4
1 年内有结核病患者的密切接触史（仅限于 10 岁以内儿童）	2
包含一个或多个结核中毒症状（身体质量减轻、盗汗、持续咳嗽≥2 周）	2
脑神经麻痹	1
脑神经以外的局部神经功能缺损	1
意识状态改变	1

临床诊断项目	评分标准（分）
脑脊液	最高计 4 分
外观透明	1
淋巴细胞占比 >50%	1
细胞数为 10 ~ 500/μl	1
糖 <2.2mmol/L 或 <血糖的 50%	1
蛋白质 >1g/L	1
脑影像学检查	最高计 6 分
脑积水	1
结核瘤	2
颅底脑膜强化	2
增强扫描前颅底高密度/高信号	2
脑梗死	1
其他结核病证据	最高计 4 分
肺部活动性结核	2
粟粒性肺结核	4
痰、淋巴结、胃呕吐物、尿、血的抗酸染色或结核分枝杆菌培养阳性	4
CT/MRI/超声检查提示存在颅外结核	2
脑脊液以外的结核 PCR 阳性	4

注：CT 计算机断层成像；MRI 磁共振成像；PCR 聚合酶链反应

获得结核分枝杆菌的传统微生物学或者核酸扩增试验阳性证据，可确诊 CNS – TB。CNS – TB 在缺乏病原学诊断依据的情况下，推荐综合临床特征、脑脊液检查、影像学表现和其他部位结核的依据，通过 CNS – TB 的临床诊断评分标准进行临床诊断。

1. 临床特征　CNS – TB 常以非特异性症状起病，包括头痛、畏寒、发热、乏力、精神萎靡、食欲减退、恶心、呕吐以及体质量下降等，起病急缓不一，以慢性和亚急性起病者居多。脑膜刺激征、癫痫、颅内压增高征象、脑神经受累及肢体运动障碍等局灶性神经系统症状及体征均可出现。

2. 脑脊液检查　通常出现下列变化：①压力增高，外观澄清或者呈毛玻璃样；②白细胞计数为（100 ~ 500）×10⁶/L，以淋巴细胞占多数，但疾病早期，部分患者以中性粒细胞为主；③蛋白质升高至 1 ~ 2g/L；④糖 <2.2mmol/L，95% 的患者的脑脊液糖/同步血糖 <0.5mmol/L。

3. 影像学表现　基底池脑膜强化、脑梗死、脑积水及结核瘤是 CNS – TB 的主要影像学特征，可单独或联合发生。颅底脑膜强化是结核性脑膜炎最常见的征象，其诊断特异性高。同时约有 20% 的患者会出现脑梗死，最常累及基底节、内侧豆纹动脉以及丘脑动脉的供血区域，往往由于血管炎诱发血管痉挛闭塞导致。

增强 MRI 检查对软脑膜病灶的显示优于 CT 检查，弥散加权成像有助于发现新近的梗死，特别是基底节区的新近梗死提示结核性脑膜炎。MRI 检查是诊断脊髓蛛网膜炎的首选检查，CNS – TB 的特征包括脑脊液增多、脊髓蛛网膜下腔闭塞以及硬脑膜粘连，以 T_2 加权序列显示最佳，在矢状位表现为不规则的波浪状。脊髓受累时表现为脊髓梗死及脊髓空洞。

结核瘤受累区域多为皮髓质交界区和脑室周围区域，常合并结核性脑膜炎。儿童结核瘤好发于幕下，而成人则多发于幕上大脑半球和基底节区。颅内结核瘤的 MRI 表现取决于病变的病理成熟程度，非干酪样（非坏死性）结核瘤通常在 T_1 加权像上呈低信号，而在 T_2 加权像上呈高信号，增强后病灶呈均匀强化。固体干酪样结核瘤在 T_1 加权像上常为等信号或低信号，T_2 加权像上为等信号或低信号，有边缘强化。液化干酪样结核瘤 MRI 有脓肿样表现，液化中心在 T_1 加权图像上呈低信号，在 T_2 加权图像上呈高信号，增强后边缘强化。

4. 结核的其他全身表现　应评估患者是否有发热、体重减轻、黄疸、淋巴结肿大、肝大、脾大、骨和关节病变以及皮肤病表现，这些临床表现可能提示患者目前存在结核全身感染，以协助诊断中枢神经系统结核感染。

5. 危重症 CNS – TB 患者可能具有的特征

（1）颅内压升高：结核性脑膜炎患者常发生梗阻性脑积水导致颅内压升高，同时，CNS – TB 患者可以发生结核瘤的形成、大面积脑梗死、癫痫发作、发热、呼吸障碍和低钠血症。这些症状可能会使颅内压升高到临界水平，导致脑损伤。

（2）脑梗死：脑梗死是结核性脑膜炎患者出现长期神经功能障碍的主要原因。

（3）结核瘤：结核瘤可对脑组织产生局部肿块效应，导致脑室受压，引起头痛、呕吐、意识障碍、局灶性神经缺损体征和癫痫发作。结核瘤可对预后产生严重影响，并可能导致严重残疾。

（4）低钠血症：低钠血症会加重脑水肿，可引起头痛和精神错乱，严重时可引起癫痫和昏迷，并可增加患有艾滋病的 CNS - TB 患者的死亡率。

（5）儿童和艾滋病患者：幼儿对粟粒性结核更敏感，可能出现严重的脑积水表现。感染艾滋病毒的 CNS - TB 患者在采用抗反转录病毒疗法后，可能出现免疫重建炎症综合征（IRIS），出现新发神经系统症状或原有症状加重，包括脑膜炎、脑结核瘤、脑脓肿、神经根脊髓炎和脊髓硬膜外脓肿等。

（二）风险评估和危险分层

可根据结核性脑膜炎患者的精神状态和神经系统征象，对疾病进行分期。目前最新的分期系统见表 9 - 7 - 2。

表 9 - 7 - 2　结核性脑膜炎患者最新分期

分期	临床表现
Ⅰ期	警觉性和定向力，无局灶性神经系统缺损症状
Ⅱ期	格拉斯哥昏迷评分为 11 ~ 15 分，有局灶性神经缺损
Ⅲ期	格拉斯哥昏迷评分为 10 分或更低，伴有多颅神经麻痹或偏瘫

（三）并发症诊断

1. 脑积水　见于多达 80% 的结核性脑膜炎患者，并常伴有颅内压增高征象。当患者出现颅内压增高、视力减退和（或）意识状态恶化的特征时，应怀疑为脑积水。在这种情况下，应紧急行神经影像学检查。头部 CT 可能显示脑积水，但 MRI 对发现结核性脑膜炎相关表现的敏感性更高。

2. 低钠血症　低钠血症是结核性脑膜炎可引起的严重并发症之一，其发生和进展可能呈隐匿性、非特异性，可引起恶心、意识模糊、谵妄和癫痫发作，但上述症状也可能被误认为是感染的其他病理特征或其治疗所致。

3. 视力丧失　结核性脑膜炎常侵犯视神经，患者可以头痛、视力下降起病。视力丧失是结核性脑

膜炎的一种严重致残性并发症。

五、鉴别诊断

结核性脑膜炎可与颅内转移瘤、细菌性脑膜炎和颅内炎性脱髓鞘病变进行鉴别诊断（表 9 - 7 - 3）。

表 9 - 7 - 3　结核性脑膜炎与其他疾病的鉴别诊断

疾病	病史/症状/体征	辅助检查
颅内转移瘤	颅内转移瘤是由身体其他部位的肿瘤，转移到颅内的。急性起病首发症状可为癫痫、卒中、蛛网膜下腔出血、感觉异常、语言障碍、动眼神经麻痹以及舞蹈样手足徐动、尿崩、眩晕等。慢性进行性起病首发症状为头痛、精神障碍	MRI 检查发现，多发性病灶为转移瘤的特点。可通过完善腰穿、肿瘤标记物脑脊液流式细胞学、正电子发射计算机断层显像（PET/CT）等检查协助诊断
细菌性脑膜炎	细菌性脑膜炎起病急，表现为发热、颈强直和神志改变	典型的脑脊液检查结果包括：① 白细胞计数为 1000 ~ 5000/μl（以中性粒细胞为主）；②蛋白浓度为 100 ~ 500mg/dl；③葡萄糖浓度 <40mg/dl。从脑脊液或血培养中分离出细菌病原体可确定诊断。在经部分治疗的脑膜炎患者中，对脑脊液生化和细胞学检查结果的影响通常很小，但革兰染色和培养的检出率可能降低
颅内炎性脱髓鞘病变	青年女性多见，多表现为肢体无力、感觉异常、复视、眼球运动障碍等，病情常反复，可有"缓解 - 复发"现象	多发性硬化、急性播散性脑脊髓炎等脑白质病灶较大时，MRI 检查可见病灶内呈环形强化，可通过完善脑脊液抗酸染色、脱髓鞘抗体等相关检查协助诊断

六、误诊防范

幼儿及艾滋病患者容易被误诊，其症状不典型。在儿童中，头痛不如成人中常见，易激惹、躁动、厌食和长期呕吐是突出症状。癫痫发作在儿童中更为常见，往往发生在疾病早期。艾滋病毒感染的 CNS - TB 患者症状引起，其头部影像学表现并不典型，基底脑膜强化和脑积水较少见，因此诊断困难、误诊可能性大。

本病易被误诊为：各类其他病原体感染引起的脑膜炎、颅内转移瘤、中枢神经系统脱髓鞘疾病等。

为避免误诊，获得结核分枝杆菌的传统微生物学或核酸扩增试验阳性证据，依然是诊断 CNS - TB 的金标准。

治疗

一、治疗原则

1. 早期、联合、适量、规律、全程治疗。
2. 对症支持治疗。
3. CNS - TB 的治疗包括强化期治疗阶段（≥2个月）以及之后的巩固期治疗阶段，总疗程≥12个月。

4. 重症患者以及抗结核治疗中出现矛盾现象、有脊髓压迫症状的患者，应接受辅助糖皮质激素治疗（图9 - 7 - 2）。

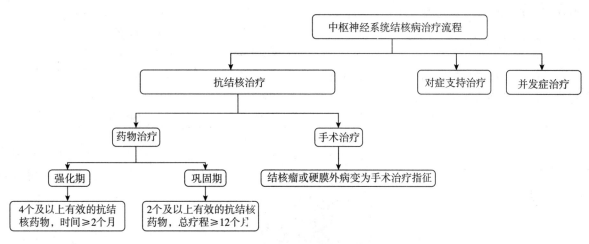

图 9 - 7 - 2　CNS - TB 治疗方案概览

二、治疗细则

（一）药物治疗

1. 抗结核药物治疗　强化治疗阶段应包括≥4个有效的抗结核药物治疗，优先选择异烟肼、利福平、吡嗪酰胺，乙胺丁醇、二线注射类药物卡那霉素、阿米卡星、卷曲霉素为作为替代药物选择。巩固期抗结核治疗方案应包括2个及以上有效的抗结核药物，推荐使用异烟肼和利福平。

结核性脑膜炎的治疗：①强化治疗阶段为2个月，使用异烟肼、利福平、吡嗪酰胺和乙胺丁醇；②巩固治疗阶段使用异烟肼和利福平。指南建议结核性脑膜炎的巩固期比肺结核长，结核性脑膜炎的总治疗时间为9～12个月。二线注射类药物卡那霉素、阿米卡星、卷曲霉素在早期脑膜炎症状较明显时，可作为替代药物选择，但其血脑屏障通透性差，所以不推荐为一线治疗药物。

疑似 CNS - TB 患者一旦启动经验性抗结核治疗，除非诊断变更，否则建议完成整个抗结核治疗疗程。

CNS - TB 患者因肝功能异常而停用抗结核药物时，应采用肝损伤风险较小的抗结核药物替代，以保证有效的抗结核治疗。由于利福平和异烟肼是 CNS - TB 治疗中的关键药物，所以当转氨酶下降至正常水平时，应密切监测肝功能，并将利福平和异烟肼逐渐添加至治疗方案中。

2. 辅助糖皮质激素治疗　推荐 CNS - TB 患者尤其是重症患者，及在抗结核治疗中出现矛盾现象、有脊髓压迫症状的患者接受辅助糖皮质激素治疗。结核性脑膜炎患者常伴有炎症反应，糖皮质激素作为抗结核治疗的辅助药物，能够缓解蛛网膜下腔炎症，减轻脑及脊髓水肿，降低颅内压力，减轻组织损伤。英国感染学会推荐所有结核性脑膜炎患者应用糖皮质激素治疗，采用降阶梯疗法，14 岁以上的患者给予地塞米松 0.4mg/（kg·d），在 6～8 周内逐渐减量，脑内结核瘤患者接受辅助糖皮质激素治疗可能获益，有研究显示应用糖皮质激素可减轻病灶周围水肿及压迫，缓解症状。

3. 并发症的治疗

（1）脑积水：通常在抗结核治疗的初始阶段和糖皮质激素治疗期间发生，脑积水可通过连续腰椎穿刺来处理。但对于昏睡、昏迷或进行性神经功能缺损患者，应立即进行脑室外引流减压。对于非交通性脑积水患者应考虑尽早行脑脊液引流，并适时行脑室分流手术干预。

（2）低钠血症：注意纠正水电解质平衡。

（二）手术治疗

手术指征包括持续性脑积水，其中脑室分流术可以缓解颅内高压症状。结核瘤和硬膜外病变导致的压迫症状或神经缺损症状也是手术治疗的指征。

四、药物治疗方案

目前，CNS－TB 的最佳的药物方案尚不确定。治疗药物常规推荐剂量如下（表9－7－4）。

表9－7－4　CNS－TB 治疗药物常规剂量推荐

药物	成人每日剂量
利福平	450～600mg
异烟肼	300～600mg
吡嗪酰胺	25mg/kg
乙胺丁醇	15mg/kg
左氧氟沙星	10～15mg/kg
莫西沙星	400～800mg
阿米卡星	15mg/kg，最大800mg
卡那霉素	15mg/kg，最大800mg
卷曲霉素	15mg/kg，最大800mg
丙硫异烟胺	500～750mg
环丝氨酸	10～15mg/kg，最大1g
利奈唑胺	600mg，最大1200mg
对氨基水杨酸	200～300mg/kg

作者：郑皖程
审稿：赵伟

参考文献

第八节　结核性脊膜脊髓炎

结核性脊膜脊髓炎（tuberculous meningomyelitis）是肺、肾、骨骼等身体其他部位的结核杆菌经血液循环，或脊柱结核直接浸润累及脊髓和（或）脊膜，从而出现脊髓和（或）脊膜受累的临床表现。

➡️ 诊断

一、诊断流程（图9－8－1）

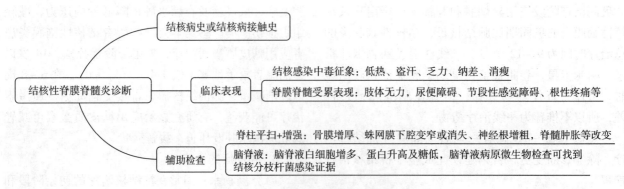

图9－8－1　结核性脊膜脊髓炎诊断流程

二、 问诊与查体

（一）问诊和症状（表9-8-1）

流行病学史和既往史：病前可有结核接触史或既往结核病史。

表9-8-1 结核性脊膜脊髓炎的症状

类型	症状
结核中毒症状	低热、盗汗、纳差、乏力、消瘦等
脊髓症状	双下肢无力或四肢无力，脊髓损害常为不完全性，故两侧肢体无力常不对称，并伴有病变脊髓节段水平以下的感觉障碍和大小便功能障碍
脊膜、脊神经根症状	受累节段分散性、不对称性、节段性感觉障碍，常伴有由椎旁起始沿肋骨走形的放射性疼痛或束带感，可出现相应节段肌肉萎缩

（二）查体和体征

1. 内科查体应注意受累节段椎体及椎旁有无压痛、叩痛，直腿抬高试验是否阳性。

2. 神经科查体除肌力检查外，应注意查看有无感觉平面，有无病理征，有无脑膜刺激征，如有明确传导束型感觉障碍及锥体束，提示脊髓受累；有无"斑片状"双侧不对称性感觉，有无局部肌肉萎缩，提示可能的蛛网膜粘连。

三、 辅助检查

（一）优先检查

1. 血液化验 血常规白细胞数正常或轻度升高，血沉增快。

2. 脊柱核磁平扫 + 增强扫描 脊柱核磁检查是诊断该病的最主要检查之一，因其无创易操作，更易被患者接受。且可较清晰地在发病早期即可显示受累的脊膜、脊髓和神经根，明确病变的部位及范围，可作为诊断、疗效观察及预后判断的重要参考依据。常见核磁表现如下。

（1）脊膜增厚：脊膜多呈不规则结节样、斑片状或条状增厚；增强扫描病变脊膜明显强化。

（2）蛛网膜下腔异常信号：蛛网膜下腔可见线条状或斑片状稍长 T_2、稍长 T_1 信号，增强扫描无明显强化，这可能是纤维蛋白等炎性物质渗出导致的脑脊液浑浊所致。当发生脊髓蛛网膜炎时，蛛网膜下腔变窄或消失，脑脊液因蛛网膜粘连而被区隔

化或形成继发性蛛网膜囊肿。

（3）神经根增粗：受累神经根增粗，呈稍长 T_1、长 T_2 信号强度，鞘囊不规则；增强扫描轻中度强化。

（4）脊髓肿胀或缺血，脊髓弥漫性或局限性增粗，增强扫描不强化或轻度强化。

（5）髓内结核瘤，髓内结节状病灶，早期表现为长 T_1、长 T_2 信号，增强扫描病灶多呈均匀强化；后期可表现为长 T_1、短 T_2 结节状病灶，伴有周围等 T_1、长 T_2 环状信号，增强扫描环状强化。

（6）脊髓空洞：表现为脊髓中央管区纵形长 T_2、长 T_1 脑脊液样信号，增强扫描无强化。

3. 腰椎穿刺术脑脊液检查 因结核性脊膜脊髓炎可由椎体结核向内扩散，如怀疑该诊断，建议完善脊髓核磁后再进行腰椎穿刺术，穿刺时避开感染部位，防止医源性感染播散。

（1）脑脊液压力：可正常或轻度升高，但较结核性脑膜炎升高幅度小，发生蛛网膜粘连时可下降。

（2）脑脊液常规检查：①性状：外观澄清或呈毛玻璃样，椎管不通畅时可呈黄色；②细胞数：白细胞计数多在（100～500）×10^6/L，早期可以中性粒细胞升高为主，后期以淋巴细胞为主。

（3）脑脊液生化：①蛋白质升高，常大于1g；②糖＜2.2mmol/L，或脑脊液糖/同步血糖＜0.5（因脑脊液为动态循环，约6h可更新1次，建议腰穿前6h每小时测一次血糖，取6次平均值作为同步血糖数值）；③氯化物下降。

（4）脑脊液改良抗酸染色：改良抗酸染色可提高结核分枝杆菌阳性率，离心沉淀脑脊液，在齐-内染色的同时使用去垢剂聚乙二醇辛基苯基醚（Triton X-100），快速、简便，但应注意奴卡菌及非结核分枝杆菌也可出现染色阳性。

（二）可选检查

1. 外周血 γ-干扰素释放试验 检测结核分枝杆菌特异性抗原刺激 T 细胞产生的 γ-干扰素，目前多个国家将其用于诊断结核分枝杆菌潜伏感染，优于结核菌素皮肤试验。

2. 脑脊液结核分枝杆菌培养 最为普遍的是罗氏培养法，但分枝杆菌生长缓慢，培养需 4～8 周，不利于早期确诊。

3. 脑脊液二代测序 又称下一代测序技术和高通量测序，是一种先进的、完全的定量分析工具，不仅可对感染病原体的种类做出鉴别，还可相对定量检测标本中 DNA 含量及丰度。但结核分枝杆菌测序阳性率低，3 条以上的条带可能具有诊断意义。

（三）新检查

1. 分枝杆菌生长指示管（MGIT）培养法 是一种将检测时间平均缩短至 14.4d，最快 10d 的结核分枝杆菌诊断方法，该方法通过测定接种培养基的荧光强度变化，来判断是否有分枝杆菌生长。

2. 利福平耐药实时荧光定量核酸扩增（Gene Xpert MTB/RIF）检测技术 通过检测结核分枝杆菌特有 rpoB 基因中的利福平耐药相关片段核心区域，数小时内可回报结果，需要更多的研究来明确 Gene Xpert MTB/RIF 对结核性脑膜炎的诊断价值。

四、诊断及其标准

根据患者结核病史或结核接触史，出现结核感染中毒征象以及脊膜、脊髓、脊神经根受累症状，结合脑脊液白细胞增多、蛋白升高及糖低等特征性改变，脊柱核磁检查可见脊膜增厚、蛛网膜下腔变窄或消失、神经根增粗、脊髓肿胀等改变，脑脊液病原微生物检查可找到结核分枝杆菌感染证据可做出诊断。

五、鉴别诊断

（一）其他病因所致的脊膜炎

如化脓性、癌性脊膜炎等，也可累及脊髓、脊膜和神经根，出现肢体无力、尿便障碍、根性疼痛等，但化脓性、癌性脊膜炎多累及脊膜全层，而结核性脊膜炎多为软脊膜受累，硬脊膜一般不受累。化脓性脑膜炎常伴有明显的发热，脑脊液细胞数、蛋白明显升高，脑脊液葡萄糖水平下降较结核更显著，脑脊液病原学检查可找到细菌感染依据；而癌性脊膜炎，多可找到血液系统及其他系统肿瘤病史，脑脊液细胞学可发现肿瘤细胞有助于鉴别。

（二）其他脊髓病变（表9-8-2）

表9-8-2 结核性脊膜脊髓炎与其他脊髓病变的鉴别诊断

鉴别疾病名	病史、症状与体征的鉴别	辅助检查的鉴别
脊髓髓内肿瘤	可出现肢体无力、感觉障碍、尿便潴留等脊髓受损表现	影像学也可表现为脊髓肿胀增粗及蛛网膜下腔变窄，但髓内肿瘤范围相对较局限，占位效应明显，增强扫描可见明显强化，脊膜受累少见。而髓内结核瘤脊髓受累范围相对较大，脊膜增厚及蛛网膜下腔改变更常见，脑脊液多伴有细胞数及蛋白增多，糖和氯化物明显下降，脑脊液病原学检查可明确诊断
脱髓鞘性脊髓病	除脊髓疾病临床表现外，可出现视神经、大脑、小脑、脑干等其他中枢神经系统受累的症状及体征，多呈复发缓解病程	急性期影像学可见脊髓肿胀，增强扫描病变多呈斑片状强化，慢性期可见脊髓萎缩，蛛网膜下腔增宽，血及脑脊液化验可见寡克隆区带、中枢神经系统脱髓鞘抗体异常，激素及免疫抑制剂治疗有效

→ 治疗

一、治疗流程（图9-8-2）

二、治疗原则

早诊断早治疗，多药联合，规律全程抗结核治疗，部分患者需手术治疗。

三、治疗细则

（一）药物治疗

1. 抗结核治疗 同结核性脑膜炎治疗，分为强化期和巩固期治疗，强化期治疗不少于 2 个月，总疗程不少于 12 个月。强化期治疗方案应包括至少 4 个有效的抗结核药物，应优先选择异烟肼、利福平、吡嗪酰胺。巩固期治疗方案包括至少 2 个有效的抗结核药物，异烟肼和利福平为优选。二线抗结核药物，主要为了防止结核菌耐药性的产生，在耐药结核治疗中可以选用。

2. 糖皮质激素治疗 糖皮质激素可以减轻蛛网膜下腔的炎症及粘连，减轻脊髓水肿，减轻小血管炎症，从而对抗结核治疗起到辅助治疗作用。可给予地塞米松日剂量 0.3 ~ 0.4mg/kg，4 ~ 8 周逐渐减停。

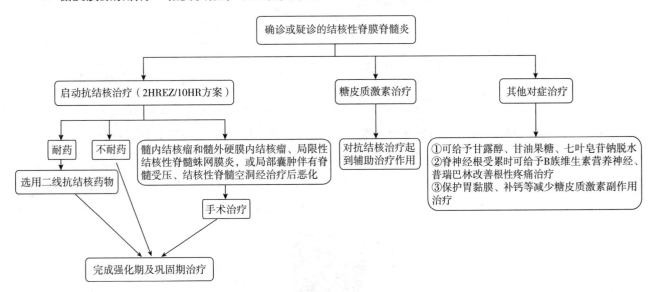

图 9 – 8 – 2　结核性脊膜脊髓炎治疗流程

2HREZ/10HR 2 个月异烟肼、利福平、吡嗪酰胺、乙胺丁醇强化治疗和 10 个月异烟肼、利福平巩固治疗

3. 其他对症治疗 可给予甘露醇、甘油果糖、七叶皂苷钠脱水；脊神经根受累时可给予 B 族维生素营养神经、普瑞巴林改善根性疼痛治疗；保护胃黏膜、补钙等减少糖皮质激素不良反应治疗。

（二）外科手术治疗

1. 适应证

（1）髓内结核瘤和髓外硬膜内结核瘤患者，手术切除改善率分别为 71.4% 和 46.7%。

（2）局限性结核性脊髓蛛网膜炎，或局部囊肿伴有脊髓受压。

（3）结核性脊髓空洞经治疗后恶化。

2. 手术方式

（1）结核瘤切除术

（2）囊肿减压术。

（3）空洞蛛网膜下腔切开术、空洞 – 腹腔分流术。

四、 药物治疗方案

目前临床上抗结核治疗方案多采用：2 个月异烟肼 + 利福平 + 吡嗪酰胺 + 乙胺丁醇强化治疗和 10 个月异烟肼 + 利福平巩固治疗（2HREZ/10HR），在耐药结核治疗中可以选用二线抗结核药（表 9 – 8 – 3、表 9 – 8 – 4）。

表 9 – 8 – 3　一线抗结核药物的使用方法及主要不良反应

药物	成人每日剂量	用法	主要不良反应
利福平	450 ~ 600mg（体重 < 50kg 450mg，体重 ≥ 50kg 600mg）	空腹顿服	肝损害、消化道症状、皮疹、血细胞异常
异烟肼	300 ~ 600mg	顿服或静脉滴注	肝脏毒性、末梢神经炎、精神症状、超敏反应、内分泌障碍等
吡嗪酰胺	25mg/kg	分三次口服	肝脏毒性、高尿酸血症、关节疼痛
乙胺丁醇	15mg/kg	顿服或分次服	球后视神经炎
链霉素	1000mg	肌内注射	耳肾毒性，可引起耳蜗神经不可逆性损害

表 9-8-4　二线抗结核药物的使用方法及主要不良反应

药物	成人每日剂量	用法	主要不良反应
左氧氟沙星	10～15mg/kg	每日 1 次，静脉滴注或口服	胃肠道反应、中枢神经系统反应、光敏反应、过敏反应等
莫西沙星	400～800mg	每日 1 次，静脉滴注或口服	同左氧氟沙星
阿米卡星	15mg/kg，最大 800mg	肌内注射或静脉滴注	电解质紊乱、神经肌肉阻滞、肝功异常、胃肠道反应、贫血等
卡那霉素	15mg/kg，最大 800mg	每日 1 次，肌内注射	耳肾毒性，神经肌肉阻滞等
卷曲霉素	15mg/kg，最大 800mg	每日 1 次，肌内注射	耳肾毒性，电解质紊乱、过敏反应等
丙硫异烟胺	500～750mg	分三次口服	胃肠道不适、肝功能损害、中枢神经系统毒性、末梢神经炎等
环丝氨酸	10～15mg/kg，最大 1g	分两次口服	中枢神经反应、肝功异常、精神障碍、自杀倾向等
利奈唑胺	600mg，最大 1200mg	静脉注射或口服	腹泻、头痛、恶心、味觉改变、骨髓抑制等
对氨基水杨酸	200～300mg/kg	每日 1 次静脉滴注	胃肠道反应、肝肾损害、静脉炎、过敏反应等

作者：郭荷娜

审稿：张伟靖

参考文献

第九节　隐球菌性脑膜炎

隐球菌性脑膜炎（cryptococcal meningitis，CM）是中枢神经系统常见的机会性真菌感染，其病原菌为隐球菌，隐球菌属中至少有 30 多个种，在世界范围内广泛分布，其中具有致病性的多为新型隐球菌和格特隐球菌。新型隐球菌主要存在于某些腐烂植物环境、鸟类（如鸽子和鸡）粪便及被鸟类粪便污染的土壤中，鸽子饲养者中感染者数量明显高于一般人群；格特隐球菌则主要与接触某些树木（如桉树）有关。我国隐球菌性脑膜炎多以新型隐球菌感染为主，格特隐球菌则较为少见。

▶ 诊断

一、诊断流程

CM 诊断需结合临床表现、病史和相关辅助检查（图 9-9-1）。

二、问诊与查体

（一）问诊和症状

1. 问诊技巧

（1）既往史：既往有 HIV 感染、恶性肿瘤等致免疫功能低下病史。

（2）家族史：无明显家族史。

2. 症状

（1）典型症状：患者呈亚急性起病，病程进展较慢。常表现为严重难以忍受的头痛、发热、呕吐；无发热也是本病患者（常见于非艾滋病）的一个特征。

（2）伴发症状：可有感觉异常、痫性发作、视觉丧失、精神行为改变、认知功能减退等症状。

（二）查体和体征

查体可见精神和神经相关体征。

（1）精神状态和高级智能改变：可有意识改变、精神错乱和高级智能功能减退。

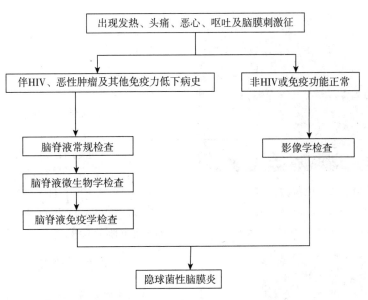

图 9 - 9 - 1　CM 诊断流程

（2）颅神经相关体征：出现一个或多个颅神经（Ⅱ、Ⅶ、Ⅷ、Ⅸ、Ⅹ、Ⅻ）麻痹。

（3）运动和感觉系统相关体征：偏侧肢体肌力下降、偏身感觉障碍和肢体共济失调，偶可见巴宾斯基征阳性，深感觉和腱反射查体通常无明显异常。

（4）脑膜刺激征：颈强直、克尼格征等脑膜刺激征阳性（30% ~ 60%）。

三、辅助检查

1. 脑脊液检查

（1）脑脊液常规检查：脑脊液（CSF）检查应在所有疑似 CM 患者中进行。通常有以下特点：①部分患者颅内压（ICP）升高，一般在 1.96 ~ 4.9kPa（199.92 ~ 499.80mmH$_2$O），初次就诊时腰穿测 ICP 升高并不总是与临床结果相关；②患者 CSF 淋巴细胞数通常增多（早期为多形核细胞，迅速转化为淋巴细胞），通常在 10×10^6 ~ 500×10^6/L，HIV 阳性患者细胞数可能很少或没有；③CSF 蛋白含量增高，一般在 0.20g/L ~ 2.80g/L；④约占 75% 的患者 CSF 糖含量降低，通常在 15 ~ 35mg/dl（0.83 ~ 1.94mmol/L），而 HIV 阳性患者血糖可能正常，氯化物可能降低，不具有特异性。

（2）脑脊液微生物学检查：为 CM 的特异性诊断依据。镜下 CSF 常规 MGG（May - Grunwald - Giemsa）染色，光镜下隐球菌可见真菌呈球形，形态学特点独特，对 CM 诊断诊断快速而敏感。脑脊液真菌培养为另外一种诊断方法，真菌培养阳性是诊断隐球菌感染的金标准，脑脊液样本在几乎所有病例中都显示真菌生长，一般培养 2 ~ 5d，最长 10d，可发现新型隐球菌生长，特异性高（85.7%），敏感性低。

（3）脑脊液免疫学检查：乳胶凝集试验（LAT）和酶联免疫吸附试验（ELISA）可直接检测隐球菌多糖抗原，敏感性和特异性可超过 90%，且简便、迅速、可靠，在早期诊断时优于墨汁染色。ELISA 较 LAT 更敏感，免疫系统疾病可使 LAT 检测出现假阳性。

2. 影像学检查

（1）肺部 X 线检查：大多无特异性。可类似肺结核、肺炎、肺结节影；极少数患者可见胸腔积液。

（2）头颅 CT：头颅 CT 病变多样，如脑水肿、脑积水、脑实质多发低密度灶、脑实质或脑室肉芽肿等。约 25% ~ 50% CM 患者头颅 CT 无明显变化。

（3）头颅 MRI：CM 头颅 MRI 检查辨识度高，主要包括血管间隙（VR）扩大、胶状假性囊肿、脑膜强化、脑积水、肉芽肿、脑萎缩、血管炎等。脑 MRI 显示点状的与脑脊液密度相同的非强化灶，与隐球菌存在于 VR 间隙相关，呈"肥皂泡状"，具有特征性（图 9 - 9 - 2）。有时，MRI 甚至可显示假性囊肿（图 9 - 9 - 3），MRI 表现为 T$_1$ 低信号，T$_2$ 高信号伴外周环状低信号。

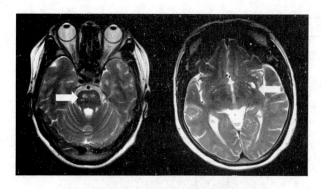

图 9-9-2 CM 头颅 MRI 检查结果

T_2 轴位显示脑桥和基底节血管间隙扩大

融合，呈肥皂泡状，小囊腔内含大量隐球菌

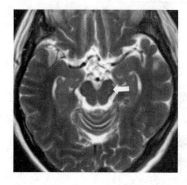

图 9-9-3 T_2 轴位显示左侧中脑假性囊肿

四、诊断及其标准

（一）诊断标准

1. 慢性或亚急性起病，发热、头痛、恶心、呕吐及脑膜刺激征等临床表现。

2. 腰椎穿刺检查颅内压、脑脊液常规和生化指标改变。

3. 脑脊液涂片印度墨汁染色及其他方法查找隐球菌。

4. 脑脊液免疫检测隐球菌多糖抗原等。

5. 头颅影像学检查发现颅内脑实质内假性囊肿或肉芽肿，脑膜强化等。

符合上述指征且伴有慢性消耗性疾病、免疫功能低下尤其是合并 HIV 阳性患者高度考虑本诊断。对于疑似病例有时需反复腰椎穿刺查脑脊液，检出隐球菌可明确诊断。

（二）并发症诊断

1. 颅内高压 患者出现意识障碍、智能减退、精神异常及躁动不安等，脑穿查颅内压超过 $200mmH_2O$。

2. 基底蛛网膜炎 患者因炎性纤维素渗出及软脑膜水肿、充血等进而造成蛛网膜粘连，出现视觉丧失（Ⅱ颅神经麻痹）、听力丧失（Ⅷ颅神经麻痹）等脑干腹侧区不同程度的脑神经损害，影像学检查排除颅内占位性病因。

3. 局灶性神经缺损 患者出现抽搐、失语、偏瘫等局灶性神经功能缺损症状。

五、鉴别诊断

CM 应与其他中枢神经系统感染进行鉴别，尤其是结核性脑膜炎（表 9-9-1）。

表 9-9-1 CM 和其他中枢神经系统感染的鉴别诊断

疾病	病史/症状/体征	辅助检查
结核性脑膜炎	艾滋病合并结核性脑膜炎患者高热和意识障碍发生率明显高于合并 CM 患者，而艾滋病合并 CM 患者头痛发生率高于合并结核性脑膜炎者	实验室检查：艾滋病合并 CM 患者高颅压发生率更高，结核性脑膜炎者脑脊液检查氯化物定量更低、蛋白质水平高 影像学检查：艾滋病合并 CM 患者颅内病变更集中在基底节，结核性脑膜炎者多同时合并肺部病变 病原学检查：对两者鉴别有重要意义，但结核性脑膜炎患者脑脊液结核分枝杆菌检出率很低 然而，有不少艾滋病患者存在 CM 与结核性脑膜炎混合感染，因此应积极寻找病原学依据
其他中枢神经系统感染	如中枢神经系统肉芽肿血管炎、不明形式的病毒性脑膜炎、癌性/淋巴瘤性脑膜炎、细菌性脑膜炎等	中枢神经系统肉芽肿血管炎和病毒性脑膜炎脑脊液压力增高不明显，葡萄糖定量大多正常范围；对于癌性/淋巴瘤性脑膜炎的疑似病例，应对脑脊液进行细胞离心涂片自旋分析查找癌细胞明确诊断

六、误诊防范

此类患者容易被误诊：①出现发热、头痛和神经系统症状，怀疑结核性脑膜炎但无其他部位结核感染证据，抗结核治疗无效；头痛进行性加重，有视乳头水肿怀疑颅内占位但又有不规则发热；②合并 HIV 感染、恶性肿瘤、器官移植后长期应用免疫抑制剂又出现脑膜炎症状者；③出现脑膜炎症状，患者本人或近距离接触饲养鸽或其他禽类者。

CM 易被误诊为结核性脑膜炎、颅内占位性病变和细菌性脑膜炎；脑脓肿、脑蛛网膜炎和脑血管疾病易被误诊为 CM。

治疗

一、治疗流程（图9-9-4）

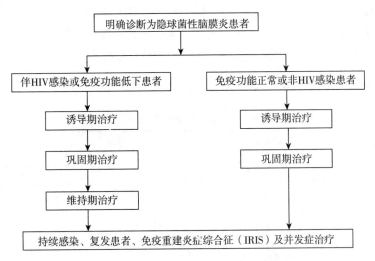

图9-9-4　隐球菌性脑膜炎治疗流程

二、治疗原则

应用能有效对抗隐球菌的多烯类（两性霉素B制剂，AmB）、5-氟胞嘧啶和唑类抗菌药物。

HIV相关CM的治疗，诱导期首选AmB+5-氟胞嘧啶，≥4周；次选AmB+氟康唑，≥4周。巩固期首选氟康唑±5-氟胞嘧啶/AmB±5-氟胞嘧啶，≥6周；次选伊曲康唑+5-氟胞嘧啶≥6周。维持期选氟康唑，≥1年；非HIV相关CM的治疗，诱导期和巩固期同HIV相关CM。

三、治疗细则

1. 抗真菌治疗

（1）两性霉素B（AmB）：AmB脱氧胆酸盐是一种广谱、多烯环素类抗真菌药物，对大多数临床相关真菌均有活性，为CM首选治疗药物。AmB毒性较大，可联合氟康唑或5-氟胞嘧啶减少AmB用量，为减少AmB不良反应，可在用药前给予2～5mg地塞米松静脉应用。

两性霉素B脂质体（L-AmB）是带有独特脂质成分的AmB，其抗霉菌谱广、耐受性好和有效性高，在临床治疗中被广泛使用。另外，L-AmB具有免疫调节作用，可能在对抗侵袭性真菌疾病中发挥作用。

L-AmB是一种理想的联合治疗搭档，有实际肾功能损害（肌酐>2.0mg/dl）或此风险的患者，

包括服用其他肾毒性药物的患者尤其适用。

目前AmB鞘内注射对神经组织作用争议颇多，应慎重选择。

（2）5-氟胞嘧啶：5-氟胞嘧啶（5-FC）人体吸收迅速且完全，其抗真菌谱窄，治疗隐球菌脑膜炎时单用本药易产生耐受性，常和AmB联合治疗CM。

（3）氟康唑：氟康唑是治疗多种真菌感染的第一代三唑类抗真菌药物，对隐球菌和白色念珠菌所致中枢神经系统感染有效，易于透过血脑屏障发挥作用，但不可与AmB合用。

由于抗真菌药物治疗不良反应较多，故临床过程中需严密观察患者病情变化，

一旦出现明显不良反应需及时停药。

2. 手术治疗　因脑和脊髓肉芽肿或囊肿压迫脑室系统，隐球菌性脑膜炎患者易出现梗阻性脑积水和颅内压升高，是导致发病和死亡的一个重要因素，可考虑联合手术治疗。

适应证：全身炎症反应轻，无继发颅内细菌感染（生命体征平稳、血象基本正常、血与脑脊液细菌培养阴性）；大脑非功能区的局灶性或局部性浅表皮质-皮质下病变（如脓肿和肉芽肿）；脑脊液压力≥350mmH$_2$O；单纯抗真菌治疗疗效欠佳。

禁忌证：侵袭性多灶性病变，脑深部病变，脑干病变，脑大面积病变，侵犯大血管等。

一般行去颅骨减压术、侧脑室穿刺引流术、上

述措施如不能控制颅内压升高时，可考虑脑室－腹腔分流术（VPS），隐球菌肉芽肿直径≥3cm时可手术直接切除。

3. 对症及支持治疗 可考虑应用脱水药物如：20%甘露醇、甘油果糖注射液、袢利尿剂等控制颅内压升高、防止出现脑疝。由于隐球菌脑膜炎病程较长，对机体为慢性消耗，患者应注意加强营养、维持水、电解质平衡，防止合并其他感染并发症。

4. 预后 本病一般呈进行性加重，预后不良，死亡率可达40%，在HIV阳性个体中更为常见，偶可发生猝死，其原因尚不完全清楚。所有不良预后因素中，脑脊液压力≥250mmH₂O尤为重要。相当一部分患者可出现各种神经系统后遗症，包括视力丧失、智力水平下降、听力丧失、永久性颅神经麻痹和脑积水。视觉损伤可由隐球菌直接侵犯视神经或颅内压升高所致。治疗期间本病可反复缓解加重。

四、药物治疗方案 （表9-9-2）

表9-9-2 隐球菌性脑膜炎药物治疗方案

药物名称	给药途径	给药剂量及方法	疗程	不良反应
两性霉素B	静脉滴注	首次1~2mg/d，加入5%葡萄糖注射液500ml静脉滴注，6~8h滴完；根据患者耐受程度，按照3mg、5mg递增，直至0.7~1mg/（kg·d）	3~6个月	发热、寒战、头痛、食欲不振、恶心、呕吐等反应，静脉用药可引起血栓性静脉炎，可致肝、肾功能损伤，白细胞减少、低钾血症等，严重者可致室颤危及生命
5-氟胞嘧啶	口服或静脉滴注	50~150mg/（kg·d），分3~4次口服、2~3次静脉滴注	3~6个月	消化系统症状（6%）如恶心、呕吐和腹泻，血药浓度>100mg/L可见更严重的不良反应，包括肝毒性（0~41%）和骨髓抑制如粒细胞减少和（或）血小板减少（12%~60%）
氟康唑	口服或静脉滴注	口服剂量为400mg/d，此后200~400mg/d，一天一次；注射液为200~400mg/d，加入5%葡萄糖注射液250~500ml缓慢静脉滴注	6~12个月	常见恶心、呕吐、腹痛、腹泻等消化道症状，疗程较长时也可出现致命性肝炎。由于西沙比利通过细胞色素P450 3A4酶代谢，故不可与氟康唑同时服用；苯妥英钠通过P450 2C9/19酶代谢，同时服用会升高苯妥英钠血药浓度.

作者：李琳
审稿：吴松笛

参考文献

第十节　神经系统寄生虫感染性疾病

脑囊虫病

脑囊虫病（neurocysticercosis，NCC），是由于猪带绦虫的幼虫（囊尾蚴）寄生在中枢神经系统引起的疾病，病变可累及人脑和脊髓的不同部位，进而导致相应的局灶性神经功能缺损。

NCC的临床表现极为复杂，变化也较多，要对NCC进行客观的临床分型是比较困难的。NCC的临床分型应结合囊虫的寄生部位、病理过程、临床表现、影像学改变等方面，有助于对病情的掌握，及时对病情的转归和预后做出的判断。根据以上情况将NCC分为六型：①软脑膜型（蛛网膜下腔型）；②脑实质型；③脑室型；④巨囊型；⑤混合型；⑥亚临床型（表9-10-1）。脑实质型最多见，囊虫寄生于脑实质内的灰质、灰白质交界、丘脑、基底节等区域，灰质内囊虫明显多于其他脑实质，临床上常表现为多灶性脑功能受累，根据临床表现，又可分为癫痫型和颅内压增高型。每种类型的 NCC 均有不同的病期，根据临床表现、免疫化验、CT、MRI 将本病分为生存期、退变死亡期、静止期。

表 9 – 10 – 1　不同分型 NCC 的特点

分型	特点
软脑膜型（蛛网膜下腔型）	此型囊虫主要寄生于软脑膜、皮层的表浅部位，脑池、脑裂中，以寄生虫性脑膜炎及蛛网膜炎性粘连、交通性脑积水为主要表现，可伴有颅神经受累的症状，不伴有明显的脑实质性损害表现，根据病情可再分为脑膜炎型和颅底粘连型
脑实质型 - 癫痫型	（1）囊虫主要寄生于大脑皮层，临床上以癫痫发作为突出症状，发作形式与虫体寄生的部位有直接关系，发作的频率和程度与囊虫病的病期有关 （2）在囊虫的生存期癫痫发作间隔时间较长，形式基本固定，而在囊虫的退变死亡期则频率明显增多，甚至出现癫痫持续状态，且癫痫发作形式多变 （3）进入静止期癫痫发作次数减少，多数患者最终停止发作
脑实质型 - 颅内压增高型	（1）因囊虫寄生数量多，周围组织免疫反应大，水肿严重，使颅内压力不同程度升高 （2）本型颅内压增高多为慢性过程，但在囊虫退变死亡过程中颅内压力可急剧升高，危及生命 （3）颅内压增高型是 NCC 中比较严重的一种类型
脑室型	（1）此型囊虫寄生于脑室内，其中以第四脑室囊虫最多见，占 60% ~ 80% （2）脑室内囊虫一般为单发，少见多发。脑室内囊虫浮游于脑脊液或黏附于脑室壁和脉络丛，囊虫的毒素刺激脑室脉络丛，使之分泌脑脊液增多，又因蛛网膜炎性改变后有蛛网膜粘连，阻碍脑脊液循环的回吸收，均可使颅内压增高和脑积水出现 （3）患者一般没有明显的神经系统局灶症状，尤其是囊虫寄生于侧脑室内时 （4）寄生于第四脑室内的囊虫可导致 Brun 综合征，即急转头时因囊虫阻塞第四脑室正中孔而突然发生剧烈头痛、呕吐、眩晕、意识障碍、猝倒，甚至突然死亡
巨囊型	囊虫寄生在蛛网膜下腔或脑实质内，由于渗透压等因素使囊液增多形成大囊，直径 5 ~ 10cm，或更大，称为巨囊型 临床症状和体征同脑实质型，因囊较大使周围组织移位但对组织损伤较轻
混合型	混合型为上述四种类型的不同组合。较常见的是与脑实质内囊虫的混合。这类患者既有广泛脑实质受侵害的表现，如癫痫发作，精神症状，智力减退及局灶体征，又有因颅底蛛网膜粘连引起的颅内压增高、脑积水、脑室扩大，颅底部脑神经受侵害的表现，病情严重，处理也常远较其他类型困难
亚临床型	此型患者无任何临床症状和体征，仅在血或脑脊液免疫实验的检查中有阳性发现，或影像学上有囊虫病灶。患者囊虫的寄生部位可能在脑实质内的亚区，或者侧脑室内，寄生于这些部位的囊虫可以完全没有任何临床表现，但在杀囊虫治疗过程中由于周围脑组织的反应，使脑组织损害加重时症状明显出现，颅内压也可急剧升高

诊断

一、筛查

对于曾有生食猪肉史及排绦虫史者进行血清学囊虫检测，进一步筛查可行影像学检查。

二、诊断流程（图 9 – 10 – 1）

三、问诊与查体

（一）问诊和症状（表 9 – 10 – 2）

表 9 – 10 – 2　NCC 的症状

症状	内容
症状性癫痫	癫痫发作见于 60% ~ 80% 的 NCC 患者；癫痫发作频率、强度、持续时间与感染数量及病程有关；癫痫发作的多样性和易变性为 NCC 的特征表现
头痛	因囊虫寄生部位及数量不同而出现各种类型头痛
颅内压增高	因脑实质囊虫寄生数量多，周围组织免疫反应大，水肿严重，和或巨大囊肿的占位效应，导致颅内压力不同程度升高；颅内压增高是实质外 NCC 的主要临床表现，继发于脑室梗阻、脑积水；脑积水也可由慢性室管膜炎或蛛网膜炎引起
精神症状及智能减退	NCC 的智能减退常和精神症状同时出现，也可有单纯智能障碍，进行性智能减退多见于颅内压增高及频繁癫痫发作患者

续表（表右上角标注）

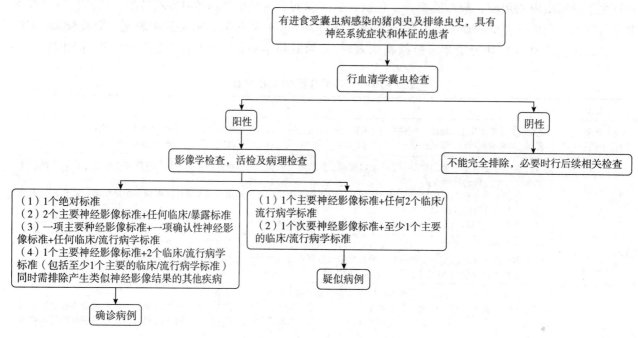

图 9 – 10 – 1   NCC 诊断流程

（二）查体和体征（表 9 – 10 – 3）

表 9 – 10 – 3   NCC 的体征

体征	内容
脑膜刺激征	表现为发热、颈强直、头痛、呕吐、克尼格征阳性
脑血管炎性改变	血管壁变厚、管腔变窄、动脉闭塞，引起脑组织局灶性缺血梗死，出现肢体无力、瘫痪、腱反射不对称、病理反射阳性等
局灶体征	囊虫寄生造成脑灶变形：囊虫位于大脑皮质，可出现相应的运动、感觉和语言功能障碍，病理反射阳性；位于小脑则出现共济失调和眼球震颤，侵犯视交叉引起视力减退和视野改变；脊髓型囊虫可在颈胸段出现损害体征
颅高压征象	视乳头水肿；眼底检查发现囊尾蚴可明确诊断

四、辅助检查

（一）优先检查

优先检查头颅 MRI 或 CT。

MRI 是诊断 NCC 的首选工具。MRI 可用于检测相对较小的病变、评估退行性改变、检测钙化病变周围的水肿情况，并有助于鉴别转移瘤、脓肿等病变。MR 脑池造影有助于评估脑室、蛛网膜囊虫病变。

CT 是检测小钙化病灶的首选工具。

影像学在不同时期表现如下。

1. 共存期   囊尾蚴周围脑组织没有明显的免疫反应，囊虫与所寄生的脑组处于共存状态。

（1）脑实质囊虫：头颅 CT 显示为多个散在或单个的圆形低密度病灶，不强化，头节为偏在一侧小点状高密度灶。囊虫直径一般为 0.5～1.5cm，少数患者有大囊病灶，直径可达 4～10cm，CT 值为 4～10Hu，与脑脊液相似。大囊型病灶因囊液多，一般看不到头节。头颅 MRI 的 T_1 加权像显示为圆形低信号病灶，头节呈点状高信号，T_2 加权像显示为圆形高信号病灶，头节呈点状低信号。

（2）脑室囊虫：CT 显示脑室扩大、变形，可见单个或多个圆形、卵圆形囊性病灶，CT 值脑脊液相似，病灶显示不清楚。70% 的患者伴有交通性或梗阻性脑积水。MRI 的 T_1 加权像显示囊虫略高于脑脊液的低信号病灶，囊虫壁呈线状高信号。T_2 加权像显示囊虫略高信号病灶，囊虫壁呈线状略低信号。

（3）蛛网膜下腔、脑池及脑底部囊虫：CT 显示分叶葡萄状或大囊性低密度病灶，脑池、脑裂增宽，部分患者有交通性或梗阻性脑积水。MRI 的 T_1 加权像显示葡萄状或大囊性低信号病灶，脑池、脑裂增宽，有脑积水征。T_2 加权像显示葡萄状或大囊性高信号病灶。

2. 退变死亡期   此期从囊虫被破坏开始，到完全死亡为止。这个过程可以是自然衰老死亡，也可以是药物或其他原因所致退变死亡。虫体本身被破坏溶解，囊壁消失，头节不清，周围组织反应性水肿，炎性细胞浸润脑组织或脑膜。

CT 显示虫体周围脑组织水肿明显，可连成片，呈类似脑炎改变。虫体增大呈不规则形状，囊壁环状强化或呈结节状强化，不少情况与肿瘤及转移瘤难以区别。MRI 的 T_1 的加权像显示水肿区呈低信号，囊虫壁呈不规则环状或结节状略高信号，虫体呈低信号；T_2 加权像显示水肿区呈高信号，囊虫壁呈不规则环状或结节状低信号，虫体呈高信号，形成靶型病灶，为囊虫病特异性改变。退变死亡期中可看到囊虫特异性改变——壁结节：CT 显示头节变大偏在一侧，呈高密度；MRI 的 T_1 加权像呈高信号，T_2 加权像显示呈低信号，壁结节为囊虫死亡的标志。在蛛网膜下腔及脑室、脑池、脑裂内囊虫退变死亡期 CT 显示葡萄状或大囊性病灶，与周围脑组织界限不清，脑室扩大、变形，脑池、脑裂变宽，脑积水征更明显，病灶有强化。MRI 有同样的改变。退变死亡期是一个较长的过程，自然死亡约为 1~2 年，药物所致可数月。因此在影像学的改变早期与晚期也有明显差异，早期周围脑组织反应明显，病灶强化突出；晚期周围脑组织反应逐渐减轻，病灶强化逐渐减弱，趋于稳定。

3. 钙化期（静止期）　虫体死亡后，可能被溶解吸收，或被机化、钙化。

此期囊虫已死亡，头颅 CT 显示：多发的或单发点状高密度或钙化灶，CT 值近似颅骨的 CT 值。直径为 0.2~0.3cm，周围没有水肿，脑室和中线结构无移位，无强化。MRI 各序列成点状无信号或略低信号，且图像不清楚。在这期间内，观察囊虫病灶的钙化现象 CT 明显优于 MRI。

这两种影像学检查可以直接显示出囊虫所寄生的部位，病理演变过程，虫体的生活状态，对诊断和治疗有指导意义。

（二）可选检查

本病其他可选检查包括血和脑脊液酶联免疫吸附试验（ELISA）。

在本试验中抗原与抗体之间相互作用及酶的催化作用都有高度的特异性，就保证了实验的准确性。敏感度及特异度均低于酶联免疫电转移印迹法（EITB），但血清或脑脊液中抗囊尾蚴抗体的 ELISA 检测仍然用于 EITB 检测受限的地区。

脑脊液酶联免疫吸附试验阳性对诊断 NCC 意义较大。血清学酶联免疫吸附试验阳性特异性不高。在临床工作中，由于 ELISA 所使用的粗制和半纯化抗原的多样性，造成其检测结果难以在不同实验室及医疗机构间得到公认。因此，无论在血清还是在脑脊液，ELISA 实验的敏感度及特异度均受到限制，其诊断价值需要结合神经影像学检查结果来加以弥补。

（三）新检查

1. 血和脑脊液囊虫循环抗原　循环抗原是活囊尾蚴排泄至宿主液中具有抗原特性的物质，只有在囊尾蚴存活时才可以检测得到，但可出现假阳性。可用于判断囊虫的生存状态，适用于早期诊断及临床筛查 NCC。

2. EITB　适用于对于存在 2 个或 2 个以上存活或退化囊尾蚴的患者。检测血清或脑脊液中的特异性抗囊尾蚴抗体或囊尾蚴抗原，其特异度接近 100%，敏感度可达 98%。EITB 的局限性在于它对单个颅内囊尾蚴患者和仅有钙化病灶患者的敏感度低，其假阴性率可能高达 50%。

五、诊断及其标准

（一）诊断标准

Del Brutto 等于 1996 年发布了 NCC 的诊断标准，之后的多项临床研究均以其为诊断依据。2017 年，Del Brutto 等专家团队重新修订了 NCC 的诊断标准，使诊断更为简单。诊断标准修订的核心在于以下 2 点：①神经影像学检查对 NCC 的诊断至关重要；②免疫学检测仅提供有利于诊断的间接证据。诊断标准见表 9-10-4、表 9-10-5。

表 9-10-4　NCC 的诊断标准

类别	内容
绝对标准	（1）脑或脊髓病变组织活检显示寄生虫的组织学证据 （2）发现视网膜下囊虫 （3）神经影像学发现囊性病变内头节的确凿证据

类别		内容
神经影像学标准	主要标准	(1) 囊性病变（没有可确认的头节） (2) 增强病变 (3) 蛛网膜下腔多发囊性病变 (4) 典型的脑实质内钙化
	确认标准（随访）	(1) 抗囊虫药物治疗后囊性病变消退 (2) 单个小增强病灶的自发消退 (3) 连续神经影像学检查发现囊性病变迁移
	次要标准	阻塞性脑积水（对称或不对称），或基底软脑膜异常强化
临床/流行病学暴露标准	主要标准	(1) 通过良好标准化的免疫诊断试验检测特异性囊虫抗原或抗体 (2) 中枢神经系统外的囊虫病 (3) 家庭接触猪带绦虫感染的证据
	次要标准	(1) 临床表现提示神经囊虫病 (2) 先前或目前居住在囊虫病流行地区

表 9 - 10 - 5　NCC 的确诊及可能诊断依据

类别	内容
确诊依据	(1) 1 个绝对标准 (2) 2 个神经影像学主要标准 + 任何临床/暴露标准 (3) 1 项神经影像学主要标准 + 1 项神经影像学确认标准 + 任何临床/流行病学标准 (4) 1 个神经影像学主要标准 + 2 个临床/流行病学标准（包括至少 1 个临床/流行病学主要标准），同时需排除产生类似神经影像结果的其他疾病
可能诊断	(1) 1 个神经影像学主要标准 + 任何 2 个临床/流行病学标准 (2) 1 个神经影像学次要标准 + 至少 1 个临床/流行病学主要标准

（二）并发症诊断

常见并发症有颅内压增高、脑积水、癫痫发作。可根据相关疾病的诊断标准，通过辅助检查确诊。

六、鉴别诊断（表 9 - 10 - 6）

表 9 - 10 - 6　NCC 的鉴别诊断

鉴别疾病名	病史、症状与体征的鉴别	辅助检查的鉴别
脑转移瘤	本病多见于中年以上者常亚急性起病，呈进行性加重；颅内压增高明显，进行性加重的意识障碍；偏瘫等局灶体征突出患者不伴发热，合并感染时体温可上升；预后差；给予诊断性抗囊虫治疗无明显杀虫反应	查血及脑脊液囊虫免疫学检查阴性，复查 CT 及 MRI 无改变，影像学检查有占位效应，单发病灶更明显。没有特定的发病部位有别于其他原发性肿瘤，直径大小不一，形状各异。可同时见到实质性、囊性病灶。CT/MRI 往往病灶显示不清，在增强扫描后才能显示；强化效应明显，呈均匀整体、环状多房增强，可伴脑膜强化。脑积水少见，有些病灶由于血运不足中心坏死液化呈囊样改变酷似 NCC，但转移瘤囊壁厚度不均边缘锐利且无囊虫头节
脑结核瘤	任何年龄均可患病，有明显发热，体温在 38～39℃；有头痛、呕吐、视力下降等颅内压力增高症状，常伴不同程度意识障碍；全身中毒症状明显；脑膜刺激征明显；患者常并发偏瘫、失语、截瘫、颅神经麻痹等临床体征	由于不规则的治疗病程演变为不典型结核过程，发热时间短且低，中毒症状不突出，脑脊液变化不典型使之与其他颅内肉芽肿及转移瘤难以鉴别；实验室检查可见脑脊液压力增高，白细胞增高，单核细胞占优势，蛋白增高，糖及氯化物降低，结核抗体阳性；MRI 显示多发性病灶，病灶强化明显，并伴脑膜强化
结节性硬化	结节性硬化病损以神经系统与皮肤症状为主，具有癫痫、智力低下和面痣三大特征	可通过颅脑 CT 和 MRI 辅助鉴别：颅脑 CT 可见脑室周围多发不规则钙化灶；颅脑 MRI T_2 加权像显示为脑室两侧非对称性病灶病灶中心呈低信号、边缘呈不规则高信号；NCC 在囊虫退变死亡期可表现为钙化灶，但其钙化灶多分布在大脑实质内，其形态大小较规则，且多为圆形钙化点直径在 0.2～0.5cm

鉴别疾病名	病史、症状与体征的鉴别	辅助检查的鉴别
多发脑软化灶	该病多有长时间脑缺血史，诊断性抗囊治疗无杀虫反应	可通过影像学检查和免疫学检查辅助鉴别诊断：CT 为多发小的低密度灶，其直径在 0.2～2.0cm；MRI T_1 显示多发低信号灶，T_2 显示多发高信号灶；虽然病灶大小与 NCC 病灶相似，但多发脑软化灶无囊壁及囊虫头节，且囊虫免疫学检查为阴性
多发性硬化	多发病于中青年女性，常见视神经、脊髓脑干损害；首发症状和体征各种各样，可以单发，也可多发；常见症状和体征有：视力障碍多见一侧视力丧失，常有眼胀痛；下肢无力或麻木；复视、行走不稳、构音障碍、吞咽困难、头晕、三叉神经痛和听力丧失等；病情常反复，时轻时重	颅脑 CT 可见脑室周围中央白质内散在低密度阴影；MRI 较 CT 更为敏感，其表现为 T_1WI 低信号和 T_2WI 高信号的脱髓鞘灶病灶，多不规则
胶质细胞瘤	因其病程、类型和恶性程度不同，病变为不规则形、星形、分叶形和圆形等。其密度可为低密度、等密度或略高密度	可通过 MRI 辅助鉴别诊断，如肿瘤有囊变，囊壁一般较厚而不均，囊腔多不规则，占位效应较明显；囊性的胶质细胞瘤 MRI 示囊壁厚而不规则，可有壁结节，T_1 像肿瘤的信号等于或高于脑脊液，T_2 像为高信号并可出现液平面

七、误诊防范

以下人群易被误诊：①脑转移瘤患者；②免疫缺陷患者；③以癫痫为首发症状患者；④以头痛、头晕、恶心、呕吐者为首发症状患者。NCC 易被误诊为：脑转移瘤、细菌性脑膜炎、真菌性脑膜炎、脑结核瘤、原发性癫痫、脑梗死、神经胶质细胞瘤以及脑积水。脑转移瘤、其他脑寄生虫病、多发性硬化以及神经胶质细胞瘤易被误诊为 NCC。

为了避免误诊，应做到：①加强对 NCC 的认识，重视对流行病学资料的分析；②对脑部症状做详细的鉴别诊断；③缺乏特殊的检查条件是误诊的主要原因。

治疗

一、治疗流程（图 9 - 10 - 2）

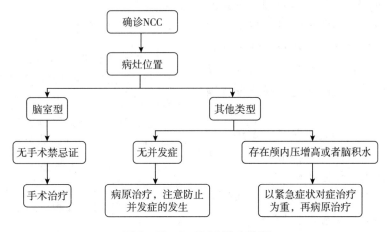

图 9 - 10 - 2　NCC 治疗流程

二、治疗原则

NCC 治疗原则包括：分型分期治疗，酌情选择对症治疗、病原治疗、手术治疗；病原治疗固然重要，但在处理因 NCC 造成的颅内压增高及癫痫发作等紧急情况时，应以对症治疗为重点。

三、治疗细则

（一）病原治疗

1. 常用药物

（1）吡喹酮：为广谱抗寄生虫药，药代动力学研究证实吡喹酮口服后自胃肠道迅速吸收，由于吡喹酮的高度脂溶性，能很快分布在人体各组织内。用药后 50～60min 血液浓度达高峰，24h 后 90% 代谢产物经肾脏从尿中排泄出。吡喹酮对脑实质囊虫疗效明显。人体对吡喹酮有很好的耐受性，但因杀虫作用迅速使囊尾蚴被破坏后释放出抗原引起炎症免疫反应，病灶周围水肿明显，引发颅内压增高使患者头痛、恶心、呕吐、癫痫发作，通常见于治疗开始后的 1～2d，持续 2～3d（激素能有效控制这些反应），疗程中宜辅用脱水剂和抗惊厥药物。吡喹酮的其他不良反应包括：肝脏轻度损害，低热，皮疹，厌食和胃肠道反应，均较轻微短暂；孕妇和哺乳期妇女不推荐使用该药。有精神障碍和痴呆表现的 NCC 患者，吡喹酮治疗易诱发精神异常，亦不宜采用。

（2）阿苯达唑：又称丙硫咪唑，对 NCC 的有效率可达 90%，口服后自胃肠道吸收良好。服药后 60～90min 血液浓度达高峰。阿苯达唑及其代谢产物 3～4d 后被排除。阿苯达唑对脑实质及脑室囊尾蚴均有效，其代谢物阿苯达唑亚砜较吡喹酮更能透过蛛网膜下腔，这一特性使阿苯达唑对蛛网膜下腔的大囊型囊尾蚴和脊髓囊尾蚴有较好的治疗效果。但是，蛛网膜下腔 NCC 患者对单一驱虫药物治疗反应不佳，其最佳治疗方案包括抗感染治疗、强化驱虫治疗和手术治疗。业内统一观点认为，在加用适当抗炎药物（如糖皮质激素）的前提下，蛛网膜下腔 NCC 可能需要更长的驱虫疗程，并控制由于杀死囊尾蚴而引起的炎性反应。一些研究没有长期使用大剂量糖皮质激素，而是选择甲氨蝶呤或肿瘤坏死因子抗体替代。对于蛛网膜下腔 NCC，针对性选择包括延长服用阿苯达唑疗程或阿苯达唑联合吡喹酮治疗。

不良反应较吡喹酮轻，但也有头痛、发热、皮疹、肌痛等，长期使用者可产生肝功能异常。不良反应严重者可加用地塞米松和甘露醇。

（3）奥芬达唑：对于常规驱虫药疗效不佳的患者，奥芬达唑可以为患者提供新的选择，该药的安全性已经在健康志愿者中得到验证，并开始应用于临床治疗。

对于生存期脑实质型囊虫（含单个强化病灶的囊虫病），除非存在颅内压增高的症状及体征，均应驱虫治疗。推荐剂量：1～2 个病灶者，单独应用阿苯达唑 15mg/（kg·d），分 2 次应用，极量 1200mg/d；> 2 个病灶者，联用吡喹酮 15mg/（kg·d），疗程 10d。研究显示，接受驱虫治疗的患

者影像学改善更快，癫痫发作的数量减少，与单独应用阿苯达唑相比，> 2 个病灶的患者，联合用药可提高影像学改善率。

2. 颅内压增高的脑实质型囊虫病的药物治疗 NCC 患者出现颅内压增高症状是一种严重情况，随时可引起脑疝危及患者生命。对本型患者治疗的关键是在治疗过程中密切注意颅内压情况，并根据颅内压力增高程度采取不同方法（表 9-10-7）。

表 9-10-7　颅内压增高的脑实质型囊虫病的药物治疗

类型	治疗
颅内压 180～230mmH$_2$O 者	（1）可采用小剂量长疗程方法，先用 3 天脱水剂（20% 甘露醇 250ml，每 8h 1 次），同时合并用小剂量激素（泼尼松 10mg，每日 3 次），以减轻囊尾蚴周围脑组织的免疫反应，降低颅内压，保护脑细胞 （2）3 天后如颅内压力基本降至正常，开始服用杀虫药物吡喹酮或阿苯达唑 （3）在服用杀虫药物期间甘露醇及小剂量激素一直同时应用，抗癫痫药物也必须同时应用
颅内压 230～300mmH$_2$O 者	（1）此时患者一般状况较差，为避免杀虫药物带来较强反应，先用脱水剂同时合并用小量激素控制颅内压 （2）待腰穿证实颅压降至 200mmH$_2$O 以下时才可上述治疗方法，同样可使本病痊愈
颅内压 >300mmH$_2$O 者	（1）患者病情危急，随时有发生脑疝的危险，应使用大剂量脱水剂，同时合并用激素积极控制颅内压，必要时需神经外科行去骨片减压术以缓解颅内压增高 （2）只有颅压高有效控制，才考虑使用杀虫药物

（二）对症治疗

1. 抗癫痫治疗　对于有癫痫发作史的患者，在服用杀虫药物时必须同时服用抗癫痫药物（AED）；没有癫痫发作史的患者，在服用杀虫药物时，如果寄生虫体较多，或囊尾蚴寄生在皮层区，也需同时服用 AED，以免出现癫痫发作，加重病情。

控制癫痫发作可根据发作类型选药，同时也要考虑药物的不良反应（表 9-10-8）。各类型发作如一种药物控制不理想，可加用另一种抗癫痫药物控制发作。

表 9-10-8　控制癫痫发作的药物

发作类型	药物
全身强直-阵挛性发作	首选丙戊酸钠，其次为苯妥英钠或苯巴比妥
失神发作	首选丙戊酸钠或氯硝西泮，其次为乙琥胺
单纯部分性发作	首选卡马西平、奥卡西平等，目前左乙拉西坦也在很多地方开始使用

数据表明在特定患者中停用 AED，至少 2 年内没有癫痫发作；然而，一些患者在停用 AED 后会出现癫痫复发甚至是难治性的。

单一强化病灶 NCC 患者 AED 最佳疗程证据有限，2021 年 WHO 发布的《猪肉绦虫 NCC 治疗指南》对不同患者的 AED 疗程推荐了意见（表 9-10-9）。

表 9-10-9　2021 年 WHO《猪肉绦虫 NCC 治疗指南》对不同病灶的处理意见

类型	意见
单一强化病灶、癫痫复发风险低的癫痫个体（肉芽肿消退、无残留钙化和近 3 个月无癫痫发作）	应在最后一次癫痫发作后 6 个月考虑停用 AED
神经影像学检查持续存在单一强化病灶，以及单一强化病灶残留钙化的患者	继续 AED 治疗
单发或多发钙化 NCC 伴有癫痫的患者	AED 治疗应持续至少 2 年

注：如果停止治疗，应密切监测这些患者。

2. 抗炎及降低颅内压治疗　在杀虫治疗期间，应启用糖皮质激素抗感染治疗。皮质类固醇是抗感染治疗的关键，使用皮质类固醇及口服降低颅内压力药物（50% 甘油盐水 150ml/d，呋塞米 20~60mg/d 等），可使颅内压维持在正常范围，并能预防继发性颅神经、血管、脑膜和脑组织持续炎症性反应。颅内压力高于 300mmH$_2$O 时需静脉给予脱水药物（20% 甘露醇 250ml，每天 3~4 次）。

在杀虫治疗过程中囊虫的退变死亡期可出现急性颅内压增高，意识障碍，甚至出现脑疝，进行性加重导致患者昏迷死亡。必要时可用静脉滴注地塞米松（20~30mg/d）或甲泼尼龙 [20~40mg/（kg·d）] 将颅内压力控制在 230mmH$_2$O 以下才可以试用杀囊虫治疗。经以上处理后，颅内压力仍不能得到控制时，可根据颅内压增高程度行一侧或双颞侧去骨瓣减压术，以求有效降低颅内压力。

目前关于最佳抗炎方案的数据有限，Garcia 等将实质型 NCC 患者随机分为 2 组，一组接受高剂量治疗（地塞米松 8mg/d，28d 后逐渐减量）的患者，一组接受低剂量治疗（6mg/d，疗程 10d），发现接受高剂量的患者癫痫发作明显减少。另外有研究证明，如果在驱虫治疗期间联合使用糖皮质激素治疗，患者在后续的 6 个月内神经影像改善更加明显。

对于颅内钙化病灶，无论病灶周围是否存在水肿，不推荐杀虫及糖皮质激素抗感染治疗。

（三）外科手术治疗

脑室内囊虫适合于手术取虫治疗。囊虫生长在侧脑室内，刺激脉络丛使脑脊液生成增多，并阻碍脑脊液的回吸收，可造成严重的脑积水。囊虫生长在第三、第四脑室内及导水管内阻碍脑脊液循环，同样造成严重的脑积水，当囊虫阻塞脑室孔，尤其是第四脑室侧孔时，引起急性颅内压增高，危及患者生命。手术取虫后病情好转。

若不合并脑实质及其他部位囊虫（必须经影像学证实）不用再服用杀虫药物，若同时合并脑实质及其他部位囊虫，手术取虫后可按以上方法正规服用杀虫药物。脑积水严重时需做分流手术。脊髓的髓外囊虫需手术取虫治疗，脊髓的髓内囊虫则以药物治疗为佳。

在脑室有明显炎症的情况下，囊尾蚴可能会黏附在脑室壁上，难以切除。推荐先期脑脊液分流，后续药物驱虫治疗。内科治疗应仅限于因各种原因禁忌手术的患者。如果有脑积水，驱虫前应行脑脊液分流术。美国传染病学会与美国热带医学与卫生学会发布的 NCC 治疗手术推荐（实质外型 NCC）见表 9-10-10。

表 9-10-10　美国传染病学会与美国热带医学与卫生学会发布的 NCC 治疗手术推荐（实质外型 NCC）

分型	侧脑室或第三脑室囊虫	第四脑室囊虫
推荐手术方案	内窥镜摘除囊尾蚴	内窥镜摘除术和显微外科手术均可选择
说明	大多数孤立的侧脑室或第三脑室未粘连的囊尾蚴可以通过神经内窥镜切除	显微手术切除采用枕下入路。内窥镜途径可以是传统的侧脑室－第三脑室－经导水管入路，也可以通过后方入路

疗效	判定标准
有效	治疗后患者的症状、体征有所减轻，CT/MRI 证实囊尾蚴病灶有 50% 消失或钙化，脑脊液检验较治疗前有好转，但未恢复正常；患者基本生活可自理，但不能从事工作
无效	治疗前后患者的症状、体征没有好转，CT/MRI 证实囊尾蚴病灶消失或钙化少于 30%；脑脊液检验在治疗前后没有明显变化

（四）合并艾滋病毒/艾滋病（HIV/AIDS）NCC 的治疗

NCC 患者可能会同时感染 HIV。然而，人们对 HIV 和猪肉绦虫双重感染的重要性知之甚少，无相关的治疗指南。

2021 年 WHO 发布的《猪肉绦虫 NCC 治疗指南》指出，对于合并 HIV/AIDS 的患者需要使用更高剂量和（或）更长时间驱虫药、抗炎药和 AED 治疗，发现比使用标准剂量治疗能更快地解决神经系统症状/体征，减少的癫痫发作复发或达到无癫痫发作状态。

（五）管理检测

1. 疗效判定（表 9 – 10 – 11）

表 9 – 10 – 11　NCC 治疗的疗效判定

疗效	判定标准
痊愈	治疗后患者的临床表现消失，CT/MRI 证实囊尾蚴病灶消失或钙化，脑脊液检验正常，患者可正常工作及劳动，恢复正常生活
显效	治疗后患者的症状、体征明显减轻，CT/MRI 证实囊尾蚴病灶有 75% 以上消失或钙化，脑脊液检验基本正常，患者可参加轻工作及家务劳动，生活基本正常

2. 不良反应的管理　抗囊虫药物治疗过程中出现颅内压增高时应减量或停药，同时加用降颅压治疗观察。

3. 治疗终点　患者体内绦虫及囊尾蚴全部死亡。

四、药物治疗方案（表 9 – 10 – 12）

表 9 – 10 – 12　NCC 常用驱虫药物治疗方案推荐

药物	服用途径	剂量及疗程
吡喹酮	口服	对治疗剂量国内外报道不尽一致，患者若无明显的颅内增高时可采用总剂量 180mg/kg，3～4 日内分次口服，亦有报道 60mg/(kg·d)，15～30d 为 1 个疗程。根据病情 2～3 周后可重复 1 个疗程
阿苯达唑	口服	每日 18mg/kg，10d 为 1 个疗程，2～3 周可重复 1 个疗程，视病情可重复 2～3 个疗程

作者：陈孝东
审稿：王津存

参考文献

脑型血吸虫病

脑型血吸虫病（cerebral schistosomiasis）是指血吸虫虫卵异位于脑内形成虫卵肉芽肿所致的炎性病变。我国脑血吸虫病主要由日本血吸虫（*S. japonicum*）感染引起。

血吸虫病是全球第二大影响社会经济的寄生虫病，影响着全世界的公共卫生。

感染人体的血吸虫主要有 5 种，包括日本血吸虫、曼氏血吸虫、埃及血吸虫、湄公血吸虫和间插血吸虫，我国流行的主要是日本血吸虫。脑型血吸虫病是主要的异位血吸虫病之一，占血吸虫病的 1.7%～5.1%，主要流行于长江中下游流域等南方农村地区，好发于青壮年，男性多于女性。

诊断

一、 诊断流程 （图 9 - 10 - 3）

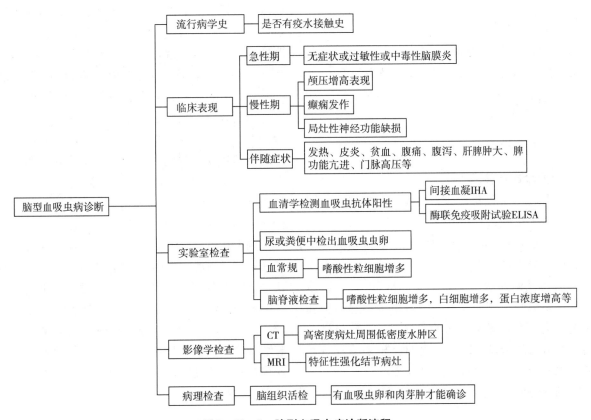

图 9 - 10 - 3 脑型血吸虫病诊断流程

二、 问诊与查体

（一）问诊和症状

1. 问诊技巧

（1）现病史：症状的发生情况、特点、发展与演变、伴随症状、诊疗经过、与现病史有关的其他疾病情况、病程中的一般情况。

（2）既往史：应特别注意与神经系统疾病相关的病史。如感染病史、头部肿瘤史等。

（3）个人史：出生地、居住地、文化程度、职业、是否到过疫区、生活习惯等。

个人史为问诊重点，有血吸虫疫水接触史是诊断的必要条件。

（4）家族史：家族中有无类似疾病史。

2. 症状

（1）典型症状：脑血吸虫病分为急性期和慢性期。

急性期发生在接触被血吸虫感染的疫水 4~6 周后。在这个阶段，患者通常无症状或表现为过敏性和中毒性脑膜炎。轻者可表现为嗜睡、发热、认知障碍、躁动不安、精神症状；重者可昏迷、抽搐、肢体瘫痪、大小便失禁。

随着血吸虫卵的增多，形成虫卵肉芽肿，进入慢性期。这一阶段的形成通常需要 3 个月或更长时间。

慢性期临床表现分为 3 类：①颅内压增高症状，如头痛、头晕、呕吐。头痛通常是持续的和严重的；②癫痫发作，57% 的脑型血吸虫患者发生癫痫发作。可表现为各种类型的癫痫发作；③局灶性神经功能缺损，根据病变部位而发生，表现为肢体偏瘫、麻木、感觉障碍、精神状态改变、视觉异常、言语障碍等。严重时可出现脑疝、癫痫持续状态等危及生命的症状；④脑卒中样发作，表现为卒中样发病，骤然出现肢体无力、偏瘫、失语、昏迷、常伴有癫痫发作。

（2）伴随症状：多数脑型血吸虫病患者，除了神经系统症状和体征外，同时可伴有腹痛、腹泻和肝脾肿大，晚期可出现脾功能亢进和门脉高压表现，如巨脾、腹水、贫血和食管静脉曲张等。另外还可伴有发热、皮炎等症状。

（二）查体和体征

主要阳性体征：癫痫发作、颅内压增高、偏瘫、偏身感觉障碍、失语、偏盲、共济失调等。

三、辅助检查

（一）优先检查

1. 病原学诊断技术

（1）尿液、大便常规：直接检出血吸虫卵，或者孵出毛蚴，可确诊。

（2）直肠黏膜活检：是血吸虫病原诊断的方法之一，检出血吸虫卵的阳性率很高。传统病原学检测被认为是诊断血吸虫病的"金标准"。然而，该方法的主要弊端是费工、费时、费力，在感染率和感染度"双低"的地区，诊断漏洞较大。此外，公众对这种方法的依从性较差，目前已越来越难以适应血吸虫病消除阶段诊断工作的需求。

2. 血常规 嗜酸性粒细胞增多，淋巴细胞增多。

3. 脑脊液检查 如果脑内肉芽肿病灶偏大，可使脑脊液压力升高，脑脊液可有轻度至中度淋巴细胞增幅和蛋白质增高。

4. 免疫学检查 免疫学检测方法具有高依从性、操作简便、适合大规模调查等优点，在血吸虫病诊断方面具有一定的价值。然而，由于其特异性较低、容易出现交叉反应和假阳性，目前一般作为辅助诊断手段。

（1）特异性抗原：由于血吸虫在不同发育阶段产生的抗原具有差异性和特异性，随着防治工作的加强，患者感染度低，体内虫荷和分泌的抗原减少，进而会降低患者体内血吸虫循环抗原含量。因此，尽管血吸虫循环抗原可用于现症感染诊断，但检出率较低，因此抗原检测方法的应用报道较抗体检测少见。

（2）特异性抗体：宿主接触血吸虫抗原后，在体内首先产生的抗体是IgM，该类抗体水平感染后迅速降低（与是否治疗无关）；IgG抗体可长期在体内存在，但无法区分现症感染和既往感染。另外，

由于宿主免疫系统从接触血吸虫抗原到产生足够量抗体（超过检测限）需要一段时间，因此目前难以实现极早期诊断。目前常用的抗体检测方法包括间接血凝法、酶联免疫吸附试验、胶体染料试纸条法和斑点金免疫渗滤试验等多种传统及其改良方法。检查方法较多，敏感性和特异性较高，但由于患者血清中抗体在治愈后持续时间很长，因此不能区分既往感染与现状患者。

5. 影像学检查 CT、MRI可见脑和脊髓病灶。

（1）B超检查：肝大、脾大、肝硬化等。

（2）CT检查：表现为大小不一、边界欠清的低密度、等密度或稍高密度灶，周边有大片程度不等的指套状或不规则形水肿区，占位效应明显，有点状或片状强化，周边水肿区无强化。

（3）颅脑MRI：通常表现为位于顶叶、颞叶、枕叶和小脑的颅内占位病变。在急性期，病变表现为单侧大片或多个小团块状长 T_1、稍长或长 T_2 混杂信号，增强后多发点状、结节状、斑片状或条索状强化，部分聚集呈簇状分布，周围有明显水肿，常引起中线移位和脑室受压，部分病灶累及多个脑叶。在慢性期，常表现为多个散在或密集的大小不等结节状强化。病灶多发、结节融合现象、主要病灶相对集中的倾向及明显均匀强化被认为是脑型血吸虫病相对特征性MRI表现。

（二）可选检查

1. 组织活检

（1）内镜检查：直肠镜下取样进行活组织检查，采用压片法可查肠道血吸虫虫卵。特别是在慢性期的患者，由于虫卵肉芽肿导致肠壁增生变厚，粪便中难以检出虫卵，因此可以通过内镜取样后进行检查以确诊。

膀胱镜下取样进行活组织检查，采用压片法可查埃及血吸虫虫卵。内镜检查对组织损伤较小、相对安全且方便，但这种侵入性检查方法适用范围有限。

（2）肝组织检查：肠道血吸虫虫卵会在肝脏沉积，若在肝组织标本找到血吸虫卵则可进行病原学诊断。该方法为有创性检查，一般仅用于晚期血吸虫病患者脾切除术中，适用范围极窄。

2. 脑电图 脑型血吸虫病患者脑电图改变无特异性，必须紧密结合临床。临床表现为癫痫发作时，脑电图可有癫痫样放电。临床表现为脑瘤型，脑瘤局部脑电图可有异常表现。

（三）新检查

核酸检测：近年来，随着分子生物学技术的迅速发展，越来越多的核酸扩增技术被应用于血吸虫感染的检测。

作为一种新型的分子检测方法，核酸检测具有更高的灵敏度和特异性、能区分不同种属的血吸虫、可同时检测大量样本等优点，在血吸虫病防控方面具有很好的现场应用前景。

包括变温扩增技术、等温扩增技术，后者主要包括环介导等温扩增技术（LAMP）、重组酶聚合酶扩增技术（RPA）和重组酶介导的等温扩增技术（RAA）等。这些方法对实验环境要要求较高、检测时间较长、所需试剂和设备较昂贵。

四、诊断及其标准

（一）诊断标准

（1）具有疫水接触史，患者多为青壮年。

（2）血清学或脑脊液中血吸虫抗体检测呈阳性。

（3）影像学上，MRI 表现为一侧灰白质交界处的大片状信号改变区，T_2WI 成像显示大片水肿区，增强扫描呈多发结节状、斑片状或条索状强化，占位效应显著。

（4）吡喹酮诊断性治疗有效。

（5）病理检查证实为血吸虫性肉芽肿。

具备上述第（1）（2）（3）项或（1）（3）（4）项或（1）（3）（5）项即可确诊。

具备（1）（3）项应高度怀疑患有本病，可以尝试进行诊断性治疗，如果治疗有效（症状缓解，影像学复查病灶减小或消失）则可确诊。血常规检查中嗜酸性粒细胞比例上升可为进一步诊断提供依据。疑似病例的进一步确诊较为困难，也是临床治疗的难点，高度拟诊病例可进行诊断性治疗，与脑瘤无法鉴别的考虑手术切除加病理活检。

（二）风险评估和危险分层

1. 风险评估指标

（1）危险因素：是否来自血吸虫疫区，是否有血吸虫疫水接触史。

（2）症状和体征：是否有头痛、癫痫发作及局灶性神经功能缺损等症状和体征。

（3）检查结果：粪便是否分离出血吸虫卵，血清学检查是否有血吸虫抗体阳性，脑脊液病原学检查是否阳性；CT 或磁共振检查是否有局部占位性病灶。

2. 风险评估与危险分层（表 9 – 10 – 13）

表 9 – 10 – 13　风险评估与危险分层

	评估指标	分值
病史询问	疫水接触史	1
	头痛	1
	癫痫发作	1
	肢体麻木或活动障碍	1
体格检查	脑膜刺激征	1
	局灶性神经功能缺损	1
辅助检查	粪便分离出血吸虫卵	1
	血清血吸虫抗体阳性	1
	脑脊液血吸虫抗体阳性或发现虫卵	1
	CT 或磁共振占位性病变	1

危险分层：总分 10 分，低危：≤4 分
中危：4~6 分
高危：≥7 分

（三）并发症诊断

脑性血吸虫病并发症较多（表 9 – 10 – 14）。

表 9 – 10 – 14　脑性血吸虫病的并发症

并发症	症状/体征	辅助检查
癫痫发作	多见，虫卵积聚在大脑皮层所致，出现部分性及全身性痫性发作。严重时可出现癫痫持续状态	脑电图可见异常波形
颅内占位性病变	由脑内较大的虫卵肉芽肿引起的占位症状。常表现为颅内高压，可伴有肢体瘫痪，严重时可出现脑疝，危及生命	影像学检查如 CT、MRI 平扫及增强检查可明确诊断
脑卒中	由于血吸虫虫卵急性栓塞脑血管所致，起病急，有昏迷、偏瘫症状	头部 CT、MRI 检查及血管成像检查可明确诊断
急性不完全性横贯性脊髓损害	虫卵肉芽肿形成压迫脊髓	脊髓 MRI 可明确诊断
肝脏疾病	晚期患者常并发急性肝炎、肝性脑病、上消化道出血等，预后较差	腹部超声等检查可明确诊断

右上角：续表

并发症	症状/体征	辅助检查
感染	患者免疫功能减退，易并发各种感染	—
肠道并发症	如结肠病变、肠梗阻等	—

五、 鉴别诊断

脑性血吸虫病的急性型需与病毒性脑炎、中毒性脑病、脑血管病鉴别；慢性型慢性型脑型血吸虫病影像学上表现不具特异性，需与脑脓肿、脑胶质瘤、脑转移瘤、脑结核瘤、原发性癫痫、流行性乙脑等进行鉴别鉴别，尤其是融合成较大的结节时需与脑胶质瘤、脑转移瘤和脑结核瘤加以鉴别（表9-10-15）。

表9-10-15 脑性血吸虫病慢性型伴脑内较大结节的鉴别诊断

疾病	病史/症状/体征	辅助检查
脑胶质瘤	可发生于任何年龄，位置无特定性	影像学上可见病变多发于深部脑白质，常呈混杂密度的单个肿块，形态不规则，一般为片状或不均匀强化，部分伴有囊变、囊壁周边不均匀强化，瘤内可有坏死、出血，占位效应显著
脑转移瘤	多见于中老年患者	影像学上常表现为圆形或卵圆形病灶，均匀强化或环状强化，若有出血坏死或囊变，则为不均匀强化，肿瘤周围水肿明显，肺癌、乳腺癌和肾癌转移更为常见。结合病史及相关辅助检查，发现原发病灶，可进行鉴别
脑结核瘤	具有结核病史或密切结核接触史	可单发或多发，病变多位于皮质或皮质下区，影像学上结核瘤钙化和"靶样征"对诊断具有特征性

六、 误诊防范

易误诊人群包括：①影像学检查提示有颅内占位病变者；②暂未发现疫水接触史，或者为非血吸虫高危区者。脑脊液含量变化、血常规嗜酸性粒细胞增多、粪便中寄生虫卵，在脑血吸虫病慢性期通常无阳性发现。

脑型血吸虫病急性型易被误诊为病毒性脑膜脑炎、中毒性脑病、脑血管病；慢性型则易被误诊为脑脓肿、脑结核瘤、脑肿瘤、原发性癫痫。

脑脓肿、脑肿瘤、脑囊虫病等脑内占位性疾病，特别是在有疫水接触史的患者易被误诊为脑型血吸虫病。

为避免误诊应注意：①与血吸虫感染水接触史是诊断血吸虫病的重要线索；②审慎分析影像学检查结果，结合患者的既往史、流行病学史以及其他辅助检查，如脑脊液、血常规等综合分析；③对检查的异常值认真分析；④认识本地区本专业的传染流行病谱。

▶ 治疗

一、 治疗流程 （图9-10-4）

二、 治疗原则

1. 急性期 神经系统受累应采用皮质激素治疗。

2. 慢性期 抗血吸虫治疗是基础。在诊断明确且无急症手术指征的情况下，先行抗血吸虫药物治疗，在治疗的过程中应严密观察病情变化，配合脱水降颅压及抗癫痫等对症治疗。必要时可予手术治疗。

三、 治疗细则

1. 病因治疗 抗血吸虫治疗首选吡喹酮。

2. 对症治疗

（1）脱水治疗：有颅压增高、脑水肿明显者，应使用脱水剂，如20%甘露醇、甘油果糖注射液等。也可使用皮质激素以减轻脑水肿。

（2）抗癫痫治疗：有癫痫发作者，加用抗癫痫药以控制发作。

（3）其他：有其他器官并发症需对症处理。

3. 手术治疗 CT或MRI证实病灶较大、病灶位置较表浅、占位效应明显、有明显颅高压症状、药物治疗无效或不能完全排除胶质瘤的患者，可采取手术切除治疗，颅高压明显者，可行去大骨瓣减压术；另外，病灶位置较深、位于重要功能区或经诊断性药物治疗效果不佳者，考虑行立体定向病灶活检术病理确诊。

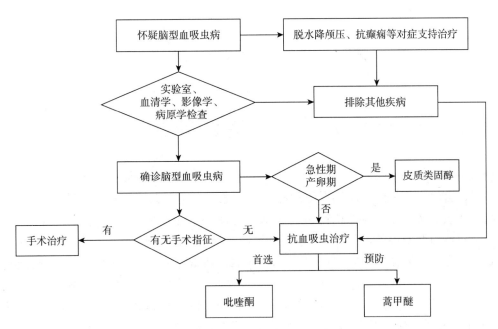

图 9 – 10 – 4　脑型血吸虫病治疗流程

　　手术指征：①药物无法控制的颅内高压，频繁头痛呕吐经药物治疗不能缓解；②严重脑水肿、脑疝或脑脊液循环受阻；③癫痫复发，抗癫痫药物治疗无效；④高度怀疑为脑血吸虫肉芽肿、肿瘤或其他疾病者，不能排除。

四、药物治疗方案（表 9 – 10 – 16）

表 9 – 10 – 16　脑型血吸虫药物治疗方案

治疗方案	代表药物	用法用量	备注
抗血吸虫	吡喹酮（首选）	（1）口服，50mg/(kg·d)，每天分 2 次服用，持续 5d （2）口服，40~60mg/(kg·d)，每天分 2 次服用，2~4 周后可重复治疗 （3）口服，总剂量 120mg/kg（体重超过 60kg 者，按 60kg 计算），分 4d，12 次服完，一般用 2 个疗程	不良反应有：头晕、恶心、食欲下降，偶有心慌、胸闷，无须处理，停药可消失
	蒿甲醚	口服，6mg/kg，接触疫水后 1~2 周内服用，以后每半月服用一次停止接触疫水后继续服 1~2 次	一般为高危人群预防用药
皮质类固醇	甲泼尼龙	静脉滴注，15~20mg/kg，最大剂量 1g，持续 5~7d；然后口服泼尼松 2~6 周	与吡喹酮联合使用；注意缓慢减量
	泼尼松	口服，1~1.5mg/(kg·d)，连续 3 周	
抗癫痫	左乙拉西坦	口服，500mg/次，每日 2 次	选择非肝代谢抗惊厥药物
脱水药物	20% 甘露醇	静脉滴注，0.25~2g/kg，配制成 15%~25% 浓度于 30~60min 滴完	—
术后管理	吡喹酮	口服，20mg/(kg·d)，连续 6d	—
	地塞米松	口服，10mg/kg，连续 14d	—

作者：周芝文

审稿：邹永明

参考文献

第十章 颅内肿瘤

第一节 颅内肿瘤

颅内肿瘤（intracranial tumor）是指生长于颅腔内的肿瘤性病变，由颅内各种组织原发形成的肿瘤称为原发性颅内肿瘤，从身体其他部位转移或延伸生长至颅内的肿瘤称为继发性颅内肿瘤。按照肿瘤生物学行为划分，也可分为良性颅内肿瘤和恶性颅内肿瘤。

根据2021年（第五版）《WHO中枢神经系统肿瘤分类》，中枢神经系统肿瘤被分为12类，包括胶质瘤、胶质神经元肿瘤和神经元肿瘤（成人型弥漫性胶质瘤、儿童型弥漫性低级别胶质瘤、儿童型弥漫性高级别胶质瘤、局限性星形细胞胶质瘤、胶质神经元和神经元肿瘤、室管膜肿瘤）、脉络丛肿瘤、胚胎性肿瘤、松果体肿瘤、颅神经和椎旁神经肿瘤、脑膜瘤、间叶性非脑膜皮肿瘤、黑色素细胞肿瘤、血液和淋巴肿瘤、生殖细胞肿瘤、鞍区肿瘤、中枢神经系统转移性肿瘤。

诊断

一、诊断流程

患者存在临床症状，结合病史和体格检查，对是否存在颅内肿瘤做出初步判断，再选择合适的辅助检查，进一步评估颅内肿瘤，做出肿瘤的定位诊断（肿瘤部位和周围结构关系）、定性诊断（肿瘤性质及其生物学特性）及鉴别诊断（图10-1-1）。

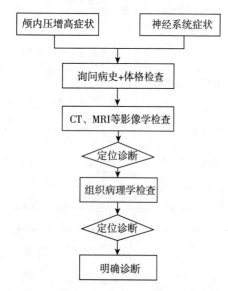

图10-1-1 颅内肿瘤诊断流程

二、问诊与查体

接诊时应详细询问病史，对于一些特征性症状应重点关注，应注意部分患者来诊时可能已有肿瘤导致的精神改变，此时病史采集可以让家属在旁协助。

因各肿瘤的性质、发生部位、体积大小、生长速度等存在差异，不同肿瘤的具体临床表现不尽相同，主要临床表现可以分为颅内压增高和神经系统定位2类。

（一）颅内压增高

颅内压增高主要是由肿瘤占位效应、瘤周脑水肿以及脑脊液循环受阻导致的，是颅内肿瘤患者的常见临床症状，也是大多数患者来院就诊的主要原因。头痛、呕吐及视乳头水肿是颅内压增高的三大主征。头痛多为持续性胀痛，常于晨起、咳嗽、用力排便后加重，剧烈头痛时可伴有喷射性呕吐的发生，以清晨多见，所有颅内肿瘤均可引起呕吐，多呈喷射性，常不伴有明显的恶心，呕吐物多为胃内容物。其中肿瘤位于后颅窝的患者可能较早出现呕吐，儿童和老年患者的呕吐可不明显，这可能与儿童颅内压增高后颅缝分离、老年人脑萎缩颅内空间稍大有关。视乳头水肿属于颅内压增高的继发体征，水肿早期常无明显视力减退或仅为一过性视力下降，水肿持续时间较长时会导致视乳头萎缩，出现视力减退、视野向心性缩小甚至失明。三大主征可同时出现，也可以其中一项为首发，颅内压增高如持续存在或突发急剧增高可能会导致脑疝发生，严重威胁患者生命安全。

（二）神经系统定位

神经系统功能异常是由肿瘤直接刺激、压迫和破坏颅内组织结构所致，其临床表现因肿瘤位置不同存在差异，一般认为较早出现的症状、体征具有定位意义。

1. 刺激症状　颅内肿瘤患者癫痫（瘤性癫痫）的发病率为30%～50%，部分患者以此为首发症状来诊。生长缓慢的颅内肿瘤（如低级别胶质瘤、脑膜瘤、胚胎发育不良性神经上皮肿瘤等），其癫痫发生率明显高于迅速生长的颅内肿瘤（如胶质母细胞瘤）。瘤性癫痫的发病还与肿瘤部位和数量有关，癫痫大发作常见于额叶肿瘤，局灶性发作常见于中央区或顶叶肿瘤，颞叶肿瘤可表现为伴有幻嗅的精神运动性发作。成年人无明显诱因突发癫痫，尤其是局灶性癫痫应警惕颅内肿瘤可能。脑电图检查有助于判断肿瘤位置。

2. 压迫和破坏症状　肿瘤侵及脑神经或功能区时会出现相应的异常症状。蝶鞍部肿瘤可压迫视神经和视交叉，引起视力减退、视力障碍、视神经萎缩及视野缺损；小脑蚓部肿瘤会引起共济失调、眼球震颤、肌张力减低等症状；额叶肿瘤常有精神症状；顶叶肿瘤可有感觉障碍；枕叶肿瘤可能导致视觉障碍；脑干肿瘤可出现交叉性麻痹；延髓肿瘤可能引起声音嘶哑、进食呛咳及咽反射消失等症状。

3. 其他表现　儿童患者有颅内增高时，可能出现前囟膨隆、头围增大和骨缝分离现象，叩诊时可因脑积水出现破罐音（麦克尤恩征）。颅内压急剧增高时可出现血压上升、脉搏减慢、呼吸频率减慢或不规律的现象，称为库欣反应（cushing response），亦常见于儿童患者。

三、辅助检查

（一）优先检查

1. 头颅计算机断层扫描（CT）　头颅CT扫描是目前应用最广泛的无创颅内肿瘤检查项目，对肿瘤的定位诊断有重要价值。CT扫描成像所需时间短且密度分辨率高，根据肿瘤与颅内正常组织结构之间的密度差异，可以获得肿瘤部位、大小、数目、血供、与周围结构解剖关系等重要信息，也可明确肿瘤周围正常组织受压水肿、坏死、移位、受侵等情况。

实质性肿瘤通常表现为高密度占位性病变，但也有部分肿瘤呈等密度或低密度病变。对比增强CT扫描可以使颅内结构对比更加明显，提高诊断准确率，也可以了解肿瘤血供及其对血脑屏障的破坏情况，还可为部分肿瘤的定性诊断和分期提供帮助。

螺旋CT三维重建、分割成像、CT脑血管造影以及脑CT静脉成像技术等有助于肿瘤的诊断和术前评估。CT灌注成像是一种功能性成像方法，可以定量测量肿瘤微血管内的血流灌注情况，反映肿瘤的血流动力学信息，为肿瘤的诊断、鉴别诊断、治疗及预后评估提供有价值的影像学信息。

2. 头颅磁共振成像（MRI）　MRI的软组织分辨力强于CT并且能够多方位成像，可以为临床医生提供更多影像学信息，逐渐成为颅内肿瘤首选的影像学检查方法。

MRI常规成像序列能真实显示肿瘤的形态学特点，提供清晰的解剖图像，更好的做到肿瘤定位诊断。对比增强MRI扫描可以提高肿瘤的显著性，进而发现MRI平扫影像上呈阴性或易被忽视的病变。

MRI特殊序列成像技术包含了多种功能和代谢成像方法，如弥散加权成像（DWI）、灌注加权成像（PWI）、磁共振频谱（MRS）及血氧水平依赖法功能成像（BOLD - fMRI）等，从不同方面描述了肿瘤的功能和代谢状况，很好地补充了形态学诊断的不足，对部分肿瘤可以做到定性诊断，还可以为制订手术计划提供重要指导。

但是MRI对骨皮质和钙化等的显示能力不如CT，且检查时间长、费用偏高，一些急症患者和有幽闭恐惧症的患者配合摆位比较困难。

3. 组织病理学检查　立体定向活检术及开放活检术是颅内肿瘤常用的活检技术，通过活检获取肿瘤组织进行病理检测，明确肿瘤性质，指导临床治疗方法的选择，是肿瘤诊断的金标准。不同类型肿瘤的镜下表现不尽相同，例如，弥漫性星形细胞瘤主要表现为瘤组织内有大量增生的胶质纤维，罕见有丝分裂，轻度核异形；胶质母细胞瘤可表现为瘤内有大片出血灶和坏死灶，瘤组织内细胞丰富，有明显核异质，多见核分裂，瘤细胞大，血管内皮细胞增生，可见大量的不成熟血管；髓母细胞瘤表现为瘤组织内细胞密集、细胞小、胞质少、核深染、核分裂多见，多数肿瘤中有"假菊形团"结构。

（二）可选检查

1. 生化和内分泌学检查 可以为一些肿瘤的定性诊断提供依据。如垂体腺瘤常进行 24h 尿 17 - 羟皮质类固醇、17 酮 - 类固醇测定，还需进行泌乳激素、促肾上腺皮质激素、促甲状腺激素、生长激素和生化检查等。生殖细胞瘤患者促绒毛膜性激素、甲胎蛋白可能异常增高，对肿瘤诊断有参考意义。

2. 腰椎穿刺及脑脊液检查 不作为常规检查手段，因颅内压增高时行腰椎穿刺可能有诱发脑疝的风险，尤其是肿瘤位于后颅窝的患者，选择行此操作要非常慎重。

3. 正电子发射计算机断层扫描（PET） 通过注射能发射正电子的同位核素，如 ^{11} 碳（^{11}C）、^{13} 氮（^{13}N）、^{15} 氧（^{15}O）和 ^{18} 氟（^{18}F）等标记的物质如葡萄糖（^{18}F - FDG）、氨基酸（如蛋氨酸 ^{11}C - MET）或核苷酸来实施检查，反映人体代谢和功能，可早期发现肿瘤，判断肿瘤恶性程度。但其空间定位较差，与 CT 或 MRI 结合应用可以弥补此项不足，PET - CT 及 PET - MRI 综合了 PET 对功能、代谢状况的高敏感度以及 CT 或 MRI 的高空间分辨率优势于一体，有助于早期诊断颅内肿瘤，还可协助判断原发、转移或复发肿瘤。但 PET 检查花费较高，一般不作为优先检查进行推荐。

（三）新检查

免疫组织化学（IHC）检测和基因检测：明确肿瘤分子分型和基因突变情况使肿瘤的诊断更加准确，对肿瘤的精准、个体化治疗及判断预后有重要价值。随着肿瘤分子生物学研究的逐步深入，已有越来越多的分子诊断标记物被发现。例如，异柠檬酸脱氢酶（IDH）基因突变是脑胶质瘤最为重要的诊断性和预后性标记物之一，在各个级别的脑胶质瘤中均有诊断及预后价值，存在该基因突变的患者

预后明显优于该基因野生型的患者；1p/19q 杂合性缺失的胶质瘤患者对 PCV 化疗方案的有效率较高，预后也较好；受体酪氨酸激酶（RTKs）包括表皮生长因子受体（EGFR）、血管内皮生长因子受体（VEGFR）、成纤维细胞生长因子受体（FGFR）等，小分子蛋白激酶抑制剂可靶向抑制关键靶点，通过促进肿瘤细胞凋亡、降低肿瘤细胞活力及侵袭能力等机制发挥特异性抗肿瘤作用；O^6 - 甲基鸟嘌呤 - DNA - 甲基转移酶（MGMT）启动子甲基化，MGMT 低活性或低表达，预示肿瘤对烷化剂如替莫唑胺较为敏感，预后也较好。

四、诊断及其标准

接诊时应详细询问病史，对于一些特征性症状应重点关注，应注意部分患者来诊时可能已有肿瘤导致的精神改变，此时病史采集可以让家属在旁协助。查体包括全身一般查体和神经系统查体，要做到全面仔细，并注意人文关怀。综合临床资料进行客观的综合分析，对是否患有颅内肿瘤做出初步判断。再根据病史和神经系统查体的提示选择合适的辅助检查，分析肿瘤的部位、大小、性质、发展方向以及对周围结构的累及程度，做出肿瘤的定位诊断（肿瘤部位和周围结构关系）、定性诊断（肿瘤性质及其生物学特性）及鉴别诊断。

五、鉴别诊断

对于成人新发或者持续存在的神经系统症状，如：颅内压增高、神经功能异常、癫痫或精神改变，行 CT 或 MRI 检查提示颅内占位，在考虑原发性颅内肿瘤的同时，还应该与颅内炎症性病变（如脑脓肿）、原发性癫痫、脑血管意外事件（脑出血、脑梗死）、脑寄生虫病、转移瘤相鉴别（表 10 - 1 - 1）。

表 10 - 1 - 1　颅内肿瘤和其他疾病的鉴别诊断

疾病	病史/症状/体征	辅助检查
脑脓肿	常有各种原发性感染病史，如耳源性、鼻源性或外伤性。疾病进程短，起病即可有明显全身症状，如高热、畏寒、脑膜刺激征阳性	血常规示白细胞增多，还可有血沉增快，C - 反应蛋白增加等。但也有患者始终无明显颅内感染症状，只表现为慢性颅内压增高伴或不伴有局灶性神经系统体征，此时临床鉴别诊断常有困难。平扫 MRI 图像显示皮质下单个或多个低密度信号病灶，伴周围明显水肿，与囊变或坏死的颅内肿瘤影像学表现相同或相近，增强扫描可见完整、内壁厚度均一的环状强化，周围有明显不规则的脑水肿和占位效应。DWI 对于两者的鉴别具有重要价值。脑脓肿因脓液黏稠，囊内水分子弥散受限，故表观弥散系数（ADC）值明显下降，DWI 为高信号；颅内肿瘤囊变或坏死区通常仅包含少许坏死细胞碎屑、少量炎性细胞及浆液成分，其 ADC 值及 DWI 信号与脑脊液相似

疾病	病史/症状/体征	辅助检查
原发性癫痫	原发性癫痫起病较早，一般在20岁以前发病，无明显局灶性体征，也没有颅内压增高症状，病程一般较长。颅内肿瘤患者也容易发生癫痫，是常见症状之一，但患者多为成年后无明显诱因突发癫痫，以局灶性癫痫为主要表现，伴有颅内压增高及神经系统体征	脑电图、CT、MRI等辅助检查有助于鉴别诊断，影像学检查可见颅内占位
脑血管意外事件	发生脑出血和脑梗死的患者一般为老年人，通常伴有高血脂、高血压、糖尿病、动脉硬化等基础疾病。常为急性起病，发病前无明显前驱症状，发病后可有意识障碍、偏瘫、偏盲、偏身感觉障碍、失语等神经系统症状，可能导致颅内压增高，甚至发生脑疝，但眼底视乳头水肿少见	快速完善影像学检查一般可以做出诊断。但有些起病隐匿的脑梗死需要在影像学上与低级别星形细胞瘤鉴别；高血压性脑出血需要同肿瘤卒中鉴别
脑寄生虫病	脑寄生虫病包括脑血吸虫病、脑囊虫病、脑包虫病及脑肺吸虫病等，发病多因既往有疫区或感染源接触史。患者常有抽搐、头痛或颅内压增高症状	可以通过大便检查、虫卵孵化、痰液检查和血清及脑脊液的特殊补体结合试验进行鉴别。脑囊虫病患者可有便绦虫或有皮下结节存在，大便发现寄生虫卵、血清或脑脊液中有特异性抗囊尾蚴抗体或囊尾蚴抗原、皮下结节活检阳性可明确诊断。CT或MRI检查可发现颅内多发散在圆形或椭圆形、大小不等的局灶性囊肿，囊内有小结节，病灶周围可有轻度水肿
脑转移瘤	既往有其他部位肿瘤病史，近期出现颅内压增高症状或神经系统症状，应考虑出现了颅内转移	转移灶表现与原发肿瘤性质有关，大部分脑转移瘤是多发病变，也可有单发转移灶，病变多位于灰白质交界处，大小不等，瘤周水肿严重程度不一。CT扫描可见边界清楚的圆形、低密度的肿块影，增强后可有不均匀强化

六、　误诊防范

老年人多存在脑萎缩，颅内空间相对增大，肿瘤发生时颅内压增高不明显易误诊。儿童肿瘤患者颅内压增高后可致颅缝分离，也会导致相关症状表现不明。

颅内肿瘤的某些表现可与其他疾病症状十分相似，从而导致误诊。例如，恶性胶质瘤瘤内出血、癌肿栓塞、垂体腺瘤的出血性梗死等表现与急性脑血管病相似；恶性胶质瘤的软脑膜浸润、脑膜瘤以脑膜刺激征为突出症状时，可能误诊为脑膜炎；仅引起癫痫发作的良性星形细胞瘤可因症状不典型以及CT无异常发现，导致鉴别诊断上的困难。

有些疾病，如脑脓肿、颅内血肿、脑寄生虫等，也可表现为颅内占位；脑蛛网膜炎、良性颅内压增高等也有颅内压增高症状；血管性头痛表现为头痛、呕吐，也可出现神经系统症状。视神经乳头炎的充血和乳头隆起可能误认为视乳头水肿。

通过详细病史询问、全面的体格检查以及合适的辅助检查，综合分析后可对多数患者做出正确诊断。

➡ 治疗

一、　治疗流程

首先是一般治疗，应对患者现有症状进行对症治疗，以保证后续治疗手段能够顺利实施。目前针对颅内肿瘤的治疗主要是以外科手术、放射治疗及化学药物治疗为主的综合治疗，近些年来，免疫治疗、靶向治疗等新的治疗手段逐渐开始应用，也取得了一定疗效。在颅内肿瘤患者的诊疗过程中，不仅要遵循不同颅内肿瘤的诊疗规范，还要根据肿瘤患者自身的临床特点，以及肿瘤生物学行为和基因遗传学背景的不同，给予患者个体化的治疗决策（图10-1-2）。

二、　治疗原则

治疗采取个体化综合治疗的原则，根据患者身体状况及现有临床资料，合理应用各种治疗手段，争取最大程度根治、控制肿瘤，改善患者生活质量，延长生存时间。

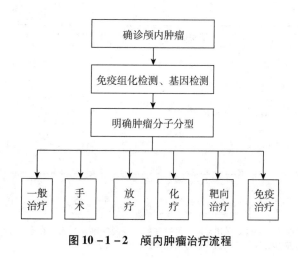

图 10-1-2 颅内肿瘤治疗流程

三、 治疗细则

（一）一般治疗

临床一般治疗包括脱水降颅压、抗癫痫药物治疗、纠正内分泌紊乱和代谢异常、支持治疗等。应用糖皮质激素降低颅内压时要警惕可能发生的不良反应，尽量使用低剂量激素，并尽可能缩短使用时间，激素减量时要逐步减量，避免引起脑水肿的反弹。根据美国神经病学协会（AAN）2000 年发布的实践指南，不建议对新诊断颅内肿瘤、无癫痫发作的患者预防性应用抗惊厥药物，如果已开始服药，建议在手术后一周停用这些药物。对于存在癫痫症状的患者，需要予以抗惊厥药，具体药物治疗见相关章节内容，部分抗惊厥药物与抗肿瘤药物之间可能存在相互作用，选择时应注意。卡马西平、苯巴比妥、苯妥英钠等酶诱导药物会刺激细胞色素 P450 酶系统的能力，导致各种化疗药物的代谢显著加速，如紫杉醇和伊立替康等，还会降低糖皮质激素的疗效。

（二）手术治疗

外科手术可以切除肿瘤、降低颅内压、解除肿瘤所致的压迫症状，包括完全切除、次全切与部分切除、减压性手术与分流手术、立体定向活检等手术方式。

1. 完全切除 是颅内肿瘤最基本、最有效的治疗手段，应在保证生命安全和功能保留的前提下完全切除肿瘤。肿瘤能否完全切除取决于肿瘤的性质和所在位置，一般良性肿瘤和分化好的胶质瘤会争取完全切除。一般颅内肿瘤可以做到完全切除的有脑膜瘤、听神经瘤、垂体微腺瘤、血管网状细胞

瘤、先天性肿瘤和少数胶质瘤。

2. 次全切与部分切除 当存在肿瘤所在部位受限、肿瘤呈浸润生长或边界不清、肿瘤累及重要功能区或生命中枢等情况时，无法做到完全切除肿瘤，只能最大限度的进行切除，同时尽量保持周围脑组织结构和功能的完整，避免严重手术并发症的发生。

3. 减压性手术与分流手术 有颞肌下减压术、枕下减压术、去骨瓣减压术、眼眶减压术（肿瘤累及颅眶部位）和脑脊液分流术等，手术主要目的是降低颅内压，减轻临床症状。

4. 立体定向活检 肿瘤位于脑干、基底节区等部位时无法手术切除，但需要鉴别肿瘤性质，可以在 CT/MRI 引导下行立体定向穿刺活检明确诊断。

（三）放射治疗

放射治疗的应用范围包括：颅内肿瘤切除术后防止肿瘤复发或中枢神经系统内播散以及未能全切的肿瘤；肿瘤位于脑深部或累及重要结构，估计手术不能切除或手术可能导致原有症状加重的肿瘤；存在手术禁忌证或拒绝接受手术治疗的患者。恶性颅内肿瘤术后辅助放疗应在 2～4 周左右尽快开始。

具体放疗靶区勾画、剂量及联合化疗方案见肿瘤相关章节。

其中对放疗高度敏感的肿瘤，例如生殖细胞瘤也有可能仅通过放疗获得良好的生存。视神经胶质瘤经确诊后单独应用放疗，可在较长时期内缓解症状。

放疗过程中不可避免地会出现正常脑组织的损伤，根据脑损伤出现时间，可分为急性放射反应、亚急性放射反应（早期迟发性脑损伤）、迟发性放射性脑损伤。

1. 急性放射反应 放疗开始至放疗结束后 1 个月出现相应症状。大多数患者在放疗初期症状表现为头痛、恶心、呕吐、记忆力减退等，严重者可迅速发展至意识障碍、定向障碍、共济失调等明显神经系统症状，部分患者可在数日内出现昏迷并死亡。

2. 亚急性放射反应（早期迟发性脑损伤） 常于放疗结束后 1～6 个月出现症状，可表现为嗜睡、恶心、呕吐、易怒、记忆力减退等，也可表现为一过性的疲劳感或局部神经系统症状的恶化，可见嗜睡综合征、脑干脑炎、肿瘤假性进展等临床亚型。

3. 迟发性放射性脑损伤 一般于放疗结束 6 个

月后出现症状，是放射性脑损伤最常见的临床类型，又称晚发性放射性脑损伤，常见于脑部受照剂量大于 50Gy 者。患者出现临床症状时要及时给予对症治疗。

目前常用的放疗方法有：三维适形放射治疗（t3D–CRT）、调强放射治疗（IMRT）、图像引导放射治疗（IGRT）、螺旋断层调强放射治疗（TO-MO）、立体定向放射治疗（SRT）、质子和重离子治疗等。

（四）化学药物治疗

按照化疗药物的作用原理可以分为六大类，包括细胞毒素类（烷化剂类）、抗代谢类、抗肿瘤抗生素类、生物碱类、激素类及其他类药物。颅内肿瘤化疗常用的卡莫司汀（BCNU）、洛莫司汀（CC-NU）、替莫唑胺（TMZ）均属于烷化剂类药物，通过抑制 DNA 合成来发挥作用。抗代谢类药物如甲氨蝶呤（MTX）、阿糖胞苷（Ara–C）、氟尿嘧啶（5–FU）对核酸代谢物与酶结合反应有竞争作用，影响和阻断核酸合成。生物碱类药物主要是干扰细胞内纺锤体形成，使细胞停留在有丝分裂中期，例如长春新碱、长春碱等。

（五）肿瘤治疗电场（TTF）

TTF 是一种以生物电场为基础的无创治疗手段，应用一定频率和强度的交替电场来选择性地紊乱肿瘤细胞的有丝分裂，通过抑制肿瘤细胞增殖、转移和增加肿瘤对化疗药物的敏感性来发挥抗肿瘤作用。有研究显示 TTF 联合替莫唑胺治疗对于胶质母细胞瘤患者的疗效显著，而且降低了替莫唑胺的不良反应。因此，在 2015 年 FDA 赞成 TTF 联合替莫唑胺治疗新诊断的胶质母细胞瘤患者。

（六）分子靶向治疗及免疫治疗

分子靶向治疗是指在细胞分子水平上，针对已经明确的致癌位点来设计相应的治疗药物。药物进入人体后会特异性的选择致癌位点结合并发挥作用，使肿瘤细胞特异性死亡。如表皮生长因子受体（EGFR）抑制剂厄洛替尼、吉非替尼、拉帕替尼等；血管内皮生长因子受体（VEGFR）抑制剂贝伐珠单抗等；雷帕霉素靶蛋白（mTOR）通路抑制剂西罗莫司、坦西罗莫司、依维莫司等。

免疫治疗是指通过药物调动机体各种积极防御因素，提高机体免疫力，通过免疫杀伤机制达到治疗肿瘤的目的。免疫治疗在颅内肿瘤的综合治疗中是一种补充治疗手段，可以清除术后微小转移灶和隐匿灶，预防肿瘤的转移和复发。目前颅内肿瘤的免疫治疗主要集中在肿瘤疫苗、双抗（PD–1 + TGF–β）以及联合治疗（如 PD–1 联合抗血管生成）等方面。

作者：张馨元
审稿：魏礼洲

参考文献

第二节 神经胶质瘤

神经胶质瘤是由大脑胶质细胞癌变所产生、最常见的原发性颅内肿瘤之一，是起源于脑神经胶质细胞的肿瘤，包括星形胶质细胞、少突胶质细胞和室管膜细胞等，具有增殖快、分化差、侵袭性强、术后易复发、高病死率和低治愈率的特点。

世界卫生组织（WHO）根据其生物学的恶性程度分为 Ⅰ～Ⅳ 级，其中第 1 级与第 2 级统称为低级别胶质瘤，第 3 级与第 4 级统称为高级别胶质瘤。在第 4 级别胶质瘤中，最常见的类型是胶质母细胞瘤。

现在 WHO 分类推荐避免使用这些术语，因其覆盖了不同类型的肿瘤，其中大多胶质瘤在生物学特性、治疗方案和预后上有着较为明显的差异。对于 1 级和 2 级胶质瘤，目前的分类方案为区分弥漫性胶质瘤（如 2 级弥漫性星形细胞瘤和少突胶质细胞瘤）与界限更清楚的星形细胞瘤（如 1 级毛细胞型星形细胞瘤）。此外，目前已明确 3 级和 4 级肿瘤的病程可明显不同，包括治疗效果。

从 2016 版 WHO 分类方案开始，胶质瘤的分类不仅基于组织病理学表现，还基于非常明确的分子学参数。纳入分子学特征对星形细胞瘤和少突胶质细胞瘤分类的影响最明显，根据生长方式、行为和共同的异柠檬酸脱氢酶（IDH）基因状态，这两类肿瘤现在被合并为一类，称为弥漫性胶质瘤，是最常见的神经胶质瘤类型。

O^6 – 甲基鸟嘌呤 – DNA 甲基转移酶（MGMT）基因启动子的甲基化检测是评估脑肿瘤表观遗传现象的一种有力方法，可联合组织学和标准遗传学方法来对脑肿瘤进行分类，可能在将来改进脑肿瘤的分类。WHO 新分类方法于 2021 年发布，纳入了其他分子学方法。

1. 成人型弥漫性胶质瘤

（1）IDH 突变型星形细胞瘤：根据形态学特征和分子标志物分为 Ⅱ、Ⅲ、Ⅳ 级。Ⅳ级星形细胞瘤需具备微血管增生和（或）坏死，或 CDKN2A/B 纯合缺失。

（2）IDH 突变且 1p/19q 共缺失型少突胶质细胞瘤：分为 Ⅱ级和Ⅲ级。Ⅲ级少突胶质细胞瘤具有高有丝分裂活性、微血管增生和（或）坏死。

（3）IDH 野生型胶质母细胞瘤：定义为Ⅳ级，需具备特定的分子改变，如 EGFR 扩增、+7/−10 细胞遗传特征或 TERT 启动子突变。

2. 儿童型弥漫性胶质瘤 基于其分子病理学和预后差异又进一步分为低级别和高级别胶质瘤，以及局限性星形细胞瘤。

诊断

一、诊断流程

对于疑似神经胶质瘤的患者，应采集患者病史并进行体格检查（尤其是神经功能检查），以评估患者是否存在肿瘤相关症状及神经功能障碍。影像学诊断主要依靠头颅计算机断层扫描（CT）及头颅核磁共振成像（MRI）检查等影像学诊断。目前，已有一些新的 MRI 序列在临床上得到应用，并对提高诊断水平及判断预后有重要意义，如磁共振灌注成像（PWI）、磁共振波谱成像（MRS）、磁共振弥散加权成像（DWI）、弥散张量成像（DTI）和功能磁共振成像（fMRI）等。除 CT 和 MRI 外，核医学影像在神经胶质瘤诊断方面也发挥了重要作用：正电子发射计算机断层显像（PET）和单光子发射计算机断层成像术（SPECT）对于鉴别神经胶质瘤的复发与放射性坏死有一定帮助。但是神经胶质瘤的最终诊断需通过肿瘤切除术或活检术获取标本进行病理学诊断加以明确。

二、问诊与查体

神经胶质瘤的症状和体征取决于病变的位置和大小，与其他原发性和转移性脑肿瘤引起的症状和体征相似。患者通常表现为在数日至数周内进展的进行性神经系统症状（表 10 – 2 – 1、表 10 – 2 – 2）。

表 10 – 2 – 1　神经胶质瘤的临床表现

临床表现	备注
头痛 （50%～60%）	（1）是颅内压增高的表现之一，通常由于肿瘤压迫或牵拉大脑疼痛敏感结构如神经、血管以及硬脑膜所引起 （2）多表现为晨醒、咳嗽和大便时加重，呕吐后可暂时缓解
癫痫发作 （20%～50%）	部分患者以癫痫作为首发症状，瘤性癫痫的发生和发作类型与肿瘤部位相关，如运动功能区的胶质瘤相关癫痫的发生率高达90%，多为局灶性发作
局灶性神经系统症状	（1）记忆丧失、运动肌无力、视觉症状、语言缺陷、认知和人格改变（10%～40%）等 （2）神经功能障碍由肿瘤直接刺激、压迫以及破坏脑神经所致，可分为破坏性症状和压迫症状

表 10 – 2 – 2　神经胶质瘤的神经功能障碍

类型	内容
破坏性症状	因胶质瘤侵袭脑组织所致。当肿瘤在中央前后回，可发生一侧肢体运动和（或）感觉障碍；额叶的肿瘤则常伴随精神障碍；枕叶的肿瘤可导致视野障碍；当胶质瘤侵袭顶叶下部角回和缘上回时，可出现失算、失读、失用及命名性失语等症状；当肿瘤侵及下丘脑时表现为内分泌障碍；当胶质瘤累及小脑也会伴随出现小脑特有症状，如小脑蚓部受累肌张力减退及躯干和下肢共济运动失调，小脑半球受累则同侧肢体共济失调；脑干的神经胶质瘤表现为交叉性麻痹

续表

类型	内容
压迫症状	压迫功能脑区或十二对脑神经会出现相应的功能障碍，患者早期出现的脑神经症状具有有定位价值。胶质母细胞瘤比低级别胶质瘤更常伴局灶性神经系统缺陷，而前者以癫痫发作为主诉症状的概率低于后者；大肿瘤可能导致明显水肿、占位效应和颅内压增高；极少数情况下，高级别胶质瘤可出现脑膜播散；脑膜胶质瘤病的主诉症状有背痛（伴或不伴神经根症状）、神志改变、脑神经麻痹、脊髓病变、马尾综合征、头痛及有症状的脑积水

三、辅助检查

（一）优先检查

1. 头颅 CT　CT 可显示神经胶质瘤病变组织与正常脑组织的密度差值，如钙化、出血和囊性变等特征性密度影。可用于怀疑有脑部病变的患者。头颅 CT 可见低密度与等密度混合的病灶影，中央可见高密度出血区，周围脑组织呈大片低密度水肿区，界限不清。CT 简单易行，可初步判断占位病变性质，在探测病灶钙化、出血方面有较大的优势。但是只可作为初步检查，需进一步行 MRI 进行诊断。

2. 头颅 MRI　相较于头颅 CT，头颅 MRI 在诊断脑肿瘤方面具有更高的敏感度和特异度。常用检查序列包括 T_1 加权磁共振平扫、T_2 加权磁共振平扫、增强后 T_1 加权 MRI、增强后 T_2 - FLAIR MRI、DWI 等。头颅 MRI 可见：高级别胶质瘤 T_1 加权成像通常呈低信号，使用造影剂后增强不均匀，在 T_1 加权像上肿瘤强化可以与周围水肿的低信号相区分，血管源性水肿很常见，在 T_2 - FLAIR 上呈白质高信号异常，胶质母细胞瘤通常呈现出沿肿瘤边缘的较厚强化，中央不强化，提示中央坏死或囊性变；低级别胶质瘤通常呈 T_2/FLAIR 高信号、累及皮质及皮质下白质的膨胀性病变，血管源性水肿通常不存在，大多数低级别胶质瘤无强化表现，但有无强化并不是肿瘤级别的可靠指标，钙化有时存在且可提示组织学为少突神经胶质瘤，但不具有特异性。MRI 尤其是增强 MRI 能比 CT 更好地显示脑肿瘤的特点，MRI 检查对于胶质瘤的诊断、分级分类、手术规划、预后判断等有重要的临床价值。

3. 组织学诊断　对通过手术或活检获取的肿瘤组织进行处理及显微镜下观察，判断组织细胞水平的形态学改变，以及分子表达的改变。如患者出现以下情况则单行活检：①病变不适合行切除术；

②无法切除有意义的肿瘤组织量；③患者的总体临床状况不允许手术。在其余病例中，最大限度安全切除肿瘤是诊断和治疗的首选初始方法。

镜下可见星形细胞瘤由分化差的肿瘤性星形胞组成，细胞密度高，细胞核细长或不规则、深染，核异型性明显，核分裂象多见，可见大量病理性核分裂象。胞质嗜酸性、呈胶质原纤维酸性蛋白（GFAP）阳性。而少突胶质细胞瘤的细胞核为圆形，常有核周空晕、钙化和纤细的分支状血管。所有这些肿瘤都可有明显的区域异质性，应根据最具间变性特征的区域进行组织学分级。可进一步行分子检测以明确胶质瘤的分子特征，对准确诊断、判断预后和治疗至关重要。组织学诊断对诊断神经胶质瘤至关重要，是肿瘤诊断的金标准。

（二）可选检查

1. 多模态 MRI 检查　包括 DTI、fMRI、PWI、MRS 等核磁序列。高级别胶质瘤的 PWI 常显示血流量和血容量增加以及通透性增加的证据。MRS 中 Cho 和 Cho/NAA 比值升高，与肿瘤级别正相关。DTI 可在术前确定受累和正常的脑部区域并进行脑功能定位，从而更好地确定肿瘤体积并尽可能减小功能（如言语和运动）区的手术损伤。术前 fMRI 可定位运动皮质等皮质功能区。多模态 MRI 可提供肿瘤的血流动力学、代谢、神经纤维组织受累状况和皮质功能区等信息，对于脑胶质瘤的鉴别诊断、确定手术边界、预后判断、监测治疗效果及明确有无复发等有重要意义。

2. PET　对于常规 CT 以及 MRI 仍不能鉴别的颅内病变，可考虑行 PET 检查，进一步鉴别是否为胶质瘤。神经胶质瘤通常显示氟脱氧葡萄糖摄取增加，可显示肿瘤的代谢活性。

（三）新检查

关键分子检测技术：可检测相关基因突变。针对胶质瘤最常见 IDH 突变 IDH1 R132H 的免疫组织化学（IHC）检测可检出胶质瘤中 90% 左右的 IDH 突变。若 IDH1 R132H 突变 IHC 检测呈阴性，则应优先对所有 3 级胶质瘤患者和较年轻（<55 岁）的疑似胶质母细胞瘤患者行 IDH1 和 IDH2 测序，因为 IDH 突变型与野生型肿瘤的区分会影响预后判断，也是整合诊断的关键。所有具有少突胶质细胞瘤组织病理学特征的肿瘤均需行 1p/19q 共缺失检测。对 2 级和 3 级（间变性）少突胶质细胞瘤进行整合诊

断，需确证存在 1p/19q 共缺失以及 IDH1 或 IDH2 突变。在 IDH 突变型胶质瘤中，周期蛋白依赖性激酶抑制剂 2A/B（CDKN2A/B）纯合性缺失是一种不良的预后标志，无论组织学特征如何，其均可确定肿瘤为较高级别。若胶质母细胞瘤的样本量足够，则还应检测 O^6 - 甲基鸟嘌呤 DNA 甲基转移酶（MGMT）启动子甲基化状态。虽然该检测不是诊断所需的，但其结果有助于判断预后且能预测患者对烷化剂化疗的反应。不同的基因突变提示肿瘤对放化疗的敏感性以及不同的预后。

四、 诊断及其标准

（一）诊断标准

1. 临床症状 包括头痛、颅内压增高、神经功能及认知功能障碍和癫痫发作等症状。

2. 影像学诊断 ①CT：可提供脑胶质瘤病变组织与正常脑组织的密度差值；②常规 MRI：可提供脑胶质瘤出血、坏死、水肿组织等的不同信号强度差异、占位效应以及病变的侵袭范围等信息；③弥散加权成像（DWI）、磁共振弥散张量成像（DTI）、磁共振灌注成像（PWI）、磁共振波谱成像（MRS）、功能磁共振成像（fMRI）等：可提供肿瘤的血流动力学、代谢、神经纤维组织受累状况和皮质功能区等信息，对于脑胶质瘤的鉴别诊断、确定手术边界、预后判断、监测治疗效果及明确有无复发等具有重要意义，是形态成像诊断的一个重要补充；④PET - CT：临床诊断怀疑脑胶质瘤拟行活检时，可用 PET 确定病变代谢活性最高的区域。

3. 病理学诊断 通过肿瘤切除或活检获取标本，进行组织和分子病理学检查，确定病理分级和分子亚型。

4. 肿瘤基因组测序的作用 针对癌症样本的二代测序技术的价格已更加亲民，也更为普及，但对胶质瘤样本行常规测序尚未证实有临床益处。

五、 鉴别诊断

神经影像学检查显示的新发脑肿块的鉴别诊断包括肿瘤性和非肿瘤性疾病。在 MRI 上最常与高级别胶质瘤或其他强化肿瘤相混淆的非肿瘤性病变包括亚急性梗死、亚急性出血、血管畸形、感染和非感染性炎症性疾病（表 10 - 2 - 3）。

表 10 - 2 - 3　神经胶质瘤的鉴别诊断

鉴别疾病名	病史、症状与体征的鉴别	辅助检查的鉴别
脑梗死	—	在亚急性期，以皮质为基底的栓塞性梗死常呈现强化。在此阶段成像，可被误诊为高级别胶质瘤或其他脑肿瘤。提示缺血性病因的线索包括脑回样或蛇形强化、位于典型血管区域以及在 MRI 检查前数日或数周有突发症状的临床病史。当成像结果不明确时，在进行活检之前，短期内（4~6 周）复查 MRI 可能有帮助
脑出血	—	脑实质内出血在亚急性期可以出现增强，因此与出血性肿瘤看起来很像。反过来说，在初始成像上肿瘤出血可能很难与非肿瘤性自发出血相鉴别。静脉梗死常伴有出血或水肿，应予以考虑。短期内随访复查 MRI 和临床危险因素有助于区分这两种情况
皮质静脉血栓形成	静脉血栓形成的危险因素包括促血栓形成因素、使用口服避孕药、妊娠、全身性恶性肿瘤、感染和头部损伤	该疾病引起的静脉梗死常伴有水肿或出血，偶尔会很像高级别胶质瘤或转移瘤。如果怀疑静脉梗死，应行磁共振静脉造影
海绵状血管畸形	—	通常该病可通过以下特征与肿瘤相鉴别：在缺乏占位效应或水肿的情况下，梯度回波或磁敏感加权序列显示存在陈旧的血液产物。动静脉畸形可通过 T_2 加权像上明显的流空暗影与肿瘤区分开。诊断和制定治疗策略通常需要进行脑血管造影
细菌性和真菌性脓肿	—	常表现为环形强化病灶，因此与胶质母细胞瘤或脑转移瘤相似，但根据弥散加权 MRI 序列上存在明显的弥散受限以及有感染的临床危险因素或征象，常可以与囊性或中央坏死性脑肿瘤相鉴别。MRS 也可有帮助
中枢神经系统炎性脱髓鞘病变	在急性期可能呈强化，甚至水肿。炎性病因常表现为多个病变或一个以上解剖层面受累（如脑实质和软脑膜）。尤其是存在肿块样脑干病变时，要考虑的较罕见疾病包括视神经脊髓炎谱系疾病、神经 Behcet 综合征和神经系统结节病	如果怀疑有这些疾病，通常需进行腰椎穿刺和脊柱 MRI

续表

鉴别疾病名	病史、症状与体征的鉴别	辅助检查的鉴别
脑内转移性病变	多见于中老年人，有系统肿瘤病史、症状性癫痫伴消瘦者更倾向于颅内转移性病变。脑内转移瘤常以多发肿瘤病变存在，大多位于脑皮层下，大小不等，水肿程度不一，形态多样，大多数为环状或结节样强化影。单发转移瘤常需要与高级别神经胶质瘤鉴别	颅内转移病变的影像学检查中，^{18}F-FDG 代谢活性可低于、接近或高于脑灰质，而其氨基酸代谢活性则常高于脑灰质

治疗

一、治疗流程

目前对于胶质瘤的治疗，包括手术、放疗、化疗、靶向治疗等手段。神经胶质瘤的治疗因肿瘤部位、分型、发现时间、恶性程度等的不同而治疗方式不同。具体的治疗，要综合考虑患者的精神状态、对治疗的预期结果以及肿瘤所处的部位、恶性程度等多种因素，进行综合考虑判断，从而制定个体化综合治疗方案。

二、治疗原则

神经胶质瘤的治疗，建议及早进行以手术为主、放疗、化疗以及其他治疗的综合治疗（表10-2-4）。

表 10-2-4　神经胶质瘤各种治疗方法的基本原则

治疗方法	基本原则
手术治疗	建议在保证安全的前提下尽可能多地切除肿瘤以解除占位征象和缓解颅高压症状。最大手术切除越来越被认为是最好的初始治疗措施。对于肿块较大或有广泛神经系统症状的患者，通常需立即实施手术，目的是明确诊断，并减瘤以缓解症状，为后续综合治疗提供条件
放射治疗	大多数神经胶质瘤采用组合方法治疗，即初次手术后行辅助术后放射治疗和辅助化疗。通常是在明确肿瘤病理后，为覆盖浸润性肿瘤细胞，放疗剂量（常为60Gy）的递送范围包括肿瘤以及放射影像学检查目测正常的边缘组织
化疗	神经胶质瘤中，化疗的作用在近年的研究中也得到了肯定。手术后应尽早开启化疗，以患者的安全为化疗前提，采用最大耐受剂量的化疗以及合理的化疗疗程，可以获得最佳的治疗效果。化疗疗程中，应注意化疗药物的毒性和患者的免疫力。化疗应选择作用机制不同及毒性不重叠的药物进行联合化疗，减少耐药性的发生率。根据组织病理和分子病理结果，选择适合患者的个体化疗方案。此外，患者可积极参与有效可行的药物临床试验。然而传统的全身系统化疗因剂量大，肿瘤局部浓度低，易造成肝脏损伤及骨髓移植等不良反应，而被迫放弃化疗

三、治疗细则

1. 手术　手术是治疗神经胶质瘤的主要手段，无论患者肿瘤的分级或分子类型，都应尽可能进行手术切除，并尽量把手术对脑组织的损伤降至最低，适应证和禁忌证见表10-2-5。目前临床中常采取新的手术技术，主要有显微外科手术、神经导航手术、术中荧光实时导航下胶质瘤切除术、脑功能区定位等（表10-2-6），为手术的可操作性、安全性和有效性提供了保障。手术中术野的真实性是操作安全的重要保证，有研究表明，通过比较不同式下线性电流距离相关的 iMRI 前后的数据发现，术中的图像失真率为36%，但是与 DTI 相比新技术仍有优越性。在特定的情况下，二者结合可以提高肿瘤切除的安全性。通常术后72h 内行 MRI 扫描对胶质瘤的手术切除区域进行评估。

表 10-2-5　肿瘤切除术适应证和禁忌证

	内容
适应证	（1）CT 或 MRI 提示颅内占位 （2）存在明显的颅内高压以及脑疝征象 （3）存在因肿瘤占位而引起的神经功能障碍 （4）有明确的癫痫发作史 （5）患者自愿接受手术
禁忌证	（1）严重心、肺、肝、肾功能障碍以及复发患者，一般状况差不能耐受手术 （2）其他不适合接受神经外科开颅手术的禁忌证

表 10 - 2 - 6　神经胶质瘤的手术技术

类型	操作方法	优势
显微外科手术	显微手术是指先从神经胶质瘤内吸除肿瘤，然后逐渐向胶质瘤外至脑水肿带或正常脑组织边缘进行胶质瘤"全切"	有时由于脑胶质瘤会累及大脑功能区或者解剖位置较为复杂，手术将难以彻底切除瘤体，手术不当会导致脑重要结构被破坏，出现偏瘫等中枢神经系统疾病，那么采用显微外科手术将有利于神经胶质肿瘤的切除，也会减少脑重要结构被破坏，起到了治疗与保护的效果
神经导航手术治疗	指在神经导航系统的指引下寻找颅内肿瘤，对病灶进行切除	(1) 为手术提供实时精确的定位，将有利于分辨肉眼难以区分的肿瘤组织并全部切除，对正常脑组织的损伤减少到最低限度 (2) 对于深部的胶质瘤，也可以更安全、可靠地到达肿瘤病灶，予以切除。本术式的手术精确性有所提高，缩短手术时间，同时也减少了并发症发生
术中荧光实时导航下胶质瘤切除术	肿瘤荧光导航物质光敏剂，在术前和术中介入时能够产生荧光物质，这些荧光物质顺着血流将会聚集在肿瘤部位，运用荧光手术显微镜，通过荧光物质的聚集可以确定胶质瘤所在位置，而起到指引进一步切除肿瘤的作用	—

2. 放疗　患者接受外科手术切除肿瘤治疗后，如分级为高级别胶质瘤，通常需要进一步进行放射治疗。对于低级别胶质瘤患者，若存在高危因素（例如肿瘤最长径超过 6cm、手术切除不完全等），也应考虑进行放疗。放疗包括常规放射治疗、立体定向放射治疗、适形放疗和精确放疗。对于首次发现的胶质瘤，一般不采用立体定向放疗。对于再次复发的胶质瘤患者，特别是处于功能区肿瘤，有时可以考虑进行立体定向放疗。适形放疗的特点是在射术方向上，照射野的形状与靶区的形状一致，强调适形放疗的每一个射野内诸点的输出剂量率能按要求的方式进行调整以保证靶区内及靶区表面的剂量处相等。

3. 化疗　目前放疗同步联合替莫唑胺（75mg/m^2，6 周）续予 6 个周期替莫唑胺辅助治疗（150 ~ 200mg/m^2，5/28）仍是新诊断胶质瘤患者的标准治疗方案。复发性胶质瘤患者推荐采用剂量密集方案。对病情稳定患者继续使用替莫唑胺超过 6 个周期并未显示可延长生存期，但会使患者面临化疗的持续不良反应和风险。有研究发现，接受超过 6 个周期的替莫唑胺治疗改善了无进展生存，尤其在 MGMT 甲基化肿瘤患者中，但总生存没有差异，即使在 MGMT 甲基化亚组中也如此，替莫唑胺辅助治疗完成数月后复发且肿瘤有甲基化 MGMT 启动子的患者最适合再次替莫唑胺治疗。对于之前没有接受过替莫唑胺治疗的患者，与替莫唑胺标准方案相

比，替莫唑胺强化剂量方案似乎没有优势。在体外和复发的二期临床试验中证实，人源化的抗 VEGF 单克隆抗体贝伐单抗（bevacizumab）可以提高胶质母细胞瘤患者的生活质量。由于存在血脑屏障、肿瘤本身的耐药性等原因，中枢神经系统肿瘤的化疗具有局限性。

4. 其他疗法　基因治疗和免疫治疗，是生物治疗肿瘤的两大手段。

在神经胶质瘤发展过程中，肿瘤基因被过度表达。基因治疗的目的是干预肿瘤基因和替代肿瘤抑制因子，进而对肿瘤的生长进行抑制，目前常用的基因治疗方法包括免疫基因、自杀基因、反义基因和抗肿瘤血管基因，随着技术的不断发展，能够达到治愈肿瘤的目的。

目前针对胶质母细胞瘤的免疫治疗方法包括肿瘤疫苗接种、溶瘤病毒、免疫检查点抑制剂和 CAR - T 细胞治疗等。目前针对神经胶质瘤的免疫治疗仍处于临床前期或临床试验阶段之中，尚未筛选处效果确切的治疗手段。

本质上，神经胶质瘤的免疫治疗一般遵循以下原则：第一，联合治疗；第二，因肿瘤特性而异，选择不同的免疫治疗方案。

联合治疗可以分为不同免疫疗法之间的联合或者免疫治疗与其他疗法的联合。首先，免疫治疗可以和化疗相结合：伊立替康和洛莫司汀与贝伐珠单抗联合使用；表柔比星作为抗生素类抗肿瘤药物，

可以与抗 PD－1 抗体联用；对于 MGMT 基因启动子甲基化的特殊肿瘤类型，GM－CSF 能够诱导高级别肿瘤细胞进入细胞分裂周期，从而可以提高替莫唑胺的疗效。

作者：申慧鑫
审稿：魏礼洲

参考文献

第三节 脑转移瘤

中枢神经系统转移性肿瘤（central nervous system metastases）可分为脑转移性肿瘤和脊髓转移性肿瘤（metastases of spinal cord），脑转移性肿瘤包括脑（实质）转移瘤（brain metastases）和脑膜转移瘤（meningeal metastases），脑膜转移瘤包括柔脑膜及硬脑膜转移。通过脑脊液细胞学检查，可证实大约 50% 的脑实质转移瘤患者合并有脑膜转移。

脑转移瘤是指与系统性原发性肿瘤不连续的，从身体其他部位扩散至脑实质的恶性肿瘤，由来自身体其他部位的癌细胞构成。转移瘤占所有颅内肿瘤的一半以上，是成人最常见的颅内肿瘤。作为全身恶性肿瘤的神经系统并发症，脑转移瘤在中枢神经系统肿瘤中发病率高、预后差。脑转移瘤不仅会因为损伤神经系统导致各种临床症状，严重影响生存质量，还会导致患者生存期明显缩短。

引起成人脑转移瘤的最常见的原发性肿瘤是上皮细胞癌，包括肺癌、乳腺癌、结直肠癌等消化道肿瘤、黑素瘤及肾癌等；而前列腺癌、食管癌、口咽癌及非黑素瘤性皮肤癌等很少转移到脑部。

脑转移瘤的常见原发灶包括肺癌（40% ～ 60%）、乳腺癌（15% ～ 20%）、黑色素瘤（8% ～ 46%）、消化道肿瘤及肾癌等。儿童最常见的脑转移瘤来源是肉瘤、神经母细胞瘤和生殖细胞肿瘤。

▶ 诊断

一、 诊断流程

脑转移瘤的诊断可结合 MDT 诊断方法进行（图 10－3－1、图 10－3－2）。2021 年中国临床肿瘤学会（CSCO）发布的《中枢神经系统转移性肿瘤诊疗指南》强烈推荐每位脑转移患者均接受多学科团队（MDT）诊治模式；MDT 可提供一站式综合诊疗途径，没有任何一种疾病像脑转移瘤一样更需要 MDT，给脑转移瘤患者带来科学全面的指导、还可促进多学科交流。

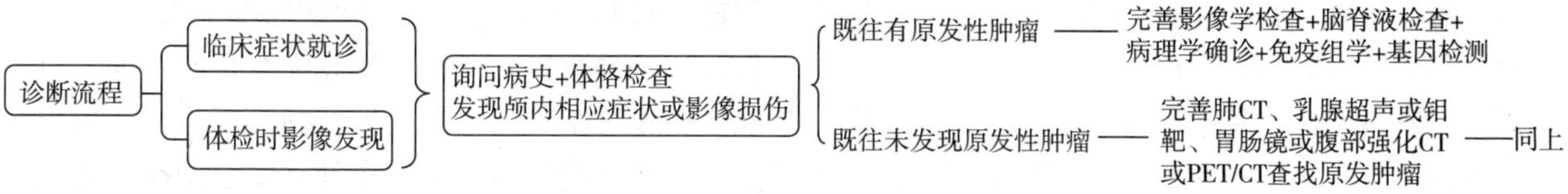

```
诊断流程 ┬ 临床症状就诊 ┐ 询问病史+体格检查
        └ 体检时影像发现 ┘ 发现颅内相应症状或影像损伤
```
既往有原发性肿瘤 —— 完善影像学检查+脑脊液检查+病理学确诊+免疫组学+基因检测

既往未发现原发性肿瘤 —— 完善肺CT、乳腺超声或钼靶、胃肠镜或腹部强化CT 或PET/CT查找原发肿瘤 —— 同上

图 10－3－1 脑转移瘤诊断流程
同上指后续诊断同"既往有原发性肿瘤"诊断流程

二、 问诊与查体

（一）问诊和症状

大多数患者是因为逐步扩大的肿瘤团块本身和其伴发的水肿压迫而出现症状。瘤卒中（瘤内出血）、梗阻性脑积水或肿瘤细胞导致的栓塞也会引起相应症状，但比较少见。

1. 头痛 头痛为最常见的症状，也是最多见的早期症状，40% ～ 50% 的脑转移瘤患者会出现头痛，尤其是多个病灶或颅后窝转移性病灶时。虽然经典的清晨头痛并不常见，但该症状高度提示脑转

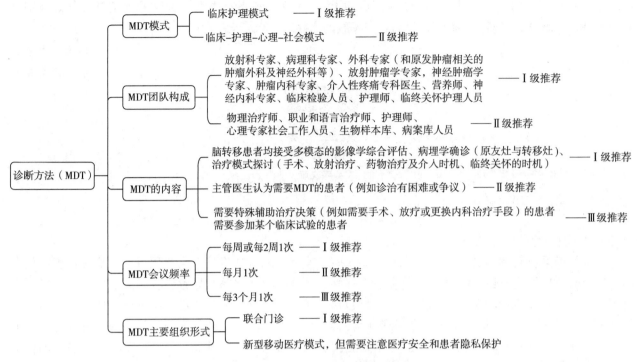

图 10 - 3 - 2　脑转移瘤的 MDT 诊断方法

移瘤。在约半数的患者中，头痛是最严重的症状。患者常开始表现为病变侧局限性头痛或双侧额部，逐渐发展为全脑弥漫性头痛（与脑水肿和肿瘤毒性反应相关），此时头痛剧烈且持续，40% 的患者可能出现恶心或呕吐。增高胸腹内压的动作可能也会加重头痛，如弯腰、咳嗽、打喷嚏或瓦氏动作（强力闭呼动作）。

患者诉有头痛时，提示可能存在脑肿瘤的特征包括：恶心呕吐、头痛特征不同于以往、神经系统检查异常和体位性加重。在疾病晚期患者呈现恶病质时，头痛反而减轻。由脑转移瘤引起的颅内压增高发展迅速者，头痛、伴随的智力改变和脑膜刺激征明显，而视乳头水肿变化不明显。

2. 局灶性神经功能障碍　根据脑转移瘤所在部位和病灶数量，可出现不同症状。

（1）轻偏瘫：常见的有偏瘫（运动区受累）、偏身感觉障碍（顶叶受累），其中轻偏瘫是最常见的主诉，对侧肢体无力的发生率仅次于头痛。

（2）失语：优势大脑半球语言中枢受累，导致失语。

（3）脑神经麻痹症状：脑神经麻痹是由于癌细胞浸润到颅神经根，最常见的是视神经受累，还有Ⅲ、Ⅳ、Ⅵ、Ⅷ等神经受到侵犯，导致视物不清、眼动异常、听力受损，及构音障碍、声音嘶哑、吞咽困难，视野损害（枕叶、顶叶或颞叶深部视辐射

受累），头晕、行走不稳、共济失调等，如癌细胞浸润到脊神经根，出现腰痛、根性痛，亦可出现肢体无力、感觉减退，甚至括约肌功能障碍等。

3. 精神症状和认知功能障碍　额颞叶和脑膜弥漫转移者可有精神症状或认知障碍，可为首发症状，包括反应迟钝、记忆问题和心境或性情、人格改变。但在神志改变的癌症患者中，代谢性脑病比转移瘤更常引起认知功能障碍，可表现类似于柯萨可夫综合征（Korsakoff 综合征，常见于慢性酒精中毒，是由器质性病理改变所导致的一种选择性或局灶性认知功能障碍，以近事记忆障碍为主要特征，无意识障碍，智能相对完好）、痴呆及攻击行为等。

4. 癫痫发作　脑转移瘤患者的癫痫发作几乎只与幕上疾病有关，多发性脑转移更易发生癫痫发作。额叶肿瘤多见，其次为颞叶及顶叶肿瘤，以局灶性癫痫发作和（或）继发全面性强直阵挛发作多见。早期出现的局灶性癫痫具有定位意义，如局灶性运动性癫痫通常提示病灶位于运动区，局灶性感觉发作提示病变累及感觉区。局限性癫痫可连续发作，随着病情进展，部分患者可出现短暂的一侧肢体无力，表现为杰克逊综合征（Jackson syndrome），亦可出现全面性强直阵挛发作，可呈癫痫持续状态或非惊厥持续状态。

5. 脑卒中　有些患者因脑卒中而紧急就诊，原因包括转移瘤内出血、高凝状态、肿瘤浸润、压迫

动脉或肿瘤细胞栓塞等。3%因脑转移瘤住院的患者合并脑出血，其中，黑素瘤、绒癌、甲状腺癌和肾癌更容易引起出血。

6. 恶病质 全身虚弱和癌性发热为疾病晚期表现，见于四分之一的患者，并且很快伴随意识障碍。

（二）查体和体征

1. 神经系统功能障碍 可发现偏瘫、偏身感觉障碍、失语、构音障碍，脑神经麻痹、小脑体征等相关神经功能缺损体征。定位体征通常晚于症状出现，多数在头痛等症状出现后的数天至数周才显现。

2. 视乳头水肿 病程较长者可发现视乳头水肿。

3. 脑膜刺激征 主要见于弥漫性脑转移瘤患者，特别是脑膜转移和室管膜转移者。有时因转移灶出血或合并炎症反应也可能出现脑膜刺激征。常表现为颈强直；克尼格征阳性，又称屈髋伸膝试验，双侧性且同等强度，疼痛位于胸背部；布鲁津斯基征阳性。

三、辅助检查

脑转移瘤的影像评价主要包含两个部分：一是首诊病灶的检测；二是病灶治疗后反应的评价，建议使用标准化磁共振成像（MRI）扫描（图 10 - 3 - 3）。

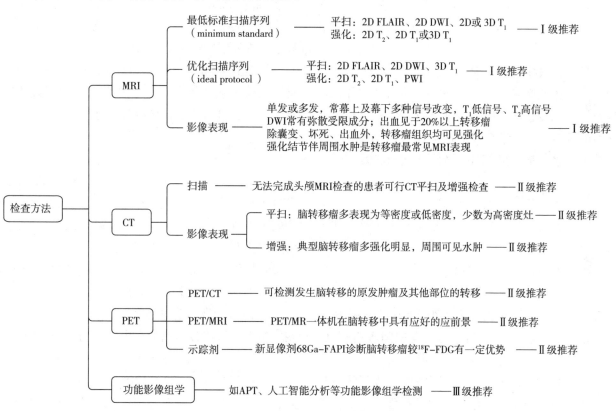

图 10 - 3 - 3 脑转移瘤的常用检查方法

（一）优先检查

美国国立综合癌症网络（NCCN）指南已明确要求把 MRI 为脑肿瘤治疗前后评估的首选影像检查方法，并建议采用标准化 MRI 扫描方案。较 CT 而言，MRI 能发现更小的肿瘤，对于颅后窝及近颅底的病变不会受骨质的影响出现伪影，而更易于检出。MRI 不仅能进一步提供转移瘤的影像学固有特点，还能和其他多种病变鉴别。MRI 能清晰地显示

转移瘤邻近的脑回和重要结构受累的情况，有助于指导手术入路。

1. MRI 增强 是脑转移瘤患者首选检查。"小病灶，大水肿"为转移瘤的特征。肿块常为位于灰白质交界处的多发病灶，边界清楚，T_1 低信号、T_2 高信号（个别转移瘤的 T_2 加权像上可表现为等信号或略低信号），对于强化程度，由于血 - 脑脊液屏障的破坏，转移瘤多表现为明显强化；对于强化形态，由于受到肿瘤不同生长速度的血供、坏死程

度、分泌囊液差别的影响，故强化形式多种多样，可以是均一的、斑点状、实性的块状、结节状、囊状或环形强化，且强化环通常呈圆或类圆形，厚薄不均匀，强化不均匀，内壁不光整而外壁较光滑；常合并病灶尺寸不相符的大量血管源性水肿，表现为病灶周边有更高信号的水肿带；DWI 常无弥散受限，ADC 值较周围脑实质高。瘤内有出血者可显示出不同时期出血的特有 MRI 表现。对脑膜转移者有时可看出脑膜增厚的影像表现。

2. MRI 平扫 常表现为位于灰白质交界区的分散的实性肿块，多为类圆形。T_1WI 常为等/低信号强度，某些脑转移瘤 T_1WI 也可表现为高信号（如黑色素瘤），合并出血时信号混杂，瘤周水肿可非常明显。T_2WI 及 FLAIR 上信号较多变，但常为高信号强度（黑色素瘤、出血可表现为低信号）。

另外，磁化传递（MT）是笼统的对比背景抑制技术，体现检测能力，用磁化传递结合增强，其他新的磁化传递基础序列例如 APT，优势体现在治疗后肿瘤评估；结合三倍剂量钆增强成像等试验性技术，进一步提高了 MRI 检测病变的能力。

（二）可选检查

1. CT 对于急诊初筛或无法行核磁者（如无法配合、体内有起搏器或非钛合金金属等），可先行完善头部强化 CT 或平扫 CT。

（1）CT 平扫：肿瘤位于灰白质交界区，呈低或等密度肿块，内可见出血；70% ~80% 的病例为多发，肿瘤小者为实性结节，大者中间多有坏死，呈不规则环状，伴有周边大水肿带。

（2）CT 增强扫描：肿块呈块状、结节状或环形强化。来自肺癌的转移瘤常为环形强化，乳腺癌多为结节状强化，黑色素瘤通常为实性强化且 1/3 有出血。

2. 核磁波谱成像 脑转移瘤的核磁波谱成像（MRS）可以看到肿瘤内的代谢情况。MRS 表现缺乏 NAA 峰和 Cr 峰，或峰值极低（转移瘤为脑外肿瘤，无神经元，可由于部分容积或肿瘤在生长过程中包裹了神经元，会出现较低的 NAA 峰）；常出现 lip 峰、Lac 峰（由于肿瘤生长旺盛，有氧代谢能量

供应不足，无氧糖酵解增加，可出现乳酸增加、肿瘤液化、坏死）。Cho 峰值升高，与肿瘤细胞增殖活跃和细胞膜的合成速率增加有关。

3. 功能性核磁（fMRI） 常用于评估软脑膜转移，推荐采用增强 FLAIR 序列，很多研究认为其在显示脑膜转移瘤方面显示出一定优势，因为治疗后短时间内 T_1WI 增强序列可能有假阳性，尤其在治疗前或治疗延迟一定时间后，增强 FLAIR 序列更可以确认有无脑膜转移。

4. 其他检查 更多的成像方式如动态磁敏感灌注成像（DSC - PWI）、正电子发射型计算机断层显像（PET）和单光子发射计算机断层扫描（SPECT）也可用于临床，这几个检查不常用于脑转移瘤的初始诊断，更常用于区分肿瘤复发与放射性坏死。

5. 细胞病理学检查 腰椎穿刺脑脊液的细胞病理学检查发现肿瘤细胞可明确诊断。

6. 组织形态学检测 在有明确适应证的前提下行脑活检术或病灶切除术，经组织病理明确诊断。组织形态学检测是所有脑转移瘤的金标准。

（三）新检查

1. 免疫组化和分子检测 脑转移瘤的免疫组化和分子检测在分子靶向治疗中的应用至关重要。肿瘤的免疫微环境的分子及细胞基础以及肿瘤细胞免疫逃避机制的最新研究进展，提示了免疫疗法如何为患者提供治疗益处。该方法对于脑转移瘤的重要性日益增加，但临床应用仍有很大的挑战。

2. 脑脊液及血清学检查 脑脊液及血清学检查在中枢神经系统转移性肿瘤中的作用尤为重要（图 10 - 3 - 4），在治疗前行驱动基因及 ctDNA 的基线检测、治疗中及治疗后评价转移瘤的治疗是否有效，以及发现有无驱动基因的改变等方面，都有举足轻重的地位。

脑脊液穿刺及脑脊液相关检查对于脑转移患者的治疗前诊断、治疗期间肿瘤标记物、脱落细胞监测及治疗（如对脑室及脑膜转移播散的患者进行鞘内注射化医疗）均有指导作用。腰椎穿刺的检查行脑脊液压力检测，收集脑脊液并完善脑脊液常规、生化及细胞学病理诊断检查脑转移，尤其是软脑膜转移的患者，可出现脑脊液压力增高、蛋白含量增

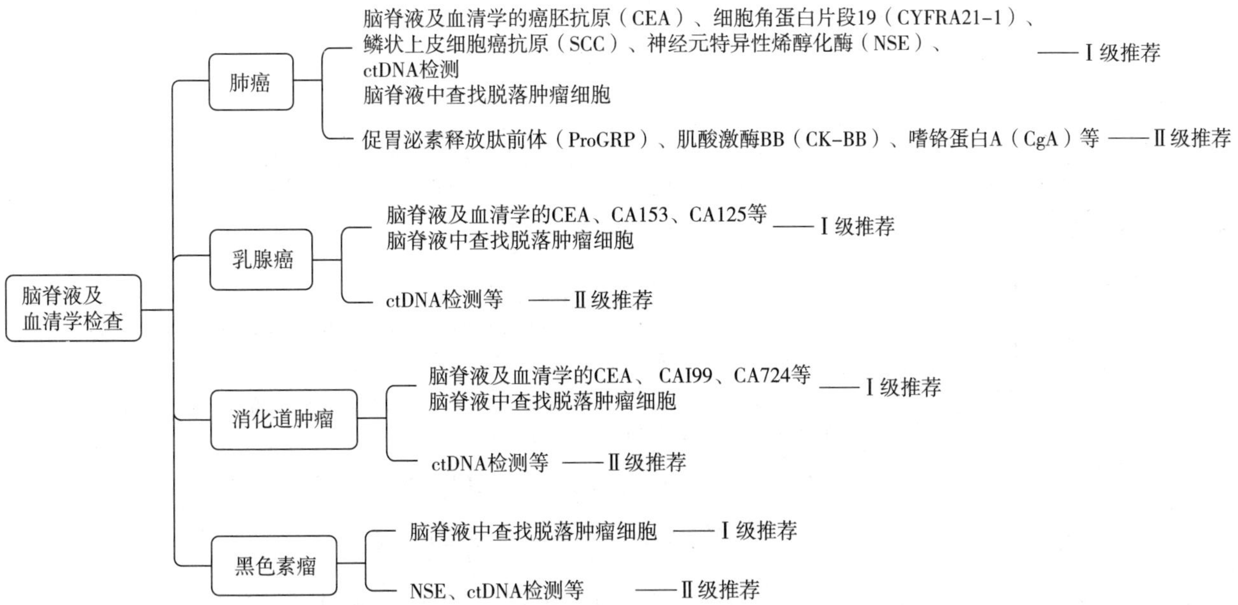

脑脊液及血清学的癌胚抗原（CEA）、细胞角蛋白片段19（CYFRA21-1）、

鳞状上皮细胞癌抗原（SCC）、神经元特异性烯醇化酶（NSE）、————Ⅰ级推荐

肺癌 ctDNA检测

脑脊液中查找脱落肿瘤细胞

促胃泌素释放肽前体（ProGRP）、肌酸激酶BB（CK-BB）、嗜铬蛋白A（CgA）等 ——Ⅱ级推荐

脑脊液及血清学的CEA、CA153、CA125等 ——Ⅰ级推荐

乳腺癌 脑脊液中查找脱落肿瘤细胞

ctDNA检测等 ——Ⅱ级推荐

脑脊液及血清学检查

脑脊液及血清学的CEA、CAI99、CA724等 ——Ⅰ级推荐

消化道肿瘤 脑脊液中查找脱落肿瘤细胞

ctDNA检测等 ——Ⅱ级推荐

脑脊液中查找脱落肿瘤细胞 ——Ⅰ级推荐

黑色素瘤

NSE、ctDNA检测等 ——Ⅱ级推荐

图 10-3-4　脑转移瘤的脑脊液及血清学检查

高，如细胞学检查见癌细胞可明确诊断。

但需要注意的是，颅内压明显升高、有可疑脑疝等腰穿禁忌证的患者须避免进行腰椎穿刺术。

四、诊断及其标准

（一）诊断标准

脑转移瘤的诊断主要依靠病史、影像学检查及病理诊断结果。对于肺癌患者（不包括Ⅰ期非小细胞肺癌）和黑色素瘤Ⅳ期患者，以及转移性 HER2 阳性和三阴性乳腺癌患者，应考虑筛查脑转移灶；所有存在颅内压升高、癫痫发作和新的神经功能障碍的临床症状或体征的癌症患者，应通过神经影像学检查发现脑转移灶；如果根据临床或神经影像学发现怀疑有软脑膜转移，应进行脑脊液检查，包括细胞学检查，以排除软脑膜转移的存在。

1. 病史、影像学诊断

（1）既往有全身其他部位的恶性肿瘤病史或新发现的恶性肿瘤，少部分患者无法找到原发肿瘤。

（2）出现新发的神经系统占位症状：①头痛伴恶心、呕吐等症状，或头痛性质较前发生改变；②局部神经受累所致的症状和体征；③精神症状、认知障碍；④脑膜刺激征；⑤癫痫。

（3）病情进展较快。

（4）CT 或 MRI 显示"小病灶大水肿"，病灶常为多发，多位于灰白质交界区，额顶叶多见。

（5）有些难以诊断的患者必要时可以做立体定向活检或术中病理明确病理诊断。

2. 病理学诊断　病理学诊断需要从组织形态学、免疫组化检测和分子检测三个层面详细对脑转移瘤进行分析。此外，脑转移瘤的病理学诊断应遵循脑外原发肿瘤的诊断标准，但是原发肿瘤与转移瘤在组织学形态、免疫组化等方面可能会有一定差异，因此对于转移瘤重新进行相关分子指标检测也是很有必要的。

（1）肺癌脑转移瘤：肺癌脑转移瘤大多为脑实质转移，少部分为脑膜转移但其预后更差，其中脑实质转移瘤的好发部位依次为：大脑半球、小脑及脑干。肺癌脑转移瘤诊断主要基于病理学检查（图 10-3-5）。对于腺癌或含腺癌部分的其他类型肺癌，分子检测方面，应在进行病理诊断时常规进行 EGFR 基因突变、ALK 和 ROS1 融合基因的检测，必要时可进行 RET 融合基因，KRAS、BRAF V600E、HER2 基因突变，NTRK 融合基因，MET 基因扩增及 MET14 号外显子跳跃缺失突变等检测。对于 SCLC 检测 MGMT 甲基化水平，以指导替莫唑胺治疗。对于没有组织标本或组织量少不能进行基因检测时，可以通过外周血游离/肿瘤 DNA 进行检测。

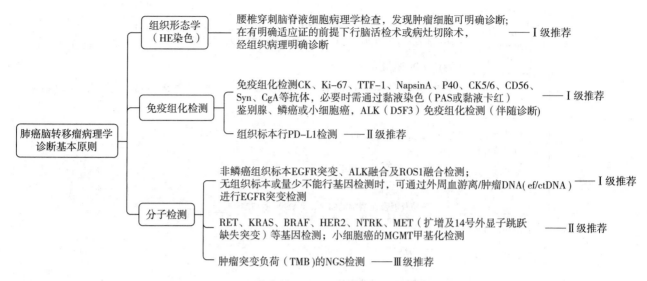

图 10-3-5　肺癌脑转移瘤病理学诊断基本原则

CSCO 指南推荐对于组织学分型不太明确的非小细胞肺癌（NSCLC）脑转移灶，应进行免疫组化检测，诊断原则需遵从《WHO 胸部肿瘤分类（2021 版）》。目前肺癌免疫治疗的前瞻性研究只有回顾性研究，均排除了脑转移患者，建议对 PD-L1 检测时需对比其原发灶的表达水平。肿瘤突变负荷（TMB）可能预测免疫检查点抑制剂的疗效，利用 NGS 评估 TMB 是临床可行的办法。

（2）乳腺癌脑转移：乳腺癌脑转移瘤诊断主要基于病理学检查。各种类型的晚期乳腺癌脑转移的发生率不同，其中三阴性、HER2 阳性者发生率较高。此外，分级高、高增殖活性、年轻、肿瘤负荷大及携带 BRCA 基因突变也是脑转移患者的高危因素。乳腺癌脑转移病理学诊断见图 10-3-6。

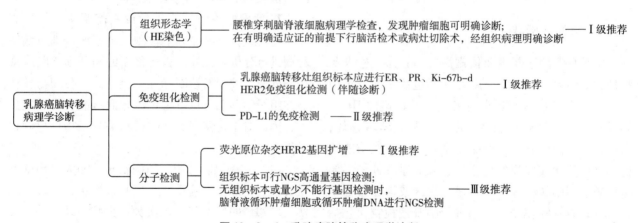

图 10-3-6　乳腺癌脑转移病理学诊断

因乳腺癌脑转移过程中可能会发生基因表型的改变，与原发灶相比 EGFR 和 HER2 扩增明显增加，20% 的 HER2 阴性乳腺癌脑转移患者组织变为 HER2 阳性，50% 的激素阳性乳腺癌脑转移患者组织发生激素受体表达缺失等情况的出现，建议对脑转移灶进行基因检测，并与原发肿瘤进行对比。高通量基因检测对临床病理分型、预后评估和疗效预测有一定的作用，应根据临床具体情况合理选择使用。

（3）黑色素瘤脑转移：黑色素瘤脑转移的诊断主要基于病理学检查（图 10-3-7）。脑部是黑色素瘤的好发转移部位，转移率约 8%～46%，约 1/3 的患者在诊疗过程中出现脑转移，原发病灶位于头颈部或黏膜、原发灶较厚并伴溃疡、核分裂活跃为转移的高危因素。脑转移性黑色素瘤的诊断较为困难，特别是无色素性黑色素瘤脑转移与低分化癌、淋巴瘤、肉瘤等进行鉴别诊断外，还需与脑或硬脑膜的原发性黑色素细胞病变，如黑色素细胞瘤、黑色素性神经鞘瘤等进行鉴别。常用免疫组化法进行特异标记物检测鉴别诊断。FISH 法检测 CCND1、RREB1、CDKN2A、MYB 和 MYC 是皮肤黑色素瘤良恶性鉴别的常用辅助手段，具有较好的灵敏度和特异度。

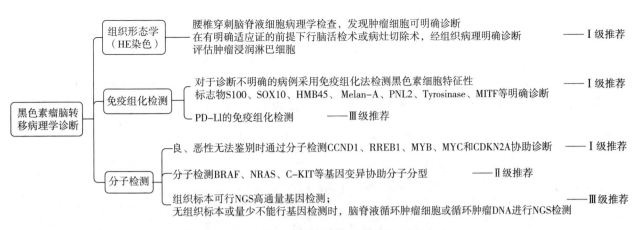

图 10 – 3 – 7 黑色素瘤脑转移病理学诊断

黑色素瘤脑转移的诊断主要基于病理学检查（图 10 – 3 – 7）。脑部是黑色素瘤的好发转移部位，转移率约 8%～46%，约 1/3 的患者在诊疗过程中出现脑转移，原发病灶位于头颈部或黏膜、原发灶较厚并伴溃疡、核分裂活跃为转移的高危因素。脑转移性黑色素瘤的诊断较为困难，特别是无色素性黑色素瘤脑转移与低分化癌、淋巴瘤、肉瘤等进行鉴别诊断外，还需与脑或硬脑膜的原发性黑色素细胞病变，如黑色素细胞瘤、黑色素性神经鞘瘤等进行鉴别。常用免疫组化法进行特异标记物检测鉴别诊断。FISH 法检测 CCND1、RREB1、CDKN2A、

MYB 和 MYC 是皮肤黑色素瘤良恶性鉴别的常用辅助手段，具有较好的灵敏度和特异度。

黑色素瘤患者大多可从靶向治疗获益，建议所有患者在治疗前均进行基因检测，由于 BRAF 和 KIT 基因是早期驱动基因，在复发或转移灶中会降低，建议对转移灶再次进行分子检测。目前 BRAF、C – KIT 和 NRAS 基因检测比较成熟，少见突变如 NTRK1 – 3 基因融合、ROS1、ALK 基因融合，均对患者的预后、分子分型和晚期治疗有指导意义。

（4）胃肠道癌脑转移：胃肠道癌脑转移的诊断主要基于病理学检查（图 10 – 3 – 8）。

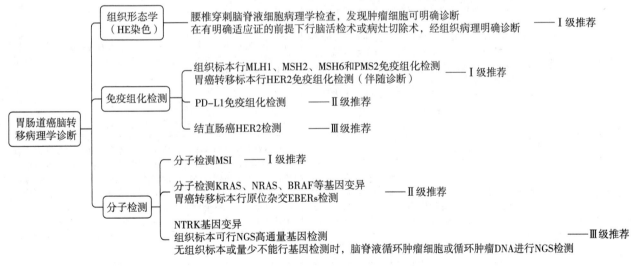

图 10 – 3 – 8 胃肠道癌脑转移病理学诊断

胃肠道癌脑转移患者需免疫组化检测 4 种常见 MMR（错配修复）蛋白（MLH1、MSH2、MSH6 和 PMS2）的表达，阳性表达定位于细胞核。任何 1 个蛋白缺失为 dMMR，4 个均阳性为 pMMR。分子检测微卫星不稳定（MSI），推荐检测 5 个（2B3D）位点（BAT25、BAT25、D5S346、D2S123、

D17S250）。所有 5 个均稳定为 MSS，1 个位点不稳定为 MSI – L，≥2 个位点不稳定为 MSI – H。MSI 多由 MMR 基因突变、功能缺失导致，也可通过 MMR 蛋白反映 MSI 状态，但并非反应完全一致。研究表明国人群采用 2B3D 的 MSI 检测方案检出率更高。分子检测 RAS 和 BRAF 基因突变主要是针对

KRAS 和 NRAS 基因第 2/3/4 号 exon 及 BRAF v600E。由于一些罕见基因的靶向药物出现，罕见的 NTRK 基因融合也可推荐患者进行检测。另外，因 EBV 阳性的胃癌对部分免疫检查点抑制剂有效，可用原位杂交法对胃癌进行 EBERs 检测。

（二）并发症诊断

脑转移瘤的并发症包括血管源性水肿、癫痫和静脉血栓栓塞（venous thromboembolism，VTE）等（表 10 - 3 - 1）。

表 10 - 3 - 1　脑转移瘤的并发症诊断

并发症	病史/症状/体征	辅助检查
癫痫	癫痫发作的诊断通常是临床诊断，是原发性和转移性脑肿瘤的常见并发症，可能造成严重后果。此类癫痫发作的开始是局灶性发作，随后可能保持局灶性发作或继发全面性发作，甚至可能导致惊厥性持续状态（CSE）、非惊厥持续状态（NCSE）等。转移性脑肿瘤累及致痫性较高的区域（如运动皮层）或同时累及大脑和柔脑膜。由于黑素瘤患者的脑转移瘤最常累及大脑半球灰白质交界处，少见于小脑和脑干，其出血倾向更加明显，癫痫发作在黑素瘤脑转移患者中最常见	癫痫发作本身（尤其持续长时间发作时）可引起脑部 MRI 或 PET 改变，会扩大有新发影像学异常的脑肿瘤患者的鉴别诊断范围。脑电图（EEG）是诊断 NCSE 所必需的，任何波动的或无法解释的行为或神志改变都需考虑 NCSE 并行脑电图评估
VTE	由于高凝状态、神经外科手术、肢体瘫痪、恶病质等原因，脑转移患者容易合并 VTE，其中下肢深静脉血栓形成和肺栓塞最常见。癌症患者的 VTE 复发概率高于一般水平，抗凝治疗的出血风险也高于一般人群	—

五、鉴别诊断

脑转移瘤需与脑脓肿、原发性脑肿瘤、脑梗死或脑出血、脑寄生虫病和放射性坏死等进行鉴别（表 10 - 3 - 2）。

表 10 - 3 - 2　脑转移瘤和其他疾病的鉴别诊断

疾病	病史/症状/体征	辅助检查
脑脓肿	根据既往有无恶性肿瘤病史，有无近期感染史，有无发热，血化验感染相关指标，必要时腰穿检查较易鉴别。但既往有癌症病史的患者可能由于以下因素而合并发生脑脓肿，需要注意：①癌症患者的全身抵抗力降低，长期使用激素导致免疫功能减弱，容易发生细菌或真菌感染；②颅内外或颅底转移瘤因放疗或手术治疗而造成颅内外通道，便于细菌侵入；③原发或继发肺癌患者常见支气管阻塞，引发肺部感染脓肿，从而导致脑脓肿	MRI 增强显示薄壁、均匀、环状强化、张力高是脑脓肿的典型影像表现，DWI 脓肿腔呈均匀高信号，ADC 值降低，MRS 可出现特征性的氨基酸峰
原发性脑肿瘤	脑良性肿瘤一般水肿较轻，症状较轻，发病过程缓慢。恶性脑肿瘤如脑胶质细胞瘤，包括间变性星形细胞瘤、胶质母细胞瘤等，有时难与本病鉴别，常伴有出血及瘤周水肿	此类肿瘤常呈浸润性生长，位于深部白质，单发较多见，伴有中央坏死的异质性、形状不规则团块，增强扫描可见肿瘤呈显著不规则环形强化，环壁厚薄不均，无张力，MRS 示 Cho 峰常升高，NAA 峰明显降低但仍存在，有时需借助活组织病理检查方能明确诊断。有全身其他部位肿瘤病史的患者出现颅内占位时一般首先考虑脑转移瘤，可完善 MRI、正电子发射计算机断层显像（PET/CT），正电子发射 - 核磁共振显像（PET/MRI）等检查帮助明确诊断
脑梗死或脑出血	有脑卒中危险因素	脑梗死病灶常沿血管分布区或分水岭区，脑出血常在基底节，少数在脑叶或脑干。亚急性期脑内血肿在 T_1WI 及 T_2WI 均为高信号，MRI 增强扫描示环形强化，病灶周围水肿常无转移瘤显著。有时仅从临床和 CT 表现来区分转移瘤和脑卒中较为困难，特别是转移瘤出血，如黑色素瘤、绒毛膜上皮癌、支气管肺癌和肾上腺肿瘤合并脑转移瘤出血者

疾病	病史/症状/体征	辅助检查
脑寄生虫病	如猪囊尾蚴病，需要与多发性脑转移瘤患者相鉴别。脑囊虫病患者多有疫水或囊虫直接接触史	典型的 CT 和 MRI 表现为脑实质内多发性散在圆形或椭圆形、局灶性的囊肿，大小不一，囊内有小结节；小结节的密度或信号可增强，不增强者可能为钙化灶；病灶周围呈轻度或无脑水肿。由于血清学检查的可靠性较低，对可疑患者可以试验性地进行囊虫药物治疗，并通过 CT 或 MRI 进行随访
放射性坏死	应与脑转移瘤复发相鉴别	复发肿瘤的 CT、MRI 灌注成像通常呈现血流增加，表现为高灌注，而放疗后坏死则多表现为低灌注。然而，在部分患者身上，放疗后或免疫治疗后，短时间内病灶对治疗的反应复杂多样，病灶内可能存在不同程度的炎症、血管反应等，这也可能导致灌注异常增高或减低。标记氨基酸示踪剂的 PET/CT（^{18}F - FET - PET/CT）也可用于鉴别放射外科治疗后肿瘤复发和放射性坏死。在复发的肿瘤病灶中多呈高代谢，放射性坏死病灶中多呈低代谢，但也存在假阳性

治疗

一、 治疗流程

脑转移瘤患者的治疗主要包括基础支持治疗、全脑放疗（WBRT）、立体定向放射治疗（SRS）、外科手术、传统化疗、分子靶向治疗和免疫治疗等。脑转移瘤患者因发病原因、起病形式及病程多种多样，应接受多学科团队（MDT）诊治模式，可提供一站式综合诊疗途径，最终为每位肿瘤患者制定精准有效的个体化治疗方案。

二、 治疗原则

对恶性肿瘤脑转移患者，尽量做到早发现、早治疗，合理选择手术、放疗及药物等治疗方式，实现个体化精准治疗。脑转移瘤的整体治疗原则见图 10 - 3 - 9。

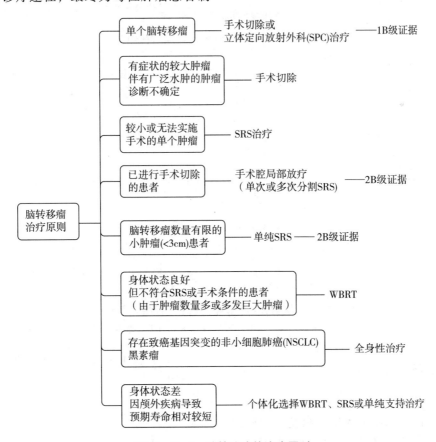

图 10 - 3 - 9 脑转移瘤的治疗原则

三、治疗细则

患者的治疗方案取决于多种因素，比如：症状、癌症在体内的扩散程度、患者整体健康状况、预期存活时间。

中国临床肿瘤学会（CSCO）在 2021 年发布了《中枢神经系统转移性肿瘤诊疗指南》，这是中国首个系统性的关于脑神经系统转移瘤的诊治指南。国外的欧洲神经肿瘤学会（EANO）联合欧洲肿瘤内科学会（ESMO），美国临床肿瘤学会（ASCO）联合美国神经肿瘤学会（SNO）和美国放射肿瘤学会（ASTRO）在 2021 年更新了脑转移瘤的指南。2022

年 2 月，ASTRO 又更新了脑转移瘤放射治疗的指南，整体可分为：手术治疗、SRS、WBRT、全身性药物治疗及姑息治疗。虽然手术和放疗仍然是大部分患者的主要治疗方式，但所有治疗都应综合考虑患者的组织学类型、全身性疾病状态及对颅内病变有效的全身性治疗是否可用；由于改善的全身性治疗潜力越来越大，脑转移瘤的治疗也越来越个体化，多学科治疗越来越重要。

对比近期国内外发布的脑转移瘤诊疗指南，这些指南在手术和放疗上的相同点和不同点总结见图 10 - 3 - 10、图 10 - 3 - 11。

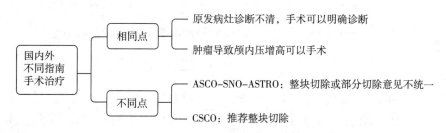

图 10 - 3 - 10　国内外不同指南的手术治疗相同点和不同点

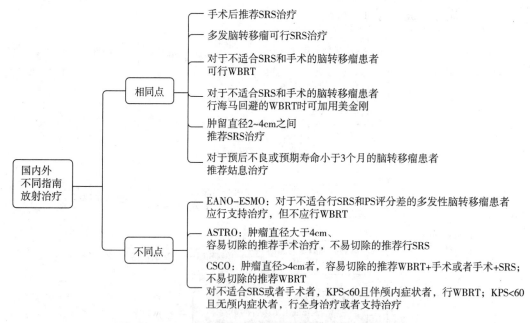

图 10 - 3 - 11　国内外不同指南的放射治疗相同点及不同点

SRS 立体定向放射外科；WBRT 全脑放疗；KRS 卡氏功能状态评分标准

（一）手术治疗

1. 外科手术　外科治疗脑转移是综合治疗的一小部分，主要解决的问题是颅内压增高及术中病理活检，放射外科治疗技术及综合治疗的进步可减少外科手术干预的机会。应从手术治疗的适应证、注

意事项、新技术探索等方面对脑转移瘤的外科治疗进行评估。手术常与放化疗结合应用于临床，术后 48h 内应进行 MRI 检查以确定手术切除效果及肿瘤残留情况。

手术方式包括立体定向活检术、切除术和脑室外引流及脑室 - 腹腔分流术等，一般情况下，适用于以单发脑转移瘤为主、体积较大（ >3cm）、占位效应明显，或多发的（≤3 个）开颅手术易触及的可切除的囊性或实性脑转移瘤患者。当对颅内病灶的肿瘤性质有疑问、原发肿瘤很少发生脑转移或没有发现原发肿瘤而需要病理活检时，当与原发肿瘤相比分子谱的变化可能影响临床决策时，或者原发肿瘤根据治疗经验对放化疗不敏感者，以及部分治疗后复发需要挽救手术的患者，应考虑手术。对于需要类固醇的患者，特别是免疫检查点抑制的患者；当占位效应等引起颅内压升高的急性症状时，

亦应考虑手术治疗。要求患者体力状态可以耐受手术，脑转移灶数量少。通过手术与术后辅助治疗（放疗/化疗）提高颅内控制率。我国指南对术中定位高级别推荐，建议使用神经导航、术中超声及术中荧光技术进行解剖定位；此外，强调通过术中电生理监测及清醒开颅手术，最大限度脑功能保护；注意遵循无瘤原则。脑转移瘤的外科手术治疗见图 10-3-12。

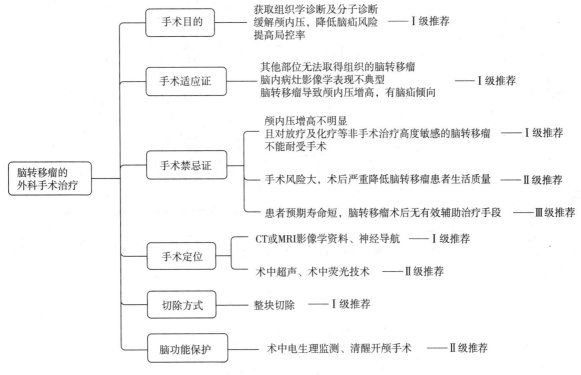

图 10-3-12 脑转移瘤的外科手术治疗

2. 放射治疗 越来越多的证据表明立体定向放射治疗（SRT）在脑转移瘤治疗中具有独特的优势，SRT 包括 SRS、分次立体定向放射治疗（FSRT）和大分割立体定向放疗（HSRT）。SRT 是目前脑转移瘤治疗的主要手段，要求患者身体情况可以耐受。术后 SRS 与 WBRT 相比较，其可以保护认知功能，颅内控制差；术前 SRS 与 WBRT 相比，生存率、颅内控制率基本没有区别；术前 SRS 可降低脑膜转移及放射性坏死的发生率。

无论是否与 WBRT 联合应用，SRT 已成为脑转移瘤的标准治疗方法。

很多临床前研究都认为放疗联合靶向药具有协同抗肿瘤效果，但目前还缺乏高质量的证据。我国 CSCO2021 版指南建议（三级推荐）在明确分子突变状态时，可以选择靶向药联合放疗；并且推荐早

期联合放疗，对于颅外无转移患者优选 SRS 或 SRT。免疫检查点抑制剂（ICIs）联合放疗目前也缺乏高质量证据，但现有证据也支持二者联合的有效性。指南也对特定患者建议（三级推荐）使用 ICIs 联合放疗，以 SRS 为主；时机为 SRS 治疗前后 1 个月或 3 个月内同步联合 ICIs。脑转移瘤的放射治疗见图 10-3-13。

（1）全脑放射治疗（WBRT）：是脑转移瘤的传统放疗方式，主要取决于患者的临床症状、脑转移瘤的大小、数量和位置，以及患者中枢神经系统（CNS）的全身治疗的选择和有效性。

WBRT 在过去应用较广，主要是针对多发的广泛性脑转移瘤和潜在无法识别的肿瘤，也常用于 SRS 治疗后复发病例和术后病例。对于不适合 SRS 且身体状况不佳不能耐受手术的多发脑转移患者，

应考虑 WBRT 治疗，主要取决于患者的临床症状、脑转移瘤的大小、数量和位置，以及患者中枢神经系统的全身治疗的选择和有效性。对于放化疗完全缓解的局限期和广泛期小细胞肺癌（SCLC）患者，仍建议进行预防性头颅照射。

WBRT 易损伤神经功能，会对患者造成不同程度的认知功能损伤，甚至可能缩短总生存期，不宜重复应用于反复复发的患者。对于大部分采用 WBRT 治疗脑转移瘤的患者，建议调强放疗（IM-RT）并避开海马，联合美金刚药物口服，以降低神经认知毒性风险（2C 级证据）。脑转移瘤的全脑放疗见图 10-3-14。

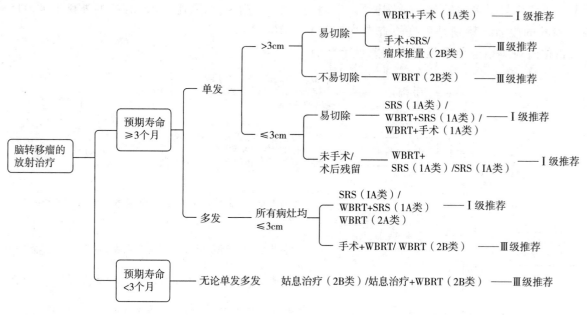

图 10-3-13　脑转移瘤的放射治疗

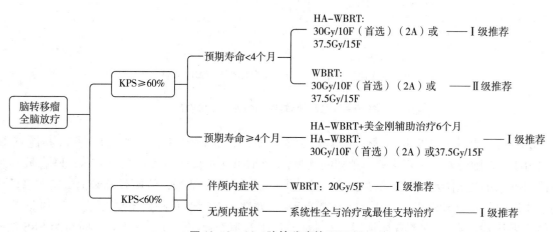

图 10-3-14　脑转移瘤的 WBRT

（2）立体定向放射治疗：SRS 包括 X 刀、伽马刀、射波刀、螺旋断层放射治疗系统（TOMO）等，适用于散在、位于脑组织深部且开颅手术不易触及、临近重要功能区、体积较小、肿瘤数量不多的实性脑转移瘤患者。SRS 主要适应证：①单发直径 4~5cm 初始治疗；②≤4cm 初始治疗；③WBRT 失败后挽救治疗；④术后辅助，脑转移瘤完全切除或不完全切除后，推荐对切除腔进行 SRS；⑤既往接受 SRS 疗效超过 6 个月，且影像学认为肿瘤复发而不是坏死，可再次 SRS；⑥局限脑膜转移灶 WBRT 基础上局部加量治疗；⑦多发脑转移（≤4 个），均≤4cm，且预后良好的患者。

单次 SRS 不能治疗直径 >2cm 的脑转移瘤，通常会选择分割立体定向放射治疗（FSRT），FSRT 常规分割 2~5 次，其主要适应证为：①脑转移灶较大（直径 >2 cm）；②既往 SRS 后复发的患者；③术后肿瘤残留的患者；④病灶毗邻重要结构的患者。根据肿瘤体积推荐 15~24Gy 的最大边际剂量，推荐的分割方案包括 16－20Gy/lF、27Gy/3F、30Gy/5F。此外，SRS 很少增加患者认知毒性。脑转移瘤放疗可以联合靶向治疗及免疫治疗（图 10－3－15、图 10－3－16）。

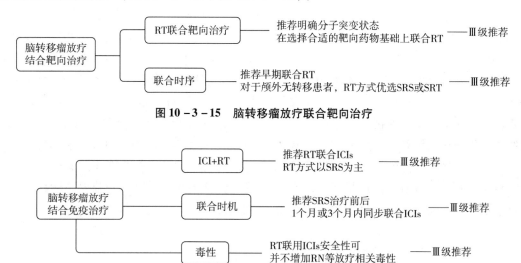

图 10－3－15 脑转移瘤放疗联合靶向治疗

图 10－3－16 脑转移瘤放疗联合免疫治疗

（二）内科治疗

脑转移瘤的内科治疗主要指全身药物治疗，包括化疗、靶向治疗、免疫治疗等方面，还包括基础支持治疗（如降低颅内压、抗癫痫、抗凝等相关治疗）。

由于受到血脑屏障的影响，化疗、分子靶向治疗、免疫治疗的整体效果目前还不明确，有文章报道部分病例有效，但仍需要更进一步的研究。对于大多数脑转移患者化疗效果不佳，但对小细胞肺癌、生殖细胞瘤、淋巴瘤等对化疗敏感的肿瘤患者化疗效果较好。应考虑根据原发肿瘤的组织学和分子特征以及既往治疗情况进行全身药物治疗。传统化疗起效较快，但不良反应也较大，一般需要住院输液治疗。

分子靶向治疗是近年来脑转移瘤治疗的热点，超过半数的脑转移瘤如肺腺癌、乳腺癌、恶性黑色素瘤有基因突变，能够接受靶向治疗，与传统化疗相比，靶向治疗不良反应小，效果好。但该治疗方法仅对特定基因突变的患者有效，因此也具有局限性。建议对脑转移瘤或脑脊液常规进行分子遗传学基因检查，以选择肿瘤特异性的靶向治疗。

免疫治疗目前尚处于临床试验阶段，可试用于其他治疗都无效、容易复发患者。建议对脑转移瘤进行分子遗传学检查，以选择肿瘤特异性的免疫治疗。脑转移患者由于脑水肿常常会需要使用激素治疗，但激素可能会影响免疫治疗的疗效，因此在临床实践中一般尽量避免免疫治疗期间应用激素。

1. 肺癌脑转移内科治疗 非小细胞肺癌伴 EGFR 突变脑（膜）转移、伴 ALK 突变脑转移瘤、驱动基因阴性脑（膜）转移和小细胞肺癌脑（膜）转移的内科治疗原则不同（图 10－3－17 ~ 图 10－3－20）。

在靶向治疗方面，EGFR/ALK/ROS1 等应作为首选治疗模式；由于外周与中枢神经系统肿瘤耐药机制有别，脑脊液的基因检测可能作为临床医生指导中枢神经系统肿瘤耐药的常规检测手段，但是部分耐药处理细节与外周有所区别。在化疗方面，系统性化疗是有效的治疗方案。在未来，免疫治疗有可能将逐渐成为中枢神经系统转移瘤药物治疗的新基石。

多项的国内外高质量研究已经证明，EGFR－TKI 单药治疗对于 EGFR 突变的肺癌脑转移患者具有较好的颅内病灶的缓解率，但是需要注意对一线进展后的患者进行耐药机制检测，明确是 EGFR T790M 突变或是其他耐药突变如 MET 扩增、HER2 扩增、PIK3CA 突变、BRAF 突变等因素导致后，进行下一步治疗选择。对于脑膜转移患者，Ommaya 囊可以减轻颅内高压、反复抽取脑脊液行细胞学检查，以及便于鞘注治疗，因此强烈推荐。

ALK 融合患者脑转移率较高（30% ~ 50%），ALK－TKI 单药治疗效果明显。对于驱动基因阴性的 NSCLC 脑转移患者，化疗是主要治疗手段，系统治疗手段参考 NSCLC 治疗方案。对于 SCLC 脑转移，初始治疗目前缺乏高级别证据，指南推荐如没有症状，先以化疗为主，3~4 个周期后择期放疗；如有明显症状，应尽快脑部放疗。建议接受含铂化疗，联合或不联合免疫检查点抑制。免疫治疗为广泛期 SCLC 的一线治疗方案，但对于脑转移患者治疗地位仍不明确。

另外，对具有致癌驱动改变（例如 EGFR 或 ALK 或 ROS1 重排）且无症状或轻微症状脑转移的 NSCLC 患者，应预先接受系统性靶向治疗。

2. 乳腺癌脑转移内科治疗　乳腺癌脑转移药物治疗整体并不理想。对症支持治疗是乳腺癌脑转移的主要治疗手段，可改善患者生活质量、有助于放疗和药物治疗的进行。化疗药（包括卡培他滨、替莫唑胺等）对脑转移瘤有一定疗效，但欠缺高质量的随机对照研究证据。对于局部治疗后出现进展性脑转移的 HER2 阴性乳腺癌患者，可考虑标准化疗，如卡培他滨、艾日布林或卡铂和贝伐珠单抗。目前对于 HER2 阳性患者，局部症状可控，对于无症状或轻微症状的脑转移，应考虑全身性治疗，以延迟 WBRT，推荐首先抗 HER2 药物治疗，脑膜转移者建议鞘内注射。对于 HER2 阳性、EGFR 过表达、BRCA1 突变等患者更容易发生乳腺癌脑转移，分子靶向药物在脑转移的治疗中具有较好的前景，值得进一步开展相关研究。乳腺癌脑转移的内科治疗原则见图 10-3-21。

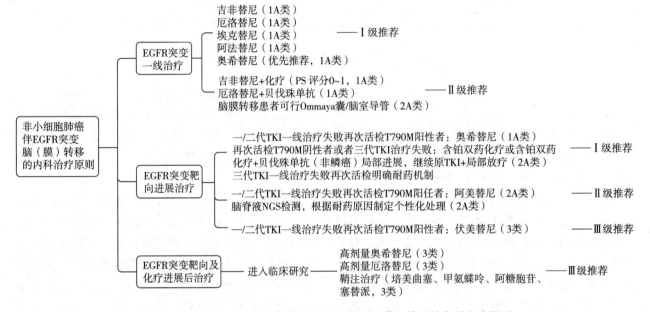

图 10-3-17　非小细胞肺癌伴 EGFR 突变脑（膜）转移的内科治疗原则

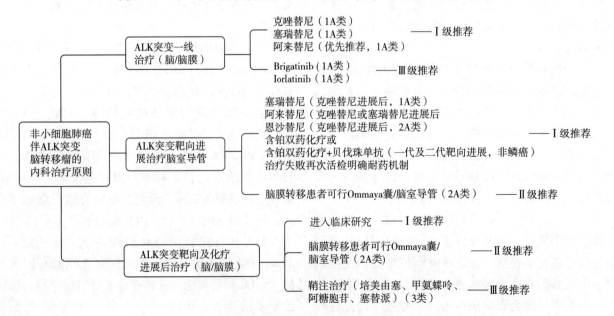

图 10-3-18　非小细胞肺癌伴 ALK 突变脑转移瘤的内科治疗原则

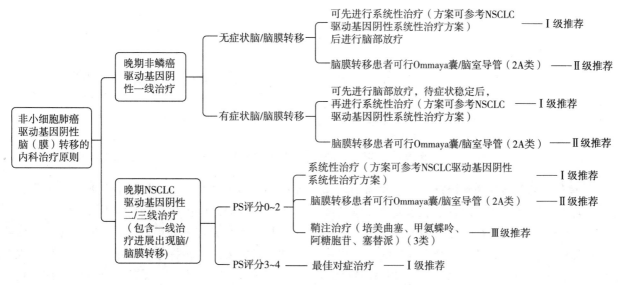

图 10-3-19　非小细胞肺癌驱动基因阴性脑（膜）转移的内科治疗原则

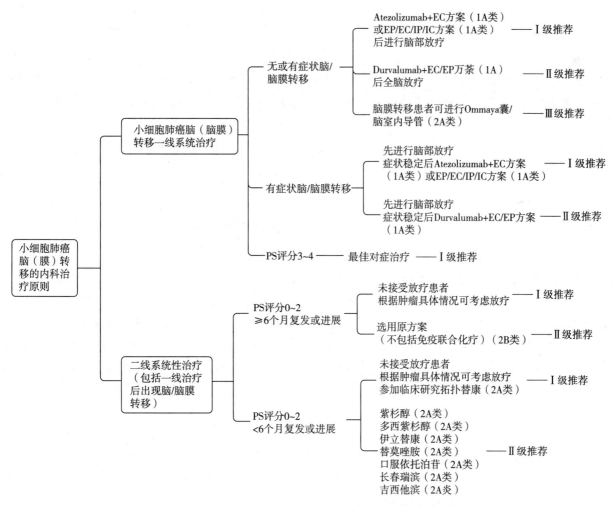

图 10-3-20　小细胞肺癌脑（膜）转移的内科治疗原则

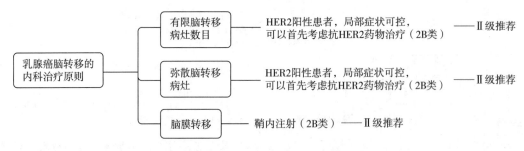

图 10 – 3 – 21　乳腺癌脑转移的内科治疗原则

3. 黑色素瘤脑转移内科治疗　黑色素瘤脑转移患者，建议优先局部治疗，通过手术或放疗延迟或防止出现瘤内出血、癫痫或神经相关功能障碍，更早达到转移灶稳定，以接受全身系统治疗。颅内稳定后应尽快进行药物治疗，如患者为 BRAF V600E 突变（60% 以上患者出现），一级推荐使用达拉非尼 + 曲美替尼；对于非 BRAF V600E 突变患者，选择可透过血脑屏障的化疗药，以及免疫检查点抑制剂。黑色素脑膜转移的预后极差，在未来，脑转移的机制还需要进一步探索，药物突破血脑屏障也会是将来发展的方向之一。黑色素瘤脑转移的内科治疗原则见图 10 – 3 – 22。

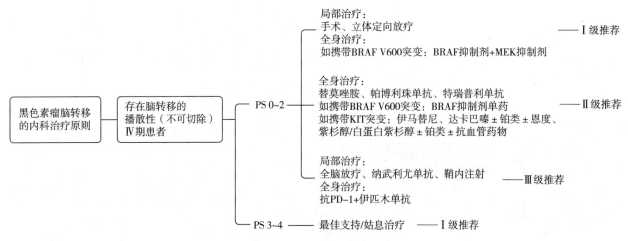

图 10 – 3 – 22　黑色素瘤脑转移的内科治疗原则

4. 消化道肿瘤脑转移内科治疗　消化道肿瘤脑转移的药物治疗效果不理想，无论化疗、靶向药物或免疫检查点抑制剂，均无充足依据。目前对症治疗是主要的药物治疗手段。

晚期消化道肿瘤的靶向治疗研究中，大多将脑转移患者排除，还需要进一步的研究来证实靶向药在这部分脑转移患者中的应用效果。在消化系统肿瘤脑转移的预后与风险因素评估中，分子标记如KRAS、NRAS、BRAF 等突变被认为是结直肠癌脑转移的预测因子之一，其中针对 NTRK 基因的恩曲替尼的研究，显示出较好的入脑率及颅内控制率。CSCO 指南推荐（三级）对于特定基因突变的患者，可采用血脑屏障透过率高的靶向药物治疗。消化系统肿瘤脑转移的内科治疗原则见图 10 – 3 – 23。

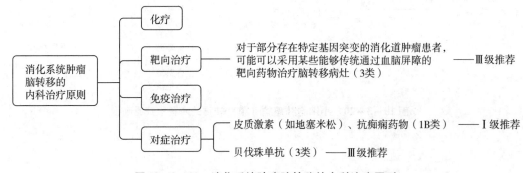

图 10 – 3 – 23　消化系统肿瘤脑转移的内科治疗原则

(三) 其他基础支持治疗

基础支持治疗包括减轻水肿降低颅内压、抗癫痫和抗凝等，是重要的保守治疗手段。

1. 减轻水肿降低颅内压 类固醇糖皮质激素地塞米松是治疗瘤周水肿的标准药物，可降低液体滞留带来的风险。此外，地塞米松可口服或静脉给药，剂量转换比为1∶1。对于需要较低剂量地塞米松的患者（如≤6mg/d），若患者存在类固醇肌病或有肾上腺皮质功能减退症病史，可使用泼尼松替代地塞米松，因为泼尼松便于更小幅逐渐减量地塞米松的用法用量。

地塞米松的抗水肿作用和不良反应均具有剂量依赖性，起始剂量应根据患者的水肿程度和症状严重程度而定，治疗时始终使用控制症状所需的最低剂量，一般在早晨开始给药，尽量避免在夜间给药，以减少糖皮质激素所致的失眠。大多数没有相关症状的患者无须使用类固醇，但若存在大量水肿，尤其是抗肿瘤治疗可能加重水肿时，需要临床个体化判断是否使用类固醇。若患者症状较轻，通常不给予负荷剂量，推荐使用较低的每日总剂量（4~8mg/d，分1~2次给药）。若患者症状较重，例如剧烈头痛、恶心呕吐、明显局灶性神经功能障碍，常用的地塞米松初始治疗方案为静脉给予10mg负荷剂量，随后给予初始维持剂量16mg/d，分2~4次口服或静脉给药。颅后窝肿瘤和水肿可能迅速恶化甚至脑疝，需提高警惕。

口服地塞米松的吸收非常好，在服用后30min内即完全吸收，口服和静脉给药等效。大多数患者会在使用特定剂量地塞米松后数小时内开始出现症状改善，并在24~72h获得最大疗效。头痛的缓解往往更明显且更迅速，在临床起效后数日至1~2周才可观察到最大程度的神经影像学缓解。对于颅内压（ICP）明显增高的患者，在等待糖皮质激素起效期间还需要另外采取措施，如快速静脉滴注甘露醇或应用呋塞米等方法。

另外，抗血管药物贝伐珠单抗在脑转移瘤以及胶质瘤等CNS肿瘤中引起的难治性水肿方面效果显著，通过阻断血管内皮生长因子A（VEGF-A）与受体的结合，可发挥与激素相似甚至更佳的减轻水肿的作用，整体控制率可高达86.7%。还有研究结果提示贝伐珠单抗联合免疫治疗同样可减少瘤周水肿，改善患者状，同时不影响免疫治疗的疗效。

2. 抗癫痫治疗 对于脑转移瘤合并癫痫患者的治疗，建议选用新型抗癫痫药，如左乙拉西坦、拉莫三嗪、拉考沙胺、普瑞巴林、唑尼沙胺等。对于脑肿瘤手术后癫痫发作的预防，左乙拉西坦很可能是目前应用最广泛的药物，其不良反应小、药物间相互作用小，用于术后时似乎有效且耐受性更佳。对于尚未发作癫痫的未手术患者不应给予初级抗惊厥药物预防。

3. 抗凝治疗 治疗可因合并症、手术操作和药物相互作用而更加复杂。抗凝治疗首选低分子肝素（LMWH），需注意评估患者的出血风险。对于希望采用口服抗凝的患者，我们也越来越多地使用直接口服抗凝药（DOAC）替代LMWH。颅内恶性肿瘤患者禁用溶栓治疗。

作者：周晓

审稿：魏礼洲

参考文献

第十一章 癫痫及癫痫性发作疾病

第一节 青少年失神癫痫

青少年失神癫痫（juvenile absence epilepsy, JAE），发病年龄 8~20 岁（通常起病于 9~13 岁），以不频繁（<1 次/天）的失神发作为特征，>90% 患者出现全面性强直-阵挛发作（generalized tonic-clonic seizure，GTCS），脑电图表现为 3~5.5Hz 广泛性棘慢波（generalized spike-wave，GSW），通常需要终生治疗，属于特发性全面性癫痫（idiopathic generalized epilepsy，IGE）。

JAE 病因考虑与遗传因素有关，属于具有多基因病因的全面性癫痫综合征。致病基因包括 EF-HC1、GABRG2、CACNA1A（复杂性状或多基因遗传），或 GRIK1、CLCN2 基因。

诊断

一、诊断流程（图 11-1-1）

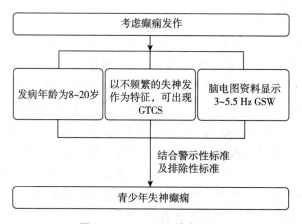

图 11-1-1　JAE 诊断流程

二、问诊与查体

1. 问诊技巧

（1）现病史：了解患者的发病年龄，发作诱因，癫痫发作的过程，持续时间，发作频率，脑电图、神经影像等检查结果，诊治经过（药物的种类、剂量、用法、疗程、疗效、不良反应、依从性等），注意判断是否癫痫发作，是否多种癫痫发作类型，有无共患病，发病后精神运动发育情况等。

（2）既往史：有无脑炎、颅脑外伤、中风、遗传代谢病、热性惊厥史。6%~33% 的 JAE 患者可出现热性惊厥史。

（3）个人史：了解围产史，是否足月顺产，精神运动发育状况，有无酗酒等不良嗜好。

（4）家族史：偶见癫痫家族史，家族中出现相关的 IGE 患者；但有的学者认为，29%~35% 的 JAE 患者有癫痫家族史。

2. 临床表现

（1）典型失神发作：发生于 8~20 岁，高峰期为 9~13 岁，发作不频繁，一般低于 1 次/天，持续时间 5~30s，可更长，可伴有口部自动症，失神发作时可伴轻微肌阵挛，突发突止，发作时意识完全丧失或部分保留，若意识障碍较轻，可执行简单指令。约 20% 可出现失神持续状态。患儿发育和神经系统检查一般正常。

（2）其他发作类型：90% 以上的患者出现

GTCS，多发生于睡醒后 30min 内，发作频率不定；国际抗癫痫联盟（ILAE）认为，JAE 不应该出现显著的肌阵挛发作，如果出现则考虑为青少年肌阵挛癫痫（juvenile myoclonic epilepsy，JME）。而 Panayiotopoulos 等认为，1/10 ~ 1/5 的患者有少量肌阵挛发作；肌阵挛发作和 GTCS 多在出现失神发作后 1 ~ 10 年内出现，14% ~ 27% 的患者，GTCS 较失神发作更早出现。

（3）发育和认知：发病前的发育和认知正常。

（4）伴随表现：可出现 ADHD、学习困难、焦虑抑郁。

三、辅助检查

（一）优先检查

JAE 患者应进行视频脑电图检查，患者脑电图背景活动正常。

1. 发作间期　阵发性 3 ~ 5.5Hz GSW，睡眠中呈片段化。片段化的 GSW 可呈局灶或多灶出现，但不会在某区域恒定地出现，并且形态与 GSW 相似。睡眠剥夺时，GSW 放电增加。多棘慢波绝大多数出现于困倦或睡眠中。

未经治疗的 JAE 患者，约 87% 过度换气会诱发出失神发作（注意观察此时的意识改变，可以一边吹气，一边数数）。如果 3min 操作良好的过度换气未能诱发出 GSW，则失神发作的可能性不大。约 25% 的患者间断闪光刺激诱发 GSW。

2. 发作期　失神发作时脑电图表现为 3 ~ 5.5Hz 的 GSW。不规则放电较儿童失神癫痫（childhood absence epilepsy，CAE）常见（约为 CAE 的 8 倍）。GTCS 的脑电图表现为广泛性快的棘波节律、棘波暴发和随后的慢波，之后出现不规则的慢活动（图 11 - 1 - 2）。

图 11 - 1 - 2　青少年失神癫痫的脑电图表现（发作期）

（二）可选检查

患者颅脑 MRI 基本正常。如果临床表现和脑电图表现均典型符合 JAE，则无须颅脑 MRI 检查。如果出现 JAE 的不典型特征、药物难治性或某区域恒定出现局灶性慢波，则建议行颅脑 MRI 检查排除其他情况。

（三）新检查

基因检查包括全外显子测序等。价格较昂贵，轻度智力障碍、药物难治性的患者可酌情考虑。

四、诊断及其标准

（一）诊断标准

目前 JAE 诊断标准以 ILAE 于 2022 年发布的标准为准（表 11 - 1 - 1）。

表 11 - 1 - 1　ILAE 对 JAE 的诊断标准

诊断标准	具体内容
必备性标准	①典型失神发作；②阵发性 3 ~ 5.5Hz 的棘慢波（可以为既往资料）
警示性标准（需要进一步排他）	①凝视持续时间 > 30s，或发作后神志模糊状态，或疲乏；②失神发作频率 > 10 次/天；③未经治疗患者，3min 以上配合良好的过度换气，未诱发出 3 ~ 5.5Hz 的棘慢波；④未镇静的情况下，脑电图背景持续慢波；⑤轻度智力障碍；⑥可能出现相关的神经系统检查或神经影像异常，排除偶然发现；⑦未经有效抗癫痫发作药物治疗 GTCS 的患者，在癫痫病程中未出现 GTCS
排除性标准	①出现显著的肌阵挛发作、显著的眼睑肌阵挛、肌阵挛 - 失神发作、失张力发作、强直发作、不典型失神发作或局灶性知觉障碍发作；②脑电图恒定的单侧局灶性癫痫样放电；③弥漫性背景慢波；④记录到典型凝视却无相应脑电图改变；⑤起病年龄 < 8 岁或 > 20 岁；⑥中重度的智能障碍；⑦认知停滞或倒退；⑧脑脊液葡萄糖减低和（或）SLC2A1 变异（强烈推荐伴小头畸形或轻度智力障碍的患者检测，其他患者大多不必检测）

（二）风险评估和危险分层

根据药物治疗效果危险分层如下。

1. 对抗癫痫发作药物治疗反应良好，为药物反应性 JAE。

2. 对抗癫痫发作药物治疗反应差，为药物难治性 JAE。

3. 出现 GTCS 或失神发作持续状态，考虑 JAE 并发癫痫持续状态

（三）并发症诊断

JAE 患者可并发癫痫持续状态，指每次 GTCS 持续 5min 以上，或每次失神发作持续 15min 以上，或 2 次以上发作的发作间期意识未能完全恢复。

五、 鉴别诊断 （表11-1-2）

表11-1-2 JAE与其他疾病的鉴别诊断

疾病	病史/症状/体征	辅助检查
JME	年龄相关的以觉醒期的肌阵挛发作为特征，多于90%的患者出现GTCS，1/3的患者出现失神发作，肌阵挛持续状态常见	—
CAE	如果失神发作频繁（每日多次），且起病年龄<12岁，则考虑为CAE。CAE出现GTCS的风险较低。失神发作若发生于8~12岁，则根据失神发作的频率（ILAE未给出具体频率）来判断是JAE（不频繁，Elaine Wyllie认为<1次/天）还是CAE（频繁，Elaine Wyllie认为可多达100次/天）	JAE患者的脑电图不会出现枕区间歇性节律性δ活动，棘慢波频率稍快、更不规则
眼睑肌阵挛癫痫	若出现反复、规则或不规则、快速的>4Hz的眼睑抽动，伴眼球上偏、头部后伸，癫痫发作极为频繁，闭眼或闪光刺激诱发，则考虑为眼睑肌阵挛癫痫	—
肌阵挛失神癫痫	若出现双上肢3Hz肌阵挛抽动，伴强直外展，考虑为肌阵挛失神癫痫	—
大脑结构性异常	如果每次癫痫发作时，失神发作或GTCS总是伴有局灶性特征，则要考虑大脑的结构性异常	—
局灶性知觉障碍发作	起始为非运动症状，无反应的凝视通常持续时间>30s，出现发作后状态如神志模糊、困倦、头痛	脑电图示局灶性痫性放电

六、 误诊防范

青少年或成年起病的癫痫患者易被误诊，可被误诊为JME、CAE、眼睑肌阵挛癫痫和大脑结构性异常；CAE易被误诊为JAE。

为避免误诊需注意避免遗漏失神发作的癫痫发作类型；应综合起病年龄、癫痫发作类型、脑电图特征、药物治疗反应、预后转归来诊断疾病。

治疗

一、 治疗流程 （图11-1-3）

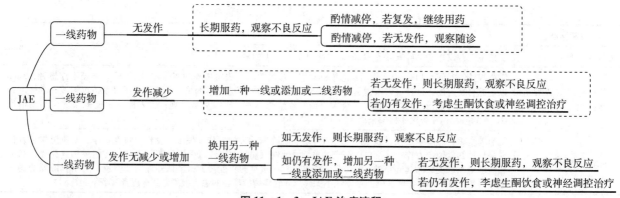

图11-1-3 JAE治疗流程

二、 治疗原则

明确诊断；合理选择处理方案；恰当的长期治疗；保持规律健康的生活方式；明确治疗的目标。

三、 治疗细则

（一）药物选择

应用合理的抗癫痫药物，如丙戊酸钠、拉莫三嗪，如仍有发作，可考虑联合上述用药，如仍有发作，可考虑应用氯硝西泮、左乙拉西坦、托吡酯、唑尼沙胺等，注意药物不良反应。因为 JAE 患者的 GTCS 发生率高，不建议乙琥胺单药应用于控制失神发作。

（二）长期用药

做好长期用药的思想准备。避免睡眠剥夺和饮酒。

（三）备孕期及妊娠期用药注意事项

女性拟怀孕前，尽量选择新型抗癫痫药物单药治疗，控制癫痫不发作半年以上。备孕期开始服用叶酸，至少持续至妊娠期 12 周以后。

四、药物治疗方案

JAE 患者抗癫痫药物的选择见表 11 - 1 - 3。

表 11 - 1 - 3　JAE 患者抗癫痫药物的选择

药物选择	药物名称	给药途径	常用剂量	给药次数
一线 *	丙戊酸钠	口服	$20 \sim 30mg/(kg \cdot d)$	bid ~ tid
一线	拉莫三嗪	口服	$2 \sim 10mg/(kg \cdot d)$	bid
二线	氯硝西泮	口服	$0.1 \sim 0.2mg/(kg \cdot d)$	bid ~ tid
二线	左乙拉西坦	口服	$20 \sim 60mg/(kg \cdot d)$	bid
二线	托吡酯	口服	$3 \sim 6mg/(kg \cdot d)$	bid
二线	唑尼沙胺	口服	$4 \sim 8mg/(kg \cdot d)$	bid
联合用药	拉莫三嗪 + 左乙拉西坦	—	—	—
不推荐	卡马西平	—	—	—
不推荐	奥卡西平	—	—	—
不推荐	苯妥英钠	—	—	—
不推荐	普瑞巴林	—	—	—

注：* 女性，特别是育龄期女性，丙戊酸钠不作为一线用药。另外，JAE 患者不推荐应用乙琥胺控制失神发作，因为 >90% JAE 患者出现 GTCS。bid 每日 2 次；tid 每日 3 次。

作者：林志坚
审稿：雷革胜

参考文献

第二节　难治性癫痫

难治性癫痫广义上指合理应用现有的抗癫痫药物后，仍不能控制其发作，或已被临床证实为难治的癫痫和癫痫综合征。在文献中难治性癫痫一词最常用，也有称为"耐药性癫痫（drug - resistance epilepsy）""顽固性癫痫（refractory epilepsy）""慢性癫痫（chronic epilepsy）""治疗困难性癫痫（dif-ficult - to - treat epilepsy）"等，这些称谓从各自不同的侧面反映了难治性癫痫的不同特征，从中不难看出难治性癫痫是指慢性的、对常用抗癫痫药物耐药的顽固性癫痫，这一点已无可争议地成为各国学者的共识。

国际抗癫痫联盟（ILAE）专项小组于 2010 年达成了对难治性癫痫的统一定义，即：两种正确选择、可耐受的抗癫痫药物经足够疗程及剂量的单药或联合治疗后，患者无发作的持续时间未达到治疗前最长发作间隔的 3 倍或者 1 年（取决于两者哪个更长）。

诊断

一、诊断流程

根据 2014 年 ILAE 关于癫痫的诊断标准及 2010 年关于难治性癫痫的概念制定诊断流程。

对于发作性事件首先确定是癫痫发作，并且为非诱发性发作，临床出现两次（间隔至少 24h）这样的发作时可诊断为癫痫，结合临床、电生理、影像学确定癫痫和癫痫综合征类型。必须是"正规"

使用抗癫痫药物，正规是指选药正确，并且应用足够的剂量和足够长的时间。药效的判断：抗癫痫药物治疗后，无发作的时间达到治疗前最长发作间隔的 3 倍或 12 个月（取决于更长的一项作为标准），则被认为药物治疗后发作完全控制，认为药物治疗有效，否则认为无效。如果经过正规的两种抗癫痫药物治疗仍未达到有效标准，则应该诊断为难治性癫痫（图 11 – 2 – 1）。

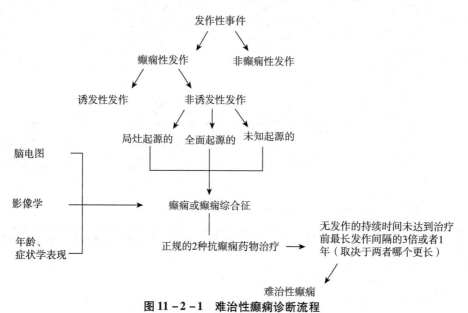

图 11 – 2 – 1　难治性癫痫诊断流程

二、问诊与查体

（一）问诊和症状

包括发作时的症状（先兆，症状学演变、发作频率、是否有诱因、是否有侧别提示意义，是否有定位提示意义），用药史（种类、剂量、疗程、是否正确选药、患者服药依从性等），出生史，家族史，热性惊厥史，外伤史，中枢神经系统感染史，生长发育史，睡眠情况，情绪性格，不良生活习惯（熬夜、酗酒等）及其他系统疾病史等。

（二）查体和体征

重点应放在神经系统，包括：意识状态、精神状态、局灶体征（偏瘫/偏盲等）、各种反射及病理征等。注意观察头颅形状和大小、外貌、身体畸形及排查某些神经皮肤综合征。体格检查对癫痫的病因诊断有初步提示作用。有些体征如：眼震、共济失调、震颤等可能提示抗癫痫药物的不良反应。

三、辅助检查

（一）优先检查

1. 视频脑电图　视频脑电图可以将患者的临床表现与脑电图记录同步描述，有利于观察癫痫的起源，并进行科学的分类，一方面对癫痫灶的定位、定侧有重要作用；同时对神经病学中的一些复杂的、非癫痫性事件的鉴别也是一种重要的工具。

2. 神经影像学　核磁共振成像（MRI）作为难治性癫痫首选的影像学检查方法，可以显示脑部结构病变，有助于寻找病因。在难治性癫痫术前评估中，定位和描绘致痫灶的范围及其与功能区的关系至关重要。然而，在 15% ~30% 的难治性局灶性癫痫患者中，MRI 表现为阴性，无法显示明确的病灶。通过优化癫痫序列成像，例如矢状位 T_1 加权像、冠状位 T_2 加权像、液体衰减反转恢复（FLAIR）序列以及矢状位双反转恢复（DIR）序列等薄层扫描方法，可以提高 MRI 识别结构异常的能力，相较于传统方法更清晰地显现皮质结构异常。提高场强也是提高难治性局灶性癫痫病灶检出率的重要方法。与 1.5T 相比，3.0T 有助于发现新的病变，能提供更多的临床相关信息。

（二）可选检查

1. 核医学成像

（1）正电子发射计算机断层扫描（PET）：当出现 MRI 阴性的局灶性癫痫、患者表现多个病灶或 MRI 和发作期 EEG 不一致时，需要进一步行 PET 检查。临床上癫痫术前评估通常采集氟脱氧葡萄糖^{18}F（^{18}F - FDG）PET 来明确低代谢病灶的位置。

（2）单光子发射断层成像（SPECT）：发作期 SPECT 脑血流灌注显像定位癫痫灶的价值较高，尤其对于 MRI 阴性的患者。发作后 30s 内注射放射性药物是公认的发作期 SPECT 的检查方法，显示致痫区表现为高代谢区，周围是低代谢区。

2. 功能影像

（1）脑磁图（MEG）：是一种用于检测大脑神经电磁信号的脑功能检测技术。它通过记录和分析人脑产生的生物磁信号，来推算颅内信号源的位置、强度和方向。在癫痫术前评估过程中，MEG 主要应用于癫痫灶定位以及脑功能区定位方面。

（2）功能磁共振成像（fMRI）：在难治性癫痫术前评估中，主要应用在确定功能区、评估记忆功能及定位致痫灶等。术前评估癫痫患者的优势语言侧具有重要意义，fMRI 能确定癫痫患者语言变化和语言优势半球。

3. 神经心理学评估
神经心理学评估主要涉及语言能力测试、智力测试、记忆功能测试、注意能力测试及非言语认知功能测试等，可提供患者认知功能、情绪及行为障碍的客观信息，对致痫区也有定侧、定位价值，可作为术后评定或复测的基线，可预测手术对癫痫患者脑功能损害的潜在风险，并判断术后认知功能的预后情况。

4. 遗传学检测
一代测序（Sanger 测序法）：适用于有明确致病基因的癫痫的病因学检查，比如 Dravet 综合征 80% 以上是 SCN1A 基因的突变所致。二代测序：包括癫痫靶向基因包（Panel）、全外显子（WES）、全基因组（WGS）检测。适用于无明显特异性特征的遗传性癫痫，或有多个已知的致病基因的癫痫，首先选择二代测序。染色体芯片（CMA）检测：可发现基因组 DNA 拷贝数变异，适用于有重度神经发育性疾病合并癫痫患者的遗传性检查。

5. 有创性评估
Wada 试验有助于确定语言优势半球、记忆及运动功能，被认为是判断语言优势半球的"金标准"。

（三）新检查

1. PET - MRI 图像融合
MRI 主要反映形态解剖学和生理学的改变，可以清晰地显示组织结构，PET 在代谢方面显示病灶具有强大的功能，PET - MRI 图像融合能提高对致痫灶的定位，发现微小、可疑病灶，指导 MRI 的二次阅片。

2. 颅内电极
立体定向脑电图（SEEG）具有很高的空间时间分布特性，更易完成对深部结构如颞叶内侧、额叶内侧面、岛叶等探测。在进行 SEEG 操作时，首先需要根据无创性检查结果进行多学科评估，提出致痫网络假设，并确定电极覆盖范围以及植入方案。通常情况下，SEEG 监测需记录 3 次以上惯常发作，接着分析发作期电临床症状学关系，最后定位致痫区并确定手术切除的范围。

四、诊断及其标准

（一）诊断标准

难治性癫痫诊断的核心要素主要包括治疗失败的抗癫痫发作药（ASMs）数量、发作控制的界定标准、观察随访时间。在这三方面既往观点都不一致，2010 年国际抗癫痫联盟（ILAE）提出的难治性癫痫的统一定义也是目前的诊断标准（表 11 - 2 - 1）。

表 11 - 2 - 1 难治性癫痫的 ILAE 诊断标准

	药物失败数量	观察时间（年）	发作未控制的标准
ILAE	2 种	2	未达到至少 1 年或 3 倍于最长发作间隔时间的无发作期（取决于哪个更长）

关于 2010 年的诊断标准，这里需要说明以下两点。

（1）药物治疗方面：①选药要正确：根据癫痫发作类型、癫痫及癫痫综合征的类型，选择在以往的研究中显示有效的治疗抗癫痫药物，为正确选择；②可耐受：是指能够耐受药物所产生的不良反应。如果因为不良应被迫减量或停用的情况需除外；③足够剂量：关于抗癫痫的"临床有效剂量"

指南中提出，在成年人，可以参照世界卫生组织（WHO）对于每种药物其主要适应证所规定的平均每日维持剂量（defined daily dose，DDD）（表11-2-2）；④足够疗程：推荐观察期为3个月。

发生情况，尚不具备足够的信息对该治疗结局进行归类。如果某个患者癫痫控制超过治疗前最长癫痫发作间隔期的3倍，但不足1年，则该治疗结局应被归类为"未知"。

表11-2-2 常见ASMs治疗剂量推荐

抗癫痫药物	DDD（mg）	50%DDD（mg）
卡马西平	1000	500
奥卡西平	1000	500
拉莫三嗪	300	150
左乙拉西坦	1500	750
丙戊酸钠	1500	750
苯巴比妥	100	50
苯妥英钠	300	150
托吡酯	300	150
加巴喷丁	1800	900
普瑞巴林	300	150
氯硝西泮	8	4
唑尼沙胺	200	100
拉科酰胺	300	150
氨己烯酸	2000	1000

（2）疗效的问题：关于疗效的问题，还有未知的情况存在，根据癫痫发作的控制或者不良反应的

（二）并发症诊断

难治性癫痫的死亡率增加，包括癫痫发作所致意外死亡如损伤（如骨折、头外伤、烫伤、坠落伤）、溺水及癫痫持续状态所致的死亡，和癫痫性猝死。癫痫性猝死是癫痫患者突然性死亡，是难治性癫痫死亡威胁之一。另外难治性癫痫患者往往合并抑郁症的风险更高，容易出现自杀，这些均为死亡率增加的常见原因。

难治性癫痫患者的生活质量下降和失能。患者求学、就业、交友、婚育、经济收入都受到了严重影响，加重患者的心理负担，患者更容易出现病耻感。

（三）共病

1. 精神障碍 精神障碍是难治性癫痫更为常见的共患病，最常见的精神障碍包括：焦虑障碍、抑郁障碍、癫痫性精神病和人格障碍（表11-2-3）。

表11-2-3 难治性癫痫的精神障碍表现

精神障碍	临床表现
焦虑障碍	是以焦虑症状为核心表现的一组疾病。常见难治性癫痫共患焦虑障碍类型有：广泛性焦虑障碍、惊恐障碍、社交焦虑障碍、创伤后应激障碍和强迫障碍。难治性癫痫伴焦虑的诊断应该各自符合难治性癫痫和焦虑（包括焦虑障碍和焦虑状态）的诊断标准
抑郁障碍	在癫痫患者中抑郁障碍的患病率高达30%。难治性癫痫共患抑郁障碍的比例更高，临床表现为情绪低落、无价值感、内疚、动力和兴趣丧失、失眠和嗜睡、食欲改变、精神运动迟滞或激越、注意力下降和自杀意念等。可通过中文版癫痫抑郁量表（C-NDDI-E）用于癫痫患者抑郁症状的筛查和严重程度的评估
癫痫性精神病	可表现为幻觉、妄想、情感变化、过度宗教虔诚以及辱骂行为，也可表现为人格解体、现实感丧失等。癫痫发作前或发作时精神障碍罕见，发作后精神障碍通常在癫痫成簇发作或癫痫持续状态后出现。目前建议癫痫发作后癫痫性精神病的诊断标准如下 （1）癫痫发作或连续发作的1周内出现精神病症状 （2）持续时间大于等于24h，小于等于3个月 （3）特征是意识清楚或模糊时的定向障碍、谵妄、妄想或幻觉 （4）非抗癫痫药物毒性、脑电图显示非惊厥状态、既往发作间期精神病、近期头部创伤或酒精和（或）药物中毒
人格障碍	难治性癫痫患者的人格障碍大多数表现为固执、自私、任性、缺乏同情心、思维黏滞、易激惹、易出现情绪不稳和冲动行为。有的患者可以出现反社会人格

2. 认知障碍 认知障碍与癫痫有关，是除癫痫发作之外增加功能障碍的原因，尤其对于难治性癫痫的患者。通常表现为痴呆、精神发育迟滞。

3. 心理障碍 难治性癫痫患者存在严重的社会心理问题，癫痫患者受教育程度、就业及婚恋的可能性较低。同时他们存在社交困难，包括社交孤立、社交能力和其他社会技能不足。癫痫常常影响家庭功能，包括沟通、社会支持、适应、掌握和冲突。甚至患者会有病耻感。

五、鉴别诊断

（一）与医源性难治性癫痫进行鉴别

由于医生诊断错误、癫痫发作分型不正确、未选用合适的抗癫痫药物治疗或虽选药正确但剂量不足等因素，导致癫痫发作未能控制；而真正的难治性癫痫指诊断正确，选药合适、剂量及血药浓度适宜但癫痫仍反复发作。

（二）非癫痫发作鉴别

要与非癫痫发作如晕厥、假性发作、睡眠障碍性疾病、肌张力障碍性疾病、内分泌性疾病、偏头痛等鉴别。如心源性疾病被误诊为癫痫，导致抗癫痫药物治疗效果差误认为难治性癫痫。

六、误诊防范

早期不规范治疗或依从性差的患者容易误诊为难治性癫痫。

难治性癫痫发作症状学比较复杂，包括运动性发作、非运动性发作。非运动发作类型容易误诊为其他疾病，概括为以下几类：①发作性意识障碍性疾病：因意识受损的癫痫发作可误诊为晕厥、短暂性脑缺血发作；②自主神经功能障碍性疾病：如表现为心悸、面色苍白、出汗等自主神经症状发作的癫痫易误诊为心脏疾病，如阵发性心动过速；③精神障碍性疾病：癫痫发作有非运动性单纯以精神障碍起病的发作，容易误诊为精神科疾病，如精神分裂症；④感觉异常性疾病：如表现为眩晕感的癫痫发作易误诊为各种原因所致的眩晕症。

避免误诊的要点：①获取完整的病史资料；②避免漏掉"轻微发作（minor seizures）"，如快速的肌阵挛发作、先兆发作、突然出现的愣神发作等；③区分诱发性发作和非诱发性发作的概念；④重视长程视频-脑电图监测的应用，必要时完善发作期脑电图监测；⑤识别"假性"难治性癫痫。

➔ 治疗

一、治疗流程

在初级癫痫诊疗机构经药物治疗效果不佳的癫痫患者，应转诊到有条件和诊治经验的专业癫痫诊治机构或癫痫专科医生处进行进一步检查、诊断、评估和选择治疗（图11-2-2）。癫痫专科医生进行再评估，排除假性药物难治性癫痫（非癫痫发作事件及医源性药物难治性癫痫），确认药物难治性癫痫后，根据临床病史、检查等进行可能的病因诊断、定位诊断及预后评估，并且进一步评估有无共患病。有局限结构性病灶和施行切除性手术可能的患者在评估致痫灶和脑功能的关系后，进行切除性手术治疗，术后仍有发作的患者，再次重视药物治疗；部分诊断为难治性癫痫综合征的患者，根据适应证选择生酮饮食（KDT）、免疫治疗或姑息性手术、神经调控治疗等综合治疗。总之，药物难治性癫痫患者实施评估-治疗-随诊-再次评估-再次治疗-随访的动态治疗和管理过程（图11-2-3）。

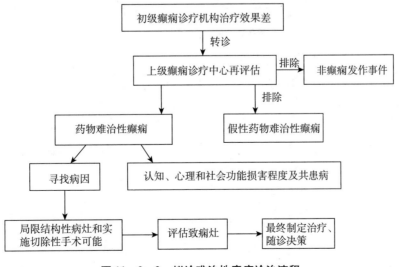

图 11-2-2　拟诊难治性癫痫诊治流程

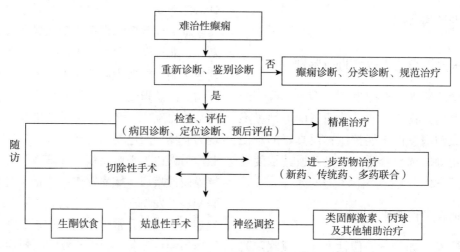

图 11 - 2 - 3　难治性癫痫诊治流程

二、治疗原则

1. 诊断及药物合理性的再评估　对拟诊为难治性癫痫的患者首先应对其诊断和治疗进行再探讨，包括发作原因、发作类型、药物及其用量、联合用药、诱发因素、患者及其家属的依从性等影响疗效的各种因素。

2. KDT 治疗　适用于儿童各年龄段发作频繁的癫痫综合征。

3. 神经调控治疗　包括迷走神经电刺激术（VNS）、脑深部电刺激术（DBS）、脑皮质电刺激、经颅磁刺激（TMS）等。

4. 外科手术治疗　手术治疗适用于难治性癫痫以及脑部有肯定癫痫病灶者。

5. 共患病的治疗　重视共患病的治疗，二者有相互促进作用。

三、治疗细则

（一）药物治疗

1. 关于常见抗癫痫药物的用法及不良反应见表 11 - 2 - 4。

表 11 - 2 - 4　常见抗癫痫药剂量与不良反应

药物	日最大剂量（成人）	长期不良反应	特异性反应
卡马西平	1600mg/d	低钠血症	皮疹、再生障碍性贫血、S-J综合征、肝损害
氯硝西泮	20mg/d	易激惹、攻击行为、多动（儿童）	少见，偶见白细胞减少
苯巴比妥	500mg/d	少见皮肤粗糙、性欲下降、突然停药出现戒断反应如焦虑失眠	皮疹、中毒性表皮溶解症、肝损害
苯妥英钠	250mg/d	痤疮、牙龈增生、面部粗糙、多毛、骨质疏松、小脑脑干萎缩、性欲缺乏、维生素 K 和叶酸缺乏	皮疹、周围神经病、S-J综合征、肝毒性
扑米酮	1500mg/d	同苯巴比妥	皮疹、血小板减少、狼疮样综合征
丙戊酸钠	1800mg/d	体重增加、脱发、月经失调、闭经、多囊卵巢综合征	肝毒性（尤其是 2 岁以下者）、血小板减少、急性胰腺炎（罕见）、丙戊酸钠脑病
加巴喷丁	3600mg/d	较少	罕见
拉莫三嗪	500mg/d	攻击行为、易激惹	皮疹、S-J综合征、中毒性表皮溶解症、肝衰竭、再生障碍性贫血
左乙拉西坦	—	较少	无报告
奥卡西平	2400mg/d	低钠血症	皮疹
托吡酯	—	体重下降	急性闭角型青光眼（罕见）
唑尼沙胺	800mg/d	—	红疹、S-J综合征、中毒性表皮溶解症、肝衰竭、再生障碍性贫血、粒细胞缺乏综合征、少汗（儿童）

2. 选择作用于其他靶点的药物

（1）碳酸酐酶（CA）抑制剂：CA 使突触后 γ-氨基丁酸（GABA）A 受体去极化，从而启动和维持发作性放电。因此，CA 抑制剂已成为治疗癫痫的一个间接途径。乙酰唑胺通过此种作用，用于治疗女性月经性癫痫及部分和全身性癫痫发作。但因研究有限和不良反应严重，已经很少被使用。唑尼沙胺也具有抑制碳酸酐酶的作用，用于成人部分癫痫的辅助治疗。

（2）雷帕霉素靶蛋白（mTOR）抑制剂：依维莫司是选择性 mTOR 抑制剂，具有良好的抗惊厥作用，被美国食品药品监督管理局批准可用于治疗结节性硬化（TSC）伴发的癫痫发作。西罗莫司与依维莫司的分子机制相似，对 TSC 所致的癫痫发作也有显著的疗效。

（3）大麻二酚（CBD）：CBD 的抗癫痫活性的确切机制尚不清楚，目前，临床上具有抗癫痫作用的大麻素类药物主要是大麻二酚，该药是美国食品药品监管局批准的首个含有大麻成分的药物，是一种高纯度的 CBD 提取物，可用于 LGS 和 Dravet 综合征（DS）的治疗。

（4）芬氟拉明（FFA）：具有与其他抗癫痫药物不同的作用机制，目前研究认为主要通过调节 5-羟色胺（5-HT）受体与 sigma-1 受体的活性来发挥作用。FFA 通过影响突触前膜内突触囊泡中 5-HT 的释放来升高 5-HT 水平，也有研究发现发现 FFA 可通过直接激动突触后膜上 5-HT$_{1D}$ 和 5-HT$_{2C}$ 受体发挥抗癫痫活性。Ⅲ期 RCT 研究表明，FFA 可显著降低 DS 患者癫痫发作频率，降低 LGS 患者跌倒性癫痫的发作频率，于 2020 年、2022 年美国食品药品监督管理局批准 FFA 口服溶液用于 2 岁及以上的 DS、LGS 相关癫痫发作的治疗。

3. 免疫治疗 免疫疗法（如激素和丙种球蛋白）可用于治疗婴儿痉挛症、睡眠期癫痫放电持续状态（ESES）相关谱系疾病等难治性癫痫，然而疗效报告仍存在差异。一些已发表的研究探讨了特异性基因变异对治疗的影响，例如针对 GRIN2A 突变引起的 Landau-Kleffner 综合征（LKS）的丙种球蛋白治疗效果显著。

（二）生酮饮食

公元前 500 年，人们发现在饥饿状态下，癫痫患儿的发作次数会减少，1921 年梅奥诊所的 Wilder 医生首次提出一种能够模拟禁食效果的配方饮食，即生酮饮食（KDT）。KDT 是一种特殊的高脂肪、低碳水化合物、合理蛋白质的饮食。应用于临床治疗癫痫已有近 100 年的历史。与抗癫痫药物相比，KDT 对患者的认知功能、行为无影响，且耐受性好，2004 年我国就开始在临床实施 KDT 治疗难治性癫痫，其有效性不断得到验证，已成为公认的常见治疗方法之一。

1. KDT 的组成 临床目前常用 4 种类型的 KDT 见表 11-2-5。

表 11-2-5 KDT 的分类

成分	经典 KDT	中链甘油三酯饮食（MCT）	改良 Atkins 饮食（MAD）	低血糖饮食（LGIT）
脂肪	90%	70%	65%	60%
蛋白质	7%	20%	30%	30%
碳水化合物	3%	10%	≤10g	10%
特点	脂肪主要来源于长链甘油三酯，对碳水化合物的限制相当严格	脂肪主要来源于中链甘油三酯脂肪酸，生酮效率更高更快	对蛋白质和碳水化合物摄入的限制略微宽松	注重食物的血糖生成指数，仅限食用血糖生成指数 <50 的食物
适用人群	儿童难治性癫痫及胃造瘘患者		年龄较大的儿童、青少年和成人	

注：脂肪、蛋白质和碳水化合物的比例是指在每日摄入的能量中所占的比例

2. KDT 的适应证和禁忌证

（1）适应证：①对于葡萄糖转运蛋白 1（Glut-1）缺乏症和丙酮酸脱氢酶缺乏症（PDHD）患者，KDT 可以作为首选治疗方案；②部分癫痫综合征或预后较差的患者，KDT 的有效率可达 70%，应尽早考虑。如：Dravet 综合征、West 综合征、结节性硬化症、发热性感染相关癫痫综合征（FIRES）、大田原综合征、Angelman 综合征、超级难治性癫痫持续状态，以及线粒体复合酶Ⅰ缺乏症等。此外，对于需要管饲的癫痫儿童或婴儿也适用；③对于有效率在 50% 左右的患者，可以适时考虑 KDT。例如：腺苷琥珀酸裂解酶缺乏症、儿童失

神癫痫、皮层发育不良、CDKL5 基因变异脑病、婴儿游走性局灶性癫痫、伴睡眠中持续棘慢复合波的癫痫性脑病、糖原累积症 V、青少年肌阵挛癫痫、Lafora 病、Lennox – Gastaut 综合征、Landau – Kleffner 综合征、磷酸果糖激酶缺乏症、Rett 综合征、亚急性硬化性全脑炎以及其他原因不明的难治性癫痫。

（2）禁忌证：①绝对禁忌证：主要涉及脂肪酸代谢障碍和生物氧化异常相关疾病，如：β–氧化缺陷、卟啉病、丙酮酸羧化酶缺乏症、长链 3–羟基酰基辅酶 A 缺乏症、中链 3–羟基酰基辅酶 A 缺乏症、长链酰基脱氢酶缺乏症、中链酰基脱氢酶缺乏症、短链酰基脱氢酶缺乏症、肉碱缺乏症（原发性）、肉碱棕榈酰转移酶 Ⅰ 或 Ⅱ 缺乏症、肉碱转位酶缺乏症等；②相对禁忌证：包括无法维持适量营养或不配合 KDT 的患者、适合实施切除性手术（如致痫灶明确且可切除）的患者、合并使用异丙酚（KDT 可能增加异丙酚输注综合征发生风险）者等。

3. 介入时机　对于难治性癫痫患者，尝试其他抗癫痫药物以达到完全控制（1 年无发作）的比例不超过 3%。关于 KDT 的介入时机，专家调查显示，56%（29/52）的专家建议在第 2 种抗癫痫药物失败后启动 KDT；21%（11/52）的专家认为应在第 3 种药物失败后启动；17%（9/52）的专家认为可以作为首选治疗；仅有 4%（2/52）的专家认为可以作为最后的治疗手段。对于具有明确手术切除指征的患者，建议在术前等待期间或手术失败后尝试 KDT。

（三）神经调控治疗

1. 经颅磁刺激（TMS）　TMS 是一种非侵入性的调控大脑皮质兴奋性的神经电生理技术。目前大部分研究提示低频 rTMS 能够减少癫痫发作（表 11 – 2 – 6）。

表 11 – 2 – 6　TMS 的原理及应用

项目	内容
原理	根据法拉第电磁感应定律，应用脉冲磁场作用于脑组织，诱发一定强度的感应电流，使皮质神经元去极化而产生动作电位，从而影响大脑皮质电活动
刺激模式	单脉冲 TMS、双脉冲 TMS、重复 TMS 重复 TMS 是治疗性研究的主要应用模式
刺激位点	颅顶、致痫灶、颞区、运动皮质畸形处等

2. 迷走神经电刺激（VNS）　通过电刺激一侧迷走神经（通常为左侧），调控大脑电活动，因而也被称为"电子药物"。VNS 作为难治性癫痫的添加治疗，是一种有效的控制癫痫发作的手段。VNS 对抑郁有一定疗效，难治性癫痫共患抑郁症的患者可以考虑 VNS（表 11 – 2 – 7）。

表 11 – 2 – 7　VNS 治疗的适应证和禁忌证

项目	内容
适应证	（1）符合国际抗癫痫联盟 2010 年发布的诊断标准的难治性癫痫 （2）未发现可治疗病因的癫痫，或针对病因治疗失败的癫痫。可治疗的病因包括：①经过合理术前评估适合进行外科手术治疗的结构性病因；②药物或特殊饮食治疗可控制癫痫发作的代谢性病因，例如：维生素 B_6 治疗吡哆醇依赖性癫痫，KDT 治疗 Ⅰ 型葡萄糖转运体缺陷所致癫痫；③通过免疫性治疗可控制癫痫发作的免疫性病因等
禁忌证	（1）双侧迷走神经损伤或切断史 （2）植入部位存在局部感染 （3）特异性排异体质，不能耐受异物植入 （4）全身一般情况差不能耐受手术 （5）植入部位需微波或短波热疗、严重心脏传导阻滞、严重消化系统疾病、快速进展的危及生命的遗传代谢性疾病以及阻塞性睡眠呼吸暂停等为相对禁忌 （6）体内存在可调压分流管等磁控设备者需要注意其与 VNS 设备间可能的相互影响

3. 脑深部电刺激术（DBS）　DBS 利用立体相关应用技术将微电极置入脑组织深部，通过对海马、丘脑前核团、底核团和中央内侧团等目标靶点进行电刺激来控制癫痫发作。目前，丘脑底核高频（> 100Hz）电刺激治疗难治性癫痫主要处于试验研究阶段。DBS 疗效取决于选择合适的患者，适宜的靶点和适宜的调控参数，关于这三点目前尚无统一的共识和推荐。研究表明，通过选择合适的靶点和调控参数，难治性癫痫患者病情可得到有效控制或改善。

（四）外科手术治疗

难治性癫痫的手术治疗分为两大类：①致癫痫脑组织切除术，包括脑皮质切除术、多脑叶切除术、大脑半球切除术、前颞叶切除术、选择性海马–杏仁核切除术等；②失连接或非切除性手术，包括胼胝体切开术（可以使失张力发作、跌倒发作、全面性强直–阵挛发作等患者明显受益）、多处软脑膜下横纤维切断术。

手术适应证：①诊断为难治性癫痫；实施切除性手术的前提是致痫区和功能区定位明确，对于有明确致痫灶且致痫灶位于脑非重要功能区的药物难治性癫痫，应尽早考虑切除性手术治疗；对于影像学没有发现结构性病变，若通过高分辨 MRI、功能影像或颅内电极等可以定位致痫灶的患者，也可以考虑手术治疗；②未合并严重精神和认知障碍；③手术切除致痫灶不会造成严重的神经功能障碍。

四、 药物治疗方案

难治性癫痫往往需要多药联合治疗，药物联合治疗需要考虑作用机制、药代动力学、不良反应等（表 11 - 2 - 8、表 11 - 2 - 9）。

表 11 - 2 - 8　症状性部分性癫痫联合用药的首选组合

药物 A	药物 B		
	简单部分性发作	复杂部分性发作	部分继发全面性发作
CBZ	TPM	TPM、LEV	TPM、VPA、LEV
GBP	OXC	OXC、CBZ	OXC、CBZ
LTG	VPA、TPM	VPA、TPM	VPA、TPM
LEV	CBZ、OXC、LTG	CBZ、OXC、LTG	CBZ、OXC、LTG、TPM、VPA
OXC	TPM	LEV	VPA
PB	—	—	—
PHT	—	TPM	TPM
TPM	CBZ	CBZ、OXC	CBZ、LTG、VPA、OXC
VPA	LTG、CBZ	LTG、CBZ、OXC	LTG、CBZ、OXC

注：药物选择为 A + B，药物 B 根据癫痫的发作类型选择。CBZ 卡马西平；GBP 加巴喷丁；LTG 拉莫三嗪；LEV 左乙拉西坦；OXC 奥卡西平；PB 苯巴比妥；PHT 苯妥英钠；TPM 托吡酯；VPA 丙戊酸钠

难治性癫痫多见于局灶性癫痫，新诊断局灶性发作的患者可选用卡马西平、奥卡西平、拉莫三嗪、左乙拉西坦可作为一线用药；若上述药物不耐受，可考虑丙戊酸钠或吡仑帕奈、拉考沙胺；以上 7 种药物也可作为一线治疗无效的添加治疗，若添加治疗无效，可考虑苯巴比妥、苯妥英钠治疗。

表 11 - 2 - 9　儿童常见难治性癫痫综合征的药物治疗

	一线药物	添加药物	禁用药物
卡马西平、奥卡西平、苯妥英钠	West 综合征	氨基烯酸、类固醇	托吡酯、丙戊酸、氯硝西泮、拉莫三嗪
Lennox - Gastaut 综合征	丙戊酸钠	拉莫三嗪、托吡酯、左乙拉西坦、氯占、芦非酰胺、大麻二酚、吡仑帕奈	卡马西平、奥卡西平、加巴喷丁、普瑞巴林、氨己烯酸
卡马西平、加巴喷丁、拉莫三嗪、奥卡西平、苯妥英钠、普瑞巴林、替加宾、氨己烯酸	Dravet 综合征	丙戊酸或托吡酯	氯巴占、司替戊醇、氯硝西泮、左乙拉西坦
—	CSWS Landau - Kleffner	丙戊酸、氯硝西泮、类固醇	左乙拉西坦、拉莫三嗪、托吡酯
卡马西平、加巴喷丁、奥卡西平、苯妥英钠、普瑞巴林、替加宾或氨己烯酸	Doose 综合征	丙戊酸、托吡酯、氯硝西泮	左乙拉西坦、拉莫三嗪

作者：云永利

审稿：雷革胜

参考文献

第十二章　头痛及其他颅面痛

第一节　偏头痛

偏头痛（migraine）是一种常见的慢性神经血管性疾病，是最常见的原发性头痛之一，患病率仅次于紧张性头痛。其特征是发作性、多为偏侧、中重度、搏动性头痛，一般持续 4 ~ 72h，可伴有恶心、呕吐，声、光刺激或日常活动均可加重头痛，安静环境、休息可缓解头痛。

迄今为止，家族性偏瘫性偏头痛（familial hemiplegic migraine，FHM）是唯一已知相关遗传学特征和致病基因的偏头痛，FHM 呈单基因常染色体遗传，目前已鉴定出三个致病基因位点，其中 FHM1 与 CACNA 1A 基因（钙离子通道、19 号染色体）有关，FHM 2 与 ATP1A2 基因（K^+/Na^+ - ATP 酶、1 号常染色体）有关，FHM 3 与 SCN1A（钠离子通道、2 号常染色体）基因有关。除 FHM 基因外，偏头痛与管紧张素转换酶（ACE）基因多态性、降钙素基因相关肽及其受体基因（CALCA）多态性、5 - 羟色胺及其受体基因多态性、四氢叶酸还原酶（MTHRF）基因多态性、一氧化氮合酶等基因也有一定相关性，但尚未得出一致性的结论。

偏头痛的诱发因素较多，目前所知的诱发因素包括：食物（奶酪、巧克力、奶制品、亚硝酸盐、咖啡、茶味精、柑橘类水果等）、药物（口服避孕药、硝酸酯类、西地那非、利尿剂等）、烟酒摄入、天气变化/季节、心理压力、不规律/不足的睡眠、缺乏锻炼、光线刺激、噪音、气味刺激、职业环境、性活动和月经等。

诊断

一、诊断流程（图12 - 1 - 1）

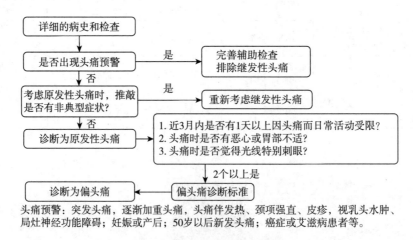

头痛预警：突发头痛，逐渐加重头痛，头痛伴发热、颈项强直、皮疹，视乳头水肿、局灶神经功能障碍；妊娠或产后；50岁以后新发头痛；癌症或艾滋病患者等。

图 12 - 1 - 1　偏头痛诊断流程

二、问诊与查体

（一）问诊和症状

1. 现病史 应重点询问头痛部位、性质、程度，持续时间、诱发、加重、缓解因素；本次发作与既往头痛的异同，既往发作的治疗反应性等。

2. 家族史 特别是家族中女性成员病史。

（二）查体和体征

除偏瘫型偏头痛、前庭性偏头痛、眼肌麻痹型偏头痛、偏头痛性脑梗死等外，绝大多数偏头痛患者神经系统查体无异常。

二、辅助检查

排除脑血管疾病、颅内占位病变、中枢感染、系统性疾病等所致的头痛，是诊断偏头痛的必要条件。

（一）优先检查

头颅 CT/MR 平扫、血管成像，以排除脑出血、脑梗死、脑血管畸形、颅内占位病变等。

（二）可选检查

血常规 + C - 反应蛋白（CRP）+ 红细胞沉降率（ESR）、脑电图等，特别是对老年男性或有前驱感染史的患者。

（三）新检查

经食道超声（TEE）、经胸对比剂心脏彩超（cTTE）、经颅多普勒超声（TCD）发泡试验。TEE 被认为是诊断 PFO 的"金标准"，但为有创检查，且部分患者难以配合完成瓦氏动作，RLS 检出率低于 cTTE，假阴性率约 10%；cTTE 为无创检查，诊断 PFO 特性性 97% ~ 100%，敏感性稍低（63% ~ 100%）；TCD 发泡试验通过监测大脑中动脉栓子信号预测 RLS，但 5% 的分流归因于 PFO 以外的原因。

四、诊断及其标准

（一）诊断标准

可根据《国际头痛疾病分类》第 3 版（ICHD - 3）进行诊断（表 12 - 1 - 1）。

表 12 - 1 - 1　不同偏头痛的诊断标准

疾病	诊断标准	注意事项
无先兆偏头痛	（1）至少发生过 5 次符合标准（2）··（4）的头痛发作 （2）发作持续 4 ~ 72h（未经治疗或治疗效果不佳） （3）头痛具备以下 4 项特征中的至少 2 项：①偏侧分布；②搏动性；③中或重度疼痛程度；④日常活动引起加重头痛或头痛导致日常活动受限（如行走或登梯） （4）头痛发作时至少具有以下 1 项特征：①恶心和（或）呕吐；②畏光和畏声 （5）不能用 ICHD - 3 中的其他诊断更好地解释	（1）一些偏头痛难与症状性偏头痛鉴别。某次或某些头痛发作时的表现让人难以理解。所以，发作至少要 5 次。如果符合诊断标准，但发作次数不足 5 次，可以诊断为很可能的无先兆偏头痛 （2）发作过程中入睡，睡醒后头痛消失，此类情况头痛发作时间按醒来时计算；对于儿童和青少年（小于 18 岁）发作时间为 2 ~ 72h（未治疗的，持续时间少于 2h 的头痛不足以支持偏头痛的诊断）
有先兆偏头痛	（1）至少有 2 次符合（2）和（3）标准的发作 （2）至少有 1 个可完全恢复的先兆症状，包括：①视觉；②感觉；③言语和（或）语言；④运动；⑤脑干；⑥视网膜 （3）以下 6 项特征中至少具有 3 项：①至少 1 种先兆症状逐渐进展，持续≥5min；②两种或多种症状相继出现；③每个先兆症状持续 5 ~ 60min；④至少 1 个先兆症状为单侧；⑤至少 1 个先兆症状为阳性；⑥头痛与先兆症状伴发或在先兆出现 60min 内发生 （4）不能用 ICHD - 3 中的其他诊断更好地解释	（1）当 3 个症状一起出现在一次先兆中，可接受的最长先兆时间是 3×60min。运动症状可以持续长达 72h （2）失语被认为是单侧症状，构音障碍可以是单侧或者双侧的
慢性偏头痛	（1）符合（2）和（3）的头痛（符合紧张型头痛或偏头痛特征的头痛），每月至少发作 15d，持续 3 个月以上 （2）符合无先兆偏头痛诊断（2）~（4）或有先兆偏头痛（2）和（3）的头痛至少发生 5 次 （3）头痛符合以下任何 1 项，且每月发作超过 8d，持续 3 个月以上：①无先兆偏头痛的（3）和（4）；②有先兆偏头痛的（2）和（3）；③患者所认为的偏头痛发作，并可通过服用曲普坦或麦角类制剂缓解 （4）不能用 ICHD - 3 中的其他诊断更好地解释	（1）慢性偏头痛特点为每月头痛至少 15d，持续 3 个月，且符合偏头痛特点的头痛至少每月 8d （2）慢性偏头痛的诊断要除外紧张型头痛及其亚型的诊断，因为慢性偏头痛诊断标准中包含有符合紧张型头痛特点的头痛
偏头痛持续状态（SM）	（1）符合无先兆偏头痛和有先兆偏头痛的诊断，除了持续时间和疼痛程度外，既往发作典型 （2）符合下列全部 2 项特点：①持续超过 72h；②疼痛和或相关症状逐渐减轻	（1）因服用了药物或者睡眠，缓解时间可长达 12h （2）较轻的病例，不符合此标准的，编码为很可能的无先兆偏头痛 （3）SM 特征是逐渐变轻的偏头痛发作持续时间超过 72h，持续发作可以导致严重失能。通常是药物滥用头痛或偏头痛急性发作治疗不当的结果

（二）并发症诊断

偏头痛的并发症包括偏头痛性脑梗死及偏头痛先兆诱发的痫样发作（表12-1-2）。

表12-1-2　偏头痛的并发症特点及诊断

并发症	临床特点	诊断标准
偏头痛性脑梗死	1个或多个先兆症状，并存在相应脑区影像学证实的缺血性脑损害。一般发生在后循环，年轻女性多见	（1）偏头痛符合（2） （2）有先兆偏头痛患者先兆时程大于60min （3）神经影像学证实先兆相应脑区的梗死灶 （4）不能用ICHD-3中的其他诊断更好地解释 偏头痛患者发生缺血性卒中需要考虑：①其他原因引起的脑梗死同时患有偏头痛；②其他原因引起的脑梗死症状表现为有先兆偏头痛；③或者在先兆偏头痛发生过程中发生了脑梗死，只有第三种情况才诊断为偏头痛性脑梗死
偏头痛先兆诱发的痫样发作	偏头痛和癫痫是典型的发作性脑功能障碍。尽管偏头痛样头痛常发生于癫痫发作的后期，部分痫样发作发生在偏头痛的发作过程中或者紧随偏头痛发作。这种现象称为"migralepsy"，较少见	（1）符合癫痫发作诊断标准中的某种类型的痫性发作，并符合标准（2） （2）发生在有先兆偏头痛患者，在有先兆偏头痛的发生过程中或发作后1h内出现痫样发作 （3）无法用ICHD-3中的其他诊断更好地解释

（三）共病

头痛与抑郁障碍共病颇为常见，且二者共病可能导致更复杂的症状和更差的预后。

1. 偏头痛与抑郁障碍共病的筛查　建议条件允许的医院对慢性偏头痛患者、偏头痛规范治疗效果不佳的患者、转诊至头痛亚专科门诊的患者进行常规筛查，或通过问诊了解患者近2周是否出现情绪低落、兴趣或乐趣丧失等核心症状后，可使用对应工具进行筛查（表12-1-3）。目前，只有患者健康问卷-9（PHQ-9）在偏头痛人群中进行了诊断性验证。

表12-1-3　偏头疼与抑郁障碍共病的筛查工具

筛查工具	临床应用
PHQ-9	一种在临床研究和门诊中常用的患者自评工具，简便、快速，也适用于头痛门诊

续表

筛查工具	临床应用
PHQ-15	适用于躯体化障碍的筛查和评价躯体症状的严重程度
其他	贝克抑郁自评量表（Beck depression inventory，BDI）和他评量表如汉密尔顿抑郁量表（Hamilton depression scale，HAMD）

2. 偏头痛与抑郁障碍共病的诊断　《偏头痛与抑郁障碍共病诊治》提到：在筛查和诊断与抑郁障碍共病的偏头痛时，头痛病史、头痛预警信号及头痛特征是关键判断依据，同时需结合辅助检查来诊断或排除与头痛相关的原因。对伴有头痛病史、无明显预警信号的抑郁障碍患者，或伴有头痛病史、头痛发作时有预警信号但经辅助检查可排除导致头痛其他原因的患者，若其头痛特征符合偏头痛标准，可诊断为偏头痛和抑郁障碍共病。

五、鉴别诊断

偏头痛需与常见原发性头痛进行鉴别（表12-1-4）。

表12-1-4　常见原发性头痛的鉴别

鉴别要点	偏头痛	紧张型头痛	丛集性头痛
家族史	多有	可有	多无
头痛部位	多单侧	多双侧	固定单侧眶部、眶上、颞部
头痛性质	搏动性	压迫、紧缩、钝痛	锐痛、钻痛
头痛程度	中重度	轻中度	重度或极重度

鉴别要点	偏头痛	紧张型头痛	丛集性头痛
伴随症状	多伴有恶心、呕吐、畏光、畏声	多无。可伴食欲不振、对光线或声音可轻度不适	同侧结膜充血和（或）流泪、鼻塞和（或）流涕、眼睑水肿、额面部出汗、瞳孔缩小和（或）眼睑下垂
持续时间	4~72h	30min~7d	15~180min
活动加重头痛	多有	多无	多无

六、误诊防范

儿童和青少年（<18 岁）患者双侧头痛比成人多见，青年期或者成人早期往往转换成为单侧头痛。常位于颞顶部，儿童的枕区头痛少见，在诊断时需要引起注意。对儿童，畏光和畏声的表现可以从其行为改变推断而来；年龄≥50 岁首发的偏侧头痛应注意排除颞动脉炎、脑血管病等继发性病因。

偏头痛患者可能出现偏头痛相关的周期综合征，包括反复胃肠功能障碍、周期性呕吐综合征、腹型偏头痛、良性阵发性眩晕等，易误诊为胃肠道疾病、癫痫、良性发作性位置性眩晕等；高血压或低血压、丛集性头痛、三叉神经痛等则易被误诊为偏头痛。

详细的病史、全面的查体、必要的辅助检查是避免误诊的关键。家族遗传倾向、典型的反复发作病程、月经周期相关、抗偏头痛特异性药物治疗有效支持偏头痛诊断。

治疗

一、治疗流程（图 12 - 1 - 2）

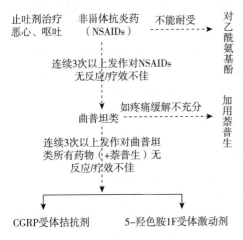

图 12 - 1 - 2　偏头痛治疗流程

二、治疗原则

（一）基本原则

①积极进行患者教育；②充分运用各类非药物干预方法，如按摩、理疗、生物反馈治疗、认知行为治疗和针灸；③药物治疗应包括头痛发作期治疗和头痛间歇期预防治疗，注重循证使用。急性期快速且持续地缓解疼痛，减少头痛再发，使患者恢复正常生活；预防性治疗旨在降低发作频率、减轻发作严重程度、减少失能和提高急性发作期治疗

效果。

（二）SM 的治疗原则

①若无特殊禁忌证，应充分补充患者流失的液体；②原则上应采用顿挫疗法（使用较大剂量药物，迅速制止偏头痛症状持续，临床上采用多种药物联合方案）、非阿片类药物、多药联合控制发作；③合理的急性期 SM 治疗预期。治疗慢性头痛患者的目标是将头痛缓解至 SM 急性发作前的状态。

三、治疗细则

（一）头痛发作期治疗

1. 药物选择　根据头痛的严重程度、伴随症状、既往用药情况及患者的个体情况选择药物：①分层法：中国及欧洲指南推荐，基于头痛程度、功能受损程度及既往对药物的反应选择非特异性药物（如对乙酰氨基酚、布洛芬、萘普生、双氯芬酸）或特异性药物（如曲坦类药物、麦角胺类药物、降钙素基因相关肽受体拮抗剂等）；②阶梯疗法：美国指南建议在每次头痛发作时，首先使用非特异性药物，如果治疗失败，再使用特异性药物。分层法治疗组的不良反应稍高于阶梯法，但不良反应均较轻。仅仅表现为轻度曲坦类药物常见的不良反应，如乏力、头晕和感觉异常等。

2. 早期足量 药物治疗应在头痛早期足量使用，延迟使用可能导致疗效降低、头痛复发和不良反应比例增加。

3. 止吐治疗 在出现严重恶心和呕吐时，应采用胃肠外给药。止吐及促进胃动力药物如甲氧氯普胺、多潘立酮等，不仅能治疗伴随症状，还有利于其他药物的吸收和头痛的治疗。

4. 短程 为预防药物过量性头痛，单纯非甾体抗炎药（NSAIDs）制剂的使用在1个月内不能超过15d，麦角碱类、曲坦类、NSAIDs复合制剂则不超过10d。

（二）SM 的治疗

① SM 属于急重症，声光刺激均不利于终止发作，应在相对安静的急诊抢救室或重症监护室接受治疗；② SM 通常伴有恶心、呕吐和食欲减退，治疗时宜选择胃肠道外给药或静脉给药；③需要监测神经系统症状/体征的变化，持续性监测生命体征，注意鉴别继发性头痛预警症状；④ 防范患者自伤、自残事件。

（三）偏头痛的预防性治疗

偏头痛存在以下情况时应考虑进行预防性治疗：①患者的生活质量、工作和学业受到严重影响（根据患者自身判断）；②每月发作频率达2次以上；③急性期药物治疗无效或无法耐受；④频繁、长时间或令患者极度不适的先兆出现，或存在偏头痛性脑梗死、偏瘫型偏头痛、伴脑干先兆偏头痛亚型等情况；⑤连续2个月，每月使用急性期治疗6次以上；⑥偏头痛发作持续72h或以上。

目前有多种药物可用于偏头痛的预防（表12-1-5、表12-1-6）。在选择预防性治疗药物前，

医生需与患者进行充分的沟通，根据患者个体情况进行选择，关注药物疗效与不良反应，同时注意考虑患者的共病、药物间的相互作用、每日用药次数及经济状况等。通常首选具有确切证据的一线药物，若一线药物治疗失败、存在禁忌证或患者有可以同时用二、三线药物治疗的合并症时，再考虑使用二线或三线药物，避免使用患者其他疾病的禁忌药及可能加重偏头痛发作的治疗其他疾病药物。长效制剂有助于增加患者顺应性。

预防治疗应从小剂量单药开始，逐渐缓慢加量至合适剂量，注意观察不良反应。对每种药物应给予足够的观察期以评估疗效，通常观察期为4~8周。患者需要记录头痛日记来评估治疗效果。有效的预防性治疗须持续约6个月，然后可逐渐减量或停药。若发作再次频繁，可重新使用原先有效的药物。预防性治疗无效且患者无明显不良反应时，可增加药物剂量；否则，应更换第二种预防性治疗药物。若多次单药治疗无效，可考虑联合治疗，也应从小剂量开始。

表 12 - 1 - 5　不同临床状况下的预防药物选择

疾病	药物
偏头痛＋高血压	β受体阻断剂、钙离子拮抗剂
偏头痛＋心绞痛	钙离子拮抗剂、β受体阻断剂
偏头痛＋应激	β受体阻断剂
偏头痛＋抑郁	抗抑郁药
偏头痛＋失眠	三环类抗抑郁药
偏头痛＋低体重	三环类抗抑郁药、丙戊酸
偏头痛＋癫痫	丙戊酸钠、托吡酯
偏头痛＋躁狂症	丙戊酸钠
偏头痛＋特发性震颤	普萘洛尔

表 12 - 1 - 6　各国指南推荐的偏头痛预防药物

项目	AHS 2012	EFNS 2009	BASH 2010	CHS 2012	中国 2011
分级原则	A级为有≥2个高质量试验，B级为有1个高质量试验或2个低质量研究，C级为1个低质量研究，U级为缺乏研究或结果冲突，否定，经试验证明可能或很可能无效	A级（明确）为有至少1个高质量试验或2个中等质量试验，B级（很可能）至少1个中等质量试验或多个低质量试验，C级（可能）为至少2个低质量试验	依据疗效、安全性、专家意见	GRADE分系统分证据为4级，推荐A级为强推荐、B为弱推荐	GRADE分系统分证据为4级，推荐A级为强推荐，B为弱推荐

项目	AHS 2012	EFNS 2009	BASH 2010	CHS 2012	中国 2011
A级一线药物	普萘洛尔、美托洛尔、替莫洛尔、托吡酯、丙戊酸、款冬	普萘洛尔、美托洛尔、托吡酯、丙戊酸、氟桂利嗪	阿替洛尔、普萘洛尔、美托洛尔、比索洛尔、阿米替林	丙戊酸、托吡酯、阿米替林、氟桂利嗪、普萘洛尔、美托洛尔	普萘洛尔、美托洛尔、托吡酯、丙戊酸、氟桂利嗪
B级一线药物	阿米替林、文拉法辛、纳多洛尔、阿替洛尔、雏菊、镁、核黄素、组胺、非诺洛芬、布洛芬、酮洛芬、萘普生	阿米替林、文拉法辛、萘普生、款冬、比索洛尔	托吡酯、丙戊酸	坎地沙坦、纳多洛尔、苯赛定、加巴喷丁、款冬	比索洛尔、阿米替林、加巴喷丁、萘普生、阿司匹林、坎地沙坦、赖诺普利、辅酶 Q10、核黄素、甲基麦角新碱、镁
C级一线药物	坎地沙坦、赖诺普利、吲哚洛尔、奈比洛尔、可乐定、胍法辛、辅酶 Q10、雌激素、赛庚啶、甲芬那酸、氟比洛芬	阿司匹林、加巴喷丁、镁、坎地沙坦、赖诺普利、辅酶 Q10、核黄素、甲基麦角新碱、雏菊	加巴喷丁、甲基麦角新碱、	文拉法辛、维拉帕米、核黄素、辅酶 Q10、赖诺普利、镁	—
U级或疗效不明确者	加巴喷丁、氟西泮、氟伏沙明、去甲替林、醋硝香豆素、华法林、尼莫地平、尼卡地平、硝苯地平、维拉帕米、比索洛尔、乙酰脞胺、环扁桃酯、吲哚美辛、阿司匹林、高压氧、ω-3多不饱和脂肪酸	—	赛庚啶、可乐定、维拉帕米、氟西汀、坎地沙坦、赖诺普利、辅酶 Q10、核黄素、白三烯抑制剂	—	—
否定	A级：拉莫三嗪 B级：氯丙咪嗪、白三烯抑制剂 C级：奥卡西平、替米沙坦、氯硝西泮、醋丁洛尔、萘丁米酮	—	—	—	—

注：AHS 美国头痛学会；EFNS 欧洲神经病学学会联盟；BASH 英国头痛研究联盟；CHS 加拿大头痛学会

（四）药物治疗进展

新的急性靶向药物主要包括5-羟色胺1F受体激动剂（ditans）、降钙素基因相关肽（CGRP）受体拮抗剂（gepants）和抗 CGRP 单克隆抗体（MAb）等。

1. 5-羟色胺1F受体激动剂　对高亲和力、高选择性的 lasmiditan 研究最多，与曲坦类激动5-羟色胺1B/1D 受体不同，其作用于三叉神经系统且不会引起血管收缩，从而避免了曲坦类的血管不良反应。

SAMURAI（NCT 02439320）研究显示，在具有较高心血管危险因素的患者中，lasmiditan 200mg 和 100mg 剂量治疗急性偏头痛安全有效。

SPARTAN（NCT 02605174）是一项前瞻性、多中心 RCT 研究，纳入 3005 例发作性偏头痛患者，按1:1:1:1的比例分配给口服 lasmiditan 200 mg 组、100 mg 组、50 mg 组和安慰剂组。结果显示，在所有口服剂量下，lasmiditan 对急性发作的偏头痛治疗有效，且耐受性良好。

2019 年 10 月，美国 FDA 正式批准了 lasmiditan 50mg 和 100mg 片剂用于成人有或无先兆症状的急性偏头痛治疗。目前认为，lasmiditan 可作为三线药物选择，用于曲普坦类药物治疗无效或不能耐受者，需注意的是，lasmiditan 可能短暂影响驾驶功能，服药后至少 8h 应避免开车。

2. CGRP 受体拮抗剂　可降低三叉神经血管系统活性，效果与曲坦类相似，但不引起血管收缩，没有曲坦类相关不良反应，主要用于 EM 患者的治疗，适用于冠状动脉和周围血管病的患者。

目前研究最多且效果最好的是 ubrogepant 和 rimegepant，有望用于偏头痛的急性治疗，尤其是那些不能服用曲坦类的患者。目前，关于 ubrogepant 2 个Ⅲ期临床试验（ACHIEVE Ⅰ和 ACHIEVE Ⅱ）已经完成，证实 ubrogepant 治疗急性偏头痛安全有效。

3. CGRP 单克隆抗体　MAb 是预防偏头痛的

新药物，具有更强的靶特异性，分子量大、半衰期长，目前经 FDA 批准上市的 3 种 MAb 用于发作性和慢性偏头痛的预防治疗，即 erenumab、galcanezumab 和 fremanezumab，均为皮下注射针剂，目前Ⅲ期试验数据总结来看，MAb 可使头痛患者发作次数显著减少，急性药物使用率明显下降。

HER - MES（Head - to - head study of erenumab against topiramate - Migraine study to assess tolerability and efficacy in a patient - centred setting）研究是首个对比 erenumab 与托吡酯的多中心 RCT 研究，共纳入了 777 例发作性或慢性偏头痛成人患者，结果显示，erenumab 组因不良反应中断治疗率显著低于托吡酯组（10.6% vs 38.9%）；且 erenumab 组每月头痛天数减少（MMD）≥50% 的比例显著高于托吡酯组（55.4% vs 31.2%）。2021 年，第 20 届国际头痛大会（IHC）公布了 HER - MES 研究事后分析结果，无论是从 MMD 降低 ≥50% 的患者比例、MMD 的降低天数、还是起效速度（从第 1 个月开始即显现出显著的优势），erenumab 均优于托吡酯。同期公布的 EMPOWER 研究东亚人群亚组数据显示，erenumab（70mg 和 140mg）在东亚（中国台湾和韩国）成人发作性偏头痛患者中的疗效和安全性与全球人群的结果一致，常见的不良事件包括便秘、头晕、鼻咽炎等，未出现新的安全事件。

（四）非药物治疗

随着对偏头痛的发病机制和局部解剖的认识不断深入，一些非药物治疗方法不断涌现。

1. A 型肉毒毒素局部注射治疗　在西班牙的一项前瞻性研究中，69 例偏头痛患者经历了长达 16 个月的 A 型肉毒毒素注射治疗。结果显示，肉毒毒素注射治疗后患者的头痛天数和疼痛强度均显著减少，且疼痛强度的减少程度与 A 型肉毒毒素治疗前所接受的其他治疗次数呈负相关。随着时间的推移，A 型肉毒毒素对偏头痛患者的益处持续存在。

然而，最近的一项 Meta 分析表明，A 型肉毒毒素仅在治疗 16 周后能改善慢性偏头痛的预后，而对于发作性偏头痛则无影响。

偏头痛是 FDA 唯一批准的可用肉毒素治疗的慢性疾病。

2. 手术治疗　对于药物难治性慢性偏头痛，美国整形外科学会认可有选择地进行手术治疗。

手术部位主要集中于颅外 4 个触发区（眶上区、耳颞区、枕神经区和鼻内）的神经松解/离断

术、动脉切除术和鼻腔手术。

Henriques 等对 52 项研究 5509 例患者进行系统回顾，结果研究显示，58.3% ~100% 的患者显著改善，8.3% ~86.8% 的患者完全缓解，无严重并发症报道。

3. PFO 封堵术　目前全球共计完成 3 项 PFO 封堵术治疗偏头痛的 RCT 试验，分别为：STAR Flex 封堵器治疗 PFO 所致难治性偏头痛临床试验（MIST）、经皮卵圆孔封堵术治疗先兆型偏头痛临床研究（PRIMA）和 AMPLATZER PFO 封堵器用于偏头痛合并并 PFO 患者的疗效观察，以及通过医疗管理降低偏头痛发生率的前瞻性研究（PREMIUM）。

尽管这 3 项临床试验均未达到预先设定的主要终点事件，但系统评价结果表明，PFO 封堵术能显著降低偏头痛的发作频率和发作天数。

2015 年，中国医生协会心血管内科医生分会发布了《卵圆孔未闭处理策略中国专家建议》，推荐难治性或慢性偏头痛合并 PFO 未闭且存在中至重度右向左分流的患者，可作为 PFO 封堵术的适应证。

（七）儿童和青少年偏头痛

儿童和青少年偏头痛的临床管理策略与成人偏头痛略有不同，需要家长参与，并根据患者的头痛模式、严重程度、残疾以及期望、需要和治疗目标进行个体化治疗。应告知患者及其家属，疼痛之初、程度较轻的时候进行治疗更加有效。

美国神经病学会（ANN）和美国头痛学会（AHS）共同发布了儿童偏头痛治疗指南（2019）推荐：布洛芬口服液（10mg/kg，可用于 6 个月以上的儿童）可作为儿童和青少年头痛发作的初始治疗方法（推荐级别 B）。如果布洛芬无效，可尝试使用口服曲普坦类药物，以及舒马普坦（12 岁以下儿童禁用）联用萘普生钠（可用于 6 岁以上或体重 25kg 以上的儿童）。

目前，FDA 批准复方舒马曲普坦/萘普生钠（≥12 岁）和佐米曲普坦鼻喷剂（≥12 岁）用于儿童，但国内上市的舒马普坦（片/胶囊）、佐米曲普坦（片/胶囊/鼻喷剂/分散片/口腔崩解片）说明书均不推荐儿童青少年使用。

我国指南推荐布洛芬（10mg/kg）和对乙酰氨基酚（15mg/kg，可用于 6 个月以上的儿童）作为儿童青少年偏头痛急性期治疗的首选药物。

偏头痛治疗的目标是快速彻底的止痛，且使不良反应最小，伴随症状如恶心、呕吐应予以对症治

疗，止吐药通常与特异性药物（曲坦类）和非特异性药物（NSAIDs）同时使用。

《中国偏头痛防治指南》推荐止吐剂选用甲氧氯普胺（胃复安）和多潘立酮，但禁用于 10 岁以下儿童。

大多数儿童的头痛预防受益于急性期治疗联合生物行为疗法（如生物反馈、放松和认知行为疗法等）与生活方式的改变，并不需要额外的药物。当头痛发作频繁、严重影响学习生活或致残倾向时，应考虑药物预防偏头痛。

美国预防儿童偏头痛的药物治疗指南推荐：①临床医生应该讨论阿米替林联合认知行为疗法（CBT）预防偏头痛的证据，告知患者阿米替林的潜在不良反应，包括自杀的风险（推荐级别 B）；②临床医生应讨论托吡酯预防儿童和青少年偏头痛的证据及其在该人群中的不良反应（推荐级别 B）；③临床医生应讨论普萘洛尔预防偏头痛的证据及其对儿童和青少年的不良反应（推荐级别 B）。

《中国偏头痛诊断治疗指南》推荐氟桂利嗪用于儿童偏头痛预防性用，普萘洛尔可以作为儿童偏头痛预防的二线用药，一般起始剂量 1 ~ 2mg/（kg·d），若能耐受，可缓慢加量至 3mg/（kg·d）。

偏头痛为一种慢性病症，可出现自发缓解或复发。临床试验对患者的跟踪时间有限，因此治疗的持续时间难以确定。《中国偏头痛防治指南》建议预防用药观察期应为 4 ~ 8 周，患者在用药期间需记录头痛日记以评估治疗效果。有效的预防性治疗需持续约 6 个月后，方可逐渐减量或停药。

（八）妊娠期女性偏头痛

妊娠期，治疗偏头痛主要侧重于优化生活方式和非药物治疗方法。

1. 优化生活方式　保持良好的生活方式可以降低妊娠期偏头痛的负担。然而，大多数患者很难有效地自我调整生活方式，因此需要医生的指导。

生活方式指导主要包括以下 4 个方面：①指导患者学习和掌握哪些不良生活方式会影响偏头痛的发作；②指导患者充分认识自己"好"的生活方式和"不好"的生活方式；③指导患者记录头痛日记，近而帮助患者评估自己的生活方式对偏头痛发作的影响。详细的偏头痛日记需要记录数月；④指导患者改变既往生活方式，并记录偏头痛日记，观察调整生活方式后对偏头痛发作频率的影响。规律

作息、有氧运动、均衡饮食、心情放松有益于减少发作。

2. 非药物治疗　包括针灸疗法、神经调节技术（无创迷走神经刺激、经皮眶上神经刺激、经皮枕神经刺激、经颅磁刺激、枕大神经阻滞）、行为疗法（放松训练、认知行为疗法、生物反馈）等。

3. 药物治疗　由于妊娠的特殊性，药物治疗是把"双刃剑"。动物实验和临床研究显示，多数抗偏头痛药物可能对胎儿发育产生不良影响，然而头痛及其伴随的身体和心理不适也会对妊娠产生负面影响。因此，需在权衡利弊后，循证合理使用药物。医生需向患者详细说明在妊娠期间使用药物的风险/收益，以使患者能够做出知情选择。妊娠期治疗应遵循使用最低有效剂量达到有效治疗效果的原则。

急性期可供选择的药物主要包括：①对乙酰氨基酚（FDA 妊娠风险等级 B）：对乙酰氨基酚是妊娠期治疗偏头痛最安全的药物，可在整个妊娠期使用，不增加胎儿畸形、流产，但有个案报道孕晚期应用导致产前动脉导管闭合、早产；② NSAIDs：包括布洛芬、萘普生、双氯芬酸。仅用于孕中期，布洛芬（FDA 妊娠风险等级 B）安全性数据最佳，但布洛芬缓释胶囊（芬必得）的药品说明书中明确指出，孕妇及哺乳期妇女禁用；③曲普坦（FDA 妊娠风险等级 D）：曲普坦类药物的安全性仍有争议，未见归因于舒马曲坦的不良事件或并发症。有严重恶心呕吐时，应选择胃肠外给药；④甲氧氯普胺（风险等级 B）：不仅能够治疗胃肠道症状，更能促进止痛药物的吸收和起效，故推荐在止痛药物使用前 10 分钟使用；⑤阿片类药物：应避免使用，因为有过度使用和增加新生儿戒断综合征的风险。

对于预防治疗，低剂量普萘洛尔（FDA 妊娠风险等级 B）是妊娠期预防的首选药物；辅酶 Q_{10} 被证明可有效预防偏头痛，而且可以降低先兆子痫的风险，但其妊娠期安全性目前尚缺乏足够的数据。血管紧张素转换酶抑制剂、血管紧张素 Ⅱ 受体拮抗剂及丙戊酸妊娠期禁用。

四、药物治疗方案

偏头痛急性期（表 12 - 1 - 7）、持续状态（表 12 - 1 - 8）及成人偏头痛（表 12 - 1 - 9）的治疗药物方案不同。美国推荐可用药物治疗预防儿童偏头痛（表 12 - 1 - 10）。

表12-1-7 偏头痛
急性期治疗药物

表12-1-8 偏头痛持续
状态的药物治疗

表12-1-9 成人偏头痛
的预防治疗药物

表12-1-10 美国预防儿童偏头痛的药物治疗推荐

临床效果	高可信度（比安慰剂更有效）	中可信度（很可能比安慰剂更有效）	低可信度（或许比安慰剂更有效）
减少头痛发作频率	阿米替林 1mg/（kg·d）联合 CBT	托吡酯 100mg/d 或 2～3mg/（kg·d）；桂利嗪 1.5mg/（kg·d）（<30kg）或 50mg/d（>30kg）	—
减轻头痛程度	—	桂利嗪 1.5mg/（kg·d）（<30kg）或 50mg/d（>30kg）	—
头痛频率至少下降 50%	阿米替林 1mg/（kg·d）联合 CBT	—	普萘洛尔 20～40mg/次，3 次/天；桂利嗪 1.5mg/（kg·d）（<30kg）或 50mg/d（>30kg）
减少偏头痛相关残疾	—	阿米替林 1mg/（kg·d）联合 CBT	—

作者：陈孝东
审稿：邹永明

参考文献

第二节　颅面部疼痛

三叉神经痛

三叉神经痛（trigeminal neuralgia，TN）是累及颅面区域最常见的神经性疼痛，根据国际疼痛研究协会（IASP）的定义，TN 是指三叉神经的一个或多个分支支配区域反复发作的、突发突止的、单侧的、短暂的疼痛，疼痛常由特定动作触发，程度剧烈，疼痛性质常被描述为电击样、针刺样或灼烧样疼痛。

以往按照病因将 TN 分为原发性和继发性两类。原发性 TN 又称特发性 TN，是指临床上找不到确切病因的 TN；继发性 TN 又称症状性 TN，是指由颅内外各种器质性病变引起三叉神经继发性损害而导致的 TN。2016 年提出了新的分类方式，按照病因将 TN 分为 3 类，分别是经典性 TN、继发性 TN 和特发性 TN（表 12-2-1）。

表12-2-1 TN 的分类及病因

分类	定义及特点	病因
经典性 TN（CTN）	指由血管神经压迫原因引起的 TN	由三叉神经血管压迫引起

续表

分类	定义及特点	病因
继发性 TN（STN）	指由潜在疾病（如肿瘤、炎症、多发性硬化等）引起的 TN，查体大多数有感觉障碍	继发于某种神经系统疾病，TN 常作疾病的一种临床表现，可以找到明确的病因，如脑桥小脑三角及其附近部位肿瘤压迫、带状疱疹感染、外伤、多发性硬化等
特发性 TN（ITN）	指神经电生理及 MRI 检测均未发现异常的 TN	目前病因尚不明确

诊断

一、 诊断流程 （图 12 - 2 - 1）

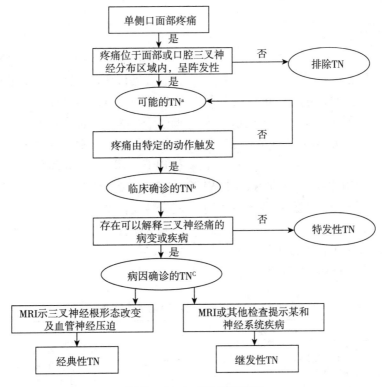

图 12 - 2 - 1　TN 诊断流程

a：可能的 TN 需满足疼痛必须是发作性的且疼痛部位必须在三叉神经的支配范围内；b：临床确诊的 TN 需满足疼痛由特定刺激诱发；
c：病因确诊的 TN 需有影像学证据证实有血管神经压迫或存在可以引起 TN 的疾病。

二、 问诊与查体

（一）问诊和症状

1. 问诊技巧　除了询问患者的年龄、性别等基本情况外，还需要关注既往有无外伤、肿瘤、中枢神经系统感染等疾病，家族中有无类似症状者。重点询问患者的起病形式、疼痛原因及诱因、疼痛的部位、性质、持续时间、有无缓解因素、伴随症状、治疗经过及效果等。

2. 症状　三叉神经分为三支，分别为眼支（Ⅰ）、上颌支（Ⅱ）和下颌支（Ⅲ），疼痛可位于一支或多支分布区域内。

（1）典型症状：典型的 TN 多为单侧，呈发作性，疼痛剧烈，疼痛性质为撕裂样、电击样、针刺样、刀割样、灼烧样等。

（2）伴随症状：可伴患侧流泪、流涎、流涕或面部抽搐，疼痛可有触发点或扳机点，多位于唇、鼻翼、鼻唇沟、牙龈、颊部、口角等处，许多动作如张口、咀嚼、洗脸、进食、刷牙、说话等可诱发。

（二）查体和体征

查体主要关注患者有无三叉神经分布区域内的感觉障碍，有无下颌活动障碍，下颌是否对称，有无面肌痉挛，是否可以找到诱发疼痛的"扳机点"。

原来的原发性 TN 和继发性 TN，将有无神经系统阳性体征作为重要鉴别点。随着研究的深入，越来越多的学者认为这种鉴别方法并不可靠。在临床单纯表现为 TN 而无阳性伴随体征的患者中，也可发现如桥小脑角肿瘤这类继发性因素，这说明仅凭症状和体征不能完全区分不同类型的 TN。

三、辅助检查

（一）优先检查

1. 头颅 CT 或 MRI 检查

（1）CT：头颅 CT 检查简便易行，可以发现颅内占位性病变，但清晰度低于 MRI，无法显示神经与血管之间的关系，适用于无 MRI 仪器或不能进行 MRI 检查的患者。

（2）MRI：基本的 MRI 检查（如 T_1WI、T_2WI 等序列）对颅内占位性病变及多发性硬化具有很高的敏感性，有助于诊断继发性 TN。

特殊的结构和功能成像不仅可以更清晰的了解三叉神经的形态学改变、与血管之间的解剖关系，还有助于对病因及发病机制的研究。例如：磁共振体层成像脑血管显影术（MRTA）可以显示整个三叉神经脑池段，其中三维时间飞跃序列（3D - TOF）与三维稳态进动快速成像序列（3D - FISP）结合，能清晰地显示三叉神经与周围血管的空间结构关系，提供高分辨率的三维图像；扩散张量成像（DTI）技术可以追踪脑白质纤维，反映其解剖连通性方向，通过对中枢神经纤维的精细成像，显示血管压迫引起的三叉神经微观结构的异常，有助于病因及机制的研究；血氧水依赖功能磁共振成像（fMRI）可以反映局部脑功能情况，主要应用于 TN 发病机制的研究。

（二）可选检查

神经电生理检查可用于 TN 患者的神经功能评价、鉴别诊断，尤其对于手术患者，术中神经电生理监测技术可以实时评估患者神经功能状态，及时调整治疗措施，防止不可逆的神经损伤，并对术后疗效进行评估。常用的技术有：疼痛相关诱发电位（PREP）、电流感觉阈值（CPT）、定量感觉检查（QST）、瞬目反射（BR）、咬肌抑制反射（MIR）、复合性动作电位、脑干三叉诱发电位（BTEP）、脑干听觉诱发电位（BAEP）、肌电图（EMG）等（表12 - 2 - 2）。

表 12 - 2 - 2　TN 的神经电生理检查

检查	检查内容	临床意义
PREP	最常用的是激光诱发电位（LEPs），TN 的患者可表现为疼痛侧 LEPs 的晚成分潜伏期延长和波幅降低	可以客观反映痛温觉传导路径情况，研究表明微血管减压术后 LEPs 振幅增加，提示该技术可用于术中监测及术后评价
QST	能够评价粗、细有髓鞘和无髓鞘神经纤维的功能，通过产生某种特定的刺激强度，对感觉神经进行量化评价	为三叉神经损伤的类型和严重程度提供线索
BR	是由三叉神经、面神经和脑干共同组成的反射环路，它包括 R1 和 R2 两个主要成分，R1 潜伏期延长往往与脱髓鞘疾病中周围神经或中枢段通路受损、三叉神经或面神经受损有关，R2 常在反射弧直接受损或病变间接影响多突触连接兴奋时出现异常	在检查三叉神经的有髓纤维功能障碍和三叉神经与脑干的连接方面，具有较高的敏感性和可靠性
MIR	通过脑干中的抑制性神经元抑制咬肌。即当力学或电刺激作用于上、下颌神经支配的口腔黏膜、牙齿、皮肤时，咀嚼肌自主收缩受到抑制，肌电图上可出现为一前一后两个明显的静息期，当该传导通路上任何一环节出现异常，均可引起静息期异常。在大多数特发性 TN 和经典性 TN 中，所有的反射都是正常的，但在桥小脑角肿瘤、多发性硬化等引起的继发性 TN 中，BR 及 MRI 可出现改变	可用于鉴别 TN 的类型

四、诊断及其标准

2018 年，基于《疾病和相关健康问题国际统计分类》第 11 次修订（ICD - 11），国际疼痛研究协会（IASP）对 TN 的诊断标准进行了描述。

1. 三叉神经痛

（1）三叉神经分布区域内反复发作的单侧面部疼痛，疼痛无放射，且满足（2）（3）条。

（2）疼痛需满足以下特点：①疼痛持续 1s ~ 2min；②程度剧烈；③疼痛性质为电击样、针刺样、射击样或锐痛。

（3）是由无害性刺激诱发的。

（4）不能由其他的国际头痛疾病分类 - 3 （ICHD - 3）诊断解释。

2. 经典性三叉神经痛

（1）反复发作的单侧面部疼痛，符合三叉神经痛的 4 条诊断标准。

（2）MRI 或手术中发现显示血管神经压迫（非单纯接触），并伴有三叉神经根形态学改变。

3. 继发性三叉神经痛

（1）反复发作的单侧面部疼痛，符合三叉神经痛的 4 条诊断标准。

（2）确诊存在可以导致三叉神经痛的某种疾病。

（3）不能由其他的国际头痛疾病分类 - 3

（ICHD - 3）诊断解释。

4. 特发性三叉神经痛

（1）发作性的单侧面部疼痛，符合三叉神经痛的 4 条诊断标准，疼痛可以是阵发性或持续性。

（2）经过电生理检查和 MRI 检查，确认既不是经典性三叉神经痛，也不是继发性三叉神经痛。

（3）不能由其他的国际头痛疾病分类 - 3 （ICHD - 3）诊断解释。

五、　鉴别诊断

研究表明，TN 发病后平均诊断延迟 10.8 ± 21.2 个月，第一次会诊的误诊率为 42.1%，而第一次会诊的正确诊断率仅为 19 例（18.4%）。这提示尽管 TN 可能具有典型突出的临床表现，但可能并不总是清晰、典型，或对其特征普遍缺乏认识。TN 需要与牙痛、其他神经痛、头疼、鼻腔疾病等鉴别（表 12 - 2 - 3）。

表 12 - 2 - 3　TN 与其他疾病的鉴别诊断

疾病	病史/症状/体征	辅助检查
牙痛	牙痛主要表现为牙龈、颜面部疼痛，症状多为持续性，疼痛性质有时与神经痛难以区分，也可表现为胀痛、隐痛	口腔检查可发现牙龈肿胀、局部疼痛、张口受限，针对口腔疾病进行治疗后疼痛可消失
舌咽神经痛	疼痛性质与 TN 难以鉴别，但疼痛部位一般局限于舌咽神经分布区域，比如一侧舌根、咽喉、扁桃体处，少数患者疼痛可能位于外耳道、耳廓、乳突区域	MRI 检查有助于发现舌咽神经及其周围组织病变
蝶腭神经痛	疼痛主要位于颜面深部，可以向周围放射，累及鼻、眼、上颌、耳、枕部等部位，可伴有鼻塞、流涕、流泪等副交感神经症状，疼痛一般持续时间较长，无"扳机点"，查体一般无明显阳性体征，封闭蝶腭神经节有效	—
鼻窦疾病	鼻窦炎可有颜面部疼痛，可能误诊为 TN。如上颌窦炎可表现为眶周疼痛，查体眶下区可有压痛，鼻道有脓性分泌物	鼻窦 CT 或 MRI 可鉴别
颞下颌关节紊乱综合征	在张口或咀嚼时出现的疼痛，可被误认为 TN 的诱发因素，但该疾病常伴有运动时关节弹响、张口受限、下颌偏斜，经过专科矫正治疗可改善或痊愈	—
丛集性头痛	可与三叉神经眼支疼痛的部位一致，但是较持续时间长，多为数分钟，丛集性头痛症状以三叉自主神经症状为主，如流泪、球结膜充血等，无"扳机点"，吸氧治疗有效	—

六、　误诊防范

（一）易误诊人群

牙痛、头痛、鼻窦炎、颞下颌关节病、其他神经痛患者，因临床表现与 TN 类似，易被误诊；某些精神疾患，如躯体形式障碍等，也可表现为颜面部疼痛，易被误诊为 TN；口腔及耳鼻喉的疾病（如牙龈炎、鼻窦炎等）、头痛等疾病易被误诊为本病；TN 易被误诊为头痛、口腔疾病、耳鼻喉疾病等。

为避免误诊应注意：①需要我们在严格掌握 TN 临床表现的同时，通过仔细的体格检查，如口腔科、耳鼻喉科检查等，配合影像学及实验室检查鉴别；②鼻咽癌或其他恶性肿瘤所致颅底转移时，可表现为单纯的 TN，也可以合并其他三叉神经受损表现，如面部麻木、咀嚼无力、张口下颌偏斜等，因此对于反复发作的、难治性 TN 患者，需高度警惕此类疾病，避免漏诊、误诊。

→ 治疗

一、治疗流程（图 12 - 2 - 2）

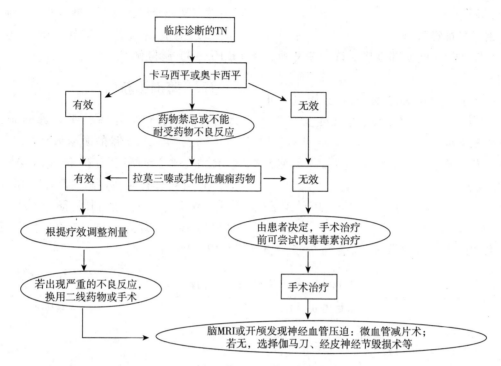

图 12 - 2 - 2　TN 治疗流程

二、治疗原则

对于继发性 TN 患者，首先应针对病因进行治疗；对于经典性 TN 和特发性 TN 患者，首选药物治疗。

当药物治疗疗效减退、存在用药禁忌证或患者不能耐受药物不良反应时，可以考虑局部注射治疗或外科手术治疗。

三、治疗细则

（一）口服药物治疗

（1）卡马西平（CBZ）或奥卡西平（OXC）：TN 一线治疗药物。两者均为钠离子通道阻滞剂，通过降低神经细胞膜对钠离子和钙离子的通透性，抑制三叉神经脊束核及丘脑中央内侧核的突触传导，稳定神经膜，从而减轻疼痛症状。有效率可达70%。奥卡西平疗效不如卡马西平，但不良反应发生率低，安全性优于卡马西平，推荐用于 TN 的长期治疗。

（2）加巴喷丁和普瑞巴林：两者均为钙离子通道阻滞剂，通过调节电压门控钙通道从而减少兴奋性神经递质释放来镇痛。可以作为一线药物的辅助治疗。

（3）拉莫三嗪：钠离子通道阻滞剂，通过抑制兴奋性递质谷氨酸的释放来发挥药效。与卡马西平和奥卡西平相比，拉莫三嗪的不良反应可能更少，可用于不能耐受卡马西平和奥卡西平的患者，或在卡马西平或奥卡西平疗效不佳时与卡马西平或奥卡西平联用。

（4）巴氯芬：γ - 氨基丁酸 B 型（GABA - B）受体激动剂，可以抑制兴奋性神经传递。可与卡马西平联用。

（5）左乙拉西坦：通过靶向高电压 N 型钙通道和突触囊泡蛋白，阻断神经冲动在突触中的传导来缓解疼痛。

（6）其他口服药物：如苯妥英钠、丙戊酸钠、匹莫齐特、艾司利卡西平、舒马普坦、阿米替林等，可能对 TN 治疗有效，但临床应用少，缺乏循证医学证据。

此外，对于单药效果不佳的患者，可以联合用药。联合用药可以提高疼痛缓解程度、减轻药物不良反应。治疗中需根据疼痛发作频率、程度调整药物剂量，力求达到更好的疗效。

（7）Vixotrigine：Vixotrigine 是一种正在研发的钠离子通道阻滞剂，它选择性的作用于钠通道 1.7（Nav1.7）受体。Nav1.7 已被证实为人类基因连锁的关键疼痛靶点，与严重的慢性疼痛综合征相关。因此该药物可以用于缓解相关疼痛，其有效性和耐受性在前期临试验中已经得到证实，尚待进一步临床研究。

（二）局部注射治疗

对于口服药物效果不佳、不能耐受或接受手术的患者，可以采用局部注射治疗，注射药物包括无水乙醇、甘油或肉毒毒素等，甘油注射目前已经很少应用于临床。其中在影像技术辅助下局部注射无水乙醇或甘油，可以封闭三叉神经分支或半月神经节，破坏感觉神经细胞，达到止痛效果。

A 型肉毒毒素是肉毒梭菌释放的外毒素，推测其可阻断无髓纤维终末的 TRPV1 受体，主要抑制外周感觉神经末梢释放 P 物质、降钙素基因相关肽和谷氨酸等炎性递质，同时能抑制脊髓后角神经元自发性放电，从而缓解疼痛。

该治疗的优点是简便、安全、经济、有效，缺点在于治疗后可能会出现暂时性的注射部位疼痛和无力。

2018 年《中国肉毒毒素治疗应用专家共识》推荐 A 型肉毒毒素局部注射治疗 TN，注射后患者疼痛可改善，多次治疗后患者的疗效多优于首次治疗，部分患者一次治疗就可以获得完全缓解。但应注意原则上重复治疗间隔不少于 3 个月。

（三）手术治疗

TN 的手术治疗主要分为四种，分别是针对三叉神经节远端、神经节、神经根部及后颅窝介入微血管减压术治疗（表 12 - 2 - 4）。

表 12 - 2 - 4　TN 的手术治疗

范围	手术方式	作用机制	具体方法及适用证	优点	缺点及并发症
针对三叉神经节远端	即三叉神经周围支的手术方法主要包括神经切除、酒精注射、射频损伤、冷冻损伤等	—	目前以上方法都还没有充分的临床试验支持	—	—
针对三叉神经节	经皮穿刺三叉神经半月节球囊压迫术（PBC）	—	不能耐受手术的患者	微创、风险小、恢复快	阻止了神经传递，故面部感觉异常等并发症发生率和复发率较高
	经皮穿刺三叉神经半月节射频热凝术（RFT）	在影像技术辅助定位下，使用细针经皮穿刺入三叉神经节处，选择性损坏三叉神经传递痛温觉的纤维，保留传递触觉的纤维	药物治疗无效、不能耐受药物治疗、肉毒毒素注射治疗效果不佳、不能耐受手术者	可重复应用	—
针对三叉神经根部病变	伽马刀放射治疗	利用高能的伽马射线对三叉神经根入脑桥处进行照射，使三叉神经根的供血动脉痉挛萎缩，同时减少脱髓鞘形成病态突触的神经传导，减轻患者疼痛	不能耐受或接受开颅手术、继发性 TN 原发病灶已处理或肿瘤较小的患者	患者依从性高、痛苦小、定位精确、创伤小、不良反应少、可反复治疗	复发率高。并发症包括同侧面部感觉异常、咀嚼肌无力等
针对经典性 TN 即血管神经压迫病因	微血管减压术（MVD）	通过将压迫三叉神经根的责任血管垫离，解除责任血管对神经根刺激达到止痛效果	当保守治疗效果欠佳时，只要条件允许，对于无开颅禁忌证的经典性 TN 患者推荐 MVD 为首选的手术方法	目前临床最常用的手术方式，也是目前手术治疗 TN 中疗效最好和缓解持续时间最长的治疗方法	并发症包括感染、面部麻木、面瘫、脑脊液漏、听力下降等，颅内出血是微血管减压术后 24h 内出现的最严重的并发症，因此术后应密切监护、及时识别并采取相应措施

四、药物治疗方案（表12-2-5）

表12-2-5 药物治疗方案

	药物	用法用量	一般不良反应	严重不良反应
一线药物	卡马西平	起始剂量100mg bid，每日增加100mg至疼痛控制，最大剂量不超过1200mg/d	头晕、嗜睡、口干、恶心呕吐、皮疹、记忆障碍、肝酶增高、低钠、过敏反应等	骨髓抑制、Stevens-Johnson综合征
	奥卡西平	起始剂量150mg bid，每3日增加300mg至疼痛控制，最大剂量不超过1800mg/d，停药需逐渐减量	嗜睡、头晕头痛、复视、恶心呕吐、疲劳、低钠、过敏反应等	骨髓抑制、Stevens-Johnson综合征
其他药物	加巴喷丁	起始剂量0.3g qd，第二天0.3g bid，第三天0.3g tid，之后根据疼痛缓解情况逐渐加量，最大剂量不超过1.8g/d，停药需逐渐减量	头晕、嗜睡、腹泻、恶心呕吐、共济失调、低钠、肝酶增高等	—
	普瑞巴林	起始剂量75mg bid或50mg bid，1周内根据疗效可加量至150mg bid，停药需逐渐减量	头晕、嗜睡、共济失调等	—
	拉莫三嗪	起始剂量12.5mg bid，根据疗效逐渐加量至100~400mg/d	嗜睡、头晕、头痛、共济失调等	—
	巴氯芬	最大的耐受剂量为60~80mg/d，3~4次口服，停药需逐渐减量	嗜睡、虚弱、疲劳、低血压、便秘等	—
药物注射	A型肉毒毒素	推荐专业医生进行，采取多点、小剂量局部注射，2.5U~5.0U/点，一次注射总量约50U	通常是短暂的，如注射部位的疼痛、肿胀、出血、感染等，可有肌肉无力，如面瘫、眼睑下垂、咀嚼费力等	严重的过敏反应（罕见）

注：bid 每日2次；qd 每日1次；tid 每日3次

作者：张爱迪　张敏
审稿：吴松笛

参考文献

舌咽神经痛

舌咽神经痛（glossopharyngeal neuralgia，GN）是一种罕见的神经性疼痛。GN定义为舌根部、咽喉部、扁桃体窝、下颌角、耳深部及乳突，出现的严重的，短暂，单侧反复发作的刺痛。

国际头痛学会在国际头痛分类第三版（ICHD-3）将GN分为以下三类：经典性GN、继发性GN、特发性GN（表12-2-6）。

表12-2-6 ICHD-3的GN分类

分类	定义
经典性GN	除神经被血管压迫外，无明显原因的GN
特发性GN	未发现神经血管压迫和致痛的潜在疾病的GN
继发性GN	由潜在疾病引起的GN，通常是继发于创伤、桥小脑角区肿瘤、鼻咽部肿瘤、感染、血管畸形或茎突过长等病因激惹而引起舌咽神经分部区的疼痛

特发性 GN 大多无明确病因。经典性 GN 多为血管压迫所致。继发性 GN 常见病因包括创伤、桥小脑角区肿瘤、鼻咽部肿瘤、感染、血管畸形或茎突过长症等（表 12 - 2 - 7）。吞咽、咀嚼、说话、咳嗽、哈欠等动作可触发 GN。

表 12 - 2 - 7　GN 病因分类

类型	病因
经典性 GN	血管压迫
特发性 GN	病因未明
继发性 GN	创伤：颅底骨折、穿透性损伤、放疗后
	肿瘤：颅底、桥小脑角、脑干、舌咽部、扁桃体等部位肿瘤以及头、颈部的转移瘤
	感染：扁桃体炎、咽炎、颞骨岩部炎、蛛网膜炎、咽旁脓肿、肺结核
	手术：扁桃体切除术后、颈淋巴结清扫术后、开颅术后
	血管畸形：动静脉畸形、梭形动脉瘤、永存舌下动脉、椎动脉夹层
	脱髓鞘：多发性硬化
	茎突过长：Eagle 综合征
	其他：颈动脉穿刺术、Chiari I 畸形、脉络丛过度生长、多动障碍综合征

诊断

一、诊断流程（图 12 - 2 - 3）

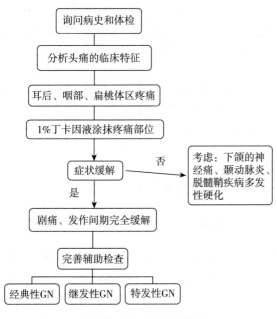

图 12 - 2 - 3　GN 诊断流程

二、问诊与查体

（一）问诊和症状

1. 问诊技巧　头痛是患者的主观体验，病史采集尤为重要。

（1）现病史：着重了解头痛的发作频率（GN 为发作性）、持续时间（数秒到数分钟）、发作部位（舌咽神经分布区：咽、扁桃体、舌后向咽鼓管、内耳或下颌角放射）、头痛性质（刺痛、刀割样疼痛）、疼痛程度（剧烈）及伴随症状（恶心、呕吐、畏光、畏声、眩晕和视力障碍等）；询问头痛发作的时间特点、诱发或触发因素（吞咽、说话、咳嗽或打呵欠）、前驱症状（受累区域在起病前数周甚至数月即可出现不适感）、起病形式、发展过程、头痛加重或缓解的因素；注意关心头痛对日常生活的影响，是否存在夜间痛醒。

（2）既往史：了解既往病史及伴随疾病、外伤史、药物治疗史、有无传染病史。

（3）个人史：全面了解患者生活工作环境及习惯，有无毒物、放射性物质接触史。有无疫区、疫水接触史。有无吸毒或药物滥用史。

（4）家族史：家族中有无类似病例，有无遗传病史。

2. 症状　受累区域在起病前数周甚至数月即可出现不适感。疼痛的位置具有诊断价值：疼痛由咽、扁桃体、舌后向咽鼓管、内耳或下颌角放射，部分可能会放射到眼、鼻、下巴或肩。

（1）典型症状：咽喉部单侧成簇发作性的尖锐刺痛向耳后放射为 GN 的特点。疼痛发作时间平均为 30s，可有短暂缓解期，可以在数天、数周或数月后复发，通常多为白天发作。

（2）特征：扳机点亦称为触发点，是指在舌咽神经受侵犯的分布区域内敏感的区域，一旦触及该区域即可激发剧烈的疼痛发作。吞咽动作是最常见的触发 GN 发作的因素，尤其是吞咽冷的液体。其次咀嚼、讲话、喷嚏、打哈欠、清洁咽腔、触摸牙龈或口腔黏膜，甚至突然转头、抬高疼痛的上肢也可诱发 GN 发作。部分报道发现触摸外耳道、颈部、耳前皮肤也可诱发同侧疼痛发作。

（3）伴随症状：严重的疼痛可使患者体重减轻，少数病例疼痛可伴随迷走神经症状，如咳嗽、声音嘶哑、心脏停搏、晕厥和（或）心动过缓，部分患者出现抽搐发作。

（4）鉴别点：在扁桃体和咽壁局部使用麻醉药可使疼痛缓解数小时。

（二）查体和体征

除了生命体征、心肺腹常规检查外，应注意听诊眼部、颈动脉区了解有无血管杂音，头面部触诊以发现颅周、颈部、鼻旁窦压痛以及颞颌关节紊乱等情况，口腔内检查（扁桃体、咽腔）。

神经系统检查重点检查面部、耳周有无痛觉减退、舌咽部感觉减退、舌后部味觉减退、咽反射消失、咽肌轻度瘫痪、有无脑膜刺激征等的体征。

其余查体包括意识、脑神经、肌力、肌张力、反射、病理征、共济运动和感觉等常规神经系统查体。

经典性或特发性 GN 临床检查通常无神经分布区内的感觉改变，但是如果发现轻微的感觉缺失，并不影响疾病诊断。而明显的感觉改变或咽反射减弱/消失或伴随其他体征则提示继发性 GN 的可能。

三、 辅助检查

（一）优先检查

1. MRI 检查　包括头颅 MRI、磁共振血管成像（MRA）、舌咽神经 MRI（采用 3D – CISS、3D – FISP、3D – MPR 等序列）等，可以直观显示舌咽神经和血管之间的解剖关系，以及后颅窝是否存在肿瘤、感染、脱髓鞘疾病。

临床意义：明确经典性 GN 的诊断，以及鉴别除血管压迫以外由于后颅窝区肿瘤、感染及其他原因导致的继发性 GN。

2. 局麻试验　在咽部疼痛部位或扳机点处涂以 1% 丁卡因液或 4% 可卡因液，患者疼痛可缓解或消失。

临床意义：明确疼痛受累的部位，鉴别是否为 GN。

（二）可选检查

实验室检查及影像学检查可用来明确 GN 的病因诊断，以及鉴别由恶性肿瘤和其他原因导致的继发性 GN。

1. 实验室检查　包括血常规、红细胞沉降率、抗核抗体、血生化（肝肾功能、电解质等）及肿瘤标志物。

临床意义：用以鉴别隐匿性系统性疾病，如颞动脉炎、感染、炎症和恶性肿瘤等。

2. 其他影像学检查　包括三维计算机断层扫描血管造影（3D – CTA）。CT 扫描、颈部正、侧位并张口 X 线摄片以及相关影像检查。注意观察椎动脉或小脑后下动脉与舌咽神经走行关系。观察后颅窝是否存在脓肿、肿瘤等继发性因素。

临床意义：可以直观显示舌咽神经和血管、肿瘤、骨性结构之间的解剖关系，同时可以明确是否存在脱髓鞘疾病。CT 扫描不直接显示神经，但可以在轴向图像中识别细长和骨化的茎突，明确是否因茎突过长导致的继发性 GN。颈部的影像学检查可以鉴别咽喉部或梨状隐窝的肿瘤，X 线片可用于排除 Eagle 综合征。

3. 心电图　可反复动态复查，在疼痛发作期做。可出现心动过缓、心律失常。

临床意义：以明确是否 GN 发作时合并相关的心律失常疾病。

四、 诊断及其标准

（一）诊断标准

1. 国际头痛学会（ICHD – 3）GN 诊断标准

（1）在舌咽神经分布区内的反复发作的单侧疼痛，并符合标准（2）。

（2）疼痛符合以下 4 项：①持续时间数秒钟至 2 分钟；②剧烈的疼痛；③疼痛呈触电样、撕裂样、针刺样或锐痛；④因吞咽、说话、咳嗽或打呵欠诱发。

（3）不能用 ICHD – 3 中的其他疾病诊断更好解释。

2. 国际头痛学会（ICHD – 3）经典性 GN 诊断标准

（1）反复发作的单侧疼痛符合 GN 的诊断标准。

（2）MRI 或手术证实舌咽神经根受到血管压迫。

3. 国际头痛学会（ICHD – 3）继发性 GN 诊断标准

（1）反复发作的单侧疼痛符合 GN 的诊断标准。

（2）已知一种潜在疾病能够引起神经痛。

注：有颈部外伤、多发性硬化、扁桃体或局部肿瘤、脑桥小脑三角肿瘤和 Arnold – Chiari 畸形所致的继发性 GN 的报道。

4. 国际头痛学会（ICHD – 3）特发性 GN 诊断标准

（1）反复发作的单侧疼痛符合 GN 的诊断标准。

（2）检查排除神经血管压迫和能够引起继发性 GN 的潜在疾病。

（3）不能用 ICHD – 3 中的其他疾病更好地解释。

（二）风险评估和危险分层

GN 发病率较低，大多数患者可自行缓解，仅少数患者再次复发。

注意其发作期间可合并心律失常，严重时危及生命，发作期间应注意心电图或动态心电图检查，评估是否存在心律失常。观察血压及意识状态，告知患者如心悸、头晕等不适及时急诊就诊。晕厥注意防止骨折、外伤等继发性伤害。抽搐发作时注意防止误吸等伤害。

（三）并发症诊断

严重的疼痛可使患者体重减轻，少数病例疼痛可伴随迷走神经症状，如咳嗽、声音嘶哑、心脏停搏、晕厥和（或）心动过缓，部分患者出现抽搐发作。

五、 鉴别诊断 （表12 – 2 – 8）

表 12 – 2 – 8 GN 与其他疾病的鉴别诊断

疾病	病史/症状/体征	辅助检查
三叉神经痛	鉴别点主要包括：疼痛的部位，性质，发作特点及有"扳机点"等，神经系统检查无客观的阳性体征	—
中间神经痛	罕见，曾用名有膝状神经痛、Hunt 神经痛。疼痛出现在外耳道、耳廓、乳突区，偶尔在软腭，有时可能会放射至颞区或下颌角的单侧阵发性疼痛，持续数秒到数分钟、重度、撕裂样、针刺样或锐痛，对外耳道后壁和（或）耳廓周围区域刺激可诱发。神经系统查体一般无阳性体征。继发性中间神经痛的最常见原因是膝神经节内潜伏的水痘 – 带状疱疹病毒再激活，可出现耳痛、同侧面瘫以及耳道和耳廓的疱疹（即 Ramsay Hunt 综合征）	头颅 MRI（着重于内耳道）检查可排除器质性病变所致继发性因素。MRA 可显示压迫神经的扩张血管。对于存在症状及查体体征患者，头颅增强 MRI 和 MRA 来排除结构性病变或血管压迫是非常有必要的
痛性舌咽神经病	据报道桥小脑角肿瘤和术中的医源性损伤会导致痛性舌咽神经病，部分不能找到病因。国际 ICHD – 3 将其分为缘于已知病因的痛性舌咽神经病和特发性痛性舌咽神经病。疼痛在舌神经分布区内，在同侧耳部通常会感受到疼痛。原发性疼痛经常是持续的或接近持续的，通常为灼烧感或压迫感，或针刺感。缘于已知病因的痛性舌咽神经病需注意询问：①疼痛与受累的舌咽神经在同侧；②疾病发生后出现疼痛，或导致了疾病的发现。查体同侧舌后部和扁桃体窝可能有感觉缺失，且咽反射可能减弱或消失	头颅 MRI 检查可有助于病因诊断
Eagle 综合征	由于茎突形态、长度、方位异常和（或）茎突舌骨韧带骨化而引起的临床综合征。最早由 Watt Eagle 在 1937 年首先描述，故称为 Eagle 综合征。可有以下症状：①咽部疼痛：常有扁桃体区、舌根区疼痛，常为单侧，多不剧烈，可放射到耳部或颈部，有时在吞咽、讲话、转头或夜间时加重。声音改变、伸舌痛、咽异物感多为一侧，吞咽时更为明显；②颈动脉压迫症状：机械压迫、视觉症状、晕厥、颈动脉痛、颈内动脉夹层、眼痛、颅顶痛、Horner 综合征、短暂性脑缺血发作、甚至卒中等；③其他症状：有时可有耳鸣或耳痛、唾液分泌增多、失眠等神经衰弱的表现。也可引起咳嗽。查体在触诊扁桃体窝及其附近区域时，可触及条索状或骨性刺状突起，头部屈伸或转动时更明显。茎突触诊时，症状会加重。患侧的下颌角或颈部可触及压痛点	颈部正、侧位并张口 X 线摄片可见茎突过长（3cm 以上）。CT 扫描是诊断茎突过长的金标准，薄层扫描及三维重组技术可清晰地显示过长的茎突

六、 误诊防范

临床症状不典型的老年患者、焦虑、痴呆等不能很清楚描述病史人群、表现为泛化痛（多处疼痛）人群易发生误诊。

本病易被误诊为：①其他类型颅神经痛：如中间神经痛、三叉神经痛等；②上呼吸道感染：如咽炎、急性扁桃体炎等；③口腔疾病：如牙痛、颞下颌关节紊乱等；④耳源疾病：如急性中耳炎等；⑤其他：如颞浅动脉炎、腮腺炎等；⑥合并心脏并发症时易误诊为心血管疾病：如心动过缓、病态窦房结综合征等；⑦出现晕厥、抽搐等并发症时易误诊为：癫痫、短暂性脑缺血发作等。

痛性舌咽神经病、Jacobson 综合征（又称鼓室神经丛综合征）、Eagle 综合征、喉上神经痛、三叉神经痛、扁桃体等口咽部手术后继发 GN、口咽部、后颅窝等部位压迫舌咽神经的肿瘤或脓肿和多发性硬化等影响到颅神经的脱髓鞘疾病易被误诊为本病。

为避免误诊，应注意：①全面采集病史，GN多为单侧发病，为舌咽神经分布区的疼痛。可有触发点或扳机点。注重询问疼痛诱发及缓解因素，持续时间；②掌握颅神经解剖学知识，准确把握颅神经分布区域有利于疾病的识别；③详细的体格检查，头面部触诊以发现颅周、颈部、鼻旁窦压痛以及颞下颌关节紊乱等情况，口腔内检查（扁桃体、咽腔）。神经系统检查应重点检查面部、耳周有无痛觉减退、舌咽部感觉减退、舌后部味觉减退、咽反射消失、咽肌轻度瘫痪、有无脑膜刺激征等继发性 GN 的体征；④神经疾病诊断强调定位诊断和定性诊断，根据疼痛的部位和扳机点的部位进行定位诊断，准确收集和正确分析疼痛性质进行定性诊断以减少误诊；⑤根据局麻试验协助定位，对疼痛部位或扳机点进行局麻试验，可帮助确定扳机点部位，协助定位诊断；⑥刺激患者的"扳机点"，能否诱发 GN；⑦影像学检查确认，有利于确诊及病因学诊断。

治疗

一、治疗流程（图12-2-4）

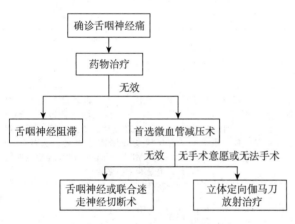

图12-2-4　GN 治疗流程

二、治疗原则

采取个体化诊疗，依据患者自身的病因、身体状况并综合患者治疗意愿来决定。对特发性 GN 以止痛为目的，首先选择药物治疗，无效或不能耐受药物不良反应时可用神经阻滞或手术治疗。寻找到明确病因的继发性 GN 应重点针对病因治疗。

三、治疗细则

（一）药物治疗

GN 的初期一般采用药物治疗，治疗三叉神经痛的药物对治疗 GN 同样有效。

治疗目的为减轻疼痛，缓解发作。

药物应从低剂量开始，并根据其有效性、耐受性和不良反应逐渐增加剂量。

首选卡马西平或奥卡西平，对于卡马西平和奥卡西平不耐受或存在用药禁忌证的患者，可选用普瑞巴林、加巴喷丁、拉莫三嗪或巴氯芬治疗。

亦可将两种或多种具有不同作用机制的药物结合使用或辅助物理、心理治疗，在避免不良反应的同时能够更好地缓解疼痛。

1. 抗癫痫药物

（1）卡马西平：是首选药物。在治疗 GN 合并心源性晕厥有效且对 MS 患者出现的 GN 有效。

（2）开始卡马西平治疗前可检测 HLA-B * 15：02 等位基因，了解其发生 Stevens - Johnson 综合征和（或）中毒性表皮坏死松解症的风险。孕妇忌用。

（3）奥卡西平：个案报告指出服用卡马西平后出现高胆固醇血症，更换为奥卡西平治疗 GN 同样有效，其耐受性更好且药物相互作用风险低。

与卡马西平一样，在开始奥卡西平治疗前也需检测 HLA-B * 15：02 等位基因。携带 HLA-B * 15：02 等位基因的患者不应使用，除非获益明确超过风险。

（4）加巴喷丁：加巴喷丁有良好的耐受性，缺乏相互作用，在短期和长期内被视为治疗 GN 的选择，长期使用疗效尚可且安全。在神经病理性疼痛的共识声明中也对其有推荐。

（5）苯妥英钠：可参考治疗三叉神经痛的药物方案。

（6）普瑞巴林：普瑞巴林疗效优于加巴喷丁，

且不良反应较少。单个病例报道中普瑞巴林治疗 GN 是有效的，且有关于怀孕 16 周的 GN 孕妇使用普瑞巴林的经验报道。

（7）其他：包括托吡酯、拉莫三嗪、氯硝西泮等，单个病例报道是有效的。

2. 肌肉松弛剂巴氯芬 文献报道巴氯芬治疗三叉神经痛有效，单篇个案报告也提示巴氯芬治疗 GN 同样有效。

3. 非甾体类消炎药（NSAIDs）和阿片类药物 一般不推荐此类药物，单篇个案报道提示以上药物有效。NSAIDs 可选用的有双氯芬酸缓释片、布洛芬等；阿片类药物可选用的有可待因等。

4. 抗焦虑、抑郁药 包括 SSRI 类（舍曲林、西酞普兰等）、SNRI 类（文拉法辛、度洛西汀等），三环类的抗抑郁药因其抗胆碱能和心血管不良反应较大，临床应用受限。

5. 维生素类 每日注射或口服一定量的维生素 B_{12} 可有助于疼痛的缓解。

（二）舌咽神经阻滞和经皮射频热凝术

1. 舌咽神经阻滞 舌咽神经阻滞可用于诊断和治疗，可首先尝试使用局部麻醉剂进行诊断阻滞，以确认疼痛的来源。如果诊断成功，可以对受累神经进行阻滞术或其他手术治疗。

（1）适应证：①药物治疗无效或不能耐受药物不良反应；②高龄或一般情况差，不能耐受微血管减压术。

（2）并发症：此种治疗方法存在的主要问题为局麻药注射到颈动脉或颈内静脉。疼痛复发率高及神经损伤导致的吞咽困难、饮水呛咳和声音嘶哑等。双侧舌咽神经阻滞可导致双侧喉返神经麻痹，一般不推荐双侧神经阻滞。迷走神经阻滞症状如高血压、心动过速等。

2. 经皮射频热凝术 在颅脑 CT 中确定茎突尖位置及穿刺通路，将射频针插入到茎突后进行局部电刺激，明确舌咽神经位置后实施射频热凝术，其疼痛缓解率较高。但经皮射频热凝术中对神经纤维进行选择性破坏，同时亦可导致非选择性的神经损害，出现声带麻痹、吞咽困难及相邻神经、血管损伤的高风险，故临床中应慎重选择。

（1）适应证：同舌咽神经阻滞术。

（2）并发症：包括感觉异常，吞咽困难、咽反射减弱及相邻神经、血管损伤。

（三）手术治疗

1. 微血管减压术（MVD） 相对安全，短期和长期结局良好，其治愈率可达到 90% ~ 98%。高龄患者慎重选择，多数患者手术后疼痛即可消失。

（1）手术适应证：①经典性 GN，排除继发性病变；②症状严重，影响患者的日常生活；③保守治疗效果不佳或不良反应严重；④患者积极考虑手术治疗的要求。

（2）手术禁忌证：①与其他全麻开颅手术的禁忌证相同，如存在严重的系统性疾病且控制不佳等；②患者对手术效果及可能出现的并发症认识不足、准备不充分。

（3）并发症：吞咽障碍、声音嘶哑、迷走神经麻痹、切口感染、高血压等。

2. 舌咽神经切断术或联合迷走神经切断术 可作为显微血管减压术的有效补充，在术中无明确责任血管压迫 REZ 的情况下行舌咽神经根联合迷走神经上部 1~3 根丝切断术；如责任血管压迫不明确或由于各种原因无法做到充分减压时，可与 MVD 联合（临床酌情决定是否与 MVD 联合治疗）。

（1）手术适应证：①无法有效完成舌咽神经根 MVD 的患者；②MVD 手术无效或复发的患者；③无明确责任血管压迫舌咽神经 REZ 者。

（2）并发症：吞咽困难、饮水呛咳、声音嘶哑、迷走神经麻痹。

3. 立体定向伽马刀放射治疗（GKR） 是微创手术替代方案，具有非常高的短期和长期疗效。单中心研究提示 GKR 治疗后 1 年的疼痛缓解率达到 100%，长期随访 62.5% 患者疼痛缓解，37.5% 的患者疼痛复发再次接受治疗。另一项双中心的研究提示长期随访 58.8% 患者疼痛复发，长期缓解率达到 80.9%。

（1）适应证：①药物治疗无效或不能耐受药物不良反应；②高龄或并发症多，不能耐受开颅手术；③不愿意接受颅手术患者。

（2）并发症：邻近结构的辐射损伤，继而出现面部感觉异常或丧失、面神经麻痹、听力障碍等。

（四）中医治疗

GN 属中医咽喉痹范畴，治疗中药宜清疏肝火，祛瘀止痛。另有应用针灸治疗 GN 的报道。

四、药物治疗方案（表12-2-9）

表12-2-9　GN的药物治疗方案

药物名称	给药途径	常用剂量	给药次数或持续时间	备注
卡马西平	口服	首选药物，首次剂量每次0.1g bid。每日增加0.1g，直至疼痛控制，最大每天1.2g	bid或tid，有效剂量维持2~3周后，逐渐减量至最小有效剂量，再服用数月（6~8周，最长6个月）	不良反应：头晕、嗜睡、口干、恶心、Stevens-Johnson综合征、中毒性表皮坏死松解症、药物反应伴嗜酸性粒细胞增多和全身性症状（DRESS）、共济失调、再生障碍性贫血、昏迷、肝功能受损、心绞痛、精神症状、狼疮综合征和低丙种球蛋白血症等
奥卡西平	口服	首选药物，起始剂量为每次0.3g bid。根据耐受情况，可每3日增加0.3g，总剂量每天1.2~1.8g	bid，停药时逐渐减停	不良反应包括：恶心、呕吐、腹泻、低钠血症、皮疹、瘙痒、嗜睡、头晕、视物模糊或复视、昏睡和头痛、Stevens-Johnson综合征、中毒性表皮坏死松解症和多器官超敏反应等
加巴喷丁	口服	第一日0.3g qd，根据症状可逐渐加量到tid，最大剂量为每天1.8g	tid，需逐渐减量直至停药	不良反应：嗜睡、眩晕、步态不稳等不良反应，轻度不良反应随着药物的继续使用可减轻或消失。孕妇忌用
苯妥英钠	口服	初始剂量为每次0.1g tid，口服，无效可增大剂量，最大不超过每天0.4g	tid，疼痛消失后逐渐减量	不良反应：头晕、行走不稳、眼震等中毒症状，出现时应减量至中毒反应消失
普瑞巴林	口服	起始剂量为每次75mg bid或每次50mg tid。可在一周内根据疗效及耐受性增到每次150mg bid。最大剂量为每次300mg bid	bid或tid，如需停用，建议至少1周时间逐渐减停	不良反应：头晕、嗜睡、共济失调
巴氯芬	口服	开始每次5mg tid，每隔3日增加剂量，每次增加5mg，直至所需剂量，通常合适的剂量为30~80mg/d。最大80mg/d	tid，疼痛控制后需逐渐停药，不应突然撤药	不良反应：镇静、嗜睡、呼吸抑制、疲劳、意识模糊、头痛、失眠、共济失调、幻觉等。孕妇忌用
度洛西汀	口服	起始剂量每日20~30mg，根据情况逐渐增加剂量，最大每天90mg	qd或bid，疼痛好转数月后逐渐减药，减少撤药反应	警惕与MAOIs联用可出现5-羟色胺综合征。不良反应：恶心、口干、嗜睡、便秘、失眠、头晕等

注：MAOIs单胺氧化酶抑制剂；qd每日1次；bid每日2次；tid每日3次

作者：任雅芳
审稿：傅永旺

参考文献

枕神经痛

枕神经痛是指位于头部后侧枕大神经、枕小神经和（或）第三枕神经分布区的单侧或双侧阵发性撕裂样、电击样或针刺样疼痛，疼痛位于上枕区，并向头顶放射。有时伴随相应神经分布区感觉迟钝或感觉减退，通常伴有受累神经的压痛。

枕大神经的分布区域是后枕部，相当于两侧外耳道经头顶连线以后的部分；枕小神经分布于耳后

枕大神经分布区的外侧部分（图12-2-5）。枕神经痛可由多种病因引起（表12-2-10）。

图12-2-5　枕神经感觉分布

表 12 - 2 - 10 枕神经痛病因

病因	具体疾病
颈椎疾病	较常见的原因，可能与增生的骨质对上颈段神经的压迫有关。上颈椎结核、类风湿性脊椎炎或转移癌偶尔也可引发
椎管疾病	上颈段脊髓肿瘤、粘连性蛛网膜炎、脊髓空洞症等都可引起颈枕部疼痛
寰枕部畸形	颅底陷入症、寰枕关节融合、上颈椎椎体分隔不全、枕大孔狭窄等，主要是对上颈段脊神经等压迫牵扯所致
颅后窝病变	如颅后窝肿瘤、颅后窝蛛网膜炎等亦可引起枕部及颈部疼痛
损伤	枕下关节韧带损伤、寰椎前后弓骨折、寰枢椎半脱位、颈椎及颈部软组织损伤等
全身性疾病	糖尿病、风湿病、尿毒症、动脉硬化、有机磷中毒、长期饮酒等可引起枕神经退行病变

诊断

一、 诊断流程 （图 12 - 2 - 6）

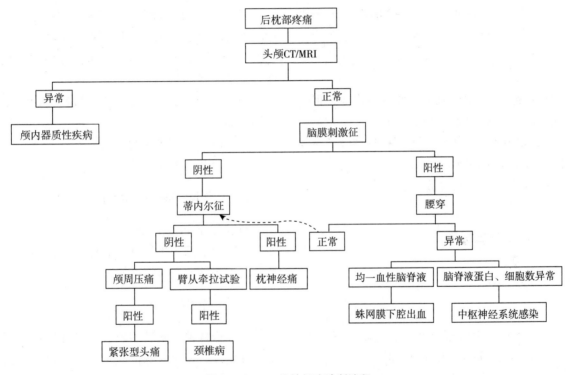

图 12 - 2 - 6 枕神经痛诊断流程

二、 问诊与查体

（一） 问诊和症状

1. 问诊技巧 注意询问患者亚急性或慢性起病，新发的或不同的头痛，既往是否有类似发作，是否后颈部外伤史，近期是否颈部姿势不良，是否合并其他疾病，如高血压病、糖尿病等。

2. 症状

（1）典型症状：枕骨下和后头部的疼痛，可自发性也可因头颈部的动作、喷嚏、咳嗽等刺激而诱发，发作时患者常保持头部不动，呈轻度前倾和侧倾。疼痛常为持续性，也可阵发性加剧，但在发作间歇期枕部可有钝痛。疼痛始自枕骨下区，向后头皮放射，可因压迫枕神经而加剧。

（2）伴随症状：疼痛严重时可伴有恶心呕吐、心慌、面色苍白等自主神经功能紊乱表现，可伴有眼球后疼痛。

（二） 查体和体征

1. 体格检查 体格检查时可找到枕神经的压痛点，按压乳突与第一颈椎连线的中点（枕大神经压痛点）或胸锁乳突肌附着点的后上缘（枕小神经压痛点）时，患者可感到剧烈疼痛，并可沿着神经的分布区域扩散，此为蒂内尔征阳性。

2. 枕部皮肤感觉检查 感觉减退或痛觉过敏。

3. 脑膜刺激征 注意检查脑膜刺激征排查蛛网膜下腔出血可能。

三、 辅助检查

（一） 优先检查

针对枕神经痛没有特异性的检查，所有检查都是基于排除其他器质性疾病。

1. 头颅 CT 或 MRI 排查后枕部肿瘤、颅内出血、颅内占位。

2. 颈椎 MRI + MRA + BPAS – MRI 排除颈椎疾病、椎管疾病和椎动脉夹层等。

（二） 可选检查

1. 腰穿 临床高度怀疑蛛网膜下腔出血，但头颅 CT 阴性时，需完善腰穿检查。

2. 颈部血管超声 了解是否存在颈动脉、椎动脉动脉硬化、斑块或狭窄。

3. 头 MRV 对于妊娠期或产褥期妇女，需警惕静脉窦血栓可能。

四、 诊断及其标准

（一） 诊断标准

根据典型的临床表现、详细查体以及当枕神经局部阻滞后疼痛短暂缓解即可诊断，其诊断标准（国际头痛分类第三版 ICHD – 3）如下。

1. 枕大、枕小和（或）第三枕神经分布区出现单侧或双侧疼痛，且满足标准 2～4。

2. 疼痛需具备至少以下 3 项特点中的 2 项。

（1）反复发作的阵发性疼痛，持续数秒至数分钟。

（2）程度较重。

（3）撕裂样、针刺样或锐痛。

3. 疼痛与以下 2 项因素相关。

（1）对头皮和（或）头发的良性刺激可发生明显的感觉减退和（或）触痛。

（2）符合以下 1 项或 2 项条件：①受累神经分支的压痛；②枕大神经出颅处或 C2 分布区为诱发点。

4. 局部麻醉阻滞受累神经可使疼痛暂时缓解。

5. 不能使用 ICHD – 3 中的其他诊断更好地解释。

其诊断要点如下。

（1）多见于成年人，疼痛性质为针刺样疼痛，疼痛位置主要位于一侧或双侧后枕部，放射到头顶部或颈部。

（2）检查时，同侧乳突与第一颈椎连线的中点（枕大神经压痛点）或胸锁乳突肌附着点的后上缘（枕小神经压痛点）有明显压痛，可伴枕神经分布区感觉过敏或减退。

（3）头部活动、受寒、咳嗽或喷嚏时可激发或加剧疼痛。

（4）枕神经阻滞后疼痛消失。

（5）辅助检查无异常。

（二） 风险评估和危险分层

新发的不同的逐渐加重的头痛，头痛疼痛剧烈，口服镇痛药效果不佳，查体有神经系统阳性体征，需警惕器质性疾病可能。

（三） 并发症诊断

对于行枕神经阻滞的患者感染和出血是可能发生的并发症，若误入蛛网膜下腔的注射可导致突然的意识丧失。

五、 鉴别诊断

枕神经痛需要与可引起头痛或相应位置疼痛的其他疾病进行鉴别（表 12 – 2 – 11）。

表 12 – 2 – 11 枕神经痛的鉴别诊断

疾病	病史/症状/体征	辅助检查
蛛网膜下腔出血	其可以表现为后枕部的头疼，往往与枕大神经痛引起的颈部不适相混淆。但蛛网膜下腔出血可伴有颅高压的症状如意识障碍，恶心呕吐，青壮年患者可伴有颈背部痛，查体脑膜刺激征阳性	头颅 CT 可见蛛网膜下腔出血，腰穿颅内压多增高，脑脊液早期为均一血性，可与枕大神经痛相鉴别

续表

疾病	病史/症状/体征	辅助检查
后颅窝肿瘤或高颈段占位	头痛为持续性头痛阵发性加剧，常在早上头痛更重，间歇期可以正常。由于肿瘤压迫，临床病情可呈进展性症状，查体有神经系统缺损体征，如肢体偏瘫，病理征阳性等	头颅 MRI 可见颅内占位或高颈段占位性病变。而枕大神经痛仅表现为枕部的局部的疼痛无其他症状
紧张型头痛	多为双侧头痛，性质为压迫样或紧缩样的无搏动性轻 - 中度疼痛，头痛呈持续性，日常体力活动不会加重头痛，一般无恶心呕吐	—
颈椎病	可表现为头晕头痛，上肢酸胀疼痛、麻木无力，查体可出现上肢腱反射活跃或亢进，霍夫曼征阳性	颈椎 MRI 可见颈椎间盘突出，而枕神经痛无此特点
偏头痛	是临床常见的原发性头痛，其特征是发作性，多为偏侧、中重度、搏动性头痛，一般持续 4~72h，可伴有恶心呕吐，光、声、刺激和日常活动均可加重头痛，安静休息可缓解。具有遗传易感性	—
椎动脉夹层	椎动脉夹层临床表现主要有 3 种：①蛛网膜下腔出血；②TIA 或脑梗死；③占位效应。夹层动脉瘤在血流的冲击下体积逐渐增大压迫周围组织，引起头痛或脑干受压的症状。无局灶性神经损害的椎动脉夹层可仅仅表现为后枕部、颈部疼痛，此病发病率较低，青壮年男性多发，椎动脉 V4 段是最常见的发病部位，若患者近期有头部、颈部或胸部外伤；同侧颈枕部痛；明显的新发头痛；查体有脑干、小脑体征，需高度怀疑此病	应完善高分辨 MRI、DSA 检查以明确，典型的影像学可见鼠尾征、线征、串珠征、双腔征、梭形膨大等
乳突炎	乳突炎通常由急性化脓性中耳炎发展而来，主要发生于气化型乳突，儿童多见。临床表现以炎症反应为主，出现局部红肿热痛，如耳根红肿、局部压痛，可合并同侧听力下降	CT 检查可见乳突内液体渗出，气房浑浊。故通过临床表现及影像学可鉴别

六、误诊防范

中老年患者，高血压病、糖尿病患者及颈椎病患者易被误诊。

枕神经痛易被误诊为颈舌综合征和颈椎病；偏头痛、紧张型头痛、耳神经痛和乳突炎易被误诊为枕神经痛。

为避免误诊，应仔细询问患者病史及进行详细的体格检查，结合相关辅助检查。

治疗

一、治疗流程

枕神经痛的治疗应分为轻度及中 - 重度（图 12 - 2 - 7）。

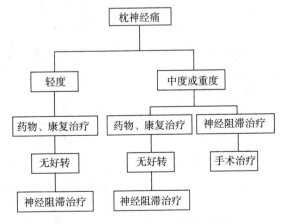

图 12 - 2 - 7　枕神经痛的治疗流程

二、治疗原则

发作期缓解疼痛、营养神经，发作间期预防发作、去除诱因、保持良好健康生活方式。枕神经痛的治疗原则总体来说应该遵循阶梯治疗方案，首先是保守治疗，包括药物治疗、物理治疗等。药物治疗无效可考虑神经阻滞等介入治疗，上述治疗方案无效时考虑手术治疗。

三、治疗细则

目前对于枕神经痛的临床研究并不多，对于轻度枕神经痛患者可予以口服止痛药、营养神经药物，同时辅以局部的热敷或康复理疗等物理疗法；对于中 - 重度枕神经痛患者在药物治疗和康复治疗基础上，可予以枕神经阻滞治疗。在保守治疗和局部阻滞治疗无效后可考虑手术治疗。

（一）神经阻滞

局部麻醉药（2%利多卡因）和皮质类固醇混合液行枕神经阻滞被认为是治疗枕神经痛的主要方法，1周内60%的患者症状明显改善，30%的患者症状改善可持续1月以上。其方法如下。

（1）激痛点注射：确定乳突后缘与C2棘突连线的中点，向上1cm处可触及枕动脉搏动以及明显的压痛，紧贴枕动脉外侧为枕大神经穿刺定位点。标记好此点后，皮肤消毒铺巾，在激痛点上垂直进针。若有向头顶放射的异感便可推药；若针尖接触到骨质且仍无异感，可扇形浸润注射。在穿刺针到位后即可注入局部麻醉药和皮质类固醇混合药液。在注药时要回吸，无血液及脑脊液时，才可分次注射药液。

（2）超声引导下穿刺法：高频线阵超声探头以横轴方向沿脊柱正中线在后颈部缓慢移动。首先辨别枕后隆突，然后沿正中线向尾侧缓慢移动，经过寰椎后弓，就可以观察到分叉的C2（枢椎）棘突。一旦辨别出C2（枢椎）棘突，向外侧缓慢移动，辨别头下斜肌，头下斜肌附着于枢椎棘突与寰椎横突，外上走行。轻微旋转探头（探头外侧略向头侧偏转），使探头与头下斜肌的长轴平行。观察到枕大神经沿头下斜肌表面由尾侧向头侧、由外侧向内侧走行；调整探头，使枕大神经位于图像正中位置，并记录深度。距探头上缘中点0.5cm处进针超声影像显示穿刺针的短轴。实时引导穿刺针进针，针尖到达神经旁时，注入0.5ml生理盐水观察到神经周围出现"麦圈征"，即穿刺到位。穿刺到位后可施行相应的治疗方法。

枕神经阻滞术的不良反应包括暂时性头晕、步态不稳、心动过缓、穿刺点出血疼痛和穿刺点的斑秃等。除枕神经阻滞术外，还有射频消融术、枕神经松解术、枕神经刺激术等介入治疗。

（二）手术治疗

上述治疗无效的顽固性神经痛患者可考虑手术治疗，可以说外科手术治疗是药物、康复和介入治疗失败后的最后选择。手术方案有多种，如枕神经前路减压术，枕神经松解术、C2脊神经节切断术等。

手术禁忌证为：①合并严重心脏病或重要脏器损害等严重全身性疾病；②凝血机制障碍，有出血倾向；③手术部位感染。C2脊神经节切断术前应检查C1和C2之间的椎动脉，因为椎动脉在此部位的走形经常有变异发生，最常见的变异是椎动脉从C1和C2侧方关键之间进入椎管（变异发生率3%），

这种情况下，椎动脉位于C2脊神经节腹侧，手术时存在椎动脉损伤的风险。

（三）康复治疗

1. 穴位按摩　采用穴位按摩疗法，在一侧或双侧风池穴上进行按摩150～300次，每天2～3次，有助于缓解疼痛。为获得理想疗效，按摩前可在局部涂抹清凉油或风油精。通过按摩可以疏通经络，促进局部血液循环，并通过神经内分泌系统的调节，降低有害物质对局部的刺激和损害。此方法简单易行，安全且有效。

2. 针灸　可松解压迫神经的纤维束及周围组织，可缓解神经卡压，改善局部微循环，减轻神经水肿，消除炎症，从而达到缓解疼痛的目的。

3. 颈部保健操　包括后仰、缩颈、伸展颈部、耸肩。后仰是指面朝前指尖放于头后，头向后弯曲，同时用手施加阻力，维持3s，重复10次（图12-2-8）；缩颈是指拉正头部，背部挺直保持下颌与眼为一平面，维持3s，重复10次（图12-2-9）；伸展颈部即头部向后弯曲后恢复至初始位置，保持3s，重复10次（图12-2-10）；耸肩动作是指上下耸肩、向前再向后，重复10次（图12-2-11）。此方法简单易行，便于推广。

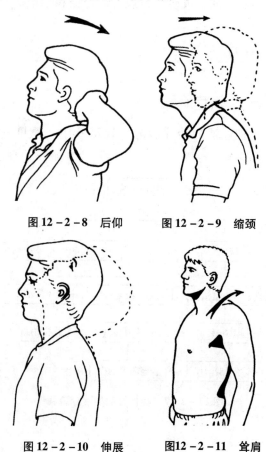

图12-2-8　后仰　　　图12-2-9　缩颈

图12-2-10　伸展　　　图12-2-11　耸肩

4. 激光或者超短波 消除枕大（小）神经炎症水肿。

5. 冲击波 松解卡压，改善局部血液循环，减轻水肿。

6. 手法 纠正寰枢椎半脱位，小关节紊乱。

四、药物治疗方案

枕神经痛的药物治疗主要是缓解疼痛、营养神经、松弛肌肉（表 12 - 2 - 12 ~ 表 12 - 2 - 14）。

表 12 - 2 - 12　治疗神经痛药物

药物名称	给药途径	常用剂量	给药次数	每日最大剂量	不良反应	适用人群
普瑞巴林胶囊	口服	75mg	bid	300mg	头晕、嗜睡，肝肾功能损害等	肾功能不全慎用
加巴喷丁胶囊	口服	0.3g	bid	1.8g	头晕、嗜睡，肝肾功能损害等	肾功能不全慎用
卡马西平片	口服	0.1g	tid	1.2g	头晕、皮疹、白细胞减少等	老年人慎用
苯妥英钠片	口服	50mg	bid	300mg	头晕、贫血、齿龈增生等	心脏病患者禁用

注：bid 每日 2 次；tid 每日 3 次

表 12 - 2 - 13　营养神经药物

药物名称	给药途径	常用剂量	给药次数	每日最大剂量	不良反应
甲钴胺片	口服	0.5mg	tid	1.5mg	胃肠道反应
腺苷钴胺片	口服	0.5mg	tid	4.5mg	偶有过敏
维生素 B_{12} 片	口服	25μg	tid	100ug	无

注：tid 每日 3 次

表 12 - 2 - 14　肌肉松弛药物

药物名称	给药途径	常用剂量	给药次数	每日最大剂量	不良反应	适用人群
乙哌立松	口服	50mg	tid	150mg	全身无力，肝肾功能异常等	颈肩综合征
替扎尼定	口服	2mg	tid	24mg	嗜睡、乏力、头晕等	痛性肌痉挛
复方氯唑沙宗胶囊	口服	1 粒	tid	8 粒	头晕、嗜睡、无力等	肌肉损伤

注：tid 每日 3 次

作者：饶静

审稿：傅永旺

参考文献

第十三章　运动障碍疾病

第一节　帕金森病

帕金森病（Parkinson disease，PD）因 1817 年英国医生 James Parkinson 首次描述而命名，是一种与年龄相关、以运动迟缓为核心症状伴有震颤、肌强直及多种非运动症状，以损害黑质纹状体通路中心、病理上黑质细胞减少、神经元细胞内路易体小体生成的慢性神经变性疾病。

PD 病因迄今尚未完全明确。多数认为本病与年龄因素、环境因素和遗传因素之间的相互作用有关（表 13 - 1 - 1）。PD 主要发生在 40 岁以后，随年龄增长发病率依次递增。40 岁以前发病称早发性 PD（又分为少年型和青年型），约占 PD 的 10%。多数患者有家族史或家族中有类似患者，分为常染色体显性遗传和常染色体隐性遗传两种遗传方式。85%～90% PD 病因不明，呈散发性。遗传因素可增加患病易感性。土壤、水污染如使用杀虫剂、除草剂、化工橡胶产品可能是危险因素。吸烟、饮茶、咖啡与 PD 发病存在负相关。

表 13 - 1 - 1　PD 风险因素

遗传因素（基因相关）	环境因素
增加发病风险（OR >1） GBA（OR > 5）、INPP5F、STK39、LRRK2、SIPA1L2、BST1、RAB7L1 - NU-CKS1、VPS13C、DDRGK1、GPNMB、CCDC62、MIR4697、BCKDK - STX1B	增加发病风险（OR >1） 杀虫剂、头外伤、农村生活、使用 β 受体阻滞剂、农民、饮用井水
降低发病风险（OR <1） SNCA、MAPT、TMEM175 - GAK - DGKQ、HLA - DQB1、MCCC1、ACMSD - TMEM163、GCH1、RIT2、FAM47E - SCARB2、FGF20、SREBF1 - RAI1	减少发病风险（OR <1） 烟草、喝咖啡、使用非甾体类消炎药、使用钙拮抗剂、饮用酒精

注：OR 比值比

Braak 分期打破了对 PD 的传统认识（表 13 - 1 - 2），其病理损害不仅在锥体外系，而是全脑损害。PD 症状前驱期可持续 20 余年，为其早期发现、早期诊断、早期治疗奠定了理论基础。

表 13 - 1 - 2　PD 的 Braak 病理分期

病理分期		病理改变部位	临床分期
早期	I	嗅球、肠壁神经层、颅神经 X	症状前驱期
	II	蓝斑、尾状核、巨细胞网状核	
中期	III	黑质、杏仁核、马特奈基底核、脚桥核	运动症状期：Hoehn - Yahr 临床分期 I～V 期
	IV	颞叶、TEC、CA - 2 神经元、丘脑核	
晚期	V	前额皮质、第三感觉核、合区	
	VI	第二运动感觉区、第一运动感觉区	

诊断

一、诊断流程 （图13-1-1）

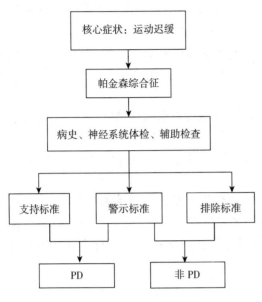

核心症状：运动迟缓

↓

帕金森综合征

↓

病史、神经系统体检、辅助检查

↓

支持标准　　警示标准　　排除标准

↓

PD　　非PD

图13-1-1　PD诊断流程

二、问诊与查体

（一）问诊和症状

临床发现PD从发病到确诊平均时间为2年。53.75%的患者历经一年以上才做出诊断，37.5%的患者平均就诊三次才能确诊。提示早期对PD的症状识别是关键。

1. 正确区分无力和运动迟缓　运动迟缓表现运动幅度变小和运动速度的减慢，部分患者出现运动启动延迟或困难。由于对疾病的认知和语言表达差异，不少患者就诊时主诉肢体沉重无力，走路下肢拖拉。容易与脑血管病或周围神经疾病等其他原因引起的肌无力相混淆。

2. 关注非运动症状　PD的临床前期（症状前驱期）病理损害可能已存在多年。有些患者早期可主诉肢体麻木、发紧感，嗅觉减退、抑郁、便秘、躯体疼痛等。嗅觉障碍和快眼动睡眠期行为异常（RBD）被认为高度与PD发生相关。对疑诊PD的患者要询问有无嗅觉减退和睡眠行为障碍。

3. 年轻患者要询问家族史，注意与其他锥体外系疾病相鉴别　10% PD为早发型PD。早发型PD与遗传有关，目前已发现20多个相关基因。临床上

早发PD患者常具有一些与特定基因相关的特征。如PINK1常以肌张力障碍为首发症状；Parkin基因突变者进展缓慢、早期出现轴性症状和自主神经功能障碍而嗅觉及认知功能相对保留；ATP13A2基因突变者快速进展，容易伴发痉挛、视幻觉和眼肌阵挛；PLA2G6基因突变者常以非运动症状或认知功能减退为首发症状。早发型PD临床表现多样复杂，问诊时发现家族史，即可早期基因检测确诊。

2008年北京的一项调查发现在延误诊断的患者中，63.7%开始有症状时不相信自己已经患病或有的仅仅认为肌强直或运动迟缓只是与年龄增长有关。因此加强对疾病的认识是早期诊断的前提。

PD问诊除了上述内容外，诊断流程中支持标准、警示标准及排除标准需逐条询问（详见诊断标准）。详细掌握症状的来龙去脉、发展演变过程才是准确诊断的法宝。

（二）查体和体征

PD的三大临床主征是震颤、肌强直和运动迟缓。

1. 运动迟缓　运动迟缓是核心症状。指运动缓慢和在持续运动中运动幅度或速度的下降（或者逐渐出现迟疑、犹豫或暂停）。常表现为运动启动困难和执行困难。患者可出现瞬目减少、"面具脸"，手精细活动困难、小写征，流涎、语调低平、吞咽困难、构音不全，起床、翻身、变换方向等动作困难。临床评估可通过手指敲击、手部运动、旋前-旋后运动、脚趾敲击和足部拍打来评定。

2. 肌强直　肌强直指即当患者处于放松体位时，四肢及颈部主要关节的被动运动缓慢。可通过被动活动患者肢体，观察患者活动和站姿来检查。多自一侧肢体开始，存在"铅管样"或"齿轮样"肌强直两种类型。

3. 震颤　PD的震颤为静止性震颤，指肢体处于完全静止状态时出现4~6Hz震颤（运动起始后被抑制）。约半数患者以震颤首发，15%的PD从不发生震颤。震颤发生起初呈不对称性，"N"字形发展，通常从一侧上肢的远端开始，然后逐渐波及同侧下肢，最后扩展至对侧上肢和下肢。改变姿势体位时震颤暂时消失一段时间后再次出现。具有再现性特点。可与姿势性震颤合并发生。

临床上同时满足核心症状（运动迟缓）和其他两项（肌强直和静止性震颤）中一项即可诊断帕金森综合征。

进一步诊断 PD 还需要确认患者是否存在失语、失用、失认、痴呆、幻觉、言语不流利、偏瘫、病理征、眼球上下视异常、延髓性麻痹、小脑性共济失调等其他症状和体征，有助于鉴别诊断。

三、辅助检查

（一）优先检查

1. 头 MRI + SWI　观察黑质及鉴别其他帕金森综合征，如多系统萎缩、进行性核上性麻痹、血管性帕金森综合征、正常颅压脑积水等。

2. 多巴胺能 PET 显像　PD 多巴胺能 PET 显像是异常的，特发性震颤等疾病则是正常的。结果正常是 PD 的绝对排除标准。

3. Hoehn – Yahr 量表评估　是目前评估 PD 临床分期的主要量表，有助于制定治疗策略。

（二）可选检查

1. 嗅觉检查　嗅觉障碍与神经变性疾病的关系

四、诊断及其标准

（一）诊断标准（图 13 –1 –2、表 13 –1 –3）

非常密切，嗅觉减退可以是 PD 早期临床前症状，是早期诊断 PD 的有效生物学支持指标之一。目前大部分嗅觉检测方法针对的只是西方人群，针对东方人群的嗅觉检测方法较少。有条件医院可以开展。

2. 黑质超声　PD 黑质回声增强区面积大于 20 平方毫米，是 PD 诊断支持标准之一。

3. 心脏交感神经显像　PD 心脏交感神经显像表现为心脏摄取减少或无摄取，是 PD 诊断支持标准之一。

4. 抑郁精神科量表评估　抑郁可早于 PD 诊断前存在并贯穿于 PD 全过程，可进一步恶化 PD 病程。及时评估抑郁程度并治疗对 PD 预后有积极意义。

5. 睡眠量表及多导睡眠图（PSG）　PD 伴睡眠障碍的发生率高达 96%，PD 睡眠障碍存在多种类型，发现快速动眼睡眠行为异常（RBD），是 PD 支持标准之一。

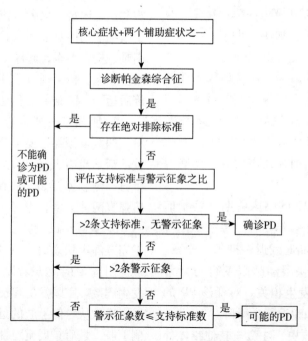

图 13 –1 –2　肯定或可能 PD 诊断标准

表 13 - 1 - 3　PD 的支持、排除标准和警示征象

标准及征象名称	具体内容
支持标准	(1) 静止性震颤 (2) 异动症 (3) 多巴胺类药物有效（症状改善，存在开关期或剂末现象） (4) 三个辅助检查：嗅觉减退；黑质超声≥20mm² 异常高回声；心脏间碘苄胍（MIBG）闪烁显像低灌注（提示去交感支配）
排除标准	(1) 皮质复合觉丧失、失语、失用 (2) 5 年内高度怀疑变异性额颞叶痴呆或原发性进行性失语 (3) 发病 3 年帕金森样症状仍局限在下肢 (4) 下视垂直麻痹或扫视减慢 (5) 小脑性共济失调、小脑性眼动异常
警示征象	(1) 对称发病 (2) 可能解释的锥体束征 (3) 3 年内平衡障碍致频繁跌倒（>1 次/年） (4) 5 年内步态障碍致需轮椅出行 (5) 5 年内病情不进展 (6) 5 年内无非运动症状 (7) 5 年内出现吸气性呼吸困难 (8) 5 年内出现严重延髓性麻痹需造瘘等 (9) 5 年内严重自主神经功能障碍（尿失禁、尿潴留、体位性低血压） (10) 10 年内出现不成比例垂头、手足不对称挛缩

（二）风险评估和危险分层

1. Hoehn - Yahr 分级　在临床中，常用的 PD 分级方法是修订的 Hoehn - Yahr 分级，该方法根据病情的严重程度将患者分为 5 个级别（表 13 - 1 - 4）并根据患者临床表现将患者分为 5 个分期（表 13 - 1 - 5），有些患者处于相邻两个级别之间，很难确切划分。

表 13 - 1 - 4　Hoehn - Yahr 分级

级别	特点	备注
0 级	无症状	—
1.0 级	单侧患病	疾病早期
1.5 级	单侧患病并影响到躯干中轴的肌肉，或另一侧躯体可疑受累	疾病早期
2.0 级	双侧患病但未损害平衡	疾病早期
2.5 级	轻度双侧患病，姿势反射稍差，但是能自己纠正	疾病早期
3.0 级	双侧患病，有姿势平衡障碍，后拉试验阳性	疾病中期
4.0 级	严重残疾，仍可独自站立或行走	疾病中期
5.0 级	不能起床，或生活在轮椅上	疾病的晚期

表 13 - 1 - 5　Hoehn - Yahr 临床分期

临床分期		临床表现	特点
早期（轻度）	I	单手震颤、僵硬、腿部笨拙、一侧面部表情受累	症状轻、单侧受累
早期（轻度）	II	双侧面部表情减少、瞬目减少，言语一侧受累，躯干僵硬	双侧受累、躯干症状
中期（中度）	III	平衡受损，无法进行自动本能调节，出现动作缓慢和其他症状	平衡障碍、运动迟缓
晚期（严重致残）	IV	功能明显受损，可以站立和行走，认知减退，不能独立生活，需要他人协助	严重致残
晚期（严重致残）	V	易跌，痴呆、幻觉妄想等	无法站立

2. 统一 PD 评定量表（UPDRS）　统一 PD 评定量表是一个较为全面评估 PD 病情严重程度的工具，共 42 项，分为四部分，包括精神、行为和情绪（4 个问题，针对非运动症状）、日常生活能力（共 13 个问题，针对运动症状、流涎和感觉个 2 个）、运动检查（14 个问题，主要针对运动）、治疗并发

症（异动征4个、症状波动4个、其他3个），总分199。量表分值越高，表示症状越严重。是目前国际上公认的临床评价PD的标准工具。

患者死亡原因的50%、28%、14%和8%。此外，由于清晨副交感神经兴奋和左旋多巴作用减弱，晚期PD患者易此时出现心肺功能衰竭而危及生命。

（三）并发症诊断

PD并发症主要包括继发感染、运动障碍所致骨折和精神心理障碍等。在疾病晚期，由于患者活动减少，可能出现褥疮、败血症、心衰、肺部感染和泌尿系感染等。据统计，这些并发症分别占PD

五、鉴别诊断

PD需与帕金森综合征、帕金森变性疾病及遗传性帕金森综合征进行鉴别（表13-1-6），此外，早期PD还应与特发性震颤、肌张力障碍相鉴别。

表 13 –1 –6 　PD 与其他疾病的鉴别

类型	疾病	病史/症状/体征	辅助检查
帕金森综合征	药物性帕金森综合征	有明显的服药史，服用过量的降血压药如利舍平、α-甲基多巴等，精神类药物如碳酸锂、氯丙嗪、奥氮平、利培酮等，钙通道阻滞剂如氟桂利嗪等，胃肠道药物如甲氧氯普胺等	—
	血管性帕金森综合征	存在脑血管危险因素的人可能会出现隐匿性起病，也可能出现急性或亚急性起病的情况，这通常发生在多次脑卒中之后。表现不典型，主要体现为双下肢运动障碍，包括抬足和起步困难。此外，还可能出现僵直性肌张力增加的情况，通常不伴有震颤。同时，患者常伴有锥体束征及认知功能障碍。左旋多巴及其复方制剂的治疗效果不太理想	—
	中毒性帕金森综合征	接触过一氧化碳、有毒重金属、二硫化碳、甲醇、乙醇等有毒物质可能会导致帕金森样症状的出现	—
	代谢性帕金森综合征	存在甲状腺功能减退，甲状旁腺异常，肝性脑病等，可表现帕金森样症状	—
	肿瘤性帕金森综合征	额叶和基底节肿瘤可能表现为帕金森样症状	—
	脑炎帕金森综合征	病毒性脑炎或某些针对DA抗体的自身免疫性脑炎可有帕金森样症状	—
	外伤性帕金森综合征	中脑外伤可能引发帕金森样症状，而左旋多巴在一定程度上可以改善部分症状	—
帕金森变性疾病	多系统萎缩（MSA）	按早期突出症状分为帕金森型（MSA-P）、小脑型（MSA-C）、自主神经型（MSA-A）。帕金森症状是一些患者的首发症状，约占46%的比例。其中，主要表现为僵硬和少动。在疾病早期，这些症状往往被误诊为PD。及脊髓小脑性共济失调（SCA），直到数年后自主神经症状逐渐显现才诊断为MSA	经头颅MRI检查发现，在脑桥区可以观察到面包"十字征"和小脑萎缩等病变。而且，大多数患者对左旋多巴治疗的反应不敏感
	进行性核上性麻痹（PSP）	通常在40岁以后发病，并呈进行性加重。患者可能出现垂直性的向上或向下核上性凝视麻痹，姿势步态不稳导致反复跌倒的情况。颈部可能出现异常的体位，如颈后仰、帕金森综合征以及认知功能障碍。对左旋多巴反应欠佳	头颅MRI可见"蜂鸟征"及"米老鼠征"
	路易体痴呆（DLB）	表现为认知功能障碍，生动的视幻觉，及帕金森样症状。临床症状具有明显波动性，对精神安定剂敏感	FDG-PET可显示枕叶代谢降低。对抗帕金森药物效果较差
	皮质基底节变性（CBD）	60~80岁好发，不对称性的帕金森样表现，构音障碍和智能减退、失用、异己手（肢）综合征、肌张力不全、肌阵挛、强握反射等	MRI为非对称性皮层萎缩。左旋多巴多数治疗无效
遗传性帕金森综合征	亨廷顿病（HD）	多数患者存在阳性家族史，主要表现为以舞蹈样动作为主的运动障碍、精神异常和认知障碍。帕金森症状主要包括肌肉僵硬和运动迟缓	基因分析可确诊。左旋多巴作为对症治疗药物
	肝豆状核变性（WD）	患者可能出现舞蹈样动作和精神症状，同时帕金森症状表现为运动缓慢、肌张力升高和震颤等，左旋多巴作为对症治疗药物	实验室检查结果显示铜蓝蛋白明显降低、尿铜增高以及肝功能异常。角膜K-F环阳性。头颅MRI检查显示基底节区和脑干等部位出现长T_1和长T_2信号

六、 误诊防范

临床症状前期患者、仅表现震颤为主 PD、早发型 PD、PD 晚期患者易被误诊。

对 PD 患者早期误诊主要来自症状的识别有误，如偏侧症状认为脑梗死，单肢症状认为颈椎病、腰椎病等。对早发型 PD 家族史询问不够详细，未及早进行基因检测，某些特殊类型误诊为精神心理疾病、肌张力障碍、特发性震颤等。某些 PD 患者一直未得到确诊，晚期易误诊为多系统萎缩、痴呆性疾病等。

原发性震颤、转换障碍、某些帕金森综合征，特别是药物性帕金森综合征易被误诊为 PD。药物性帕金森综合征病情进展快，同时症状也比较严重，早期可能就会存在平衡障碍、易摔倒、吐字不清等症状。最重要的区别是患者有无吩噻嗪类、丁酰苯类、利舍平、锂剂、α-甲基多巴、甲氧氯普胺、氟桂利嗪等用药史。

PD 的延误诊断主要是因为很多疾病在临床表现上与 PD 极其相似，不容易辨认，大部分非专科医生无法正确识别症状。服药史、个人史、家族史问诊不够仔细，或患者病史隐瞒，也可造成某些误诊。

避免误诊的要点是加强医患对该病的认识，提高医生的诊断水平。

治疗

一、 治疗流程 （图 13 - 1 - 3）

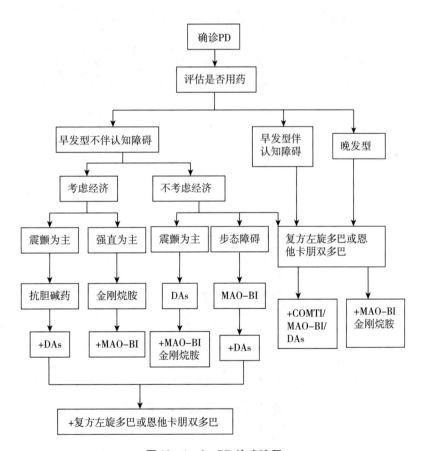

图 13 - 1 - 3　PD 治疗流程

DAs 多巴受体激动剂；MAO - BI 单胺氧化酶 B 抑制剂；COMTI 儿茶酚胺甲基转移酶抑制剂

二、 治疗原则

1. 综合治疗 包括运动症状和非运动症状的治疗。

2. 多学科协作 涉及药物治疗、手术治疗、肉毒素治疗、运动疗法、心理干预、照料护理，需要多学科参与。

3. 全程管理 PD是慢性疾病。要立足当前、长期管理、长期获益。

三、 治疗细则

（一）药物治疗

目的是改善症状、降低不良反应、提高生活质量。尽可能延缓病程。疾病不同分期，治疗侧重点有所区别。

疾病早期（Hoehn-Yahr分期Ⅰ~Ⅱ期）：兼顾延缓病程和改善症状。对疾病具有修饰作用可能包括MAO-B抑制剂如雷沙吉兰和司来吉兰、DA受体激动剂罗匹尼罗（图13-1-4）。不建议推迟使用左旋多巴。建议早期复方左旋多巴和多巴胺激动剂小剂量联合。

疾病中晚期（Hoehn-Yahr分期Ⅲ~Ⅴ期）：主要针对运动症状、姿势平衡和运动并发症（症状波动和异动症）的而治疗（图13-1-5~图13-1-7），可以在调整不同机制的PD药物基础上辅助运动康复、人工智能穿戴设备和虚拟现实模拟训练。

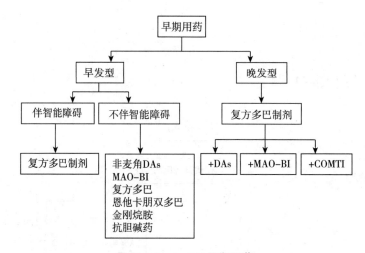

图13-1-4 PD早期用药

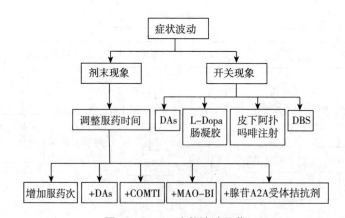

图13-1-5 症状波动用药

L-Dopa 左旋多巴；DBS 脑深部电极刺激

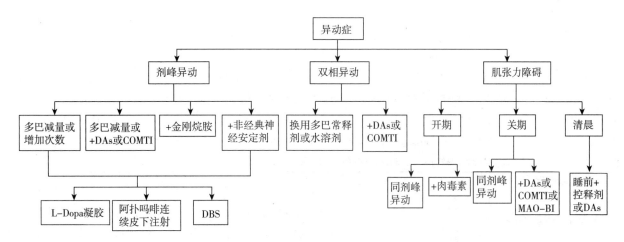

图 13 – 1 – 6　异动症用药

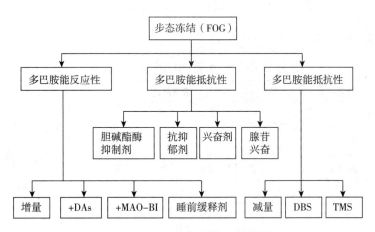

图 13 – 1 – 7　步态冻结 FOG 用药

TMS 经颅磁刺激

（二）非运动症状治疗

非运动症状贯穿 PD 整个病理过程。不同阶段非运动症状发生率有所差异。PD 前驱期嗅觉减退、REM 行为异常、便秘和抑郁常见，这些症状对于 PD 的早期发现可起预警作用。在早期可出现运动期疲劳、疼痛、复视，中期患者可出现步态冻结、发音低微、吞咽困难和碎片睡眠。PD 晚期可突出表现为痴呆、幻觉妄想、尿失禁、性功能障碍、直立性低血压等。有些症状随运动症状的波动而波动，严重影响患者的生活质量。针对这些非运动症状，首先判断是否与 DA 递质的波动或治疗药物的不良反应有关，进行多巴制剂的调整，其次可按共病指南选用相应药物（表 13 – 1 – 7）。

表 13 – 1 – 7　PD 常见非运动症状治疗推荐

症状	指南推荐
RBD（REM 行为异常）	首先防护；推荐褪黑素，氯硝西泮一般不首选
EDS（白日嗜睡）	排除夜间因素影响；注意多巴和 DAs 影响；换用或改用常释剂，尝试司来吉兰，顽固性考虑莫达非尼
失眠	排除司来吉兰和金刚烷胺影响，优化多巴能药物
疼痛	肌肉骨骼疼痛推荐阿片类和非阿片类镇痛剂；神经痛推荐抗惊厥药和抗抑郁剂
便秘	调整饮食结构，摄入纤维素，增加运动量；使用温和导泻药，胃肠蠕动药，停用抗胆碱药
泌尿障碍	外周抗胆碱药治疗尿频、尿急和急迫性尿失禁；尿潴留使用间歇性清洁导尿；严重前列腺肥大可手术

症状	指南推荐
体位性低血压	增加盐、水摄入；睡眠头高位；缓慢坐起；弹力袜或弹力裤；米多君、曲昔多巴、多潘立酮
焦虑抑郁	认知行为治疗、抗抑郁药，吡贝地尔、利伐斯的明可能有效
幻觉妄想	排除抗胆碱药、金刚烷胺和多巴胺受体激动剂所致；氯氮平、喹硫平；匹莫范色林
冲动控制障碍	多巴减量或停用；托吡酯、唑尼沙胺、抗精神病药、金刚烷胺、纳曲酮、纳美芬，认知行为疗法
刻板行为	减少左旋多巴和多巴胺激动剂药物、氯氮平、喹硫平、金刚烷胺、TMS
痴呆	排除抗胆碱药诱发；利伐新斯的明，多奈哌齐、加兰他敏

注：TMS 经颅磁刺激

（三）手术治疗

适应证为特殊职业或要求的早期 PD 患者和对疗效不满意的 PD 患者。禁忌证为非原发性 PD 的帕金森叠加综合征。手术靶点多选用丘脑内侧部（GPi）和丘脑底核。术后仍需应用药物治疗，但可减少剂量，同时需对患者进行优化程控，适时调整刺激参数。

四、药物治疗方案 （表13-1-8）

表13-1-8 常用 PD 治疗药物一览表

药物	用法用量	不良反应	注意事项
复方左旋多巴			
左旋多巴/苄丝肼 左旋多巴/卡比多巴缓释片	起始：125mg/d 最大量：1000mg/d 分 2～4 次服用 小剂量滴定，缓慢加量	运动并发症、恶心呕吐、食欲减退、体位性低血压、心律失常、精神障碍	①应该在饭前1h 或饭后1.5h 内服药，并避免突然停药 ②该药物不适用于药物过敏、消化道溃疡、严重心律不齐和心力衰竭、严重精神障碍、癫痫、闭角型青光眼、孕妇和哺乳期妇女
多巴胺受体激动剂			
普拉克索片 普拉克索缓释片	起始：0.375mg/d 最大量：4.5mg/d，普通片分次服用，缓释片 1 次服用	恶心、呕吐、便秘、低血压、外周水肿、眩晕、嗜睡、失眠、幻觉、精神错乱、冲动控制障碍	—
罗匹尼罗片	起始：0.75mg/d 最大量：24mg/d，分 3 次服用	恶心、呕吐、便秘、嗜睡、低血压、外周水肿、幻觉、意识模糊、冲动控制障碍	①在服用药物时应从小剂量开始，并逐渐增加剂量 ②如果与左旋多巴一起使用，应根据运动障碍症状的控制效果逐步调整剂量 ③应避免突然停药，与抗精神病药合用可能会引起帕金森综合征，而抗高血压药利舍平、H2 受体拮抗剂以及三环、四环抗抑郁药可能会降低药物的疗效
罗匹尼罗缓释片	起始：2mg/d 最大量：24mg/d，1 次服用		
吡贝地尔缓释片	起始：50mg/d 最大量：250mg/d，分 3 次服用	恶心、呕吐、头晕、睡眠障碍、幻觉、冲动控制障碍等精神障碍	
罗替高汀透皮贴片	起始：2mg/d 最大量：早期8mg/d，中晚期16mg/d 每天 1 次	给药部位反应、恶心、呕吐、便秘、嗜睡、低血压、外周水肿、头晕、幻觉和冲动控制障碍	
单胺氧化酶 B 型抑制剂 （MAO-BI）			
雷沙吉兰	起始：1mg/d 最大量：1mg/d 每天 1 次	异动症、恶心、口干、呕吐、幻觉、直立性低血压、肌肉骨骼疼痛、皮疹	①在服用药物时应避免与 MAO 抑制剂合用，同时也要避免与氟西汀或氟伏沙明联用 ②如果停用氟西汀并开始服用雷沙吉兰，应至少间隔 5 周；如果停用雷沙吉兰并开始服用氟西汀或氟伏沙明，应至少间隔14d

续表

药物	用法用量	不良反应	注意事项
司来吉兰	起始：5mg/d 最大量：10mg/d 每天 2 次	恶心、肝酶升高、意识模糊、运动异常、心动过缓、与左旋多巴联用可能增强左旋多巴不良反应	①在服用药物时，有胃及十二指肠溃疡、不稳定高血压、心律失常、心绞痛或精神病病史的患者应慎用 ②禁止与 MAO 抑制剂、SSRIs、SNRIs 以及三环类抗抑郁药联用
儿茶酚－O－甲基转移酶抑制剂（COMTI）			
恩他卡朋	100～200mg/次，需与左旋多巴同服，次数与左旋多巴相同	异动症、恶心、腹泻、头痛、多汗、口干、转氨酶升高、腹痛、尿色变黄、体位性低血压、睡眠障碍和幻觉	①在服用药物时，肝功能异常者应慎用或不用 ②不可与非选择性单胺氧化酶抑制剂联用
托卡朋	100 敏感，每日 3 次，作为左旋多巴/卡比多巴治疗叠加用药。每日首剂与复方左旋多巴同服，此后可单用，一般每间隔 6h 服用	运动障碍、恶心、睡眠紊乱、肌张力障碍、多梦、厌食、肌肉痛性痉挛、直立性不适、嗜睡、腹泻、精神错乱、头晕、头痛、幻觉、呕吐、便秘、疲劳、上呼吸道感染、虚脱、多行、尿道感染、口干、腹痛、尿变色	需严密监测肝功能
恩他卡朋双多巴	根据左旋多巴的含量滴定相应剂量	同恩他卡朋及复方左旋多巴	同恩他卡朋及复方左旋多巴
抗胆碱药			
苯海索	1～2mg/次，每天 3 次	头晕、记忆力下降、意识模糊、嗜睡、幻觉、口干、恶心、视物模糊	①长期使用该药物会导致认知下降 ②该药物也禁用于闭角型青光眼、心动过速以及前列腺肥大的患者禁用
促递质释放剂			
金刚烷胺	50～100mg/次，每天 2～3 次	头昏、恶心、食欲减退、失眠、多梦、白细胞减少、体位性低血压、下肢网状青斑和踝部水肿	肾功能不全、癫痫、严重胃溃疡、肝病患者慎用，哺乳期禁用

作者：雷革胜
审稿：姜宏伶

参考文献

第二节　舞蹈病

　　舞蹈病（chorea）是一组以舞蹈样不自主运动为主要表现的临床综合征，称为舞蹈综合征（choreatic syndrome），是由肢体的某一部分或者全身明显的不规则、无目的、突然、快速、短暂、不持续的舞蹈样不自主运动组成的症候群。

　　舞蹈症的病因十分复杂，概括起来主要包括获得性舞蹈病、遗传性舞蹈病两大类（表 13－2－1）。

表 13－2－1　引起舞蹈病的各类原因

病因类型		描述
获得性	中毒性	（1）抗精神病药：哌甲酯、苯丙胺、芬太尼撤药 （2）左旋多巴类复合剂 （3）苯妥英钠、卡马西平、丙戊酸钠、扑米酮 （4）酒精中毒或鸦片类（如美沙酮） （5）一氧化碳中毒 （6）口服雌激素类避孕药 （7）其他：锰、锂、汞、铊、甲苯、地高辛、西咪替丁、环孢素

病因类型		描述
获得性	代谢性	(1) 甲状腺功能亢进 (2) 甲状旁腺功能亢进；甲状旁腺功能减退；假性甲状旁腺功能减退 (3) 低钠血症和高钠血症 (4) 低血糖和高血糖 (5) 低镁血症 (6) Ⅰ型戊二酸尿症 (7) Leigh 病 (8) 线粒体脑病 (9) GM1 神经节苷脂积累症 (10) 丙酸和甲基丙二酸症 (11) 双羟蝶啶还原酶缺乏症 (12) 同型半胱氨酸尿症 (13) 亚硫酸氧化酶缺乏 (14) 肝性脑病 (15) 高尿酸血症
	肿瘤性	(1) 淋巴细胞性白血病 (2) 基底节肿瘤
	免疫性	(1) 抗心磷脂抗体综合征 (2) 艾滋病（AIDS） (3) 白塞病 (4) 疫苗后脑膜脑炎 (5) 系统性红斑狼疮 (6) 着色荨麻疹（肥大细胞增多症） (7) 过敏性紫癜 (8) 结节性动脉周围炎 (9) 出疹后脑脊髓炎（水痘、麻疹、猩红热、风疹等）
	感染性	(1) 累及基底节的各种脑炎 (2) 小舞蹈病 (3) 神经梅毒 (4) Lyme 病 (5) 伤寒 (6) 单核细胞增多症 (7) 细菌性心内膜炎 (8) 弓形虫病 (9) 肉样瘤病 (10) 结核病 (11) 带状疱疹性眼炎 (12) 传染性单核细胞增多症 (13) EB 病毒感染
	缺氧性	(1) 低温心脏手术后 (2) 发绀性先天性心脏病 (3) 脾肾分流术后 (4) 支气管、肺发育不良缺氧性婴儿舞蹈
	其他	(1) Moyamoya 病 (2) 脑电击伤 (3) 中央脑桥髓鞘溶解症 (4) 脑外伤后 (5) Pick 病 (6) 丘脑手术后 (7) 真性红细胞增多症 (8) 妊娠舞蹈病 (9) Fahr 病
遗传性		(1) 亨廷顿舞蹈病 (2) 良性遗传性舞蹈病 (3) 神经棘红细胞增多症 (4) 非进行性家族性舞蹈手足徐动症 (5) 家族性发作性舞蹈手足徐动症

诊断

一、诊断流程

舞蹈病的病因十分复杂，诊断充满挑战性。诊断流程主要根据疾病的发病年龄、起病形式、病程演变方式、遗传方式、诊疗经过等进行综合分析，通过完善辅助检查来进行诊断。舞蹈病患者的初步诊断流程见图 13-2-1，小舞蹈病检测呈阴性后对患有舞蹈病的儿童/婴儿进行诊断的方法见图 13-2-2，亨廷顿氏病检测阴性后对患有舞蹈病的成年人的诊断方法见图 13-2-3。

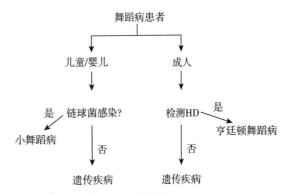

图 13-2-1　对舞蹈病患者的初步诊断

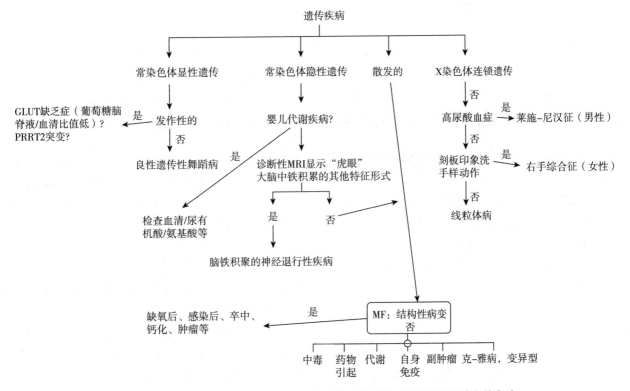

图 13-2-2　小舞蹈病检测呈阴性后对患有舞蹈病的儿童/婴儿进行诊断的方法

二、问诊与查体

（一）问诊和症状

1. 现病史　首先获取患者对舞蹈症的描述，包括发病年龄、起病形式、病程特点，主要表现形式、舞蹈症状累及范围、加重及缓解的因素及伴随症状。患有轻度舞蹈症的患者在观察期间可能不出现舞蹈症状，因此询问和观察患者是否存在烦躁或不安是很重要的。伴有认知障碍的患者提供的病史缺乏全面及准确性。例如患有亨廷顿舞蹈病的患者通常对自身的舞蹈症状不自知，常常否认不自主运动，故亲属或照料者的描述尤为重要。亨廷顿舞蹈病患者早期舞蹈样症状不明显，仅有静坐不能、兴奋、易激惹等精神症状，需重点询问。慢性病程往往提示为遗传或变性病，例如亨廷顿舞蹈病和神经棘红细胞病。而急性病程往往与获得性原因相关，尤其是血管性和药物性舞蹈病。

2. 既往史　可能提示舞蹈病的病因，例如系统性红斑狼疮的皮疹和关节痛或甲状腺毒症的症状。

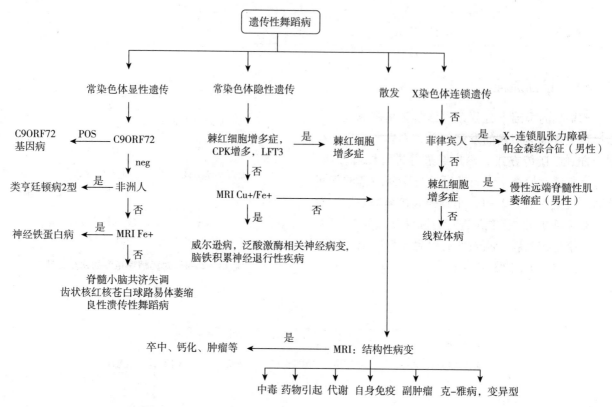

图 13 - 2 - 3　亨廷顿氏病检测阴性后对患有舞蹈病的成年人的诊断方法

需询问可能的近期链球菌感染病史及疫苗接种情况。

3. 家族史　对于评估任何舞蹈病患者都是必不可少的。三代谱系是建议的最低查询水平。而阳性家族史的存在并不排除其他获得性原因。

4. 药物毒物接触史　需询问是否服用可能导致舞蹈病的药物毒物。

（二）查体和体征

舞蹈症患者的查体首先需要仔细观察并捕捉患者的不自主运动的特点。舞蹈症可以局限于躯体的一个部位，也可以发生在一侧肢体或者全身。舞蹈动作的严重程度和频率因人而异，在累积的多个关节部位，发生了交替性的伸直、屈曲及扭转等动作。上肢的运动模式呈现多样化，包括伸手、舞动、举臂、前屈和后伸等多种变换。下肢出现不自主的运动，导致步态颠簸，并增加了跌倒的风险。躯干也呈现出旋转、过伸或扭曲。在面部，则表现出如"鬼脸"、噘嘴、眨眼、吐舌等异常表情。若舌和咽喉肌受累，将导致构音障碍、咀嚼困难和吞咽障碍。呼吸肌的不规则收缩还可能导致呼吸不畅和呼吸不规则。舞蹈样动作通常在情绪紧张或激动时加剧，而在安静时则会减轻，

睡眠时则完全消失。尽管舞蹈样动作是不自主的、无目的的，患者能够把随意动作和不自主运动结合在一起，去完成有目的的运动，这种运动显得十分笨拙和摇晃。

神经系统查体主要特点为肌张力减低伴运动增多，往往可以发现舞蹈症患者肢体和（或）躯干的肌张力减低，伴有肌力的减退及腱反射减弱，可伴有平衡障碍、构音障碍，但多数无共济失调、意向性震颤等小脑损害的相关体征。舞蹈运动累及近端肢体的肌群时，四肢不自主运动幅度大，像投掷东西那样，称为投掷症（ballismus）。

三、辅助检查

（一）优先检查

1. 影像学检查　脑 CT 及 MRI 为必要检查，可明确是否存在卒中、肿瘤等引起舞蹈症的疾病。

2. 全血细胞计数及血细胞形态学分析　外周血形态学分析对于舞蹈症的病因诊断至关重要，神经棘红细胞增多症引起的舞蹈症，可通过血细胞形态学分析辅助诊断。

3. 血清铜蓝蛋白及尿铜水平　肝豆状核变性可有类舞蹈样不自主运动，此类患者铜代谢异常，需

完善血清铜蓝蛋白及尿铜检查辅助诊断。

4. 妊娠试验 妊娠可诱发舞蹈症，在育龄期女性患者中需完善此项检查排除妊娠原因。

5. 艾滋病毒检测 舞蹈症可能是艾滋病的首发表现，所以需要对舞蹈症患者做艾滋病毒检测。

6. 自身免疫相关抗体检测 抗磷脂抗体综合征、系统性红斑狼疮、白塞病等系统免疫病均为舞蹈病的危险因素，需完善相关检查排除自身免疫相关舞蹈病。

7. 甲状腺功能测试 甲状腺功能异常可出现舞蹈样症状，故需完善甲状腺功能检查。

8. 抗链球菌溶血素"O"滴度 最近的链球菌感染结合急性舞蹈症状提示小舞蹈病，在急性或亚急性舞蹈病患者中为优先检查项目。

9. 脑脊液分析 各类累及基底节的感染、自身免疫性脑炎及炎性脱髓鞘病均可导致舞蹈症状，故脑脊液分析至关重要。

10. 基因检测 遗传因素在舞蹈病的鉴别诊断中起着核心作用，尤其在慢性病程或有家族史的患者中基因检测为优先项目。

（二）可选检查

结合舞蹈症患者的病史、体征及常规辅助检查，可进一步选择的检查种类很多。例如考虑血管畸形、烟雾病的情况下可选全脑血管造影术。考虑线粒体脑病的情况下可选肌肉活检，考虑苯妥英钠中毒的情况可选苯妥英钠血药浓度检查。

四、 诊断及其标准

舞蹈病为临床综合征，它的病因十分复杂，可在许多疾病中出现，无通用的诊断标准。所以对舞蹈症的诊断和鉴别应首先从不同病因出发（表13-2-2），收集有关的临床资料，作必要的辅助检查，以便最后确诊为何种病因导致的舞蹈症。

五、 鉴别诊断

舞蹈病依据病因不同临床表现复杂多样，需与不同病因舞蹈病及类似症状相鉴别。鉴于广泛的鉴别诊断，舞蹈病可能对许多临床医生具有挑战性。然而，有一些重要的临床特征可以作为具体诊断的线索（表13-2-3）。

表 13-2-2 不同病因舞蹈病的鉴别诊断

鉴别病因	病史、症状与体征的鉴别	辅助检查的鉴别
亨廷顿舞蹈病	（1）本病多起病于30~50岁，5%~10%的患者发病于儿童和青少年，10%起病于老年期 （2）慢性进行性舞蹈样动作、精神症状和痴呆，结合家族史可诊断本病	基因检测可确诊或发现临床前期患者
小舞蹈病	（1）本病多见于儿童或青少年、有风湿热或链球菌感染史、亚急性或急性起病的舞蹈症，伴肌张力下降、肌无力或（和）精神症状应考虑本病 （2）合并其他风湿热表现及自限性病程进一步支持诊断	—
良性家族性舞蹈病	（1）常染色体显性或隐性遗传，儿童期出现舞蹈样动作，慢性病程及非进行性加重，至成年期症状减轻或消失 （2）不伴人格改变及痴呆。偶伴共济失调、构音障碍、锥体束征及动作性震颤，很少其他神经系统体征	正电子发射断层扫描（PET）可见本病患者尾状核代谢降低

表 13-2-3 舞蹈病与其他疾病的鉴别诊断

鉴别疾病名	病史、症状与体征的鉴别	辅助检查的鉴别
肝豆状核变性	常染色体隐性遗传病，可根据患者的家族史、肝病史、肝病征或锥体外系表现辅助诊断此病	铜代谢相关实验室检查辅助诊断此病，确诊需完善基因检测。
神经性棘红细胞增多症	（1）多于20~30岁起病 （2）可见口舌痉挛样运动障碍、发声障碍、轻度智能衰退、癫痫发作、周围神经病和肌萎缩等，有时可见帕金森病特点 （3）阵发性舞蹈手足徐动症可有家族性、症状间断性、与动作或与情绪紧张关系	（1）在相差显微镜或扫描电镜下，外周血可见胞质呈不同形状突出的异常棘红细胞，多数患者血清肌酸激酶（CK）略增高 （2）脑电图呈痫样发作改变
齿状核红核苍白球路易体萎缩（DRPLA）	为常染色体显性遗传病，临床与HD相似，但共济失调、平衡障碍等小脑相关的体征较突出	完善基因检测可鉴别
类亨廷顿病-2（HDL2）	常染色体显性遗传病，由常染色体16q24.3上的Junctophilin3基因（JPH3）的三核苷酸重复扩增导致，其类似于青少年起病的亨廷顿病，中年出现帕金森综合征及肌张力障碍或舞蹈病，伴进行性痴呆	诊断依赖分子基因学检测

六、误诊防范

舞蹈病因其明显的不自主运动往往不易误诊，但疾病早期及轻度的舞蹈症的患者易被漏诊。舞蹈病患者被误诊为精神类疾病、帕金森综合征、癫痫、抑郁症、痴呆。精神类疾病、特殊类型癫痫、肌张力障碍、药物中毒易被误诊为舞蹈病。

避免误诊的措施：①提高对疾病的认识，仔细询问病史，尤其是发病年龄和遗传方式，特征性舞蹈样动作，随意运动不协调，进行查体时肌张力和肌力改变，病程演变方式及病因治疗是否有效，掌握疾病的病因，与其他疾病的鉴别要点，是减少误诊的重要措施；②依据病史、症状、体征进行相应的辅助检查，完善辅助检查后进行综合分析；③建议采用结构化、顺序的基因检测方法，检测前进行专业的遗传咨询，是减少误诊的有效手段。

治疗

一、治疗流程

根据不同病因所致的舞蹈症具有不同的治疗，基本流程总结见图13-2-4。

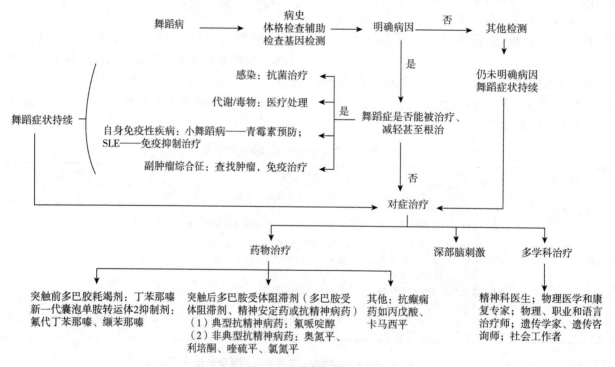

图13-2-4 舞蹈病治疗流程

二、治疗原则

1. 舞蹈病的治疗方法是从详细的临床评估开始，确定病因方可制定治疗方案。

2. 如果找不到可逆或可治疗的原因，则可以根据严重程度考虑对症治疗。

3. 对于有些患者舞蹈症可能非常严重且致残。因此，治疗的范围从简单的安慰和教育到药物和手术干预。目前大多数关于舞蹈病治疗的研究都是针对亨廷顿病患者进行的。作为一项规则，所有舞蹈病患者都应经常重新评估以调整治疗。

三、治疗细则

针对不同病因引发的舞蹈病，治疗方案不尽相同。应考虑两种主要疗法：病因治疗和对症治疗。

（一）病因治疗

许多获得性舞蹈病是可治性的，包括非酮症高血糖中的血糖控制、真性红细胞增多症中的放血和羟基脲、中枢神经系统感染中的抗生素，以及Sydenham 舞蹈病中的免疫调节疗法。

（二）对症治疗

1. 药物治疗

（1）多巴胺耗竭剂：鉴于高多巴胺能状态作为舞蹈病病理生理学的一般假设，减少多巴胺可改善舞蹈症状。常用药物包括丁苯那嗪、利舍平、氘代丁苯那嗪及缬苯那嗪。

（2）多巴胺受体阻滞剂：此类药物主要为抗精神病药物，包括氯氮平、喹硫平、氟哌啶醇等。在目前的临床实践中，可能会倾向于使用更多的突触前多巴胺耗竭剂。

（3）抗癫痫类药物：有报道丙戊酸和卡马西平

控制舞蹈样症状有效。

2. 脑深部刺激术（DBS） 在舞蹈症治疗中，DBS 仍然是一个尚在探索的方法。大多数研究都是在亨廷顿病和舞蹈症 – 棘红细胞增多症中进行的，这些多为病例报告或小型病例系列，可能会因效果不佳的病例未报告造成一些偏倚。最常见的目标是苍白球内肌（GPi），并且已知腹侧 GPi 的刺激具有抗运动障碍的作用。

3. 多学科治疗 舞蹈病患者不仅会出现运动症状，常常伴有认知、精神以及社会心理问题。包括精神科医生、康复专家、物理治疗师、职业治疗师、言语治疗师、社会工作者、遗传学家和遗传咨询师在内的多学科团队对治疗是有益的。

四、 药物治疗方案 （表13－2－4～表13－2－8）

表13－2－4　中枢多巴胺耗竭剂用药方案推荐

药物名称	给药途径	常用剂量	给药次数或持续	注意事项
丁苯那嗪	口服	25mg	每日 3 次	禁用于以下患者：①主动自杀的人，或患有抑郁症的未治疗或未充分治疗的患者；②有肝功能不全的患者；③服用单胺氧化酶抑制剂（MAOIs）。丁苯那嗪片剂不应与单胺氧化酶抑制剂组合使用，或在停止使用 MAOI 治疗的至少14d 之内使用；④服用利舍平。停用利舍平后至少应过20d，然后再开始服用丁苯那嗪片；⑤服用氘苯丁嗪或缬氨嗪的患者禁忌服用本药
氘代丁苯那嗪	口服	6mg	第一次服药时推荐起始剂量为6mg，每日 1 次，根据舞蹈症的减少或耐受性为每名患者单独确定本品剂量。本药剂量可以每周增加一次，以6mg/d 为增量，最大推荐日剂量为48mg	禁用于以下患者：①有自杀倾向的亨廷顿病患者，或者有未经治疗或未充分治疗的抑郁患者；肝损害患者；③正在服用利舍平的患者，停用20d 后可开始服用；④正在服用单胺氧化酶抑制剂（MAOI）的患者。氘代丁苯那嗪不得与 MAOI 联合使用，或在中断 MAOI 治疗 14 d 内使用；⑤服用丁苯那嗪的禁忌服用本药

表13－2－5　多巴胺受体阻滞剂（典型抗精神病药）用药方案推荐

药物名称	给药途径	常用剂量	给药次数或持续	注意事项
氟哌啶醇	口服	1～4mg	3 次／日	均应从小剂量开始逐渐增加剂量，用药过程中注意锥体外系不良反应
	肌内注射	5～10mg	2～3 次／日	
	静脉滴注	10～30mg	加入 250～500ml 葡萄糖注射液内静脉滴注	
氯丙嗪	口服	12.5～50mg	3 次／日	
奋乃静	口服	2～4mg	3 次／日	
硫必利	口服	100～200mg	3 次／日	

表13－2－6　非典型抗精神类药物用药方案推荐

药物名称	给药途径	常用剂量	给药次数或持续	注意事项
氯氮平	口服	25mg	从小剂量开始，第一次剂量25mg，每日2～3 次，逐渐增加至常用治疗量 200～400mg/d，最高可达600mg/d。维持量为100～200mg/d	（1）老年人慎用或者用低剂量 （2）严重不良反应为粒细胞缺乏症及继发性感染 （3）对本品过敏这禁用 （4）严重心、肝、肾疾患禁用
奥氮平	口服	10mg	每日 1 次	肝肾功能损害者需要缩小剂量，并应谨慎加量；定期检测肝、肾功能

续表

药物名称	给药途径	常用剂量	给药次数或持续	注意事项
喹硫平	口服	—	①第一日：50mg；②第二日：100mg；③第三日：200mg；④第四日：300mg；⑤第四日以后，300~450mg/d；⑥可根据患者的临床反应和耐受性将剂量调整为150~750mg/d	（1）慎用于已知有心血管疾病、脑血管疾病或其他有低血压倾向的患者。 （2）长期服用本品治疗也有导致迟发性运动障碍的可能性。 （3）以下人群慎用：老年人；肝脏损害的患者；有卒中风险因素的患者
利培酮	口服	1mg	推荐起始剂量为1mg，每日2次，第二天增加到1次2mg；如果能耐受，第三天增加到每日2次，每次3mg。此后，可维持剂量不变，或根据每个人的情况进一步调整	对老年患者、肝病患者、肾疾病患者应慎用，使用特殊剂量。引起代谢综合征，包括体重增加。应定期监测血生化，包括血脂和葡萄糖

表 13 - 2 - 7　抗菌药物用药方案推荐

药物名称	给药途径	常用剂量	给药次数或持续	注意事项
青霉素	肌内注射	80万U	每日2次，1~2周为1个疗程。以后可以给长效青霉素120万U肌内注射，每月1次	对本药成分过敏者禁用

表 13 - 2 - 8　抗癫痫药物用药方案推荐

药物名称	给药途径	常用剂量	给药次数或持续	注意事项
丙戊酸钠	口服	0.2~0.4g	2次/日	用药中定期检测血常规、肝功、肾功及凝血

作者：乌依罕
审稿：陈孝东

参考文献

第三节　肝豆状核变性

肝豆状核变性（hepatolenticular degeneration，HLD）又称 Wilson 病（Wilson's disease，WD），是一种常染色体隐性遗传性铜代谢障碍疾病，其致病基因 ATP7B 位于染色体 13q14.3，编码一种铜转运 P 型 ATP 酶。当 ATP7B 发生基因突变，肝内铜转运障碍并过量沉积，导致肝细胞损伤、脂肪变、纤维化，当铜在肝内过载则会进入血液，进而沉积到脑、肾、角膜、关节等部位，引起相应的临床表现。

诊断

一、诊断流程（图13-3-1）

图 13 - 3 - 1　WD 诊断流程

二、问诊与查体

WD 的临床表现多样，主要取决于受累器官及其损伤程度（表 13 - 3 - 1）。肝脏是 WD 最常累及也是最早发病的器官，2 岁以上可发病，而神经系统的病变通常在肝病后 10 年左右（患者通常在 15 岁以上）才会出现。此外，患者还可能出现眼部异常、溶血、肾脏和骨关节等异常。问诊时主要询问既往有无不明原因的转氨酶异常、黄疸、皮肤瘀点、关节疼痛，小便颜色改变等。女性患者还要询问月经婚育史有无月经初潮延迟或提前、月经紊乱、闭经、不孕、反复流产、死胎等。

表 13 - 3 - 1　WD 的临床表现

临床表现		描述
肝脏	无症状	常规体检发现转氨酶增高、肝脾肿大或脂肪肝，或意外发现角膜色素环（K–F 环）阳性，但无临床症状
	急性肝炎表现	表现为转氨酶升高、黄疸和肝区不适等
	急性肝衰竭	表现为肝功能失代偿、黄疸、凝血功能障碍和肝性脑病，病情进展迅速，病死率高
	慢性肝炎及肝硬化	WD 慢性肝炎患者常有乏力、食欲不振、面色晦暗、肝掌等表现，检查提示肝功能异常。可进展至肝纤维化和肝硬化，合并脾功能亢进、腹水等并发症
神经精神系统	肌张力障碍	早期为局灶性表现（如构音障碍、吞咽困难、流涎、眼睑痉挛、斜颈、书写痉挛、痉笑面容等），晚期可发展至全身，严重影响日常生活
	震颤	休息时或活动时发生，包括特发性、意向性和姿势性震颤（严重者呈"扑翼样震颤"）
	肢体僵硬和运动迟缓	表现为肢体僵硬、运动迟缓、书写困难、写字过小等。
	精神行为异常	情感障碍、人格改变、抑郁、焦虑、学习能力下降、类偏执妄想或精神分裂症样表现等，可在肝脏损害前出现
	其他神经精神症状	少数有舞蹈样动作、手足徐动、共济失调表现，偶见癫痫
眼部	K – F 环	角膜后弹力层的铜沉积，WD 的典型特征之一，通常在有神经系统表现或肝病表现的患者中发现
	葵花样白内障	较为少见，由铜沉积于晶状体所致，裂隙灯检查可发现。
溶血		铜离子损伤红细胞膜可导致急性或慢性溶血性贫血，Coombs 试验阴性。可伴发热、黄疸、血红蛋白尿等表现
肾脏损伤		主要为肾小管损伤，可出现镜下血尿和肾结石。可迅速进展至肾衰竭
骨关节异常		包括骨质疏松、骨软化症、自发性骨折、佝偻病、剥脱性骨软骨炎、退行性关节炎等
心脏损伤		可表现为心肌炎、心律失常等
内分泌异常		女性可出现闭经或流产，男性可出现乳房发育、睾丸萎缩、甲状旁腺功能减退等异常表现

三、　辅助检查

（一）优先检查

1. 肝功能检测　首先检测肝功能，很多 WD 患者早期表现为不明原因肝功能异常。

2. 腹部超声　明确有无肝脏超声声像图改变、脾大、肾脏超声声像图改变等。

3. 血清铜、铜蓝蛋白检测　血清铜、铜蓝蛋白水平降低，特别是铜蓝蛋白 < 200mg/L，对 WD 诊断具有重要意义。但慢性肝病、重症肝炎、慢性严重消耗性疾病患者的铜蓝蛋白也可能 < 200mg/L，需要注意鉴别。血清铜蓝蛋白 < 100mg/L 高度提示 WD；血清铜蓝蛋白 100 ~ 200mg/L，原因众多，需完善 WD 其他检查；血清铜蓝蛋白 > 200mg/L 不能排除 WD，但可能性较低。

4. 24h 尿排铜检测　尿铜 > 100μg/24h 对 WD 诊断具有重要价值。对于不明原因转氨酶升高的儿童，如 24h 尿铜 ≥ 40μg 应引起重视。

5. 角膜 K – F 环检测　对 WD 诊断具有重要意义。

6. 头颅 MRI 检查　当发现壳核、尾状核头部、丘脑、中脑、脑桥及小脑对称性长 T_1、长 T_2 异常信号改变时，对 WD 诊断具有重要意义。另外还有部分患者出现胼胝体膝部及压部异常信号。《2022 年英国肝病学会实践指南：肝豆状核变性的评估诊断和治疗管理》建议：任何有神经或精神症状的 WD 疑似患者均需行头颅 MRI 检查；无论何种起病方式，所有确诊的 WD 患者均需行头颅 MRI 检查。

7. ATP7B 基因检测　当发现两条染色体基因突变，可直接诊断，故对 WD 诊断具有重要意义。中国人常见 ATP7B 基因突变为 p. R778L、p. P992L、p. T935M、p. I1148T 等，其中 p. R778L 为中国人最常见 ATP7B 基因突变。

（二）可选检查

1. 青霉胺负荷试验（PCT） 常用于各种铜代谢检测正常和（或）K-F环可疑的患者。美国肝病学会（AASLD）2008年发表的肝豆状核变性最新诊断和治疗指南推荐的PCT方法为：口服PCA 500mg，每12h 1次（药物剂量与体质量无关），第1次服PCA 12h后开始收集24h尿液，检测尿铜＞1600μg/24h（25μmol/每24h）则支持WD的诊断。2008年中华医学会神经病学分会帕金森病及运动障碍学组亦推荐该实验方法。目前，该方法已渐被大家接受，国内外文献多以该方法用作为PCT的标准方案。

2. 肝脏穿刺行肝铜定量检测 正常人肝铜定量＜40～55 μg/g（肝脏干重），WD患者＞250μg/g（肝脏干重）。在基因检测不普及的情况下，肝铜定量检测对WD的诊断具有重要意义。但肝铜定量检测也存在假阴性的结果，即穿刺部位铜定量不高，对WD诊断也带来困扰。

目前在基因检测基本普及的情况下，肝铜定量检测已经非必要，且毕竟对患者带来一定的创伤性损伤，故肝铜定量已经不作为WD诊断的必要条件。但对于肝脏损害的评估尚具有一定的价值。

四、诊断及其标准

（一）诊断标准

1.《中国肝豆状核变性诊治指南2021》 对于原因不明的肝病表现、神经症状（尤其是锥体外系症状）或精神症状患者均应考虑WD的可能性。发病年龄不能作为诊断或排除WD的依据。诊断要点推荐如下：①神经和（或）精神症状；②原因不明的肝脏损害；③血清铜蓝蛋白降低和（或）24h尿铜升高（Ⅰ级推荐，B级证据）；④角膜K-F环阳性（Ⅰ级推荐，B级证据）；⑤经家系共分离及基因变异致病性分析确定患者的2条染色体均携带ATP7B基因致病变异（Ⅰ级推荐，B级证据）。

符合（①或②）+（③和④）或（①或②）+⑤时均可确诊WD；符合③+④或⑤但无明显临床症状时则诊断为WD症状前个体；符合前3条中的任何2条，诊断为"可能WD"，需进一步追踪观察，建议进行ATP7B基因检测，以明确诊断。

2. 2001年第8届德国莱比锡国际WD诊治指南（表13-3-2）

表13-3-2 2001年第8届莱比锡国际WD会议制定的诊断评分系统

典型临床症状及体征	评分	其他检测	评分
K-F环		肝铜含量（无胆汁瘀积者）	
有（+）	2	＞4 μmol/g	2
无（-）	0	0.8～4.0 μmol/g	1
神经系统症状[1]		正常（＜0.8 μmol/g）	-1
重度	2	Rhodanine（绕丹宁）阳性颗粒[2]	1
轻度	1	尿铜（无急性肝炎者）	
无	0		
血清铜蓝蛋白		正常（1～2）×ULN	0
正常（＞0.2 g/L）	0	＞2×ULN	1
0.1～0.2 g/L	1	正常，D-青霉胺治疗后＞5×ULN	2
＜0.1 g/L	2	突变分析	
Coombs阴性的溶血性贫血		检测到2条染色体突变	2
有（+）	1	检测到1条染色体突变	1
无（-）	0	未检测到	0

总分：　　　　　　　　评定：
≥4分　　　　　　　　诊断成立
3分　　　　　　　　　可能诊断，需要进一步检测
≤2分　　　　　　　　非常不可能诊断

注：1 神经系统症状，或者是典型的头颅MRI异常；2 Rhodanine（绕丹宁）阳性颗粒，若不能获得肝铜定量检测时执行；ULN 正常上限，2022年英国肝脏研究协会发布的WD实践指南中建议以0.64μmol/24h（40μg/24h）为正常值上限。

对于两个诊断标准，相对来说国内诊断指标更严谨。莱比锡的诊断标准由于发表年份较早，存在一定缺陷，如没有将肝脏损害纳入，同时由于当时基因检测尚不普及，还将肝脏病理及铜染色和定量纳入，由于肝脏病理本身的局限性，在国内指南已经不纳入。所以，对于临床医生，建议两个指南综合起来，交叉运用，以提高诊断正确率，减少误诊率。

（二）风险评估和危险分层

目前尚无标准的风险评估及危险分层。对于 WD 患者可采用 Child – Pugh 评分评估患者肝脏损害程度及分级。国际上推荐使用以下两个量表来综合评估 WD 患者病情。

1. WD 全面评估量表（GAS for WD） 该量表由印度学者研制，包含 2 个部分。

（1）全面症状评分：包括 L – 肝脏症状、C – 认知行为、M – 运动系统、O – 骨骼肌肉系统共四个条目。每个项目分别有 0 ~ 5 个不同等级，0 级正常、5 级最重。

（2）神经症状评分：共 14 个条目，分别为 WD 面容、学习成绩、抑郁、精神症状、肌张力障碍、震颤、舞蹈、帕金森综合征表现、言语、吞咽、流涎、姿势和步态、K – F 环、少见表现。每个项目分别有 0 ~ 4 个不同等级，0 级正常、4 级最重。

2. 统一 WD 评定量表（UWDR） 该量表由波兰学者制定，内容非常丰富且复杂，分三大部分，共 55 个条目，适用于科研研究。第一部分：神经症状评分，27 项；第二部分：肝脏症状评分，9 项；第三部分：精神症状评分，19 项。

第一部分包含：日常活动、跌倒、流涎、吞咽、进食、穿衣、洗澡或沐浴、梳洗、如厕、言语、面部表情、静止性震颤、头部震颤、肌僵直、手指捏合、双手快复轮替、书写、上肢震颤、下肢灵活性、下肢姿位性震颤、颈部肌张力障碍、上肢肌张力障碍、从有扶手的椅子起立、姿势、步态、舞蹈。

第二部分包含：一般症状、骨质疏松或关节病、便血、瘙痒、呕血、其他流血或血肿、肝性脑病、黄疸、皮肤或其他变化。

第三部分包含：睡眠、自主神经功能、性兴趣、记忆障碍、注意障碍、接触、敌对情绪、迫害观念、评议性幻听、视幻觉、自杀冲动、思维奔逸、自尊、语音/噪音水平、言语活动、心境、焦虑、不稳定情绪、定向障碍。

五、 鉴别诊断

WD 需要与各类肝炎（如各种病毒性肝炎、各种先天性黄疸型肝炎、自身免疫性肝炎、酒精性肝炎等）、其他锥体外系疾病（如帕金森病、症状性帕金森综合征、肌张力障碍、舞蹈病、帕金森叠加综合征等）、精神类疾病、骨科疾病、各种肾脏病变疾患（如各种不明原因下肢水肿、蛋白尿、血尿等青少年患者）以及妇科疾病（如不孕、月经紊乱、反复流产等）相鉴别（表 13 – 3 – 3）。

表 13 – 3 – 3 WD 的鉴别诊断

疾病名	病史、症状与体征	辅助检查
各类肝炎	多表现为不同程度的肝损伤，甚至出现肝硬化，但一般不会出现角膜 K – F 环、锥体外系症状等	一般这类疾病实验室检查也不会出现 WD 所特有的铜蓝蛋白减低、24h 尿排铜增高等，故可鉴别
其他锥体外系疾病	（1）WD：可出现姿势性或动作性震颤 （2）其他锥体外系疾病：震颤、舞蹈、肌张力障碍等不自主运动，但该类疾病不会出现肝脏损害、角膜 K – F 环等	（1）WD：血铜蓝蛋白减低、24h 尿排铜增高等，且 WD 具有特征性神经影像学改变，如对称性基底节区异常信号、中脑"熊猫眼征"等 （2）其他锥体外系疾病：不会出现铜蓝蛋白减低、24h 尿排铜增高等
精神类疾病	（1）部分患者可以精神症状为首发症状，先在精神科就诊而易漏诊或误诊 （2）一般原发性精神疾病患者不会出现特异性脑部损害，且一般精神症状患者在未长期使用抗精神剂时无锥体外系症状，若患者有精神症状、肝损害、锥体外系症状，需考虑 WD 可能	完善肝脏、角膜、铜代谢相关生化检查、头颅 MRI 等检查
骨科疾病	WD 骨肌型很少见，但青少年期患者出现骨质疏松、甚至自发性骨折，无明显钙磷代谢异常，仍需考虑到 WD 可能	—

续表

疾病名	病史、症状与体征	辅助检查
各种肾脏病变疾患	—	注意行角膜 K-F 环、24h 尿铜测定及血铜蓝蛋白检测等以和 WD 相鉴别
妇科疾病	（1）该类患者极易漏诊和误诊，一般多待患者出现锥体外系症状或不明原因肝硬化时才能明确诊断 （2）所以对于出现上述妇科疾患的青少年患者，需要注意和 WD 相鉴别	—

六、误诊防范

WD 临床表现为进行性肝硬化、锥体外系症状、精神症状、肾脏损害、骨科、血液、内分泌等系统症状，故临床表现多样，容易出现漏诊和误诊。

WD 临床主要表现为肝脏及锥体外系症状为主，但铜亦可蓄积于肝脏及脑部基底节之外组织，故导致肝、脑之外的临床表现，如表现为 Coomb's 阴性的溶血性贫血、肾脏损害、骨肌型、脊髓病变等少见临床表现则容易误诊。

（1）泌尿系统症状首发的患者，如肾型 WD 患者，表现为血尿、蛋白尿、水肿等表现，则容易误诊。

（2）以骨骼肌肉系统症状发病的患者：骨肌型患者，该型临床少见，表现为肌肉萎缩，骨质疏松，严重时导致自发性病理性骨折等。

（3）以精神症状为首发症状的患者，如精神障碍型 WD 患者，临床以精神障碍首发或为主要表现，该部分患者往往首诊与精神科，容易诊断为精神类疾病。

（4）以急性溶血性黄疸为首发症状患者，该来患者急性溶血起病、黄疸、解浓茶或酱油色尿往往诊断为免疫性溶血。

（5）以急重型肝脏症状起病者：急性黄疸或肝衰竭起病，临床症状重，进展迅速，特别是爆发性肝衰竭患者，往往容易误诊为急性黄疸型肝炎或爆发性肝衰竭等。

（6）以妇产科系统疾病发病者：育龄期女性以月经不调、闭经、停经、反复流产起病者，容易诊断为妇科类疾病。

与以下疾病容易互相误诊：①各种类型肝炎：急性肝炎（黄疸型；无黄疸型）、重症肝炎（急性重型肝炎、亚急性重型肝炎）、慢性肝炎（慢性活动性肝炎、慢性迁延性肝炎）；②各种类型肝硬化：胆汁性肝硬化、慢性胆汁淤积综合征、门静脉高压，食管胃底静脉曲张，上消化道出血、班替氏综合征，血吸虫病等；③各种类型骨骼系统疾病：佝偻病、病理性骨折、骨骼畸形；④各种脑炎及脑病、各种非 WD 的不自主运动（如小舞蹈病、亨廷顿舞蹈病、肌张力障碍等）、帕金森病及帕金森综合征、多发性硬化、脱髓鞘脑病、脑发育不全、烟雾病、癫痫、遗传性共济失调、注意缺陷-多动障碍、脑外伤综合征等；⑤各种肾脏病变：急慢性肾小球肾炎，IgA 肾病、肾病综合征、肾小管疾病；⑥各类血液系统疾病：各种贫血，如溶血性、缺铁性、再障性贫血，白细胞减少，粒细胞缺乏、特发性血小板减少性紫癜；⑦各类分泌系统疾病：甲亢、阿狄森氏病、糙皮病、甲状旁腺功能减退症；⑧妇科系统疾病：月经不调、闭经、习惯性流产、自发性泌乳等；⑨影像学表现为对称性基底节病变等疾病：哈勒沃顿-斯派兹综合征、迟发性一氧化碳中毒性脑病、低血糖脑病、获得性肝脑联合变性等。

为了避免误诊，应做到：①首先熟悉 WD 疾病的特点；②详细询问患者有无家族史；③重视体格检查，特别是消化系统肝病及肝硬化并发症和神经系统的检查；如出现不明原因肝硬化，青少年期出现不明原因锥体外系症状，需要考虑该病；④重视辅助检查，如角膜 K-F 环检查、消化系超声、高分辨率头颅 MR 检查等；⑤熟悉铜代谢相关指标检测：如血清铜、铜蓝蛋白、24h 尿排铜检测；⑥重视基因检测，特别是 ATP7B 基因的检测。

➡ 治疗

一、治疗原则

低铜饮食，尽早治疗，个体化治疗，终身治疗，内科治疗为主，必要时行肝移植等治疗。但文献研究显示，WD 患者服药依从性较差，而服药依从性和患者临床症状改善密切相关。

治疗原则主要包括：①限制铜的摄入；②减少铜的吸收；③铜离子络合剂的应用；④肝脏和脑保护治疗；⑤对症治疗；⑥神经康复治疗；⑦肝脏移植术等外科治疗；⑧心理康复及专科护理。

二、 治疗细则

一旦确诊的患者，需要立即进行干预性治疗。首先应给予低铜饮食，首诊患者建议住院行静脉排铜治疗，后续予以口服排铜药物维持治疗。患者需要终身治疗，不同年龄、不同病情、不同分型的患者治疗方案不一（图13-3-2）。

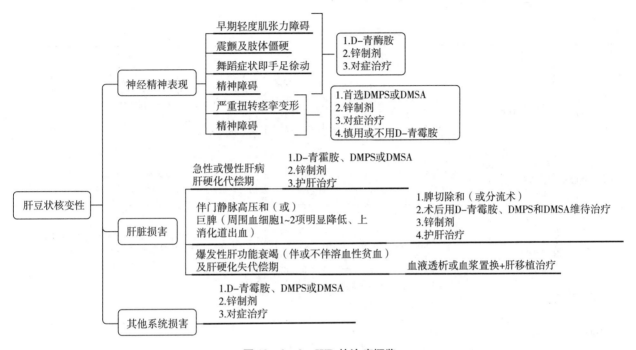

图13-3-2 WD的治疗概览

DMPS 二巯丙磺酸钠；DMSA 二巯丁二酸胶囊

（一）低铜饮食治疗

一旦怀疑罹患WD，应立即开始低铜饮食（Ⅰ级推荐，B级证据），低铜饮食应遵循原则如下。

1. 避免进食含铜量高的食物，如：各种动物内脏和血；贝壳类（蛤蜊、蛏子、淡菜、河蚌、牡蛎）；软体动物（乌贼、鱿鱼）；螺类；虾蟹类；坚果类（花生、核桃、莲子、板栗、芝麻）；各种豆类及其制品；蕈类（香菇及其他菇菌类）；腊肉、鸭肉、鹅肉；燕麦、荞麦、小米；紫菜、蒜、芋头、山药、百合；猕猴桃；巧克力；可可、咖啡、茶叶；龙骨、蜈蚣、全蝎等中药。

2. 尽量少食含铜量较高的食物，如：牛羊肉、马铃薯、糙米、黑米；海带、竹笋、芦荟、菠菜、茄子；香蕉、柠檬、荔枝、桂圆。

3. 适宜饮食的含铜量较低的食物，如：橄榄油；鱼类、鸡肉、瘦猪肉；精白米面；颜色浅的蔬菜；苹果、桃子、梨；银耳、葱。

4. 建议高氨基酸或高蛋白饮食，如：牛奶。

5. 勿用铜制的食具及用具。

（二）排铜或阻止铜吸收的药物治疗

WD药物治疗策略的核心是促进铜的排出和减少铜的吸收。主要包括口服和静脉注射金属螯合剂、竞争性抑制铜吸收的锌剂等。

1. 金属螯合剂 D-青霉胺、二巯丁二酸胶囊（DMSA）、二巯丙磺酸钠（DMPS）、曲恩汀和四硫代钼酸铵。

2. 阻止铜吸收的药物 主要是锌制剂，临床上常用葡萄糖酸锌和硫酸锌。锌制剂主要用于治疗症状前个体、儿童肝病表现或不典型WD、妊娠期WD、不能耐受D-青霉胺治疗者以及各型WD维持治疗。需4~6个月起效，严重病例不宜作为首选。

3. 中医中药治疗 代表性的中药是肝豆片。

（三）外科治疗

对于肝硬化出现门静脉高压并发症如脾肿大、脾功能亢进，进而影响内科治疗的患者，可行脾切除治疗；另外肝硬化严重，危及生命的患者，有条件可行肝移植治疗。对于肝硬化失代偿期 Child –

Pugh 评级为 C 级的患者需要注意手术风险，能调整至 B 级为佳。另外，严重神经或精神症状并不是进行肝移植手术的指征，因患者的神经损害不可逆，肝移植不能改善其症状，甚至可能在术后出现神经症状恶化，因此该类患者不宜进行肝移植手术。

四、药物治疗方案 （表 13 – 3 – 4）

表 13 – 3 – 4   WD 药物治疗方案

药物名称	给药途径	用药方案	备注
D – 青霉胺	口服（空腹），最好在餐前 1 ~ 2h 服用	小剂量（62.5 ~ 125mg/d）开始，逐渐缓慢加量（如每周加量 125 ~ 250mg），儿童剂量为 20mg/(kg·d)。维持量成人为 750 ~ 1000mg/d，儿童为 250mg/d，分 2 ~ 4 次服用	（1）每 1 ~ 2 周评估患者的神经症状，一旦出现神经症状加重，立即停用 （2）勿与锌剂或其他药物混服 （3）服用 D – 青霉胺期间应注意补充维生素 B_6，以 25 ~ 50mg/d 为宜 （4）青霉素皮试阴性后方可使用
二巯丁二酸胶囊	口服（空腹），最好在餐前 1 ~ 2h 服用	成人每日 0.75 ~ 1.00g，分 2 次服用 儿童 35mg/(kg·d)，分 2 次服用	可长期维持治疗。建议使用时与碳酸氢钠片口服联合用药，能减少药物不良反应且能增加疗效
二巯丙磺钠	静脉滴注	儿童剂量为 20mg/(kg·d) 成人从小剂量开始加量，直至每次 5mg/kg，静脉注射，每日 4 ~ 6 次；或者 1 ~ 1.5g，溶于 5% 葡萄糖溶液 250 ~ 500ml 中缓慢静脉滴注，每日 1 次，持续 4 ~ 6h，6d 为 1 个疗程，至少持续 6 ~ 10 个疗程	推荐用于神经精神症状和轻中度肝脏损害的 WD 患者，以及不能耐受 D – 青霉胺或使用 D – 青霉胺出现症状加重的 WD 患者（I 级推荐，B 级证据）
曲恩汀	口服	初始治疗剂量为 900 ~ 2700mg/d，维持剂量为 900 ~ 1500mg/d，每日 2 ~ 3 次 儿童应用剂量缺乏足够的研究支持，目前认为是 20mg/(kg·d)，但一般不超过 250mg/d，每日 2 ~ 3 次	推荐用于有轻、中、重度肝脏损害和神经精神症状的 WD 患者以及不能耐受 D – 青霉胺的 WD 患者
锌制剂	餐后口服	成人推荐剂量为 150mg/d（以锌元素计），分 3 次服用 5 岁以下儿童 50mg/d，分 2 次服用 5 ~ 15 岁儿童 75mg/d，分 3 次服用	（1）葡萄糖酸锌每片 70mg 相当于锌元素 10mg，硫酸锌 50mg 含锌元素 11.4mg （2）为避免食物影响锌的吸收，最好在餐后 1h 服药，尽量少食富含粗纤维及植物酸的食物，因其可干扰锌的吸收 （3）锌制剂与排铜药的服药时间需间隔 2h
肝豆片	餐后口服	成人 3 ~ 5 粒/次，每日 3 次 儿童 2 ~ 3 粒/次，每日 3 次	推荐用于各型 WD 患者维持治疗。偶有恶心、呕吐、腹泻等不良反应

作者：周志华
审稿：陈孝东

参考文献

第四节　进行性核上性麻痹

进行性核上性麻痹（progressive supranuclear palsy, PSP）是一种临床特征主要为运动障碍、言语障碍和行为异常等的神经系统综合征，是患者的脑干神经核、基底神经节和额叶皮层等部位存在具有 4 个重复区的 tau 蛋白（4R – tau）异常聚集的一类进展缓慢的神经退行性疾病。

PSP 最经典的临床类型是 Richardson 综合征型（PSP‑RS），由 Steele 等最早于 1964 年报道，临床表现主要为垂直性核上性眼肌麻痹、姿势不稳、假性延髓性麻痹、锥体外系症状和轻度痴呆。

诊断

一、诊断流程（图 13‑4‑1）

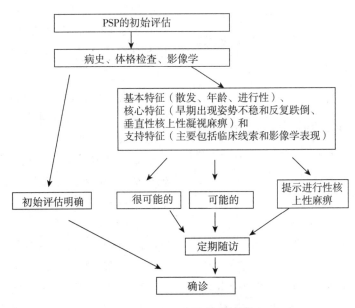

图 13‑4‑1　PSP 诊断流程

二、问诊与查体

（一）问诊和症状

1. 问诊技巧　对于初步考虑 PSP 的患者，需要重点询问有无缓慢出现的双眼同向性凝视障碍、不明原因的走路不稳、向后跌倒、行动缓慢、吞咽困难、饮水呛咳、智力减退等症状，以及药物治疗情况、家族史等。

2. 症状　姿势不稳、反复跌倒、眼球运动障碍、构音不清、吞咽困难等，慢性进行性加重。

（二）查体和体征

高级神经功能检查需注意人格改变（冷漠、脱抑制）、认知障碍、反应迟钝、执行功能障碍（难以进行规划或多个任务）。

颅神经查体需特别注意眼球运动障碍（即垂直或水平扫视减慢，阅读困难或眼睑睁开失用等），核上性垂直凝视麻痹是较特异的体征，患者垂直扫视时速度和幅度的减慢程度比水平扫视时更加明显

以及视运动性眼球震颤的减少或消失，晚期 2/3 的患者有双眼侧视麻痹，1/3 的患者有核间性眼肌麻痹。注意构音障碍、咽反射亢进、舌肌僵硬等假性延髓性麻痹体征。

四肢躯干查体注意有无中轴肌张力增高（颈伸肌的肌张力增高具有高度特异性）、共济失调、痉挛等。

三、辅助检查

（一）优先检查

头颅磁共振显示头部正中矢状位和水平位 T_1 加权成像可见中脑萎缩和小脑上脚萎缩，可以作为 PSP 与其他帕金森综合征的鉴别诊断依据。

一组对比尸检确诊的 PSP、多系统萎缩、帕金森病、皮质基底节变性和配对的其他原因死亡对照组的队列研究证实，"蜂鸟征"和"牵牛花征"对 PSP 的诊断特异性高、但灵敏性低。PSP‑RS 患者检测磁共振帕金森综合征指数（MRPI）的诊断特异度达 99.2% ~ 100.0%、灵敏度为 100%。〔注：

MRPI 检测方法：MRI 扫描轴状位、冠状位、矢状位 3 个截面，在正中矢状位 T_2WI 测量脑桥面积（P）、中脑面积（M），在矢状位 T_1WI 对小脑中脚宽度（MCP）进行测量、在冠状位 T_1WI 对小脑中脚宽度（SCP）进行测量，MRPI 计算公式 =（P/M）×（MCP/SCP）]。对常规头部磁共振进行脑桥/中脑比值测量，对比由尸检确诊的 PSP，其诊断也具有很高的敏感性和特异性，MRPI 还可以从未分类的帕金森综合征患者中区分出 PSP 患者和预测 PSP 患者的眼球运动异常。

（二）可选检查

^{18}F - 脱氧葡萄糖（^{18}F - FDG）PET 显示额叶皮质、尾状核、中脑、丘脑等结构的葡萄糖在 4R tau 蛋白相关疾病（包括脑组织病理学诊断的变异型 PSP）患者中显示低代谢。PSP 患者 tau 蛋白聚集和沉积的在体观察和定量分析可以采用 Tau 蛋白 PET 显像（^{18}F - AV1451 PET），但是它在临床应用还缺乏有力的证据。

从以往的研究看，PSP 患者脑组织解剖标本切片中 4R tau 蛋白和 ^{18}F - AV1451 结合的能力很弱。目前还有其他几种新型选择性 tau 蛋白示踪剂（如 ^{11}C - PBB3）被认为可以和与 tau 蛋白结合，但现有证据尚不足以评估其潜在价值。

（三）新检查

1. 外周血和脑脊液中的生物标志物 与阿尔茨海默病（AD）患者的脑脊液特点不同，PSP 患者的脑脊液中总 tau 蛋白（t - tau）和磷酸化 tau 蛋白（p - tau）水平相对于正常对照组降低或保持不变。研究显示，外周血和脑脊液中的神经丝轻链是目前唯一具有潜在诊断价值的生物学标志物，与正常对照组、额颞叶痴呆患者、帕金森病患者和帕金森病伴痴呆（PDD）患者相比，PSP 患者的外周血和脑脊液中的神经丝轻链水平显著升高。然而，这一结果尚未得到尸检病理学结果的验证。

2. 生理标志 根据 PSP - RS 的主要临床特征，检测记录双眼垂直扫视的速度和波幅降低程度通常比水平扫视更为明显。

此外，视网膜光学相干断层扫描术（OCT）可能是另一个潜在的生理标记，但它还处在早期的研究阶段。

四、诊断及其标准

（一）诊断标准

1. 美国国立神经系统疾病与卒中研究所 - 进行性核上性麻痹学会（NINDS - SPSP）在 1996 年制定的诊断标准 1996 年，美国国立神经系统疾病与卒中研究所 - 进行性核上性麻痹学会（NINDS - SPSP）制定的 PSP 诊断标准，把 PSP 的诊断标准分为 3 个层次：病理确诊、临床很可能的和临床可能的 PSP。

这个诊断标准主要是针对 PSP - RS 定义的，其核心症状是早期出现姿势不稳和反复跌倒、垂直性核上性凝视麻痹。

虽然特异性很高（很可能的 PSP 诊断特异性达到 95% ~ 100%，可能的 PSP 达到 80% ~ 93%），可是对新近发现的变异型 PSP，包括 PSP 帕金森综合征型（PSP - P）、PSP 进展性冻结步态型（PSP - PGF）、PSP 皮质基底节综合征型（PSP - CBS）、PSP 言语障碍型（PSP - SL）、PSP 额叶症状型（PSP - F）和 PSP 小脑共济失调型（PSP - C）的诊断敏感性很差（首次就诊灵敏度为 14% ~ 83%），一般要在发病后 3 ~ 4 年才能明确诊断，对于早期诊断和早期干预很不利。

2. 中华医学会神经病学分会帕金森病及运动障碍学组制定的《中国进行性核上性麻痹临床诊断标准》 中华医学会神经病学分会帕金森病及运动障碍学组于 2016 年基于 NINDS - SPSP 和 NNIPPS 诊断标准作为基本框架制定了《中国进行性核上性麻痹临床诊断标准》，为 PSP 临床诊断设立了所需条件。与前述标准一致，仍以 PSP 特征性表现为纳入条件，其不同之处在于后者将患者出现跌倒和凝视麻痹的时限进行了分层。

新标准还将不典型帕金森症状和头颅 MRI 正中矢状位 T1WI 中脑萎缩征象（蜂鸟征）、MRPI > 13.55、中脑和脑桥比 < 0.52 等作为支持条件，排除条件与 NINDS - SPSP 标准基本一致。

临床确诊的以及很可能的 PSP - RS 型基本沿用了 NINDS - SPSP 标准，将满足纳入条件同时具有中轴性肌强直或多巴胺抵抗的帕金森症、嗅觉检查和心脏间碘苄胍闪烁显像正常且无排除条件作为很可能的 PSP - P 诊断标准，在尽量保证诊断特异性的同时提高诊断敏感性。自主神经功能障碍和小脑功能障碍在 PSP 中并不少见，因此该标准中并未将额叶或颞叶萎缩、小脑性共济失调、自主神经功能障碍作为诊断可能的 PSP 的排除标准。

新的标准考虑到了除了典型的 PSP 之外的其他表型，基本上涵盖了目前已知的 PSP 临床亚型。

3. 国际运动障碍学会进行性核上性麻痹协作组组织专家制定的新诊断标准 在 2017 年，国际运动障碍学会进行性核上性麻痹协作组组织专家又制定了新的诊断标准，通过识别 PSP 的基本特征、核心特征和支持特征，将其分为确诊、很可能、可能和提示 PSP。

（1）基本特征：①必须具备的标准：散在发病；年龄≥40 岁首发 PSP 相关症状；缓慢进展；②必须排除的标准：临床表现有显著的情景记忆障碍、用其他病因无法解释，提示 AD 的可能。显著的自主神经功能障碍、用其他病因无法解释，提示多系统萎缩或路易体痴呆（LBD）可能。显著的幻视或觉醒状态症状波动、无法用其他病因解释的情况，这意味着 LBD 的可能性。显著的、无法用其他病因解释的多节段上下运动神经元受累体征。症状突然发作和（或）阶梯式进展或快速进展，结合影像学和实验室证据，提示血管源性、自身免疫性脑炎、代谢性脑病或朊蛋白病。脑炎病史。突出的肢体共济失调。有明确病因的姿势不稳，如原发性感觉障碍、前庭功能障碍、严重肌肉痉挛或下运动神经元受累症状。影像学表现有严重的脑白质病变。相关结构异常，如正常颅内压，阻塞性脑积水，基底节区、间脑、中脑、脑桥、延髓缺血或出血，缺氧缺血性脑病（HIE），中枢神经系统肿瘤或畸形。

诊断相关的排除方法：①通过影像学排除：突然发病和（或）阶梯式进展，应通过弥散加权成像（DWI）、FLAIR 成像或 T_2WI 排除脑卒中、常染色体显性遗传性脑动脉病伴皮质下脑梗死和白质脑病（CADASIL）或严重的淀粉样脑血管病（CAA）。症状进展迅速，应结合 DWI 皮质和（或）皮质下高信号排除朊蛋白病；②通过实验室指标排除：考虑 PSP－CBS 的患者，应通过 PET－CT 或腰椎穿刺脑脊液检查排除 AD。年龄＜45 岁的患者，应排除肝豆状核变性、甲状旁腺功能减退症、无 β－脂蛋白血症（MLS）、C 型 Niemann－Pick 病、神经梅毒（NS）、神经棘红细胞增多症（如 McLeod 综合征、Bassen－Kornzweig 综合征、Levine－Critchley 综合征）。年轻的患者出现不常见的神经系统症状如肌肉律动和发热、关节痛、消化系统症状，应该排除

Whipple 病（WD）。病情发展较快的患者，应排除朊蛋白病、副肿瘤边缘性脑炎（PLE）；③基因筛查：微管相关蛋白 tau 蛋白（MAPT）基因罕见突变不作为排除标准，但提示不是散发性，而是遗传性 PSP。MAPT 基因 H2 单倍体纯合子不作为排除标准，但使诊断 PSP 的可能性减小。富亮氨酸重复序列激酶 2（LRRK2）基因和 Parkin 基因罕见突变在尸检病理学证实的患者中被报道，但它和疾病的关系还不清楚。以下罕见基因突变也可以作为排除标准：帕金森病，突变基因为 SYNJ1、GBA；朊蛋白病，突变基因为 PRNP；亨廷顿病，突变基因为 HTT；非 MAPT 蛋白相关额颞痴呆（FTD），突变基因为 C9orf72、GRN、FUS、TARDBP、VCP、CHMP2B；Kufor－Rakeb 综合征（KRS），突变基因为 ATP13A2；阿尔茨海默病，突变基因为 APP、PSEN1、PSEN2；脊髓小脑共济失调（SCA），突变基因为 ATXN1、ATXN2、ATXN3、ATXN7、ATXN17；C 型 Niemann－Pick 病，突变基因为 NPC1、NPC2；Perry 综合征，突变基因为 DCTN1；线粒体病，突变基因为 POLG；齿状核红核苍白球路易体萎缩（DRPLA），突变基因为 ATN1。

（2）核心特征：主要包括眼球运动障碍（O）、姿势不稳（P）、认知功能障碍（C）和运动障碍（A）。根据诊断的确定程度将核心特征由高至低依次分为 1～3 级。

1 级：O1，垂直性核上性凝视麻痹；P1，3 年内反复自发性跌倒；C1，言语障碍，表现为非流利性和（或）失语法性原发性进行性失语或者进行性言语失用；A1，3 年内出现进行性冻结步态。

2 级：O2，垂直扫视速度减缓；P2，3 年内后拉试验出现跌倒趋势；C2，额叶行为和认知功能障碍；A2，帕金森样表现、无动性肌强直、突出的轴性肌强直和左旋多巴抵抗。

3 级：O3，频繁的粗大方波眼震或睁眼失用症；P3，3 年内后拉试验出现后退 2 步以上；C3，皮质基底节综合征；A3，帕金森样表现，非对称性震颤和（或）左旋多巴反应良好。

（3）支持特征：主要包括临床线索（CC）和影像学表现（IF）。

临床线索：CC1，左旋多巴抵抗；CC2，运动减少性和痉挛性构音障碍；CC3，吞咽障碍；CC4，畏光。

影像学表现：IF1，显著的中脑萎缩或葡萄糖低代谢；IF2，突触后纹状体多巴胺能神经元变性。

（4）小结：新诊断标准中确诊的 PSP 需要病理学诊断，病理学仍然是诊断"金标准"。

很可能的 PSP 具有高度特异性，但缺乏高度敏感性，主要包括很可能的 PSP - RS［（O1 或 O2）+（P1 或 P2）］、很可能的 PSP - F［（O1 或 O2）+C2］、很可能的 PSP - P［（O1 或 O2）+（A2 或 A3）］和很可能的 PSP - PGF［（O1 或 O2）+A1］。

可能的 PSP 的诊断敏感性更高，但是特异性稍差，主要包括可能的 PSP - RS（O2 + P3）、可能的进行性核上性麻痹孤立性眼球活动障碍型（PSP - OM，O1）、可能的 PSP - PGF（A1）、可能的 PSP - CBS［（O1 或 O2）+C3］和可能的 PSP - SL［（O1 或 O2）+C1］。

（5）提示：为了更好地诊断疾病，"提示性 PSP"的概念被第一次引进新诊断标准，主要包括提示性 PSP - RS［O3 +（P2 或 P3）］、提示性 PSP - OM（O2 或 O3）、提示性 PSP - P［（A2 或 A3）+（O3、P1、P2、C1、C2、CC1、CC2、CC3 或 CC4）］、提示性 PSP 孤立性姿势不稳型（PSP - PI，P1 或 P2）、提示性 PSP - F［C2 +（O3 或 P3）］、提示性 PSP - SL（C1）和提示性 PSP - CBS（C3）。

由于生前通常无法将 PSP - CBS 与皮质基底节变性皮质基底节综合征型（CBD - CBS）鉴别，新诊断标准将 PSP - CBS 归为可能的 PSP，并归于很可能的 4R tau 蛋白相关疾病（PSP 或皮质基底节变性）；同样，由于生前也无法将 PSP - SL 与 CBD - SL 鉴别，新诊断标准将 PSP - SL 归为可能的 PSP，并归为很可能的 4R tau 蛋白相关疾病。

在无尸检病理学证据的情况下，明确诊断 PSP - C 困难，且共济失调常提示神经变性病，因此 PSP - C 并未纳入新诊断标准中。

（二）风险评估和危险分层

PSP 的发病风险大致可分为 3 个阶段，其评估最重要的还是要依靠对临床表现的细致观察，和体检时临床体征的专科查体。

1. PSP 症状前期 目前认为，只有在生前表现为健康的个体中，尸检发现 PSP 相关神经病理改变的证据才能证实为症状前期。因此最新的 MDSPSP 诊断标准也主要强调临床诊断，并不包括症状前阶段，但诊断标准与症状前阶段的概念是一致的。

在一项基于社区的尸检研究显示，在 233 名社区人群中有 5 例（2.1%）存在 PSP 的神经病理

改变。

另外两项采用类似方法的研究，一个大型法医尸检研究，结果显示 626 名 60 岁以上老年人中有 29 名（4.6%）显示有 PSP 病理改变；另一项健康队列研究显示，119 名老年人中有 5 名（4.2%）出现 PSP 病理改变。这些尸检研究与流行病学研究中估计的 PSP - RS 患病率较低形成鲜明对比，提示大多数症状前期 PSP 患者并未发展到出现明显的症状阶段。

2. PSP 提示症状期 这指的是在发展到全面症状期之前的 PSP 早期症状期，明确存在部分典型症状或体征，但并不满足 PSP 的诊断。

提示症状期（SoPSP）的患者，可能有一部分没进展到 PSP 就因其他原因死亡。未来随着 PSP 诊断标志物的出现可能有助于在 PSP 提示症状期就能发现相关患者。

3. PSP 症状期 即发展至全面症状期。

（三）并发症诊断

常见有骨折、坠积性肺炎等并发症。

五、鉴别诊断

（一）皮质基底节综合征

常有皮层高级神经功能的障碍等。

（二）额颞叶痴呆

痴呆症状突出，早期出现人格和情感改变，行为异常，晚期可出现肌张力增高、肌阵挛等。

（三）多系统萎缩

常伴有有自主神经功能障碍等。

六、误诊防范

老年慢性病较多的患者易发生误诊。

本病易被误诊为：①锥体外系疾病：帕金森病、肝豆状核变性等；②眼球运动障碍疾病：脑干梗死、脑干肿瘤等；③神经变性病：多系统萎缩、AD 等。

患者肌张力增高突出（多系统变性、朊蛋白病等）、眼动障碍突出（神经梅毒、韦尔尼克脑病等）时易被误诊为本病

为避免误诊应注意病史、起病形式、临床体征等。

治疗

一、 治疗流程

目前尚无特效药物，治疗流程大致如下（图13-4-2）。

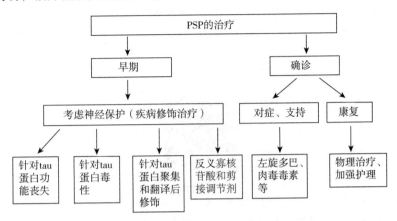

图13-4-2 PSP治疗流程

二、 治疗原则

对症、支持，减少并发症。

三、 治疗细则

药物对症治疗（例如左旋多巴）对于一些 PSP-P 和极少数 PSP-RS 患者具有中等程度的、短时间的疗效，但均不足以改变病程。辅酶 Q_{10} 可能改善 PSP 患者症状。

随着 PSP 发病机制的认识逐渐深入，针对 tau 蛋白或线粒体功能障碍的疾病修饰治疗临床试验逐渐兴起，其中三项临床试验显示出可能的轻度至中度的疾病修饰作用：利鲁唑的 NNIPPS 研究、tideglusib 的 II 期临床试验以及 davunetide 的 II 期和 III 期试验，这三项临床试验均显示主要或次要结局指标的改善，但在主要或次要临床终点事件上均显示无效。这些研究也存在一定局限性，如：①纳入标准导致开始治疗时间较晚；②缺乏特异性生物学标志物；③缺乏较好的转基因小鼠模型。

1. 针对 tau 蛋白功能丧失的治疗 微管稳定剂治疗 PSP 的理论依据是这些药物可以代偿由 tau 功能丧失引起的微管功能障碍。目前已经研发了几种微管稳定药物，其中3种已经进入神经退行性疾病的临床试验。

2. 针对 tau 蛋白毒性的治疗 tau 蛋白在细胞间扩散类似于朊病毒的播散方式，提示使用抗 tau 抗体阻断 tau 的病理性扩散可能是 tau 蛋白病治疗的可行方法。通过抗 tau 蛋白单克隆抗体所获得的被动免疫不仅能抑制 tau 病理的进展，同时还能改善 tau 蛋白转基因小鼠模型的认知功能和运动功能。

3. 以 tau 聚集和 tau 蛋白翻译后修饰为靶点的小分子制剂 在 PSP 中，tau 聚集形成神经原纤维缠结和神经纤维丝。因此，抑制 tau 的组装和分解是潜在的治疗方法。亚甲基蓝衍生物，特别是 TRx0237（LMTM）在 AD 已进入3期临床试验，然而有两项试验结果均为阴性，这对 LMTM 在 PSP 治疗中的潜在作用提出疑问。

tau 的过度磷酸化是一种翻译后修饰调节，历来都是药物开发的重点。在体外抑制糖原合成酶激酶3（GSK-3）可降低 tau 磷酸化，因此 GSK-3 可能是治疗 PSP 的治疗靶点。然而，GSK-3 抑制剂 tideglusib 在 PSP 的2期临床试验显示无效；一项关于 lithium 的临床试验，假设通过类似的机制产生治疗作用，但由于耐受性差而被中止。有几项研究表明，可溶性 tau 蛋白的乙酰化可能先于过度磷酸化进行，并且抑制该乙酰化过程可能是潜在的治疗策略。硫酸钠（一种 tau 乙酰化抑制剂）已进入 PSP 的1期临床试验。

4. 反义寡核苷酸和剪接调节剂 下调 tau 基因表达可能通过抑制 tau 毒性形式的累积，对 tau 蛋白病是有益的。通过反义寡核苷酸或剪接调节剂实现 3R tau 与 4R tau 比例标准化是一种可行的治疗方法。

鞘内使用反义寡核苷酸已经用于具有 SOD1 突变的肌萎缩性侧索硬化患者的临床试验中，并且在将来可能在 PSP 中使用类似的给药方法。

5. 其他　在 PSP - RS 患者中尝试应用脑桥核 - 深部脑刺激治疗，然而并没有观察到明显的治疗效果，并且有严重不良反应。

四、药物治疗方案

PSP 的药物治疗方案主要以对症治疗为主，推荐患者口服左旋多巴，起始剂量为空腹 0.5 ~ 1 片/次，每日 3 ~ 4 次，对某些 PSP - P 和极少数 PSP - RS 患者具有中度、短暂性效果，但不足以改变病程。

作者：李鹤

审稿：陈孝东

参考文献

第五节　特发性震颤

特发性震颤（essential tremor，ET）又称原发性震颤，是可能与遗传、年龄相关，以震颤为主要表现的运动障碍性疾病。

临床表现为双上肢 4 ~ 12Hz 动作性震颤。既往认为 ET 是症状单一的良性疾病。目前认为 ET 还可能具有平衡困难、步态失调、听力下降以及焦虑抑郁、睡眠障碍和轻度认知损害，是缓慢进展的复杂性疾病。

2018 年国际帕金森病和运动障碍协会对 ET 重新定义，认为 ET 不是一种简单的疾病，而是一组临床综合征。该综合征至少包含两组疾病：ET 和 ET 叠加（ET plus）。共同临床特点是持续 3 年以上的姿势性或动力型震颤。ET plus 可存在其他神经系统体征如肌张力异常和认知损害。

▶ 诊断

一、诊断流程（图 13 - 5 - 1）

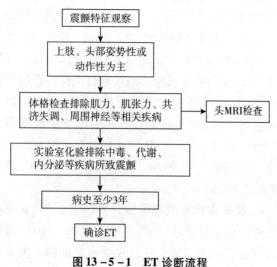

图 13 - 5 - 1　ET 诊断流程

二、问诊与查体

（一）问诊和症状

1. 问诊技巧

（1）现病史：震颤相关的询问应包括震颤本身及震颤对患者生活的影响。问诊时还应关注患者是否存在平衡困难、步态失调，是否有合并帕金森病、肌张力障碍等可能。

（2）用药史：询问用药史有助于鉴别药源性震颤，是否合并全身症状如多汗、体重减轻和突眼等有助于鉴别甲状腺功能亢进性震颤，是否其他神经系统损害症状如嗅觉减退、行动迟缓、快速眼动期睡眠行为等有助于鉴别帕金森病震颤等。

（3）家族史：震颤对酒精的反应性和阳性家族

史有助于诊断。约半数患者具有可疑家族史，具有家族史的患者发病相对年轻。

2. 症状

（1）典型症状：ET 患者主要以震颤为临床表现。震颤的发生一般是隐袭性的，多数震颤始于手部，在疾病早期偶可累及头、面、喉或腿；紧张、疲劳或受检查时加重，松弛、休息、静止时减轻，部分患者酒后可暂时缓解。典型震颤为肢体动力型震颤，频率 8～12Hz，系激动肌群和拮抗肌群的节律性震荡所致，其次为姿势性震颤，约占所有震颤形式的 95%。

其他震颤形式包括静止性震颤（2%～46%）、意向性震颤（44%）等。主要累及部位一般依次为：头部（34% 以上）、舌（30%）、腿（30%）、声音（12%）、面部和（或）下颌（7%）、躯干（5%）。

严重震颤引起的失能与年龄和病程有关。

约半数患者饮酒后震颤减轻 1～2h，随后出现反跳。

（2）伴随症状：无论是青年或老年人群中，ET 患者焦虑和抑郁发生率明显增加。也有发现 ET 患者存在易疲劳、睡眠障碍和疼痛。

ET 认知障碍常常是轻度的，多表现为工作记忆和执行能力的减弱，不易为患者本人所察觉。

（二）查体和体征

在病史基础上详细的体格检查是诊断和鉴别 ET 的主要手段。

ET 可能存在多种形式的震颤，肢体动力型震颤和姿势性震颤为常见类型。

1. 神经检查 可通过前臂平伸、指鼻、倒水、饮水、用汤匙、写字、划直线或螺旋线等不同方式重现震颤特点，详细观察震颤时累及的肌群、震颤发生的频率和缓解方式等。必要时可录像回放或使用震颤仪进行分析。

ET 更易在屈伸动作时诱发，阿基米德螺旋轴线多位于 8～2 点（右手）和 10～4 点（左手）。

2. 震颤频率 震颤频率床旁观察计数或通过运动传感器或肌电图准确测量。

临床按程度将震颤分为五级：0 级：无震颤；1 级：轻微，震颤不易察觉；2 级：中度，震颤幅度 <2 cm，非致残；3 级：明显，震颤幅度为 2～4 cm，部分致残；4 级：严重，震颤幅度 >4 cm，致残。依据此标准可进行量化评估。

三、 辅助检查

（一）优先检查

1. 震颤评估 评估内容主要包括两方面：震颤严重程度的评估、震颤导致的功能障碍和生命质量下降的评估。

常用量表如 Fahn-Tolosa-Marin 震颤评估量表［国际运动障碍协会（MDS）推荐］、Bain-Findley 震颤评估量表（MDS 推荐）、WHIGET 震颤评估量表（MDS 推荐）等。

2. 头颅核磁扫描 主要用于排除颅内病灶以及与小脑疾病或创伤后事件相关的震颤。

3. 实验室检查

（1）血清铜蓝蛋白：排除肝豆状核变性。

（2）常规检查：检查血、尿、便常规，血生化（肝肾功能、电解质、血糖、血脂）、甲状腺功能等。排除可能的相关躯体疾病。

（3）药物和毒物检测：对可疑中毒史患者可进行药物和毒物检测，以排除代谢、药物、毒物等因素引起的震颤。

（二）可选检查

1. 功能影像学检查 包括功能 MRI、单光子发射计算机断层成像术（SPECT）和正电子发射断层成像术（PET）成像等，主要用于与帕金森震颤等疾病鉴别。指南不做推荐。

2. 神经电生理 肌电图可记录震颤的存在、测量震颤的频率并评估肌电暴发模式。加速度计结合肌电图进行震颤分析可对各种原因导致的震颤起到一定的鉴别诊断作用。有条件医院可进行。

3. ET 认知量表测定 5 种神经心理学测试对 ET 患者的轻度认知缺陷比较敏感，分别是加利福尼亚语言学习测试 II 总复习、逻辑记忆测试 II、词语配对联想测试 I、类别转换流畅性测试和色-词抑制效应测试。

（三）新检查

ET 的诊断可采用基因诊断的方法，如 DNA 印记技术、聚合酶链反应（PCR）、DNA 序列分析、全基因组扫描等，这些方法都可能发现基因突变。

目前发现了多种基因参与 ET 的发病，这些基因包括 ETM1，ETM2，ETM3，ETM4，ETM5，

SORT1，SCN4A，SCN11A，HTRA2，CACNA1，SCNA，MTHFR，LINGO1，LINGO2，LRRK2，MAPT，TREMT，HMOX1，HMOX2；BACE2，LRRN2，DHRS13 以及 LINC00323 等。此外，相关基因检测还有助于对脊髓小脑性共济失调等的鉴别诊断。主要用于科研和疑难疾病的鉴别。

四、诊断及其标准

（一）诊断标准

1. 2021 中国 ET 基层诊疗指南标准（表 13-5-1）

表 13-5-1　2021 中国 ET 基层诊疗指南标准

类型	诊断标准	排除标准
ET	（1）双上肢动作性震颤，伴或不伴其他部位的震颤，如下肢、头部或声音 （2）不伴有其他神经系统体征，如肌张力障碍、共济失调、帕金森综合征等 （3）病程超过 3 年	（1）具有导致生理亢进性震颤的因素，如药源性、代谢性等 （2）孤立的局灶性震颤，如声音、头部、下颌、下肢等震颤 （3）孤立性任务或位置特异性震颤，如原发性书写痉挛、高尔夫球手等
ET plus	具有 ET 的特征，同时伴有不确定临床意义的神经系统体征，如串联步态损害、轻度记忆力障碍、可疑的肌张力障碍性姿势等。ET plus 可能仅代表一种状态，即当疾病处于晚期时，ET 患者可能会出现这些额外的临床特征	（4）频率 >12Hz 的直立性震颤 （5）伴有明显其他神经系统体征的震颤综合征，如肌张力障碍震颤综合征、帕金森综合征、Holmes 震颤 （6）病程突然起病或呈阶梯式进展恶化

2. 美国运动学会和世界震颤研究组织 ET 诊断标准（2018 年前）（表 13-5-2）

表 13-5-2　美国运动学会和世界震颤研究组织 ET 诊断标准（2018 年前）

项目	主要内容
核心标准	双手和前臂的动作性震颤； 无齿轮现象，不伴其他神经系统体征； 或仅有头部震颤，不伴肌张力障碍
次要标准	病程超过 3 年，有家族史； 饮酒后震颤减轻
排除标准	伴其他神经系统体征，或病前不久有外伤史； 由药物、焦虑抑郁、甲亢所引起的生理亢进性震颤； 精神性震颤史； 突然起病或分段进展； 原发性直立性震颤； 位置特异或目标特异性震颤，包括职业性震颤和原发书写震颤； 仅有言语、舌、颏或腿部震颤

（二）风险评估和危险分层

目前尚无肯定的风险评估和危险分层推荐。ET 病程具有异质性。如早发型 ET 和晚发型 ET 病情进展速度不同。即使在同一家族中也存在快进展和慢进展之分，快进展者发展速度可以是慢进展者的 4 倍。

有研究提示下列因素可能与进展速度有关：年长时发病；快进展家族史，非对称性震颤。

ET 进展患者常合并多种形式的震颤，如意向性震颤、静止性震颤、头部震颤等。某些合并轻度认知损害的 ET 患者，最终进展为痴呆。65 岁以上患者痴呆发生率更为明显。

（三）并发症诊断

并发症包括 ET 的非运动症状和除特征性震颤之外的其他运动症状。前者包括认知障碍、心理障碍、睡眠障碍等（表 13-5-3）。可于疾病早期出现。目前尚无通用有关 ET 的国际公认非运动症状问卷或预后量表问卷等评价。后者构成 ET plus 综合征的一部分，包含早期无确定临床意义的串联步态损害、可疑的肌张力障碍性姿势以及晚期出现的其他形式震颤、平衡障碍、帕金森病等。

表 13-5-3　ET 的并发症诊断

并发症	病史/症状/体征	辅助检查
认知障碍	ET 患者额叶执行能力下降，可表现为轻度注意力、言语流畅性和近期记忆力减退。西班牙中部神经疾病研究（NEDICES）指出 65 岁以上的 ET 更易发生痴呆，且发病越晚，发生痴呆的可能性越大	—

并发症	病史/症状/体征	辅助检查
心理障碍	主要包括焦虑和抑郁。对 245 名汉族 ET 患者进行汉密尔顿情绪量表测定显示约 63.3% ET 存在轻度焦虑，54.3% ET 存在抑郁，且焦虑程度与震颤严重程度无关联性。抑郁症状是影响 ET 患者健康的主要因素之一。一项回顾性研究表明，抑郁症状可先于震颤症状出现，这提示抑郁症状并非由震颤引发的继发性心理反应	—
睡眠障碍	Chandran 等发现入院的 ET 患者夜间睡眠质量更差，而白日过度睡眠（EDS）与正常对照组无显著差异	Mayo 医学中心对 23 例帕金森患者，23 例 ET 患者，和 27 例正常对照分析显示，快速眼动睡眠期行为异常在 ET 患者和正常对照组无显著性差异
帕金森综合征或帕金森病	Yahr 等首先报道了同一家系中 ET 和帕金森病共存，最终 ET 进展为帕金森病。西班牙中部神经疾病研究（NEDICES）发现 ET 发展为帕金森综合征或帕金森病的风险是普通人群的 3~4 倍或 4~5 倍	—

五、 鉴别诊断

（一）早期鉴别

早期主要和不伴有其他神经系统体征的孤立性震颤综合征相鉴别（表 13-5-4）。

表 13-5-4　临床常见震颤类型的鉴别

疾病	频率（Hz）	部位	诱发姿势	病因临床特点
ET	4~12	双上肢伴或不伴其他部位	体位性、动作性	与遗传、环境因素有关
生理性震颤	4~12	上肢为主，可伴头、口、舌	体位性、动作性	压力、焦虑、疲劳加重，与药物、代谢因素有关
孤立性头部震颤	2~5	头部	头部上下、左右活动	头静止时减轻，运动时出现。病因未明
肌张力障碍性震颤	<7	局部或全身	发生于受累肌群或其他部位	遗传，不同基因变异亚型，临床有肌张力障碍疾病特征
震颤伴帕金森病（PD）	4~7	手部、肢体	静止性，可体位性、动作性	遗传和环境因素致 PD 风险增加，活动时震颤消失
皮质性震颤	9~18	手臂	体位性、动作性	可与癫痫共存，病因为遗传性或症状性

（二）常见疾病鉴别（表 13-5-5）

表 13-5-5　震颤相关疾病的鉴别

疾病	鉴别要点
帕金森病震颤	核心症状为运动迟缓，此外合并肌强直、静止性震颤等。多巴胺能药物治疗通常可改善震颤
小脑性震颤	以意向性震颤为主，常伴有小脑的其他体征，如共济失调、轮替运动异常等；MRI 或 CT 检查可发现小脑萎缩
肝豆状核变性（Wilson 病）	震颤常累及远端上肢和头部，可出现舞蹈样动作、面部怪容、手足徐动等。晚期可能出现上肢近端扑翼样震颤。眼部可见典型的 K-F 环；MRI 或 CT 检查可发现双侧豆状核对称性异常信号
功能性震颤	多在有精神因素如焦虑、紧张、恐惧时出现，去除促发因素后症状即可消失
代谢性震颤	甲状腺功能亢进症最常见，引起上肢高频精细的姿势性震颤，常伴有其他系统性体征，如突眼、多汗和体重减轻。血甲状腺素水平有助诊断
药源性震颤	有用药史。常见药物包括 β 受体激动剂、茶碱类、抗抑郁药物、甲状腺素和胺碘酮等；氟哌啶醇、利培酮、丁苯那嗪、桂利嗪和氟桂利嗪等

（三）ET 与 PD 震颤鉴别（表 13 – 5 – 6）

表 13 – 5 – 6 ET 与 PD 震颤鉴别

临床特征		ET	PD
病史	起病年龄	双峰（青少年/成年早期；≥65 岁）	年龄越大越易发，尤其≥60 岁
	家族史	常见	罕见
	对酒精反应性	有	无
震颤评估	模式	姿势性、动作性，严重时静止性，行走时消失	静止性，保持姿势后再现，行走时明显
	分布	上肢、头、声音	嘴、舌、下肢
	频率	7~12Hz	4~6Hz
神经系统检查	书写	潦草，伴大而有节律冲击	小写征，越写越小
	面部	表情正常	瞬目减少，面具脸
	声音	声音震颤	声音小
	步态	正常	弯腰、步幅变小、不对称性摆臂减少

六、误诊防范

具有震颤表现的所有人群，尤其是疾病早期以震颤为主要表现的人群在诊断时易发生误诊。早期易误诊为不伴其他神经系统体征的震颤疾病如生理性震颤增强、孤立性局灶性震颤等和晚期易被误诊为肌张力障碍、帕金森病、多系统萎缩、路易体痴呆、转换障碍、焦虑症、抑郁症、认知障碍等的 ET 患者易被误诊为其他相关疾病；生理性震颤增强、孤立性局灶性震颤等主要为不伴其他神经系统体征的震颤疾病易被误诊为 ET。

为避免误诊应提高对疾病的认识、准确识别震颤类型、完整的神经系统检查。

▶ 治疗

一、治疗流程（图 13 – 5 – 2）

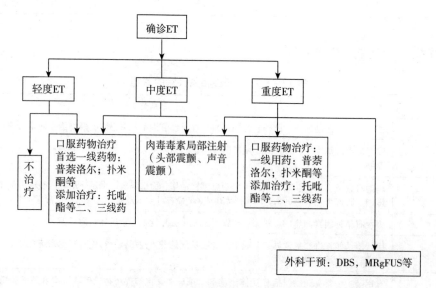

图 13 – 5 – 2 ET 治疗流程

DBS 脑深部电刺激；MRgFUS 磁共振引导聚焦超声

二、治疗原则

1. 轻微震颤无须治疗。

2. 轻至中度震颤若因工作或社交需求，可选择在事前半小时服药以间歇性减缓症状。

3. 影响日常生活和工作的中至重度震颤，需药物治疗。

4. 药物难治性重症患者可考虑手术治疗。

5. 头部或声音震颤可选用 A 型肉毒毒素注射治疗。

三、治疗细则

目前治疗 ET 的药物疗效有限，只有 50% 左右的患者从中获益。口服药物主要包括 β 受体阻滞剂、抗癫痫药、苯二氮䓬类药物等。

1. 各国指南推荐 ET 药物（表 13 - 5 - 7）

表 13 - 5 - 7　各国指南推荐 ET 药物

药物		指南推荐		
		中国	美国	意大利
β 阻滞剂	普萘洛尔	一线	一线	一线
	阿罗洛尔	一线	二线	二线
	索他洛尔	二线	二线	二线
	阿替洛尔	二线	二线	二线
	纳多洛尔	三线	三线	三线
抗癫痫药	扑米酮	一线	一线	一线
	托吡酯	二线	二线	一线
	加巴喷丁	二线	二线	一线
	唑尼沙胺	未推荐	未推荐	二线
苯二氮䓬类	阿普唑仑	二线	二线	二线
	氯硝西泮	二线	三线	未推荐
抗精神病药物	氯氮平	三线	三线	二线
	奥氮平	未推荐	未推荐	二线
其他	尼莫地平	三线	三线	未推荐

2. 新技术和新研究药物进展（表 13 - 5 - 8）

表 13 - 5 - 8　新技术和新究药物进展

药物/技术	可能机制	适应证推荐
A 型肉毒毒素	—	难治性 ET，头部或声音震颤
脑深部电刺激（DBS）	传统靶点：丘脑腹侧中间核（VIM） 替代靶点：丘脑底核后部区域区（PSA）	中国原发性震颤诊断与治疗指南（2020）：DBS 是治疗药物难治性 ET 的首选方式，VIM - DBS 能有效缓解肢体震颤，推荐将 VIM - DBS 应用于药物难治性 ET 患者（Ⅰ级推荐，C 级证据）；双侧丘脑 VIM - DBS 对头部和声音震颤的疗效优于单侧（Ⅱ级推荐，C 级证据）
磁共振引导聚焦超声（MRg-FUS）	定向毁损与震颤相关的特定靶点	药物难治性 ET（Ⅱ级推荐，C 级证据）
低频经颅磁刺激（rTMS）	小脑、辅助运动前区、初级运动皮质为靶点	ET
吡仑帕奈（Perampanel）	AMPA 受体拮抗剂，阻断突触后谷氨酸活性	ET
1 - 辛醇（1 - octanol）	阻断 L 型电压门控钙通道抑制下橄榄核震荡的同步性	酒精反应性 ET
CX - 8998	T 型电压门控钙离子通道调节剂	ET
Rimtuzalcap（CAD - 1883）	小电导钙激活的钾离子通道调控剂，降低不同区域神经元的放电速率	ET
SAGE - 324	GABA - A 受体调控剂	ET

四、药物治疗方案（表13-5-9）

表13-5-9 ET常用药推荐方案

药物	推荐方案	常见药物不良反应
普萘洛尔	开始：10mg/次，bid 渐加量：5mg/次至30~60mg/d，最大≤360mg/d，维持量：60~240mg/d（标准片tid，控释片qd）	心率降低、血压下降。HR低于60次/分可考虑减量，低于55次/分需停药 心室传导阻滞、支气管哮喘为禁忌，糖尿病为相对禁忌
阿罗洛尔	开始：10mg/次，qd 可加量至10mg/次，bid，最大≤30mg/d	心动过缓、眩晕、低血压等。HR低于60次/分或明显低血压应减量或停药
扑米酮	首剂≤25mg/d，通常从每晚25mg开始，渐加量25mg/次，有效剂量为50~500mg/d，分2~3次服用	眩晕、恶心、呕吐、行走不稳、嗜睡和急性中毒反应，大多为暂时性，无须停药
托吡酯	起始剂量为25mg/d，以25mg/周缓慢加量，治疗剂量200~400mg/d，分2次口服	眼球震颤、嗜睡、复视、食欲减退、体重减轻、恶心、感觉异常、肾结石、上呼吸道感染和认知损害等
加巴喷丁	起始300mg/d，有效剂量1200~3600mg/d，分3次口服	嗜睡、头晕、乏力、行走不稳，一般较轻，可耐受
阿普唑仑	起始0.6mg/d，老年人0.125~0.25mg/d，有效量0.6~2.4mg/d，分3次口服	过度镇静、疲劳、反应迟钝、长期使用有依赖性
氯硝西泮	起始0.5mg/d，平均有效量1.5~2.0mg/d	头晕、行走不稳、过度镇静。有滥用危险，可出现戒断综合征
阿替洛尔	50~150mg/d	头晕、恶心、咳嗽、口干、困倦
索他洛尔	80mg/次，bid	恶心、呕吐、腹泻、疲倦、嗜睡、皮疹，过量可致心动过缓、传导阻滞和低血压

注：qd 每日1次；bid 每日2次；tid 每日3次

作者：雷革胜
审稿：陈孝东

参考文献

第十四章　多发性硬化及其他脱髓鞘疾病

第一节　多发性硬化

多发性硬化（multiple sclerosis，MS）是一种免疫介导的中枢神经系统（central nervous system，CNS）炎性脱髓鞘疾病，可累及 CNS 多个部位，包括大脑、小脑、脑干、脊髓和视神经。主要病理学特征是白质脱髓鞘及炎细胞浸润。主要临床特点是时间多发性和空间多发性，其临床分型可分为临床孤立综合征、复发缓解型、继发进展型和原发进展型（表 14 - 1 - 1）。

目前尚未发现独立引发 MS 的因素，很可能是由遗传、环境和病毒感染与自身免疫反应等多种因素先后或协同作用引起的复杂疾病。

表 14 - 1 - 1　MS 的临床分型

分型	临床特点
临床孤立综合征（CIS）	指患者首次出现 CNS 炎性脱髓鞘事件，引起的相关症状和客观体征至少持续 24 h，且为单相临床病程，类似于 MS 的 1 次典型临床发作，为单时相临床病程，需排除其他原因如发热或感染事件。60% ~70% 的患者在满足时间多发、空间多发，并排除其他诊断，即可明确诊断为 MS。典型的 CIS 可表现出视神经、幕上、幕下（脑干或小脑）、脊髓症候，可以是单个或多部位同时受累
复发缓解型 MS（RRMS）	这种类型的疾病表现为明显的复发和缓解过程，每次发作后基本上会恢复，没有或只留下轻微的后遗症。80% ~85% 的 MS 患者在最初的病程中表现为此类型
继发进展型 MS（SPMS）	约 50% 的 RRMS 患者在患病 10 ~15 年后，疾病不再有复发缓解，而是呈现缓慢进行性加重的过程
原发进展型 MS（PPMS）	这种类型的病程长达 1 年以上，疾病呈现缓慢进行性加重，没有复发缓解过程。约 10% ~15% 的 MS 患者表现为此类型

▶ 诊断

一、诊断流程（图 14 - 1 - 1）

二、问诊与查体

（一）问诊和症状

MS 可累及 CNS 多个部位，根据受累部位的不同，临床表现多种多样，可表现为肢体无力、感觉异常、视力下降、视野缺损、头晕、复视、共济失调、膀胱直肠功能障碍（尿频、尿急、尿失禁、尿潴留）、性功能障碍及认知功能障碍等。此外，发作性神经功能障碍常在 MS 病程中出现，可被特殊因素（如过度换气、焦虑或维持某种姿势）诱发，持续时间数秒至数分钟不等，表现为痛性痉挛、莱尔米特征、疼痛、癫痫、感觉异常、构音障碍、共济失调等。长期的病程使患者很容易出现精神症状，比如焦虑、抑郁、躁狂、脾气暴躁等。

充分考虑 MS 的好发年龄，仔细询问症状出现的诱因、起病快慢、症状出现的先后顺序、伴随症状、阴性症状、既往是否有类似的发作以及是否伴有其他自身免疫性疾病等。

（二）查体和体征

考虑患者是 MS 时，需对患者进行详细的神经系统查体，包括高级皮层功能、12 对颅神经、肌力、肌张力、腱反射、感觉、自主神经、共济运动、莱尔米特征等。

主要阳性体征包括：肌力减退、腱反射亢进、

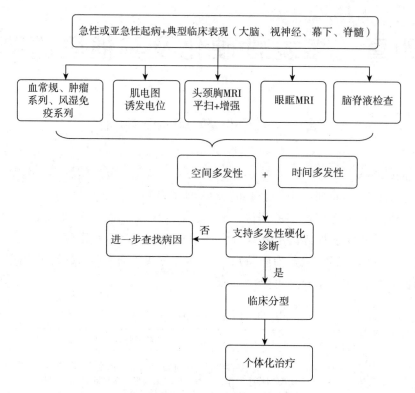

图 14 -1 -1   多发性硬化诊断流程

病理征阳性；深浅感觉障碍、莱尔米特征、痛性痉挛；视力下降、视野缺损、眼外肌麻痹、复视、眼球震颤；共济失调；高级功能障碍、精神症状；尿便障碍。

三、 辅助检查

（一）优选检查

1. 脑脊液（CSF）检查   脑脊液常规、生化检查和脑脊液 IgG 鞘内合成检测。CSF - IgG 主要在 CNS 内合成，包括 CSF - IgG 指数、CSF - IgG 寡克隆区带（OB）和 24h CSF - IgG 生成率，尽管 CSF 特异性寡克隆带阳性本身并未体现出时间多发性，但可以作为这项表现的替代指标。

2. 诱发电位   包括视觉诱发电位、听觉诱发电位和体感诱发电位。对于无视觉、听觉主诉的患者，有助于发现临床下的异常，为空间多发提供证据。

3. 影像学检查   主要为磁共振（MRI）检查，可发现无临床症状的病灶。扫描部位包括颅脑、脊髓、视神经等，旨在寻找空间多发证据。扫描序列包括 T_1、T_2、FLAIR、DWI、ADC、SWI 及增强扫描，增强扫描可帮助显示活动性病灶，SWI 序列帮助显示阴燃病灶，判断疾病进展。

4. 眼科检查   包括视力、视野、眼底、眼压及光学相干断层成像（OCT）的检查，帮助发现亚临床病变并预测疾病进展。

5. 免疫、传染、肿瘤系列检查   寻找病因，确诊前需除外其他疾病。

（二）可选检查

1. 基因检测   年龄超过 50 岁的患者，由于常合并高血压、糖尿病、心脏病等脑血管病危险因素，某些影像学病灶常与 MS 病灶难于鉴别，尤其是脑小血管病患者，需进一步行基因检测，明确诊断。

2. 血清神经丝轻链蛋白（NfL）检测   NfL 是轴突损伤的标志，研究显示，外周血 NfL 与 CSF NfL 显著相关，能够在一定程度上评估 MS 疾病活动、监测治疗反应、促进治疗进展和确定预后。

四、 诊断及其标准

（一）诊断标准（表14－1－2）

表14－1－2 2017年McDonald MS诊断标准

临床表现	诊断MS所需辅助指标
≥2次发作；有≥2个以上客观临床证据的病变	无[1]
≥2次发作；有明确的历史证据证明以往的发作涉及特定解剖部位的1个病灶[2]	无[1]
≥2次发作；具有1个病变的客观临床证据	通过不同CNS部位的临床发作或MRI检查证明了空间多发性
1次发作；具有≥2个病变的客观临床证据	通过额外的临床发作，或MRI检查证明了时间多发性，或具有脑脊液寡克隆带的证据[3]
1次发作；存在1个病变的客观临床证据	通过不同CNS部位的临床发作或MRI检查证明了空间多发性，并且通过额外的临床发作，或MRI检查证明了时间多发性或脑脊液显示寡克隆带的证据[3]
提示MS的隐匿的神经功能障碍进展（PPMS）	疾病进展1年（回顾性或前瞻性确定）同时具有下列3项标准的2项 （1）具有脑病变的空间多发证据；脑室周围、皮层/近皮层或幕下区域内≥1个T_2病变 （2）具有脊髓病变的空间多发证据，包括脊髓≥2个T_2病变 （3）脑脊液阳性（等电聚焦电泳显示寡克隆区带）

注：如果患者满足2017年McDonald标准，并且临床表现没有更符合其他疾病诊断的解释，则可以诊断为MS；如果出现临床孤立综合征的症状，有怀疑为MS，但并不完全满足2017年McDonald标准，则可以诊断为可能的MS；如果评估过程中出现了另一个能更好解释临床表现的诊断，则排除MS诊断

[1]：不需要额外的检测来证明空间和时间的多发性。然而，除非MRI不可用，否则所有怀疑诊断为MS的患者均应接受脑MRI检查。此外，对于临床证据不足但MRI提示MS特征的患者，包括典型临床孤立综合征以外表现或具有非典型特征的患者，应考虑脊髓MRI或脑脊液检查，如果完成影像学或其他检查（如脑脊液）且结果为阴性，那么在做出MS诊断之前需要谨慎，并且应考虑其他可能的诊断。

[2]：基于客观的至少2次发作的临床发现做出诊断是最可靠的。如果没有记录到客观神经系统发现的情况下，既往1次发作的合理历史证据可以包括具有症状的历史事件以及之前炎性脱髓鞘发作的演变特征；然而，至少需要有一次发作得到客观结果的支持。在没有神经系统残余客观证据的情况下，需要谨慎进行诊断。

[3]：尽管脑脊液存在特异性寡克隆带阳性并不能直接反映时间多发性，但可以作为这项表现的替代指标。

（二）风险评估和危险分层

高活动性MS，又称为侵袭性MS（AMS），表现为疾病的频繁复发和MRI新增病变高度活跃［新增和（或）强化］，疾病病程更具侵袭性，包括躯体和认知相关残疾功能障碍快速进展。疾病具有以下一种或几种特征：①发病后5年内EDSS评分达到4分或以上；②过去1年有≥2次未能完全缓解的复发；③尽管接受DMT，过去1年超过2次MRI显示新发/增大的T_2病灶或钆增强病灶；④对一种或多种DMT治疗1年以上仍进展。此外，符合男性，首次发病年龄＞50岁；首次发作治疗后未恢复；认知障碍；脊髓、脑干病变≥2个；幕上病灶负荷大等条件患者，需要密切监测，警惕疾病进展可能。

（三）并发症诊断

MS的并发症包括发作性症状、尿便障碍、痉挛性瘫痪、神经心理疾病和褥疮及肺部感染等（表14－1－3）。

表14－1－3 MS的并发症诊断

并发症	临床表现
发作性症状	在MS患者中较为常见，MS痛性痉挛是指持续时间短暂，可被特殊因素（过度换气、维持肢体某种姿势、焦虑等）诱发的感觉或运动异常，伴有放射性异常疼痛
尿便障碍	较为常见，早期可出现尿便不畅，后期可出现神经源性膀胱，如尿频、尿急、尿失禁，容易继发尿路感染
痉挛性瘫痪	MS患者中枢受累，由于失去上运动神经元的控制，下运动神经元功能亢进，肌张力升高，肌肉无力，容易跌伤

续表

并发症	临床表现
神经心理疾病	MS是一种终身性的疾病，在病程中常引起心理问题，疾病的致残性使患者逐渐失去生活自理能力，与社会脱离，逐渐出现神经心理疾病，如抑郁
褥疮、肺部感染	如果发生脊髓横贯性损害，患者出现截瘫，长期卧床，护理不当，容易出现褥疮、肺部感染等，迁延反复

五、 鉴别诊断

MS需与非特异性炎症、脑血管病、感染性疾病、代谢/中毒性疾病、遗传性疾病和肿瘤相关性疾病等进行鉴别（表14-1-4）。

表14-1-4　MS与其他疾病的鉴别诊断

疾病	病史/症状/体征	辅助检查
非特异性炎症	与CNS其他脱髓鞘疾病：急性播散性脑脊髓炎（ADEM）、视神经脊髓炎谱系疾病（NMOSD）、MOG脑脊髓炎鉴别；还需与其他系统性的疾病累及CNS进行鉴别，如神经白塞病、干燥综合征、神经结节病、狼疮脑病、桥本脑病等进行鉴别	—
脑血管病	伴皮层下梗死和白质脑病的常染色体显性遗传性脑动脉病（CADASIL）、伴有皮层下梗死和白质脑病的常染色体隐性遗传性脑动脉病（CARASIL）、多发性腔梗、血管炎、脊髓硬脊膜动静脉瘘、动静脉畸形等	需完善磁共振扫描、血管造影甚至脑活检进一步鉴别
感染性疾病	包括结核、梅毒、HIV、莱姆病等，多有发热、病原体接触史、其他系统伴随表现	腰椎穿刺术、二代测序可帮助发现病原体
代谢/中毒性疾病	CO中毒、脊髓亚急性联合变性、沃尼克脑病、脑桥中央髓鞘溶解症等，根据相应病史、临床特点进行鉴别	给予对应辅助检查进行鉴别
遗传性疾病	包括脑白质营养不良、线粒体病等，相关临床特点可帮助确诊	基因检测可帮助确诊
肿瘤相关性疾病	包括大脑胶质瘤病、原发性中枢神经系统淋巴瘤、脊髓肿瘤等	影像学表现可与MS类似，活检可帮助精确诊断
其他	脊髓型颈椎病，好发于50岁以上人群，男性居多	可通过神经系统查体、脊髓MRI，根据受压程度及受累部位的匹配程度来判断，增强扫描多不强化

六、 误诊防范

MS易被误诊为其他类型的中枢神经系统脱髓鞘病（NMOSD、ADEM）、脑血管病［脑梗死、脑出血（有铁沉积的患者）］、精神障碍性疾病（抑郁、焦虑）、代谢中毒性疾病（CO中毒、沃尼克脑病）、肿瘤相关性疾病（淋巴瘤、大脑淋巴瘤病）和遗传性疾病（脑白质营养不良）；CADASIL、CARASIL、NMOSD和ADEM易被误诊为本病（表14-1-5）。

表14-1-5　MS的易误诊人群

续表

易误诊人群	临床特点
儿童患者	儿童患者ADEM多见，首次发病常被误诊，需随访多年，方可最终确诊
年龄偏大的患者	MS好发于20~40岁女性，但亦有大于50岁首次发病者，若患者伴有高血压、糖尿病等脑血管病危险因素，极易误诊为脑血管病
脑小血管病的患者	MS的发病症状类似于脑血管病，部分脑小血管病脑室旁病灶与MS类似，有时难以区分。磁共振和脑脊液检查受限的地区极易误诊
AQP4/MOG抗体阴性的患者	均属于脱髓鞘病范畴，起病形式和临床表现相似，若影像学不典型的话，很难准确区分
临床表现不典型的患者	MS临床表现多样，多数患者早期的症状不典型，比如疲乏症状，极易被忽视

本病属于罕见病，诊断过程中需要排除其他风湿免疫性疾病、肿瘤性疾病、传染性疾病、脑血管病等多种疾病。辅助检查需要全面。详细询问病史，寻找时间多发和空间多发的证据。

治疗

一、治疗流程（图14-1-2）

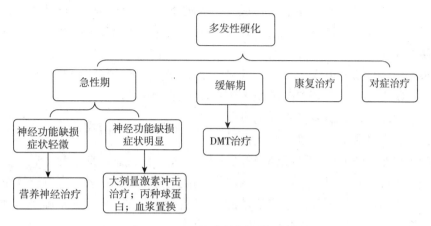

图14-1-2 多发性硬化治疗流程
DMT：疾病修饰治疗

二、治疗原则

MS的治疗主要包括急性期治疗、缓解期治疗、对症治疗和康复治疗。急性期治疗主要以减轻临床症状、尽量改善残疾程度为主；缓解期治疗即疾病修饰治疗（DMT），对于复发缓解型患者，可以在一定程度上减少复发次数、改善临床症状、延缓残疾进展、减少磁共振病灶和脑容量的丢失。对于进展型患者，一方面控制复发，一方面实现神经保护和修复。

三、治疗细则

（一）急性期治疗

1. 激素大剂量冲击治疗 为首选方案，原则是"大剂量、短疗程"，能够在早期对炎症反应进行控制、减轻症状、缩短病程、改善残疾程度和防治并发症。对于仅有感觉症状的患者，一般不进行激素冲击治疗，给予休息或对症处理；对于轻微活动障碍者，可给予1g甲泼尼龙冲击治疗，3~5d直接停药；对于神经功能缺损症状较重的患者，包括：视力下降、视野缺损、运动障碍、小脑和脑干症状等，可从1g甲泼尼龙开始，冲击3~5d，之后对半减量，直至停药，一般不超过3周。

2. 丙种球蛋白治疗 对于不能耐受激素不良反应、妊娠或产后哺乳期患者，可选择静脉注射人丙种球蛋白治疗，用量为0.4g/（kg·d），连用5d为1个疗程。

3. 血浆置换 急性重症或者对脊髓治疗无效的患者可选择。

（二）缓解期治疗

目前我国可及的DMT药物共5种，为口服药物和皮下注射药物。

1. 特立氟胺 为来氟米特的活性产物，抑制线粒体内二氢乳清酸脱氢酶，影响嘧啶的合成，进而影响淋巴细胞增殖。适用于复发性MS患者，用法为14mg，口服，每日1次。主要不良反应包括脱发、转氨酶升高、恶心等。

2. 芬戈莫德、西尼莫德 为1-磷酸鞘氨醇（S1P）受体调节剂，一方面可促使淋巴细胞回到淋巴结内，减少免疫反应，另一方面可通过血脑屏障，与少突胶质细胞表面受体结合，促进神经修复。主要不良反应包括肝酶升高、黄斑水肿、心动过缓、肿瘤风险等。适用于RRMS患者，芬戈莫德是目前唯一获批儿童MS适应证的DMT药物，可用于10岁以上儿童患者，0.5mg，每日1次，首剂使用时，需心电监护6h。西尼莫德还可用于继发进展型患者，较芬戈莫德对S1P受体有更高的选择性，不良反应更少，尤其是对心脏的不良反应。西尼莫德用药前需做CYP2C9代谢酶基因基因检测，不同的基因型，药物用量不同。

3. 富马酸二甲酯 作用于 Nrf2 - ARE 通路，适用于 RRMS，主要不良反应包括胃肠道反应及面部潮红及头痛等。

4. 奥法妥木单抗（OFA） OFA 是一种于 2021 年 12 月在我国获批上市的全人源 CD20 单抗，通过诱导 B 细胞溶解达到治疗作用，用于治疗成人复发型多发性硬化，包括临床孤立综合征、RRMS 和活动性继发进展型 MS。

两项Ⅲ期临床试验（ASCLEPIOS Ⅰ和Ⅱ）都显示，相比特立氟胺，OFA 能显著降低 RRMS 患者的年复发率达 50%（$P \leqslant 0.001$），新发炎症活动可以得到有效抑制，并且 3 个月和 6 个月确认的疾病进展（CDP）的风险可降低约 30%。不良反应较轻，主要表现为注射相关不良反应、呼吸道感染、尿路感染、脱发、腹泻、头痛等，但不增加结核活动的发生风险。需要注意的是，活动性乙肝患者禁用。

此外，还有 β - 干扰素、醋酸格拉默、那他珠单抗、米托蒽醌、奥瑞珠单抗等药物可用于 MS 缓解期的治疗。

（三）对症治疗

1. 疼痛 莱尔米特征，可选择卡马西平或苯妥英钠治疗；痛性痉挛，可选择巴氯芬、替扎尼定、卡马西平、加巴喷丁等药物治疗；感觉异常可选择加巴喷丁、普瑞巴林、阿米替林、度洛西丁等药物治疗。

2. 认知功能障碍 暂无确切有效的治疗药物，胆碱酯酶抑制剂和认知训练可能有效。

3. 焦虑、抑郁 可应用选择性 5 - 羟色胺再摄取抑制剂（SSRI）、选择性 5 - 羟色胺及去甲肾上腺素再摄取抑制剂（SNRI）及去甲肾上腺素能与特异性 5 - 羟色胺能抗抑郁药物（NaSSA）类药物治疗，同时心理治疗可能有一定效果。

4. 其他 疲劳可应用莫达非尼或金刚烷胺治疗，膀胱直肠功能障碍及性功能障碍时，对症给予相应药物治疗。

（四）康复治疗

对于经过急性期治疗，肢体、吞咽及膀胱直肠功能恢复不佳的患者，可以选择康复机构进一步康复治疗，促进机体功能障碍的恢复，提高生活质量。

（五）疗效评估

MS 为慢性疾病，目前尚不能完全治愈，治疗的主要目标是无疾病活动证据（NEDA），NEDA - 4 包括无临床复发、扩展残疾状况量表（EDSS）评分无进展、无 MRI 活动病灶、无脑容量的丢失。我们也可以通过 EDSS 评分、年复发率计算及 MRI 检查，评估疗效。近期提出了 NEDA - 5 的概念，是将脑脊液 NfL 纳入了评估范围。

四、药物治疗方案（表 14 - 1 - 6）

表 14 - 1 - 6　MS 治疗方案

药物	用法	剂量	用药次数	用药时间	注意事项
甲泼尼龙	静脉滴注	1000mg	qd	5~7d，后改口服，对半减量	监测血压、血糖、补钙、补钾、保护胃黏膜等
免疫球蛋白	静脉滴注	0.4g/(kg·d)	qd	5d	防过敏、传染病等
血浆置换	—	2~3L	5 次	—	低血压、凝血反应
DMT 治疗					
特立氟胺	口服	14mg	qd	—	脱发、转氨酶升高、恶心
芬戈莫德	口服	0.5mg	qd	—	心动过缓、黄斑水肿、白细胞低、肝酶升高等
西尼莫德	口服	据 CYP2C9 基因型结果	qd	—	黄斑水肿、白细胞低、肝酶升高等
奥扎莫德	口服	0.23mg（1~4d）0.46m（5~7d）之后 0.92mg	qd	—	白细胞低、肝酶升高等
富马酸二甲酯	口服	240mg	bid	—	胃肠道、面部潮红、头痛等

续表

药物	用法	剂量	用药次数	用药时间	注意事项
奥法妥木单抗（OFA）	皮下注射	20mg/次	第0、1、2周分别皮下注射一剂，从第4周开始，每月皮下给药1次	—	感染、注射相关反应、头痛、注射部位反应等
对症治疗					
卡马西平	口服	100~200mg	bid~tid	—	头晕、皮疹、骨髓抑制、肝功异常等
普瑞巴林	口服	75~150mg	bid	—	—
加巴喷丁	口服	0.3~1.2g	bid~tid	—	头晕、无力
巴氯芬	口服	10~25mg	tid	—	嗜睡、胃肠道反应
替扎尼定	口服	2mg	qd~tid	—	嗜睡、血压降低、胃肠道反应

注：qd 每日1次；bid 每日2次；tid 每日3次

作者：孟华星
审稿：解洪荣

参考文献

第二节 临床孤立综合征

经典定义中临床孤立综合征（clinically isolated syndromes，CIS）是指中枢神经系统初次临床发作的炎性脱髓鞘病变，症状至少持续24h，并且没有发热、感染的表现。随着脱髓鞘疾病分类的发展，并非所有初次发作的脱髓鞘事件都诊断为CIS；在最新的文献中，CIS通常特指多发性硬化（multiple sclerosis，MS）的初次发作，即具有MS的特征，但尚不能满足MS诊断标准。

CIS危险因素包括环境因素、感染因素和遗传因素。环境因素主要包括纬度、光照、维生素D缺乏、吸烟、肥胖等。感染因素包括EB病毒感染、水痘-带状疱疹病毒感染等。遗传因素如人类白细胞抗原（HLA）基因、种族以及家族史等，诱因主要包括感染、疲劳、情绪激动、手术、分娩等。

诊断

一、诊断流程

NMOSD 视神经脊髓炎谱系疾病；MOGAD 髓鞘少突胶质细胞糖蛋白抗体相关疾病；GFAP-A 自身免疫性胶质纤维酸性蛋白星形胶质细胞病；CIS 临床孤立综合征；ADEM 急性播散性脑脊髓炎；TDL 肿瘤样脱髓鞘病变；BCS Balo 同心圆硬化（图14-2-1）。

二、问诊与查体

（一）问诊和症状

现病史需要关注患者的首发症状，病情演变经过，达到高峰的时间；既往史需要注意有无前驱感染或疫苗接种，有无慢性感染，结缔组织病，肿瘤的表现；个人史需要关注免疫状态，有无特殊药物、毒物接触史，以及疫区或动物接触史；关注有无脱髓鞘疾病家族史或其他遗传代谢病病史。

CIS 好发于青中年，急性或亚急性起病，出现局灶性或多灶性神经系统症状，持续至少24h，通常2~3周内达到高峰，无发热。受累部位包括视神经、大脑半球、脑干、小脑及脊髓。

视神经病变时多表现为急性视力下降、色觉减弱，伴有轻微的眼球转动时疼痛，单眼受累为主，

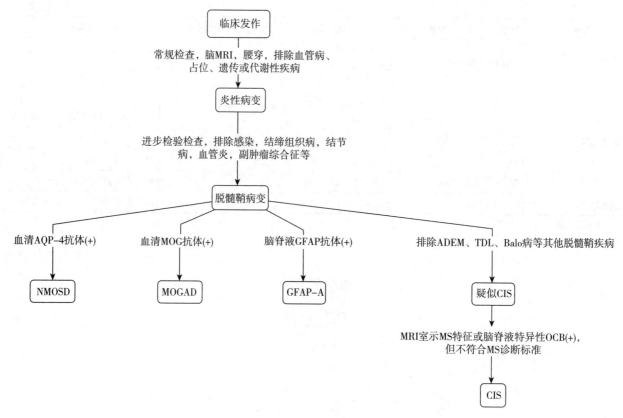

图 14 – 2 – 1　CIS 诊断流程

少数情况下双眼同时出现；大脑半球和脊髓病变常表现为肢体无力或感觉异常，也可出现痛性痉挛和尿便功能障碍；脑干病变常表现为复视和颅神经麻痹；小脑病变多表现为眩晕和共济失调；不典型的表现包括认知障碍、语言障碍、不自主运动等。

（二）查体和体征

1. 高级神经功能　认知障碍，失语。

2. 颅神经　视力下降，视盘正常或轻微水肿，相对性瞳孔传入障碍，眼肌麻痹，面瘫或感觉异常，眼球震颤，构音障碍。

3. 运动系统　肌力下降，共济失调，不自主运动。

4. 感觉系统　深浅感觉异常，疼痛，莱尔米特征。

5. 反射　腹壁反射减弱，腱反射增强，病理征阳性。

三、辅助检查

（一）优先检查

1. 脑、脊髓 MRI 及增强　主要识别中枢脱髓鞘病灶及其鉴别。脱髓鞘病灶位于白质，表现为长 T_1 长 T_2 病变，边界清楚，好发于脑室旁、皮质下、脑干、小脑和脊髓白质，急性期可见均匀或环状强化。视神经病变常规序列较难识别，有时表现为 T_2 高信号，增强可见视神经强化。随访期 MR 可提供时间和空间多发的证据，预测 CIS 向 MS 转化。

2. 腰穿　CIS 患者脑脊液（CSF）细胞数正常或轻度升高，一般不超过 $50 \times 10^6/L$，细胞学以淋巴细胞反应为主；糖及氯化物正常；蛋白正常或轻度升高，很少超过 1g/L；白细胞明显增高，糖降低和蛋白明显升高，通常提示感染、肿瘤或其他疾病。IgG 指数和 24h 鞘内 IgG 合成率有助于预测 CIS 向 MS 转化。

3. 血清及脑脊液寡克隆带（OCB）　CSF 特异性 OCB 是预测 CIS 向 MS 转化的重要因素，也是与其他脱髓鞘疾病（如 NMOSD、ADEM 等）鉴别的重要生物标志物。OCB 阴性患者通常要优先考虑非 MS 疾病；但有数据表明，中国 MS 患者 OCB 阳性率可能低于西方人群，如果临床典型，OCB 阴性也不能排除 CIS。2017 McDonald 诊断标准指出，对于典型 CIS 患者，OCB 阳性可以代替一次临床发作以符合时间多发的标准。

4. 脱髓鞘疾病相关抗体检测（AQP – 4，MOG，GFAP）　NMOSD 等疾病与 MS 的临床表现有部分重叠，过去曾被认为是 MS 的亚型。随着研究深入，特异性抗体的发现和检测方法的提升，这些疾病与 MS 区分开来，形成新的疾病实体。NMOSD、MO-GAD 与 MS 的治疗和预后有明显差别，有研究表明 MS 的疾病修饰治疗（DMT）药物可能加重 NMOSD 症状，对 MOGAD 可能无效，因此早期鉴别诊断对患者的后续治疗非常重要，建议对于疑似 CIS 患者尽可能完善脱髓鞘抗体检测。

5. 自身抗体检测 适用于筛查系统性结缔组织病累及中枢，如系统性红斑狼疮，干燥综合征，系统性血管炎等。

（二）可选检查

1. 诱发电位 视觉，体感，脑干听觉诱发电位可能提示亚临床损害，有助于对影像学不易观察的病变进行定位，对 CIS 进展的风险评估有一定意义。

2. 光学相干断层扫描技术 测定视网膜神经纤维层（RNFL）厚度可以检测亚临床的视神经脱髓鞘损害，也可以为既往疑似视神经炎发作提供客观证据。有数据显示，与 MS 相比，NMOSD 患者视网膜神经纤维层与神经节细胞层变薄更严重。

3. 副肿瘤综合征抗体 部分副肿瘤综合征患者也可表现为类似脱髓鞘病变，对不典型的患者需要进行肿瘤筛查和抗体检测。

（三）新检查

神经丝轻链蛋白（NfL）：可用于多发性硬化患者中枢神经损伤程度的评估和疗效监测。有文献报道也是预测 CIS 转化为 MS 的生物标志物

四、 诊断及其标准

（一）诊断标准

本病尚无公认诊断标准，主要依据临床特点、辅助检查及合理排除其他疾病

临床特点：青中年多发，急性或亚急性起病，症状持续至少 24h，通常数天至数周达到高峰，无发热、感染表现。典型 CIS 表现包括单侧视神经炎、局灶性幕上综合征、局灶性脑干或小脑综合征，或部分性脊髓病；不典型表现包括双侧视神经炎、完全性眼肌麻痹、横贯性脊髓炎、脑病、头痛、意识改变、脑膜炎或孤立性疲劳。

辅助检查：如 MRI 提示有 MS 特征的脱髓鞘病变，CSF 提示轻微炎性改变，CSF 特异性 OCB 阳性支持 CIS 诊断。

合理排除其他疾病：排除其他炎性，血管病，占位，感染及遗传代谢病等

（二）风险评估和危险分层

多种因素有可能预测 CIS 向 MS 转化，如典型 MRI 特征，脑脊液检测，临床特征，遗传学特征，环境因素及免疫性因素等，其中 MRI 特征和脑脊液特异性 OCB 被广泛应用。

1. MRI 特征 基线 T_2 序列的病变数量 >9 个，脑室旁病灶 ≥3 个，最大病变长度 >0.75cm，病变垂直于胼胝体，钆增强病变，黑洞征，脑萎缩，中央静脉征等均对 CIS 向 MS 转化有预测价值，也有学者应用支持向量机（SVM）探索 CIS 向 MS 转化的预测模型。

2. 脑脊液检测 脑脊液特异性 OCB 是公认的 CIS 向 MS 转化的预测因素。在 2017 McDonald 诊断标准中，对于典型的 CIS 患者 OCB 阳性可以代替一次临床发作以符合时间多发的标准。24h 鞘内 IgG 合成率也有预测价值，但尚不能代替 OCB。其他生物标志物可能有一定的预测价值，但尚处于临床研究阶段，其作用未经广泛临床证实。

3. 临床特征 符合经典临床综合征，多部位受累，小脑综合征，括约肌功能障碍，认知障碍，疲劳是 MS 转化的预测因素。

4. 其他因素 HLA 基因，女性，青少年发病，吸烟，肥胖，维生素 D 缺乏，EB 病毒感染等因素可能具有预测价值，尚需进一步研究。

（三）并发症诊断

CIS 通常症状较轻，并发症少见。如出现痛性痉挛，可应用卡马西平、替扎尼定、加巴喷丁、巴氯芬等药物治疗。慢性疼痛、感觉异常等可用阿米替林、普瑞巴林、选择性 5 - 羟色胺及去甲肾上腺素再摄取抑制剂（SNRI）等药物治疗。

五、 鉴别诊断

CIS 应与特发性炎性脱髓鞘病变、炎性非脱髓鞘病变和非炎性病变进行鉴别（表 14 - 2 - 1）。

表 14 - 2 - 1 **CIS 与其他疾病的鉴别诊断**

六、 误诊防范

儿童或老年，伴非典型临床症状及影像表现的 CIS 患者在进行诊断过程中易发生误诊。CIS 易被误诊为脑血管病（脑卒中、脑小血管病）、肿瘤（转

移瘤、淋巴瘤）、感染（结核、梅毒）和视神经病（缺血性、遗传性视神经病变）；脑血管病（脑小血管病、动静脉瘘、偏头痛相关白质病变）、感染性疾病（带状疱疹后脊髓炎、PML）、炎性非脱髓鞘疾病（结节病、血管炎）、其他脱髓鞘疾病（NMOSD、MOGAD）、占位性疾病（脊髓型颈椎病、

淋巴瘤）、中毒（药物诱发脱髓鞘）和遗传相关疾病［Leber 遗传性视神经病、HDLS、肾上腺脑白质营养不良（ALD）］易被误诊为 CIS。

为避免误诊应重视全面的临床评估，整合临床特点、辅助检查结果、治疗转归，进行综合评价，警惕非典型的疾病特征，不要过早结束鉴别诊断。

治疗

一、 治疗流程

1. 部分 CIS 患者未经治疗可自然恢复，但对于症状明显或致残的患者仍建议积极治疗，治疗方案与 MS 急性复发大致相同。

2. 一线治疗为糖皮质激素冲击治疗。

3. 效果不佳时需要重新评估诊断。

4. 如仍然考虑 CIS 可选择二线治疗血浆置换，不适合激素、血浆置换者可尝试丙种球蛋白。

5. 部分经过筛选的患者建议启动 DMT 治疗（图 14 - 2 - 2）。

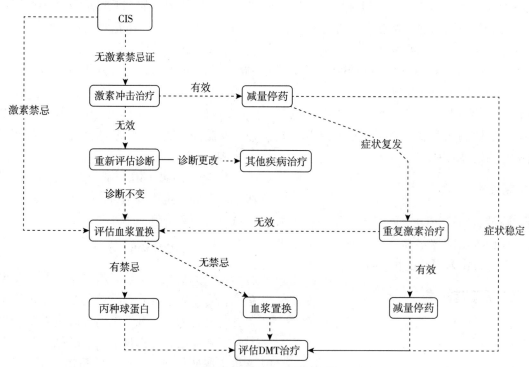

图 14 - 2 - 2　CIS 治疗流程

二、 治疗原则

1. 减轻炎症反应，缩短病程，促进恢复。
2. 预防 CIS 向 MS 转化。

三、 治疗细则

（一）糖皮质激素

对表现为视神经炎的 CIS 患者，大剂量甲泼尼龙冲击治疗可以明显缩短病程，但并不能提高 1 年

后的视力恢复。几项研究证实，激素治疗期内能促进患者神经功能恢复，但延长激素用药时间对神经功能恢复无长期获益。用法通常为甲泼尼龙静脉滴注 1g/d，持续 3 ~ 5d，如病情明显恢复可直接停用，如恢复不明显可序贯口服泼尼松或甲泼尼龙 60 ~ 80mg/d（可按 1mg/kg），每 2d 减量 5 ~ 10mg 直至停用。如果减量过程中症状反复，或出现新的症状/MRI 病变，可再次应用甲泼尼龙，也可应用二线治疗。儿童按体重 20 ~ 30/（kg·d），持续 5d，如果患者的症状完全缓解，可以直接停止用药。如

果症状未缓解，可继续口服醋酸泼尼松或甲泼尼龙 $1mg/(kg \cdot d)$，每 2d 减少 5mg，直至停止用药。在减少口服激素用量的过程中，如果出现新的症状，可以再次给予甲泼尼龙冲击治疗或一个疗程的静脉注射免疫球蛋白治疗（IVIG）。

（二）血浆置换

二线治疗。急性重症或对激素治疗无效者可于起病 2~3 周内应用 5~7 次的血浆置换。

（三）丙种球蛋白

由于缺乏有效证据，丙种球蛋白只被用作无法接受激素治疗的成年患者的替代治疗手段，如孕妇或哺乳期妇女，以及对激素治疗无效的儿童。推荐使用方法为：通过静脉滴注 $0.4g/(kg \cdot d)$，一个疗程持续 5d。如果 5d 后无效，则不建议患者继续使用，如果有效但疗效不是特别好，可以每周使用 1d，持续 3~4 周。

（四）疾病修饰治疗

何时启动 DMT 治疗尚存争议。一方面，大量研究表明，DMT 治疗可以降低临床确诊 MS（CDMS）的风险和复发率，降低 MRI 病灶负荷和残疾水平，提示早期确立诊断和治疗可能得到更好的临床结局。另一方面，CDMS 的转化风险取决于多种因素，部分患者长期随访也不会转化为 MS，对这部分患者 DMT 药物带来了额外的不良反应和医疗成本。而且错误的诊断和治疗反而可能引起症状恶化。因此，对不符合 2017 McDonald 标准的患者（通常为没有 2 个 MR 典型病灶，或 OCB 阴性且没有增强病灶），启动 DMT 治疗前应给予广泛的鉴别诊断，应充分告知患者可能的获益和风险，依据个体化原则制定方案，对经过筛选的患者，建议启动 DMT 治疗。随着临床研究的进展和指南的更新，整体趋势是给予合适的 CIS 患者更积极的治疗（表 14-2-2）。

表 14-2-2　不同时间的不同学会和指南对 CIS 患者的 DMT 治疗推荐

时间	学会	具体建议
2018 年	美国神经病学学会（AAN）指南	不推荐 CIS 患者常规给予 DMT 治疗，而应保持密切随访以监测病情演变

续表

时间	学会	具体建议
2018 年	欧洲多发性硬化治疗和研究委员会/欧洲神经病学研究院（ECTRIMS/EAN）指南	建议对于 MRI 具有 MS 特点的 CIS 患者给予干扰素或醋酸格列默治疗
2018 年	我国指南	推荐对于不满足 MS 诊断标准但 MRI 病灶高度提示 MS 的 CIS 患者给予注射用重组人干扰素 β-1b 治疗
2019 年	中东北非多发性硬化治疗研究委员会（MENACTRIMS）共识	推荐对于 MRI 符合（>9 个 T_2 病灶）和（或）严重复发并恢复不完全的患者，应给予 DMT 治疗
2021 年	多发性硬化治疗共识小组（MSTCG）共识	推荐排除需要鉴别诊断的病因后，CIS 患者应给予 DMT 治疗，根据个人情况，初始治疗可以直接应用高效药物，而不必遵循升阶梯疗法
2021 年	我国 CIS 诊断及治疗专家共识	建议对于高危 CIS 患者，在与患者充分沟通的前提下，建议给予 DMT 治疗

对于 CIS，目前已有多种疾病修饰药物（DMD）完成了大型多中心临床研究，β-干扰素、醋酸格列默、特立氟胺等药物在临床试验中显示了良好的疗效和安全性。自 2017 年 McDonald 标准应用以来，CIS 诊断率有所下降（部分过去诊断为 CIS 的患者直接诊断为 RRMS），新型药物的临床试验设定发生了改变，但回顾性研究显示，所有现有药物早期治疗均有明显获益。目前国内获批用于 CIS 治疗的 DMT 药物有特立氟胺、西尼莫德和富马酸二甲酯。

四、药物治疗方案

（一）急性发作药物治疗方案（表 14-2-3）

表 14-2-3　急性发作药物治疗

药品名称	给药途径	剂量	给药次数或持续时间
甲泼尼龙	静脉滴注	成人 0.5~1g/d 儿童 20~30/(kg·d)	3~5d
泼尼松	口服	成人 60~80mg/d 儿童 1mg/(kg·d)	每 2d 减量 5~10mg
血浆置换	—	1~1.5 倍血浆容量	2~3 周内共 5~7 次
丙种球蛋白	静脉滴注	0.4g/(kg·d)	5d

（二）疾病修饰治疗（表14-2-4）

表14-2-4 药物修饰治疗方案

药品名称	给药途径	剂量	给药次数或持续时间
干扰素 β-1b	皮下注射	250μg	隔日1次

续表

药品名称	给药途径	剂量	给药次数或持续时间
特立氟胺	口服	7mg或14mg	每日1次
西尼莫德	口服	1mg或2mg	每日1次
富马酸二甲酯	口服	240mg	每日2次

注：具体请参阅第十四章第一节"多发性硬化"。

作者：赵昊天
审稿：雷革胜

参考文献

第三节 视神经脊髓炎谱系疾病

视神经脊髓炎（neuromyelitis optica，NMO）是一种免疫介导的以视神经和脊髓受累为主的中枢神经系统炎性脱髓鞘疾病。1894年Devic等首次使用该名称报道，因此也被称为Devic病。随着对NMO研究的深入，临床上发现一组局限形式的脱髓鞘疾病（如单发或复发性视神经炎、单发或复发性纵向延伸的长节段横贯性脊髓炎等），具有与NMO相似的发病机制及临床特征，2007年Wingerchuk等将这组疾病命名为视神经脊髓炎谱系疾病（neuromyelitis optica spectrum disorders，NMOSD）。2015年，国际NMO诊断小组（International Panel for Neuromyelitis Optica Diagnosis，IPND）将经典的NMO及局限形式的NMOSD整合为广义概念的NMOSD，并以AQP4-IgG作为分层，制定了诊断标准。

NMOSD有6组核心临床症状：视神经炎（optic neuritis，ON）、急性脊髓炎（transverse myelitis／longitudinally extensive transverse myelitis，TM/LETM）、极后区综合征、急性脑干综合征、急性间脑综合征和大脑综合征。

▶ 诊断

一、问诊与查体（表14-3-1）

表14-3-1 NMOSD的临床表现

疾病	临床表现
视神经炎	（1）急性起病，迅速达峰 （2）多为双眼同时或相继发病，伴有眼痛，视功能受损，程度多严重：视野缺损，视力明显下降，严重者仅留光感甚至失明
急性脊髓炎	（1）急性起病，多出现明显感觉、运动及尿便障碍 （2）多有根性疼痛，颈髓后索受累可出现莱尔米特征 （3）严重者可表现为截瘫或四肢瘫，甚至呼吸肌麻痹 （4）恢复期易残留较长时期痛性或非痛性痉挛、瘙痒、尿便障碍等
极后区综合征	不能用其他原因解释的顽固性呃逆、恶心、呕吐，亦可无临床症状

续表

疾病	临床表现
急性脑干综合征	头晕、复视、面部感觉障碍、共济失调，亦可无临床症状
急性间脑综合征	嗜睡、发作性睡病、体温调节异常、低钠血症等，亦可无临床症状
大脑综合征	意识水平下降、高级皮层功能减退、头痛等，亦可无临床症状

（一）问诊和症状

1. 病史和既往史 需询问患者是否有视物模糊等的病史，是否有肢体活动障碍、头晕、眩晕等。是否有其他眼科疾病及神经系统疾病的病史。

2. 主要症状　主要根据 NMOSD 患者的主诉和不同的临床表现进行针对性的问诊。

ON 患者主要表现为视力显著下降，甚至失明，多伴有眼痛。如患者出现视神经受损的表现，需询问患者的起病形式，例如是否急性起病；视力减退是单眼出现、单眼继发双眼还是双眼同时受累；是否存在其他伴随症状，例如是否伴有眼痛；既往是否有类似发作史等。

LETM 患者可表现为突发的截瘫或四肢瘫，尿便障碍等。病变累及延髓背侧者，特别是延髓最后区者，可表现为顽固性呃逆、恶心和呕吐等。头晕或眩晕并不是 NMOSD 的常见症状，但如果病变主要累及脑干被盖部及第四脑室周边时，患者可表现出头晕、眩晕、复视和共济失调等症状。

（二）查体和体征

NMOSD 患者应进行详细的神经系统查体。

表现为眩晕或头晕的 NMOSD 患者，体格检查时需观察患者是否存在自发性眼震以及凝视诱发的眼震，若患者存在眼震，则需仔细观察其眼震方向的变化。此类患者还需完善 HINTS 测试，包括行甩头试验（head impulse test）、凝视试验（nystagmus）及扭转偏斜（test of skew）。除此之外，医生还应仔细检查此类患者是否合并其他脑干和小脑受损体征。

二、辅助检查

（一）优先检查

1. 磁共振成像（MRI）　如无禁忌，所有 NMOSD 患者应完善相关部位的 MRI 检查。根据患者不同的临床表现，可行视神经 MRI、脊髓 MRI 以及头颅 MRI 平扫 + 增强等。ON 患者 MRI 可见视神经病变，如视神经增粗、强化等；急性脊髓炎患者脊髓 MRI 多见病变长度多超过 3 个椎体节段，且多为横贯性受损；也有患者头颅 MRI 出现延髓最后区、丘脑、下丘脑、第三和第四脑室周围、脑室旁、胼胝体病变（表 14 - 3 - 2）。

表 14 - 3 - 2　NMOSD 的 MRI 影像学特征

疾病	MRI 影像学特征
视神经炎	眼眶 MRI：病变节段多大于 1/2 视神经长度，视交叉易受累。急性期视神经增粗、强化，可合并视神经周围组织强化。缓解期视神经萎缩、变细，形成双轨征。也可以为阴性
急性脊髓炎	脊髓病变长度多超过 3 个椎体节段，甚至可累及全脊髓。轴位多为横贯性，累及脊髓中央灰质和部分白质，呈圆形或 H 型，脊髓后索易受累。少数病变可小于 2 个体节段。急性期病变肿胀明显，可呈亮斑样、斑片样或线样强化，脊膜亦可强化。缓解期长节段病变可转变为间断、不连续信号，部分可有萎缩或空洞形成
极后区综合征	延髓背侧为主，轴位主要累及最后区域，矢状位呈片状或线状长 T_2 信号，可与颈髓病变相连
急性脑干综合征	脑干背盖部、四脑室周边、桥小脑脚；病变呈弥漫性、斑片状，边界不清
急性间脑综合征	丘脑、下丘脑、三脑室周边弥漫性病变，边界不清
大脑综合征	不符合经典 MS 影像特征，幕上病变多位于皮层下白质，呈弥漫云雾状。可以出现点状、泼墨状病变。胼胝体病变纵向可大于 1/2 全长，多弥漫，边界模糊。病变可沿锥体束走行，包括基底节、内囊后肢、大脑脚。少部分可为 ADEM 或 TDLs 表现，有轻度占位效应等

注：ADEM 急性播散性脑脊髓炎；TDLs 肿瘤样脱髓鞘病变

2. 脑脊液（CSF）检查　多数患者急性期时，CSF 中白细胞可轻度升高（$> 10 \times 10^6/L$），很少超过 $500 \times 10^6/L$。CSF 中蛋白可明显增高（$> 1g/L$）；CSF 中寡克隆区带（OCB）阳性率一般较低（$< 20\%$）。CSF 常规及生化结果的这些异常可支持诊断，但没有很大的特性异性，因此还需要完善特异性高的 AQP4 - IgG 检测。

3. 血清及脑脊液 AQP4 - IgG 检测　AQP4 - IgG 是 NMO 特有的生物免疫标志物，具有高度特异性。目前公认的特异度和灵敏度均较高的方法有细胞转染免疫荧光法（CBA）及流式细胞法。酶联免疫吸附法（ELISA）检测 AQP4 - IgG 敏感性较高，但具有假阳性。目前指南推荐采用 CBA 法检测 AQP4 - IgG 或两种以上方法动态反复验证。建议有条件的患者均应完善该项检查。

4. 血清其他自身免疫抗体检测　约 50% 的 AQP4 - IgG 阳性 NMOSD 患者合并其他自身免疫抗体阳性，如血清抗核抗体（ANAs）、抗 SSA 抗体、抗 SSB 抗体和甲状腺过氧化酶抗体（TPO）等。建议有条件的患者均应完善该项检查。

（二）可选检查

1. 电生理检查（诱发电位）　脊髓炎患者的体感诱发电位检查可表现为深感觉传导通路损害。对临床主要表现为脊髓炎的患者，建议完善该检查。

2. 视功能检查　主要包括视力、视野、视觉诱发电位（VEP）和光学相干断层扫描（OCT）检查。

（1）视力：大部分患者视力下降明显，严重者残留视力 <0.1，甚至可全盲。

（2）视野：患者可出现单眼或双眼同时受累，表现为各种形式的视野缺损。

（3）视觉诱发电位（VEP）：P100 波幅降低和潜伏期延长，病情严重者甚至引发不出相关反应。

（4）光学相干断层扫描（OCT）：OCT 检查可见较明显的视网膜神经纤维层厚度变薄。

（三）新检查

中枢神经系统脱髓鞘其他相关抗体检测：研究发现，约有 20%～30% 的 NMOSD 患者 AQP4 – IgG 为阴性。而 AQP4 – IgG 阴性的 NMOSD 患者，血清髓鞘少突胶质细胞糖蛋白抗体（MOG – IgG）可表达为阳性。AQP4 – IgG 阴性而 MOG – IgG 阳性的 NMOSD 患者，发病年龄相对更早，下段胸髓更易受累，临床过程相对较轻，复发较少。此外，也有报道抗胶质纤维酸性蛋白抗体（GFAP – IgG）阳性的 NMOSD 患者。因此，疑似 NMOSD 的患者，除 AQP4 – IgG 外，可同时完善 MOG – IgG 和 GFAP – IgG 检查。

四、诊断及其标准

（一）诊断标准

目前国际通用的 NMOSD 相关诊断标准主要有 2006 年 Wingerchuk 等制定的 NMO 诊断标准以及 2015 年国际 NMO 诊断小组（IPND）制定的 NMOSD 诊断标准。中国 NMOSD 诊断与治疗指南（2021 版）建议参考以上诊断标准。新标准分为 AQP4 – IgG 阳性与阴性组（表 14 – 3 – 3）。

1. 核心临床特征

（1）ON。

（2）急性脊髓炎。

（3）极后区综合征，无其他原因能解释的发作性呃逆、恶心和呕吐等。

（4）其他脑干综合征。

（5）症状性发作性睡病、间脑综合征，头颅 MRI 有 NMOSD 特征性间脑病变。

（6）大脑综合征伴有 NMOSD 特征性大脑病变。

2. AQP4 – IgG 阳性的 NMOSD 标准

（1）至少 1 项核心临床特征。

（2）用可靠的方法检测 AQP4 – IgG 结果阳性（推荐 CBA 法）。

（3）排除其他诊断。

3. AQP4 – IgG 阴性或 AQP4 – IgG 未知状态的 NMOSD 诊断标准

（1）在 1 次或多次临床发作中，至少 2 项核心临床特征并满足下列全部条件：①至少 1 项临床核心特征为 ON、急性 LETM 或延髓极后区综合征；②空间多发，同时具有 2 个或以上不同的临床核心特征；③满足 MRI 附加条件。

（2）用可靠的方法检测 AQP4 – IgG 结果阴性或未检测。

（3）排除其他诊断。

4. AQP4 – IgG 阴性或未知状态下 NMOSD 的 MRI 附加条件

（1）急性 ON：需头颅 MRI 有下列之一表现：①头颅 MRI 正常或仅有非特异性白质病变；②视神经长 T_2 信号或 T_1 增强信号 >1/2 视神经长度；或病变累及视交叉。

（2）急性脊髓炎：脊髓 MRI 符合长脊髓病变 >3 个连续椎体节段；或有脊髓炎病史的患者相应脊髓萎缩 >3 个连续椎体节段。

（3）极后区综合征：脑 MRI 表现延髓背侧/最后区病变。

（4）急性脑干综合征：脑 MRI 表现脑干室管膜周围病变。

（二）并发症诊断

如患者临床表现以急性脊髓炎为主，表现为肢体活动障碍，后期可出现褥疮、泌尿系感染、坠积性肺炎、下肢深静脉血栓等。需密切观察患者的病情变化，出现相关的症状，通过胸部 CT，血管超声等明确诊断。

五、鉴别诊断

对于临床症状和影像学表现不典型的 NMOSD，应该充分结合实验室检查结果与其他可能的疾病相鉴别，并进行随访，结合病情的演变情况进行鉴别。根据病因类型不同，一般和如下疾病进行鉴别：①多发性硬化（MS）；②血管性疾病（ON 需与缺血性视神经病进行鉴别；脊髓病变需与脊髓硬脊膜动静脉瘘、脊髓血管畸形和亚急性坏死性脊髓病等疾病进行鉴别）；③肿瘤及副肿瘤相关疾病（如脊髓胶质瘤、脊髓副肿瘤综合征）；④全身系统性疾病（如系统性红斑狼疮、干燥综合征、结节病和系统性血管炎）（表 14 - 3 - 3）。

表 14 - 3 - 3　NMOSD 的鉴别诊断

鉴别疾病名	病史、症状与体征的鉴别	辅助检查的鉴别
MS	（1）种族：MS 发患者群以白种人居多，而 NMOSD 在非白种人群中发病比例更高 （2）病程：NMOSD 患者 90% 以上可复发，无继发进展过程；而 MS 患者 85% 为缓解复发型，50% 发展为继发进展型，15% 为原发进展型	（1）血清 AQP4 - IgG：在 NMOSD 患者中，血清 AQP4 - IgG 阳性率高达 70% ~ 80%，而 MS 患者血清 AQP4 - IgG 一般为阴性 （2）CSF 寡克隆区带 NMOSD 患者 CSF 寡克隆区带阳性率 <20%；而 MS 患者 CSF 寡克隆区带阳性率则高达 70% ~95% （3）脊髓 MRI：NMOSD 患者脊髓 MRI 提示，脊髓病变呈长节段，一般 >3 个椎体节段，多呈对称横贯性损害；缓解期脊髓 MRI 可提示脊髓萎缩和（或）空洞。MS 病变如累及脊髓者，脊髓 MRI 提示多呈短节段，轴位多呈非对称部分性损害 （4）头颅 MRI：NMOSD 病变如累及脑部者，病变常位于延髓最后区、第三和第四脑室周围和下丘脑等；而 MS 脑内病变者，病变多位于脑室旁（直角征），近皮层
血管性疾病	—	血管性疾病引起的脊髓病变可通过脊髓增强 MRI 扫描以及脊髓血管造影明确诊断。血清 AQP4 - IgG 一般为阴性
SCD	SCD 是维生素 B$_{12}$ 缺乏导致的神经系统变性疾病，最常累及脊髓后索，其次为侧索	（1）通过脊髓病变累及的范围以及血清维生素 B$_{12}$ 含量可诊断 （2）血清 AQP4 - IgG 一般为阴性
肿瘤及副肿瘤相关疾病	—	可通过脊髓增强 MRI，全身 PET - CT 扫描等进行鉴别
全身系统性疾病	—	可通过血清自身免疫抗体等相关检查进行鉴别

注：SCD 脊髓亚急性联合变性

治疗

一、治疗流程

NMOSD 患者急性期需行急性期对症治疗，根据情况选择后续序贯治疗。序贯治疗时在使用一线药物 6~12 个月，疗效不佳或不良反应很大、依从性差时可考虑换其他一线药物或二线治疗药物。

二、治疗原则

NMOSD 治疗应结合患者的经济条件和意愿，在遵循循证医学证据的基础上，进行早期、合理的治疗。与 MS 相比，NMOSD 的复发往往更严重，且只能部分可逆，并可能视力丧失、瘫痪、膀胱功能障碍、意识水平改变，甚至呼吸衰竭和死亡。NMOSD 患者症状的累及主要归因于每次复发发作的不完全恢复。

三、治疗细则

NMOSD 的治疗分为急性期治疗、序贯治疗、对症治疗和康复治疗。急性期治疗的主要目的是控制症状，促进神经功能恢复。常用糖皮质激素、静脉注射大剂量免疫球蛋白、血浆置换或激素联合免疫抑制剂。序贯治疗的主要目的是预防复发，减少神经功能障碍累积。对于 AQP4 - IgG 阳性的 NMOSD 患者和 AQP4 - IgG 阴性的复发型 NMOSD 患者来说，应尽早采取预防治疗。而单相病程 AQP4 - IgG 阴性的 NMOSD 患者是否需要使用免疫预防治疗尚无定论。主要包括免疫抑制剂和免疫靶向药物。除病因治疗外，针对不同临床症状也可选用相应的对症治疗。

（一）药物治疗

1. 急性期的主要药物治疗　急性期治疗的主要目的是控制症状，促进神经功能恢复。

（1）糖皮质激素（激素）：激素治疗可促进 NMOSD 急性期患者神经功能恢复。我国视神经脊髓炎谱系疾病诊断与治疗指南建议推荐方法：应用大剂量甲泼尼龙冲击治疗。

（2）静脉注射大剂量免疫球蛋白（IVIG）：对

大剂量激素冲击疗法效果欠佳的患者，可选用 IVIG 冲击治疗。

（3）血浆置换（PE）：对于大剂量激素冲击疗法反应欠佳者，可考虑进行 PE 治疗。PE 对 AQP4 - IgG 阳性或抗体阴性的 NMOSD 患者可有一定疗效。建议置换 5~7 次，每次用血浆 1~2L。

（4）激素联合免疫抑制剂：在激素冲击治疗效果不佳时，而因经济情况等因素不能进行 PE 或 IVIG 治疗的患者，可以联用免疫抑制剂治疗。

2. 序贯治疗期的药物选择（免疫抑制治疗） 序贯治疗的主要目的是预防复发，减少神经功能障碍累积。对于 AQP4 - IgG 阳性的 NMOSD 患者和 AQP4 - IgG 阴性的复发型 NMOSD 患者应尽早采取预防治疗。而单相病程 AQP4 - IgG 阴性的 NMOSD 患者是否需要使用免疫预防治疗尚无定论。

目前临床上针对 NMOSD 预防发作的一线药物主要包括：硫唑嘌呤、吗替麦考酚酯、甲氨蝶呤以及利妥昔单抗等。二线药物主要包括：环磷酰胺、米托蒽醌和他克莫司等。不宜应用免疫抑制剂的 NMOSD 患者，定期进行 IVIG 也可用于 NMOSD 的预防治疗。

（1）硫唑嘌呤：序贯治疗期的经典药物，可减少 NMOSD 的复发和减缓神经功能障碍的进展。

（2）吗替麦考酚酯：可减少 NMOSD 的复发和减缓神经功能障碍进展。

（3）利妥昔单抗：是一种针对 B 细胞表面 CD20 的单克隆抗体。临床试验结果显示，应用利妥昔单抗治疗，能显著减少 NMOSD 的复发和减缓神经功能障碍进展。

（4）环磷酰胺：环磷酰胺对减少 NMOSD 复发可能有效。为二线药物，可用于其他治疗无效者。

（5）米托蒽醌：临床试验表明，米托蒽醌能减少 NMOSD 复发，为二线药物，对于反复发作而其他方法治疗效果欠佳者可选用。

（6）免疫靶向药物：近年来，随着研究的不断进步，多种免疫靶向药物，例如托珠单抗、艾库组单抗和沙妥珠单抗等也被批准用于治疗 NMOSD，为治疗 NMOSD 及预防复发提供了新方向。这些药物的确切疗效及治疗 NMOSD 适应证的拓展仍需更多大规模临床试验证实。

3. 对症治疗的药物选择 除病因治疗外，针对不同临床症状也可选用相应的对症治疗。

病变累及脊髓，引起痛性痉挛者可选用卡马西平、加巴喷丁、普瑞巴林和巴氯芬等药物。疼痛患者可使用普瑞巴林、选择性 5 - 羟色胺再摄取抑制剂（SSRI）和去甲肾上腺素再摄取抑制剂（SNRI）等药物。延髓病变出现顽固性呃逆者，可应用巴氯芬。抑郁焦虑者，可应用 SSRI 和（或）SNRI 类药物。尿潴留患者应及时导尿；便秘患者可应用缓泻药，严重者可给予灌肠处理。

（二）康复治疗

NMOSD 患者的康复治疗对于神经功能的恢复十分重要。尤其是存在肢体和（或）吞咽等功能障碍者，如有条件，应早期在专业医生的指导下进行相应的功能康复训练。

四、药物治疗方案（表14-3-4、表14-3-5）

表 14 - 3 - 4　急性期的药物治疗方案

药物名称	用法用量	注意事项
糖皮质激素（激素）	甲泼尼松龙 1g 静脉滴注，1 次/d，共 3~5d；500mg 静脉滴注，1 次/d，共 2~3d 依据序贯治疗免疫抑制剂的不同，放缓减量速度，如每 2 周递减 5mg，至 10~15mg 口服，1 次/d，长期维持	（1）大剂量激素治疗可能会出现不良反应，使用时需密切观察患者情况，及时处理，必要时停药 （2）激素冲击治疗时给药速度要慢，以免引起心脏不良反应 （3）其他常见不良反应包括电解质紊乱、血压异常、上消化道出血、骨质疏松和股骨头坏死等。可应用质子泵抑制剂预防上消化道出血，注意补钾和补钙；应尽量控制激素的剂量和疗程，以防止激素引起的骨质疏松，甚至股骨头坏死等严重并发症
静脉注射大剂量免疫球蛋白（IVIG）	免疫球蛋白使用剂量为 0.4g/（kg·d），静脉滴注，连续 5d 为 1 个疗程	—
血浆置换（PE）	建议置换 5~7 次，每次用血浆 1~2L	—

表14-3-5 序贯治疗期的药物治疗方案

治疗药物	用法用量	注意事项
硫唑嘌呤	按体重2~3mg/(kg·d) 单用或联合口服泼尼松，按体重0.75mg/(kg·d)	(1) 通常在硫唑嘌呤起效后（4~5个月）将泼尼松渐减量至小剂量长期维持 (2) 由于硫唑嘌呤可引起白细胞降低、肝功能损害、恶心和呕吐等不良反应，应注意定期监测血常规和肝功能等
吗替麦考酚酯	1~1.5g/d，口服	(1) 起效相对硫唑嘌呤较快，白细胞减少和肝功能损害等不良反应也较硫唑嘌呤少 (2) 不良反应主要为胃肠道症状和机会性感染等
利妥昔单抗	治疗：按体表面积375mg/m² 静脉滴注，每周1次，连用4周；或1000mg静脉滴注，共用2次（间隔2周）为1个疗程 预防：单次500mg静脉滴注，6~12个月后重复应用；或100mg静脉滴注，1次/周，连用4周，6~12个月后重复应用	(1) 每次治疗前可使用对乙酰氨基酚或泼尼松龙以预防静脉滴注的不良反应，静脉点滴速度要慢，并进行监测 (2) 大部分患者治疗后可维持B淋巴细胞消减6个月，可根据CD19/CD20阳性细胞或CD27⁺记忆细胞监测B淋巴细胞，根据B淋巴细胞情况决定是否行第2个疗程治疗
环磷酰胺	600mg 静脉滴注，1次/2周，连续5个月或600mg静脉滴注，每个月1次，共12个月年总负荷剂量不超过10~15g	(1) 使用时注意监测血常规和尿常规等 (2) 其他不良反应有胃肠道症状、机会性感染和出血性膀胱炎等。可同时应用美司钠注射预防出血性膀胱炎
米托蒽醌	按体表面积（10~12）mg/m²，静脉滴注，每月1次，共3个月，后每3个月1次再用3次，总量不超过100mg/m²	—

作者：赵正卿

审稿：舒崖清

参考文献

第四节 瘤样脱髓鞘病

瘤样脱髓鞘病（tumefactive demyelinating lesions，TDL）曾被称为肿瘤样炎性脱髓鞘病变或脱髓鞘性假瘤，是中枢神经系统免疫介导的炎性脱髓鞘疾病的特殊类型，主要位于大脑半球，少见于脊髓。

TDL可模拟脑肿瘤的特征，如症状相对较轻，病灶较大伴明显水肿，有占位效应，增强扫描可见强化，因此临床上易被误诊为脑肿瘤。

诊断

一、诊断流程（图14-4-1）

二、问诊与查体（表14-4-1）

表14-4-1 TDL的临床特征

类别	临床表现
受累部位	主要影响脑内，少数可累及脊髓
临床症状	通常比脑胶质瘤显著，但少数患者影像学表现明显而临床症状较轻

续表

类别	临床表现
起病症状	头痛、言语不清、肌力下降
早期表现	记忆力下降、反应迟钝、淡漠等精神认知障碍，易被忽视
症状进展	症状逐渐增多或加重，活动期症状可进一步加重，部分患者可能仅表现为癫痫发作

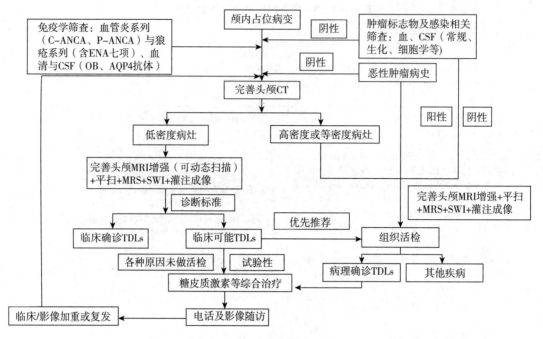

图 14 - 4 - 1　TDL 诊断流程

续表

类别	临床表现
认知功能影响	病变较弥漫或多发时可影响认知功能，部分患者出现尿便障碍
病灶特点	主要以白质受累为主，亦可累及皮层及皮层下白质，病灶可为单发或多发，以双侧受累常见
常见颅内病灶部位	额叶、颞叶、顶叶，基底节区、胼胝体及半卵圆中心
体征特点	体征因病灶部位不同而异，大脑病灶可导致偏瘫、偏身感觉障碍和锥体束征，脊髓病灶可引起感觉、运动及自主神经症状
临床表现变化	症状可能加重或出现新的体征，癫痫发作相对少见，多见于胶质瘤

三、　辅助检查

（一）　优先检查

头颅 MRI：优先选择头颅 MIR 检查，首先明确颅内病灶的形态，按 TDL 的影像学形态特点、病灶形态可将 TDL 分为以下 3 型：①弥漫浸润样病灶：T_2 显示病灶边界不清，可呈不均匀强化，弥漫浸润样生长；②环样病灶：病灶形态为圆形或类圆形，可呈闭合环形及开环强化；③大囊样病灶：T_1、T_2 像病灶均呈高信号，边界非常清楚，可呈环形强化。此型较为少见。

（二）　可选检查

1. 头颅 CT　绝大多数边界较清楚的低密度影，个别可为等密度，CT 强化多不显著。

2. 头颅 MRI 增强　在急性期与亚急性期表现为结节样、闭合环样、火焰状等不同形式强化。

3. 脑脊液（CSF）检查　TDL 患者腰椎穿刺术时颅压多数正常，少数轻度增高，多数 CSF 细胞数多为正常，蛋白水平正常，少数轻、中度增高。个别患者 CSF 的寡克隆区带（OB）呈弱阳性或阳性，髓鞘碱性蛋白（MBP）或 IgG 合成率不同程度增高。

4. 血清学免疫相关检查　极少数 TDL 血清水通道蛋白 4（AQP - 4）抗体阳性与 NMOSD 重叠。

5. 磁共振波谱（MRS）　可反映病变组织的代谢情况，与肿瘤有一定的鉴别价值。后者 Cho 峰升高、NAA 减低程度更为显著，一般 Cho/NAA≥2。

6. 灌注加权成像（PWI）　胶质瘤新生血管多，往往呈高灌注，而 TDL 一般不出现高灌注表现。

（三）　新检查

脑活检组织病理学：①苏木精伊红染色（HE）和髓鞘染色显示组织结构破坏及髓鞘脱失；②轴索染色和免疫组织化学标记神经丝蛋白可显示髓鞘脱失区域轴索相对保留；③HE 染色和免疫组织化学标记 CD68 可显示病变区域内有大量吞噬髓鞘碎片的格子细胞；④病变区域及周围组织内可见血管周围"套袖样"淋巴细胞浸润，渗出细胞以 T 淋巴细胞为主;⑤HE 染色和免疫组织化学标记胶质纤维酸性蛋白（GFAP）检查结果显示，不同程度反应性增生的星形胶质细胞，其胞质丰富核常偏位；⑥多数患者病变组织中可见散在分布的肥胖型星形细胞；⑦病理学改变也会随病程而发生相应变化。

四、 诊断及其标准

（一）诊断标准（表 14-4-2）

表 14-4-2 TDL 的诊断标准

类别	描述
基本标准	（1）临床症候持续 >24h，在一定时间内进行性加重，有或无神经功能缺损 （2）头颅 MRI 检查示：颅内单发或多发病灶，至少一个病灶具有轻中度占位效应，有或无不同程度水肿带，且病灶最长径 ≥2cm 占位效应程度分级：①轻度：脑沟消失；②中度：脑室受压；③重度：中线移位，或出现钩回疝、大脑镰下疝 病灶周围水肿程度分级：①轻度：水肿带 <1cm；②中度：水肿带 1~3cm；③重度：水肿带 >3cm （3）病灶主体以脑白质为主 （4）头颅 CT 平扫示病灶为低密度或稍等密度 （5）患者的临床症状、实验室及影像学指标难以用其他颅内占位性疾病更好地解释
支持标准	（1）临床症状符合下列任意 3 条即可：①中青年起病；②急性、亚急性起病；③头痛起病；④病情严重程度与影像学平行对应（部分感染性疾病临床症候相对于影像学过重，而脑胶质瘤等临床症候少，病情相对于影像学明显较轻） （2）常规实验室指标符合下列任意 3 条即可：①颅内压正常或轻中度增高（一般 ≤240mmH$_2$O，1mmH$_2$O = 9.807Pa）；②CSF 细胞数正常或轻度增多（一般 ≤50 个/mm^3）；③CSF 蛋白水平正常或轻、中度增高（一般 ≤1000mg/L）；④CSF-OB 阳性和（或）MBP 升高；⑤血清 AQP-4 抗体阳性 （3）普通影像学指标符合下列任意 1 条即可：①病灶单发或多发，且累积双侧半球，但非粟粒性；②病灶边界相对清楚（有时伴 T$_2$ 低信号边缘） （4）不同临床时期（<3 周、4~6 周、≥7 周）其增强 MRI 特点按一定规律动态演变：同一病灶具有从"结节样"或"斑片样"强化向"环形"（或"开环样""花环样""火焰状"）强化逐渐演变特点 （5）病灶形态（增强 MRI）呈环样结构，且须具备以下特征：欠连续；有 1 个或数个缺口；呈"开环样""C 形""反 C 形"强化 （6）"梳齿征"阳性：增强 MRI 检查示侧脑室旁病灶内可见梳齿样排列的扩张静脉影
警示指标	出现以下指标，需慎重诊断 TD （1）临床特点具有以下情况之一：①首次发病年龄 >60 岁；②隐袭起病，病程迁延 >1 年；③与影像学相比，临床症候较少，病情较轻；④病程中出现显著的脑膜刺激征；⑤病程中出现 >24h 的发热，且用其他病因难以解释 （2）以癫痫起病 （3）T$_1$WI 和（或）T$_2$WI 像示病灶边界模糊不清 （4）病灶内显著出血、坏死；或 DWI 像示病灶呈低信号或混杂信号 （5）增强 MRI 显示病灶呈规则、壁外侧光滑、闭合环形 （6）MRS 检查示病灶内感兴趣区 Cho/NAA≥2，或出现高大的 Lip 峰 （7）激素冲击治疗病情缓解后 3 个月内病情很快复发加重
排除标准	（1）CSF 细胞学检查发现肿瘤细胞 （2）头颅 CT 检查示病灶呈高密度（除外钙化、出血性病变、海绵状血管畸形） （3）增强 MRI 检查示：①典型的原发性中枢神经系统淋巴瘤征象，如均匀团块状强化、缺口征、握拳征；②典型的脑胶质瘤征象，如脑干基底动脉包绕征等；③其他肿瘤或非肿瘤占位性疾病的典型征象 （4）影像学表现病灶局部明显高灌注 （5）影像学显示病灶局部呈高代谢 （6）明确诊断非炎性脱髓鞘病变，如颅内肿瘤性疾病、感染性疾病、血管炎等
综合诊断标准	根据患者的临床症状、实验室指标、影像学结果，结合上述各诊断指标以及病理学活检结果，建议将 TDL 的诊断级别分为以下 3 个等级 （1）病理确诊的 TDL：无排除指标，且脑活检出现 TDL 典型病理学改变 （2）临床确诊的 TDL：同时具备以下几条：①无排除指标；②符合所有基本标准；③至少符合 4 条支持指标；④无警示指标 （3）临床可能的 TDL：同时具备以下几条：①无排除指标；②符合所有基本标准；③至少符合 4 条支持指标；④有警示指标存在，需有支持指标对冲平衡：1 个警示指标，必须至少有 1 个支持指标；2 个警示指标，必须有 2 个支持指标；不允许 >2 个警示指标存在

五、 鉴别诊断 （表 14 - 4 - 3）

表 14 - 4 - 3 TDL 的鉴别诊断

鉴别疾病名	病史、症状与体征的鉴别	辅助检查的鉴别
脑星形细胞瘤	脑星形细胞瘤一般表现为影像学占位显著而临床症候相对较轻。约25% 的 TDL 患者以头痛起病，易被误诊为脑肿瘤	脑星形细胞瘤头颅 CT 病灶多呈高密度或等密度，而 98% 以上的 TDL 均为低密度灶；头颅 MRI 中脑星形细胞瘤 T_1WI 像以呈稍长或等信号为主，而 T_2WI 像病灶边界多模糊不清，占位效应更为显著，有显著的灶周水肿及中线移位；MRI 增强扫描脑星形细胞瘤随不同病理学分型及 WHO 分级，强化影像表现各异，主要呈结节样、团块状或雾霾样强化，胶质母细胞瘤易出现囊变、出血、坏死影像特点；胶质母细胞瘤 MRS 有时可见高大脂质（Lip）峰，星形细胞瘤的 Cho/NAA 多 ≥2，若显著升高则临床意义更大；增强 MRI 的"梳齿征"对于 TDL 的诊断有相对特异性，脑桥的"基底动脉包绕征"高度提示星形细胞瘤
原发性中枢神经系统淋巴瘤（PCNSL）	PCNSL 以认知功能减退与记忆力显著下降为首发症状较多见，而 TDL 则以头痛首发多见	多数 PCNSL 头颅 CT 病灶呈高密度或等密度，随病程逐渐变为高密度。CT 增强可见中心型强化（球形居多）；PCNSL 的 MRI 增强多显示均匀显著的片状或球形强化，有些患者可见"缺口征""尖角征"，有些呈"雨滴"样表现，而 TDL 增强扫描的"梳齿征"表现；PCNSL 的 fMRI 中 Cho/NAA 多 ≥2，且常可见高大的 Lip 峰
原发性中枢神经系统血管炎（PACNS）	临床起病较急，病灶靠近皮层，可表现为癫痫发作	以皮层受累多见，增强 MRI 可呈脑回样强化，部分累及中线结构，常分布于双侧；30% 的 PACNS 可见血小板轻中度增高；部分病例在急性期与亚急性期可因病灶坏死合并出血；对激素治疗反应相对较慢，往往在使用激素后增强 MRI 病灶很少快速消减；病理学特点可分为淋巴细胞浸润型、肉芽肿型、急性坏死型
脑转移瘤	脑转移瘤多继发于肺癌、乳腺癌等，病灶可多发，常位于皮层下血流较为丰富的区域，也可出现环形强化，其好发性别、年龄与原发肿瘤相关	—

六、 误诊防范

各年龄段均可发病，以中青年为多，个别发病前有疫苗接种及感冒受凉史。TDL 易被误诊为：脑星形细胞瘤、原发性中枢神经系统淋巴瘤。原发性中枢神经系统血管炎、生殖细胞瘤与脑转移瘤易被误诊为 TDL。

TDL 是一种特殊类型的炎性脱髓鞘疾病，具有独特的影像学特征。从预后角度来看，其复发率明显低于多发性硬化（MS）和神经脊髓炎光谱障碍（NMOSD）等传统脱髓鞘疾病。然而，在病程中，TDL 可能与其他脱髓鞘疾病出现重叠或交叉现象。其发病机制与体液免疫及细胞免疫密切相关，因此 TDL 是否应被视为一种独立的疾病仍需进一步研究。尽管病理检查被认为是诊断 TDL 的"金标准"，但由于其对设备和技术的要求较高，进行详细的临床影像学检查也对 TDL 的诊断十分有帮助。此外，对于病理或影像学表现不典型、导致诊断困难的患者，可以尝试使用糖皮质激素进行治疗并观察其效果，同时，长期的临床影像随访也显得尤为重要。

治疗

一、 治疗原则

1. 病理确诊与临床确诊的 TDL 可直接启动相关治疗。

2. 临床可能的 TDL 根据受累部位，可行组织活检，若病理学表现缺乏特异性，无法确诊，分析原因后可再次行组织活检，根据病理结果进行相应诊疗。

3. 对于组织活检仍无法确诊且暂无再次组织活检的患者，除外禁忌后，均推荐激素试验性治疗，治疗后行增强 MRI 扫描进行影像学评估，对于增强完全消失或大部分消退者可基本除外胶质瘤的可能，若于半年内复发或病情再次加重的，应注意淋巴瘤的可能性。

二、 治疗细则

多数 TDL 为单相病程，复发较少，且病灶体积相对较大，故激素的治疗方法则既不同于 NMOSD 的"小剂量长期维持"，也不同于 MS 的"短疗程"，而有其自身特点。对于 TDL 复发的患者，需首先检测血清 AQP - 4 抗体，提示患者存在向

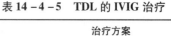

NMOSD 转变的可能、复发率可能较高、神经功能残障相对显著；若血清 AQP-4 抗体阴性，就按 TDL 相关推荐治疗。

（一）急性期治疗

1. 治疗目标　减轻急性期临床症状、缩短病程、改善神经功能缺损程度，使颅内占位病灶体积缩小至消退，达到影像学缓解或治愈，预防并发症。

2. 适应对象　首次发作的 TDL，或有新发客观神经功能缺损证据的复发者。

3. 主要药物及用法

（1）激素治疗（表 14-4-4）

表 14-4-4　TDL 的激素治疗

项目	治疗方案
治疗地位	首选
治疗效果	可促进急性期 TDL 临床症状的缓解、影像学颅内占位病灶的缩小及病灶强化的消退
治疗原则	以大剂量冲击、缓慢阶梯减量，逐步减停
注意事项	但因 TDL 的病灶体积相对较大，病情多较 MS 为重，故激素冲击治疗之后的阶梯减量需较 MS 慢，以免病情反复或加重
推荐方法	甲泼尼龙 1000mg/d，静脉滴注 3~4h，3~5d，此后剂量阶梯依次减半，每个剂量 2~3d，至 120mg/d、80mg/d、40mg/d 以下，改为口服甲泼尼龙片 28mg/d×3d，依次递减为 20mg/d×7d 之后，每周减 4mg 直至减停

（2）激素联合免疫抑制剂：适用于激素冲击效果不佳者，主要包括：硫唑嘌呤、环磷酰胺、吗替麦考酚酯、甲氨蝶呤、他克莫司等。

（3）丙种球蛋白（IVIG）（表 14-4-5）

表 14-4-5　TDL 的 IVIG 治疗

项目	治疗方案
适应人群	（1）血清 AQP-4 抗体阳性的患者 （2）不适合激素治疗或激素治疗无效者 （3）不宜使用免疫抑制剂的特殊人群，如妊娠或哺乳期妇女、儿童
推荐用法	0.4g/(kg·d)，静脉滴注，连用 5d 为 1 个疗程。

（二）复发型 TDL 缓解期的治疗

1. 治疗目标　控制疾病进展预防复发。对于符合 MS 时间与空间多发特点的 TDL 可按 MS 进行免疫抑制剂或疾病修正治疗（DMT），对于不符合 MS 及 NMOSD 诊断的，亦可予免疫抑制剂治疗。

2. 主要 DMT 药物　建议对血清 AQP-4 抗体阴性的复发型 TDL 予以 DMT 药物治疗。

3. 免疫抑制治疗　对于符合 MS 诊断标准的可作为三线治疗，而对于不符合 MS 与 NMOSD 的 TDL 可作为一线药物进行选择使，常用的有硫唑嘌呤、环磷酰胺、吗替麦考酚酯等。

（三）神经修复治疗

推荐使用营养神经药物包括：神经生长因子、单唾液酸四己糖神经节苷脂钠、胞磷胆碱胶囊。另外，还可使用多种维生素，如维生素 B_1、甲钴胺。

（四）对症治疗

针对抑郁焦虑、认知障碍、头痛、痛性痉挛、膀胱直肠及性功能障碍等对症治疗。

四、药物治疗方案（表 14-4-6）

表 14-4-6　药物治疗方案

治疗时间	药物类型	药物名称	给药途径	常用剂量及给药次数	持续时间
急性期	激素治疗	甲泼尼龙	静脉	1000mg/d	3~5d 减半量改为口服
		甲泼尼龙片	口服	28mg/d	一次减量，每周减 4mg 直至减完
	IVIG	免疫球蛋白	静脉	0.4g/(kg·d)，	连用 5 天
复发型 TDL 缓解期治疗	免疫抑制剂	硫唑嘌呤	口服	2~3mg/(kg·d)	—
		环磷酰胺	静脉	600mg，1 次/2 周	—
		吗替麦考酚酯	口服	1~1.5mg/(kg·d)	—

作者：李雯

审稿：邹永明

参考文献

第十五章　重症肌无力

重症肌无力（myasthenia gravis，MG）是一种自身抗体介导、细胞免疫依赖、补体参与，累及神经－肌肉接头（neuromuscular junction，NMJ）突触后膜，引起神经－肌肉接头传递障碍的获得性自身免疫性疾病。

MG 是目前认识最充分且治疗效果最好的自身免疫性疾病之一。其特征性临床表现为受累骨骼肌无力和易疲劳，症状波动，即活动后肌力明显减退，经休息或应用胆碱酯酶抑制剂后症状减轻。最常受累的肌肉包括眼肌、四肢肌、呼吸肌和延髓支配肌。既往 MG 患者病死率高，因此被命名为"重症"。但随着医疗科技发展目前 MG 的年病死率仅为（0.06～0.89）/100 万。

多种因素及药物（表 15－1－1）与 MG 的恶化有关，应尽可能避免使用，若绝对需要时谨慎使用并密切监测患者病情变化。可能使 MG 加重或复发的常见诱因有劳累、吸烟、饮酒、感染、外伤或手术、精神创伤、全身性疾病、月经来潮、妊娠、分娩、情绪激动、焦虑抑郁、预防接种等。

表 15－1－1　MG 患者慎用药物

种类	具体药物
抗生素	庆大霉素、链霉素、新霉素、卡那霉素、四环素、氨苄西林、妥布霉素、多粘菌素等均有神经－肌肉传递阻滞作用
心血管疾病药物	如普萘洛尔、利多卡因、奎尼丁、普鲁卡因胺、维拉帕米等
抗癫痫药	如苯妥英钠、乙琥胺等

续表

种类	具体药物
抗精神病药	包括碳酸锂、苯乙肼、氯丙嗪、氯硝西泮、地西泮（特别是注射剂）
麻醉药	如吗啡、乙醚、氯仿。如果手术必须麻醉时可选择环丙烷、氟烷、氧化亚氮、琥珀胆碱等
其他药物	青霉胺、奎宁、氯喹、含碘的造影剂以及肉毒毒素等

尽管 MG 被认为是目前认识最充分且治疗效果最好的自身免疫性疾病之一。但在发病机制方面仍存在争议。

目前研究表明 MG 为抗体介导、细胞免疫依赖、补体参与的 NMJ 信号传递障碍性自身免疫病。但研究显示 AChR 抗体水平与 MG 严重程度无相关性，因此研究者还需继续寻找可能与 MG 呈正相关的其他因素（如继发生成的细胞因子、其他肌肉抗体、趋化因子等）。

遗传因素也可能参与了 MG 的发病，现已发现某些 HLA 类型（如 HLA－B8、DRw3 和 DQw2）与肌无力有关。

胸腺瘤在自身免疫中的作用还不明确，但大多数 AChR 抗体阳性 MG 患者都有胸腺异常：如胸腺增生、胸腺瘤，此外，行胸腺切除术后 MG 患者症状常常改善或消失，因此，已有研究将胸腺作为 MG 促发抗原的可能来源进行评估。

诊断

一、诊断流程（图 15－1－1）

二、问诊与查体

（一）问诊和症状

MG 患者临床特点鲜明，详询的病史和查体是诊断的关键。

1. 问诊

（1）现病史：询问有无活动后加重休息或应用胆碱酯酶抑制剂后肌无力症状明显缓解。有无腹泻、天气炎热或月经时肌无力加重。有无情绪激动、劳累、感染、饮酒过多、过饱、饥饿等诱发因素。

（2）既往史：有无甲状腺功能亢进及其他自身免疫性疾病；有无肿瘤病史。

（3）个人史：有无烟酒嗜好。有无肉毒中毒、氨基类药物、有机溶剂及重金属等接触或中毒病史。

（4）家族史：家族中有无类似病史及其他自身

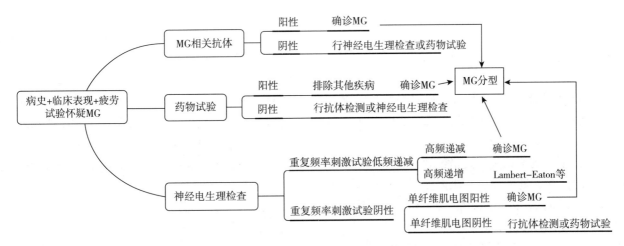

图 15 - 1 - 1　重症肌无力诊断流程

免疫性疾病，直系亲属中有无近亲婚姻。

2. 症状　MG 患者肌无力症状特别是在早期具有明显的波动性，不仅表现为一天中的晨轻暮重，也可表现为一个时间阶段内的波动，病程长的患者肌无力症状波动性可能不明显。

肌无力一般从一组肌群开始，逐渐累及到其他肌群，后期可出现全身肌无力；少数患者短期内出现全身肌肉收缩无力，甚至发生重症肌无力危象。MG 患者颅神经支配的肌肉较脊神经支配的肌肉容易受累；近端肌较远端肌容易受累（表 15 - 1 - 2）。

表 15 - 1 - 2　MG 患者不同肌群受累症状

部位	受累症状
眼外肌	上睑下垂、复视、斜视、眼球活动障碍。为最常见首发症状
面肌	表情淡漠、苦笑面容、鼓腮漏气
咀嚼肌、咽喉肌	咀嚼无力、饮水呛咳、吞咽困难、构音不清、声音嘶哑、鼻音
颈肌	转颈、耸肩无力、颈软、抬头困难
四肢肌	抬臂、梳头、上楼梯、蹲起、上车困难
呼吸肌	呼吸无力、呼吸困难，部分患者可出现肌无力危象

（二）查体和体征

MG 患者的肢体肌无力主要累及近端肌群，少部分患者可出现远端肌无力。典型表现为疲劳性肌无力，长时间或重复运动可使肌无力加重。

临床医生可以根据患者的主诉选择做睁闭眼、持续上视、上肢平举、蹲起等动作。

1. 眼部受累体征　患者可表现为眼睑下垂、眼球活动障碍和复视等，但瞳孔对光反射完整。眼睑下垂患者可闭眼休息数分钟后症状减轻。

2. 延髓肌受累　患者可有延髓肌受累表现，包括咀嚼无力、构音不清、头下垂、吞咽费力等。轻度延髓肌受累者，让患者大声朗读后可出现构音不清，持续用力咬牙后可出现咀嚼肌无力，平卧抬头可出现颈部肌肉无力。

3. 四肢肌受累　患者可有四肢肌受累表现，依次检查各关节，并对抗检查者所给予的阻力，观察肌力是否正常，是否有易疲劳现象，观察肌无力的部位和程度，包括上肢抬举无力、蹲起无力。轻度受累者，双上肢平举，数分钟后出现上肢下垂；直腿抬高可见腿下垂。

4. 呼吸肌受累　患者可有呼吸肌受累，出现呼吸困难，应考虑为出现重症肌无力危象或重症肌无力危象前状态。

5. 疲劳试验阳性　尽管该方法是否阳性带有一定的主观因素，但仍能甄别出大多数的新发 MG。无感觉障碍、病理征、肌萎缩、肌痛、腱反射增强。

6. 其他　可伴有胸腺增生、胸腺瘤、甲状腺功能亢进及其他自身免疫性疾病，而出现相应疾病的体征。

三、辅助检查

（一）优先检查

常用的辅助检查有：血清抗体检测、药物试验及神经电生理检查。其中血清抗体检测特异性最高，药物试验及神经电生理检查仅提示神经肌肉接头存在病变，需结合临床综合判断。

1. 冰袋试验　冰袋试验操作简单、安全，对于疑为 MG 的上睑下垂患者，嘱患者双眼向前平视，测量瞳孔中轴线上的上下眼睑边缘之间的距离，即睑裂。然后用纱布包裹冰袋，置于上眼睑上方2min，冰敷完毕后迅速地再次测量睑裂大小，增加2mm以上为阳性。这种改善是暂时的，持续大约7min。

2. 药物试验　胆碱酯酶抑制剂能缓解或减轻MG患者的临床症状和电生理异常，最常用的新斯的明试验和腾喜龙试验。

（1）新斯的明试验：是最经典、易行、价廉的临床辅助检查。具体方法：肌内注射新斯的明，成人为1~1.5mg，儿童为0.02~0.03mg/kg，同时肌内注射阿托品0.5mg，在注射前及注射后20、30、40、50、60min观察症状及体征变化。依照相对评分作为试验结果。相对评分＝（试验前该项记录评分－注射后每次记录评分）/试验前该项记录评分×100%。结果：≥60%为阳性，25%~60%为可疑阳性，≤25%为阴性，但本试验阴性不能排除MG。

（2）腾喜龙试验：腾喜龙可引起轻度头痛、发热感，但不影响神经肌肉传导，是比较理想的药物。具体用法：腾喜龙10mg稀释至1ml，静脉注射2mg，如无出汗、唾液增多等不良反应，再给予8mg。MG患者用药后，肌无力症状在30s内得到纠正，1~2min回到基线水平。而正常人用药后肌力无改变。腾喜龙试验的敏感性为80%~90%。因此本试验阴性不能排除MG。另外运动神经元病、脑干肿瘤和压迫性颅神经病变等疾病也可出现阳性结果，需结合病史、查体鉴别。

3. 电生理检查

（1）神经重复频率刺激试验：在MG诊断中具有重要价值，可检测面神经、副神经、腋神经、尺神经等，低频（低于10Hz/s）或高频（高于10Hz/s）刺激，肌肉诱发电位的波幅均递减。低频递减超过10%，高频递减超过30%者为阳性。在全身型MG患者中其阳性率可达90%，但在眼肌型MG患者中的阳性率仅30%~50%，因此结果阴性不能排除MG诊断。需要注意的是服用胆碱酯酶抑制剂的患者应停药12~18h。

（2）单纤维肌电图：单纤维肌电图的敏感性要远高于神经重复频率刺激试验，其在MG患者中的敏感性可高达95%，但由于检查时需要患者配合度高、技术要求高且特异性较低，因此仅在神经重复频率刺激试验阴性时选择。

单根纤维针电极插在同一运动神经支配的二根肌纤维之间。两个活动电位之间潜伏期的颤抖延长超过50μs者为阳性。

单纤维肌电图不受胆碱酯酶抑制剂影响。

4. 血清学检查　MG抗体检测是MG的重要检查手段，包括抗AChR抗体、抗MuSK抗体、抗LRP4抗体、抗Titin和RyR抗体以及抗核抗体和甲状腺抗体等（表15-1-3）。

需要注意的是，由于各检测机构MG抗体检测的方法不同，结果也不尽一致，存在着一定比例的假阳性和假阴性，此外还有未被发现的抗原抗体。

表15-1-3　MG相关抗体

项目	结果
抗AChR抗体	85%~90%的全身型MG患者血液中可检测到AChR抗体，50%~60%等单纯眼肌型MG患者血液中可检测到AChR抗体，为MG的特异性抗体，但阴性不能排除MG诊断
抗MuSK抗体	38%~50% AChR抗体阴性的全身型MG患者抗MuSK抗体阳性，欧美国家MG患者阳性率较高
抗LRP4抗体	阳性率较低，起病症状较轻，多为眼肌型，对药物治疗反应好
抗横纹肌抗体（抗Titin和RyR抗体等）	伴有胸腺瘤、病情较重的晚发型或对常规治疗不敏感的MG患者阳性率较高

5. 胸部影像学检查　激素治疗前应常规行胸部CT或平片检查除外结核可能。另外为了了解有无胸腺增生或胸腺肿瘤。胸部CT诊断胸腺异常准确率达94%，胸部CT能发现较小的胸腺肿瘤，可鉴别囊性或实性，有无钙化，有无侵犯胸膜、肺及大血管等恶性肿瘤的指征。常规胸部平片对胸腺瘤的诊断可达62%，但有30%胸部平片阴性的病例在胸部CT检查发现有胸腺瘤。

（二）可选检查

胸部磁共振检查和PET-CT：必要时进一步查磁共振检查和PET-CT。胸部磁共振检查易于显示纵隔肿瘤及其与血管间的解剖关系，甚至可以了解病灶侵袭组织的程度，病灶的空间位置具有显著优势，可评估手术结果。根据病情需求，可进行多方位和多角度检查，无X线辐射，无骨伪影干扰，是一种无损伤性检查，但磁共振空间分辨率不如X线胸片，也比不上CT，肺部的小结节不能显示，对钙化显示不如CT和X线，并且磁共振对部分病变缺乏特异性。PET-CT将肿瘤的诊断正确率提高到95%~99%，可用于恶性肿瘤的诊断以及良恶性病变的鉴别诊断，但该检查价格昂贵，多数医院无相关设备，且辐射剂量较大，所以应该在有充分的临床理由后去做 PET – CT 检查。

四、诊断及其标准

（一）诊断标准

在具有典型 MG 临床特征（肌无力波动性及易疲劳）的基础上，满足以下 3 点中的任意一点阳性即可做出诊断，包括：①药物试验；②电生理学检查；③血清 MG 抗体检测。

同时需排除其他疾病（如 Miller Fisher 综合征、慢性进行性眼外肌麻痹、眼咽型肌营养不良、Lam-bert – Eaton 综合征、Guillain – Barré 综合征、肉毒中毒、慢性炎性脱髓鞘性多发性神经病、多发性肌炎、进行性脊肌萎缩、代谢性肌病等）。

（二）风险评估和危险分层

1. Osserman 分型　1958 年 Osserman 将成人 MG 根据受累部位、严重程度、疾病进展和预后等进行分型，故称 Osserman 分型（表 15 – 1 – 4）。后又将 Ⅱ 型分为 Ⅱa 和 Ⅱb 两种类型，并取消肌萎缩型，为改良的 Osserman 标准。

表 15 – 1 – 4　Osserman 分型

分级		临床表现
Ⅰ 型	眼肌型（15% ~20%）	单纯眼外肌受累，两年之内其他肌群不受累，肾上腺皮质激素治疗有效，预后好
Ⅱ 型	全身型	Ⅱa 型：轻度全身型（30%）　累及颈、项、背部及四肢躯干肌肉群，进展缓慢，无危象，生活可自理，伴或不伴眼外肌受累，无咀嚼、吞咽及构音障碍，下肢无力明显。对药物反应好，预后较好
		Ⅱb 型：中度全身型（25%）　骨骼肌、延髓支配肌严重受累，明显全身无力，生活尚可自理，伴有轻度吞咽困难、饮水呛咳，但呼吸肌受累不明显。无危象，药物敏感欠佳
Ⅲ 型	急性重症型（15%）	急性发病，迅速进展，数周或数月内达到高峰，常合并胸腺瘤。可出现危象，药物疗效不佳，需要气管切开或辅助呼吸，死亡率较高
Ⅳ 型	迟发重症型（10%）	症状同 Ⅲ 型，从 Ⅰ、Ⅱa、Ⅱb 型经过 2 年以上进展，逐步发展而来。药物治疗疗效差，预后较差
Ⅴ 型	肌萎缩型	起病半年出现肌肉萎缩，生活不能自理，吞咽困难，食物误入气管而由鼻孔呛出。因长期肌无力而出现继发性肌萎缩者不属于此型

此外还有儿童型 MG 和少年型 MG，儿童型占我国 MG 患者的 10%，大部分仅累及眼外肌，少数累及全身骨骼肌。儿童型还有两种特殊类型：新生儿型和先天型，新生儿型临床多表现为哭声低、吸吮无力、动作减少等，经治疗后多在一周至 3 个月缓解；先天型临床多表现为出生后短暂出现肌无力、对胆碱酯酶抑制剂药物效果不佳，但进程缓慢，可有家族史。少年型 MG 一般在 10 岁后发病，多为单纯的眼外肌麻痹，少数伴有吞咽困难及四肢无力。

2. 美国重症肌无力基金会（MGFA）临床分型　开展 MGFA 临床分型（表 15 – 1 – 5）的目的是评估疾病严重程度。

表 15 – 1 – 5　MGFA 临床分型

分级	临床表现
Ⅰ 型	眼肌无力，可伴有闭眼无力，而其他肌群肌力正常
Ⅱ 型	除眼肌外的其他肌群轻度无力，可伴眼肌无力

续表

分级	临床表现
Ⅱa 型	主要累及四肢肌和（或）躯干肌，可有轻度的咽喉肌受累
Ⅱb 型	主要累及咽喉肌和（或）呼吸肌，可有轻度的四肢肌和（或）躯干肌受累
Ⅲ 型	除眼肌外的其他肌群中度无力，可伴任何程度的眼肌无力
Ⅲa 型	主要累及四肢肌和（或）躯干肌，可有轻度咽喉肌受累
Ⅲb 型	主要累及咽喉肌和（或）呼吸肌，可有轻度或相同的四肢肌和（或）躯干肌受累
Ⅳ 型	除眼肌外的其他肌群重度无力，可伴任何程度的眼肌无力
Ⅳa 型	主要累及四肢肌和（或）躯干肌受累，可有轻度咽喉肌受累
Ⅳb 型	主要累及咽喉肌和（或）呼吸肌，可有轻度四肢肌和（或）躯干肌受累
Ⅴ 型	气管插管，伴或不伴机械通气；仅鼻饲而不需进行气管插管为 Ⅳb 型

3. MG 亚组分类 1980 年 Compston 等根据胸腺病理学及发病年龄将 MG 分成 3 种亚型，之后随着检测技术发展，在《中国重症肌无力诊断和治疗指南（2020 版）》中提出 MG 亚组分类（表 15 - 1 - 6），指导精准化治疗，提醒临床医生注意其他器官并发症的出现。

表 15 - 1 - 6　MG 亚组分类及临床特点

亚组分类	抗体	合并其他肌无力抗体	发病年龄	胸腺情况	胸腺切除
眼肌型 MG	可有 AChR、MuSK 及 LRP4 阳性	极少	任何年龄	一般正常	证据不足
早发型全身型 MG，AChR 阳性	AChR 阳性	极少	<50 岁	胸腺增生	获益
晚发型全身型 MG，AChR 阳性	AChR 阳性	合并 Titin、RyR 抗体阳性	>50 岁	胸腺萎缩或增生	胸腺增生者可获益
MuSK 阳性	MuSK 阳性	极少	任何年龄	正常	不推荐
LRP4 阳性	LRP4 阳性	极少	任何年龄	正常	不推荐
抗体阴性	AChR、MuSK 及 LRP4 均阴性	可能合并 Titin、RyR 抗体阳性	任何年龄	正常或增生	证据不足
胸腺瘤相关 MG	AChR 阳性	合并 Titin、RyR 抗体阳性	任何年龄	胸腺上皮细胞瘤	可能获益

总结来说，Osserman 分型便于临床识别患者受累部位和疾病进程，操作简单，但主观性强，临床症状与分型关系并非绝对，存在各类型间转化的中间带；MGFA 分型更为简便，对 MG 患者进行问卷量化，相对较为客观；MG 亚组分类可根据不同亚群指导不同的治疗方案，对患者治疗与预后有重要意义。

（三）并发症诊断

重症肌无力危象在 MG 起病时或治疗过程中就可出现。

五、 鉴别诊断

表 15 - 1 - 7　MG 的鉴别诊断

MG 是可治性疾病，根据临床特点对大多数 MG 的诊断并不困难，但在临床工作中，仍需与以下疾病相鉴别（表 15 - 1 - 7）。

六、 误诊防范

MG 误诊误治现象在临床上并不少见。尤其在老年人群中更多见。

老年人可能出现皮肤松弛导致上睑下垂、视野变小，眼肌型 MG 患者早期出现此类表现易被误认为是生理性或眼部疾病。

老年人是脑血管疾病高发人群，若全身型 MG 患者早期出现四肢无力表现易被误认为是脑血管疾病。

另外，老年人会出现免疫力下降且同时合并其他多种疾病，因此老年 MG 患者病情更复杂，确诊更困难。

MG 易被误诊为吉兰 - 巴雷综合征、糖尿病性眼肌麻痹和代谢性肌病；线粒体肌病或线粒体脑肌病、神经系统副肿瘤综合征、糖尿病性眼肌麻痹、眼外肌瘫痪、脑干梗死、甲状腺相关眼病和吉兰 - 巴雷综合征等疾病则易被误诊为 MG。

为避免误诊需注意：①临床上对考虑诊断 MG 患者应详细询问病史，结合新斯的明试验、重复神经电刺激等多种检查联合诊断，并行血清学抗体检查；②病史中最重要的是肌无力的分布及波动性，MG 绝大部分以眼肌起病，因此当临床医生碰到上睑下垂和复视的患者都会考虑到 MG，但若以其他肌群起病，特别是仅有肢体肌无力起病时就容易漏诊。

▶ 治疗

一、 治疗流程 （图 15 - 1 - 2）

二、 治疗原则

MG 在发病年龄、病程、受累肌群、临床表现、致病性抗体、免疫抑制疗法和预后方面有较大的异质性。根据 Osserman 分型、MGFA 分型及血中抗体类型等进行分层后给予个体化治疗。

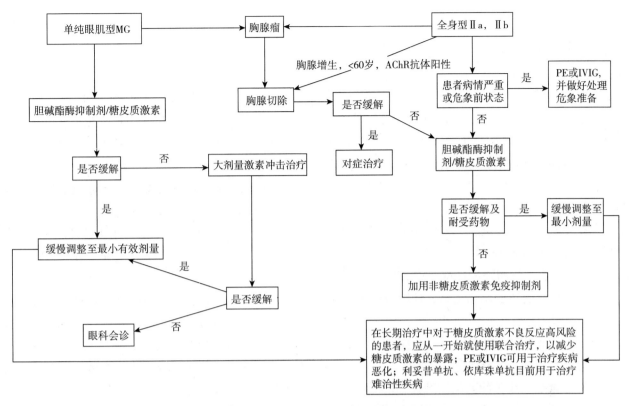

图 15 – 1 – 2　重症肌无力治疗流程

2000 年美国重症肌无力基金会（MGFA）指南提出了干预后状况的概念（见表 15 – 1 – 8），定义了改善、无改变、加重和死亡等较差状况，也定义了完全稳定缓解、药物缓解和轻微表现等良好预后状况，治疗目标是实现 MGFA 干预后状态分级 MM 或更好，而无不良反应或轻微不良反应。

大多数 MG 患者可通过胆碱酯酶抑制剂、糖皮质激素和（或）免疫抑制剂等成功治疗。然而，10% ~ 15% 的 MG 患者由于对常规治疗无效被归类为难治性 MG，难治性 MG 尚无标准。目前定义为在应用足剂量、足疗程糖皮质激素或至少 2 种免疫抑制剂后病情仍无改善或出现恶化，症状持续或因药物不良反应导致功能受限。

表 15 – 1 – 8　MGFA 干预后状态

分级	干预后状态
完全稳定缓解（CSR）	在没有接受过任何 MG 的药物治疗至少 1 年无肌无力的症状或体征；经专业的神经科医生检查未发现任何肌无力的证据，但允许有轻微眼睑闭合无力
药物缓解（PR）	标准同 CSR，需通过服药达到上述状态但服用胆碱酯酶抑制剂除外

续表

分级	干预后状态
轻微表现（MM）	没有任何因肌无力引起的功能受限，经专业的神经科医生检查可发现某些肌肉无力
改善	与治疗前相比，肌无力症状明显减轻或 MG 治疗药物剂量明显减少
无变化	MG 治疗药物剂量和临床症状与治疗前无明显变化
加重	与治疗前相比，肌无力的症状明显加重或 MG 治疗药物剂量明显增加
恶化	已经达到 CSR、PR 或 MM，出现新的临床表现
死亡	死于 MG 或 MG 治疗的并发症，或者胸腺切除术后 30d 内死亡

三、治疗细则

虽然目前缺乏 MG 治疗的高级别循证医学证据，但大量的临床实践表明多种治疗对 MG 有效。

MG 的治疗包括药物治疗、胸腺外科治疗两大方面。

MG 的药物治疗包括：①胆碱酯酶抑制剂；②免疫抑制剂；③免疫调节剂；④中医药治疗。

（一）药物治疗

1. 胆碱酯酶抑制剂　一线药物，作用是减少乙酰胆碱水解，增加 NMJ 的乙酰胆碱，增强了与 AChR 的相互作用。

主要是对症治疗，用于改善临床症状，剂量应个体化，用药方法应从小剂量开始，逐渐加大剂量，不能单药长期应用，常配合其他免疫抑制药物联合治疗。常用药物有溴吡斯的明、吡啶斯的明等。

不良反应：恶心、腹泻、肠胃胀气、心动过缓和呼吸道分泌物增多等。

MG 危象是这类药物的相对禁忌，因为胆碱酯酶抑制剂能使呼吸道分泌物增多并使呼吸道管理更加困难。

高剂量的胆碱酯酶抑制剂可出现胆碱能危象导致肌无力及呼吸功能不全恶化。

值得注意的是胆碱酯酶抑制剂在不同 MG 亚组患者中的疗效不同。对 MuSK 抗体阳性的 MG 患者较 AChR 抗体阳性的 MG 患者对此类药物有效率低。对眼肌型 MG 患者，尤其是复视患者疗效不理想，上睑下垂比眼肌麻痹易获得改善，对复视患者的疗效有限。对于青少年 MG 患者的疗效可能显著。

2. 免疫抑制剂

（1）糖皮质激素：糖皮质激素是首个广泛应用于 MG 的免疫抑制剂，与免疫亚型无关。

早期临床研究显示糖皮质激素对 MG 患者有戏剧性效果，≥80% 的患者临床症状缓解或显著改善。尽管随机对照临床试验的证据有限，在 MG 治疗中其确切的作用机制不明确，但糖皮质激素仍被认为是最有效的口服免疫抑制剂，被广泛推荐为 MG 的一线治疗。

糖皮质激素用药数天内就可以起效，大多数患者在使用前 2 周内可感觉到症状开始改善，前 6 个月症状改善最为明显。部分患者开始使用糖皮质激素时会出现病情恶化，因此建议起病较晚或延髓症状起病的患者住院治疗，以确保及时处理并发症。

目前口服糖皮质激素主要有低剂量、慢滴定方案和高剂量、快速治疗诱导方案两种治疗方案。低剂量、慢滴定方案可降低患者开始使用糖皮质激素时出现病情恶化的风险。低剂量、慢滴定方案适用于轻症 MG 患者，包括眼肌型 MG 或轻中度全身型

MG 患者，但更多在症状严重的 MG 或有明显延髓症状的患者亚群应用。

当糖皮质激素不能完全改善症状，则需第二种免疫抑制剂。由于这些免疫抑制剂起效时间较长，糖皮质激素可能需与免疫抑制剂同时开始使用。

若醋酸泼尼松购买不便时可剂量换算为其他糖皮质激素（剂量换算：5.0mg 醋酸泼尼松 = 4.0mg 甲泼尼龙 = 0.75mg 地塞米松）。

另外长期使用糖皮质激素可能引起全身性不良反应，包括体重增加、高血压病、糖尿病、白内障、青光眼、骨质疏松等。因此在开始治疗之前，应向患者及家属告知可能出现的并发症，并制定预防和监测计划。

（2）硫唑嘌呤：硫唑嘌呤是一种嘌呤类抗代谢药物，可有效预防复发，通常 3~6 个月起效。

硫唑嘌呤一般耐受性好，很少出现不良反应。但用药前建议检测硫嘌呤甲基转移酶并根据结果调整剂量。

在缺乏硫嘌呤甲基转移酶的罕见情况下，不应使用该药。

（3）环孢素：环孢素抑制钙调磷酸酶活性，选择性地阻断细胞因子，特别是 IL-2 的转录。环孢素一般 1~2 个月起效，比硫唑嘌呤更快，因此它经常用于严重的 MG 患者。应用该药时可减少糖皮质激素的剂量。

该药可能有肾毒性，治疗前及治疗期间需要监测肾功能。

（4）他克莫司：他克莫司与环孢素的作用相同，最终阻断 IL-2 转录。

（5）环磷酰胺：环磷酰胺是一种烷基剂，在体外无活性，在肝脏被肝微粒体酶激活转化为有活性细胞毒性代谢物后，通过核酸的共价交联导致 DNA 结构受损。

该药最初作为抗肿瘤药，但在多种自身免疫性疾病中也非常有效。当其他治疗方法均无效时，可用于难治性 MG，可静脉或口服给药，但标准剂量尚无共识。

该药起效快且廉价，但其潜在不良反应严重，如骨髓抑制、不育、膀胱炎和膀胱癌等，通常在其他治疗方法均无效时使用。

（6）吗替麦考酚酯：吗替麦考酚酯可以抑制淋巴细胞的增值，安全、耐受性好，是一种新型的长

效免疫抑制剂，吗替麦考酚酯不可同时与硫唑嘌呤使用。

吗替麦考酚酯早期联合糖皮质激素可以使作用效果更快，减少不良反应，吗替麦考酚酯可以阻滞眼肌型 MG 向全身型 MG 的转化。

吗替麦考酚酯的不良反应主要有感染、胃肠道反应、孕期使用致畸等。

吗替麦考酚酯使用时需定期监测血常规，观察中性粒细胞是否减少。突然停药或快速减量可引起病情复发或恶化。

（7）利妥昔单抗：利妥昔单抗是一种人/鼠嵌合型 IgG 单克隆抗体，与 B 细胞表面的 CD20 抗原相结合，促进 B 细胞的激活、分化、增生，诱导 B 细胞的凋亡，从而使 B 细胞耗竭，减少致病性抗体的产生。

该药未被批准用于 MG 的治疗，但临床上也应用于 MG 治疗。

有研究表明利妥昔单抗对治疗难治性 MG 安全有效，特别在 MuSK 抗体阳性 MG 患者中，疗效尤为显著，可明显改善临床症状，降低 MuSK 抗体滴度，如果 MuSK 抗体阳性 MG 患者对最初的免疫治疗反应差，应将利妥昔单抗作为早期治疗选择。

利妥昔单抗对难治性 AChR - Ab 阳性的也有帮助，但疗效还不十分确切，如果患者对免疫治疗反应差，可以将利妥昔单抗作为选项。

对于抗体阴性的 MG 患者，目前研究较少。

利妥昔单抗耐受性好，不良反应较少，最常见的不良反应有头痛、恶心等，少数可有三系减低。

（8）依库珠单抗：依库珠单抗是补体 C5 的单克隆抗体，可阻止 AChR 抗体导致的膜攻击复合物产生。

在伊库珠单抗治疗前，应治疗前 2 周接种脑膜炎球菌疫苗。

依库珠单抗目前已被批准用于难治性 MG 患者，但其价格昂贵。如果其他不能达到治疗目标，可以考虑使用伊库珠单抗。

最常见的不良反应是头痛和上呼吸道感染。

（9）艾加莫德：艾加莫德可通过靶向结合新生儿 Fc 受体（FcRn），阻断 IgG 与其结合，并加速细胞内溶酶体对 IgG 的降解，以达到 IgG 抗体的快速消耗。目前艾加莫德已在国内获批上市，用于治疗 AchR 阳性的难治性全身型 MG。

3. 免疫调节剂 当 MG 患者症状严重时，免疫调节剂通常作为紧急治疗措施。

静脉注射免疫球蛋白和血浆置换是目前临床上免疫调节的主要治疗方法。两者可迅速改善症状，直到免疫抑制剂起效。在极少数情况下，MG 患者对免疫抑制剂无反应，可用作维持治疗。

（1）血浆置换：可快速清除病理性抗体、活化的补体、循环免疫复合物、细胞因子等而达到调节自身免疫的目的。暂时缓解 MG 患者的症状，如不辅助其他治疗方式，疗效一般不超过 2 个月。

主要用于肌无力危象、病情急性进展、围手术期处理、胸腺切除术前、免疫抑制治疗初始阶段。

一般需隔天一次进行 5~7 次血浆置换（每次血浆置换量为 2~5L），有时甚至需要更多的置换才能使疾病的稳定。

（2）静脉注射免疫球蛋白：免疫球蛋白可以中和自身抗体、调节免疫功能，其效果与血浆置换疗效相当，主要用于病情急性进展、术前准备、肌无力危象。

4. 中医药治疗 MG 中医理论属"痿症"范畴，在治疗上加用中医药，可以减少免疫抑制剂的不良反应，疗效比单用西药更好，有的轻型的患者甚至可以单用中医药治疗。目前 MG 的中医治疗越来越受到重视。

（二）胸腺外科治疗

MG 患者大多数有胸腺异常，胸腺切除是 MG 有效治疗手段之一。

对于 16~60 岁之间发病的全身型、无手术禁忌证的 MG 患者，大多数患者在胸腺切除后可获益。合并有胸腺瘤的 MG 患者应尽早行胸腺摘除手术，是胸腺切除术的绝对适应证。但伴有胸腺增生的眼肌型 MG 患者不能从手术中获益。

最新指南指出对于年龄 18~50 岁的非胸腺瘤 AChR 阳性的全身型 MG 患者，应当在早期进行胸腺切除以改善临床结局。AChR 阳性的全身型 MG 患者如果足量免疫抑制治疗反应差或者免疫抑制剂不良反应严重，强烈考虑胸腺切除术。MG 患者行胸腺切除是择期手术，应当在患者稳定、安全的时候进行。如果 AChR - Ab 阴性的全身型 MG 患者对免疫抑制剂治疗反应差，可以考虑进行胸腺切除。

目前的证据尚不支持 MuSK 抗体、LRP4 抗体阳性 MG 患者进行胸腺切除。

四、药物治疗方案（表 15 - 1 - 9）

表 15 - 1 - 9　MG 药物治疗方案

治疗药物	给药途径	起始剂量	起效时间	维持剂量	备注
醋酸泼尼松	口服	低剂量、慢滴定方案：10mg/d	4～6 周	低剂量、慢滴定方案：每 5～7d 增加 10mg，达峰值剂量 1.0～1.5mg/(kg·d)	一旦症状改善剂量逐渐减至隔日一次，以提高耐受性、减少药物不良反应，减至控制症状的最低剂量并长期保持
		高剂量、快速治疗诱导方案：1～1.5mg/(kg·d)（通常不超过 100mg/d）	—	使用 2～4 周后进行评估，MGFA 2 级患者可立即使用隔日高剂量糖皮质激素，MGFA 2 级以上的患者通常需要延长每日高剂量糖皮质激素的疗程。通常保持该剂量 4～8 周，症状改善后可每月逐渐减少糖皮质激素剂量 5～10mg	—
甲泼尼龙	—	1g/d，连续 3d	—	每 3 天剂量减半至 125mg/d	病情危重者可采用糖皮质激素冲击治疗，冲击治疗后改为口服糖皮质激素
溴吡斯的明	口服	首次剂量 60mg	—	3～4 次/d，全天最大剂量不超过 480mg	—
吡啶斯的明	口服	白天 60mg，每 6h 1 次	15～30min	白天 60～120mg，每 3～4h 1 次	有胆碱能危象可能
丙种球蛋白	静脉注射	每日 0.4g/kg，持续 5d	1～2 周	0.4～1.0g/kg，每 4 周 1 次，逐渐减少使用频率	IgA 缺乏症禁用
环孢素	口服	3mg/(kg·d)，分两次服用	1～2 个月	3～6mg/(kg·d)，分两次服用	病毒感染、环孢素过敏者禁用
硫唑嘌呤	口服	50mg 晨起顿服	3～6 个月	2～3mg/(kg·d)	可引起白细胞减少、肝毒性
他克莫司	口服	—	—	0.1 mg/(kg·d)，分两次服用	可引起震颤、高血压、高血糖、失眠、腹泻、恶心、头痛和肾功能不全等不良反应；偶有报道可逆性后部脑病综合征等不良反应
吗替麦考酚酯	口服	500mg，每日 2 次	2～12 个月	1000～1500mg，每日 2 次	有致畸风险，可引起白细胞减少
利妥昔单抗	静脉滴注	375mg/m²（按体表面积），每周 1 次，4 周	1～3 个月	每周 1 次，连用 4 周，每 6 月重复一次	可引起三系减低
依库珠单抗	静脉滴注	—	4～8 周	第 1 天及第 1、2 和 3 周为 900mg；第 4 周 1200mg；此后每两周给予 1200 mg	主要针对严重的、难治性的 AChR - Ab 阳性的全身型 MG 患者
环磷酰胺	静脉滴注	0.5～1g/m²（体表面积）	6～12 个月	0.5～1g/m²（体表面积），每月 1 次，6 个月	有致畸风险，出现脱发、感染、不育等表现
艾加莫德	静脉滴注	10mg/kg	—	每周 1 次，4 周为 1 个疗程	头痛、鼻咽炎、恶心、腹泻、上呼吸道感染及尿道感染

作者：张伟靖

审稿：傅永旺

参考文献

第十六章　肌肉病

Duchenne 型肌营养不良

Duchenne 型肌营养不良（Duchenne muscular dystrophy，DMD）又称为假肥大型肌营养不良（pseudohypertrophic muscular dystrophy，PMD）、儿童严重全身肌营养不良（severe generalized muscular dystrophy of childhood），是由 DMD 基因致病性变异所导致的一种 X 连锁隐性遗传性肌病。患者多在 2～3 岁出现蹒跚学步、爬楼梯困难和频繁跌倒，逐步丧失活动能力，最终累及呼吸肌，需要呼吸机辅助通气，并最终死于心力衰竭和（或）呼吸衰竭。在精心护理下，多数 DMD 患者寿命可达到 40 岁左右。DMD 基因突变也会引起中枢神经系统症状。约三分之一的 DMD 患者存在认知障碍、注意力下降、学习困难和精神行为异常。认知障碍虽然在疾病早期出现，但进展缓慢。

DMD 全球各地区发病率大致相同，在我国男孩发病率约为 1/4560。女性 DMD 患者罕见，发病率小于 1/100 万且均合并 Turner 综合征。女性携带者通常没有症状，约 2.5%～19% 会出现骨骼肌无力，7.3%～16.7% 会合并扩张型心肌病，但患有心肌病的携带者寿命与正常人无明显差异。

诊断

一、诊断流程

有典型的 DMD 症状和血清肌酸激酶（creatine kinase，CK）水平升高的男孩应进行基因检测以确认诊断。首选多重连接探针扩增技术（MLPA）或比较基因组杂交技术（CGH），若发现 DMD 基因重复、缺失，则 DMD 诊断成立。若未发现明确致病突变或存在微小突变，应进行一代测序（Sanger 法测序）或外显子靶向捕获二代测序技术。若仍未发现致病突变，应进行肌肉活检、蛋白质组学或转录组学分析（图 16 - 1 - 1）。

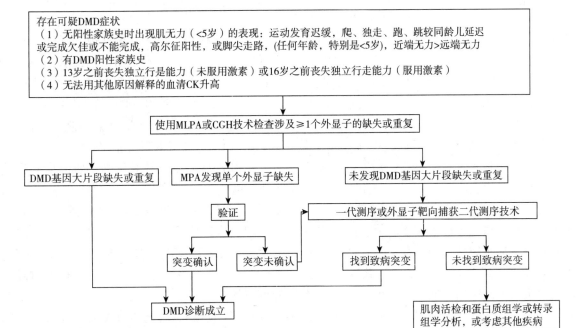

图 16 - 1 - 1　DMD 诊断流程

二、 问诊与查体

（一）问诊和症状

DMD 起病较为隐匿，患者往往以活动能力下降为首发症状，因此问诊需仔细询问患者的主要症状、发病形式、伴随症状，注意症状出现的先后顺序和演变情况，以及其他器官系统损害的症状，阳性症状以及重要的阴性症状，同时注意询问家族史，对诊断的确立至关重要。

DMD 病情进展可分为五个阶段，分别是症状前期、早期独走期、晚期独走期、早期不能独走期以及晚期不能独走期。各期典型症状详细描述见表 16 – 1 – 1。

表 16 – 1 – 1　DMD 各期典型症状

分期	症状
症状前期	（1）多数患者出现运动发育较同龄儿延迟：①平卧坐起困难；②独走时间延迟；③跑步及跳跃能力差 （2）部分儿童可出现腓肠肌肥大 （3）部分患儿可伴有不同程度的静止性精神发育迟滞或认知功能受损
早期独走期	患儿多从 3 ~ 4 岁开始出现 DMD 典型的肢体无力的症状与体征 （1）上台阶费力 （2）蹲起费力 （3）跑步缓慢 （4）下蹲后足跟不能着地 （5）腓肠肌肥大 （6）双膝腱反射减弱或消失 在此期，患者的运动功能有一定的提升，随后出现平台；此后，行走姿势异常，摇摆呈鸭步，腰椎开始前凸，跟腱挛缩，踮脚尖走路，活动能力逐渐下降
晚期独走期	（1）患儿的活动能力一般在 7 岁后快速下降：①不能爬楼；②不能跑步；③跟腱挛缩加重 （2）部分患者可出现膝关节挛缩 （3）少数患者可能出现髋关节的半脱位或脱位
早期不能独走期	患者下肢肌力继续下降，通常在 10 ~ 12 岁丧失独立行走能力，患者尚可以短距离扶行、独坐或扶站，髋关节出现半脱位或脱位，膝关节挛缩加重，肘关节开始挛缩，出现脊柱侧弯，腓肠肌开始萎缩
晚期不能独走期	患者双上肢开始活动受限，约 20 岁左右开始出现心肌病和呼吸功能障碍，多数患者因呼吸或心力衰竭在 40 岁死亡

（二）查体和体征

DMD 为全身性疾病，因此查体应尽量全面。

1. 一般查体　注意体格发育（身高和体重）、智力发育、性征发育以及全身营养状况，患者可有身材矮小，注意力缺陷障碍。

2. 内科/外科查体　包括心脏、肺、骨、关节的检查，患者可能出现心脏增大、心律失常、心脏杂音等，以及脊柱侧弯、关节挛缩等情况。

3. 神经系统专科查体　包括意识状态、高级神经功能、颅神经、运动系统、感觉、反射、脑膜刺激征以及自主神经检查。

患者骨骼肌可出现假性肥大，触之坚韧。

高尔征阳性：患儿自仰卧位起立时，必须先翻身转为俯卧位，依次屈膝关节和髋关节，并用手支撑躯干成俯跪位，然后以两手及双腿共同支撑躯干，再用手按压膝部以辅助股四头肌的肌力，身体呈深鞠躬位，最后以手支扶小腿并逐渐上移至股部，将身体重力支于手臂，而后挺起腰部而直立，因用力而出现面部发红。

三、 辅助检查

（一）优先检查

1. 生化检测　需完善血常规、肝肾功能、CK、乳酸脱氢酶（LDH）、肌酸激酶同工酶（CK – MB）、肌红蛋白（Mb）等检测。同时多数患者可发现血清 CK 明显升高（约 20 ~ 100 倍）。在疾病进展期，可以出现转氨酶升高，但需注意在晚期肌肉变性严重，血清 CK 可能正常甚至下降。

2. 肌电图　肌电图对于判定肌肉疾病很重要，尤其在病情尚不明显，特别是轻型患者 CK 升高不突出时。DMD 患者针极肌电图呈现典型的肌源性损害表现，静息时可见纤颤波和正锐波；轻收缩时可见运动单位时限缩短，波幅减低，多相波增多；大力收缩时可见强直样放电及病理干扰相。神经传导速度正常。

3. 基因检测　首选 MLPA 或 CGH 进行大片段缺失或重复致病性变异检测，对于未发现大片段缺失或重复致病性变异的患者，应进行一代测序或外显子靶向捕获二代测序技术。若仍未发现致病性变异的患者，应行肌肉活检、信使核糖核酸（mRNA）分析进一步寻找致病性变异。

4. 肌肉活检 在基因检查不能明确诊断以及出现未报道的新突变时应进行肌肉活检和抗肌萎缩蛋白分析，针对抗肌萎缩蛋白抗体进行骨骼肌免疫组织化学染色，DMD 典型的免疫组织化学染色表现为：肌纤维膜抗肌萎缩蛋白 - 羧基端（C 端）结构域为阴性，抗肌萎缩蛋白 - 氨基端（N 端）结构域为阴性或几乎阴性，抗肌萎缩蛋白 - 杆状区（R 端）结构域通常有一定的表达，可伴有个别突变修复肌纤维。此外，需注意抗肌萎缩蛋白的表达降低也可见于肌聚糖蛋白病，而抗肌萎缩蛋白的表达异常也可导致肌聚糖蛋白的表达异常，因此需要同时进行抗肌聚糖蛋白的免疫染色和结合基因检查结果进行分析。

5. 影像学检查

（1）头颅影像学检查：患者的头颅核磁共振成像（MRI）常无异常发现，但也有研究发现 DMD 患者大脑灰质体积减小，白质异常和脑灌注减少。

（2）肌肉影像学检查：肌肉 MRI 可以评估骨骼肌病变的严重程度，协助 DMD 的早期诊断和进行随访。在疾病早期，大腿臀大肌和大收肌可出现不同程度的脂肪浸润和水肿改变，但半腱肌、股薄肌、长收肌和缝匠肌相对保留和（或）肥大，具有"三叶一果征"的特点（图 16 - 1 - 2），7 岁后大腿肌肉的脂肪浸润加速进展。

图 16 - 1 - 2 "三叶一果"征

DMD 患者肌肉 MRI 可见缝匠肌、股薄肌、长收肌和半腱肌轻度或无脂肪浸润，其余肌肉受累严重

6. 心脏功能评估 常规心电图、超声心动图可用以评估 DMD 患者的心脏受累的程度，心脏 MRI 可评估心脏纤维化程度。

7. mRNA 基因检查发现了意义不明的突变，或未发现致病突变，或怀疑表观遗传学影响患者 DMD 基因表达时，可进行转录组学研究，评估 DMD 基因表达情况。

（二）可选检查

为详细评估患者病情，情况允许建议完善如下辅助检查。

1. 呼吸功能监测 肺功能检查可以详细评估患者肺活量、呼吸功能储备，如患者具有夜间通气不足的症状，如早晨头痛、疲劳、厌食症和频繁的夜间憋醒，更需完善。

2. 骨与关节检查 DMD 后期会出现肢体肌肉挛缩、关节畸形和脊柱侧弯，建议完善包括脊柱全长正侧位 X 光检查、电子计算机断层扫描（CT）检查等影像学检查，以及血尿钙、磷检测、骨龄测量、骨密度测量等。

3. 生长发育 包括身高、身体质量指数（BMI）、尺骨长度及骨龄、甲状腺功能、垂体激素等，有助于评估患者是否存在生长发育迟滞。

4. 认知及精神心理状态 DMD 患者需神经心理学评估，评估患者智力、认知功能、语言功能，以及情绪量表、注意缺陷/多动障碍评估表等。

（三）新检查

至今已经发现了许多对 DMD 有潜在意义的生物标志物，有些反映了肌纤维变性、坏死，如 DMD 患者肌纤维 miR - 1、miR - 29C、miR - 135a 含量减少，而血清 miR - 1、miR - 206、miR - 133、miR - 499、miR - 208a、miR - 208b 含量增加，以及尿中的肌红蛋白 N 片段增加等；有些反映肌纤维继发纤维结缔组织增生，如血清白细胞介素 - 13、转化生长因子 - β 的含量变化等。此外还有反映 DMD 相关的炎症和氧化应激反应：如 DMD 患者肌纤维和血清细胞因子如肿瘤坏死因子、白细胞介素 - 6、γ - 干扰素含量升高，骨桥蛋白升高等。以上有些检查目前停留在研究阶段，临床应用较少，随着研究深入，将逐步应用到临床。

四、诊断及其标准

（一）诊断标准

患者在儿童早期出现活动能力下降，如双下肢无力、鸭步和高尔征伴有腓肠肌肥大；随年龄增长，出现双上肢无力及翼状肩胛；晚期可出现关节挛缩及脊柱畸形。血清 CK 明显升高，肌电图呈肌源性损害，基因检测可发现 DMD 基因致病性变异，则诊断确立。

（二）并发症诊断

DMD 常见并发症包括呼吸系统并发症、心脏并发症、骨及关节并发症。

1. 呼吸系统并发症 多数患者 20 岁左右出现呼吸肌无力以及相关并发症，如肺部感染、呼吸衰竭等。肺部影像学检查、痰液细菌学检查以及血生化检查有助于检测肺部感染；肺功能、动脉血气分析等有助于判断患者肺功能。

2. 心脏并发症 常规心电图、24h 动态心电图有助于对心脏进行电生理评估，超声心动图有助于对患者心脏结构、心脏功能进行评估，此外，心脏 MRI 有助于评估心脏纤维化程度。

3. 骨及关节并发症 DMD 患者常因跌倒发生上肢和下肢骨折，因使用糖皮质激素治疗发生椎骨骨折。

DMD 患者常合并脊柱侧弯，脊柱全长正侧位 X 光检查可判断患者脊柱弯曲程度。关节 X 光、CT 或 MRI 有助于诊断关节挛缩。

五、 鉴别诊断

1. 其他类型肌营养不良 包括 Becker 型肌营养不良症（BMD）、肢带型肌营养不良症（LGMD）等。BMD 临床表现与 DMD 相似，但程度较轻，疾病进展慢，预后相对好。LGMD 为常染色体隐性或显性遗传，常 10～20 岁起病，首发症状多为骨盆带肌肉萎缩、腰椎前凸、鸭步，下肢近端无力，可有腓肠肌假性肥大，逐渐累及上肢近端，抬臂困难、翼状肩。血清 CK 明显升高，肌电图肌源性损害，需完善基因检测确诊。

2. 脊肌萎缩症 脊肌萎缩症Ⅱ型（SMAⅡ）即慢性 Werdnig - Hoffmann 病，呈对称分布的四肢近端肌萎缩、肌束震颤，该病起病较 DMD 早（1 岁半前起病），血清 CK 基本正常，肌电图表现为神经源性损害；肌肉活检结果为神经源性肌萎缩。

3. 多发性肌炎 多发性肌炎可表现为对称的四肢近端无力，疾病进展较快、有肌痛，血清 CK 明显增高，但无家族史。

治疗

一、 治疗流程

患者一旦诊断为 DMD，需要及时全面评估呼吸系统、心脏、骨及关节、神经系统以及生长发育等状况，多学科协作制定治疗方案。患者病情稳定期可定期门诊随访，若急性加重或有发作性事件需医院就诊（图 16 - 1 - 3）。

二、 治疗原则

应首先对 DMD 患者进行多器官系统的评估，明确患者所处的病情阶段及其他器官系统损害的程度后，制定相应的个体化治疗措施。

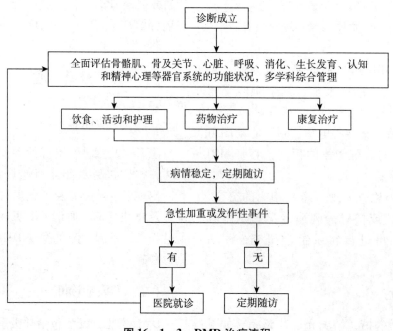

图 16 - 1 - 3　DMD 治疗流程

三、 治疗细则

尽管在过去的 30 年，DMD 的治疗取得了重大进展，但仍无有效治疗方法。针对 DMD 症状的多学科综合管理可以改变疾病的自然病程，提高生活质量和寿命。

（一）饮食、活动和护理

DMD 患者应当多晒太阳、进食富含维生素 D 和钙的高氨基酸饮食，预防过度肥胖，保持日常活动。如果患者在特定活动后 24h 内发生显著肌肉疼痛或肌红蛋白尿，这些情况可能提示用力过度以及收缩诱导的肌肉损伤，应减少活动。

（二）DMD 疾病修饰治疗

糖皮质激素可以改善 DMD 患者的运动功能和肺功能、降低脊柱侧凸风险、延迟行走能力丧失，延迟心肌病进展和提高生存率，为 DMD 的主要药物治疗，研究表明，糖皮质激素通过刺激胰岛素样生长因子、减少细胞因子产生、减少淋巴细胞反应、增强成肌细胞增殖和上调协同分子，减少 DMD 患者的炎症，改善肌肉功能。艾地苯醌、辅酶 Q_{10} 也可改善和延缓患者的呼吸功能减退。

（三）多学科干预

由于 DMD 患者出现不同器官系统损害的时间差异较大，建议 5 岁以上患者确诊后进行多器官系统的全面评估，若出现并发症则需积极治疗，改善预后。

1. 骨科管理 DMD 患者应接受理疗，以促进活动及防止或降低挛缩风险。脊柱弯曲 >20° 应考虑手术治疗，可改善运动功能、患者舒适度、坐位平衡和耐受性，以及生存质量，可能呼吸功能有益。若患儿发生椎骨或长骨骨折，应由内分泌科或骨科处理。在纠正钙和维生素 D 缺乏的情况下，并确定肾功能正常后，进行静脉双磷酸盐治疗。

2. 心脏管理 推荐在诊断 DMD 时评估基线心功能，无论 DMD 患者或女性携带者，都应该定期评估。目前推荐在 DMD 患者满 10 岁前启动血管紧张素转化酶抑制剂（ACEI）、血管紧张素受体 Ⅱ（ARB）治疗，若患者的扩张性心肌损害明显影响其射血功能，可使用洋地黄制剂或利尿剂。对于严重扩张型心肌病可接受心脏移植。

3. 呼吸系统管理 呼吸系统并发症包括呼吸肌疲劳、肺不张、黏液堵塞、肺炎以及呼吸衰竭。如果出现肺部感染，需积极控制感染防止呼吸功能恶化，血氧饱和度降低的患者应及时使用无创呼吸机，当患者咳嗽无力和不能排痰时，应气管切开吸痰，保持呼吸道通畅。2 岁以上的 DMD 患儿应接种肺炎疫苗、每年接种流感疫苗。

4. 内分泌系统干预 与 DMD 和糖皮质激素治疗相关的内分泌问题包括：身高生长不足、青春期延迟以及肾上腺皮质功能减退症。因此，应积极检测发育状况、激素水平以及青春期发育水平，及时进行激素替代治疗。

5. 消化系统干预 疑似吞咽困难的患者应及时评估吞咽功能，若有便秘、胃食管反流或胃肠道动力问题，需对症处理。可能需要放置胃造瘘管的指征包括：体重下降、脱水、营养不良、误吸，以及中至重度吞咽困难。

6. 泌尿系统干预 患有 DMD 的男性可以出现膀胱和尿路功能障碍的症状，如容量小、反射性膀胱和逼尿肌括约肌功能障碍。这些症状需要肾内科、泌尿外科的干预，改善症状。

7. 精神心理治疗 DMD 患者似乎更可能出现智力障碍、学习障碍、孤独症谱系障碍以及注意缺陷/多动障碍。此外，患者及家属出现焦虑和抑郁的风险增加。可应用选择性 5 - 羟色胺再摄取抑制剂（SSRI）治疗抑郁、焦虑及强迫症，采用兴奋剂或 α 肾上腺素能受体激动剂治疗注意缺陷/多动障碍。组织适合患者的团体活动，鼓励患者参与社会活动，帮助患者顺利过渡到成年期。

（四）基因治疗及干细胞治疗

近 20 年出现了新治疗手段，以促进抗肌萎缩蛋白的表达以及减少抗肌萎缩蛋白缺乏所引起损害为主，包括：靶向药物治疗、干细胞移植以及基因治疗等，目前获批可用于 DMD 的基因治疗的药物包括：ataluren（2014 年欧洲药品管理局批准用于治疗 DMD 基因无义突变患者）、eteplirsen（2016 年 FDA 批准上市）、golodirsen（2019 年 FDA 批准上市）、casimersen（2021 年 FDA 批准上市）、viltolarsen（2020 年先后在日本和美国被批准上市）和 elevidys（全球首个被批准上市的 DMD 一次性基因代替疗法）。

四、 药物治疗方案

（一）糖皮质激素的使用

糖皮质激素为 DMD 的主要治疗药物，使用激素可推迟使用呼吸机辅助呼吸的时间，此外在保护心肌、延缓心功能减退等方面也具有一定作用。常用药物为泼尼松及地夫可特，其中地夫可特为泼尼松的衍生物（美国食品药品监督管理局 2017 年批准用于 DMD），相较于其他糖皮质激素，使用地夫可特的患者体重增加有所减少。需注意糖皮质激素为超适应证用药，治疗前需评估患者治疗益处与潜在风险，并与家长充分沟通并签署知情同意书，激素使用方法见表 16 - 1 - 2。

表 16 - 1 - 2　糖皮质激素使用方法

药物名称	治疗时机	剂量	给药方式	注意事项
泼尼松	4~5 岁	0.75mg/ (kg·d)	口服	血压血糖升高、电解质紊乱、感染、消化道出血、骨质疏松等
地夫可特	4~5 岁	0.9mg/ (kg·d)	口服	同上

激素使用期间应注意激素的不良反应，如果患者不能耐受不良反应，剂量可以降低 25% ~33%，

并在 1 个月内重新评估；如果仍不能耐受，剂量可再次降低 25%，但不应低于泼尼松 0.3mg/kg 的每日最低有效剂量。

（二）其他药物

艾地苯醌可以改善和延缓患者的呼吸功能减退，减少呼吸系统并发症以及抗生素的使用。口服辅酶 Q_{10}，当其血浆药物浓度达到 2.5μg/ml 以上时，可以在激素使用的基础上提高患者肌力。使用方法见表 16 - 1 - 3。

表 16 - 1 - 3　其他药物使用方法

药物名称	剂量	给药方式	注意事项
艾地苯醌	150~300mg，3 次/天	口服	失眠，降低华法林药物浓度
辅酶 Q_{10}	血浆药物浓度需达到 2.5μg/ml 以上	口服	恶心、腹泻、肝功能异常

作者：王晓银
审稿：雷革胜

参考文献

第十七章　神经肌肉离子通道病

低钾型周期性麻痹

低钾型周期性麻痹（hypokalemicperiodic paralysis）又称低钾型周期性瘫痪，一种常染色体显性遗传或散发的疾病，我国以散发多见。患者的临床表现为发作性肌无力、血清钾降低、补钾后能迅速缓解症状；为周期性瘫痪中最常见的类型。

低钾型周期性麻痹又分为原发性和继发性两类。在原发性低钾型周期性麻痹中，又包括家族性和散发性两种形式。家族性低钾型周期性麻痹多见于西方国家，在我国则以散发病例为主。继发性最常见于甲亢性低钾型周期性麻痹，还见于原发性醛固酮增多症、肾小管酸中毒、糖尿病酸中毒、硬皮病等，服药如甘草、噻嗪类利尿剂、二性霉素，或者继发腹泻、吸收不良等疾病。

诊断

一、诊断流程 （图17-1-1）

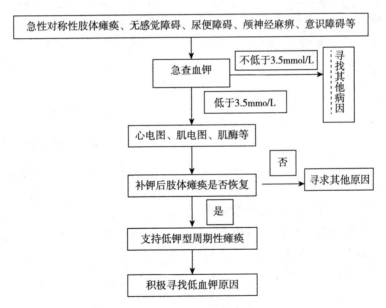

图17-1-1　低钾型周期性瘫痪诊断流程

二、问诊与查体

（一）问诊和症状

1. 问诊技巧

（1）现病史：起病方式是否为急性发病；肢体无力是否为对称性，有无伴随感觉障碍、意识障碍、尿便障碍、吞咽困难、呼吸困难、眼外肌麻痹、面瘫等。

（2）既往史：既往有无类似肌无力发作史。

（3）家族史：有无家族史。

（4）个人史：发病前有无诱因，如感染、疲劳、饱餐、酗酒、精神刺激等；有无甲状腺功能亢进、醛固酮增多症、肾衰竭等病史，服药史（如利尿剂等）。

2. 症状（表 17 - 1 -1）

表 17 - 1 - 1　低钾型周期性麻痹的症状

类型	表现
典型症状	突发四肢迟缓性瘫痪，一般下肢重于上肢，近端重于远端
伴发症状	（1）可伴有肢体酸胀和针刺感的症状 （2）通常来说，脑神经支配的肌肉一般不受累，膀胱直肠括约肌的功能很少受累 （3）在少数严重的病例中，可能会出现呼吸肌麻痹、尿便潴留、心动过速或过缓、心律失常、血压下降等情况甚至会危及患者的生命

（二）查体和体征

一般内科查体包括检查生命体征（血压、呼吸、心率、体温），有无甲状腺肿大等（表 17 - 1 - 2）。

表 17 - 1 - 2　神经系统体征

类型	表现
阳性体征	（1）对称性的肢体弛缓性瘫痪、下肢通常比上肢更为严重，近端重于远端 （2）患者的瘫痪肢体肌张力会降低，腱反射也可活跃甚至亢进、可伴肢体肌肉压痛阳性
阴性体征	（1）无意识障碍、颅神经阴性、深感觉及浅感觉无异常 （2）直腿抬高试验（拉塞格征）阴性 （3）无感觉障碍平面、无病理征

三、 辅助检查

（一）优先检查

1. 电解质　在发病期间，患者的血清钾常常会低于 3.5mmol/L。根据具体数值，我们可以将其分为轻度下降（3～3.5mmol/L）、中度下降（2.5～3.0 mmol/L）以及重度下降（<2.5 mmol/L）。在发作期间恢复正常。

2. 心电图　心电图会显示出典型的低钾性改变，包括出现 U 波、T 波低平或倒置、P－R 间期和 Q－T 间期延长、ST 段下降以及 QRS 波增宽。

3. 其他检查　血常规、尿常规、甲状腺功能、肝肾功能、血糖、糖化血红蛋白、二氧化碳结合力、血醛固酮等检查，明确有无继发性周期性瘫痪。

（二）可选检查

1. 针电极肌电图　低钾型周期性麻痹可表现

为运动电位时限短、波幅低，完全性瘫痪时运动单位电位消失，电刺激无反应。膜静息电位低于正常。

2. 神经传导速度＋F 波、H 反射　主要用于鉴别诊断，如急性格林巴利综合征，表现为感觉、运动神经远端潜伏期延长、传导速度减慢，F 波可见潜伏期延长或出现率下降，提示周围神经存在脱髓鞘性病变。

（三）新检查

基因学检测：可行 CACNAIS、SCN4A、KCNE3 基因突变筛查。此基因学检查阴性不能完全排除原发性低钾型周期性麻痹，可能存在未知的疾病相关基因。

四、 诊断及其标准

（一）诊断标准

1. 常染色体显性遗传或散发

2. 突发四肢弛缓性瘫痪，近端为主，无意识障碍、颅神经障碍、感觉障碍

3. 数小时至一日内达高峰

4. 血清钾低于 3.5mmol/L，心电图呈低钾性改变。

5. 经补钾治疗后肌无力迅速缓解。

（二）风险评估和危险分层

若血清钾低于 2.5mmol/L（重度低钾），需警惕因严重低钾导致恶性心律失常，呼吸肌麻痹，甚至猝死，须积极补钾（能口服首选口服补钾，同时必要时静脉滴注补钾，禁止静脉推注），并提前做好医患沟通，告知病情风险，必要时 ICU 会诊，进行深静脉穿刺补钾。

（三）并发症诊断

1. 心律失常　心电图或心电监护即可明确诊断。

2. 麻痹性肠梗阻　腹胀、肠鸣音减弱或消失，腹部 DR 或 CT 无机械性肠梗阻征象，补钾后腹胀等肠梗阻症状明显缓解。

3. 呼吸肌麻痹　胸闷、气喘不适，血气分析提示呼吸衰竭。

五、鉴别诊断（表17-1-3）

表17-1-3　低钾型周期性麻痹的鉴别诊断

鉴别疾病名	病史、症状与体征的鉴别	辅助检查的鉴别
高钾型周期性瘫痪	通常在10岁以前发病，白天运动后的发作频率较高。肌无力症状持续时间较短，发作时血钾升高，心电图异常提示高血钾的改变，可以自行缓解，或通过降血钾治疗得到改善	—
正常血钾型周期性瘫痪	较罕见，通常在10岁前发病，常在夜间发作。肌无力症状持续时间较长，无肌强直表现。血钾正常，补钾后症状可能加重，服用钠后症状减轻	—
重症肌无力	可以是亚急性或慢性隐匿起病，可累及四肢和脑神经支配的肌肉。症状有波动性，晨轻暮重，病态疲劳	（1）疲劳试验和新斯的明试验阳性 （2）血清钾正常，重复神经电刺激低频、高频均有波幅递减，抗乙酰胆碱受体等抗体阳性可以用于鉴别
吉兰-巴雷综合征	表现为四肢弛缓性瘫痪，远端重于近端，可有周围感觉障碍和脑神经损害。	脑脊液中蛋白-细胞分离现象，肌电图显示神经源性损害，可以用于与低钾型周期性瘫痪鉴别

续表

六、误诊防范

老年人易被误诊，尤其是合并有多种基础疾病的老年人，因临床症状不典型，且容易被其他基础疾病的临床症状干扰。低钾型周期性麻痹和以下疾病易互相误诊：①吉兰-巴雷综合征；②继发性低血钾；③多发性肌炎。要重点掌握低钾型周期性麻痹临床特点避免误诊。

治疗

一、治疗流程（图17-1-2）

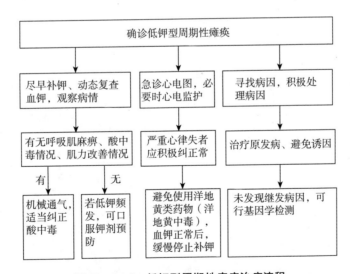

图17-1-2　低钾型周期性瘫痪治疗流程

二、治疗原则

早发现、早诊断、积极纠正低钾血症及寻找低钾血症的原因、严重低钾血症者需加强心电监护。

三、治疗细则

避免各种发病诱因如避免过度疲劳、受凉及精神刺激，低钠饮食，忌摄入过多高碳水化合物等。

严重患者需加强心电监护，出现呼吸肌麻痹时应予辅助呼吸，严重心律失常者应积极纠正，必要时请相关科室，如心血管内科、ICU、内分泌科、神经内科会诊。

同时加强医患沟通，告知疾病可能存在风险，严重低钾可能导致恶性心律失常、呼吸肌麻痹而危及生命。

四、药物治疗方案（表17-1-4）

表17-1-4　低钾型周期性麻痹补钾细则

病情	补钾方案
急性发作	10%氯化钾或10%枸橼酸钾40~50ml顿服，24h内再分次口服，一日总量为10g。也可静脉滴注氯化钾以纠正低血钾状态
频繁发作	发作间期可口服钾盐1g，3次/日；螺内酯200mg，2次/日，以防发作
重症	可进行深静脉穿刺，微泵持续泵钾

作者：罗六一
审稿：邹永明

参考文献

第十八章　神经系统发育异常性疾病

第一节　唐氏综合征

唐氏综合征（Down syndrome，DS）又称21-三体综合征（trisomy 21 syndrome），该综合征于1866年由John Langdon Down首先描述，是活产儿中最常见的染色体异常疾病。以特殊面容、智力低下和发育迟缓为主要临床特征，伴有多器官发育障碍或畸形，以神经、心血管、肌肉骨骼系统明显。

▶ 诊断

一、筛查

通常通过产前筛查诊断DS，常用的筛查方法有早期妊娠联合筛查、中期妊娠四联筛查、整合筛查及血清整合筛查。对于唐氏筛查阴性的孕妇，不推荐进一步筛查。

早期妊娠联合筛查指的是在妊娠约 11^{+0} 周至 13^{+6} 周行超声测量颈项透明层（NT）、血清 β 人绒毛膜促性腺激素（β-hCG）及血清妊娠相关血浆蛋白-A（PAPP-A），可检出约85%的DS胎儿，若筛查结果为阳性，孕14周前实施绒毛膜绒毛取样（CVS）确诊；对于发现DS风险极低的孕妇，可行孕妇血浆游离DNA检测，该检查虽不具诊断性，但敏感性和特异性高，可避免有创性检查，对该检查为阳性的孕妇仍需行 CVS 或羊膜穿刺（>14周）确诊。

中期妊娠（妊娠约15周至19周）四联筛查包括甲胎蛋白（AFP）、游离雌三醇（uE3）、抑制素A和β-hCG，如果孕妇在中期妊娠阶段才开始产前检查，中期妊娠四联筛查是最佳选择。

整合筛查即利用早期和中期妊娠中测定的标志物，对患者特定的 DS 风险给出一个估计值，这是最有效的血清筛查方式。与联合筛查或四联筛查相比，整合筛查的优势是在检出率相等的情况下，假阳性率低得多，因整合筛查的结果在中期妊娠才揭晓，诊断性检查是羊膜穿刺而非 CVS。

血清整合筛查与完整整合筛查的唯一区别在于无须超声测量 NT，适用于不能做超声测量 NT 的地区。多种血清标志物联合超声测量 NT 的联合筛查的效能优于标志物少、不联合超声测量 NT 或单一超声测量 NT 检查。

无法做产前诊断时，新生儿可通过典型的临床表现识别 DS，对怀疑 DS 的患儿，应通过基因检查确诊。

二、诊断流程

（一）产前诊断流程（图18-1-1）

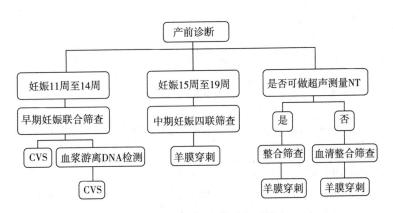

图18-1-1　DS产前诊断流程

（二）产后诊断流程

产后诊断主要是根据典型临床表现识别，可通过基因检测确诊。

三、问诊与查体

（一）问诊技巧

DS 主要表现为特殊面容、智能落后和生长发育迟缓，可以涉及多个器官系统，详尽的病史可以反映病情程度、累及部位等。

（1）现病史：指患者本次疾病的发生、演变和诊疗全过程。对于疑似或确诊 DS 患者，问诊时注意询问以下内容：①特殊面容发现或被发现的时间以及转归、对生活工作的影响等，包括上斜式睑裂、内眦赘皮和短头畸形、四肢畸形及睡眠与吞咽情况等；②患者学习技能及相应时间，并询问智能下降的发生时间、其主要表现及有无癫痫发作等；③患者的多动和攻击行为以及抑郁等精神表现；④出生时体重、生长、头围等情况，并询问后期生长发育情况；⑤注意有无胸闷心悸、运动耐受情况、四肢关节情况及活动情况，患者有无睡眠呼吸暂停、误吸情况及呼吸道感染症状等，是否存在视听力改变及相应程度，有无长期腹泻、腹胀等胃肠道症状；⑥是否有脾气性格改变、体重改变等甲状腺功能异常表现及口干、多饮多食等糖尿病症状；⑦是否有疲乏、发热、活动不耐受等症状及皮肤相关病变亦不容忽视。对于年龄较大的患者，可以询问生育情况。

（2）既往史：指患者过去的健康和疾病情况。对于疑似或确诊 DS 患者应注意询问是否有精神疾病史，是否有先天心性心脏病，是否有关节脱位史，既往是否发生感染及其发生次数和转归等，对于有先天性心脏病或胃肠道畸形等患者还应注意询问是否有手术史及手术前后是否输血。

（3）家族史：DS 为遗传病，因此询问病史时应注意询问父母、兄弟、姐妹等健康情况，有无家族相关病史、父母是否为近亲结婚、父母生育年龄等。

（4）个人史：询问出生地及长期居留地，生活习惯及有无烟、酒等嗜好，有无常用药物史，有无工业毒物、粉尘、放射性物质接触史，对于年龄较大患者还应询问职业与工作条件及有无冶游史等。

（二）临床表现（表 18 - 1 - 1）

表 18 - 1 - 1 DS 的临床表现

临床表现	具体表现
特殊面容	（1）上斜式睑裂、内眦赘皮、面部轮廓扁平、鼻梁低平、低位小耳、短头畸形、Brushfield 斑、张口貌、伸舌貌、沟纹舌等 （2）睡眠障碍（65%）及吞咽障碍（55%）可能与面容特征相关
智力障碍	（1）10 岁前智力商数（IQ）下降，青春期达到最低； 大多数为轻度至中度智力障碍（IQ：50～70），部分可严重，IQ 仅为 20～35 （2）行为和精神障碍（如注意缺陷多动障碍、抑郁症、自闭症）较为常见。20 岁以下 17.6% 有精神障碍，成年患者中 25.6% 有精神障碍，常见重度抑郁症和攻击行为
生长发育迟缓	出生体重、身长和头围低于正常，婴儿期和青春期身材矮小，运动发育（坐、爬、走）晚于正常儿童，但可通过训练改善；静息代谢率较低，肥胖概率高
循环系统异常	约 44% 患者有先天性心脏病，常见类型包括：房室间隔缺损（45%）；室间隔缺损（35%）；房间隔缺损（8%）；动脉导管未闭（7%）；法洛四联征（4%）
骨骼肌系统异常	寰枢椎不稳定、髋关节脱位、髌骨脱位、扁平外翻足，可能导致颈痛、斜颈、步态异常、大小便失禁、四肢轻瘫或瘫痪等症状
呼吸系统异常	（1）常见睡眠呼吸暂停、肺动脉高压（约 28% 患者）和呼吸道感染 （2）因感染致死的 DS 患者约为 34%～40%，免疫力较差
感觉障碍	大多数 DS 患者存在听力损害，中耳炎较常见，视力问题（如屈光不正）也需监测和干预
消化系统异常	胃肠道畸形、乳糜泻的发病率高于正常人群
内分泌系统异常	甲状腺功能减退和 1 型糖尿病的发生率高于一般人群
血液系统异常	常见红细胞、白细胞和血小板的异常，红细胞增多症常导致慢性低氧血症，需注意有无贫血和缺氧等体征
皮肤问题	常见良性皮肤疾病，如角质性皮肤病、毛囊角化病斑秃、白癜风、汗管瘤、皮肤粟粒样钙质沉着

四、　辅助检查

（一）优先检查

优先通过产前筛查诊断 DS。

（二）可选检查

累及多个系统的患者应做相应检查以明确病情、判断预后。

1. 影像学　具有特殊面容的患者，建议行头颅X 线检查或头颅电子计算机断层扫描（CT）或头颅磁共振成像（MRI）等影像学检查了解颅骨发育情况。心脏彩超了解有无心脏器质性改变、心脏射血功能等。对怀疑存在脊柱或脊髓损伤的患者进行相应脊髓节段的 CT 或 MR 检查。累及四肢畸形的患者可行四肢 X 线检查。进行胸部 X 线检查或胸部 CT 检查可发现肺动脉高压、肺部发育情况等。腹部 B 超了解有无胰腺、胆囊等消化系统疾病，必要时完善腹部 CT 及增强进一步了解病情。对于怀疑有泌尿系异常的患者可行泌尿系 B 超检查了解情况等。

2. 智能评定相关量表　智力障碍患者建议完善智能评定相关量表，如简易精神状态检查量表（MMSE）、长谷川痴呆量表（HDS）、精神认知能力30 题（CCSE）、常识 - 记忆 - 注意测验（IMCT）、日常生活活动能力量表（ADL）、社会功能活动调查（FAQ）等量表评定。

3. 其他　进行听力检测及视力检测了解损伤情况。血常规了解三系情况，必要时进行骨髓穿刺检查以明确诊断。针对皮肤病变必要时行活检进一步明确诊断。

五、　诊断及其标准

（一）诊断标准

目前国际国内公认的权威的唯一的确诊标准仍是基因检测。

（二）风险评估和危险分层

一般根据特殊面容、异常体征、智能障碍和皮纹等特征可做出临床诊断。目前认为若有愚型面容、智力低下，加上下述的皮纹特征：踇趾球部胫侧弓，atd 角 >56°，十指尽箕，则本病诊断基本可以确定。但需注意，往往某些染色体异常亦可具有相类似的面貌征象，且患者的症状、体征会随生长发育而变化，故应做染色体检查，核型分析后才能确定诊断。经常随访患者，亦有助于本病的正确诊断。上海对 DS 普查结果认为：可疑面容、肌张力低、通贯手、草鞋足、小指中节指骨发育不良、第三囟门，蹼颈和跖沟可作为筛选指征，凡具上述两项者，即应进一步行基因检查以明确诊断。

（三）并发症诊断

DS 可累及不同系统引起相应并发症，在问诊及体格检查内容已涉及，一般并发症不再一一赘述，但一过性骨髓增生性疾病需在诊治过程中引起注意，以免延误诊治。

一过性骨髓增生性疾病又称一过性白血病或一过性异常骨髓细胞生成，是一种几乎仅见于DS 新生儿的白血病，大约发生在 5%～10% 的DS 患儿，通常在常规筛查全血细胞计数时检出该病（在外周血涂片上发现原始细胞），绝大多数患者可自发缓解，但患有该病的早期死亡率约为20%，幸存的患儿约 16%～23% 会在 4 年内发展为急性巨核细胞白血病，对有早期死亡危险因素（白细胞 $>100\times10^9$/L、肝衰竭或危及生命的肝功能不全，如腹水、胆红素大于正常值上限10 倍的高胆红素血症，谷丙转氨酶或谷草转氨酶大于正常值上限的 20 倍、胎儿水肿、非心力衰竭所致的心包积液和胸腔积液、易出血和 DIC）患儿使用阿糖胞苷可降低早期死亡率。

六、　鉴别诊断

DS 往往具有特定的外貌畸形及智能障碍，结合病史特征不难进行临床诊断，但仍需与先天性甲状腺功能减退症、爱德华综合征、Patau 综合征等疾病相鉴别（表 18 - 1 - 2）。

表 18-1-2　DS 的鉴别诊断

鉴别疾病名	病史、症状与体征的鉴别	辅助检查的鉴别
先天性甲状腺功能减退症	（1）此病是由于患儿甲状腺先天性缺陷或因母孕期饮食中缺碘所致，前者称散发性甲状腺功能减低症，后者称地方性甲状腺功能减低症 （2）其主要临床表现为体格和智能发育障碍 （3）出生后即可有嗜睡、哭声嘶哑、喂养困难、腹胀、便秘等症状，舌大而厚，但无 DS 的特殊面容	可检测血清促甲状腺激素（TSH）、四碘甲腺原氨酸（T_4）和染色体核型分析进行鉴别
爱德华综合征（Edwards 综合征）	（1）又称 18-三体综合征，临床上以头骨长窄而头围小、低位耳、颈蹼、运动和智力发育迟缓以及多发畸形为特征，与 DS 较难鉴别 （2）但该病一般手指有特征性姿势和特殊性皮纹，表现为指纹有 7~10 个弓纹，小指单一屈曲褶 （3）该病患者 1/3 在 1 月内死亡，50% 在 2 月内死亡，少于 10% 的患者能存活到 1 岁以上，少数患者能活到 10 余岁	基因检测可发现 18 号染色体三体与 DS 鉴别
Patau 综合征	（1）又称 13-三体综合征，临床上以多种躯体和内脏畸形、明显生长发育迟缓和智力障碍及特殊面容为特征，本病多在胚胎期或胎儿期死亡 （2）该病患儿常有特异性的皮纹改变，多有高位 atd 角，弓形纹和桡箕较多，可有贯通手，而以踇趾 S 状的腓弓最具特征	基因检测可发现 13 号染色体三体与 DS 鉴别

七、　误诊防范

先天性甲状腺功能减退症、爱德华综合征、Patau 综合征等先天性疾病及遗传疾病易被误诊。为减少误诊，对高危人群提高警惕，尽早进行筛查检查或基因检测。

▶ 治疗

一、　治疗流程

目前尚无有效治疗方法。最好手段是在孕妈妈生产前终止妊娠。

二、　治疗原则

目前尚无有效治疗方法。要采用综合措施，包括医疗和社会服务，对患者进行长期耐心地教育和培训，掌握一定的工作技能，提高其生活质量。

三、　治疗细则

过去导致死亡最常见的主要或促发原因是肺炎和其他感染，其次是先天性畸形、循环系统疾病和痴呆。一项调查 1983~1997 年的美国死亡证明的类似研究显示，生存情况的改善是由于婴儿更多被安置在家中而非机构中，以及对常见死亡原因（尤其是先天性心脏病）的治疗改善，故对患儿应注意预防感染，同时对某些先天性畸形及先天性心脏病等，可考虑手术治疗。DS 患者表现为紧张、抑郁、妄想、刻板行为、自理能力下降、学习能力下降的精神症状及智能障碍。治疗方案包括支持对症治疗，服用苯二氮䓬类药物，适合时进行电击治疗以及免疫治疗。吡拉西坦和氟西汀等药物已被推广用于治疗 DS 的认知障碍，但是疗效尚未得到肯定，一旦明确存在痴呆可予以胆碱酯酶抑制剂如多奈哌齐等延缓进展以及对症治疗及康复治疗。DS 癫痫诊断明确后进行癫痫控制治疗，常用药物如卡马西平、丙戊酸钠等抗癫痫药物治疗，难治性癫痫可选择手术治疗。每半年左右进行电解质、甲状腺功能、脑电图检查及智能评定了解病情。

作者：刘爱群　钟淇至

审稿：陈孝东

参考文献

第二节　脑性瘫痪

脑性瘫痪（cerebral palsy，CP）又称 Little 病，不是一种单一的疾病，而是指一组发育中胎儿或婴儿大脑损伤而引起的具有临床异质性的综合征。

约 80% 的脑性瘫痪患者发生在产前，10% 发生在围产期，10% 发生在婴儿期，该病通常在 2 岁前被诊断。尽管这种疾病本身是非进行性的，但随着大脑的成熟，临床表现会随着时间的推移而发生变化，其主要临床表现为中枢性运动障碍及姿势异常，可多伴有认知功能障碍、感觉障碍、行为异常、癫痫发作、继发性肌肉骨骼异常及营养缺乏

等。根据最主要的运动症状表现脑性瘫痪可分为痉挛型、运动障碍型（肌张力障碍、舞蹈症、手足徐动症）、共济失调型及混合型。

痉挛型（spastic）脑性瘫痪最常见，约占 85%～90%，病变主要累及皮质脊髓束，常与其他类型合并存在，可分为痉挛型截瘫、痉挛型四肢瘫痪、痉挛型偏瘫。运动障碍型约占 7%，共济失调型约占 4%。

脑性瘫痪的病因多样，通常是由出生前或出生时多因素引起的大脑损伤所致（表 18-2-1）。

表 18-2-1　脑性瘫痪的病因

病因	具体因素及疾病
产前因素	包括孕母自身因素及妊娠期间的外部因素等，均可影响胚胎早期大脑神经的发育，造成永久性的脑损害。其中，孕母自身的因素包括患有甲状腺疾病、癫痫疾病和精神发育迟滞、胎盘异常、出血等疾病；是否有 COL4A1 基因、GPR56 基因、LIS1 基因病理性突变；妊娠期间的外部因素包括辐射损伤、外伤及抗癫痫药物、酒精、尼古丁等毒素影响等
围生期因素	包括早产、先兆子痫、宫内感染、宫内生长受限、新生儿感染、出生缺陷、低出生体重、多胎妊娠、缺氧缺血性脑病、新生儿低血糖、产伤等因素。早产是脑性瘫痪的重要危险因素，早产儿患脑性瘫痪的患病率高于足月儿，胎龄低于 28 周的婴儿罹患脑性瘫痪的风险最高。低出生体重儿、脑室周围白质软化症、脑室内出血、支气管肺发育不良新生儿的患病率也明显增高
出生后因素	包括核黄疸引起的神经功能障碍、脑外伤、脑血管意外、缺氧事件（如溺水、窒息等）、癫痫持续状态后遗症、热性惊厥、中枢神经系统感染（脑炎、脑膜炎等）、呼吸窘迫综合征等
遗传因素	越来越多的研究证据表明，某些易感基因可能与脑性瘫痪相关，10%～30% 的脑瘫患者具体潜在的遗传因素。如某些智力障碍、小头畸形、孤独症、运动障碍相关基因（如 MCPH1，MC2R，CTNND2，PARK2，COPS3 基因等）的病理突变可能与脑性瘫痪相关；KCNC3，SPTBN2，ITPR1 基因等的变异可能与共济失调型脑性瘫痪相关；NIPA1，GAD1，ADD3 基因等的变异可能与痉挛型脑性瘫痪相关

诊断

一、诊断流程（图 18-2-1）

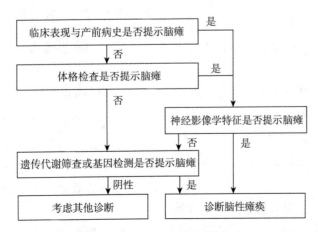

图 18-2-1　脑性瘫痪诊断流程

二、 问诊与查体

（一）问诊和症状

1. 现病史 脑性瘫痪患者在询问病史时，应仔细询问患者主要的运动症状起病时间，运动障碍的形式，及有无运动落后，主动运动减少。同时，还应特别询问患儿的运动症状是否持续为非进展型，随着病程的进展患儿的表型有无改变等。不同表型患儿的询问要点不同（表 18－2－2）。

表 18－2－2 不同表型脑性瘫痪患儿的现病史询问要点

表型	询问要点
痉挛型脑性瘫痪	主要询问患儿是否无法正常行走，或在行走时是否足尖着地、髋部内收，呈剪刀步态或呈马蹄足内翻畸形等。以及瘫痪累及的肢体部位，瘫痪为单侧还是双侧，其中2/3的患者为双侧瘫痪，1/3的患者为单侧瘫痪，下肢运动障碍是否重于上肢。是否伴有痉挛性发声困难
运动障碍型脑性瘫痪	主要询问患儿是否有舞蹈症、肌张力障碍、手足徐动、震颤、音调异常变化等不自主动作，不自主动作是否在紧张时加重，休息时减轻；肌张力障碍患者一般在早期肌张力降低，随年龄增长肌张力逐渐增高，因此还应询问患儿肌张力的变化情况，以及是否存在感觉诡计和"零点"时症状减轻的特点。运动障碍型脑性瘫痪患者可伴有继发性骨骼肌肉问题、癫痫、感知觉障碍、认知障碍及行为障碍。还应询问患儿智力发育情况、学习情况、有无严重视力障碍及痫性发作等相关病史
共济失调型脑性瘫痪	主要询问患儿是否有姿势异常和动作不稳、步态笨拙、轮替动作不协调、书写困难、构音障碍等共济失调的症状
混合型脑性瘫痪	询问不同运动症状的具体表现形式及症状出现的时间顺序

2. 既往史 既往史应侧重于确定脑性瘫痪可能的病因和相关危险因素，应包括是否有颅内出血、颅内感染、头部外伤、黄疸和核黄疸、低血糖、中毒等相关病史。

3. 个人史 应仔细询问患儿产前、出生和详细的发育史，是否有脑性瘫痪相关危险因素，例如：早产、低出生体重、多胞胎、宫内感染、产时窒息等。

4. 家族史 应仔细询问患儿是否有脑性瘫痪阳性家族史，如有相关疾病家族史应重点考虑脑性瘫痪的遗传病因。

（二）查体和体征

体格检查应重点识别脑性瘫痪的临床体征，包括头围的测量、发育情况及精神状态的评估、运动功能检查、感觉系统检查等；详细的体格检查也有助于脑性瘫痪的临床分型。

1. 头围的测量 用软尺紧贴头皮，测量枕骨结节最高点与眉弓上缘回平面头围的长度，小头畸形等患儿头围过小，脑积水等患儿头围过大。

2. 发育情况及精神状态的评估 脑性瘫痪患儿多有发育迟滞、智力低下。

3. 运动功能检查 痉挛型患者呈剪刀步态或偏瘫步态，部分患者可见挛缩畸形，受累肢体肌力下降，肌张力呈"折刀样"增高，腱反射活跃或亢进，病理征阳性，可有踝阵挛、髌阵挛。

运动障碍型患者可见肢体震颤、舞蹈样动作、手足徐动、扭转痉挛等不自主运动，肌张力障碍患者肢体肌力正常或下降，早期肌张力降低，随年龄增长肌张力逐渐增高，可呈"铅管样"或"齿轮样"增高，舞蹈症及手足徐动症患者肌张力减低，腱反射正常，通常无踝阵挛、髌阵挛、病理征等锥体束征。

共济失调型患者常可见宽基底步态，构音障碍，眼球震颤，眼球运动障碍，肢体肌力正常，肌张力减低，多无锥体束征，快速轮替动作笨拙，指鼻试验、跟－膝－胫试验不准，闭目难立征阳性等。

4. 感觉系统检查 部分患者呈袜套样痛觉、温觉、触觉减退，运动觉、位置觉等深感觉正常。

三、 辅助检查

（一）优先检查

1. 量表评估 目前多采用总体运动功能分类系统（GMFCS）进行脑性瘫痪临床分级。对有智力发育障碍、行为异常、运动功能障碍、共济失调、生长和吞咽等障碍者可采用相关量表测试进行临床评估。

2. 颅脑超声 新生儿颅脑超声对早期发现颅脑损伤有重要价值。对小于或等于34周的早产儿或高危儿应常规进行颅脑超声检查。

3. 头部 MRI 或 CT 检查　可明确脑性瘫痪患儿是否有脑结构异常，有助于脑性瘫痪的病因探讨及预后判断。其中，MRI 作为首选影像学检查，其敏感度和精确度显著优于 CT。

脑性瘫痪最常见的影像学改变为脑室周围白质软化（19%）、弥漫性灰质损伤（14%）、大脑畸形（11%），包括裂脑畸形、脑积水、胼胝体发育不全、全前脑畸形、中隔视神经发育不良和小脑异常和脑血管意外（11%）等；但有约 1/3 的患儿影像学无明显异常。

4. 肌电图　可明确肌源性或神经源性损害，对上运动神经元损害与下运动神经元损害具有重要的鉴别意义。

脑性瘫痪患儿呈上运动神经源性损害，部分患儿可伴有周围神经损害。

5. 脑电图　可明确脑性瘫痪患儿是否合并癫痫，部分患儿可见异常脑电波。

（二）可选检查

1. 凝血功能检查　对影像学检查表现为脑梗死的患儿可完善凝血功能检查，但不作为脑性瘫痪的常规检查项目。

2. 脑干听觉诱发电位　部分脑性瘫痪患儿在疾病早期存在听力障碍及脑干功能障碍，脑干听觉诱发电位可为早期干预和预后判断提供客观依据。

（三）新检查

1. 基因检测　特别是随着分子遗传学技术方法的发展，高通量测序技术对脑性瘫痪的诊断、分型与鉴别诊断越来越重要。

2. 代谢产物检查　如果病史或体格检查提示代谢性疾病，则应完善相关代谢产物检查，有助于脑性瘫痪与代谢性疾病的诊断与鉴别诊断。

四、诊断及其标准

（一）诊断标准

脑性瘫痪的诊断标准包括必备条件和支持条件（表 18-2-3）。

表 18-2-3　脑性瘫痪诊断标准的必备条件和支持条件

诊断标准	具体条件
必备条件	（1）引起脑性瘫痪的脑损伤为非进行性 （2）中枢性运动障碍持续存在，引起运动障碍的病变部位在脑部 （3）存在运动和姿势发育异常、反射发育异常、肌张力及肌力异常等 （4）症状在婴儿期出现 （5）可合并智力障碍、癫痫、感知觉障碍、交流障碍、行为异常等 （6）需除外进行性疾病所致的中枢性运动障碍及正常小儿暂时性运动发育迟滞
支持条件	（1）有引起脑性瘫痪的病因学依据 （2）可有头颅影像学佐证

（二）风险评估和危险分层

脑性瘫痪的评估应由整体到局部进行评估，包括：①使用总体运动功能分类系统（GMFCS）对脑性瘫痪整体严重情况进行评估；②受累肢体肌力、肌张力的评估；③相应拮抗肌肌力、肌张力的评估；④患肢关节主动、被动屈伸功能评估；⑤骨骼畸形情况评估。

根据 GMFCS 将脑性瘫痪临床分为 5 级：Ⅰ级，患者行走不受限制；Ⅱ级，患者行走受限制；Ⅲ级，患者行走需要助行器辅助方可行走；Ⅳ级，患者移动受限制；Ⅴ级，患者不能自己移动，完全依赖辅具或护理人员来维持姿势。同时，针对不同年龄段的患者，GMFCS 分级的具体内容也存在部分差异。

（三）并发症诊断

脑性瘫痪患者可能并发神经源性肌萎缩、关节脱位和慢性疼痛（表 18-2-4）。

表 18-2-4　脑性瘫痪的并发症

并发症	临床表现
神经源性肌萎缩	运动神经元的病变可导致神经兴奋冲动的传导障碍，引起部分肌纤维失用，产生失用性肌萎缩；同时还可导致对肌肉的营养作用减弱，而产生肌萎缩。表现为肌肉体积较正常缩小，肌力较正常减低
关节脱位	由于跨关节的肌肉痉挛或挛缩导致构成关节的上下两个骨端失去了正常的解剖位置，关节发生了错位。导致关节肿胀疼痛、丧失正常活动功能、出现畸形及关节窝空虚。X 线检查可明确关节脱位的部位、方向、程度及有无骨折及移位等
慢性疼痛	是一种脑性瘫痪患儿的个体主观感受，可影响肢体运动发育、加重肢体的畸形，并造成患者异常姿势的强化

五、 鉴别诊断

脑性瘫痪应与以痉挛为主要临床表现、以运动障碍为主要临床表现和以共济失调为主要临床表现的疾病进行鉴别诊断（表18 -2 -5）。

表18 -2 -5　脑性瘫痪与其他疾病的鉴别诊断

类型	疾病	病史/症状/体征	辅助检查
以痉挛为主要临床表现	遗传性痉挛性截瘫	是一种以双下肢痉挛和肌无力为主要临床表现的神经退行性疾病，多无智力障碍、癫痫、行为异常等症状。到目前为止，有80多个基因与其相关。该病具有较大的表型和遗传异质性。患者通常在儿童期起病，病情缓慢进展，进行性加重；但部分患者病情为非进行，如SPG3相关痉挛性截瘫和DDHD2相关痉挛性截瘫	基因诊断可有助于疾病诊断与鉴别诊断。遗传性痉挛性截瘫患者头部和脊髓磁共振多无明显异常，部分患者可伴有脑萎缩、胼胝体变薄、脊髓萎缩等
	婴儿脊髓灰质炎	由脊髓灰质炎病毒引起的、以脊髓前角运动神经元损害为主急性传染病，呈亚急性起病，主要症状是发热、全身不适、弛缓性瘫痪等	血清学和大便病毒分离阳性可确诊
以运动障碍为主要临床表现	多巴反应性肌张力障碍	多在儿童时期起病，临床表现为因足部肌张力障碍而出现步态障碍，具有昼夜波动和经休息或睡眠后改善的特点；患者多无智力障碍、癫痫、行为异常等症状。低剂量左旋多巴的治疗效果明显	GCH1基因的分子检测可明确诊断
	酪氨酸羟化酶缺乏症	是一种常染色体隐性遗传病，在婴幼儿期可表现肌张力降低，并伴随出现动作减少或不自主的眼动现象或动眼危象，可出现阵发性肢端僵直。这些特征具有典型的昼夜波动和经睡眠后改善的特点	神经影像学检查通常是正常的。酪氨酸羟化酶缺乏症是一种可治疗的神经代谢疾病，联合使用左旋多巴和5 -羟色氨酸进行早期治疗可产生良好的治疗效果
以共济失调为主要临床表现	遗传性脊髓小脑性共济失调	是一大类遗传性疾病，通常在成人起病，以步态共济失调、锥体束征（通常为痉挛性双瘫）和眼球运动不协调为主要临床特征	头部磁共振通常显示小脑萎缩。基因检测可明确诊断
	Pelizaeus - Merzbacher病（佩 - 梅病）	是一种X连锁隐性遗传疾病，由于编码蛋白脂蛋白1的PLP1基因发生突变导致髓鞘形成障碍所致。典型的佩梅病在婴儿早期起病，可表现为共济失调、精神运动迟缓、震颤、头部不自主运动、眼球震颤和进行性痉挛，也可表现为肌张力障碍和手足徐动症	头部磁共振可见髓鞘形成障碍相关的脑白质病变

六、 误诊防范

在对在新生儿期或婴儿期出现运动障碍、肌张力障碍等的患儿，特别是早产儿；主动活动能力差、运动发育迟滞或精神发育迟滞的患儿进行诊断的时候易发生误诊。脑性瘫痪易被误诊为神经系统疾病（如脑白质营养不良、脊髓疾病、先天性肌营养不良、婴儿型进行性脊髓性肌萎缩症、运动发育障碍性疾病等）和骨骼疾病（如发育性先天性髋关节脱臼、先天性韧带松弛症）。

神经系统疾病（如脑叶酸缺乏症、生物素酶缺乏症、精氨酸酶缺乏症等代谢性疾病）、骨骼疾病（如发育性先天性髋关节脱臼、先天性韧带松弛症等）和内分泌疾病（如先天性甲状腺功能减退症等）易被误诊为脑性瘫痪。

目前，越来越多的遗传代谢性疾病具有类似于脑性瘫痪的临床特征。全面的病史采集、仔细的神经系统体格检查和反复多次的追踪随访对于评估脑性瘫痪的疑似病例至关重要。高通量测序技术的应用对于脑性瘫痪的诊断与鉴别诊断具有重要意义。

治疗

一、治疗流程 （图18－2－2）

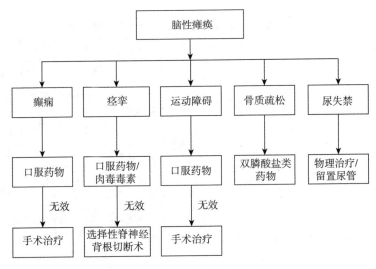

图18－2－2　脑性瘫痪治疗流程

二、治疗原则

（一）治疗原则

脑性瘫痪的病变在高级神经中枢，没有"治愈方法"，目前主要的治疗方法是针对病变产生的后遗症进行症状管理，属于补救性治疗。

脑性瘫痪的治疗目标是最大限度地提高患者的生活质量、减少肌肉骨骼畸形、减轻家庭和社会的残疾负担，结合不同患者的病情特点和严重程度，多学科团队需共同制定个体化的治疗方案。

需做到早发现，早诊断，早治疗；需要神经内科医生、物理治疗师、整形外科医生和理疗师在内的多学科团队综合干预，最大限度地提高发育潜力并最大限度地减少肌肉骨骼畸形，促进运动功能的正常发育。

（二）治疗目标及思路

1. 基于 GMFCS 的评估结果确立患者的治疗目标　Ⅰ级：基本恢复正常功能；Ⅱ级：满足日常生活需求；Ⅲ级：尽可能地满足基本日常生活需求；Ⅳ级：提高简单的生活日常生活能力；Ⅴ级：获得稳定的姿势和平衡能力。

2. 根据受累部位确立患者的治疗思路　①受累部位：累及下肢的患者以改善负重能力与行走功能为主，累及上肢的患者则以改善对物体的操控能力为主；累及双上肢的患者，在改善功能的同时需考虑双上肢功能的互补性；②有无躯干痉挛：躯干痉挛可能导致骨盆倾斜、躯体侧弯、前凸及后凸畸形等，这需要脊柱外科医生共同参与治疗。

三、治疗细则

绝大多数脑性瘫痪儿童都有痉挛状态，需要结合康复治疗、药物治疗、外科治疗等积极管理痉挛，以防止疼痛性挛缩和畸形，并促进功能恢复最佳水平。

1. 康复训练　功能康复训练是治疗脑性瘫痪的重要手段，可明显提高患者生活质量。

2. 矫形器与辅助支具　主要是通过力的作用矫正肢体的畸形或防止畸形加重，同时可配合使用智能辅具等有助于改善患者运动功能。石膏矫正法常用于治疗马蹄足畸形。

3. 药物治疗　主要为对症治疗。如口服巴氯芬、地西泮、乙哌立松、替扎尼定等可改善全面性痉挛状态；鞘内注射巴氯芬可缓解顽固性痉挛，改善步态、言语等，对疼痛和运动障碍也有一定疗效；肌内注射 A 型肉毒毒素可缓解局灶性痉挛状态；抗癫痫药物可控制痫性发作。

4. 手术治疗 外科治疗可矫正畸形、缓解痉挛、改善运动功能。如传统的软组织松解延长手术可缓解挛缩、矫正畸形、改善运动功能；选择性脊神经背根切断术也是治疗痉挛性截瘫的一种有效方法，可降低肌张力、增加关节活动度。改善运动功能。脑深部电刺激治疗可改善患者肌张力障碍、震颤等症状。

四、 药物治疗方案 （表18-2-6）

表18-2-6 脑性瘫痪的药物治疗方案

治疗方案	药物名称	给药途径	常用剂量	给药次数或持续时间	备注
缓解痉挛治疗	巴氯芬	口服	推荐剂量为5mg/次, tid	以5mg/次, qd 起始，逐渐加量	成人最高剂量80mg/d；10岁以下儿童最高剂量0.75~1mg/(kg·d)；10岁以上儿童最高剂量2mg/(kg·d)。突然停药有戒断综合征
	乙哌立松	口服	150mg/d	分3次服用	—
	替扎尼定	口服	12~24mg/d，分3~4次服用	以5mg/次, tid 起始，每隔0.5~1周增加2~4mg	最高剂量36mg/d
抗癫痫治疗	卡马西平	口服	400mg/次, 2~3次/日	以0.1g/次, 2~3次/日起始；第二日后每日增加0.1g，直至发作被控制为止	适用于单纯及复杂部分性发作患者；最高剂量2g/d；注意监测皮疹、肝功能异常等并发症

注：qd 每日1次；tid 每日3次

作者：邱喜林
审稿：李雯

参考文献

第三节 注意缺陷多动障碍

注意缺陷多动障碍（attention deficit and hyperactivity disorder，ADHD），又称儿童多动综合征、儿童多动症、多动障碍等，是一种以与发育水平不相称的明显的多动、冲动和注意力不集中为核心症状的神经发育障碍。

世界卫生组织《国际疾病分类》第10版（ICD-10）称本病为多动障碍，DSM-Ⅳ（美国精神病学会《精神障碍诊断和统计手册》第4版）称为注意缺陷多动障碍。我国的CCMD-Ⅱ-R（中国精神疾病分类方案与诊断标准）中称为儿童多动症，1995年我国自然科学名词审定委员会又定其名为注意缺陷障碍伴多动。现行的诊断标准有两种：一为ICD-11；二为DSM-5。为了保持一致性，目前两套诊断标准已实现了多动障碍与ADHD两种称谓的互认互换。

➡ 诊断

一、诊断流程

ADHD的诊断主要依靠临床表现，目前尚未找到足够敏感且特异的生物学标志，所以，必须要由受过专门训练的精神科、儿科医生或其他具备相关资质的专业人员与患者和（或）患者的父母或照料者、教师进行面谈，通过 Conners 父母问卷（PSQ）、教师用量表（TRS）、学习障碍筛查量表（PRS）以及 Achenbach 儿童行为量表（CBCL）等测评，将符合诊断标准的临床表现——筛选、记录、评估，证明患者存在多种场合（学校、家庭、工作场合）的日常生活能力受损，方能做出诊断（图 18-3-1）。

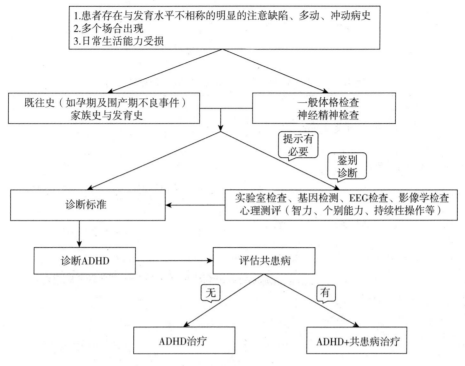

图 18-3-1　ADHD 诊断流程

EEG 脑电图

二、问诊与查体

（一）问诊和症状

1. 问诊技巧　从与患者关系紧密的家属和教师处获取准确、详尽的病史信息。应特别注意母亲在孕期有无嗜烟嗜酒、外伤史、胎动情况，围产期有无产伤、产程过长、窒息史等；在家族中有无多动、癫痫及品行障碍等病史；要关注患者的发育史和健康史；包括出生后有无好哭闹、活动过度、喂养困难等表现。

2. 症状　本病临床表现可以较早出现，刚出生的婴儿可有不间歇活动，难以控制，活动量明显增多，自幼睡眠不安、不能静坐、易冲动和喂养困难，会走和跑后进入活跃期，男孩明显。核心症状是注意缺陷、冲动、多动。

（二）查体和体征

包括一般体格检查和神经精神检查。

1. 一般体格检查　注意生长发育、营养状况、听力、视力情况。

2. 神经精神系统检查　患儿的神经系统检查基本正常。智力或 IQ 正常或接近正常，部分可伴认知障碍，言语智商高于操作智商，注意测验分值较低。常有神经系统软体征，涉及精细动作、协调运动、空间位置等，如指鼻试验、翻手与对指试验、系鞋带、扣纽扣、单脚跳、跳绳等表现异常等。

三、辅助检查

除非是病史或体格检查表明有必要，否则，ADHD 的诊断，不需要进行实验室检查、基因检测、脑电图检查和神经影像学检查；也不需要常规进行智能、学业成就、语言能力及持续性操作等方面的心理评测。

四、诊断及其标准

（一）诊断标准

诊断 ADHD 必须符合以下 5 项标准。

（1）症状学标准（表 18-3-1）：其中注意缺

陷、多动、冲动症状至少符合表 1 中 6 项，达到适应不良的程度，并与发育水平不相称。成人患者每类症状需要至少满足 5 项。

（2）起病与病程：在 12 岁前出现症状，并至少持续 6 个月。

（3）至少在两个场合（如学校和家庭）出现明显的临床症状。

（4）严重程度标准：对社交、学业或成年后的职业功能上有明显的临床损害证据。

（5）需要排除以下疾患：精神发育迟滞、广泛性发展障碍、儿童精神分裂症、躁狂发作和双相障碍、焦虑障碍、特殊性学习技能发育障碍、各种器质性疾病（如甲状腺功能亢进）以及各种药物不良反应导致的多动症状等。

表 18 – 3 – 1　ADHD 的症状学诊断标准（DSM – 5）

注意缺陷症状	多动、冲动症状
（1）在学习、工作或其他活动中，常常不能关注细节，或者容易出现粗心所致的错误	（1）常手脚动个不停或在座位上扭来扭去
（2）在学习或游戏时常常难以保持注意力	（2）在被要求坐好的场合常常擅自离开座位
（3）对话时常心不在焉，似听非听的	（3）经常在不适当的场合，过分的跑来跑去或爬上爬下（青少年或成人则可能只有坐立不安的主观感受）
（4）往往不能按照指令完成作业、日常家务或工作（无法集中精力或易转移注意力）	（4）往往不能安静地游戏或参加业余活动
（5）经常难以完成有条理、有顺序的任务或其他活动	（5）常一刻不停地活动，像有马达驱动一样
（6）逃避、不喜欢、不愿意从事那些需要精力持久的事情（如作业或家务）	（6）常多话
（7）常常丢失学习、活动所必需的东西（如学习材料、铅笔、课本、工具、钱包、钥匙、文书、眼镜或移动电话等）	（7）常别人问话未完就抢答
（8）很容易受外界刺激而分心	（8）在活动中常不能耐心地排队等待轮换上场
（9）在日常活动中常丢三落四	（9）常打断或干扰他人（如别人讲话时插嘴或干扰其他儿童游戏）

诊断过程中，应同时评估患者的个人需求、共患病、社会家庭教育、职业环境和生理健康状况。对于儿童和青年患者，还需要评估其家长或照护者的精神健康状况。

五、鉴别诊断

ADHD 需与多种疾病相鉴别，其中一些疾病也可能以 ADHD 共患病的形式存在（表 18 – 3 – 2）。

表 18 – 3 – 2　ADHD 与其他疾病的鉴别诊断

疾病	病史/症状/体征	辅助检查
精神心理疾患	如对立违抗障碍、焦虑障碍、抑郁障碍、双相障碍、破坏性情绪失调障碍、人格障碍、精神病	必要时需进行心理测评
创伤和应激相关障碍、适应障碍	多在明确的应激事件或创伤后出现，前者如家庭成员或亲密的朋友的疾病和死亡、分居或离异，后者如儿童遭受虐待等	—

续表

疾病	病史/症状/体征	辅助检查
智力低下或存在学习障碍、语言障碍及感觉损害（听力、视力障碍）	患者可表现为智力低下或存在学习障碍、语言障碍及感觉损害（听力、视力障碍）	—
孤独症谱系障碍或其他神经发育障碍（如抽动症）	孤独症谱系障碍同时还具备其他的社交缺陷。抽动症表现为眼部、面部和上半身的突然、快速、非节律性动作，伴或不伴发声	—
药物滥用、睡眠障碍、癫痫或脑震荡后状态	癫痫的失神发作可能被误认为是走神、注意力不集中。而药物滥用、睡眠障碍和脑震荡后状态因影响注意力及觉醒状态，有时需鉴别诊断	—
遗传性疾病	如脆性 X 综合征、Turner 综合征均可见 ADHD 表现，其 ADHD 外其他症状可提示诊断	—

六、 误诊防范

年龄较小的儿童，存在听力、视力障碍、智力障碍或孤独症谱系障碍时，可表现类似 ADHD 的症状。大龄儿童和青年人，出现人格障碍、精神病和药物滥用时，可以表现为注意缺陷、冲动、学业问题。皆易出现误诊。

ADHD 患儿的多动和冲动表现，容易与对立违抗障碍和间歇性爆发障碍的破坏性或攻击性行为混淆；注意障碍表现，易误诊为焦虑障碍、抑郁障碍。

心境障碍（如双相障碍、破坏性情绪失调障碍）出现情绪波动和情绪调节不良时，可以模仿 ADHD 的所有症状。对于认知发展处于两个极端的孩子，因为学业与他们的能力不相匹配（过易或过难），也容易使他们在学习的时候出现注意障碍。或者患儿存在学习或语言能力障碍时，如阅读障碍的患儿在阅读时就无法集中注意力。

阻塞性睡眠呼吸暂停、癫痫药物易引起困倦、注意力不集中。家庭生活不稳定的孩子，因焦虑、烦恼和不安而表现出多动。

诊断过程中，要掌握准确、全面的病史，如发育史、孕产史等，同时要进行细致全面的查体，若有明显提示，需完善相关检查，如怀疑苯丙酮尿症的患者，需进行实验室检查、遗传学检查、脑电图及神经影像学检查；怀疑有智力障碍时，行智能测评；怀疑有精神心理疾病时进行心理评测；怀疑存在学习或某方面能力障碍时，进行学业成就、语言能力、听力、视力等评测。

治疗

一、 治疗流程 （图 18 - 3 - 2）

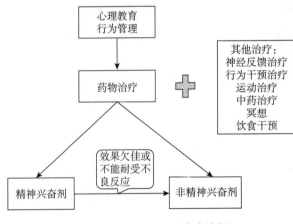

图 18 - 3 - 2　ADHD 治疗流程

二、 治疗原则

ADHD 的治疗方案应个体化，包括药物治疗和心理治疗。对于药物治疗，提倡剂量优化、药物基因检测和利用定量脑电图（QEEG）选择药物。对于非药物治疗，也提倡实现治疗的个体化。

三、 治疗细则

（一） 行为心理治疗

在治疗的起始阶段，尤其是对于症状和损害都比较轻微的患者，大多数医学组织建议先进行心理教育和行为管理。对于 6 岁以下的患儿，起始治疗应该是以家长培训为形式的行为管理，只有严重的病例或行为治疗无效的病例才开始药物治疗。

向患儿、父母和老师说明本病的特点，使其主动接受精神卫生咨询，配合治疗。注意教育方法，避免对患儿的歧视和辱骂，减少不良刺激，建议患者的父母参加相关的训练或教育。学校给予适当照顾，安排合理教学和规律生活，训练小儿的组织能力。

（二） 药物治疗

对于有严重 ADHD 的学龄儿童患者和年轻患者，药物治疗是一线治疗方案。

神经兴奋剂是 ADHD 的一线用药，包括哌甲酯（利他林）和苯丙胺（安非他明）。非神经兴奋剂治疗效果较神经兴奋剂差，通常作为二线用药，包括托莫西汀、胍法辛和可乐定等，当患者对神经兴奋剂反应差或不良反应不能耐受时，作为替代或辅助治疗。

NICE 建议儿童 ADHD 的二线治疗为托莫西汀或胍法辛，成人则推荐托莫西汀。也可在医生指导下试用三环类抗抑郁药，丙咪嗪 25～50mg/d，地昔帕明疗效更好。

（三） 其他治疗

包括神经反馈治疗、行为干预治疗、运动治

疗、中药治疗、冥想、饮食干预（补充不饱和脂肪酸、剔除添加剂）等。研究表明，药物治疗联合非药物治疗，即多模式治疗，对患者的学习成绩、亲子关系、社会技能等方面能力的提高优于单纯药物治疗。认知行为疗法和职业指导对成人很重要，而以家庭和学校为基础的行为治疗则对儿童非常重要。如果同时存在共患病，要注意共患病的治疗。

四、 药物治疗方案 （表18-3-3）

表18-3-3 ADHD的药物治疗方案

药物名称	给药途径	常用剂量及维持时间	备注
哌甲酯	口服	速释片初始剂量为每次2.5~5.0mg，每日2~3次，根据病情每周增加5~10mg；缓释片初始剂量为每次18mg，每日1次，早晨服用，根据病情调整剂量	首选，6岁以上患儿服用禁忌证：明显焦虑、紧张和激越症状的患者；青光眼患者；近期（14d内）内使用过单胺氧化酶抑制剂治疗的患者。常见的不良反应包括厌食、易怒和失眠
托莫西汀	口服	体重不超过70kg，起始剂量为0.5mg/（kg·d），3d后根据疗效增加剂量至每日总目标剂量，通常为1.2mg/（kg·d），每日最大剂量不超过1.4mg/（kg·d）；体重超过70kg，初始剂量为40mg/d，3d后依疗效增加剂量至每日总目标剂量，通常为80mg/d。可早晨1次服用次或早晨和傍晚分2次平均服用。若在连续2~4周治疗后仍未达到最佳疗效，每日总剂量可最大增加至100mg/d	6岁以上患儿服用禁忌证：闭角型青光眼；正在服用或14d内使用过单胺氧化酶抑制剂治疗的患者；不良反应有食欲下降、头痛、腹痛、恶心呕吐、肝损伤等

作者：郭朝晖

审稿：赵伟

参考文献

第十九章 痴 呆

第一节 阿尔茨海默病

阿尔茨海默病（Alzheimer disease，AD）是一种隐匿起病，进行性进展的神经退行性临床综合征，以认知障碍、精神行为异常及社会生活能力受损为主要临床表现。AD 是老年期痴呆最常见的类型，65 岁以后发病为晚发型，65 岁以前发病为早发型，根据是否有家族发病倾向分为家族性 AD 及散发性 AD。

诊断

一、诊断流程（图19-1-1）

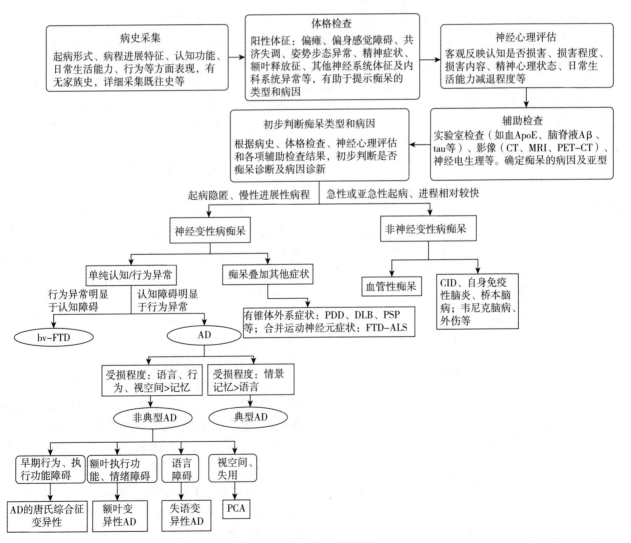

图 19-1-1 AD 诊断流程

ApoE 载脂蛋白 E；Aβ β 淀粉样蛋白；CJD 克-雅病；bv-FTD 行为变异型额颞叶变性；
PCA 后皮层萎缩；PDD 帕金森病痴呆；DLB 路易体痴呆；PSP 进行性核上性麻痹

二、 问诊与查体

(一) 问诊技巧

详细、完整、准确的现病史、既往史、服药或就诊经历、神经系统症状、体征或情绪心理状况等对于痴呆的诊断、鉴别诊断、病因判断和严重程度判断极为重要。应尽量通过认知功能正常的健康照料者获得有用的病史信息，避免仅仅询问患者本人获得不准确的病史信息。

现病史应注意：①认知障碍的起病形式、进展方式、具体时间，在什么情况下发病，病程中有无波动性，有无好转。认知域评价应该尽量包括记忆、计算、时间/空间定向、注意力、语言、学习等；②日常及社会功能丧失的程度；③伴随的精神行为异常或人格改变，是否伴随焦虑、抑郁等情绪表现（激越、游走、视幻觉、睡眠障碍、饮食卫生习惯改变等）及其严重程度；④伴随的躯体症状或其他相关事件，如肢体功能异常、活动障碍、抽搐、意识障碍等；⑤就诊经历。此外，应详细询问既往史、个人史、服药史、输血或冶游史、中毒、酗酒等生活饮食习惯，甲状腺功能情况、外伤、维生素缺乏等。

(二) 临床症状 (表19-1-1)

表 19-1-1　AD 的临床症状

症状	表现
日常生活能力改变	(1) 患者在发病早期仅表现为情景记忆和近记忆力下降，但日常生活能力基本不受影响，从事高智商活动的患者可能因不能胜任原有工作或效率下降而被家人或同事发现 (2) 随着疾病的进展，工作能力进一步下降，个人日常生活能力下降更明显 (3) 疾病晚期，患者表现为不讲卫生，穿衣、吃饭及其他个人日常活动自立能力丧失，完全需要他人照料
精神行为症状	(1) 早期可表现为兴趣减少、缺乏主动性、孤独、自私、对周围的人或事冷漠 (2) 随着疾病进展，逐渐出现幻觉、妄想、怀疑配偶不忠、怀疑有人偷盗自己的财物等 (3) 到了疾病晚期，可出现漫无目的地漫游、睡眠倒错、囤积废品、激越、攻击行为或者本能活动亢进、性脱抑制、过度进食等
认知损害	AD 的早期认知损害以近记忆损害为主要表现，特征性改变为情景记忆障碍，记不住发生的事情的细节，重复提问，记不住说过的话，做过的事情，疾病进展可累及几乎所有认知域，如注意力、视空间、计算力、语言、定向力、执行功能等，也会出现失语、失认、失用

(三) 查体和体征

1. 一般体格检查　应注意内科系统甲状腺、心、肺、腹等的一般查体，通常能为继发性痴呆提供证据，如感染性疾病可伴发热，贫血可伴有贫血貌，心脏病可有相应的心脏体征等。

2. 神经系统查体　意识状态、精神状态、表情、语言表达、交流能力等体征，需与谵妄状态、抑郁、焦虑、强迫、冲动等精神行为异常性疾病相鉴别。

此外伴局灶性神经功能缺损定位体征的脑血管病需要与血管性痴呆相鉴别；注意是否伴肌张力障碍或共济失调等小脑损害体征等。

三、 辅助检查

(一) 优选检查

1. 生物标记物检查

(1) 脑脊液检查：AD 相关的脑脊液检查主要有 $A\beta_{42}/A\beta_{40}$、$p-tau181/A\beta_{42}$、$t-tau/A\beta_{42}$ 等。

(2) 分子影像学检查：AD 相关的正电子发射计算机断层显像 (PET) 包括 $A\beta-PET$、$tau-PET$ 和氟代脱氧葡萄糖 (FDG) -PET。

$A\beta-PET$ 为淀粉样蛋白显像。AD 患者额、颞、顶、后扣带回及纹状体 $A\beta$ 滞留增多，可用于鉴别 AD 与非 AD 痴呆。

$tau-PET$ 针对的是过度磷酸化的 tau 蛋白。AD 患者颞叶、嗅皮质、海马、梭状回、颞上回中部、外侧纹状体皮质、颞上回及枕叶初级视觉皮质 tau 蛋白滞留增多。

$^{18}F-FDG$ 是脑代谢的有效标志物，可反映内在突触的活性。AD 患者顶叶、颞后叶、后扣带回区域局灶性或弥漫性 FDG 代谢减低，$^{18}F-FDG-PET$ 可用于鉴别 AD 与路易体痴呆 (DLB) 和正常人群。

2. 常规实验室检查　血常规、生化全套（肝功能、肾功能、电解质、血脂、空腹血糖、同型半胱氨酸）、血凝系列、甲状腺功能全套、维生素 B_{12} 及叶酸、传染病（梅毒、HIV、肝炎）系列、自身免疫全套等。

3. 神经心理量表检查　应该涵盖学习、记忆、注意、执行、语言、知觉运用及社会认知等，还应包含对精神行为及日常生活能力的评价。常用的神经心理量表有蒙特利尔认知评估量表 (MoCA)、简易智力状态检查量表 (MMSE)、轻度行为损害与痴呆精神行为症状群（BPSD）评估量表、阿尔茨海默病评估量表认知部分（ADAS‐cog）、日常生活能力评定量表、痴呆严重程度评定量表等。

4. 影像学检查 首选头颅结构性核磁共振（sMRI）扫描，观察全脑萎缩情况，尤其是海马形态学改变可作为 AD 早期影像学标志，条件不足的地区可选择头颅 CT。sMRI 有助于排除非 AD 的痴呆病因，如血管病变的血管性痴呆（VaD）、额颞叶萎缩的额颞叶痴呆（FTD）、不对称性额顶叶萎缩的皮质基底节变性（CBD）、脑桥十字征的多系统萎缩（MSA）及中脑蜂鸟征的进行性核上性麻痹（PSP）等。

（二）可选检查

1. 基因检测 ApoEε4 基因是散发型 AD 最主要的遗传风险因素，与核心生物学标记物 Aβ 和 tau 蛋白密切相关，是最具潜力的遗传生物学标志物。国内共识认为，外周血 ApoEε4 基因检测在 AD 风险预测和病情评估中起重要作用，有利于提高疾病诊治水平，指引进一步的高质量临床研究。

有明确家族史及明显的常染色体显性遗传危险的个体，常见的家族型 AD 相关基因检查包括 APP、PSN1、PSN2 等检查，当需要鉴别其他类型的变性病性痴呆时可检测 MAPT、FUS、PARK2 等基因。

2. 脑电图 在鉴别某些特殊类型的痴呆如朊蛋白病和脑炎时有较好的辅助诊断价值。

3. 脑组织活检 因损伤大、风险高，临床不推荐作为常规检查。对于疑诊颅内肿瘤，或经其他检查均无法确诊，在充分与患者本人及其家属沟通并取得同意后方可进行。

（三）新检查

1. 血清生物标记物 神经元源性外泌体、过度磷酸化 tau 蛋白（p‐tau181/p‐tau217）、Aβ$_{42}$/Aβ$_{40}$、轻链神经丝等。目前尚无血浆检测试剂获监管机构批准用于诊断 AD，但一些血浆检测试剂（如 p‐tau）的准确性已被证明与已获批的脑脊液相关检测准确性相似，未来这一局面或将改变。其他的血浆检测方式诊断准确性未达到90%的标准，

故不适用于 AD 的诊断。

2. 单光子发射计算机断层显像（SPECT） 通过观察局部脑血流量改变来反映脑功能变化。AD 患者的双侧颞、顶叶灌注下降，可伴或不伴额叶灌注减少，但 SPECT 空间分辨率较低，影像对比度较差，特异性及准确性相对不高，且价格偏贵，因此临床不推荐为常规诊断手段。

四、诊断及其标准

（一）诊断标准的演变

1984 年第一个国际公认的 NINCDS‐ADRDA 诊断标准发布，2014 年国际工作组（IWG）发布 IWG‐2 诊断标准，完成了从临床病理学诊断向临床生物学诊断的演变。

2024 年，美国国家老年阿尔茨海默病协会（NIA‐AA）发布了最新指南《阿尔茨海默病诊断和分期的修订标准》（以下简称"新标准"）。新标准中，2011、2012 及 2018 版 NIA‐AA 指南的经典核心观点得到传承，强调通过生物学概念定义 AD，其底层逻辑是：症状是疾病的结果，而不是诊断所必需，特异性生物标记物应为 AD 的确诊依据。

（二）生物标记物

AT（N）标准是 AD 的一种分类系统，可用于描述大脑中特定的病理变化，主要基于：淀粉样斑块（amyloid plaques，A）、神经纤维缠结（tau tangles，T）和神经损伤（neuronal injury，N）这 3 个主要病理特征，而新标准在此基础上增添了 3 种新的生物标志物分类，用于描述炎症/免疫机制（inflammation，I）、基于病理学的非 AD 概念即血管性脑损伤（vascular brain injury，V）和突触核蛋白病（synucleinpathy，S）。

以上六类生物标志物被归类为：核心生物标记物、病程中的非特异性生物标记物、与非 AD 共有的常见病理标记物，其中，核心生物标记物又细分为核心 1 类（包括全程异常的 A 类及疾病早期异常的 T1 类）和核心 2 类（疾病晚期异常的 T2 类）（表 19‐1‐2）。

表 19-1-2　生物标志物的分类

分类			描述	用途
核心生物标志物	核心 1	A	淀粉样蛋白 PET 和 Aβ 蛋白生物标记物	诊断
		T1	磷酸化和分泌型 tau 蛋白生物标记物	
	核心 2	T2	tau PET 和 tau 蛋白生物标记物	分期、预后、作为生物治疗效果的指标
病程中的非特异性生物标记物	N		神经损伤、功能障碍、神经纤维变性	
	I		炎症	
与非 AD 共有的常见病理标记物	V		血管性脑损伤	共同病理学的鉴定
	S		α-突触核蛋白病	

（三）NIA-AA 诊断标准

核心 1 生物标志物的异常结果足以确诊 AD。这类标记物包含：淀粉样蛋白 PET、脑脊液 $Aβ_{42}/Aβ_{40}$、脑脊液 $p-tau181/Aβ_{42}$、脑脊液 $t-tau/Aβ_{42}$ 或经过充分验证且精准的血浆检测。该标准适用于早期发现无症状阿尔茨海默病，以及有症状患者的病理证据确诊。

当然，临床判断也十分重要，生物标记物检测只能在临床医生的监督下进行且不可代替临床评估。医生也需要判断复杂条件对生物标志物结果的潜在影响，如：头部外伤或心肺骤停可使 p-tau 短暂升高，有报道发现肌萎缩性侧索硬化症尸检病例中 p-tau181 升高，某些药物、脑脊液动力学紊乱或肾功能受损可以改变一些血浆生物标志物的值。

（四）国内诊断标准

尽管新标准要求生物学变化为 AD 确诊所必须，目前我国常规用于临床的 AD 诊断标准并不要求生物标志物支持，具有广泛适用性：

根据认知和功能障碍程度，AD 分为 3 个阶段：①临床前阶段，脑内已发生病理改变但尚无或仅有轻微认知下降；②轻度认知障碍（MCI），认知下降程度还不影响职业功能和日常生活的独立性；③痴呆阶段。

根据中国专家共识，AD 源性 MCI 的诊断应重视生物标记物的应用，若存在 AD 核心 1 生物标记物异常即可确诊。而在无法开展生物标记物检测时，通过临床神经心理特征和影像资料等识别，排除其他类型疾病导致的 MCI（如帕金森病、脑血管病、路易体病、自身免疫性脑病等），符合 AD 源性 MCI 的神经心理损害特征（如海马型遗忘障碍综合征）及头颅 MRI 影像特征的患者，可以从临床层面做出"AD 源性 MCI"诊断。

AD 痴呆的临床诊断参考 NIA-AA 于 2011 年发布的诊断标准，以病史和检查证实的认知或行为症状为依据，除符合痴呆诊断外还应具备以下几点：①隐袭起病，缓慢进展；②明确的认知恶化病史；③早期显著的认知损害；④符合排除标准。

AD 症状分期标准（表 19-1-3）源于 NIA-AA 于 2018 年更新的 AD 研究框架，涵盖了从无症状到主观认知下降，再到 MCI，最后到痴呆的连续性过程。

表 19-1-3　阿尔茨海默病症状分期

分期	症状分期	认知损害程度	症状描述
1	正常	无损害	没有主观报告即客观证据显示近期存在认知能力下降或有新发精神行为症状
2	临床前期	无症状	主观认知下降（包括但不限于记忆）或伴轻度精神行为改变，经过客观测试显示无认知障碍，CDR 评分为 0 分
3	极早期	轻度损害	客观测试结果证实存在认知障碍或精神行为评估异常，患者仍然能独立进行日常生活活动，但是复杂的日常活动可能有轻度损害，CDR 评分为 0.5 分
4	早期	轻度痴呆	进行性认知障碍影响到多个认知域和精神行为，对日常生活产生明显影响，特别是工具性活动受到主要损害，患者不再完全独立，偶尔需要帮助 CDR 评分为 1 分
5	中期	中度痴呆	进行性认知障碍和精神行为改变广泛影响日常生活，基本功能部分受损，患者无法独立生活，经常需要帮助，CDR 评分为 2 分
6	晚期	重度痴呆	进行性认知障碍和精神行为改变可能导致无法进行临床面试，对日常生活产生严重影响，包括自我照料在内的基本生活能力受损，完全依赖帮助，CDR 评分为 3 分

注：CDR 临床痴呆评定量表

（二）并发症诊断

AD 病程通常 5～10 年，少数患者生存可超过 10 年，多由于肺部感染、泌尿系感染、褥疮等并发症而死亡。

五、　鉴别诊断

（一）与其他神经变性性痴呆的鉴别（表 19-1-4）

表 19-1-4　AD 与其他神经变性性痴呆的鉴别

鉴别疾病名	病史、症状与体征的鉴别	辅助检查的鉴别
FTD	早期表现为性格、行为、情感、语言及额叶执行功能等认知域损害较 AD 突出，情景记忆相对保留	影像表现为额叶及颞叶低代谢或低灌注，无 AD 特征性 Aβ 生物学标志物
DLB	波动性认知障碍、反复出现生动的视幻觉和帕金森病综合征较 AD 明显，对神经安定类药物敏感	PET 提示基底节多巴转运体摄取降低等可与 AD 鉴别
CBD	锥体外系症状及体征明显且临床表现不对称，口面部失用或肢体失用、异己肢综合征伴皮质感觉缺损，无海马遗忘综合征表现	分子影像无 Aβ 滞留等可与 AD 鉴别
其他	MSA、PSP 等可有认知障碍表现，执行功能损害明显，记忆力障碍相对较轻，伴其他神经系统损害的症状及体征	MSA、PSP 等无 AD 生物学标志物证据

（二）与非神经变性性痴呆的鉴别

1. VaD　起病形式多样，可为急性、亚急性或慢性起病，临床除认知损害外伴神经系统局灶性定位体征及症状，影像学有大血管病变或广泛小血管病变等证据。

2. 其他　继发性快速进展型痴呆，如克-雅病、淀粉样蛋白病相关炎症、自身免疫性脑病、代谢性脑病、中毒性脑病、颅脑损伤、正常颅压脑积水等。

（三）与非痴呆性疾病的鉴别（表 19-1-5）

表 19-1-5　AD 与非痴呆性疾病的鉴别

鉴别疾病名	鉴别要点
焦虑、抑郁障碍	焦虑和抑郁会出现记忆力下降，痴呆也会表现焦虑和抑郁，因此要给予鉴别，临床认知、情绪等神经心理量表、详细的病史和影像检查等可鉴别
谵妄	（1）谵妄是一种严重的意识障碍，患者定向力全部或部分丧失，思维零乱，对周围环境不能正确辨认 （2）常有幻觉，亦可有错觉 （3）AD 不伴有意识水平下降的认知障碍

六、　误诊防范

独居、受教育程度低等不能提供详细病史的人群，不能配合腰穿或神经影像学检查的人群易被误诊。以行为异常、人格改变及语言损害为突出表现的非典型 AD 患者易被误诊为 FTD 及神经精神障碍性疾病，如抑郁症、精神分裂症等，其中额叶变异型、少词性进行性失语变异型 AD 均可被误诊为行为变异性 FTD 或语义性痴呆，视空间功能检测可能对鉴别诊断有帮助。FTD 在临床认知功能障碍、行为改变及运动症状上都与 AD 有重叠表现，故是最容易被误诊为 AD 的神经变性病性痴呆。其他疾病如脑小血管病、正常颅压脑积水、焦虑抑郁障碍、谵妄、酒精中毒性脑病、低血糖脑病、甲状腺功能减退、系统性红斑狼疮、自身免疫性脑炎、梅毒、脑肿瘤等继发性痴呆可能被误诊为 AD。

为避免误诊尽可能细致的病史及准确的神经心理学检查结合 sMRI 脑形态变化可帮助减少误诊率，最终诊断依靠生物标志物及基因检测。

→ 治疗

一、治疗原则

1. 尽早诊断，及时治疗，终身管理。

2. 现有的抗阿尔茨海默病药物虽不能逆转疾病，但可以延缓进展，应尽可能坚持长期治疗。

3. 针对痴呆伴发的精神行为症状，非药物干预为首选，抗痴呆治疗是基本，必要时可使用精神药物，但应定期评估疗效和不良反应，避免长期使用。

4. 对照料者的健康教育、心理支持及实际帮助，可改善阿尔茨海默病患者的生活质量（图19 - 1 - 2）。

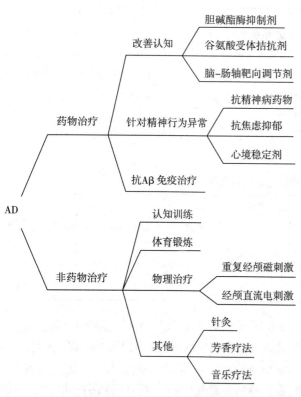

图19 - 1 - 2 AD治疗方案概览

二、治疗细则

（一）药物治疗

目前用于改善认知的药物有胆碱酯酶抑制剂、谷氨酸受体拮抗剂、靶向脑 - 肠轴治疗药物，这些药物不能逆转病情但是可以延缓症状进展。AD患者常合并听力损失、睡眠障碍、疼痛、抑郁和焦虑及精神行为异常等共病情况同样需要用药治疗。最

近，药监局批准的针对核心标记物 Aβ 的药物有望带来变革。

1. 改善认知的药物

（1）胆碱酯酶抑制剂：常用药物有盐酸多奈哌齐、卡巴拉汀、氢溴酸加兰他敏。

盐酸多奈哌齐：可逆性中枢乙酰胆碱酯酶抑制剂，减少突触间隙乙酰胆碱分解，从而提高突触间隙的乙酰胆碱浓度。推荐起始剂量2.5 ~ 5mg/d，单次给药，1周后逐渐增量到10mg/d维持量，少数能耐受患者可滴定至20mg/d，不良反应主要为胃肠道反应如腹泻、恶心、睡眠障碍等，严重不良反应有心动过缓。使用期间定期复查心电图。

卡巴拉汀：属于氨基甲酸类，同时抑制乙酰胆碱酯酶和丁酰胆碱酯酶。起始剂量每次1.5mg，每日2次，如果患者服用4周后对此剂量耐受好，可加量至每次3mg，每日2次，日剂量 > 6mg 时，其临床疗效较为肯定，与早、晚餐同服。最大剂量12mg/d。常见不良反应为胃肠道症状，较为严重不良反应为心动过缓、房室传导阻滞。

氢溴酸加兰他敏：抗胆碱酯酶作用不如前两个药物强，易透过血脑屏障，推荐初始剂量为每次5mg，每日2次，服用4周。治疗过程中保证足够液体摄入。维持剂量为每次10mg，每日2次，维持4周。若耐受性好，可逐渐滴定至每次15mg，每日2次。

（2）谷氨酸受体拮抗剂：可通过非竞争性抑制N - 甲基 - D - 天冬氨酸（NMDA）受体阻断谷氨酸浓度病理性升高导致的神经元损伤。第一周5mg/d（半片，晨服）起始，第二周10 mg/d（每次半片，每日2次），第三周15 mg/d（早上服一片，下午服半片），第4周后20 mg/d（每次一片，每日2次），每日最大剂量20 mg。为了减少不良反应的发生，采取滴定方法逐步增加剂量到维持用量，常见不良反应（发生率低于2%）有幻觉、意识混沌、头晕、头痛和疲倦等，程度较轻，肾功能损害者酌情减量。

（3）脑 - 肠轴靶向调节剂：甘露特钠（GV - 971）胶囊可用于治疗轻到中度AD患者。甘露特钠通过调节肠道菌群紊乱抑制神经炎症，改善AD患者的认知功能。

2. 精神行为症状的药物治疗

（1）抗精神病药物：不推荐常规用药。对于出现严重的幻觉、妄想和兴奋冲动等症状的患者，可以酌情使用抗精神病药物，并且用药应遵循"小剂量起始，缓慢增量，症状控制后缓慢减量直至停药"的原则。在这种情况下，主要选择不典型抗精神病药物，如利培酮、奥氮平、喹硫平等。具体用药方案如下：培酮 0.25~0.5mg/d，不超过 2mg/d，1~2 次给药；奥氮平 1.25~2.5mg/d，最大剂量 10mg/d，分 1~2 次给药；喹硫平 12.5mg/d，最大剂量 200mg/d，分 1~3 次给药。年龄 85 岁以上患者酌情减量。

（2）抗焦虑抑郁药：可用选择性 5-羟色胺再摄取抑制剂（SSRIs），如舍曲林 25~100mg/d，西酞普兰 10~20mg/d，米氮平片 7.5~~30mg/d。

（3）心境稳定剂：可缓解冲动和激越行为，常用丙戊酸钠 250~1000mg/d。

（4）对 BPSD 的治疗：遵循个体化原则，首选非药物干预，非药物干预无效、患者生活受到严重影响、存在紧急情况或安全问题时才使用药物治疗，包括以上提到的改善认知的药物。有严重 BPSD 的中重度痴呆患者缺乏其他有效治疗手段时，建议选用第 2 代抗精神病药（如利培酮、奥氮平、喹硫平等），此类药物应遵循小剂量起始，缓慢逐渐增量的原则，权衡治疗获益与不良事件风险，定时评估患者病情评估剂量。

3. 抗 Aβ 免疫治疗 抗 Aβ 免疫治疗可显著降低淀粉样斑块的负荷，下游生物标志物向正常化方向变化，研究表明，抗 Aβ 免疫疗法可以显著降低

PET 测量的纤维状 Aβ 水平，减缓早期症状性 AD 的认知衰退速度。然而，有不少研究者对该类药物的治疗效果及收益风险比提出了质疑。

目前已被美国 FDA 批准上市的抗 Aβ 药物有阿杜那单抗、仑卡奈单抗和多纳单抗，其中 2024 年 1 月 9 日国家药品监督管理局宣布仑卡奈单抗注射液已在我国获批。

（二）AD 非药物治疗

1. 认知训练 应用多种认知任务提升认知功能，可针对不同的老年人群采取个性化、多认知域的训练。

2. 体育锻炼 多项研究表明，体育锻炼对记忆力损害有明显改善作用，能有效提高认知功能评价。

3. 物理治疗 重复经颅磁刺激（rTMS）和经颅直流电刺激（tDCS）是研究最广泛的两种非侵入性干预措施，对 AD 治疗有一定的疗效。

4. 针灸及其他治疗 ①针灸治疗在改善轻中度 AD 的认知功能方面效果较好，且安全性与耐受性良好；②芳香疗法是一种安全的自然疗法，有防病保健和治疗疾病的作用；③音乐疗法能够改善患者情绪、降低抑郁和焦虑评分、增强认知功能。

（三）疾病长程管理

AD 的长程管理需要专科医生（精神科/神经科）、老年科医生、社区卫生人员、长期照护人员密切配合，不同机构之间尽可能做到信息共享、相互沟通协调，以便为 AD 患者提供连续服务。

四、药物治疗方案（表19-1-6）

表 19-1-6 AD 药物治疗方案

药物类型	药物名称	常用剂量	备注
胆碱酯酶抑制剂	盐酸多奈哌齐	推荐起始剂量 2.5~5mg/d，单次给药，1 周后逐渐增量到 10mg/d 维持量，少数能耐受患者可滴定至 20mg/d	不良反应主要为胃肠道反应如腹泻、恶心、睡眠障碍等，严重不良反应有心动过缓。使用期间定期复查心电图
	卡巴拉汀	起始剂量每次 1.5mg，每日 2 次，如果患者服用 4 周后对此剂量耐受好，可加量至每次 3mg，每日 2 次，日剂量>6mg 时，其临床疗效较为肯定，与早、晚餐同服。最大剂量 12mg/d	常见不良反应为胃肠道症状，较为严重不良反应为心动过缓、房室传导阻滞
	氢溴酸加兰他敏	推荐初始剂量为每次 5mg，每日 2 次，服用 4 周。治疗过程中保证足够液体摄入。维持剂量为每次 10mg，每日 2 次，维持 4 周。若耐受性好，可逐渐滴定至每次 15mg，每日 2 次	—

续表

药物类型	药物名称	常用剂量	备注
谷氨酸受体拮抗剂	—	第一周 5mg/d（半片，晨服）起始，第二周 10 mg/d（每次半片，每日 2 次），第三周 15 mg/d（早上服一片，下午服半片），第 4 周后 20 mg/d（每次一片，每日 2 次），每日最大剂量 20 mg	为了减少不良反应的发生，采取滴定方法逐步增加剂量到维持用量，肾功能损害者酌情减量
脑 - 肠轴靶向调节剂	甘露特钠	口服每次 450mg（3 粒），每日 2 次	—
抗精神病药物	利培酮	0.25~0.5mg/d，不超过 2mg/d，1~2 次给药	年龄 85 岁以上患者酌情减量
	奥氮平	1.25~2.5mg/d，最大剂量 10mg/d，分 1~2 次给药	
	喹硫平	12.5mg/d，最大剂量 200mg/d，分 1~3 次给药	
抗焦虑抑郁药	舍曲林	25~100mg/d	—
	西酞普兰	10~20mg/d	—
	米氮平片	7.5-~30mg/d	—
心境稳定剂	丙戊酸钠	250~1000mg/d	
抗 Aβ 药物	仑卡奈单抗注射液	10mg/kg 体重，每 2 周给药 1 次	—
	阿杜那单抗注射液	10mg/kg 体重，每 4 周给药 1 次	国内未上市
	多奈单抗注射液	每 4 周给药 1 次，前三周剂量为 700mg，后续治疗剂量为 1400mg	国内未上市

作者：刘庆
审稿：解洪荣

参考文献

第二节　路易体痴呆

路易体痴呆（dementia with Lewy body，DLB）是最常见的一种不可逆转的进行性加重的神经变性病之一，进展的速度因人而异，一般认为要快于阿尔茨海默病（Alzheimer disease，AD）的病程，其主要的临床特点为波动性认知功能障碍、视幻觉和类似帕金森病的运动症状，患者的认知障碍常常在运动症状之前出现。

▶ 诊断

一、诊断流程（图 19-2-1）

二、问诊与查体

（一）问诊和症状

1. 病史　详细的病史采集，包括认知障碍的具体表现和帕金森综合征的运动症状。认知障碍和帕金森症状的起病时间，以及症状的持续时间，症状是否具有波动性，是否合并精神症状、夜间睡眠障碍以及自主神经症状。疾病的进展方式、诊治经过及转归。

2. 症状　DLB 的必要症状是出现进行性认知功能减退，有时注意力、执行功能和视觉功能的损害可能会早期出现，却并不一定出现显著或持续的记忆功能障碍，但随着疾病的进展，记忆障碍会变得非常明显。近年提出了前驱期 DLB 概念，其核心症状即主要是轻度认知障碍、谵妄和精神发作（表 19-2-1）。

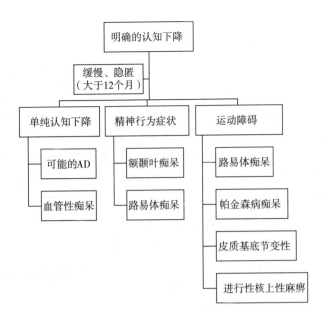

图 19 - 2 - 1　DLB 诊断流程

表 19 - 2 - 1　DLB 的症状

类型	症状名称	内容
核心临床症状	波动性认知功能障碍	（1）DLB 的最主要的特征 （2）约有 70%～90% 的患者出现突发而又短暂的认知功能障碍，可持续几分钟、几小时或几天，同时伴有谵妄以及注意力和警觉性的显著下降，而情景记忆和命名功能相对保留 （3）对于早期的认知筛查可采用临床波动量表和一日波动量表作为记录波动情况和严重程度
	反复出现生动的视幻觉	（1）50%～80% 的 DLB 患者复杂的视幻觉 （2）大部分的视幻觉都是痛苦和可怕的场景，十分详细且生动 （3）NEVHI 是一种综合评估工具，有助于识别视觉幻觉的存在及其程度，可以作为其量化的评估工具
	帕金森综合征核心症状的一种或多种	包括静止性震颤、运动迟缓和肌强直，平衡问题和反复的跌倒在 DLB 患者中很常见，DLB 的静止性震颤常不明显
	RBD	（1）高达 80% 的 DLB 患者存在 RBD （2）表现为出现反复的噩梦和行为，从说梦话、肢体舞动到更复杂的运动，如拳打脚踢，以至于伤害自己和家属 （3）RBD 可能先于 PD、PDD、MSA 和 DLB 等 α - 突触核蛋白病 6～10 年，而随着时间的推移，RBD 的症状可能表现得不明显，甚至完全消失，可以在检查中使用 Mayo 量表进行评估 （4）PSG 可以协助判断 RBD 的存在
支持性临床特征	BPSD	（1）BPSD 包括情绪和行为障碍，如抑郁、焦虑、冷漠、妄想、谵妄和偏执等，并随着认知障碍的加重而恶化，有助于区别早期 AD 和 DLB （2）DLB 前驱期常会出现抑郁和冷漠的症状，需进行区别以制定治疗方案 （3）妄想很少出现在 DLB 早期，但随着认知功能的下降，妄想出现的概率大幅度升高
	自主神经功能障碍	（1）包括 OH、便秘、尿失禁、流口水、过度出汗和勃起功能障碍 （2）便秘常存在于前驱期 （3）反复跌倒和短暂无意识也与 OH 有关

注：NEVHI 视觉幻觉量表；MSA 多系统萎缩；Mayo 量表 梅奥波动综合量表；OH 直立性低血压；AD 阿尔兹海默病；PD 帕金森病；PDD 帕金森痴呆；BPSD 精神行为症状；RBD 快速动眼期睡眠行为障碍。

（二）查体和体征

需对患者进行神经系统检查。

（1）进行高级认知功能检查，可能发现执行功能障碍和视空间障碍。

（2）锥体外系损伤相关体征，如肌张力增高、肌张力障碍、运动迟缓、震颤等。

（3）自主神经功能障碍等。

三、 辅助检查

1. 实验室检查　包括血常规、肝肾功、血脂、同型半胱氨酸、叶酸、维生素 B_{12}、甲状腺功能、HIV、梅毒抗体等。可帮助鉴别其他认知障碍疾病。

2. 影像学检查　CT/MRI 扫描显示内侧颞叶结构相对保留，单光子发射计算机断层成像术（SPECT）/单电子发射计算机扫描（PET）灌注成像/代谢扫描显示普遍低灌注或低代谢，氟脱氧葡萄糖 - 正电子体层扫描成像（FDG - PET 成像）显示枕叶活性下降，伴或不伴有扣带回岛征（指后扣带回活性异常增高），可作为支持性生物标志物。SPECT 或 PET 成像显示基底节中多巴胺转运体（DAT）对称性摄取减少，为指示性生物标志物。

3. 神经心理学检查　主要诊断视空间功能和执行功能，比如画钟、Rey 复杂图形临摹，Mattis 量表等。

4. 多导睡眠图　证实快速眼动期肌肉弛缓消失，多导睡眠监测证实的快速动眼期睡眠行为障碍（RBD）对路易体病的诊断特异性高达 98%，为 DLB 的提示性生物标志物。

5. 脑电图　出现显著的后部慢波和颞叶慢波活动是其特征，且出现前 α 波和 θ 波之间周期性波动。可作为支持性生物标志物。

6. 脑脊液　研究表明，DLB 患者脑脊液 tau 低于 AD，但二者均高于正常值；AD 患者脑脊液 $A\beta_{42}$ 水平单独下降，而 DLB 伴随脑脊液 $A\beta_{38}$、$A\beta_{40}$ 和 $A\beta_{42}$ 水平的下降；进行 α - 突触核蛋白的检测对区分 DLB 和 AD 有意义。

四、 诊断及其标准

（一）诊断标准

2017 年 McKeith 等在《2017 第 4 次 DLB 联盟共识报告：路易体痴呆的诊断和管理》中对 DLB 诊断标准进行了修订，参见表 19 - 2 - 2。

表 19 - 2 - 2　DLB 诊断标准

相关诊断	具体内容
很可能的 DLB	有下列之一者 （1）≥2 条核心临床特征；有或没有提示性生物标记物证据 （2）只满足 1 条核心特征，伴有 ≥1 个的提示性生物标记物证据 注：不能仅凭生物标记物诊断很可能的 DLB
可能的 DLB	有下列之一者 （1）只满足 1 条核心特征，无提示性生物标记物的证据 （2）有 ≥1 条的提示性生物标记物的证据，但是无核心特征
必要特征	（1）痴呆，进行性认知功能下降，影响到正常的社交和工作能力 （2）在疾病早期显著的或持续的记忆力下降并非必需的，但通常出现在疾病的进展过程中，认知障碍以注意力、执行功能和视空间障碍在早期可能更为突出
核心特征	（1）波动性的认知功能障碍，主要表现为注意力和警觉性随时间的显著变化 （2）反复发作的形象生动的视幻觉 （3）快速动眼期睡眠行为障碍，可能发生在痴呆前 （4）自发的帕金森综合征：运动迟缓、静止性震颤或肌强直
提示特征	镇静药物高度敏感；反复的摔倒或晕厥及无法解释的意识丧失；姿势不稳定；严重的自主神经功能障碍，如体位性低血压、尿失禁、便秘；嗜睡；嗅觉减退；其他形式的幻觉；妄想；淡漠、焦虑和抑郁
提示性生物标记物	（1）SPECT 或 PET 显示基底节区多巴胺转运体摄取减少 （2）心脏间碘苄胍闪烁显像法提示[123]I - MIBG 摄取减低 （3）PSG 确证有快速动眼期睡眠行为障碍
支持性生物标记物	（1）头颅 CT 或者 MR 提示内侧颞叶结构相对正常 （2）SPECT 或 PET 提示枕叶代谢普遍减低 （3）脑电图提示后部的慢波，伴有周期性 pre - α/θ 变动
不支持 DLB 的特征	（1）出现其他可导致类似临床症状的躯体疾病或脑部疾病包括脑血管病，尽管这并不能排除 DLB 的诊断，并且由于可能存在混合的或多种的病理改变而加重临床表现。 （2）痴呆严重时才出现帕金森综合征样表现

注：[123]I - MIBG 碘 - 123 - 间位碘代苄胍心肌显像

五、　鉴别诊断

临床上 DLB 的鉴别诊断较难，尤其是在疾病的早期，帕金森痴呆（PDD）和 DLB 的交叉重叠仍是难点，现从临床症状和检查中进一步鉴别两者之间的差别见表 19 - 2 - 3。

表 19 - 2 - 3　PDD 和 DLB 的鉴别要点

主要临床特征	DLB	PDD
症状特点	痴呆在锥体外系症状前或者 1 年内出现	痴呆在锥体外系症状 1 年后出现
认知障碍	注意力，执行功能和视觉空间能力下降，记忆障碍在前期通常不明显，但在后期会明显下降	早期出现执行功能下降，后期注意力、执行功能、视空间能力均下降，及检索型记忆障碍
认知波动	警觉性和注意力出现明显波动	注意力障碍可有波动性
视幻觉	更常见，常表现为生动的动物或人物的形象	视幻觉可出现，且部分与服用抗帕金森药物有关
帕金森综合征	早期的锥体外系症状通常很轻微或不存在，一般在晚期才会出现，通常不对称性不明显，静止性震颤罕见或不存在	具有 PD 诊断所需的早期和突出的锥体外系运动特征，通常单侧起病，静止性震颤多见
RBD	可出现在 DLB 症状前很多年或症状后出现	可出现在 PD 前很多年或诊断后出现
相关非运动症状特征	（1）日间过度嗜睡或晕厥发作常见 （2）对抗精神药物更为敏感 （3）自主神经症状较明显：直立性低血压，尿失禁，便秘，跌倒 （4）精神情感：抑郁，冷漠，焦虑常见，早期可出现谵妄症状	（1）日间过度嗜睡常见，晕厥发作较为少见 （2）抗精神药物耐受性差异较大 （3）自主神经症状相似，嗅觉减退更为常见 （4）精神情感：抑郁，冷漠，焦虑常见
PET	多巴胺转运体摄取减少是基本对称的：PIB 滞留率增加和纹状体的 tau 沉积在 DLB 中也更加常见	首发症状对侧的多巴胺转运体摄取减少更突出
^{123}I - MIBG	可出现 ^{123}I - MIBG 心肌显像减少	可出现 ^{123}I - MIBG 心肌显像减少
病理	路易小体弥漫分布于大脑皮层，并深入边缘系统（海马和杏仁核等）、黑质或脑干其他核团	黑质神经元缺失较为常见

注：RBD 快速眼球运动睡眠期行为障碍；PIB 匹兹堡化合物 B；tau 微管相关蛋白；PD 帕金森病；^{123}I - MIBG 碘 - 123 - 间位碘代苄胍心肌显像

六、　误诊防范

易被误诊的人群包括：PD、AD、PDD 及进行性核上型麻痹的患者。本病易被误诊为 PD、AD、PDD 及进行性核上型麻痹。

治疗

一、　治疗原则

目前尚无治愈方法，用药主要是控制症状、改善患者生活质量及延长寿命。早期进行综合治疗，全程管理非常重要，全程管理包括有效的药物治疗和非药物治疗，后者还包括有氧功能锻炼、科学地膳食营养管理、患者和照料者的教育及关怀（图19 - 2 - 2）。

二、　治疗细则

（一）药物治疗

1. 改善认知障碍　胆碱酯酶抑制（ChEI）可作为首选药物，DLB 较 AD 患者使用胆碱酯酶抑制

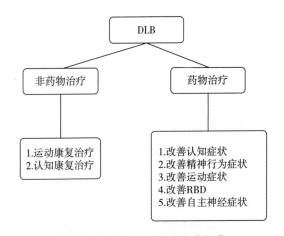

图 19 - 2 - 2　DLB 治疗方案概览

RBD 快速眼球运动睡眠期行为障碍

效果更好，尤其是卡巴拉汀和多奈哌齐，可改善注意力、处理速度、冷漠、焦虑、视幻和妄想；在英国，这两种药物均被作为 DLB 的一线治疗药物。而在日本，多奈哌齐是唯一的一线用药。N－甲基－D－天冬氨酸（NMDA）受体拮抗剂美金刚对 DLB 和 PDD 患者均可改善整体状况，特别是在注意力和延迟记忆方面，其效果更为明显。在认知方面，美金刚与 ChEI 的组合使用可以得到更明显的效果。虽然加兰他敏同样是 ChEI，但其在 DLB 患者中的有效性证据较少。

2. 改善精神行为症状（BPSD） 尽量避免使用抗精神病药物治疗，首选非药物治疗。在 ChEI（卡巴拉汀、多奈哌齐）和美金刚治疗无效时，可考虑非典型抗精神病药物。经典的抗精神病药物禁用于 DLB，可选择非典型抗精神病药物如氯氮平、喹硫平、奥氮平、利培酮等，遵从最低剂量短期使用的原则。小剂量利培酮和奥氮平可加重锥体外系症状，需谨慎应用。氯氮平能有效控制精神症状且不加重运动障碍，但因可能引起致死性的粒细胞减少症，不作为一线药物。喹硫平不加重运动症状常在临床应用。2016 年 FDA 批准的匹莫范色林是一种选择性 5－HT_{2A} 反向激动剂，无抗多巴胺活性的抗精神病药，不加重运动症状的同时改善幻觉等精神症状。

3. 改善抑郁 DLB 抑郁症状很常见，推荐 5－羟色胺再摄取抑制剂（SSRI）和 5－羟色胺－去甲肾上腺素再摄取抑制剂（SNRI）药物治疗，避免使用三环类抗抑郁药；

4. 改善运动症状 首选左旋多巴单一疗法，大约有 50% 的患者会有改善；该药应从小剂量开始，缓慢加量至最适剂量后维持治疗。多巴胺能药物易引起精神症状，可以通过联合使用乙酰胆碱酯酶抑制剂得到缓解。多巴胺受体激动剂不良反应较大，应谨慎应用。金刚烷胺、儿茶酚－O－甲基转移酶抑制剂、单胺氧化酶抑制剂和抗胆碱能药物可能加重认知障碍，不建议应用。

一项 Ⅱ 期研究支持，左旋多巴与唑尼沙胺（一种磺胺类抗惊厥药）联合使用可以在不加重精神症状的情况下改善 DLB 的运动症状。

5. 改善 RBD 推荐使用低剂量氯硝西泮 0.5～1mg 睡前服用，但会增加日间困倦和跌倒风险。

6. 改善自主神经功能障碍 可穿弹力袜、增加水盐摄入，避免应用引起血压降低的药物等。PD 患者的直立性低血压药物治疗上，包括拟交感神经药物，如盐酸米多君和屈昔多巴等；α2 肾上腺素能受体拮抗剂育亨宾；乙酰胆碱酯酶抑制剂吡斯的明；去甲肾上腺素转运蛋白阻滞剂托莫西汀；扩增血管内容量药物氢氟可的松等；服用番泻叶缓解便秘；肠胃蠕动障碍时可采用泻药、柠檬酸莫沙比利和多潘立酮等；需注意药物不良反应。

（二）非药物治疗

非药物疗法主要对患者进行运动康复治疗和认知康复治疗，包括物理和作业疗法、锻炼、社交、认知疗法、行为疗法、强光疗法、环境改善、音乐疗法和经颅磁刺激等其他潜在的替代疗法。

作者：李洁颖
审稿：赵伟

参考文献

第三节 血管性认知障碍

血管性认知障碍（vascular cognitive impairment，VCI）是主要由脑血管病及其危险因素导致的认知功能障碍，包括从轻度认知障碍（mild cognitive impairment，MCI）到痴呆的整个过程，并且可以与阿尔茨海默病（Alzheimer disease，AD）等神经退行性疾病共病。

根据 2018 年 VICCCS，我国指南根据其临床特征及影像学表现，将 VCI 分成 4 个亚型（表 19－3－1）。

表 19 - 3 - 1　VCI 亚型

分型	内容
PSCI	（1）卒中事件是诊断 PSCI 的前提条件，以缺血性卒中最为常见，也包括出血性卒中 （2）PSCI 要求患者认知障碍在卒中后 6 个月以内出现，持续存在 3 个月以上，这一亚型强调了卒中事件和认知障碍之间的时间关系
SIVCI	（1）CSVD 引起的认知障碍 （2）特征性影像改变为 WMH 和腔隙灶
MICI	（1）存在多个小或大的梗死灶 （2）梗死体积越大、累及范围越广，与较差的认知功能和较高的痴呆风险有关 （3）单个大血管病变所导致的大面积梗死也归入此类型

续表

分型	内容
MixCI	（1）VCI 患者合并存在其他神经退行性疾病的病理，以脑血管损伤伴发 AD 病理最为常见 （2）MixCI 的诊断需要结合临床表现、影像学特征和生物标志物来确定何种病理损害在认知障碍中占主导地位，命名的先后顺序应尽可能反映两种病理对认知障碍影响的差异，如 VCI - AD 或 AD - VCI，VCI - DLB 或 DLB - VCI 等

注：PSCI 卒中后认知障碍；SIVCI 皮质下缺血性血管性认知障碍；MICI 多发梗死性认知障碍；MixCI 混合型认知障碍；CSVD 脑小血管病；WMH 脑白质高信号；DLB 路易体痴呆

　　VCI 的病因多样，2011 年发布的《血管性认知障碍诊治指南》中推荐采用病因分型对 VCI 进行诊断，其中包括危险因素相关性 VCI、缺血性 VCI、出血性 VCI、其他脑血管病性 VCI 和混合性 VCI。

诊断

一、诊断流程（图 19 - 3 - 1）

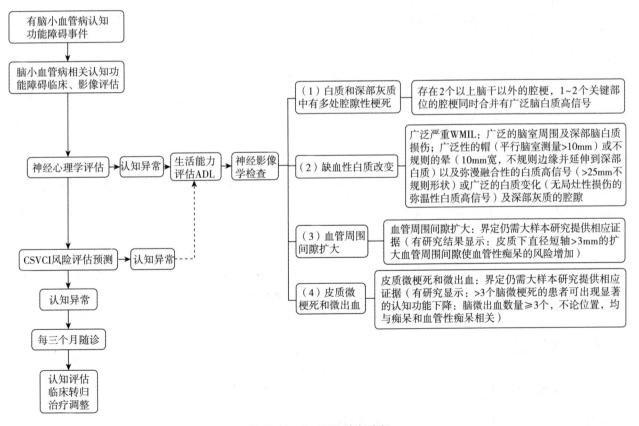

图 19 - 3 - 1　VCI 诊断流程

二、问诊与查体

　　问诊病史采集方面，注意采集包括患者的受教育程度在内的基础情况。既往史的采集主要围绕动脉粥样硬化相关危险因素，还需要采集患者的饮食结构，体力活动情况等。现病史的采集要注意以下几点。

（1）认知障碍是否在血管性病变发生后出现，即认知障碍和血管病变发生的顺序。认知障碍的发生在时间上与1个或多个脑血管事件相关（认知障碍的发生往往是突发的，随着多次类似脑血管事件的发生，表现为阶梯式进展或波动性，且认知障碍在脑血管事件发生后3个月仍然持续存在）。卒中后认知功能障碍是患者卒中后6个月以内开始表现即时和（或）延迟的认知障碍，持续存在3个月以上。混合型痴呆的血管性脑损伤与神经变性病理并存，以脑血管病伴发AD最为常见。

（2）认知障碍是否伴随精神行为异常出现，如淡漠、激惹或抑郁。

（3）认知障碍出现后对日常生活能力的影响，血管性认知功能障碍患者基础性日常生活能力和工具性日常生活能力受累。血管性认知功能障碍以注意力、加工速度和执行功能的早期突出受损为特点，往往记忆功能相对完整。

VCI的临床表现可以用ABC三点来概括（表19-3-2）。

表19-3-2 VCI的临床表现

项目	表现类型	表现
A（acute）	急性临床表现	多发性梗死痴呆、关键部位梗死性痴呆等急性脑血管病事件，均可见突发的局灶性神经缺损症状和体征，伴随急性认知功能障碍
B（basic）	日常生活能力下降	患者的基础性日常生活能力和工具性日常生活能力可能同时或先后受到影响
C（chronic）	慢性临床表现	部分患者无明确卒中或短暂性脑缺血发作（TIA）事件，隐匿起病，缓慢进展。多见于CSVD引起的皮质下缺血性VCI，以早期注意力、加工速度和执行功能的明显损害为特点，但是记忆功能相对完整，可出现情感、行为和人格障碍，步态障碍，括约肌功能障碍如尿失禁和精神运动迟滞

三、辅助检查

（一）优先检查

神经心理评估：神经心理评估是识别和诊断VCI的关键方法，同时也是观察疗效和转归的重要工具。对疑似VCI患者，应进行完整的神经心理评估，推荐简明智能状态检查（MMSE）和蒙特利尔认知评估量表（MoCA）用于认知障碍的筛查；筛查阳性者推荐尽可能进行系统评估，应包括注意/

执行功能、记忆、语言和视空间功能等VCI四个核心认知域；应根据患者本人和知情者提供的信息，综合评价患者日常活动能力；对于存在高级皮质功能障碍和（或）神经功能缺损的患者可根据卒中相关症状选择相应备选量表。

神经心理评估的随访频率应根据患者个体和医疗环境而定，通常推荐每6~12个月进行一次，伴有精神行为症状的患者应更频繁随访。每次就诊不必评估所有领域，但至少每年应进行一次全面评估。

（二）神经影像学评估

头颅MRI在识别脑血管性损伤和鉴别认知障碍病因方面的灵敏度高于CT，VICCCS共识将头MRI视为VCI神经影像诊断的"金标准"。CT仅在MRI禁忌或条件限制时作为辅助诊断工具。3.0T MRI优于1.5T MRI，推荐使用的MRI序列包括T_1WI、T_2WI、FLAIR、SWI和DWI。

VCI的影像评估应包括两部分：卒中后认知障碍相关影像和皮质下缺血性VCI相关影像。卒中后影像应关注脑梗死和脑出血的大小、位置和数量。皮质下缺血性VCI相关影像应关注近期皮质下小梗死、腔隙、脑白质高信号、血管周围间隙、微出血、微梗死、皮质铁沉积和脑萎缩等。

诊断VCI时，推荐使用VASCOG影像学诊断标准，需至少具备以下影像学表现之一：1个大血管脑梗死、单个关键部位脑梗死、多个腔隙合并广泛的WMH等。这些影像学发现必须结合临床症状进行综合评估。参见诊断标准章节。

随着MRI技术的发展，扩散张量成像（DTI）、静息态功能MRI（rs-fMRI）和三维动脉自旋标记（3D ASL）等新技术逐渐应用于研究和临床，可能成为VCI的潜在影像标志物。此外，正电子发射断层成像（PET）可检测脑部代谢情况及Aβ和tau蛋白沉积，有助于鉴别诊断。

（二）新检查

新兴技术和智能设备的应用为VCI评估提供了新的手段。数字化认知筛查评估能够快速准确地在居家环境中进行初筛；结合眼动追踪技术和AI算法的认知筛查可评估注意力和视觉信息处理功能。随着数字技术和人工智能的发展，VCI患者的评估方法将更加高效、便捷和个体化。

四、诊断及其标准

（一）诊断标准

1. 诊断 VCI 三要素

（1）存在认知相关主诉，且神经心理学测定也存在 1 个或多个认知域受损。

（2）存在血管性脑损伤的证据：包括血管危险因素、卒中病史、脑血管损伤神经症候群、脑血管损伤的影像学证据，以上各项不一定同时具备。

（3）血管性脑损伤在认知障碍中占主导地位：尤其在合并 AD 病理表现时，应明确血管性脑损伤在认知障碍中的主导作用，临床特征需要符合下列情况之一：①突发起病，认知障碍的发生在时间上与 1 次或多次脑卒中事件相关，呈阶梯式或波动样进展，且认知障碍在卒中事件后 6 个月以内出现并持续存在 3 个月以上；②无明确中或 TIA（短暂性脑缺血发作）事件，隐匿起病，缓慢进展，受累的认知域主要为信息处理速度、复杂注意力/额叶执行功能，伴有以下特征时可作为支持点：早期出现的步态异常，包括平衡障碍或反复跌倒；早期出现尿频、尿急或其他不能用泌尿系统疾病解释的症状；人格或情绪改变，如意志力丧失或抑郁。

2. 国际血管性行为与认知障碍学会（VASCOG）最低影像标准 需至少具备以下影像学表现之一。

（1）1 个大血管脑梗死足以导致 VMCI，而诊断 VaD 往往需要 2 个或多个大血管脑梗死。

（2）单个广泛的或者关键部位（一般位于丘脑或基底节区）的脑梗死，可能足以诊断为 VaD。

（3）2 个以上脑干以外的腔隙，1~2 个关键部位的腔隙，或者 1~2 个非关键部位的腔隙同时合并广泛的 WMH。

（4）广泛或融合的 WMH。

（5）关键部位的脑出血，或者 2 个及 2 个以上的脑出血。

（6）以上形式的组合。

3. 很可能的 VCI

（1）具备 VCI 诊断的三个核心要素。

（2）头颅 MRI 影像学：其改变符合 VASCOG 最低影像标准。

4. 可能的 VCI

（1）具备 VCI 诊断的三个核心要素。

（2）未行头颅 MRI 检查，或头颅 MRI 影像学改变不足以完全解释认知障碍。

5. 排除 VCI

（1）头颅 MRI 检查未见异常。

（2）存在可以解释认知障碍的其他疾病，且是导致认知障碍的首要原因：包括脑肿瘤、其他神经退行性疾病、脱髓鞘性疾病、内科系统性疾病或代谢异常。

（3）首次诊断认知障碍前 3 个月内存在明确的中毒病史或药物、酒精的滥用/依赖。

（二）风险评估和危险分层

VCI 按照临床严重程度分为血管性轻度认知障碍（VMCI）和 VaD（表 19-3-3）。

表 19-3-3 VCI 的风险评估和危险分层

类型	标准	诊疗
VMCI	VCIND，是指存在 1 个或 1 个以上认知域受损但不影响 IADL 或 ADL	（1）符合 VCI 诊断标准 （2）不影响日常生活的独立性（IADL 或 ADL 正常或轻微受损） （3）为了保持独立性，需要付出更大的努力或代偿性措施
VaD	存在 1 个或 1 个以上认知域严重受损且影响 IADL 或 ADL	（1）符合 VCI 诊断标准 （2）严重程度影响到日常生活的独立性 （3）要排除脑卒中相关感觉/运动障碍所致的日常生活能力受损

注：VMCI 血管性轻度认知障碍；VaD 血管性痴呆；VCIND 血管性认知障碍非痴呆；IADL 工具性日常生活能力；ADL 日常生活能力

五、 鉴别诊断 （表 19 - 3 - 4）

表 19 - 3 - 4　VCI 的鉴别诊断

鉴别疾病	病史、症状与体征的鉴别	辅助检查的鉴别
阿尔茨海默病 （AD）	AD 起病隐匿，进展缓慢，近记忆力、情景记忆力等认知功能障碍突出，可影响多个认知域损害，可精神行为异常改变	神经影像学表现为显著的颞叶内侧、海马、脑皮层萎缩，淀粉样蛋白 PET 或者脑脊液 Aβ、tau 等生物标记物检查可协助助明确诊断
帕金森痴呆	帕金森病为锥体外系疾病，临床表现以震颤、强直和运动减少为特征，30% 的患者在病程中可合并严重程度的痴呆，但一些患者可同时并发脑血管病	—
Creutzfeldt - Jacob 病	亚急性海绵状脑病是朊病毒 （Prion） 慢性感染所引起的疾病，早期临床表现为进行性加重的痴呆，伴有精神、行为异常，手足徐动和肌阵挛，晚期出现吞咽困难、四肢瘫痪和意识障碍等症状，平均病程为 6～12 个月	生前确定诊断需要脑活检和神经病理检查

六、 误诊防范

老年人因认知功能下降，且可能合并多种病理情况，如混合型痴呆容易误诊。

血管性认知障碍易被误诊为 AD、路易体痴呆和帕金森病痴呆等。卒中后抑郁易被误诊为血管性认知障碍。

仔细问诊，查体，做好临床、神经心理学、影像学评估，根据本病诊断要点和三大核心要素可减少误诊。

▶ 治疗

一、 治疗原则

血管性认知功能障碍患者治疗以改善总体功能和恢复日常生活能力为目标，既要治疗血管病及危险因素，又要改善认知功能 （图 19 - 3 - 2）。

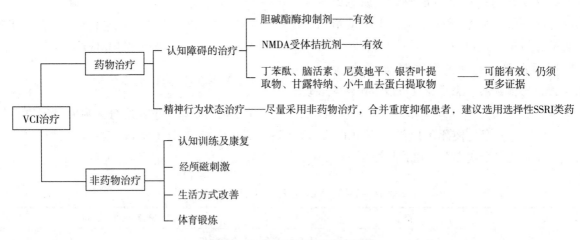

图 19 - 3 - 2　VCI 治疗方案概览

二、 治疗细则

（一）药物治疗

1. 认知障碍的治疗　2019 VICCCS 共识认为胆碱酯酶抑制剂与 NMDA 受体拮抗剂用于 VCI 的治疗效果尚需进一步临床评估。对于混合性痴呆 （VCI 合并 AD），胆碱酯酶抑制剂与美金刚也可以作为治疗选项。丁苯酞、尼莫地平、银杏叶提取物、脑活素、小牛血去蛋白提取物等可能对 VCI 的治疗有效，但仍需要进一步的临床研究证据。

2. 精神行为及其他非认知症状治疗　对于 VCI 患者的精神行为症状，循证依据相对较少，通常可参考 AD 患者的处理方式。当 VCI 患者出现轻微精神行为症状时，首先应分析其原因，优先选择非药物治疗，包括环境和社会心理干预。胆碱酯酶抑制剂与 NMDA 受体拮抗剂在改善 VCI 精神行为症状方面具有一定效果。抗抑郁治疗建议使用选择性 5 - 羟色胺再摄取抑制剂（SSRI）（表 19 - 3 - 5）。

表 19 - 3 - 5　不同精神症状 VCI 的治疗可选药物

精神症状	可选药物
淡漠	抗抑郁药、胆碱酯酶抑制剂、美金刚、哌甲酯
存在妄想、幻觉、冲动和激越行为	小剂量非典型抗精神病药物
睡眠障碍	曲唑酮可能有效；褪黑素及右佐匹隆的证据尚不充分；尽量避免使用苯二氮䓬类及非苯二氮䓬类助眠药物

注：非典型抗精神病药物可能引发代谢障碍、跌倒、锥体外系反应、心血管事件及死亡等不良反应，用药前应向患者及家属明确告知潜在风险，并遵循低剂量起始、缓慢加量和个体化用药的原则。

（二）非药物治疗

其他可能有效但需进一步研究的治疗措施包括非侵入性神经调控、认知运动双重任务训练及计算机辅助的认知训练。不同非药物治疗方式对 VCI 表现出不同的治疗效果（表 19 - 3 - 6）。虚拟现实康复训练也显示出改善 PSCI 患者的认知功能和 ADL 评分的潜力。在实践中，规范的居家照料措施能够提升 VCI 患者的生活质量。由于 VCI 患者常伴有多种合并症，建议组建包括护理、心脑血管、精神科及康复治疗等专业人员的多学科团队进行综合管理。

表 19 - 3 - 6　不同非药物治疗方式的治疗效果

治疗方式	效果
非侵入性脑刺激	如经颅磁刺激和经颅直流电刺激，可能轻微促进血管性认知障碍患者的认知与学习能力，但相关研究样本量较小
认知训练	能够改善皮质下缺血性 VMCI 患者的整体认知功能，并改善伴有 WMH 的轻度认知障碍患者的工作记忆及注意力
认知运动双重任务训练	认知运动双重任务训练可改善认知障碍患者的认知与运动功能
计算机辅助的认知训练	可改善记忆功能，但目前尚无针对 VCI 患者的相关证据

四、药物治疗方案（表 19 - 3 - 7）

表 19 - 3 - 7　VCI 药物治疗方案

药物名称	给药途径	用量	注意事项
多奈哌齐	口服	5mg qn，逐渐滴定 10mg qn	睡前顿服，与食物共服可减轻胃肠道症状
美金刚	口服	5mg qn 4 周，逐渐滴定为 10mg bid	—
加兰他敏	口服	4mg bid，持续 4 周可调至最适剂量	最大剂量 32mg qd
卡巴拉汀	口服	5mg bid，逐渐增加	—
丁苯酞胶囊	口服	0.2g tid	—
尼莫地平片	口服	30mg tid	最大剂量 6mg
尼麦角林	口服	10～20mg tid	—
奥拉西坦胶囊	口服	0.8g tid	—

注：qn 每晚 1 次；qd 每日 1 次；bid 每日 2 次；tid 每日 3 次

作者：蔡静

审稿：解洪荣

参考文献

第二十章　运动神经元病

运动神经元病（motor neuron disease，MND）是一组病因未明，以选择性上、下运动神经元受损为突出表现的慢性进行性神经系统变性疾病，主要累及大脑皮质锥体细胞、脑干运动神经核及脊髓前角运动神经元。临床主要表现为肌无力、肌萎缩、肌束纤颤和锥体束损害，通常不伴有感觉及尿便障碍，疾病发展后期可累及呼吸肌，最终因呼吸衰竭而亡。

由于病损部位不同，MND 可分为通常分为肌萎缩侧索硬化（amyotrophic lateral sclerosis，ALS）、进行性肌萎缩（progressive muscular atrophy，PMA）、进行性延髓麻痹（progressive bulbar palsy，PBP）和原发性侧索硬化（primary lateral sclerosis，PLS）4 种临床类型（表 20 - 1 - 1）。《肌萎缩侧索硬化诊断和治疗中国专家共识 2022》指出，PMA 可看作是下运动神经元起病的 ALS，PBP 则是延髓症状起病的 ALS，临床诊断时可归类为 ALS。另外，ALS 的特殊类型还包括连枷臂综合征、连枷腿综合征以及 ALS 伴额颞叶痴呆等。

表 20 - 1 - 1　MND 的临床类型特点

类型	概念	特点
ALS	累及上运动神经元和下运动神经元及其支配的躯干、四肢和头面部肌肉的一种慢性、进行性变性疾病，是 MND 中最常见的类型	常表现为上、下运动神经元合并受损所致的进行性肌无力、肌萎缩、肌束颤动等
PMA	PMA 是一种罕见的、成年起病的神经退行性疾病	起病隐匿，大多数患者均先侵犯脊髓颈膨大的前角细胞，少数（10%）从腰膨大开始
PBP	延髓和脑桥后组颅神经运动性神经核的变性疾病，是 MND 比较少见的一种类型，被认为是 ALS 的延髓变异型	—
PLS	一种进行性上运动神经元变性为特征的疾病，临床较罕见	（1）由于病变累及锥体束，导致患者出现双下肢肌张力增加、僵硬，行走呈现特殊的剪刀步态 （2）多在中年以后发病，起病隐匿，病情进展慢，生存时间较长

▶ 诊断

一、诊断流程

ALS 的早期临床表现多样，缺乏特异的生物学确诊指标。详细的病史、细致的查体和规范的肌电图检查对于 ALS 早期诊断具有关键性的作用，影像学等其他辅助检查在其鉴别诊断中具有一定价值。常用的鉴别诊断流程汇总见图 20 - 1 - 1。

通过充分的辅助检查结果排他后，需要根据患者的症状、体征，尤其是神经电生理检查结果，进行分层诊断。对于可能的尚未达确诊标准的 ALS 患者，临床医生需要对患者每 3 个月进行随访，以期尽早明确诊断。

二、问诊与查体

MND 临床表现多样，且缺乏特异的生物学确诊指标，因此，详细的问诊及查体对于疾病的早期诊断非常重要（表 20 - 1 - 2）。

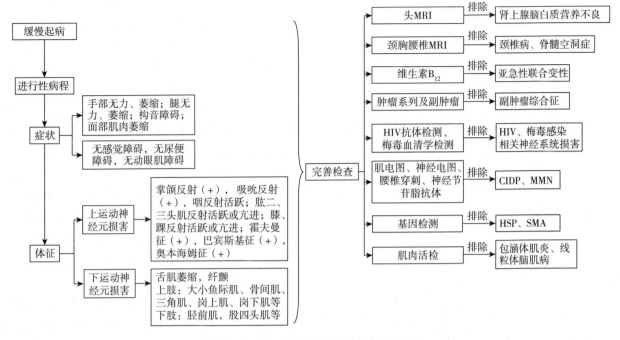

图 20-1-1　首诊可疑 ALS 患者鉴别流程

表 20-1-2　不同类型 MND 的临床表现

类型	症状
ALS	（1）通常隐匿起病，多数患者下肢先出现症状，少部分患者出现构音障碍、强哭强笑等皮质核束受累的症状。下肢症状可表现为失衡，由于进行性肌肉僵硬导致潜在的活动能力丧失，不伴有感觉障碍。ALS 可进展至上肢，但上肢起病罕见 （2）随着疾病进展，患者可出现尿频、尿潴留，晚期可有小便失禁，通常无意识及智能改变
PMA	临床表现呈进行性下运动神经元损害的表现，表现为肌肉无力、萎缩，肉跳感，无上运动神经元损害的表现
PBP	主要表现为进行性发音不清、声音嘶哑、吞咽困难、饮水呛咳、咀嚼无力，舌肌明显萎缩，并有肌束颤动，唇肌、咽喉肌萎缩，咽反射消失，可出现强哭强笑表现。后期常出现其他节段上、下运动神经元受累的表现
PLS	病变常先侵犯下胸段皮质脊髓束，出现双下肢的上运动神经元性瘫痪。若波及颈段皮质脊髓束，则双上肢也出现上运动神经元性瘫痪，但少见

（一）问诊和症状

1. 问诊技巧

（1）现病史：患者主诉通常为肌肉无力、萎缩，或表述为走路不稳、构音障碍。问诊时注意询问：①患者首先发现肌肉萎缩及无力的部位；②是否伴有肌肉跳动及肌肉跳动分布位置；③无力症状的进展顺序；④是否伴有感觉异常、尿便障碍及其他自主神经受累的症状；⑤是否有眼部肌肉受累的表现；⑥症状轻重是否有波动。MND 病程通常为进展性，如病程中出现病情好转表现，需谨慎诊断为 MND。

（2）既往史：询问患者是否有脊髓灰质炎病史，艾滋病、梅毒病史，肝硬化病史（排除肝性脊髓病），病毒感染史（HTLV-1），肿瘤类疾病病史，糖尿病病史（排除肯尼迪病）。

（3）个人史：需关注患者是否有冶游史，铝毒物接触史。

（4）家族史：家族史询问很关键，约 10% 患者为遗传性，有家族史的患者，需询问患者兄弟、姐妹、父母，祖父母的病史，对于明确家族史的患者，建议绘制家系调查图。

（二）查体和体征

通过详细的病史和体格检查，在脑干、颈、胸、腰骶 4 个区域中寻找上、下运动神经元共同受累的证据，是诊断 ALS 的基础。查体发现在同一区域，同时存在上、下运动神经元受累的体征是诊断 ALS 的要点（表 20-1-3）。临床查体是发现上运动神经元受累的主要方法，在出现萎缩、无力的区域，如果腱反射不低或活跃，即使没有病理征，也可以提示锥体束受损。

表 20-1-3　上、下运动神经元受累的查体项目与体征

受累部位	检查部位/项目	体征
下运动神经元	舌肌、面肌、咽喉肌、颈肌、四肢不同肌群、背肌和胸腹肌	肌肉无力、萎缩和肌束颤动
上运动神经元	吸吮反射、咽反射、下颌反射、掌颌反射，有无强哭、强笑等假性延髓麻痹表现，以及四肢腱反射、肌张力、霍夫曼征、下肢病理征、腹壁反射等	病理征阳性、腱反射亢进、肌张力增高、阵挛等

三、辅助检查

（一）优先检查

1. 神经电生理检查　当临床考虑为 ALS 时，需要进行神经电生理检查，以确认受累区域为下运动神经元病变，并可发现未受累区域的下运动神经元病变，同时协助排除其他疾病。神经电生理检查可以看作是临床查体的延伸，应该由合格的肌电图医生或技师完成，并依据明确的标准进行判断。

（1）神经传导测定：神经传导测定主要用来诊断或排除周围神经疾病。运动和感觉神经传导测定应至少包括上、下肢各 2 条神经。①运动神经传导测定：远端运动潜伏期和神经传导速度通常正常，无运动神经部分传导阻滞或异常波形离散。随病情发展，复合肌肉动作电位波幅可明显下降，传导速度也可轻微减慢；②感觉神经传导测定：存在嵌压性周围神经病或同时存在其他的周围神经病时，传导会异常。在进行下肢的感觉神经传导测定时，有些老年患者很难引出感觉神经动作电位，并不一定是异常；③F 波测定：通常正常。当肌肉明显萎缩时，相应神经可见 F 波出现率下降，而传导速度相对正常。

（2）同芯针肌电图检查：下运动神经元病变的判断主要通过同芯针肌电图检查。肌电图可以证实进行性失神经和慢性失神经的表现。①进行性失神经表现：主要包括纤颤电位、正锐波和束颤电位。当同时存在慢性失神经的表现时，束颤电位与纤颤电位、正锐波具有同等临床意义；②慢性失神经的表现：运动单位电位的时限增宽、波幅增高，通常伴有多相波增多；大力收缩时运动单位募集减少，发放频率升高，当同时存在上运动神经元受累的体征时，发放频率的测定会受到影响；大部分 ALS 可见发放不稳定、波形复杂的运动单位电位。

当肌电图检查提示进行性失神经和慢性失神经共存时，对于诊断 ALS 有更强的支持价值。如果所有测定区域均无进行性失神经表现，诊断 ALS 需慎重。肌电图诊断 ALS 应对 4 个区域均进行肌电图测定。其中脑干区域可以测定一块肌肉，如胸锁乳突肌、舌肌、面肌或咬肌。胸段可在胸 6 水平以下的脊旁肌或腹直肌进行测定。对于颈段和腰骶段，应至少测定不同神经根和不同周围神经支配的两块肌肉。

2. 核磁共振　由于该病常发生在 50 岁以上患者，疾病进展缓慢，早期诊断困难，按照常见病的思维，需要根据患者症状、体征完善头、颈、胸、腰椎核磁排除颈椎、胸椎、腰椎疾病及脊髓空洞症等结构性损害导致的神经系统损害。

3. 脑脊液检查　腰椎穿刺脑脊液检查可完善细胞学、生化及免疫学等检查，包括细胞计数，总蛋白浓度，葡萄糖，乳酸，蛋白电泳，包括 IgG 指数，副肿瘤相关抗体，神经节苷脂抗体。

（二）可选检查

1. 基因检测　自 20 世纪 90 年代以来，已发现 SOD1、ANG、VAPB、VCP、SQSTM1、TARDBP、DCTN1、DAO、SETX、FUS、C9ORF72、ATXN2、OPTN、SCFD1、NEK1、C21ORF2 等 20 多个基因突变。建议充分、详细询问 ALS 患者及其兄弟姐妹的病史以及患者父母、祖父母的详细病史和其兄弟姐妹的病史。具有家族史的患者中，可选择二代测序进行基因检测，需重点关注 SOD1、C9orf72，TARDBP、FUS 等基因致病性的改变，以明确遗传性 MND 的病因。尚需关注雄激素受体基因的改变，与 Kennedy 病（脊髓延髓肌肉萎缩症）进行鉴别；对于单纯上运动神经元损害的患者，需关注 SPG3A、SPG4、SPG6、SPG7 和 SPG20 基因突变情况，以与遗传性痉挛性截瘫进行鉴别。对于仅下运动神经元损害的患者需关注 SMA 基因异常。需要注意的是，许多 ALS 相关基因的研究结果尚难判断其致病性，故需要结合患者的临床表现分析。

2. 功能影像检查　功能磁共振、大脑运动皮质厚度分析、磁共振波谱成像、锥体束弥散张量成像等技术，作为生物学标志物，可反映上运动神经元受累的表现，有可能在随诊中有一定作用，但仍处于研究阶段，尚无法用于临床诊断。

四、诊断及其标准

（一）诊断标准

1. ALS　目前，国际公认的 ALS 诊断标准有以下几种，分别为 EI Escorial 诊断标准、Airlie House 诊断标准（又称修订版 El Escorial 诊断标准）和 Awaji-shima 电生理诊断标准，以及 2015 年修订版 El Escorial 诊断标准（表 20-1-4）。

表 20-1-4　ALS 诊断核心标准、支持标准及排除标准

核心标准	支持标准	排除标准
（1）下运动神经元体征（包括肌电图有表现但临床未受累的肌肉） （2）上运动神经元体征 （3）症状和体征逐渐进展	（1）在一个或多个区域出现肌肉束颤 （2）肌电图提示神经源性损害 （3）运动和感觉神经传导正常 （4）无传导阻滞	（1）感觉症状 （2）括约肌症状 （3）眼肌受累 （4）自主神经功能症状 （5）基底节神经功能障碍 （6）阿尔茨海默型痴呆 （7）类 ALS 综合征（中毒、感染、自身免疫、内分泌异常）

ALS 诊断在早期依据临床、电生理检查及基因检测的证据进行分级诊断，为了更早期对 ALS 进行诊断，2020 年 ALS 黄金海岸电生理诊断标准提出了新的建议。关于 ALS 的诊断要点及注意问题，《肌萎缩侧索硬化诊断和治疗中国专家共识 2022》也给出了相应指导。

2. 进行性肌萎缩（PMA）　PMA 诊断主要依据临床表现和电生理改变发现 2 个或以上不同节段神经支配的下运动神经元病变的症状和体征，同时排除其他导致下运动神经元损害综合征方可确诊。

3. 原发性侧索硬化（PLS）　目前关于 PLS 及与以上运动神经元为主的 ALS 重叠临床诊断的不准确性，已成为 PLS 治疗发展的障碍。2020 年国际 PLS 专家会议工作组制定更宽松的诊断标准，以促进 PLS 治疗的发展诊断标准（表 20-1-5）。

表 20-1-5　PLS 的诊断标准

诊断要求	
需存在的条件	不应存在的情况
（1）年龄 ≥ 25 岁 （2）进行性上运动神经功能障碍 ≥ 2 年 （3）以下 3 个区域中的两个出现上运动神经功能障碍体征[1]，上肢、下肢及延髓	（1）感觉症状 （2）活动性下运动神经元损害[2] （3）替代诊断[3]：上运动神经元病理通过神经影像或生物体液检测评估，为临床综合征提供可替代的标准

续表

诊断的确定性	
可能的 PLS	症状发作后 2~4 年内没有明显活动性的 LMN 退行性变
确诊的 PLS	症状发作起 4 年或更长时间没有明显活动性 LMN 退行性变

注：[1]：临床体征包括痉挛及相关的无力、病理性反射亢进、假性延髓性麻痹；新的神经影像学、神经电生理和神经化学等实验室标志物作为上运动神经元功能障碍的依据（目前还正在等待验证）。

[2]：允许四肢出现极少量的插入电位、正锐波或纤颤电位。

[3]：基因检测；纯上运动神经元损害少见的基因变异不作为常规筛查（如 SPG7 * ALS2 *，D4S2963 *，C9orf72，DCTN1，PARK2，ER-LIN2，FIG4，SYNE2，VEGFA，CLN6，BTD，LRKK2，SQSTM1 *，KIF5a *，KIF1a）。

（二）并发症诊断

该病常见的并发症多出现于疾病的晚期阶段，例如，患者因吞咽功能障碍误吸可导致吸入性肺炎，因呼吸肌无力可导致呼吸衰竭，长期卧床会导致褥疮、下肢静脉血栓形成等。

五、鉴别诊断

该病隐袭起病、缓慢进展，无特异诊断性生物学标志物，需要与肯尼迪病、脊髓灰质炎后综合征、多灶性运动神经病、多发性肌炎、遗传性痉挛性截瘫、副肿瘤综合征、平山病等进行鉴别。

六、误诊防范

MND 多发生于中老年患者时，早期症状轻微，容易误诊为脑梗死、焦虑抑郁障碍、躯体化障碍等。其他易误诊人群还包括伴有肌肉萎缩的颈椎病患者、脊髓痨患者、肌营养不良者。

该病在临床中易被误诊为脊髓型颈椎病。当患者的症状、体征难以用影像学解释时，需考虑本病，尽可能早识别在患者早期症状不典型的情况下，可能会被误诊为帕金森综合征。

其他容易误诊为本病者包括临床上需要鉴别的疾病，如平山病、肯尼迪病、多灶性运动神经病、脊肌萎缩症等。

➡ 治疗

一、治疗原则

MND 目前缺乏有效的病因学治疗，临床上主要以对症支持治疗为主。

二、治疗细则

MND 的治疗包括病因治疗、对症治疗和各种非药物治疗。MND 是一组异质性疾病，致病因素多样且相互影响，故其治疗需要采用多种方法联合应用。

（一）药物治疗

（1）利鲁唑：国内外指南均推荐尽早使用利鲁唑治疗 ALS（表 20 - 1 - 6）。

表 20 - 1 - 6 利鲁唑在 ALS 中的应用

项目	内容
作用机制	拮抗谷氨酸兴奋性毒性，改善线粒体功能，多项研究显示其可延缓疾病进展，可延长患者生存期 2 ~ 3 个月
用法	每次 50mg，每日 2 次，口服
不良反应	疲乏、恶心，个别患者可出现丙氨酸氨基转移酶升高，需注意监测肝功能
注意事项	病程晚期患者或已经使用有创呼吸机辅助呼吸时，不建议继续服用

（2）依达拉奉：依达拉奉的作用机制为清除氧自由基，通常用于病情较轻的患者（表 20 - 1 - 7）。

表 20 - 1 - 7 依达拉奉在 ALS 中的应用

项目	内容
用法用量	第一个月，依达拉奉 60mg，分两个 30mg，用适量生理盐水稀释，连续滴注，总输注时间 60min，每日 1 次

续表

项目	内容
疗程	本品给药期与停药期组合的 28d 为一个周期，共 6 个周期 [第 1 个周期在连续给药 14d，之后停药 14d；自第 2 个周期起在 14d 内给药 10d（5 天/周），之后停药 14d，以此重复（第 2 ~ 第 6 周期）]
适应证	适合使用依达拉奉的患者应该符合以下条件 （1）年龄 20 ~ 75 岁 （2）ALS 功能评分量表（ALSFRS - R）单项评分至少有 2 分（总分 >24 分） （3）用力肺活量（FVC）为 80% 或者更高 （4）根据 EI Escorial 修订标准为明确或可能的 ALS （5）病程 2 年或更少。此外，应每三个月测一次 ALS 神经功能评分，半年后评估是否继续应用

（二）呼吸支持

疾病发展至后期，通常累及呼吸肌导致呼吸衰竭，建议定期监测呼吸功能，注意呼吸肌无力的早期表现，必要时可给予无创呼吸机支持治疗。开始无创通气的指征包括：端坐呼吸；用力吸气鼻内压（SNP）< $40cmH_2O$（$1cmH_2O = 0.098kPa$）；最大吸气压力（MIP）<$60cmH_2O$；夜间血氧饱和度降低；FVC <70%。

（三）营养支持

营养支持是疾病治疗重要的组成部分，对于咀嚼和吞咽困难者应改变食谱，进食软食、半流食，少食多餐。对于肢体或颈部无力者，可调整进食姿势和用具。必要时鼻饲或经皮内镜下胃造瘘。

（四）对症治疗

包括针对吞咽、呼吸、构音，痉挛、疼痛营养障碍 等并发症的治疗。在对症治疗同时要注意药物可能发生的不良反应。

作者：拱忠影

审稿：邹永明

参考文献

第二十一章　进行性共济失调综合征

第一节　Joubert综合征

Joubert综合征（Joubert syndrome，JS）是一种罕见的常染色体隐性遗传病或X连锁遗传病，由法国神经病学家Marie Joubert等人于1969年首次报道。其主要特征是小脑蚓部发育不良或不发育，齿状核、脑桥基底核及延髓的神经核团也发育不良、锥体交叉几乎完全缺如，头颅影像学在轴位上呈"磨牙征"。经典的临床症状有肌张力减低、共济失调、发育落后、智力障碍、眼球运动异常、呼吸节律异常。除上述核心症状外，大多数患者还累及视网膜、肾脏、肝脏、骨骼等多个系统。

根据临床累及脏器的差异，将JS分为以下几大类：①单纯型JS；②JS合并眼部缺陷；③JS合并肾缺陷；④JS合并眼肾缺陷；⑤JS合并肝损害；⑥JS合并口面指（趾）缺陷。

➡ 诊断

一、诊断流程（图21-1-1）

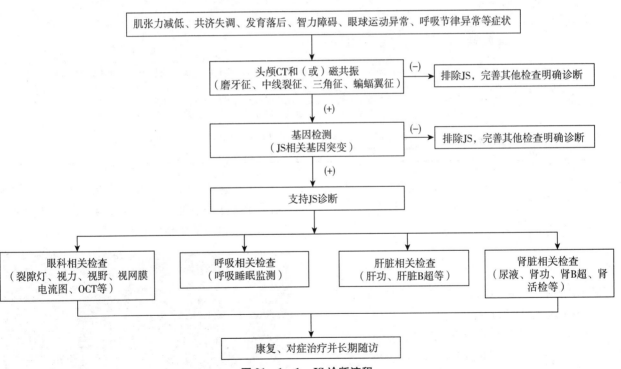

图21-1-1　JS诊断流程

目前，针对JS的诊断方法主要有：症状诊断、影像诊断、基因诊断等。

二、问诊与查体

（一）问诊和症状

JS常见症状有小脑发育不良、呼吸系统异常以及眼球运动障碍（表21-1-1），还伴有多囊肾、多指（趾）症或唇腭裂畸形等。因JS是一种累及多系统的遗传疾病。在问诊时要注意不同时期，症状表现形式不同。如孕前需询问既往有无JS患儿孕育史、产检过程中有无神经系统发育异常、出生后新生儿期有无呼吸系统异常（气喘、呼吸急促、呼吸暂停等）、幼儿期有无智力发育迟缓、运动功能发育落后等。

表 21 - 1 - 1 JS 的常见症状

症状	表现
小脑发育不良	患儿在很小时就可以出现肌张力降低，有明显的共济失调，智力发育迟缓，运动功能也发育落后
呼吸系统异常	早期家长发现最常见的症状一般是有气喘，且多为发作性气喘，在新生儿期就会出现有呼吸急促或者呼吸暂停
运动系统异常	在患儿逐渐长大后能够发现其运动能力差，比同龄儿童落后，四肢发软、没有张力
合并畸形	可合并畸形，包括：视网膜畸形，如先天性视网膜萎缩、色素性视网膜病、脉络膜视网膜缺损等，青年性肾消耗病或多囊性肾发育不良、肝纤维化、囊肿、多指（趾）畸形，出现相应症状

（二）查体和体征（表 21 - 1 - 2）

表 21 - 1 - 2 JS 的查体与体征

查体项目	体征	表现
内科查体	颜面畸形	前额突出、上睑下垂、凸颌畸形、弓形眉、下唇外翻、舌前伸、口面部中线缺损（唇裂、腭裂、分叶舌等）
	骨骼异常	（1）主要为多指畸形，约 10%～15% 的患儿有多指畸形 （2）部分患者可出现锥形骨骺和脊柱侧凸
	呼吸节律异常	（1）见于婴儿期，尤其是新生儿期，可表现为呼吸暂停或呼吸急促，或者两者均有 （2）呼吸节律异常多随年龄增长而自发缓解，大多数在 6 月龄完全消失
	腹腔脏器	（1）肝硬化表现（脾肿大、蜘蛛痣） （2）肾衰表现（水肿）
神经系统查体	高级皮层功能	（1）语言发育迟滞 （2）智力障碍
	颅神经	（1）动眼失用是特征性表现，其特点为视物时眼球运动与头部运动不协调、追视障碍、前庭 - 眼球反射消失 （2）眼震是常见的表现，此外还可以出现眼睑下垂、斜视 （3）较少见的包括视力减退、视野缺损（因视网膜脉络膜或视神经缺损所致）
	运动系统	新生儿期及婴儿期的肌张力减低是本病的神经系统最主要表现 后期多发展为共济失调、运动发育落后

三、辅助检查

（一）优先检查

MRI 为 JS 综合征的首选影像学检查方法，能清楚显示出后颅窝畸形及相关的幕上畸形，JS 的典型头颅 MRI 表现见图 21 - 1 - 2。

JS 的 MRI 具有四大特征性表现，如下。

（1）"磨牙征"：小脑上脚延长并增厚，呈水平走行，垂直于脑干，周位双侧小脑上脚与中脑交接处成"磨牙"改变。

（2）中线裂征：小脑蚓部缺如，表现为小脑蚓部发育不全，MRI 横轴位上表现为双侧小脑半球线样低密度脑脊液信号影和长 T_1、长 T_2 信号影。

（3）"三角征"：小脑蚓部发育不良，脑脊液通过中线裂与第四脑室相通，使第四脑室变形成"三角"状。

（4）"蝙蝠翼征"：小脑蚓部发育不良，导致第四脑室中线凹陷，变形成"蝙蝠翼"状。其中磨牙征是本病最显著的影像学特征，具有诊断意义。

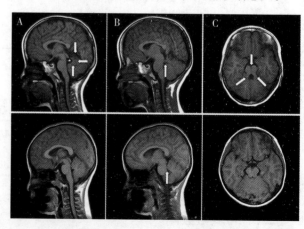

图 21 - 1 - 2 JS 头颅 MRI 表现

与健康对照（第 2 行图）相比，患有 JS 的 7 岁儿童（第 1 行图）的神经影像学表现：A. 正中矢

状 T_1 加权图像显示小脑蚓部的中度发育不全或不良（白色箭头），伴有第四脑室继发性变形、扩大并上凹，伴有尖顶的延髓移位（白色星号）和加深的脚间窝。B. 旁矢状位 T_1 加权图像显示增厚、拉长和向内的小脑上脚（白色箭头）。C. 脑桥中脑交界处的轴位 T_1 加权图像显示"磨牙征"，具有加深的脚间窝（白色箭头）和细长、增厚、水平方向的小脑上脚（白色箭头）。

（二）可选检查

一定程度上也可利用超声诊断 JS 综合征，尤其是在产前疾病筛查。二维超声是产前筛查与诊断的主要方法，但受胎儿颅骨声影的影响，"磨牙征"往往不能清晰显示。近年来，随着技术的提高，也有产前超声报告了"磨牙征"。JS 患者的产前二维超声检查通常表现为非特异性颅后窝异常，主要包括小脑蚓部发育不良或部分缺失，第四脑室与颅后窝呈"钥匙孔"样相通，第四脑室扩大，颅内其他异常包括侧脑室增宽/脑积水、小脑延髓池增宽、枕部脑膨出、胼胝体发育不良等。此外，JS 患者还会表现出神经系统外的异常，如肾多囊性发育不良、多指/趾、鼻骨发育不良、唇裂、羊水过多、内脏反位和阵发性呼吸加快等。三维超声可在正中矢状切面清晰显示小脑蚓部的结构及其邻近结构，包括第四脑室和脑干，同时三维超声的轴位重建和表面渲染模式增强了异常的小脑蚓部与周围结构的回声差异，有助于显示"磨牙征"。

（三）新检查

1. 基因检测　利用靶向基因组测序和全外显子组测序技术对患者基因组 DNA 进行高通量测序。标本可为外周血、羊水等。

2. 核医学检查　F-FDG PET 脑显像可反应病变部位代谢情况。如矢状位上，小脑蚓部葡萄糖代谢明显下降，第四脑室扩大。

四、诊断及其标准

（一）诊断标准

JS 的诊断标准主要包括以下几点：①颅脑磁共振成像显示为"磨牙征"，具体表现为小脑蚓部发育不全、脚间窝加深以及小脑上脚的抬高增粗；②患者智力存在不同程度缺陷和发育落后；③婴幼儿时期表现出肌张力减退；④下列两项中至少存在一项异常：①婴幼儿时期呼吸节律异常［体现为呼吸急促和（或）呼吸暂停或两种呼吸异常模式交替进行］；②眼运动异常［包括眼球震颤和（或）眼球运动失能］。

（二）风险评估和危险分层

有研究报道指出，6 岁以下的患儿，最常见的死亡原因是呼吸衰竭（35%）；然而在老年人中，肾衰竭（37.5%）是常见死亡原因。肾脏疾病、肝纤维化、多指畸形、枕叶膨出和遗传原因可能与死亡有关联。

（三）并发症诊断

由于 JS 常累及多个系统如神经系统、呼吸系统、眼、肝脏、肾脏、骨骼等。故并发症涉及范围较多且复杂。神经系统并发症：癫痫、脑水肿、精神行为异常等；呼吸系统：睡眠呼吸暂停；眼：视力减退、视野缺损等；肾衰竭；肝：肝硬化、肝衰竭、门脉高压等。

五、鉴别诊断

JS 需和具有与其相似的神经系统症状及多脏器受累表现的疾病相鉴别。如 Dandy-Walker 综合征、菱脑综合征、Down 综合征、脊髓小脑性共济失调及脑性瘫痪（表 21-1-3）。

表 21-1-3　JS 的鉴别诊断

鉴别疾病名	病史、症状与体征的鉴别	辅助检查的鉴别
Dandy-Walker 综合征	该病是多发的后脑发育异常疾病，以蚓部发育异常为突出表现	不仅可见小脑蚓部缺如，还可以看到第四脑室缺失的蚓部向后上扩张，囊性病变引起的后颅凹异常扩大，小脑半球向前外方分离退缩，并常伴有后颅凹扩大的情况，无磨牙征，可作为两者鉴别的要点
菱脑综合征	无 JS 特征性的临床表现	表现为两侧小脑半球间无"中线裂征"存在

续表

鉴别疾病名	病史、症状与体征的鉴别	辅助检查的鉴别
Down 综合征	主要特征为眼裂小、眼距宽、鼻梁低平等特殊面容，智力落后、生长发育迟缓，常合并先天畸形	其染色体核型为 21 - 三体
脊髓小脑共济失调	是一种常染色体显性遗传的神经变性疾病，存在明显的遗传异质性。主要表现为进行性小脑共济失调，可伴有眼球运动异常、构音障碍、锥体束和锥体外束症状、色素性视网膜病、周围神经病、认知障碍等	与 JS 相较，致病基因及影像学表现不同
脑性瘫痪	是一组由于发育中的胎儿或婴儿脑非进行性损伤所引起的持续存在的运动和姿势发育障碍症候群。共济失调型主要症状为肌张力低下、平衡和共济障碍、运动启动缓慢等，病变位于小脑及其联络通路	无 JS 特征性影像学表现"磨牙征"

六、 误诊防范

胎儿小脑蚓部发育不良需至孕 18 ~ 20 周方能可靠地诊断，而最早在宫内发现并报道的"磨牙征"出现在孕 27 周。由于典型的胎儿头颅影像学表现出现时间相对较晚，对于没有相关家族史者，孕早期容易出现误诊或者漏诊。

JS 易被误诊为脑性瘫痪、脊髓小脑共济失调。

而 Dandy - Walker 综合征、菱脑综合征、Down 综合征易被误诊为 JS。

为了避免误诊，应做到：详细询问病史，尤其是家族史、发育情况。当患者出现智能发育缓慢，肌张力降低，有明显的共济失调，运动功能也发育落后，甚至还出现呼吸系统的异常以及眼球运动障碍，要高度怀疑此病。尽快完善头颅 MRI 及基因检测，以期明确诊断。

治疗

一、 治疗原则

JS 无特异疗法，主要是康复训练及对症治疗。其中，康复训练适于婴幼儿，主要包括运动训练、语言治疗、特殊教育等。

二、 治疗细则

诊断明确 JS 患者，根据累及范围及临床表现，逐一按照表 21 - 1 - 4 进行治疗。

表 21 - 1 - 4 的　 JS 治疗方式

受累部位	临床表现	治疗方式
神经系统	脑膨出	手术（必要时）
	脑积水	分流术（必要时）
	肌张力障碍	行为治疗 药物 拔牙（严重咬伤）
	癫痫	药物
	进食吞咽困难	增稠食物 鼻饲 康复训练
	认知和发育迟缓	特殊教育、语言及物理治疗
	眼运动失用症、眼肌麻痹	视障的支持性干预

续表

受累部位	临床表现	治疗方式
精神行为	自残，焦虑，抑郁，多动症，幻觉，睡眠障碍	药物 行为干预
呼吸系统	呼吸暂停	吸氧 呼吸机支持
眼	斜视、眼睑下垂 视网膜营养不良	手术（必要时） 视障的支持性干预
肾	纤维囊性肾病/肾结核/囊性发育不良	药物（肾功能损害时） 肾移植（肾衰时） 透析
肝	先天性肝纤维化	静脉曲张消融术 静脉系统分流术 肝移植
骨骼肌	多指/趾畸形 脊柱侧凸 骨骼发育不良	手术（必要时）

对于新生儿期和婴儿期患者，由于长时间的呼吸暂停等呼吸节律异常往往可危及生命，因此需特别注意患儿的呼吸支持，必要时可予机械通气。随着年龄的增长，呼吸节律异常有自发缓解的趋势，但是仍有小部分患者在婴儿期之后可能出现睡眠相关的呼吸障碍，需终身警惕出现阻塞性睡眠呼吸暂停的风险。

婴儿期患者因肌张力减低导致的喂养困难，可行鼻饲喂养或者增稠食物。

针对患儿的认知及行为障碍，合理的康复治疗可以改善年幼患者大运动发育及认知发育。

对于合并任何其他脏器受累的患儿，应终身随诊受累脏器情况。由于其他脏器受累可于出生后不同年龄逐渐出现，应每年对患儿进行眼科评估、尿常规、肾脏及肝脏超声、转氨酶、尿素氮、血肌酐的检查，以期早期发现及治疗可能出现的脏器受累。

对于合并多指畸形、脊柱侧凸的患儿，可以考虑手术矫正。

四、药物治疗方案

目前针对 JS 尚无有效的治疗药物，甚至没有足够有效的手段来延缓疾病的进程。根本上改善本病的治疗及预后，应寄希望于通过对本病基础遗传学的深入研究探索 JS 靶向治疗。虽然靶向基因尚未用于 JS，但基因治疗已被用于改善特定类型视网膜营养不良患者的视觉功能，未来的试验可能涉及 CEP290 基因，这是 Leber 先天性黑矇和 JS 的主要致病基因。

作者：吴松笛

审稿：舒崖清

参考文献

第二节　散发性共济失调

获得性共济失调

共济失调症是以共济失调为主要临床症状的不同疾病组的总称，其主要临床症状为构音障碍、眼球震颤、辨距不良以及站立和步态不稳，根本原因是小脑及其相关神经元连接功能障碍，可区分三大类共济失调：遗传性共济失调、获得性共济失调和非遗传性退行性共济失调。其中，获得性共济失调是一组异质性疾病，包括自身免疫性（副肿瘤性和非副肿瘤性）、毒性、感染性和维生素缺乏性共济失调。

诊断

一、诊断流程

诊断共济失调症，需要询问患者的详细病史（特别是发病形式及伴发症状）、家族史和神经系统查体资料，这是分析病因的主要信息，并在此基础上针对性地进行血生化、免疫学、神经影像学和电生理学等检查，甚至包括基因分子检测（图 21-2-1）。

二、问诊与查体

（一）问诊和症状

一般需观察患者穿衣、扣纽扣、取物、写字和步态等动作的准确性及语言是否流畅。例如失去平衡、四肢肌肉失去协调性、行走困难、言语不清、吞咽困难等。针对自身免疫甲状腺炎相关激素反应性脑病的患者，要关注认知功能有无异常、震颤、肌阵挛、抽搐和睡眠障碍的症状。麸质敏感性共济失调的患者可合并慢性肠病，因此要询问有无慢性腹泻、便秘、肠易激综合征，一些病例报道了同时存在肌阵挛、舞蹈病和腭震颤，因此需关注患者有无肌肉颤搐、四肢不自主舞动的情况。维生素E缺乏导致的共济失调可伴有周围神经病变和肌病、视网膜色素变性、弓形足、脊柱侧凸、贫血和心脏受累，因此需观察患者有无驼背等脊柱变形情况，有无心慌、胸闷等心脏不适，有无肌肉酸痛等症状。对于感染导致的急性小脑性共济失调（acute cerebellar ataxia，ACA），严重的小脑肿胀和脑积水可导致头痛、呕吐和意识减退等伴随症状。

（二）查体和体征

查体时主要进行以下6项试验。

1. 指鼻试验 当发生小脑半球病变时，患侧指鼻不准确，接近鼻尖时动作变慢，同时可出现动作性震颤，睁眼和闭眼无明显差别。但由感觉性共济失调引起的指鼻不准确在睁闭眼时出现很大差别，睁眼时动作稳准，闭眼时很难完成动作。

2. 误指试验 前庭性共济失调者双侧上肢下落时示指均指向病变侧，小脑病变的患者，患侧上肢向外侧偏斜；深感觉障碍的患者，闭眼时无法触及目标。

3. 轮替试验 小脑性共济失调者患者动作缓慢，节律不匀或不准确。

4. 跟膝胫试验 动作幅度大，贴胫骨下移时摇晃不准。

5. 反跳试验 患者做该动作时易碰击到自己的身体。

6. 平衡性共济失调试验 闭目难立征，患者站立不稳；卧-起试验，患者由仰卧位坐起时，双下肢抬离床面。

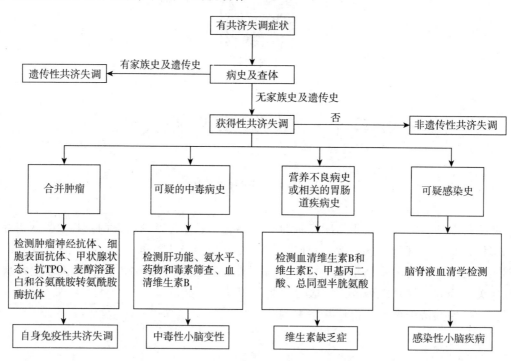

图 21-2-1 获得性共济失调诊断流程

三、辅助检查

（一）优先检查

对于获得性共济失调的患者，通常根据病史、查体、家族史及可能接触到的有毒物质进行综合分析，需首先完善头部磁共振检查明确颅内情况。其次，对于免疫介导的共济失调，如副肿瘤性小脑变性，大多数患者机体内可产生由潜在肿瘤表达的针对神经元抗原的自身抗体，最常见的有抗浦肯野细胞抗体1型（Yo）、抗Hu、抗Tr和抗代谢型谷氨酸受体1型（mGluR1）。因此，对疑似副肿瘤性小脑变性的患者应进行抗神经元抗体筛选，结果阳性可确诊。不论筛选是否发现抗体，都应对原发肿瘤进行仔细和反复检查，包括胸部、腹部和骨盆的CT检查或全身性的PET-CT检查。

（二）可选检查

其他有毒物质导致的获得性共济失调，临床上最常见的有锂、苯妥英钠、甲苯以及抗肿瘤药物5-氟尿嘧啶和阿糖胞苷等，此外，重金属如汞、铅和铊等在体内蓄积也可引起小脑损害。因此，可完善相关物质的血药浓度检查。

四、诊断及其标准

（一）诊断标准

1. 中毒性小脑变性

（1）酒精性小脑变性（ACD）：高达30%的慢性酒精滥用者可出现ACD，为中毒性小脑变性里最常见的一类，表现为严重共济失调，为小脑蚓部前上方部分及附近大脑半球脑皮质病变导致，CT/MRI可见小脑萎缩。

（2）有毒物质：化学毒素（包括甲苯或苯衍生物）、重金属（如汞、铊和锰）是暴露群体小脑变性的环境原因，诊断依靠血液学检验及病史。

（3）药物：在药物中，主要是抗惊厥药、抗肿瘤药、锂和胺碘酮可引起小脑变性。除此之外，可卡因、海洛因或苯环利定药物滥用可导致小脑综合征。已有小脑或代谢性疾病的患者，更易因药物毒性作用而发生小脑性共济失调。此外，不同药物之间的相互作用可以显著增加小脑有毒物质的血液浓度。诊断依靠血液学检验及病史。

（4）热性小脑变性：可发生于热射病，脓毒症和恶性神经阻滞综合征等体温持续升高超过41℃的疾病：诊断主要依据相关病史。

2. 免疫介导小脑变性

（1）副肿瘤性小脑变性（PCD）：大部分病例中共济失调早于肿瘤发生，可以查相关抗体，最常见的肿瘤神经抗体是抗Yo（38%）、抗Hu（36%）、抗Ri（12%）和抗Tr（12%）。最常见的肿瘤是小细胞肺癌（抗Hu，抗Ri），乳腺癌和卵巢癌（抗Yo，抗Ri）和霍奇金淋巴瘤（抗Tr）。检测到特异性副肿瘤性抗体和（或）肿瘤相关的典型临床表现可确诊PCD。轻度脑脊液炎症伴淋巴细胞增多、高蛋白水平和免疫球蛋白合成提示可能存在神经系统副肿瘤综合征（PNS）。

（2）非副肿瘤性疾病：①谷氨酸脱羧酶（GAD）抗体共济失调：多与胰岛素抵抗有关，检测依赖GAD抗体；②自身免疫甲状腺炎相关激素反

应性脑病：发病通常为急性或亚急性，进展迅速，表现为小脑性共济失调、弥漫性脑病伴认知功能障碍、震颤、肌阵挛、癫痫发作和睡眠障碍。诊断依赖甲状腺过氧化物酶抗体（TPO抗体），部分病例存在甲状腺球蛋白抗体（抗Tg）抗体，抗体滴度通常较高，但与临床症状不符。促甲状腺激素（TSH）轻度升高或正常。脑脊液检查显示，部分患者蛋白含量增加伴轻度淋巴细胞增多。影像学检查通常正常，但FLAIR或硬脑膜增强时可能显示信号增强；③麸质共济失调：麸质共济失调可能表现为孤立性小脑综合征，可同时存在肌阵挛、舞蹈病和腭震颤、胃肠道症状、乳糜泻。MR扫描可发现小脑萎缩，活检中可能存在肠病证据。实验室检查包括针对抗麦胶蛋白抗体（AGA）和组织谷氨酰胺转移酶2（抗TG2）的循环抗体（IgA和IgG）。特别是对AGA的特异性和敏感性较低。脱酰胺麦醇溶蛋白肽抗体对乳糜泻的特异性更高，但与共济失调的相关性较低。谷氨酰胺转氨酶同工酶（TG3、TG6）抗体发生在没有抗TG2且无明显胃肠道表现的患者中。抗TG6抗体已被推荐作为可能出现神经系统症状的亚组患者的标志物。它们的相关性尚存争议，抗TG6检测尚无常规检测。对于散发性共济失调且麸质敏感性血清学标志物阳性的患者，可考虑诊断麸质共济失调。

3. 获得性维生素缺乏性共济失调

（1）脊髓亚急性联合变性：表现为双下肢深感觉障碍，感觉性共济失调，最常见原因是萎缩性胃炎引起的维生素 B_{12} 缺乏，也可能由素食或纯素饮食引起，会导致脊髓后索及锥体束损害。因此，临床上，这些疾病表现为主要的传入性共济失调，而不是小脑综合征。实验室检查可显示血清维生素 B_{12} 水平低于实验室临界值，由于维生素 B_{12} 检测的敏感性和特异性较低，确诊还可依赖于甲基丙二酸和总同型半胱氨酸升高。

（2）获得性维生素E缺乏：表现为步态、姿势协调不能，构音障碍及腱反射消失。小脑性共济失调通常在数年内缓慢发展，并伴有周围神经病变和肌病，可能存在视网膜色素变性、弓形足、脊柱侧凸、贫血和心脏受累。主要是由于由胃肠道疾病吸收不良引起，其原因可能是患者存在乳糜泻、囊性纤维化和短碗综合征等疾病。

（3）维生素 B_1 缺乏症/韦尼克脑病：临床表现为急性或亚急性的共济失调，眼肌麻痹和意识模糊三联征。经典三联征仅见于约10%的患者。其他症状可能包括癫痫发作、周围神经病变、不同程度的

视力和听力受损。头部磁共振成像显示内侧丘脑、乳头体、导水管周围、中脑、顶盖、第三室脑室旁脑实质的对称性病变，呈 T_2 高信号。大约80%的韦尼克脑病发生在酗酒患者中，其余病因包括恶性疾病和胃肠道疾病，以及长时间禁食和营养不良。

4. 中枢神经系统感染引起的共济失调 重点介绍 ACA。急性小脑炎导致的 ACA 最常见于年幼儿童，青少年和成人的发病率较低，发病前有上呼吸道感染病史，通常在原发性感染、感染后疾病或疫苗接种后发生，主要特征为重度和急性躯干共济失调，严重患者可出现继发于小脑肿胀和脑积水所致颅内压升高的头痛、呕吐和意识减退。躯体共济失调、构音障碍和眼球震颤少见。少数病例报道了单侧共济失调症状。诊断主要依靠脑脊液检验，可出现脑脊液细胞增多和蛋白质含量升高，此外，1/4的患者存在寡克隆条带。影像学检查通常正常，MRI 可能显示软脑膜增强和 T_2 加权像的高信号。PET 和 SPECT 显示，在更严重的病例中，小脑代谢减退和小脑血流改变。

五、 鉴别诊断

（一）脊髓受累的遗传病

1. 弗里德赖希共济失调（Friedreich 型共济失调） 为常染色体隐性遗传，在青少年时期起病，初始行走不稳，逐渐出现后索损害的症状，龙贝格征（+），睁眼能够改善。继之脊髓小脑束受累，出现步基宽，蹒跚步态，定向性震颤以及小脑性构音障碍。肢体肌张力降低，腱反射减低或消失，下肢沉重。部分患者可伴有弓形足、脊柱侧弯和其他畸形，个别患者可存在心脏异常。

2. 遗传性痉挛性截瘫 为常染色体显性或者隐性遗传或性连遗传。在儿童期起病，男性多见，主要表现为锥体束受损，多为下肢呈缓慢加重的痉挛性瘫和剪刀状步态。无感觉障碍，上肢很少受累，可伴有原发性视神经萎缩或者视网膜色素变性。

（二）小脑受累的遗传性疾病

1. 遗传性痉挛性共济失调（Marie 型共济失调） 为常染色显性遗传，在成年起病，自下肢开始出现小脑型共济失调而无感觉障碍，言语常顿挫或者暴发，可出现锥体束征及欣快，智力减退。

2. 橄榄小脑脑桥萎缩（OPCA） 为常染色体显性遗传，在中年后起病，除小脑型共济失调及构音障碍外有早期尿失禁，部分患者出现智能减退和锥体外系症状如帕金森综合征等，但无眼球震颤。

六、 误诊防范

（一）易误诊人群

长期饮酒或饮食营养不全面人群。

▶ 治疗

一、 治疗原则

去除病因、对症支持治疗（图21-2-2）。

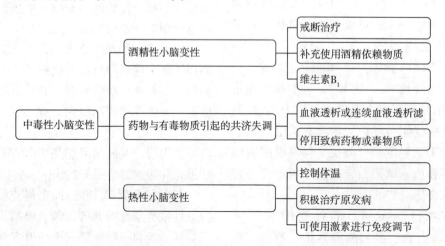

图 21-2-2 中毒性小脑变性共济失调治疗方案概览

二、 治疗细则

（一）中毒性小脑变性

酒精性小脑变性的治疗包括戒酒和补充维生素，患者可能需要住院戒断治疗，补充使用酒精依赖物质。维生素 B_1 补充剂通常以 $50 \sim 200mg$ 静脉注射进行，然后进行口服维持治疗（$2.5 \sim 5mg$）。然而，关于维生素 B_1 治疗的剂量、频率、给药途径和持续时间尚无明确的证据。充分治疗可改善小脑症状，尤其是身体摇摆，而持续饮酒可导致症状恶化。药物与有毒物质引起的共济失调需鉴别临床急性中毒还是慢性治疗期间的毒性，治疗需要早期停用致病药物，根据严重程度，可能需要对患者进行重症监护。血液透析或连续血液透析滤过被认为对急性锂中毒有益，神经功能缺损通常是完全可逆的，然而有的患者可能会出现部分恢复或不可逆损害，甚至演变为长期功能缺损的临床病程。热性小脑变性主要治疗方式为控制体温、积极治疗原发病，可使用激素进行免疫调节。

（二）免疫介导小脑变性（图 21 - 2 - 3）

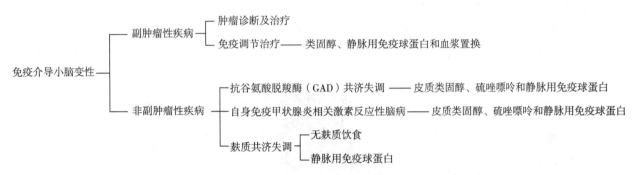

图 21 - 2 - 3　免疫介导小脑变性共济失调治疗流程方案概览

1. 副肿瘤性疾病　早期诊断和快速开始肿瘤治疗对于稳定副肿瘤性小脑变性至关重要。额外的免疫抑制治疗可能对疾病早期有益，但缺乏这方面的系统评价。类固醇、静脉内注射免疫球蛋白（IVIG）和血浆置换通常用作一线治疗。在此类治疗难治的病例中，利妥昔单抗、环磷酰胺和其他免疫抑制（如他克莫司）、吗替麦考酚酯已有报道。对于 PCD 的细胞内抗原抗体，应考虑 T 细胞介导的治疗，症状持续存在且发生小脑萎缩的患者，神经系统结局通常较差。

2. 非副肿瘤性疾病

（1）抗谷氨酸脱羧酶（GAD）共济失调：在单个病例报告中，皮质类固醇、硫唑嘌呤和 IVIG 治疗可改善共济失调。但缺乏大规模临床研究。

（2）自身免疫甲状腺炎相关激素反应性脑病：大多数症状在大剂量类固醇治疗后完全逆转，但也可能出现疾病的残留症状或疾病复发。然后可能需要持续低剂量口服类固醇治疗或不同的免疫抑制治疗，如硫唑嘌呤、甲氨蝶呤、环磷酰胺或 IVIG。

（3）麸质共济失调：根据病程的持续时间，开始无麸质饮食可改善和稳定小脑性共济失调，平衡功能评分和患者总体临床印象评分有所改善，IVIG 治疗可能有益。

（三）维生素缺乏（图 21 - 2 - 4）

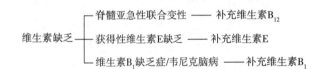

图 21 - 2 - 4　维生素缺乏共济失调治疗方案概览

1. 脊髓亚急性联合变性　治疗需要早期口服或胃肠外补充维生素 B_{12}，可改善临床症状。常见的肠外治疗方案为最初每周多次给予 $1000\mu g$，然后每周和每月注射一次。

2. 获得性维生素 E 缺乏　口服或每日肌内注射 $100 \sim 200mg$ 的维生素 E。

3. 维生素 B_1 缺乏症/Wernicke 脑病　需要早期和肠外补充维生素 B_1，因为口服补充剂可能不会被大量吸收。常用推荐为 $200mg$ 硫胺素，一日 3 次，直至无进一步临床改善。

（四）中枢神经系统感染引起的共济失调（图 21 - 2 - 5）

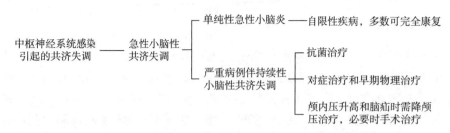

图 21 - 2 - 5　中枢神经系统感染引起的共济失调治疗方案概览

重点介绍 ACA。单纯性急性小脑炎会导致 ACA，是一种自限性疾病，完全康复的儿童比例很高。当症状较重，会出现的持续性小脑性共济失调。如果适用，应进行抗菌治疗、对症治疗和早期物理治疗。在颅内压升高和脑疝的情况下，可能需要手术等加强治疗方案。

作者：潘觉宜
审稿：康健捷

参考文献

遗传性共济失调

遗传性共济失调（hereditary ataxia，HA）是一种由基因突变导致的小脑、脑干和脊髓神经退行性系统疾病，具有高度遗传异质性和临床变异性，其特点是病死率和致残率均较高。HA 多在成年期（>30 岁）发病，其主要临床表现为小脑性共济失调，主要体现在平衡与肢体协调运动障碍，步态不稳，构音困难，以及眼球运动受限。此外，HA 患者还可能伴有更复杂的神经系统损害，如锥体系、锥体外系、视觉、听觉损害。同时，可能会出现大脑皮质功能损害，出现认知功能障碍和（或）精神行为异常等。

HA 是一种全球性的疾病，影响着世界各种族群。在欧洲，常染色体显性遗传性共济失调（autosomal dominant hereditary ataxia，ADCA）和弗里德赖希共济失调（Friedreich 共济失调，FRDA）是最常见的；在我国，常染色体显性遗传性脊髓小脑共济失调 3 型（spinocerebellar ataxia type 3，SCA3）[也被称为马查多约瑟夫病（Machado - Joseph 病，MJD）]是最常见的 ADCA，占 ADCA 的半数以上。而其他类型如 SCA1、SCA2、SCA6、SCA7、SCA8、SCA12、SCA17、SCA35 以及齿状核红核苍白球路易体萎缩（DRPLA）等亚型则极为罕见。

在我国关于 ADCA 的报道中，关于 X - 连锁小脑共济失调和线粒体遗传小脑共济失调的报道较少。

HA 遗传方式以常染色体显性遗传（AD）为主，部分可呈常染色体隐性遗传（AR），极少数为 X - 连锁遗传和线粒体遗传；散发病例亦不少见。

➡ 诊断

一、诊断流程

确诊 HA 首先需要对患者的临床表现进行分析，其主要特征包括眼震、吟诗样语言、辨距不良、震颤以及步态共济失调等小脑体征，可能伴有痴呆和锥体束征，以及脊髓和周围神经损害体征。同时，详细收集家族史，并根据其遗传学特点确定遗传类型。

其次，还需要排除非遗传性病因，这些病因包括多发性硬化、多发性脑梗死、酒精性或者中毒性小脑变性、小脑肿瘤、肿瘤或者炎症浸润基底脑膜、副肿瘤综合征以及甲状腺功能减退等。对于家族史无法确定的患者，必须逐一排除这些可能的病因。最后，进行特异性生化指标检测或基因检测。

某些 HA 伴有特异性生化指标异常，如血液化合物检测比基因突变分析容易或者治疗试验可行的情况下，优先选择血液化合物检查。如果经实验室检查并无特殊异常，需要依靠详尽的临床资料提供的线索，选择基因突变以及连锁分析方法来确定特异性基因类型。选择基因检测项目的主要依据是家族史、临床表型和疾病类型在人群中所占的比例（图 21 - 2 - 6）。

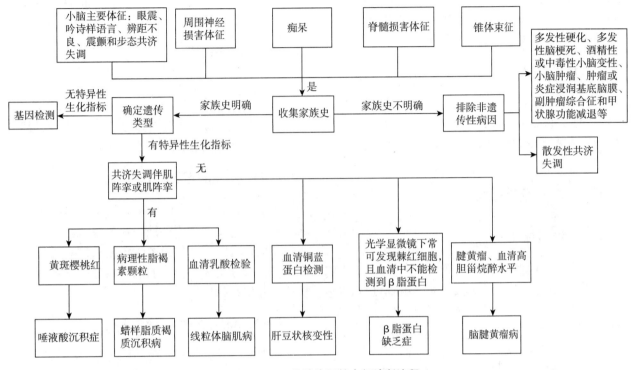

图 21 - 2 - 6 共济失调综合征诊断流程

二、 问诊与查体

HA 常见临床表现主要包括运动障碍、认知功能障碍及精神障碍、视神经病变、骨骼畸形和皮肤病变（表 21 - 2 - 1）。

表 21 - 2 - 1 HA 常见临床表现

类型	临床表现
运动障碍	（1）最常见的是步态异常，如醉酒样或剪刀步态，尤其在道路不平时行走不稳 （2）随着病情的发展，患者可能出现躯干和肢体肌张力增高、腱反射活跃或亢进、膝阵挛、踝阵挛及巴宾斯基征阳性等症状 （3）构音障碍、眼球运动障碍、吞咽困难、震颤等症状也较为常见
认知功能障碍及精神障碍	（1）患者可能出现注意力和记忆力受损，任务执行功能下降 （2）常见的精神障碍包括抑郁、睡眠障碍、精神行为异常和偏执倾向

续表

类型	临床表现
其他体征	（1）视神经病变，如原发性视神经萎缩和视网膜色素变性等 （2）骨骼畸形，主要表现为脊柱侧弯或后侧凸，少数患者还可能出现爪形手或隐性脊柱裂等 （3）皮肤病变，包括眼球结膜、面颈部皮肤毛细血管扩张、皮肤鱼鳞症和牛奶咖啡色素斑等

三、 辅助检查

（一）优先检查

1. 常规影像学检查 CT 或者 MRI 检查显示小脑或脑干出现不同程度的萎缩，有些亚型尚可出现脊髓变细及萎缩。

2. 血清学检测 血清化合物检测多无明显的异常，一些特殊类型的 HA 患者可出现血清葡萄糖、脂质、维生素 E 或者血涂片异常。

3. 功能影像学检查 HA 患者呈现以小脑、脑干及基底节为主的局部脑血流量（rCBF）、脑局部氧代谢率（CMRO2）和葡萄糖代谢率明显降低。

4. 神经电生理学检查 可发现部分脊髓小脑共济失调患者体感诱发电位和听觉诱发电位、眼球运动检测和眼震电图的异常。

5. 基因检查 HA 的基因检测手段包括多基因检测、全外显子组测序和全基因组测序等，其常见的基因变异包括 ATXN1、ATXN2、ATXN3、ATXN7、ATXN8、CACNA1A（脊髓小脑性共济失调 6 型）和 FXN（弗里德赖希共济失调）。

（二）可选检查

眼科评估（包括眼底和光学断层扫描相干性）可能有助于识别特殊的眼部特征，例如 ATX - SPG7 中的视神经萎缩和 SCA7 中的视锥细胞营养不良。

四、诊断及其标准

（一）诊断标准

1. Friedreich 共济失调（FRDA） 儿童或少年期起病，逐渐从下肢向上肢发展，出现进行性共济失调、步态不稳、动作笨拙、构音障碍、眼震、下肢振动觉位置觉消失、腱反射消失和巴宾斯基征；MRI 显示脊髓萎缩，通常可以诊断。如有心脏损坏、脊柱侧凸、弓形足、糖尿病及 FRDA 基因 GAA 异常扩增可确诊。

2. 脊髓小脑性共济失调 根据典型的临床表现，如成年期隐匿起病、缓慢进展的步态改变、构音障碍，合并锥体束、锥体外系损害，颅脑 MRI 检查显示小脑、脑干萎缩，并除外获得性共济失调的其他病因。结合 AD 家族史，可临床疑诊 SCA。

虽然各种亚型具有特征性症状，但临床上仅根据症状体征确诊为某一类型的仍不准确，均应进行基因诊断，用 PCR 方法可准确判断其亚型及 CAG 扩增次数。

五、鉴别诊断

鉴别诊断包括获得性的非 HA，如酒精中毒，维生素缺乏，多发性硬化，血管疾病，原发性或转移性肿瘤，或与卵巢、乳腺或肺的隐匿性癌相关的副肿瘤性疾病。对于临床表现为共济失调的每个患者，都需要考虑获得性共济失调的可能性，以便做出相应的检查和鉴别。

六、误诊防范

（一）易误诊人群

各种年龄阶段，表现为共济失调的患者，都需要鉴别其发病原因，以免误诊。

（二）本病被误诊为其他疾病

包括获得性的非 HA，如酒精中毒，维生素缺乏，多发性硬化，血管疾病，原发性或转移性肿瘤或与卵巢、乳腺或肺的隐匿性癌相关的副肿瘤性疾病，以上疾病通常有明确的既往相关病史或血清学检验或者检查的异常。

（三）其他疾病被误诊为本病

非 HA 如酒精中毒，维生素缺乏，多发性硬化，血管疾病，原发性或转移性肿瘤，或与卵巢、乳腺或肺的隐匿性癌相关的副肿瘤性疾病。

（四）避免误诊的要点

可结合病史、查体及辅助检查，进行进一步基因检测明确。

治疗

一、治疗原则

目前缺乏有效的病因学治疗，临床大多是缺乏循证医学证据的经验性对症治疗。

二、治疗细则

需根据患者的具体情况调整用药，仅供参考。

（一）运动障碍的治疗

1. 共济失调症状

（1）药物治疗：5 - 羟色胺 1A（5 - HT_{1A}）受体激动药丁螺环酮能够部分改善轻度小脑共济失调的症状，坦度螺酮治疗 SCA3 型部分有效。使用左旋 5 - 羟色胺（5 - HT 前体）治疗小脑共济失调，疗效尚不明确。D-环丝氨酸（NMDA受体变构激活药）可以用于治疗共济失调，能够部分改善躯体共济失调及构音障碍，但对四肢共济失调和眼球运动障碍的治疗效果不明显。

支链氨基酸如亮氨酸和异亮氨酸等能够明显改善脊髓小脑共济失调患者的小脑症状，尤其对SCA6型患者疗效显著，而且中等剂量更为有效，但具体机制尚未阐明。组蛋白去乙酰化酶抑制药亦具有一定的治疗作用（表21-2-2）。

表21-2-2 HA药物治疗方案

（2）非药物治疗：非药物治疗亦不失为辅助治疗方法，如：步态不稳可通过持续性神经肌肉锻炼进行改善；共济失调伴骨骼畸形可进行择期矫形手术。此外，可以尝试进行小脑血管搭桥手术通过改善小脑供血以减轻患者共济失调的症状，但治疗疗效不十分明显；经颅磁刺激（TMS），能够明显改善患者的躯干共济失调症状，增加小脑血流量；慢性丘脑刺激可以部分改善SCA2型患者的临床震颤症状。

2. 锥体外系及痉挛症状 左旋多巴能够通过血-脑脊液屏障进入中枢神经系统，经多巴脱羧酶作用转化为多巴胺以改善肌强直和运动减少等症状；苯海索对中枢神经系统胆碱受体有阻断作用，能够改善肌强直和运动减少等症状；毒扁豆碱具有抗胆碱酯酶的作用；某些HA患者的中枢神经系统能通过补充丙酮酸脱氢酶，从而改善脑组织乙酰胆碱的合成；乙哌立松能够抑制脊髓内多突触和单突触反射传递，抑制脊髓γ-运动神经元的自发性冲动，具有松弛肌张力的作用。

共济失调伴肌阵挛的患者可以首选氯硝西泮，伴肌痉挛者适用巴氯芬，其主要作用于γ-氨基丁酸B型受体。新型抗癫药物加巴喷丁能够改善患者的小脑症状，对肌痉挛和神经损伤后的疼痛效果也有较好疗效。对于有肌张力障碍表现的患者可以通过注射肉毒杆菌毒素进行治疗。

3. 其他症状 抗癫药物卡马西平能够较好控制患者的癫痫发作症状。目前，对于患者所伴随的构音障碍症状尚无有效的对症治疗药物，可以通过言语矫正训练进行改善。非药物干预措施包括：改善生活环境、加强与患者交流、日常护理和对患者自我防护的行为训练。

（二）认知功能及精神障碍的治疗

1. 认知功能障碍 目前尚无有效的药物治疗，对患者早期的心理治疗策略包括认知行为干预治疗，有助于症状出现后的积极应对。心理治疗主要采取认知疗法，从而改变患者非理性信念，改善认知曲解和负性思维，唤起患者的正性情感，使其发挥自身能动性。

除此之外，还需要加强情感关怀，当患者出现对事物不感兴趣和自我评价过低时，需要给予积极的关爱，帮助其重树信心。尽量使患者摆脱单调的生活方式，积极主动与患者沟通，同时可以采取团体治疗方法，定期举行病友交流会，让患者之间互相交流和鼓励。

2. 精神障碍 伴发抑郁症的患者可首选选择性血清再吸收抑制药（SSRI），如帕罗西汀、舍曲林、西酞普兰等；米氮平也有一定的效果；喹硫平常用于并发幻觉的患者。伴有躁狂的患者，可选用心境稳定剂，例如丙戊酸钠和碳酸锂；表现有强迫症状和易激惹的患者，应提供情感支持，同时辅以选择性血清再吸收抑制剂类抗抑郁药物。

（三）营养保护治疗

主要包括扩张血管和改善循环、神经元活化药以及维生素类药物的应用。如，烟酸具有较强的周围血管扩张作用，以及胞磷胆碱、吡硫醇、吡拉西坦等药物能够提高神经元活性和延缓HA进展。维生素类药物如维生素B_1、烟酰胺、维生素B_6、维生素B_{12}、维生素C和维生素E等对维持神经元正常代谢过程及改善功能有一定作用。

作者：潘觉宜
审稿：康健捷

参考文献

第二十二章　神经系统病变性疾病

第一节　多系统萎缩

多系统萎缩（multiple system atrophy，MSA）是一种散发性神经系统退行性疾病，多于中老年期发病，临床表现为对左旋多巴类药物反应不良的帕金森综合征、小脑性共济失调、进展性自主神经功能障碍和锥体束征等症状。MSA 分为以帕金森综合征为突出表现的临床亚型 MSA - P 型，和以小脑共济失调为突出临床表现的亚型 MSA - C 型。

诊断

一、诊断流程

在对 MSA 进行诊断的过程中需注意通过其临床特征判断具体分型（图 22 - 1 - 1）。

MSA - P 型额外特征包括：①巴宾斯基征伴腱反射活跃；②喘鸣；③进展迅速的帕金森综合征；④左旋多巴不敏感；⑤运动症状出现 3 年内发生姿势不稳；⑥运动症状出现 5 年内发生吞咽困难；⑦小脑功能障碍。

MSA - C 型额外特征包括：①巴宾斯基征伴腱反射活跃；②喘鸣；③帕金森综合征；④磁共振成像（MRI）表现（壳核、小脑中脚或小脑萎缩）。

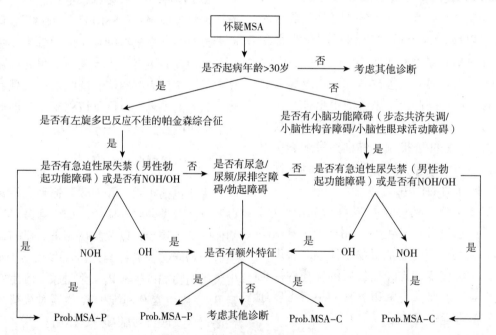

图 22 - 1 - 1　多系统萎缩诊断流程
OH 直立性低血压；NOH 神经源性体位性低血压；Prob. 很可能的

二、问诊与查体

本病多为成年期缓慢起病、逐渐进展，既往史、个人史无特殊，通常为散发病例，无家族史，首发症状多为自主神经功能损害、帕金森综合征和小脑性共济失调，个别患者也有以肌萎缩为主要表现起病的。无论患者以何种症状起病，病程进展到一定程度都会出现两个或多个系统的神经症状群。

1. 自主神经功能障碍　通常为首发症状，主要表现为心血管功能障碍（如直立性低血压）和排尿障碍（尿频、尿急、尿失禁、夜尿频多、膀胱排空障碍），后者在男性患者还容易合并性功能障碍。其他自主神经功能症状还包括便秘、瞳孔大小异常、Horner 综合征、哮喘、呼吸困难、泌汗及皮肤调节功能异常（斑纹、手凉）等。自主神经功能障碍患者表现为直立倾斜试验阳性：测试平卧位、直立位的血压和心率，站立 3min 内血压较平卧位下降≥30/15mmHg，且心率无明显变化者为阳性。

2. 帕金森综合征　为 MSA－P 亚型的突出症状，主要表现为运动迟缓，伴肌强直或齿轮样肌张力增高、单侧或者双侧肢体震颤或姿势不稳，患者可表现为慌张步态伴姿势反射障碍，行走时上肢摆动幅度减少或消失，下肢拖曳。症状可轻重不同；但帕金森病（PD）的"搓丸样"震颤少见，50%患者出现不规则的姿势性或动作性震颤。大部分MSA 患者对左旋多巴类药物治疗反应不佳，但近1/3 患者对左旋多巴短暂有效，但维持时间不长。

3. 小脑性共济失调　MSA－C 亚型突出的表现为小脑性共济失调。主要表现为进行性步态和肢体共济失调，以下肢的表现为突出，患者可表现为站立不稳，走路时步基加宽、左右摇摆、不能沿直线行走、蹒跚而行，又称醉汉步态；协调运动障碍，不能完成复杂而精细的动作，如穿衣、系扣、书写等；伴有明显的小脑性眼球震颤、小脑性构音障碍（吟诗样或爆发样语言）、肌张力降低等，晚期可出现自发性或诱发性眼震。以上表现常因锥体束及锥体外系损伤而被掩盖。出现锥体束损害的患者可出现肌肉萎缩、肌张力增高、腱反射亢进和巴宾斯基征、强哭强笑等。

4. 其他　常见吞咽困难、发音障碍症状。睡眠障碍是 MSA 患者早期出现的特征性症状，主要包括睡眠呼吸暂停、白天过度嗜睡、快速眼动期睡眠行为障碍（RBD）及不宁腿综合征。呼吸系统功能障碍也是 MSA 的特征性表现之一，有 50%的患者出现白天或夜间吸气性喘鸣，夜间吸气性喘鸣常与睡眠呼吸暂停同时存在，尤其在晚期患者中更多见。MSA 患者通常不伴有痴呆表现，但约 1/3 患者存在轻度认知功能障碍伴注意力缺陷，且可出现情绪失控以及抑郁、焦虑、惊恐发作等症状。其他锥体外系症状包括肌张力障碍、腭阵挛和肌阵挛，手和面部刺激敏感的肌阵挛是 MSA 的特征性表现。锥体束损害症状包括肢体无力、肢体僵硬等。

洪霞等人利用多导睡眠图对 13 例 MSA 患者和17 例健康对照者进行监测，发现以下 3 点：①MSA患者相较于健康人群存在明显的睡眠障碍，主要表现在总睡眠时间减少、睡眠效率下降、非快速眼动睡眠（NREM）2 期（N2）及快速眼动睡眠期（REM）持续时间缩短、入睡时间延长；②MSA 患者在遭遇负性生活事件时相较健康人群更多的使用自责、接受及灾难化三种非适应调节策略；③MSA患者的睡眠障碍与非适应性调节策略的选择以及焦虑抑郁情绪显示出明显的相关性。

三、 辅助检查

（一）必要检查

1. 结构磁共振成像检查　磁共振成像（MRI）常表现为常规序列上壳核、脑桥、小脑中脚和小脑等有明显萎缩，第四脑室、脑桥小脑脚池扩大。高场强（1.5T 以上）MRI T_2 序列上可见壳核背外侧缘条带状弧形高信号、脑桥基底部十字形高信号（十字征）和小脑中脚高信号，磁敏感成像序列上壳核的信号降低。磁共振弥散加权成像（DWI）对 MSA 具有较高的敏感性和特异性，其即弥散系数可作为 MSA 诊断并区分其亚型及分型的有效指标，MSA－P 患者 DWI序列上壳核区域弥散系数明显增高，而 MSA－C 患者小脑和小脑中脚区域弥散系数明显增高。

2. 膀胱残余尿超声　有助于早期发现神经源性膀胱功能障碍。膀胱 B 超有助于测量残余尿量，残余尿量超过 100ml 是确定膀胱排空障碍、诊断 MSA的重要指标。

3. 直立倾斜试验　测量患者平卧位和直立位的血压和心率，规定站立 3min 内血压较平卧时下降≥30/15mmHg 且心率无明显变化者为阳性（体位性低血压），舒张压变化不作为必要条件。

4. 视频多导睡眠图　针对有 RBD、鼾症、喘鸣病史或主诉的患者。

5. 左旋多巴疗效测定　针对帕金森型 MSA 患者。

（二）可选检查

1. 放射示踪成像、经颅超声成像　可检测患者睡眠障碍类型以及是否存在 RBD。

2. 尿流动力学检测　尿流动力学试验主要检测尿流率、膀胱收缩指数、膀胱顺应性等指标。可发现尿道括约肌功能减退、逼尿肌反射兴奋性升高，疾病后期出现残余尿增加。

3. 电子喉镜检查　纤维喉镜可发现患者声带出现外展障碍或矛盾内收运动，并排除器质性声带病变（如肿块或瘢痕）或非 MSA 神经源性声带功能障碍。

4. ^{123}I-间碘苄胍（^{123}I-MIBG）心肌摄取检查 ^{123}I-MIBG 心肌摄取检查可反映节后交感神经突触前末梢功能。PD 患者心肌摄取 ^{123}I-MIBG 能力降低，而 MSA 患者交感神经节后纤维相对完整，无此改变。该检查有助于区分自主神经功能障碍是交感神经节前或节后病变。

5. 肛门括约肌肌电图 肛门外括约肌肌电图上若有超过 50% 的运动单元电位（motor unit potential）单个持续时间 >10 ms，或平均持续时间 >10 ms，则提示患者为 MSA-P 型。需排除马尾损伤、盆底手术和产科盆底撕裂等可能导致慢性神经再生的几种情况，但该肌电图表现也可见于进行性核上性麻痹（PSP）和晚期 PD 患者。

6. 发汗试验 体温调节汗液试验（TST）可评估患者整体出汗功能，定量催汗轴突反射试验（QSART）可评估节后交感排汗纤维的功能。TST 和 QSART 的组合可用于判断节前、节后或混合型泌汗功能异常。

7. 生化试验

（1）仰卧位血浆 NE 水平：MSA 患者通常表现出正常的血浆 NE 水平（>100 pg/ml），而伴有 nOH 的帕金森病/路易体病患者或因自身免疫性疾病导致自主神经功能障碍的患者，血浆 NE 水平通常降低。

（2）蛋白质错误折叠循环扩增（PMCA）/实时震动诱导转换（RT-QuIC）：利用 PMCA 技术扩增脑脊液中的 α-突触核蛋白寡聚体后，通过硫黄素 T 荧光来反映扩增后的纤维含量。MSA 患者脑脊液中的 α-突触核蛋白扩增后硫黄素 T 荧光值低于 2000，而帕金森病和 DLB 患者的硫黄素 T 荧光值明显升高，可用于鉴别 MSA 与帕金森病、DLB。

（3）脑脊液检查：尽管脑脊液（CSF）生物标志物正在积极研究中，但没有实验室检查可以确认 MSA 的诊断。一项研究发现，与对照组和 PD 患者相比，MSA 患者的 CSF 神经丝轻链水平升高。与 PD 患者相比，MSA 患者的 CSFDJ-1、总 tau 水平显著升高，并且这些蛋白质的组合在区分 MSA 与 PD 方面的敏感性为 82%，特异性为 81%。

（4）皮肤活组织检查（活检）免疫组织化学试验：MSA 患者中 α-突触核蛋白通常沉积于体神经纤维末端，帕金森病患者的 α-突触核蛋白通常沉积于自主神经纤维末端，因此对皮肤小动脉、汗腺、立毛肌等自主神经调控的组织进行活检可发现，MSA 患者无明显的 α-突触核蛋白沉积，PD 患者则有显著的 α-突触核蛋白沉积。

8. 情绪、认知量表 Stankovic 等强调大约 1/3 的 MSA 患者存在认知损害，特别是额叶执行功能如注意力缺陷和工作记忆能力下降。临床应首选蒙特利尔认知评估（MoCA）、简易精神状态检查量表（MMSE）、额叶功能评分（frontal assessment battery）等进行初筛，以明确是否存在轻度认知损害或痴呆。利用汉密尔顿抑郁量表（Hamilton depression rating scale）、汉密尔顿焦虑量表（Hamilton anxiety rating scale）进行抑郁和焦虑情绪评价。这有助于对 MSA 患者认知功能及精神心理状态进行评估，以便早期诊断和治疗。

9. 影像学检查 单光子发射计算机断层成像术（SPECT）检查可发现突触前黑质纹状体多巴胺能失神经改变。^{18}氟-氟代脱氧葡萄糖-正电子发射体层摄影（^{18}F-FDG-PET）显示 MSA 患者壳核（后侧）、脑桥和小脑处于低代谢，可用于 MSA 与 PD 的鉴别。颅脑氢质子磁共振波谱、基于体素形态学测量、经颅多普勒超声等检查对于 MSA 的分型和鉴别诊断可能有一定的帮助。

10. 基因检查 目前 MSA 尚无明确的致病基因，但研究发现 COQ2 基因、SNCA 基因变异位点可增加 MSA 的发病风险。

四、诊断及其标准

（一）诊断标准

根据成年期缓慢起病（>30 岁）、无家族史、临床表现为逐渐进展的自主神经功能障碍、帕金森综合征和小脑性共济失调等症状及体征，应考虑本病。目前 MSA 的诊断主要参考 2022 年国际帕金森和运动障碍协会（MDS）提出的诊断标准和 2022 版多系统萎缩诊断标准中国专家共识。

1. 神经病理确诊的 MSA 诊断标准 尸检病理结果显示中枢神经系统大量胶质细胞胞质内存在以 α-突触核蛋白为主要成分的嗜酸性包涵体（GCIs），并伴有橄榄脑桥小脑萎缩或黑质纹状体变性。

2. 前驱可能的 MSA 诊断标准（表 22-1-1）

表 22 - 1 - 1　前驱可能的 MSA 诊断标准

项目	内容
临床非运动特征 （准入标准）	至少包括以下 1 项 （1）快速眼球运动期睡眠行为障碍（多导睡眠图诊断） （2）站立/直立倾斜试验 10min 内出现神经源性体位低血压（血压下降≥20/10 mmHg） （3）泌尿生殖系统障碍：①60 岁以下男性勃起障碍；②至少包括以下 1 项：无法解释的排尿困难，残余尿≥100ml 无法解释的急迫性尿失禁
临床运动特征	至少包括以下 1 项 （1）轻微的帕金森综合征[a] （2）轻微的小脑综合征表现[b]
排除性临床表现	（1）嗅觉测试时无法解释的嗅觉减退 （2）异常的心脏交感神经成像（[123]碘 - 间碘苄胍 - 心肌显像） （3）认知波动伴注意力和警觉性的明显变化，早期出现视觉感知能力减退 （4）起病后 3 年内非药物诱发的反复性视幻觉 （5）起病后 3 年内符合 DSM - 5 诊断的痴呆 （6）下视性核上性麻痹或垂直扫视变慢 （7）大脑 MRI 提示其他诊断（例如：进行性核上性麻痹、多发性硬化、血管性帕金森综合征、症状性小脑疾病等） （8）记录显示存在其他导致自主神经功能障碍、共济失调或帕金森综合征的原因（MSA 相似疾病，包括遗传性或症状性共济失调和帕金森综合征），与患者的症状相似

注：[a]有不满足帕金森综合征诊断标准的帕金森样临床表现，运动障碍专家判定症状为轻微，不需要多巴胺药物治疗；[b]至少包括串联步态异常、步态共济失调、肢体共济失调、小脑性构音障碍、小脑性眼球运动障碍中的 1 项，运动障碍专家判定症状为轻微；DSM - 5 精神障碍诊断与统计手册（第五版）。

3. 临床确诊的 MSA 和临床很可能 MSA 的诊断标准（表 22 - 1 - 2）

表 22 - 1 - 2　临床确诊的 MSA 和临床很可能 MSA 的诊断标准

诊断类型	诊断标准
临床确诊的 MSA	散发、进展性，成年（30 岁以上）起病，并具备以下特征 （1）至少包括以下 1 项：①对左旋多巴反应不良性帕金森综合征（运动迟缓，伴肌强直、震颤或姿势不稳等）；②小脑综合征（至少包括步态共济失调，伴小脑性构音障碍、肢体共济失调、小脑性眼动障碍中的 2 项） （2）自主神经功能障碍，至少有下列 1 项：①无其他病因可以解释的膀胱排空障碍（残余尿量≥100ml）；②无法解释的急迫性尿失禁；③站立/直立倾斜试验 3min 内出现神经源性体位性低血压（血压下降≥20/10 mmHg）
临床很可能的 MSA	至少包括以下 2 项 （1）帕金森综合征 （2）小脑综合征（至少包括步态共济失调，伴小脑性构音障碍、肢体共济失调、小脑性眼动障碍中的 1 项） （3）自主神经功能障碍，至少包括以下 1 项：①无法解释的排尿困难，伴残余尿；②无法解释的急迫性尿失禁；③站立/直立倾斜试验 10min 内出现神经源性体位性低血压（血压下降≥20/10mmHg）

临床确诊的 MSA 至少存在表 22 - 1 - 3 中 2 项，临床很可能的 MSA 至少存在表 22 - 1 - 3 中 1 项。

表 22 - 1 - 3　MSA 的支持性临床表现和排除性临床表现

支持性临床表现	排除性临床表现
运动症状 （1）运动症状在出现后 3 年内迅速进展 （2）运动症状出现后 3 年内中度到重度的姿势障碍 （3）在没有明显肢体异动的情况下，存在左旋多巴诱发或加重的头颈部肌张力障碍 （4）运动症状出现 3 年内重度言语障碍 （5）运动症状出现 3 年内重度吞咽困难 （6）无法解释的巴宾斯基征 （7）肌阵挛样姿势性或动作性震颤 （8）姿势畸形 非运动症状 （1）喘鸣 （2）吸气性叹息 （3）冷手冷脚、肤色青紫和（或）按压后苍白不易回色 （4）勃起障碍（对于临床很可能的 MSA 要求＜60 岁） （5）强哭强笑	（1）多巴胺药物显著并持续有效 （2）嗅觉测试时无法解释的嗅觉减退 （3）认知波动伴注意力和警觉性的明显变化，早期出现视觉感知能力减退 （4）起病后 3 年内非药物诱发的反复视幻觉 （5）起病后 3 年内符合 DSM - 5 诊断的痴呆 （6）下视性核上性麻痹或垂直扫视变慢 （7）MRI 提示其他诊断（例如：进行性核上性麻痹、多发性硬化、血管性帕金森综合征、症状性小脑疾病等） （8）记录显示存在其他导致自主神经功能障碍、共济失调或帕金森综合征的原因（MSA 相似疾病，包括遗传性或症状性共济失调和帕金森综合征），与患者的症状相似

临床确诊的 MSA 至少存在 1 项 MRI 标志，临床很可能的 MSA 不要求 MRI 标志。1 处脑区萎缩或弥散系数增加或该脑区同时存在萎缩和弥散系数增加均为 1 个 MRI 标志。MSA 的 MRI 标志有：①脑区萎缩，包括壳核（磁敏感序列上信号可降低）、小脑中脚、脑桥、小脑；②十字征；③脑区弥散系数增加，包括壳核、小脑中脚。

（二）并发症诊断

MSA 可导致多种并发症。

（1）跌倒：平衡感不佳或晕倒。

（2）损伤：长久不动而导致的皮肤损伤，如压疮。

（3）呼吸困难：包括声带麻痹所致喘鸣、夜间呼吸暂停等，严重时需气管切开。

（4）肺部感染：长期卧床所致坠积性肺部改变、吞咽困难所致误吸等，严重时可导致窒息。

（5）营养不良：长时间患病丧失自理能力及吞咽困难者，长期摄入不足可导致营养不良。

（6）泌尿系感染：自主神经功能障碍所致尿潴留，长期排尿不畅可增加泌尿系感染风险。

五、鉴别诊断

（一）MSA-P 的鉴别诊断

1. PD PD 患者的运动症状对多巴胺能药物的疗效明确且显著有效，常伴静止性震颤与嗅觉减退。MSA-P 型患者对左旋多巴疗效欠佳，可伴有姿势性与动作性震颤，嗅觉减退少见，早期出现进展性的自主神经功能障碍。借助 MRI、^{18}F-FDG-PET、经颅超声成像、^{123}I-MIBG-心肌显像等进行鉴别。

2. 血管性帕金森综合征（VP） VP 特征表现为双下肢症状突出的帕金森综合征，伴有步态紊乱、锥体束征和假性延髓性麻痹。借助 MRI 可进行鉴别。

3. 进行性核上性麻痹（PSP） PSP 特征表现有垂直性核上性眼肌麻痹或垂直扫视变慢，特别是下视麻痹，较 MSA 更早出现反复的自发性摔倒与冻结步态；MSA-P 型患者可表现出小脑性眼球运动障碍，姿势平衡障碍较 PSP 进展稍慢。两者可借助

神经影像学检查进行鉴别。

4. 皮质基底节变性（CBD） 表现为异己手（肢）综合征（alien hand syndrome）、口颊或肢体失用、皮质复合感觉障碍、不对称性肌强直、肢体肌张力障碍、刺激敏感的肌阵挛等有临床表现，MSA-P 型患者四肢肌强直多对称，且少见口颊或肢体失用、皮质复合感觉障碍以及异己手（肢）综合征等，两者可借助结构神经影像学进行鉴别。

5. 路易体痴呆（DLB） 较早出现认知功能障碍，执行功能和视觉空间能力的损害，在注意力与警觉方面呈波动性认知障碍，伴有反复发作的视幻觉。MSA-P 型患者多不伴有认知障碍与视幻觉。两者可借助神经影像学检查进行鉴别。

（二）MSA-C 的鉴别诊断

MSA-C 应与多种小脑性共济失调相鉴别。MSA-C 亚型患者发病年龄晚，病情进展快，5 年左右需要借助轮椅，自主神经功能障碍更为明显，且绝大多数无家族史，可与特发性晚发型小脑性共济失调（ILOCA）鉴别。

（三）MSA 与脆性 X 相关震颤/共济失调综合征（FXTAS）相鉴别

二者共同的临床特点包括起病年龄较晚的小脑性共济失调、左旋多巴反应不良性的帕金森综合征、自主神经功能障碍等，但 FXTAS 多有明显的智力障碍，且基因检测可以发现 FMR1 基因 5 非翻译区存在 CGG 三核苷酸重复序列前突变改变，可与 MSA 鉴别。

六、误诊防范

MSA 首发症状多为自主神经系统损害、帕金森综合征和小脑性共济失调，少数患者也有以肌萎缩起病的。在疾病早期，特别是临床上只表现为单一系统症状时，容易漏诊，误诊，故需熟练掌握该病的临床特点及诊断标准。

本病早期症状复杂多变，缺乏典型、特征性临床表现，首发症状包含上述症状的神经系统疾病如帕金森病、CBD、小脑性共济失调等常容易和 MSA 混淆。

治疗

一、治疗流程

目前 MSA 尚缺乏有效的药物，该病累及人体多个系统，主要针对特定临床症状进行对症治疗，因此，需要包括神经内科、心脏内科、精神科、睡眠医学科、肾内科、泌尿外科等多学科的联合治疗。患者家庭和社会关怀及支持治疗也十分重要。

二、治疗原则

目前尚无特异性治疗方法，主要是针对自主神经障碍和帕金森综合征进行对症治疗。

三、治疗细则

（一）体位性低血压

首选非药物治疗，如高盐饮食、弹力袜、夜间抬高床头等。上述方法无效可选用药物治疗：①氟氢可的松：是治疗自主神经功能障碍导致体位性低血压的首选药物，可口服 0.1~0.6mg/d，应注意低钾、水肿及卧位高血压等不良反应；②血管 α-受体激动剂盐酸米多君，能迅速升高血压（30~60min），每次口服 2.5mg，每日 2~3 次，最大剂量是 40mg/d，为防止卧位高血压，应避免就寝前 4h 内服用；③另外有吲哚美辛、麻黄碱等，考虑到药物不良反应较多，不推荐用于体位性低血压的常规治疗。

（二）排尿功能障碍

排尿功能障碍是 MSA 另一突出的自主神经症状，研究发现奥昔布宁（2.5~5mg，每日 2~3 次）、曲司氯铵（20mg，每日 2 次）、托特罗定（2mg，每日 2 次）能改善 MSA 患者早期出现的逼尿肌痉挛症状；而逼尿肌和尿道括约肌内注射 A 型肉毒毒素被认为是一种安全有效的治疗方法；α-肾上腺素受体阻断剂（如哌唑嗪、坦索罗辛）对缓解神经源性尿潴留可能有帮助；Fowler 等认为间歇性自我清洁导尿被认为是 MSA 尿潴留的一线治疗方法。

（三）帕金森综合征

左旋多巴对少数患者有效，多巴胺受体激动剂无显著疗效；双侧丘脑底核高频刺激对少数 MSA-P 亚型患者可能有效；考虑到苯二氮䓬类及抗胆碱能药物可能会增加患者的呼吸暂停风险及加重认知损害，不推荐使用；肌张力障碍推荐肉毒毒素注射治疗。

（四）共济失调

既往研究表明丁螺环酮可用于改善 MSA 患者的共济失调，但效果欠佳。物理治疗对患者的步态、平衡和整体协调性以及言语治疗对构音障碍可能有一定的改善作用。

（五）RBD

首先是要营造安全的睡眠环境，如移走房间内有潜在危险性的物品、床边增加栏杆，可减少自伤及床伴受伤。氯硝西泮能显著改善患者噩梦和行为异常症状，是治疗 RBD 的一线治疗药物，推荐剂量为 0.5~2.0mg，从小剂量开始，最高可用到 4mg。如果患者伴有 SAHS，应避免使用氯硝西泮，以免进一步增加患者呼吸暂停的风险。褪黑素是治疗 RBD 的二线治疗药物，剂量为 3~12mg，平均有效剂量为 6mg，建议睡前使用。针对合并夜间喘鸣的 MSA 患者，建议使用气管造口术或持续气道正压通气进行治疗。

四、 药物治疗方案 （表 22 – 1 – 4）

表 22 – 1 – 4 多系统萎缩药物治疗方案

各类症状		药物名称	给药途径	常用剂量
运动症状	帕金森综合征	左旋多巴	口服	100 ~ 200 mg/次，tid ~ qid
		金刚烷胺	口服	100 ~ 200 mg/次，tid
		多巴胺受体激动剂（如普拉克索）	口服	0.125 ~ 0.5mg/次，tid
	小脑性共济失调	—	—	—
	肌张力障碍	A 型肉毒毒素	肌内注射	500IU，间隔 12 周
自主神经功能障碍	急迫性尿失禁	奥昔布宁	口服	2.5 ~ 5 mg/次，bid ~ tid
		曲司氯铵	口服	20mg/次，bid
		托特罗定	口服	2mg/次，bid
	膀胱不完全排空	莫西赛利	口服	10mg/次，tid
		哌唑嗪	口服	1mg/次，tid
	夜间多尿	去氨加压素	夜间鼻内喷雾	10 ~ 40 μg /d
	勃起功能障碍	西地那非	口服	50 ~ 100mg/次，qd
	体位性低血压	麻黄碱	口服	15 ~ 45 mg/次，tid
		米多君	口服	5 ~ 10 mg/次，tid
		氟氢可的松	口服	0.1 mg/次，qd ~ tid
		屈昔多巴	口服	100 ~ 300 mg/次，bid
	餐后低血压	奥曲肽	口服	25 ~ 50 mg/次，餐前 30min
其他症状	RBD	氯硝西泮	口服	0.5 ~ 2mg/次，qn
		褪黑素	口服	3 ~ 12mg/次，qn
	夜间喘鸣	—	—	—
	认知损害	—	—	—
	抑郁	选择性 5 – 羟色胺再摄取抑制剂（如舍曲林）	口服	50 ~ 200mg/次，qd

注：qd 每天 1 次；qn 每晚 1 次；bid 每天 2 次；tid 每天 3 次；qid 每天 4 次

作者：周云鹏
审稿：解洪荣

参考文献

第二节 遗传性痉挛性截瘫

遗传性痉挛性截瘫（hereditary spastic paraplegia，HSP）是一组以进展性双下肢肌张力增高和无力为特征的遗传性综合征，是具有高度临床及遗传异质性的神经系统单基因遗传变性疾病。

HSP 根据发病年龄分为：①Ⅰ型：早发，35 岁前发病；②Ⅱ型：经典，35 岁后发病；根据症状和

体征分为：①单纯型：痉挛性截瘫，可伴括约肌功能障碍，轻中度感觉障碍；②复杂型：痉挛性截瘫，伴其他神经系统的和全身性的症状和体征（如共济失调、智能障碍、精神发育迟滞、皮肤色素变性、眼球震颤、视神经萎缩、椎体外系症状等）。

HSP 的主要病因是基因突变。DNA 测序技术的

巨大进展促进了许多 HSP 基因的鉴定。过去，HSP 的突变基因位点被命名为 SPG（痉挛性截瘫），并根据发现的顺序进行编号。迄今为止，已经确定了 80 多个 HSP 致病基因位点和大约 60 个致病基因，这些数字肯定将继续上升。

HSP 遗传方式包括常染色体显性遗传（AD - HSP）、常染色体隐性遗传（AR - HSP）和 X 连锁和线粒体遗传（表 22 - 2 - 1）。

表 22 - 2 - 1　HSP 的遗传方式及其基因突变

遗传方式	所占比例	基因突变
AD - HSP	最常见的 HSP 类型，占 75% ~ 80%	常见的基因型有：①SPG4，来自 SPAST 的基因突变，约占所有 AD - HSP 的 33% ~ 40%；②SPG3，来自 ATL1 的基因突变，约占所有 AD - HSP 的 6% ~ 10%，是早发 AD - HSP 的主要致病基因（约占 75%）；③SPG31，来自 REEP1 的基因突变，相对常见，占所有 AD - HSP 的 4% ~ 6%；④其他基因型：相对少见，主要以成人发病为主，大多数占所有 AD - HSP 的 1% 或更少
AR - HSP	约占 25% ~ 30%	常见的基因型有：①SPG11，由 SPG11 的基因突变引起，是最常见的 AR - HSP，占所有 AR - HSP 的 20% ~ 50%，占所有具有薄或无胼胝体的影像学征象的各种类型的 HSP 75%；②SPG5A，来自 CYP7B1 的基因突变，占所有 AR - HSP 的 10%，占散发性单纯型痉挛性截瘫的 3%；③SPG7，由 SPG7 的基因突变引起，约占所有 AR - HSP 的 1% ~ 4%
X 连锁和线粒体遗传	最罕见的遗传形式，占 HSP 患者的 1% ~ 2%	已知有 5 种 HSP 呈 X 连锁遗传，鉴定出三种基因，包括 L1CAM（SPG1）、PLP1（SPG2）和 SLC16A2（SPG22）。一个家庭中的许多患者被诊断为晚发性痉挛性截瘫，与线粒体损伤有关。该家系携带单个 MT - ATP6 基因突变（m.9176T > C）。此外，一些线粒体 DNA 多态性还与痉挛性截瘫的发生有关。因此，虽然罕见，但对于 HSP 患者来说，应考虑到 X 连锁和线粒体遗传

诊断

一、诊断流程

HSP 的诊断基于特征性的临床表现（痉挛性截瘫，伴或不伴括约肌功能障碍）、阳性的家族史（尽管并非普遍存在）以及排除进行性痉挛性截瘫的其他疾病。通过基因检测发现 HSP 的致病基因即可确诊（图 22 - 2 - 1）。

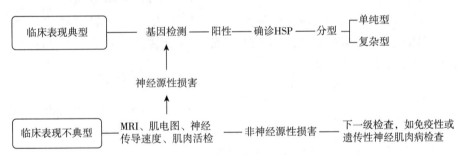

图 22 - 2 - 1　遗传性痉挛性截瘫诊断流程

二、问诊与查体

（一）问诊和症状

1. 家族史　询问患者的三代家族史，筛选可能存在 HSP 的亲属并确定其遗传方式。

2. 主要症状　HSP 的主要症状和体征是下肢无力和痉挛。

随症状的进展，下肢痉挛性无力会越来越重，严重者膝关节不能弯曲，抬腿困难，表现出痉挛步态。可以合并背痛、膝痛、腓肠肌萎缩。病程晚期需要拐杖、助行器或者轮椅。相当一部分患者有某种程度的远端感觉丧失，尤其是大脚趾的振动感。尿路症状也很常见，包括中枢神经源性膀胱的尿急、尿频和尿动力学异常。经常在起病后数年才出现，但偶尔也成为 HSP 的首发症状。

起病年龄、进展快慢、残障程度随突变基因类型不同而异。不同家庭之间或同一家庭里的患者，预后和严重程度各不相同，但一般不影响寿命。

（二）查体和体征

神经系统检查通常显示双下肢肌力差和伴肌张

力高，腱反射亢进，双侧巴宾斯基征阳性，多伴有弓形足。可伴有眼震、眼肌麻痹、智力低下、双下肢深感觉减退、共济失调等。

三、 辅助检查

（一）优先检查

HSP 的诊断是基于明确的症状和体征，但基因诊断仍是"金标准"。全基因组测序在将来将得到越来越多的应用。这些技术共同提高了 HSP 诊断的敏感性。目前认为采用基因诊断对 HSP 分型更为准确和实用。方法包括基因靶向检测和全基因组检测。值得注意的是，HSP 致病基因没有突变并不能排除诊断，因为基因检测并不包括所有导致 HSP 的基因。

（二）可选检查

1. MRI 常无特异发现。有的病例可见到脊髓萎缩或大脑皮质萎缩，胼胝体变薄。目前的成像模式，例如扩散张量成像和磁共振波谱可以作为生物标记物，因为它们可以检测出在症状出现前或早期症状阶段具有已知 HSP 突变的患者的变化，从而有助于对疾病进展和治疗的评价。

2. 电生理 大部分患者下肢的运动诱发电位消失或中枢运动传导时间延长，波幅降低；约 2/3 患者的 SEP 波幅显著降低和潜伏期显著延长。

3. 脑脊液 多数正常。少数患者可有蛋白增高。

4. 病理学 活检可以见到皮质脊髓束的轴索变性，以长传导束的远端最明显。神经元胞体正常。

四、 诊断及其标准

（一）诊断标准

目前临床诊断仍然参照 Harding 诊断标准：①临床表现主要是双下肢无力、肌痉挛、行走易跌倒，逐渐发展为双下肢痉挛性截瘫，可能伴有尿频、尿急、认知障碍、癫痫、锥体外系症状等；②神经系统检查主要症状为锥体束征，下肢尤为明显；③头颅 CT 或 MRI 多正常，但部分患者可能出现脊髓和（或）小脑萎缩，部分患者还可伴有胼胝体萎缩；④多数患者有家族史，符合 AD - HSP、AR - HSP、X 连锁等遗传方式；⑤排除其他疾病（如脑瘫、多发性硬化、运动神经元病等）。

（二）风险评估和危险分层

重点评估患者肌力、肌肉痉挛程度、关节活动度、皮肤状态、呼吸功能等。目的是明确患者所处的病情阶段及各器官损害的程度，便于制定个体化的治疗方案。

（三）并发症诊断

1. 肺部感染 根据患者临床表现，肺部听诊和胸部影像学表现明确诊断。

2. 压疮 身体受压部位皮肤出现红、肿、热、痛，甚至破损、化脓表现者可诊断。

五、 鉴别诊断

对于鉴别诊断的其他疾病，可根据不同的临床发现和特定的检查来鉴别（表 22 - 2 - 2、表 22 - 2 - 3）。

表 22 - 2 - 2　HSP 与其他疾病的鉴别诊断

类型	疾病	病史/症状/体征	辅助检查
获得性脊髓病	结构异常	例如压迫性脊髓病、脊髓空洞症、肿瘤和血管异常等	可以使用 CT 或 MRI 来鉴别
	脱髓鞘病	如视神经脊髓炎、多发性硬化	有典型的 MRI 和脑脊液检查结果
	感染性疾病	包括人类 T 淋巴细胞病毒 I / II、人类免疫缺陷病毒、梅毒和莱姆病	可通过血清或脑脊液血清学或病毒检测来诊断
	僵人综合征	—	具有特征性的血清自身抗体

续表

类型	疾病	病史/症状/体征	辅助检查
遗传代谢性疾病	多巴反应性肌张力障碍	是一种好发于儿童或青少年的以肌张力障碍或步态异常为首发症状的少见的遗传性疾病	血尿便常规、肝功能、头 MRI、脑电图正常，易被误诊为 HSP。对小剂量多巴制剂的效果显著是最重要的鉴别要点
	肾上腺脊髓神经病	为肾上腺脑白质营养不良的一种临床亚型，是呈 X 连锁隐性遗传的溶酶体病。发病年龄为 19~37 岁，以脊髓受累的症状为主要表现，包括痉挛性截瘫、下肢深感觉障碍以及排尿障碍等，可伴有或不伴有周围神经损伤，上肢不受累或轻度受累。肾上腺受累表现也可能存在	部分患者的头颅 MRI 检查显示大片白质异常信号，实验室检查可发现血浆中极长链脂肪酸水平升高
神经退行性疾病	遗传性小脑性共济失调	青年发病合并构音障碍、锥体束征的，与伴共济失调的遗传性痉挛性截瘫相类似	需要基因检测进一步鉴别
	遗传性运动神经元病	常无弓形足，症状发展相对较快	肌电图有失神经改变和巨大电位，肌活检有神经源性肌萎缩

表 22-2-3　HSP 的鉴别诊断

分型	相关疾病
获得性脊髓病	
结构异常	Chiari I 型畸形、环枢椎半脱位、脊髓型颈椎病
脱髓鞘病变	多发性硬化、视神经脊髓炎
神经感染性疾病	HTLV - I / II、巨细胞病毒、艾滋病、血吸虫、梅毒
血管疾病	脊髓梗死、动静脉分流、纤维软骨栓塞、脊髓受累的可逆性后部脑病综合征
神经系统肿瘤	B 细胞淋巴瘤、室管膜瘤、星形细胞瘤
营养性疾病	维生素 B_{12} 缺乏症、铜缺乏
副肿瘤综合征	Anti - CRMP - 5/CV2、anti - GAD、anti - Hu、anti - Amphiphysin
自身免疫性疾病	僵人综合征
遗传代谢性疾病	
同型半胱氨酸再甲基化缺陷	亚甲基四氢叶酸还原酶（MTHFR）缺乏症、钴胺 C 缺乏
尿素循环障碍	精氨酸酶缺乏、高氨血症 - 高鸟氨酸血症 - 同型瓜氨酸尿症
多巴胺合成缺陷	GTP 环化水解酶缺乏症、四氢生物蝶呤缺乏症、噻蝶呤还原酶缺乏症、多巴反应性肌张力障碍
过氧化物酶体异常	肾上腺脑白质营养不良、肾上腺脊髓神经病、α - 甲基酰基辅酶 A 消旋酶缺乏症
溶酶体疾病	Krabbe 病、Gaucher 病、异染性白质营养不良、成人发病聚葡聚糖体病、GM1/GM2 神经节苷脂沉积症
其他神经代谢混乱	生物素酶缺乏症、非酮症高甘氨酸血症、苯丙酮尿症、脑叶酸缺乏综合征、高肌球蛋白血症、脑腱黄瘤病、Sjögren - Larsson syndrome、威尔逊病
其他神经退行性疾病	
痉挛性共济失调	SPAX、ARSACS
运动神经元病	原发性侧索硬化症、青少年家族性肌萎缩侧索硬化症
脊髓小脑共济失调	SCA3、SCA1
遗传性痴呆	PSEN1 相关疾病

六、误诊防范

散发且无阳性家族史者，易被误诊。

HSP 易被误诊为遗传性小脑性共济失调、遗传性运动神经元病和脑瘫；多巴反应性肌张力障碍和

肾上腺脊髓神经病易被误诊为 HSP。为避免误诊，应注意：①详细采集病史、家族史；②全面的神经系统查体；③严格按照诊断流程，进行详细的鉴别诊断；④基因检测辅助诊断。

➡ 治疗

一、 治疗原则

目前没有具体的治疗方法来预防或逆转 HSP 的神经退行性变。主要是对症治疗，目的是减轻症状，改善平衡、力量和灵活性。

二、 治疗细则

（一）药物治疗

1. 减轻肌肉痉挛

（1）巴氯芬：可采用口服或鞘内注射的方式进行。

巴氯芬的鞘内注射注意事项如下。

筛选剂量：鞘内注射 50μg 给药时间 ≥1min，观察患者 4~8h。阳性反应是肌肉痉挛的严重程度显著降低。如果反应不足，24h 后给予 75μg 作为第二次筛选剂量；观察患者 4~8h。如果反应仍然不足，24h 后给予 100μg 作为最终筛选剂量。对 100μg 无反应的患者不应考虑通过植入泵持续输注。

植入泵每日持续输注的初始总剂量：如果筛选剂量阳性反应持续时间为 4~8h，则为筛选剂量的两倍，24h 内给药；如果筛选剂量阳性反应持续时间 >8h，则为筛选剂量，24h 内给药。

泵植入后的初始滴定：每 24h 将每日剂量增加 10%~30%（脊髓源性痉挛）或 5%~15%（大脑源性痉挛），直到满意的疗效。

维持剂量和滴定：每日剂量可增加 10%~40%。出现不良反应，剂量也可减少 10%~20%。

大多数患者维持在每天 300~800μg。

（2）替扎尼丁（α_2 肾上腺素能激动剂）：口服给药，通常在睡前服用；可根据反应和耐受性增加剂量（剂量增加之间至少间隔 1~4d）。

（3）肉毒素：肌内注射给药。根据患者的体重，肌肉受累的位置、痉挛程度、局部肌肉力量和对先前治疗的反应，制定个体化剂量。

2. 减轻症状性膀胱痉挛，缓解尿急症状，常用药包括抗胆碱能药物托特罗定和奥昔布宁。

（二）物理康复治疗

旨在维持和改善肌肉力量和步态，并减少痉挛，改善运动功能，并增强心血管调节。可使用辅助步行装置和踝足矫形器（矫正弓形足）。

（三）手术治疗

针对肢体严重畸形的患者可进行矫形手术治疗，例如马蹄足的足跟部肌腱切开术等，目的在于纠正长期痉挛造成的固定畸形，提高生活质量。

（四）基因治疗

尚在探索阶段。由于 HSP 的基因异质性、机制多样性，HSP 的基因治疗尚未取得很大进展。在 HSP-SPG4 中，微管切割蛋白的部分功能丧失，可能可以通过基因治疗得到纠正。最近的研究表明，人类诱导的来自表达 M1 或 M87 亚型的 spastin 无义突变患者的多能干细胞可以使神经轴突的数量、长度、分支再生，并减轻神经元肿胀。

四、 药物治疗方案 （表 22-2-4、 表 22-2-5）

表 22-2-4　肌肉痉挛的药物治疗方案

药名	给药途径	常用剂量	给药次数	注意事项
巴氯芬	口服	初始剂量：每次 5mg，根据反应和耐受性，每 3 天可增加 5mg；通常最大剂量 80mg/d	每日 1~3 次	胃肠道疾病、肾损害、精神病、呼吸系统疾病、癫痫、老年患者慎用，禁止突然停药
	鞘内注射	多数患者每天 300~800μg	植入泵每日持续输注	
替扎尼定	口服	初始剂量：每次 2mg，可根据反应和耐受性增加 2~4mg/d（剂量增加之间至少间隔 1~4d），最大剂量为 36mg/d	初始睡前 1 次，增加剂量后可分 3~4 次服用	禁止与环丙沙星或氟伏沙明（强效 CYP1A2 抑制剂）联用，肝损害患者禁用，肾损害、老年患者慎用。禁止突然停药
肉毒素	肌内注射	单次给药总量应 ≤1200U，下肢总量应 ≤400U。上肢或下肢痉挛：应使用最低起始剂量，每块肌肉注射 ≤50U	3~6 月注射 1 次	重症肌无力患者禁用，运动性周围神经病、肌萎缩侧索硬化症或神经肌肉接头疾病（如 Lambert-Eaton 综合征）患者慎用

表 22 − 2 − 5 膀胱痉挛的药物治疗方案

药名	给药途径	常用剂量		给药次数	注意事项
奥昔布宁	口服	缓释片：初始剂量：每次 5 ~ 10mg，根据反应和耐受性，可每 2 周增加 1 ~ 5mg；最大剂量：每天 30mg		每天 1 次	窄角青光眼、尿潴留、胃潴留或胃肠动力严重下降的患者禁用，肝损害、肾损害、痴呆、甲亢、重症肌无力、老年患者慎用
		速释片：每次 5mg；根据反应和耐受性，可每 2 周增加 5mg；最大剂量：每次 5mg		每天 2 ~ 3 次，最大剂量可达每日 4 次	
托特罗定	口服	缓释胶囊：每次 4mg；根据个体反应和耐受性，剂量可降至每次 2mg		每天 1 次	窄角青光眼、尿潴留、胃潴留或胃肠动力严重下降的患者禁用，肝损害、肾损害、痴呆、甲亢、重症肌无力、老年患者慎用
		速释片：每次 2mg；根据个体反应和耐受性，剂量可降低至每次 1mg		每天 2 次	

作者：周丽娜
审稿：舒崖清

参考文献

第二十三章　代谢性脑病

第一节　缺血缺氧性脑病

缺血缺氧性脑病（hypoxic - ischemic encephalopathy，HIE）是指脑组织缺血缺氧导致的脑组织损伤。成人 HIE 主要是由心脏骤停（cardiac arrest，CA）所致，亦是影响 CA 患者心肺复苏（cardiopulmonary resuscitation，CPR）后生存率和预后的主要因素。

广义的 HIE 还包括慢性严重贫血、脑血管病变（血管性认知障碍）、心脏疾病（冠状动脉粥样硬化性心脏病）和一氧化碳中毒、高原反应、肺部疾病（主要为缺氧缺血）等引起低氧血症及脑灌注不足所导致的全脑慢性缺血缺氧。新生儿缺氧缺血性脑病是由产前、产时和（或）新生儿窒息所致全身性低氧血症和（或）脑血流减少，进而导致的新生儿脑病，可致新生儿死亡和远期后遗症，诸如脑瘫、癫痫、智力残疾和行为障碍等。

CA 后心肺复苏时间较长、低氧血症合并低血压或休克是导致 HIE 的主要病因，其中心肺复苏时间较长所致 HIE 最常见。成人 CA 通常源于心肌梗死，此外，肺部疾病、中毒、脑血管病变、脓毒症、严重电解质紊乱等亦可诱发 HIE。

▶ 诊断

一、诊断流程（图 23-1-1）

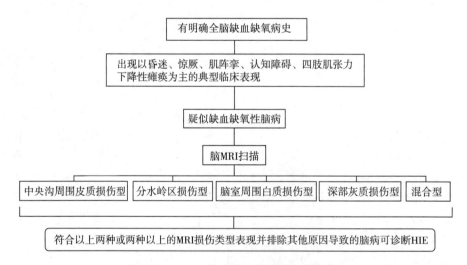

图 23-1-1　缺血缺氧性脑病诊断流程

二、问诊与查体

（一）问诊和症状

是否存在明确的全脑缺血缺氧病史（各种原因所致的 CA），是否伴有广泛的神经功能损伤，如昏迷、癫痫和肌阵挛、认知功能障碍，同时询问有无药物史、毒药接触、原发颅内疾病等有助于鉴别。

HIE 的症状与受损的部位及严重性相关。皮层、基底节和小脑的运动相关神经元损伤可导致运动和协调受损，如震颤、手足综合征、肌阵挛综合征、帕金森病、舞蹈病等；脑干功能恢复，皮层功能受损，患者可表现为植物生存状态；大脑唤醒区域（上行网状结构、脑桥、中脑、间脑和皮层）和觉醒区域（双侧皮层和皮层下结构）存在广泛的脑功能障碍可表现为昏迷。

（二）查体和体征

若患者清醒，可与其交流，判断意识状态、定向力及计算力有无异常。若患者处于昏迷状态可从以下方面查体。

1. 眼 轻度 HIE 患者瞳孔可无明显变化，中度 HIE 患者瞳孔可缩小，瞳孔不对称伴有对光反应迟钝甚至消失表明病情危重。眼底改变主要表现为：视乳头、视网膜水肿，视网膜缺血、出血，视网膜血管病变和黄斑出血。浅昏迷时可见眼球水平或垂直性自发性浮动，昏迷加深则眼球浮动逐渐消失，固定于正中位。角膜反射是判断意识障碍程度重要标志之一，如果双侧角膜反射消失，意味着昏迷程度较深。

2. 运动功能

（1）肢体姿势：瘫痪侧肢体常外旋，即下肢外旋征；急性偏瘫者头、眼常向病灶侧偏斜。

（2）自主运动：无自主运动侧肢体为瘫痪侧；如无自主运动可给予疼痛刺激或将两侧肢体同时抬起，让其自然下落，其中下落快的一侧为瘫痪侧。

注：深昏迷时，全身肌力低下，腱反射消失，病理征双侧均可阳性，此时判断瘫痪侧较困难。

3. 感觉功能 通常可通过深压眶上缘、胸骨或指甲床观察昏迷患者对疼痛刺激的反应。浅昏迷患者对疼痛刺激有反应，深昏迷时则感觉完全丧失。

4. 反射检查

（1）深浅反射：一般昏迷患者无局限性脑部病变者，其深浅反射呈对称性减弱或消失，但在某些情况下，随着昏迷程度的加重，可有深反射亢进及病理征阳性。

（2）病理反射：昏迷患者出现病理反射提示昏迷加重。继发性脑病病理反射通常为双侧性；而局限性脑部病变其病理反射多为单侧性，随着患者意识障碍加深，另一侧也可出现病理反射。

5. 脑膜刺激征 HIE 脑水肿形成脑疝时也可出现脑膜刺激征，且颈强直征明显。

三、辅助检查

（一）优先检查

1. 血液学检查 如血、尿、便常规，血乳酸、肌酐、肌钙蛋白、心肌酶、电解质及血气分析等，以了解组织灌注、器官损伤、应激性溃疡及电解质紊乱等情况。此外，血糖要动态监测，利于控制高血糖及避免低血糖的发生。

2. 心电图、超声心动图检查 了解是否存在急性冠脉综合征、恶性心律失常及心脏破裂、心脏压塞等。

3. 常规胸片检查 以了解人工气道位置、有无原发肺部疾病及继发复苏后肺水肿。

4. 脑电图（EEG） ①监测可尽早进行，CA 后 12~24h 至少监测 1 次背景 EEG；②CA 后 24 小时内的"重度异常 EEG"与不良预后关联，包括爆发-抑制（抑制周期 > 50%）、抑制背景下的全面性周期性放电、广泛背景抑制（ < 10μV）等；CA 后 12~24h 内的"正常 EEG"往往提示预后良好，主要表现为连续、有反应、正常电压 EEG；③CA 后目标温度管理（TTM）期间及使用镇静剂时出现癫痫持续状态可判断不良预后。然而，如果出现迟发性癫痫持续状态（ >48h），并合并预后良好的相关征象（如脑干反射存在，连续、有反应 EEG 以及脑损伤标记物水平较低等），这些患者有可能清醒，需要积极治疗。

5. CT 可以排除患者有无原发或继发复苏后的一些颅内病变，如脑出血、大面积脑梗死、蛛网膜下腔出血等。此外，（CA 后 <48h）灰质/白质比例（GWR）降低可用于评价缺血缺氧后脑损伤。

6. 磁共振成像（MRI） 是检测 HIE 最敏感的影像学方法。特别是弥散加权成像（DWI），对于 HIE 的诊断具有较高的灵敏度和更好的相关性。缺血缺氧对成人脑组织的损伤具有一定的区域选择性，不同脑区对脑血流灌注减少的敏感程度不同。脑组织血流分布不均匀，皮质血流量高于白质，因此皮质对缺氧敏感性高于白质，急性缺血缺氧易导致皮质发生病变。皮质损伤多位于分水岭区，分水岭区主要由动脉远端小分支动脉供血，因此在大脑缺血缺氧时，易出现血流量灌注不足，导致皮质损伤。缺血缺氧时，脑血流量首先进行自身血液调节，将血液重新调节分配，确保代谢活跃的皮质结构包括基底神经节、脑干、小脑的血液供应，这种再分配的结果使得缺血缺氧主要损伤大脑重要血管区域。在严重缺血缺氧情况下，大脑血流量自身调节功能丧失，缺血缺氧损伤深部灰质（如丘脑、苍白球、后壳、海马、脑干和感觉运动皮质）。轻度至中度缺血缺氧通常导致脑分水岭区梗死；重度缺血缺氧则主要影响皮质结构，包括基底神经节、丘脑、海马、小脑、大脑皮质等。综上，我们可将 HIE 的 MRI 影像学表现特点分为 5 种不同的脑损伤模式：①脑室周围白质损伤型；②深部灰质损伤型；③分水岭区损伤型；④中央沟周围皮质损伤型；⑤混合型（图23-1-2）。

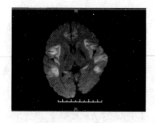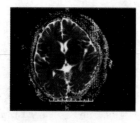

图23-1-2 CA后弥漫性缺氧性脑损伤

（二）可选检查

1. 脑损伤的血液标志物 神经元特异性烯醇化酶从神经元中释放出来，在严重脑损伤后至少72h内升高，神经元特异性烯醇化酶对脑损伤没有特异性，因为它也从脑外部位释放。

2. 躯体感觉诱发电位（SEP） 正中神经受刺激后SEP的N20成分（表示原发皮层反应）是目前最好的研究HIE预后的诱发波形。CA后48~72h N20双侧皮层反应缺失提示预后不良。TTM期间SEP评估可导致信号电压偏低、皮层反应延迟出现等。

（三）新检查

S-100β蛋白是一种广泛存在于哺乳动物中枢神经系统内的酸性钙结合蛋白。颅脑损伤时S-100β蛋白不但高水平表达，而且溢出受损的细胞，通过受损的血脑屏障以高浓度出现于外周血清中。研究提示S-100β蛋白浓度大于25μg/L的HIE患者预后不良。

四、诊断及其标准

（一）诊断标准

1. 有明确全脑缺血缺氧病史。

2. 出现以昏迷、惊厥、肌阵挛、认知障碍、四肢肌张力下降性瘫痪为主的典型临床表现。

3. 有上述典型的MRI表现，排除其他因素，如药物和毒药、原发颅内疾病等，即可诊断为HIE。

（二）风险评估和危险分层

临床上，对于神经功能风险评估采取格拉斯哥-匹兹堡脑功能表现分级（CPC）评分方法（表23-1-1）。CPC评分1~2级为神经功能预后良好，3~5级为神经功能预后不良。对于CPR后昏迷患者神经功能的评估多从神经系统检查、血清生物标志物、神经电生理监测和神经影像学等方面进行。

近期发布的《心肺复苏后昏迷患者早期神经功能预后评估专家共识》指出：①在无TTM及镇静肌松药物影响下，格拉斯哥昏迷评分量表-运动反应评估（GCS-M）≥5分可提示预后较好（表23-1-2）；②CA后至少72h神经系统查体GCS-M≤2分结合双侧瞳孔对光反射和（或）角膜反射消失可预测不良预后；③CA后48h内出现缺氧后癫痫持续状态（结合脑电图监测），多模式联合评估需联合其他监测方法来判断不良预后（图23-1-3）。

表23-1-1 脑功能表现分级（CPC）评分量表

分级	脑功能表现
CPC1	脑功能完好：患者清醒警觉，具有正常的生活和工作能力
CPC2	中度脑功能残疾：患者清醒。能在特定环境中部分时间工作或独立完成日常活动
CPC3	严重脑功能残疾：患者清醒，但需依赖他人的日常帮助，保留有限的认知力
CPC4	昏迷及植物状态：患者无知觉，对环境无意识，无认知力
CPC5	死亡：患者被确认脑死亡或传统标准认定的死亡

表23-1-2 格拉斯哥昏迷评分量表-运动反应评估（GCS-M评分）

肢体运动	评分
遵嘱运动	6
局部疼痛刺激定位	5
疼痛躲避	4
疼痛刺激屈曲	3
疼痛刺激伸展	2
无反应	1

（三）并发症诊断

HIE的并发症包括植物状态、癫痫发作和肌阵挛以及迟发性缺氧后脱髓鞘综合征（表23-1-3）。

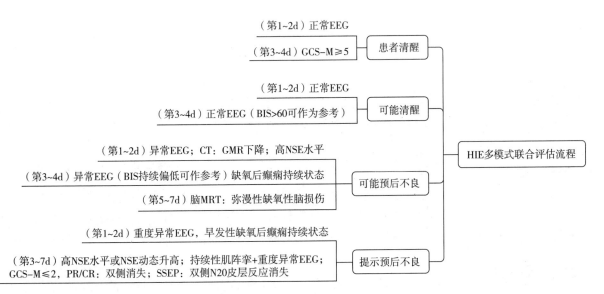

图 23 - 1 - 3 缺血缺氧性脑病评估流程

表 23 - 1 - 3 HIE 的并发症诊断

并发症	临床表现	诊断依据
植物状态	一种临床特殊的意识障碍	(1) 认知功能丧失，无意识活动，不能执行指令 (2) 保持自主呼吸和血压 (3) 有睡眠 - 觉醒周期 (4) 无法理解和表达语言 (5) 能自动睁眼或在刺激下睁眼 (6) 可有无目的性眼球跟踪运动 (7) 下丘脑及脑干功能基本保存 我国脑复苏专业组参考目前国际上多数国家的标准，明确持续上述症状 1 个月以上者定为持续性植物状态 （美国主张 1 个月，日本则以 3 个月为分界线）
癫痫发作和肌阵挛	癫痫发作是一组反复发作的大脑神经元异常放电所致的暂时性脑功能失常的慢性疾病，功能失常可表现为运动、感觉、意识、行为、自主神经等不同障碍，或兼而有之。若表现为突然短暂触电样的肌肉收缩，可限于躯干、肢体或至全身称之为肌阵挛	诊断主要是根据发作史，脑电图有痫性放电证据可确诊
迟发性缺氧后脱髓鞘综合征	是指在脑缺血缺氧后 1 ~ 4 周迅速出现以精神恶化、尿失禁和步态障碍三联征为特征性症状的综合征	典型的影像学显示广泛的大脑半球脱髓鞘和基底节变性，主要的病理特征是无神经元或轴突受累的非炎症性神经胶质增生。特征性的临床表现结合颅脑核磁有助于诊断此病

五、 鉴别诊断

HIE 需要与精神疾病、其他代谢性脑病、神经系统病变及中毒性脑病进行鉴别诊断（表 23 - 1 - 4）。

表 23 - 1 - 4 HIE 与其他疾病的鉴别诊断

疾病		病史/症状/体征	辅助检查
精神疾病		此类疾病患者也可出现肢体抽搐、震颤、谵妄等症状。一般只要通过详细询问病史，鉴别不难	—
代谢性脑病	酮症酸中毒	患者有糖尿病史，常由感染、应激、暴饮暴食或酗酒等诱发，表现为糖尿病症状加重、出现食欲减退、恶心、呕吐、腹痛、头晕、头痛、神志模糊、嗜睡	血糖测量常大于 16.7mmol/L，尿酮体阳性
	低血糖	血糖过低可导致昏迷，常伴交感神经兴奋，头晕、心悸、冷汗等	血糖检查常低于 2.8mmol/L，给予糖补充后症状可消失

续表

疾病		病史/症状/体征	辅助检查
代谢性脑病	肾性脑病	可出现谵妄、幻觉、嗜睡、甚至昏迷等,但患者有急、慢性肾脏病基础	存在氮质血症证据,内生肌酐清除率降低,血尿素氮、肌酐升高或肾脏器质性损害
	肺性脑病	可表现为头痛、头昏、记忆力减退,随后可出现不同程度的意识障碍,轻者呈嗜睡、昏睡状态,重者呈昏迷状态,但该患者有呼吸系统疾病的基础,伴有缺氧和二氧化碳潴留的表现	血 PaO_2 降低、$PaCO_2$ 升高,二氧化碳结合力上升及血 pH 降低
神经系统病变	颅内出血、颅内肿瘤	常伴有神经系统定位体征,颅内出血患者可有高血压病史	头颅 CT 或 MRI 可发现病灶
	颅内感染	表现为发热和感染症状、脑膜刺激征	通过脑脊液检查可协助诊断
中毒性脑病		药物和毒物如酒精,重金属如汞、锰等可引起中毒性脑病	详细问诊及毒物检测有助于鉴别

六、 误诊防范

有慢性心脑血管疾病的老年患者、酒中毒以及吸毒的患者,出现神经精神症状时容易被误诊。对于伴有昏迷、认知功能障碍的老年并慢性心脑血管疾病的 HIE 患者,易被误诊为脑血管病变;一般较少有疾病易被误诊为 HIE,对于少见病、罕见病合并相同症状(如:成人发病的脑白质营养不良)且吸入毒品或嗜酒伴有精神错乱及运动功能障碍等患者无法提供正确病史可能会被误诊为慢性 HIE。

为避免误诊需注意以下几点:①详细追问病史及完善体格检查;②尽早完善相关化验及检查;③动态监测异常指标及影像学检查;④多学科会诊讨论。

➡ 治疗

一、 治疗流程 (图 23-1-4)

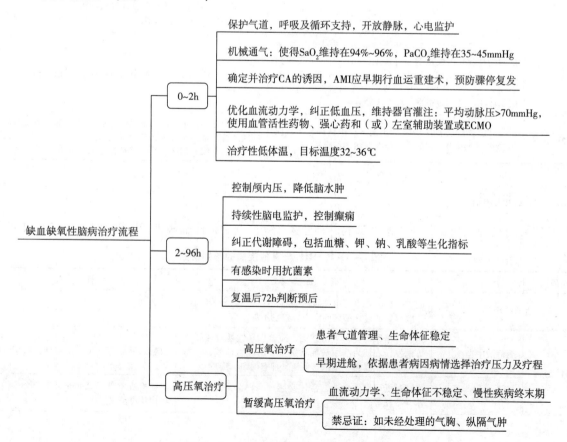

图 23-1-4 缺血缺氧性脑病治疗流程

二、 治疗原则

尽快恢复脑血流，缩短无灌注和低灌注的时间；维持合适的脑代谢；中断脑细胞损伤的级联反应，减少神经细胞神经细胞丧失。

三、 治疗细则

（一）病因治疗

HIE 最常见的诱发因素为急性冠脉综合征，临床上有指征者，可行急诊经皮冠状动脉介入治疗（PCI）。中毒者需行特异性解毒药物治疗，必要时可行床边血液净化治疗。

（二）呼吸支持

1. 气道管理 建立人工气道可以避免误吸导致肺部感染，或因窒息而加重原有的脑损伤。

2. 机械通气 大多数 HIE 患者早期需行机械通气治疗，原因较多，如复苏后呼吸功能不全、心肌功能障碍、脑水肿；或继发癫痫持续状态，为确保抗癫痫治疗安全需要等；或原发疾病需要机械通气治疗，如严重中毒，肺部疾病等。

（三）早期循环支持

HIE 患者如存在组织低灌注综合征（低血压或乳酸酸中毒），应立即开始液体复苏，由于晶体液和低张液体可能会加重脑水肿，故早期应避免使用。不主张运用含糖液体进行液体复苏（除非存在低血糖），以免导致高血糖。必要时输血或应用血管活性药物。

（四）低温治疗

轻度低温能够减少脑代谢率，改善信号通路，降低颅内压，并减少抽搐的可能性。患者经心肺复苏后自主循环恢复（ROSC）仍然持续昏迷者均推荐应用。诱导性低温治疗，如患者无诱导性低温治疗的禁忌证，早期维持中心温度在 32~34℃，12~24h。

（五）控制颅内压和降低脑水肿

如患者无低灌注，床头应抬高到 30°，头部居中。避免情绪激动、烦躁。有证据的颅内压增加昏迷患者，如脑疝形成、CT 扫描示脑水肿，可予以适当脱水治疗。目前常用的脱水药物有甘露醇、高渗盐水、呋塞米、甘油果糖或甘油氯化钠等。巴比妥类、苯二氮䓬类、阿片类药物以及一些麻醉药如芬太尼、异丙酚、肌肉松弛剂等能降低全身及脑的代谢，从而降低颅内压。

（六）控制癫痫

由于 HE 患者的癫痫发作有时常规抗癫痫药物很难有效控制，必要时可用全身麻醉诱导治疗来控制发作。麻醉诱导的常用药物有：咪达唑仑、异丙酚、氯胺酮。

（七）高压氧治疗

高压氧可以增加血氧含量，增加血浆中物理溶解氧，提高血氧弥散能力，使组织内氧含量和储氧量增加。此外，高压氧还可以促进已受损的内皮细胞膜修复，从而使微血管渗出减少，减轻脑水肿。高压氧治疗时机应选择患者心肺复苏自主循环恢复后尽早进行，但对血流动力学不稳定，仍需血管活性药物维持的复苏后早期患者应慎用。

（八）血糖控制

强化降糖容易导致低血糖（<2.8mmol/L），而低血糖也与危重病患者的预后较差相关。对于院内危重症患者，需要予以胰岛素输注控制高血糖，一旦静脉输注胰岛素控制血糖，血糖控制目标为 7.8~10mmol/L。

（九）其他治疗

预防应激性溃疡，预防药物有 H2 受体拮抗剂、质子泵抑制剂（PPIs）以及某些抗酸性药物如氢氧化铝、碳酸氢钠等。

四、 药物治疗方案

（一）血管活性药物（表 23-1-5）

表 23-1-5 血管活性药物用药方案

药物名称	给药途径	常用剂量	给药次数或持续
多巴酚丁胺	静脉滴注	1~20μg/（kg·min）	可持续给药
去甲肾上腺素	静脉注射或泵入	0.1~2μg/（kg·min）	可持续给药

（二）高渗性脱水药物（表 23-1-6）

表 23-1-6 高渗性脱水药物用药方案

药物名称	给药途径	常用剂量	给药次数或持续
甘露醇	静脉滴注	0.25~1g/kg	单次或重复给药
高渗盐水	静脉滴注	2%、3%，甚至5%的氯化钠溶液	单次或重复给药

（三）抗癫痫药物（表23-1-7）

表23-1-7 抗癫痫药物用药方案

药物名称	给药途径	常用剂量	给药次数或持续
地西泮	静脉注射	10~20mg	重复给药
苯妥英钠	静脉注射	0.5~1.0mg	重复给药

（四）镇静管理（表23-1-8）

表23-1-8 镇静管理用药方案

药物名称	给药途径	常用剂量	给药次数或持续
丙泊酚	静脉滴注	0.3~4.0mg/kg	单次或重复给药
咪达唑仑	静脉滴注或泵入	先静脉注射2~3mg，重复给药继之以0.05mg/(kg·h)静脉滴注	重复给药

作者：傅永旺
审稿：赵伟

参考文献

第二节　一氧化碳中毒迟发性脑病

一氧化碳中毒迟发性脑病（delayed encephalopathy after acute carbon monoxide poisoning，DEACMP）指急性一氧化碳（CO）中毒患者症状改善后，经过一段看似正常的"假愈期"后发生以痴呆、精神症状和锥体外系异常为主的神经系统疾病。

▶ 诊断

一、诊断流程（图23-2-1）

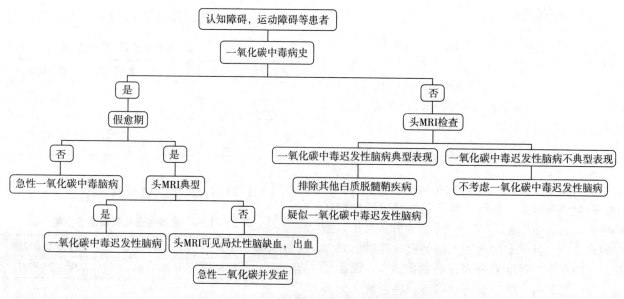

图23-2-1　一氧化碳中毒迟发性脑病诊断流程

二、问诊与查体

（一）问诊和症状

1. 现病史　本次就诊的主要原因，即感受最明显的症状及持续时间，起病缓急，并要询问有无一氧化碳中毒病史，明确一氧化碳中毒时病情，诊治的全部经过，按时间顺序记录从起病到就诊时病情变化的主要情况，如突然出现的记忆力下降，逐渐加重的反应迟钝、精神症状、活动能力、大小便失禁等。详细描述诊治过程，何处就诊、何种检查、何种结果、何种诊断、何种治疗等。

2. 既往史　患者既往史非常重要，根据鉴别点，需要明确既往的疾病史、服药史、中毒史等，有无引起脑病的各种因素，如肝脏疾病，甲状腺疾病等，有助于与本病鉴别。

3. 个人史　职业、工作环境，有无可能接触一氧化碳等情况以及接触时间，可以明确一部分职业性中毒可能。

4. 家族史　询问双亲、兄弟、姐妹及子女的健康情况，有无与患者相似的症状，主要与鉴别诊断有关。

5. 典型症状　亚急性起病的患者表现为反应迟钝，认知障碍，甚至痴呆，有精神症状，运动障碍，大小便失禁等典型临床表现。

（二）查体和体征

1. 一般检查　主要是检查患者一般状况，如意识水平，精神状态。

（1）意识状态：评价患者意识是否清醒及意识障碍程度（嗜睡、昏睡或昏迷状态），如果是昏迷状态，可以通过格拉斯哥评分判断严重程度。同时要注意是否存在谵妄和意识模糊这两种特殊的意识状态。还有患者可能出现去皮层状态，睁眼昏迷，木僵，甚至持续植物状态。

（2）精神状态：是否存在认知、情感、精神行为等方面异常，如错觉、妄想、幻想和情感淡漠等，通过问答简单判断患者的理解力、定向力、记忆力、计算力等。

2. 颅神经检查　按颅神经查体方法进行检查。一氧化碳中毒迟发性脑病可见到周围神经损害，但多是脊神经损害，颅神经损害未见报道，患者如果有痴呆，精神症状等，查体不合作。

3. 运动系统　病程较长患者，可见到肌营养差、肌肉萎缩等，肌张力呈铅管样增高，肌力检查按 0 ~ 5 级表示，可见到不自主运动、双手摸索现象、细震颤等。

4. 感觉系统　可有周围神经损害，但因患者有认知障碍，甚至痴呆，感觉障碍的主观体征较难获得。

5. 反射　腱反射可正常，或者低下。

6. 姿势步态　能行走的患者，身体稍前屈，无摆臂，步基较宽，有些类似帕金森病步态。

三、辅助检查

（一）优先检查

头部影像学检查包括头 CT 和头 MRI。头 CT 通过放射线进行检查，对组织的密度反应较高，而头 MRI 反应组织中质子信号强弱，对 DEACMP 中脱髓鞘病灶反应更加细致明了（图 23 - 2 - 2）。

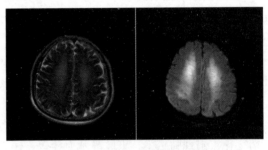

图 23 - 2 - 2　患者头 MRI 结果示例

56 岁，男性，急性一氧化碳中毒后 23 天出现认知障碍，运动障碍，查头 MRI 示 DWI 双侧半卵圆中心高信号，长 T_2 信号。

（二）可选检查

有些辅助检查可以选择，用以判断患者的智能、精神行为、生活能力、神经损害的严重程度等。

1. 简易智力状态检查量表（MMSE）　能全面、准确、迅速地反映被试者智力状态及认知功能缺损程度。为临床心理学诊断、治疗以及神经心理学的研究提供科学依据。该表简单易行，国内外广泛应用，是痴呆筛查的首选量表。该量表包括以下7 个方面：时间定向力，地点定向力，即刻记忆，注意力及计算力，延迟记忆，语言，视空间。共 30 项题目，每项回答正确得 1 分，回答错误或答不知道评 0 分，量表总分范围为 0 ~ 30 分。评分越低，智力状态及认知功能缺损程度越差。

2. 改良 Barthel 指数　评定日常生活活动能力（ADL）。包括进食、洗澡、修饰、穿衣、控制大便、控制小便、上厕所、床椅转移、行走及上下楼梯共 10

项（得分越高，独立性越强，分4个等级：0级：100分，生活自理；1级：60～99分，轻度功能障碍；2级：40～60分，中度功能障碍；3级：≤40分，重度功能障碍）。

3. ERP－P300 事件相关电位（ERP）作为反映大脑高级思维活动的一种客观方法在研究认知功能中得到广泛的应用，而作为其内源性成分的P300是ERP中最典型、最常用的成分和认知过程密切相关。在安静环境中进行检测，患者取坐位或平卧位，使用75%的酒精对皮肤进行脱脂，嘱受试者闭眼、全身放松、集中注意力。电极位置位于两侧耳垂内侧处，前额正中接地线。声音刺激采用Oddbal模式，靶刺激和非靶刺激无规律交替出现，间隔1.5s，最后测得潜伏期和波幅。

4. 美国国立卫生研究院卒中量表（NIHSS） 评定神经功能缺损程度，评分范围0～42分，分数越高，功能缺损程度越重。

5. 脑电图检查 无特异性改变，部分患者脑电图正常。异常脑电图可以表现背景慢波化，α波减少，θ、δ慢波增多。

6. 肺CT、血管超声或肺动脉CTA等检查 若患者病情变化，出现肺感染，下肢静脉血栓等，还需要据病情变化进行肺CT，血管超声或肺动脉CTA等检查。

四、 诊断及其标准

（一）诊断标准

诊断标准参见2021年CO中毒迟发性脑病诊断与治疗中国专家共识。

（1）有明确的一氧化碳中毒病史。

（2）明确的假愈期。

（3）广泛脑损害的临床症状，如认知障碍，精神行为异常，类似帕金森症状，尿便障碍等典型临床表现。

（4）典型的影像学表现，头CT或MRI广泛脑白质损害改变。

（5）除外其他疾病，如与白质脱髓鞘疾病、痴呆等的鉴别。

（二）风险评估和危险分层

风险评估主要是涉及并发症预防，对于预后等判断目前没有指南的建议（表23－2－1）。

表23－2－1 DEACMP的并发症评估与预防

并发症	具体内容
运动功能相关	如果患者肢体肌力3以上，可自主活动，能翻身，肺感染及深静脉血栓风险相对较低。若患者肢体肌力0～3级（包括3级），患者自主活动困难，不能自主翻身，肺感染及深静脉血栓风险相对较高
吞咽功能相关	对于意识清楚能配合者可行吞咽功能检测，如洼田饮水试验，也可使用吞咽功能分级标准等进行评估，根据吞咽功能障碍严重程度指导治疗，防止吸入肺炎、窒息等风险的出现
其他风险	癫痫虽然在迟发性脑病中较少见，但若出现全面性强直性癫痫的发作，进一步加重脑缺血缺氧，对预后是有影响的，甚至危及患者生命

（三）并发症诊断

DEACMP患者可以出现以下并发症（表23－2－2）。

表23－2－2 DEACMP患者的并发症诊断

并发症	与DEACMP关系	病史/症状/体征	辅助检查
肺炎	对于DEACMP患者长期卧床引起肺底部长期处于充血、瘀血、水肿而发炎，也可因患者吞咽障碍致误吸，导致吸入性肺炎，同时可伴细菌感染，引起发热、咳嗽等症状	病史：长期卧床或误吸病史 临床表现：咳嗽、发热、呼吸急促或呼吸困难等，听诊可有双肺呼吸弱、湿啰音等	血常规及动脉血气分析可提示感染、缺氧等，肺部CT检查可以明确胸部病变情况，考虑继续细菌感染等连续进行两次痰培养，以指导用药
压疮	压疮又称为压力性溃疡，褥疮，是由于局部组织长期受压，发生持续缺血、缺氧、营养不良而致组织溃烂坏死。DEACMP的压疮可因长期卧床，护理不到位导致，也可因急性中毒时昏迷时间长或烫伤导致	压疮的诊断相对明确，早期发现皮肤有颜色改变、疼痛、轻度破溃时应及时治疗，防止其进一步加重。同时应该进行鉴别，除外糖尿病性溃疡、癌性溃疡、动静脉性及神经性溃疡等	根据具体情况完成相关辅助检查，如果必要行细菌和药物敏感性检测
深静脉血栓	最常见于下肢深静脉，主要临床表现为患肢的突然肿胀、疼痛、软组织张力增高，活动后加重，发病1～2周后，部分患肢可出现浅静脉显露或扩张，患者小腿的非凹陷性水肿，症状加重可出现皮肤破溃，若脱落后出现肺动脉栓塞，危及患者生命	典型临床表现：深静脉发生的肢体肿胀、疼痛，晚期可有皮肤破溃，若深静脉血栓患者突然出现胸痛、咳嗽、咯血、喘息和呼吸困难者，想到肺动脉栓栓塞的可能	可行D－二聚体、下肢血管超声和肺动脉CTA检查

五、 鉴别诊断

临床上因各种原因出现的脑病，如桥本脑病、韦尼克脑病，甚至自身免疫性脑炎，均可表现为精神行为异常等，均应与之相鉴别，根据病史或头MRI相应的特点比较容易与一氧化碳中毒迟发性脑病鉴别。临床相对较难鉴别的是不能提供一氧化碳中毒病史，以及颅脑 MRI 表现为皮层下白质脱髓鞘病变者（表 23 - 2 - 3）。

表 23 - 2 - 3　一氧化碳中毒迟发性脑病鉴别诊断

鉴别疾病	临床表现	辅助检查	主要鉴别点
急性一氧化碳中毒脑病	震颤麻痹，智能障碍，去皮层障碍	无	无假愈期
血管性痴呆	认知障碍	颅脑 MRI 示多发软化灶	无一氧化碳中毒史，有脑血管病危险因素
帕金森综合征	肌张力增高，震颤，认知障碍等	颅脑 MRI 无多发皮层下脱髓鞘病灶	有外伤、卒中、脑炎、服用特殊药物等病史
获得性脑白质病	一组疾病，临床表现多样	颅脑 MRI 或增强扫描有相应特点，腰穿	无一氧化碳中毒史，头 MRI 有相应特点，腰穿脑脊液检查

六、 误诊防范

出现认知障碍、痴呆或有精神障碍病史以及不能提供急性一氧化碳中毒病史的患者，可能出现误诊。如果患者能提供明确的中毒史，一般不易误诊。

为避免误诊，应注意：①一氧化碳中毒病史非常重要；②可行辅助检查头 MRI，注意广泛大脑皮层下，半卵圆中心及脑室旁脱髓鞘改变。

治疗

一、 治疗流程 （图 23 - 2 - 3）

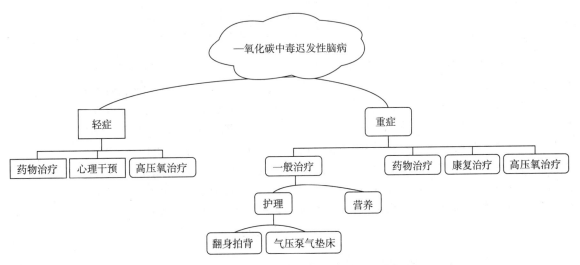

图 23 - 2 - 3　一氧化碳中毒迟发性脑病治疗流程

二、 治疗原则

主要包括一般治疗、康复治疗、药物治疗及高压氧治疗。

三、 治疗细则

（一）轻症

轻症包括表现为动作迟缓、认知障碍，甚至有精神行为异常者。

1. 药物治疗 目前没有特效药物，国内多是选择缺血性脑疾病相关治疗药物，以改善脑循环，促进脑细胞代谢等，从目前的指南来看，地塞米松等激素不推荐。

2. 高压氧治疗 目前较广泛使用高压氧治疗，在一些临床研究中发现高压氧在改善症状，提高治愈率及好转率方面有效，但没有严谨的双盲 RCT 研究。

（1）治疗方法：一般高压氧治疗压力不超过 2.5 绝对大气压（ATA），每次吸氧时间 60min，连续吸氧 20d 为 1 个疗程，休息 1~2 周再开始下一周期治疗。

（2）疗程：本病治疗周期长，因而治疗疗程根

据患者恢复情况决定。

3. 加强护理 对于这类轻症患者，一定加强防护，防止走失，出现意外等。

（二）重症

重症包括行动不便，卧床，不能正常进食等患者。

1. 一般治疗 对于重症患者，加强营养，不能正常进食者，需要鼻饲流食，防止误吸及窒息等；有尿便障碍者，留置尿管或使用纸尿裤等，预防失禁相关性皮炎；卧床患者使用气垫床，并翻身拍背，预防压疮及肺感染。

2. 并发症治疗（表 23 - 2 - 4）

表 23 - 2 - 4　DEACMP 的并发症治疗

并发症	一般治疗	药物治疗	手术治疗	物理治疗
肺感染	吸氧，避免误吸，加强翻身拍背等	考虑细菌感染，根据痰培养情况合理使用抗生素治疗	—	—
压疮	减轻引起压疮的压力和减少摩擦 （1）加强翻身，改变卧床患者姿势，有助于已形成溃疡的愈合，并预防压疮的发展 （2）使用气垫床等	（1）外用敷料，保护伤口免受污染，吸收渗出等，促进伤口愈合 （2）伤口感染后，可以使用杀菌剂、碘化合物，银化合物，并可以使用抗生素治疗 （3）对症治疗，疼痛剧烈者可以使用止痛药，局部使用或口服使用 （4）生长因子，使用生长因子可以促使伤口愈合	（1）清创术：若伤口有较多坏死组织，需要外科清创术切除坏死组织，高压水喷射，超声波等方法清理创面，以促进伤口愈合 （2）严重的压疮可能无法愈合，需要手术治疗封闭伤口，促进伤口愈合，并降低伤口感染的风险	物理治疗方法包括电磁疗，光疗，超声波，负压创伤治疗，抽吸治疗以及高压氧治疗等，这些治疗方法也促进压疮愈合
深静脉血栓	—	选择抗凝药物对症，住院期间可以使用皮下注射低分子肝素，也可选择利伐沙班口服，初次发病需要口服至少 3 个月	为预防肺栓塞可介入手术行下腔静脉滤器植入	—

3. 药物治疗 药物治疗同轻症患者。若有并发症可选择相应的药物对症治疗，如癫痫，选择抗癫痫药物，若有肺感染，给予抗生素治疗，患者肌张力增高明显，巴氯芬口服。对于一氧化碳中毒迟发性脑病治疗药物，目前没有大型 RCT 研究或指南给出明确有效果的药物，多是一些小型临床研究报道，如促醒药纳洛酮、醒脑静、硫酸镁，以及使用抗凝血药、自由基清除剂干细胞技术等，均无循证

医学证据，临床上针对缺血性脑血管病的常用药及对症治疗的代表药，据情况可以酌情使用。

4. 高压氧治疗 同轻症患者。

5. 康复治疗 对于一氧化碳中毒迟发性脑病康复主要涉及以下这几个方面，认知障碍、吞咽障碍、运动障碍和大小便失禁四个方面，实施整体全面的康复训练，对认知、吞咽、运动及二便功能的恢复起到一个相互促进的作用。

四、药物治疗方案（表 23 - 2 - 5）

表 23 - 2 - 5　一氧化碳中毒迟发性脑病药物治疗方案

治疗方案	药物名称	给药途径	剂量	次数	疗程
脑细胞保护	依达拉奉	静脉	30mg	bid	14d
	丁苯酞	静脉	25mg	bid	14d
	艾地苯醌	口服	30mg	tid	据病情

续表

治疗方案	药物名称	给药途径	剂量	次数	疗程
促智药	多奈哌齐	口服	5mg	qd	据病情
肌松药	巴氯芬	口服	5mg	tid	据病情

注：qd 每日 1 次；bid 每日 2 次；tid 每日 3 次

作者：傅永旺

审稿：张敏

参考文献

第三节　高原脑水肿

高原病是高原地区独有的常见病，是人体从低海拔含氧量高的地区快速进入高海拔含氧量低的地区（海拔 > 2500m）后，机体不能及时适应高原的低压低氧的环境从而出现一系列病理性反应，包括急性高山病（acute mountain sickness，AMS）、高原脑水肿（high altitude cerebral edema，HACE）和高原肺水肿（high altitude pulmonary edema，HAPE）。

其中，高原脑水肿是指在高海拔低压低氧的环境下机体急性缺氧导致的以颅内压升高和（或）意识障碍为主要表现的一组临床综合征。根本原因是缺氧对脑组织的直接损伤，由于脑细胞能量代谢障碍使膜上钠泵功能降低，脑微血管扩张、脑血流量增加、脑血管内皮细胞损伤引发微血管通透性增高共同作用引发。

诊断

一、诊断流程（图23-3-1）

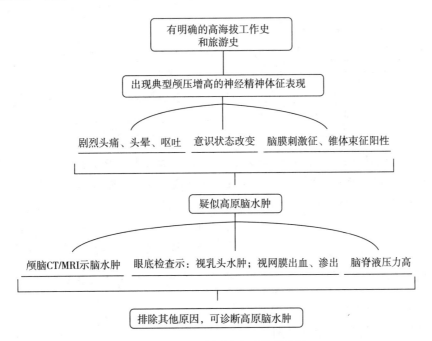

图 23-3-1　高原脑水肿诊断流程

二、 问诊与查体

（一）问诊和症状

1. 急性高山病（AMS） AMS 起病较隐蔽，容易被忽略，且因与其他病有共同表现容易被误诊。AMS 最常见的症状有头晕头痛、恶心呕吐和睡眠障碍。根据 Lake Louise AMS 评分量表将 AMS 分为轻度（3~5 分）、中度（6~9 分）和重度（10~12 分）（表 23-3-1）。

表 23-3-1 Lake Louise AMS 评分量表

症状	评分
头痛	
无头痛表现	0
轻度头痛	1
中度头痛	2
重度头痛	3
胃肠功能紊乱	
食欲良好	0
食欲不良或恶心	1
中度恶心或呕吐	2
重度恶心呕吐	3
疲劳或虚弱	
不劳累或虚弱	0
轻度疲劳或虚弱	1
中度疲劳或虚弱	2
严重疲劳或虚弱	3
头晕	
无头晕症状	0
轻度头晕	1
中度头晕	2
严重头晕	3

2. 高原脑水肿（HACE） 很多学者认为 HACE 是 AMS 的极端形式，是在 AMS 的临床表现上出现进行性意识模糊、精神状态改变、外展神经受损、说话困难、共济失调、二便失禁，甚至会发生昏迷和死亡。

（二）查体和体征

HACE 主要体征为双侧瞳孔不等大、瞳孔活动受限、视神经乳头水肿、视网膜出血、肌张力减低、腱反射减弱或消失、病理征阳性、颈抵抗等。

三、 辅助检查

（一）优先检查

1. 血氧饱和度 是反映人体血红蛋白携氧能力及机体缺氧的重要指标，在高原即使不从事体力劳动，血氧饱和度也明显下降，海拔越高下降越明显，下降超过 13% 易发生 AMS。

2. 眼底检查 部分患者可出现视网膜水肿、视盘水肿、视网膜点状出血或小片状出血。

3. 头颅 CT 或 MRI 检查 早期 AMS 在影像学未发现异常，到重度 AMS 的时候随着 HACE 的发生，可在影像学上显现出轻度细胞毒性脑水肿。HACE 主要分为细胞毒性水肿、离子性水肿和血管源性水肿三种类型。MRI 能够区分这三种类型水肿，准确定位发生部位和判断严重程度，因此是目前最广泛应用的临床检查方法。

细胞毒性水肿可在 DWI 上显现高信号；离子性水肿可在 T_2 和 FLAIR 图像上显现高信号，并伴有 DWI 低信号；血管源性水肿也可在 T_2 和 FLAIR 上呈高信号，但在 DWI 上一般正常成像。其发生部位最多见于大脑白质区域的胼胝体压部，其次为胼胝体膝部。

（二）可选检查

1. 血常规、尿常规检查 部分患者无异常表现。若有肾功能损伤，可出现蛋白尿、镜下血尿或管型。

2. 血液生化检查 大致正常。有严重并发症者可有异常。

3. 肺部 CT 用于检查有无合并肺水肿。

（三）新检查

动脉血气分析：有研究发现，在进入低压低氧环境下第 48h，高原脑水肿患者 pH 值高于非脑水肿患者，而随后开始下降；高原脑水肿患者动脉血氧分压明显低于非脑水肿患者。此研究认为血液 pH 值可作为高原脑水肿易感者的预测，但尚未应用于临床。

四、 诊断及其标准

（一）诊断标准

根据高海拔工作史或旅游史、相关临床表现、临床检查结果等综合性因素分析，再排除其他疾病方可诊断高原脑水肿。高原脑水肿相关临床表现如下。

（1）头晕头痛、恶心呕吐、表情淡漠、精神忧郁或欣快、烦躁不安、蹒跚步态、共济失调。

（2）不同程度的意识障碍（神志不清、嗜睡、昏迷），可出现脑膜刺激征和病理征阳性。

（3）视乳头水肿或出血。

（二）风险评估和危险分层

单纯 AMS 患者根据 Lake Louise 评分分为四度，无反应（0~3 分），轻度（3~4 分），中度（5~9 分）和严重（10~15 分）。

HACE 发病前绝大多数发生在急速进入高原过程中，根据临床主要表现分为三期：昏迷前期、昏迷期和恢复期（表 23-3-2）。

表 23-3-2　HACE 根据临床表现分期

分期	临床表现
昏迷前期	临床表现为剧烈头痛、心悸等严重高原反应，伴表情淡漠，记忆力下降，嗜睡等
昏迷期	意识丧失，呼之不应，瞳孔光反应迟钝或消失，视盘水肿，巴宾斯基征阳性
恢复期	经过抢救治疗，多数患者经过 1~2d 昏迷后可清醒，表现为头痛，头晕，痴呆，疲劳无力，嗜睡等

（三）并发症诊断

高原脑水肿的并发症包括脑疝、高原肺水肿、电解质紊乱和 Cushing 溃疡（表 23-3-3）。

表 23-3-3　高原脑水肿的并发症

并发症	临床表现
脑疝	在 HACE 患者中，当颅内压持续升高未得到缓解时，颅脑内容物由于受到压迫而被挤向颅脑附近的孔道形成脑疝，常见的脑疝有小脑幕裂孔疝和枕骨大孔疝
高原肺水肿（HAPE）	低氧环境下由于通气/血流比例失调，患者很快发生肺水肿，临床表现为进行性呼吸困难、心率增快、发绀等
电解质紊乱	当 HACE 颅内压增高时，血糖应激性增高，血钾向细胞内转移，同时由于剧烈呕吐和脱水、利尿治疗，使钾丢失过多，引起低钾血症，严重时引起恶性心律失常

续表

并发症	临床表现
Cushing 溃疡	当颅内高压时，直接刺激迷走神经释放乙酰胆碱增多，导致胃酸分泌增多，引起胃黏膜溃疡，甚至发生溃疡穿孔和出血

三、鉴别诊断

高原脑水肿应与偏头痛、一氧化碳中毒、急性肠胃炎、低糖血症、代谢或中毒性脑病、脑血管意外和颅脑创伤相鉴别。既往史、家族史、体检、实验室检查有助于诊断（表 23-3-4）。

表 23-3-4　高原脑水肿与其他疾病的鉴别诊断

疾病	病史/症状/体征	辅助检查
偏头痛	多有家族史（50%~80%），并且 85% 的偏头痛患者有明确的诱因（睡眠障碍、过度疲劳、饮酒等）	—
一氧化碳中毒	患者有一氧化碳暴露史	血液 COHb 测定明显升高
急性胃肠炎	患者多有腹痛、腹泻、发热等症状	—
低血糖症	患者随机血糖测定低于正常血糖水平，给予补糖治疗可迅速缓解症状	—
代谢或中毒性脑病、脑血管意外和颅脑损伤等	可根据具体病史相互鉴别	可根据影像学检查相互鉴别

六、误诊防范

病史不清或不能详细提供病史者及临床表现不典型者易发生误诊。

高原脑水肿主要表现为头晕、头痛，故容易被误诊为中毒性脑病、脑血管意外和颅脑创伤，详细询问病史及完善颅脑 CT 可以鉴别，临床上确实少见其他疾病误诊为高原脑水肿。

为避免误诊，应注意：①详细追问病史及完善体格检查；②尽早完善相关化验及检查；③多学科积极会诊。

➡ 治疗

一、治疗流程（图23-3-2）

二、治疗原则

1. 早期发现、早期诊断、早期转移至低海拔区。
2. 就地给予对症支持治疗。

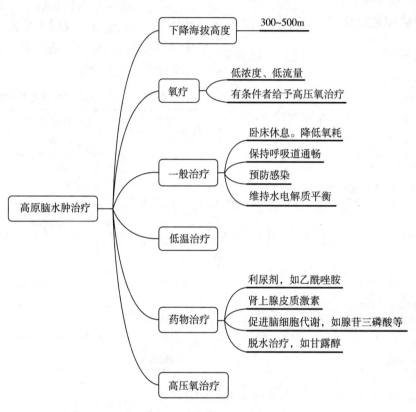

图23-3-2　高原脑水肿治疗流程

三、治疗细则

（一）氧疗

常用的方法是鼻导管给氧法。最好采用低浓度、低流量，一般氧流量为2~4L/min，应避免高浓度、高流量持续给氧，有条件者可给予高压氧治疗。

（二）一般治疗

患者必须保持绝对卧床休息，以降低耗氧量。保持呼吸道通畅，监测生命体征，积极预防和控制继发性感染，维持水电解质平衡。

（三）低温疗法

是降低机体耗氧量的有效措施，对缺氧的脑组织有保护作用，常用于重症患者，特别是合并感染的高热患者。

（四）利尿治疗

乙酰唑胺作为美国FDA唯一批准用于AMS的药物，目前也仍是国外指南中重推荐用于AMS防治的药物。利用其缓和的利尿和轻度的酸中毒作用，减轻脑血流量对抗呼吸性碱中毒。

（五）脱水治疗

是消退脑水肿、改善脑循环及血液中氧气向脑细胞弥散的有力措施。常用药物如甘露醇、利尿剂等。

（六）肾上腺皮质激素治疗

常用药物有地塞米松、泼尼松等。

（七）促进脑细胞代谢

常用药物有腺苷三磷酸、细胞色素 C、辅酶 A 等。

治疗 AMS 和 HACE 细则汇总见表 23 – 3 – 5，就地处理 AMS 和 HACE 细则汇总见表 23 – 3 – 6。

表 23 – 3 – 5　AMS 和 HACE 治疗细则

治疗	用法/用量
下降海拔高度	>300m
补充氧气	35%
便携式高压氧舱	193mBar 1h
乙酰唑胺	125mg ~ 500mg bid
地塞米松	4mg bid

注：mBar 毫巴，常用压强单位，和"百帕"等值；bid 每日 2 次

表 23 – 3 – 6　就地处理 AMS 和 HACE 细则

疾病	治疗措施	用法/用量
AMS（Lake Louise 评分 <4 分）	停止上升或休息	24h
	布洛芬	400mg tid
	乙酰唑胺	125mg ~ 500mg bid
	下降海拔高度	300 ~ 500m
	地塞米松	4mg qd
	吸氧	1 ~ 2L/min
	便携式高压氧舱	193mBar 1h
HACE	迅速下降海拔高度	300 ~ 500m
	吸氧	2 ~ 4L/min
	便携式高压氧舱	193mBar

注：mBar 毫巴，常用压强单位，和"百帕"等值；qd 每日 1 次；bid 每日 2 次；tid 每日 3 次

四、药物治疗方案（表 23 – 3 – 7）

表 23 – 3 – 7　高原脑水肿药物治疗方案

药物类型	药物名称	给药途径	常用剂量	给药次数
传统利尿剂	乙酰唑胺	口服	125 ~ 250mg	每日 2 次
糖皮质激素	地塞米松片	口服	2 ~ 4mg	每 6h 1 次
	吸入性布地奈德	雾化吸入	200μg	每日 2 次
减轻脑水肿	呋塞米	静脉注射	20 ~ 40mg	每日 2 次

作者：傅永旺

审稿：张敏

参考文献

第二十四章　神经系统营养障碍性疾病

营养障碍性多发性神经病

营养障碍性多发性神经病（dystrophic polyneuropathy）是因营养缺乏及代谢异常引起的，主要以四肢远端对称性感觉障碍、下运动神经元瘫痪及自主神经功能障碍为主要临床表现的疾病。

诊断

一、诊断流程 （图 24-1-1）

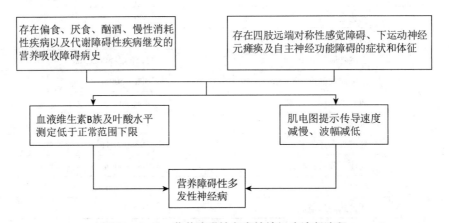

图 24-1-1　营养障碍性多发性神经病诊断流程

二、问诊与查体

（一）问诊和症状 （表 24-1-1）

表 24-1-1　营养障碍性多发性神经病的问诊与症状

症状/表现	描述
起病方式	多隐匿起病，缓慢进展，少数数日内迅速加重
主诉	肢体运动障碍、感觉异常及疼痛
发病部位	多由肢体远端起病，逐渐累及近端；下肢症状重于上肢，且下肢多早于上肢发病
感觉异常表现	双足冰冷感、足背及足底烧灼感（足底表现明显），严重者因衣物摩擦而不能行走
感觉异常波动性	严重程度呈波动性，触摸可加重
疼痛描述	双下肢或足部的持续性钝痛，伴有短暂刺痛及撕裂痛，束带感及腓肠肌紧箍感，感觉缺失类型不定
周围交感神经受累表现	足底、足背及手掌汗腺分泌过多（尤其见于慢性乙醇中毒者）、体位性低血压等

续表

症状/表现	描述
影响范围	多数患者仅肢体受累，躯干正常；病程晚期迷走神经受累时可出现声音嘶哑及吞咽困难等表现

（二）查体和体征 （表 24-1-2）

表 24-1-2　营养障碍性多发性神经病的查体与体征

查体表现	描述
运动异常	多呈对称性，远端重于近端，下肢重于上肢
感觉异常	运动、感觉及反射异常
反射异常	腕下垂或足下垂，近端肌无力及蹲起困难
完全性下肢瘫痪	少见，多见于膝、踝挛缩导致运动不能
特征性体征	腓肠肌及足部深压痛
早期表现	轻度肌无力及下肢腱反射消失
少数患者表现	以感觉异常及疼痛症状为主，膝反射及踝反射可保留

三、辅助检查

（一）优选检查

1. 血液维生素 B 族水平测定及叶酸测定 低于正常范围下限值可考虑缺乏。

2. 肌电图检查 见轻至中度运动和感觉神经传导速度减慢，感觉和运动神经波幅显著降低，远端明显，失神经支配肌肉可有纤颤电位等。

（二）可选检查

1. 血常规、尿常规、肝功能、肾功能、血糖、电解质、毒物测定等具有鉴别诊断意义。

2. 腰椎穿刺提示脑脊液多无异常，少数患者脑脊液蛋白轻度增高。

四、诊断及其标准

（一）诊断标准

1. 病史 存在偏食、厌食、酗酒、慢性及消耗性疾病、维生素 B 族缺乏的患者，以及代谢障碍性疾病继发的营养吸收障碍者。

2. 临床表现 存在四肢远端对称性感觉障碍、下运动神经元瘫痪及自主神经功能障碍为主要特征

表现，同时神经科查体阳性体征支持诊断。

3. 实验室检查 血液维生素 B 族水平测定及叶酸测定、肌电图检查可支持诊断。

（二）风险评估和危险分层

营养障碍性多发性神经病的患者多无危及生命可能，但应尽可能找出患病病因，积极治疗原发病，因原发疾病进展导致周围神经损伤加重的患者，可能因原发疾病导致猝死风险。

（三）并发症诊断

1. 溃疡 - 溶骨性神经病（ulcer - osteolytic neuropathy） 下肢出现淤血性水肿、色素沉着及皮肤变薄等，可见足底穿通性溃疡和足部骨关节无痛性破坏。

2. 神经病性关节病（neuropathic arthropathy） 是一种继发于神经感觉和神经营养障碍的破坏性关节疾病，可发生于任何关节及脊柱，常单侧受累，表现为关节逐渐肿大、积液，肿胀的关节多感觉迟钝，关节功能活动受限不显著，积液可为血样液体。关节疼痛和功能受限与关节肿胀破坏不一致为本病特征，晚期被破坏的关节部位反复出现创伤及合并感染，可出现病理性脱位或骨折。

五、鉴别诊断 （表 24 - 1 - 3）

表 24 - 1 - 3 营养障碍性多发性神经病的鉴别诊断

鉴别疾病名	病史、症状与体征的鉴别	辅助检查的鉴别
吉兰 - 巴雷综合征	多急性或亚急性起病，病前 1～4 周常有胃肠道或呼吸道感染，或者疫苗接种史，临床表现多为四肢对称性迟缓性肌无力，可有感觉障碍	（1）多数患者脑脊液蛋白 - 细胞分离 （2）神经电生理检查提示周围神经存在脱髓鞘性病变
多发性肌炎	多急性或亚急性起病，临床表现为对称性四肢近端无力伴压痛，无明显感觉障碍	（1）脑脊液检查一般正常 （2）血清肌酶增高 （3）肌电图呈肌源性损害 （4）肌肉活检可见肌肉以淋巴细胞为主的炎性细胞浸润
血卟啉病性周围神经病	起病可急可慢，多呈间歇性发作，患者多有遗传性卟啉代谢紊乱病史，临床表现为四肢弛缓性瘫痪，对称性或不对称性出现，可伴有感觉障碍，表现为疼痛、烧灼感、麻木等，同时可有腹部疼痛、精神异常、癫痫发作等症状	血液、尿液和粪便中卟啉物质增加可支持诊断。

六、误诊防范

以下人群易被误诊：①老年人可有感觉障碍，敏感性差，同时自主神经症状表现不典型，对疾病的表达能力差；②长期酗酒者；③偏食、厌食及食物种类摄取较单一者；④有感染病史或自身免疫疾

病史者。

本病易被误诊为 POEMS 综合以及感染免疫性疾病（如类风湿性关节炎、多发性肌炎）。药物及中毒性神经病［如化学品及重金属中毒（二硫化碳、三氯乙烯、铅、砷、汞等）；有机磷农药及有机氯杀虫剂中毒；白喉毒素等］以及遗传性神经病

（如遗传性运动感觉性神经病、遗传性感觉神经病、代谢性卟啉病等）易被误诊为本病。

为避免误诊，应做到：①充分认识疾病的临床表现，对无典型表现的患者需提高警惕；②详细的

病史询问及查体对临床明确诊断有着重要的意义，同时要完善辅助检查，尤其是对鉴别诊断有意义的辅助检查，尽最大可能做到不漏诊、不误诊。

治疗

一、治疗原则

均衡膳食，保证营养，积极治疗原发病（图24-1-2）。

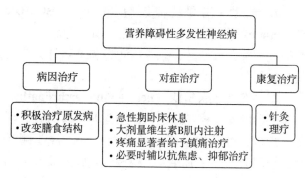

图24-1-2　营养障碍性多发性神经病治疗方案概览

二、治疗细则

1. 病因治疗　应积极治疗原发病（糖尿病应控制血糖，尿毒症应血液透析或肾移植），同时给予高营养食物，慢性胃肠肠道疾病术后患者应补充营养制剂。

2. 均衡饮食，保证足够营养，补充维生素B族。

3. 因并发症或其他原因不能进食者，应给予肠内营养，若仍存营养不足时可给予补充性肠外营养，静脉或肌内注射以给予足够维生素。

4. 急性期应卧床休息，对于感觉过敏或双足疼痛明显者，可放置支架缓解衣物压力及摩擦。肢体长期不运动也是疼痛的原因，可被动运动肢体。

5. 恢复期可给予针灸、理疗及康复治疗。

四、药物治疗方案　（表24-1-4～表24-1-6）

表24-1-4　营养神经类药物治疗方案

药物	常用剂量	最大剂量	注意事项
维生素B$_1$	肌内注射：50～100mg，每8h 1次 口服：10mg，每8h 1次	症状改善后改为口服剂量	大量肌肉注射时需注意过敏反应，表现为吞咽困难，皮肤瘙痒，面、眼睑、唇部浮肿，喘鸣等 大剂量应用时，测定血清茶碱浓度可受干扰，测定尿酸浓度可呈假性增高，尿胆原可呈假阳性
维生素B$_6$	肌内注射：100mg，每日1次 口服：10～20mg，每8h 1次	肌内注射最大剂量每日不超过300mg 症状改善后改为口服剂量	维生素B$_6$在肾功能正常时几乎无毒性反应，但长期、过量应用可导致严重的神经感觉异常，步态不稳等表现。一般用药周期为3周。若每日应用200mg，持续30d可致依赖综合征
维生素B$_{12}$	肌内注射：0.1mg 每日1次 口服：25～100μg，每日1次	每日不宜超过100μg	有低钾血症及高尿酸血症等不良反应。10～15d为1个疗程
鼠神经生长因子	肌内注射：18μg 每日1次	—	一般用药周期为4周

表24-1-5　感觉异常显著者药物治疗方案

药物	常用剂量	最大剂量	注意事项
阿司匹林制剂	口服：0.15～0.3g，每8h 1次	每日不宜超过2.4g	老年患者因肾功能下降，服用本药物易出现毒性反应，应慎用或适当减量。长期大剂量应用时应定期检查红细胞压积、肝功能及血清水杨酸含量
布洛芬	口服：5～10mg/（kg·次），每6～8h可重复使用	每24h不超过4次	不良反应为：头痛、呕吐、倦怠、低血压等。因布洛芬可降低阿司匹林保护心脏和血小板活性的作用，正在服用阿司匹林的患者应慎用

续表

药物	常用剂量	最大剂量	注意事项
可待因	口服：15~30mg，每8~24h 1次	每日最大剂量为一次口服45mg，一日240mg	哺乳期妇女、12岁以下儿童禁用 常见不良反应：心理异常或幻觉，呼吸微弱、缓慢或不规则，心率或快或慢、异常。严重不良反应为呼吸抑制。长期应用可引起依赖性
美沙酮	口服：起始剂量为5~10mg，可逐渐增加剂量以达到有效	—	妊娠分娩期、婴幼儿、呼吸功能不全者禁用
卡马西平	口服：起始剂量为0.1g，每12h 1次；第二日后每隔一日增加0.1~0.2g，直到疼痛缓解。维持剂量为每日0.4~0.8g，分次服用	每日不宜超过1.2g	常见不良反应：头晕，共济失调，嗜睡，因刺激利尿激素分泌引起水的潴留和低钠血症，皮疹，瘙痒，发热等
苯妥英钠	口服：起始剂量为0.1g，每12h 1次；以后每日增加0.1g，直到疼痛缓解，以最小有效剂量维持	一次口服最大剂量为0.3g，每日最大剂量为0.5g	常见不良反应：头晕，头痛，眼球震颤，共济失调，意识障碍，粒细胞及血小板减少，皮疹，发热等

表24-1-6 因感觉障碍而造成焦虑、抑郁者药物治疗方案

药物	常用剂量	最大剂量	注意事项
地西泮	口服：2.5~5.0mg，每8h 1次	每日最大剂量不超过40mg	常见不良反应为：嗜睡、头昏、乏力，大剂量时可引起共济失调、震颤等。老年患者对本药敏感性较好，可酌情减量
文拉法辛	口服：起始剂量为25mg，每8~12h 1次，逐渐增量至75~225mg，分2~3次口服。	每日最大剂量不超过350mg	常见不良反应为：恶心、厌食、腹泻等消化系统症状，也可出现头昏、乏力、嗜睡、震颤等。本药物可引起血压增高，与剂量呈正相关，大剂量时可诱发癫痫，突然停药可出现撤药综合征。服用单胺氧化酶抑制剂患者禁用
阿米替林	口服：起始剂量为25mg，每8~12h 1次，根据病情及耐受情况可逐渐增量至150~250mg，分三次口服，维持剂量为50~150mg	每日最大剂量不超过300mg	治疗初期可出现抗胆碱能样反应，如多汗、口干、视物模糊、尿便障碍等。中枢系统不良反应为嗜睡、震颤、眩晕，偶可发生体位性低血压。严重心脏病、近期心肌梗死发作史、癫痫、青光眼、尿潴留、甲亢及对三环类药物过敏者禁用

作者：杨雯淇
审稿：解洪荣

参考文献

第二十五章　酒中毒及相关的神经精神疾病

酒中毒及相关的神经精神疾病没有统一的定义，目前认为是由于酒精使用障碍所导致的神经精神系统损伤的总称。

急性酒中毒相关神经精神疾病是指短时间大量摄入含酒的饮品所导致的中枢神经系统功能紊乱，临床表现为意识障碍、精神行为异常，可伴有重要脏器功能及器质性损伤，如呼吸循环衰竭、肝功能异常、消化道出血及胰腺炎等；慢性酒中毒相关神经精神疾病是指由于长期大量摄入含酒的饮品直接或者间接导致中枢及周围神经系统器质性和功能性损害，其涵盖多种疾病及病理状态，包括：韦尼克脑病、马－比二氏病（原发性胼胝体变性）、科尔萨科夫综合征、酒中毒性小脑变性、酒中毒性周围神经病、酒中毒相关脑桥中央髓鞘溶解症、酒精性痴呆及脑小血管病变等神经疾病。长期酒摄入还可引起酒精依赖、酒精戒断等精神心理疾病。

酒精戒断，是指在长期大量饮酒后，突然停止或者减少酒的摄入时，发生的一系列临床神经精神表现，典型症状包括急性焦虑、震颤、头晕头痛、心动过速及体温升高等交感神经兴奋性增高表现；重症患者则可能会出现痫性发作、幻觉妄想和震颤性谵妄等高级皮层功能障碍表现。

酒中毒相关神经精神疾病可能的危险因素包括：饮酒量、发病年龄、饮酒时间及饮酒频率、对酒代谢能力及合并其他慢性疾病。目前无大规模临床研究明确各种危险因素的具体安全数值，严格来说，饮酒没有安全的频率、剂量阈值及年龄范围，只要摄入酒精就有可能发生酒中毒相关神经精神疾病。

▶ 诊断

一、诊断流程（图25-1-1）

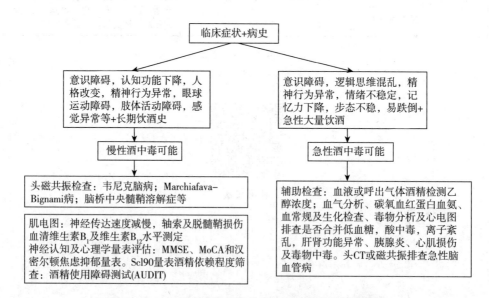

图25-1-1　酒中毒及相关的神经精神疾病的诊断流程

二、问诊与查体

1. 现病史　①重点采集患者起病形式（急性起病，亚急性起病，慢性起病），饮酒时间及饮酒量，是否存在戒酒，是否早餐饮酒；②关注患者是否存在精神行为异常，是否存在情绪人格改变，以及神经系统症状，如意识障碍、认知功能障碍、睡眠障碍、运动感觉障碍；③其他情况，如饮食二便情况，是否存在消瘦、发热、头晕、头痛、恶心、呕吐等非特异性症状；④社会和生活能力是否未受影响。

2. 既往史 重点关注患者是否合并其他慢性疾病及酒精可能引起的其他脏器损伤（如肝脏、心脑血管、胰腺、胃肠疾病等），是否存在精神心理疾病以及服药史等。

3. 临床表现 酒中毒及相关的神经精神疾病患者应重点关注意识状态（嗜睡、昏睡、昏迷）、语言功能、精神认知功能（如记忆力下降、定向力障碍、幻听幻视、妄想、虚构），颅神经症状、共济运动（小脑型及感觉性共济失调），运动系统症状，比如震颤和肌力、感觉异常（感觉麻木、深感觉障碍）、四肢腱反射及病理征。

急性酒中毒患者多有意识不清、逻辑思维混乱、精神行为异常、情绪不稳定、记忆力下降、步态不稳、易跌倒，可伴随恶心、呕吐、异常发汗、呼吸伴有酒精气味等症状。

慢性酒中毒则多隐匿起病，病程逐渐进展，症状多种多样。常见症状有记忆力障碍、反应性下降、认知功能下降、精神行为异常、语言功能障碍、眼球活动障碍、人格及性格改变；累及小脑、锥体系统及锥体外系可能还会有走路不稳、四肢运动不协调、醉酒步态、吟诗样语言、肢体活动障碍；累及周围神经还可能存在肢体感觉麻木、走路踩棉花感等感觉异常。

酒中毒相关特征性的神经精神疾病表现各有不同（表25-1-1）。

表 25-1-1 酒中毒相关特征性神经精神疾病的临床表现

疾病		临床表现
急性酒中毒		早期轻症患者常常表现为精神兴奋异常状态、激越行为、易激惹、多话但逻辑混乱、情绪易激动、短期记忆力下降、性情改变、不修边幅，伴有肢体活动笨拙、共济失调、眼球震颤、眼外肌麻痹等。中重症患者常常有程度不一的意识障碍、呼吸表浅、血压不稳、瞳孔反射减弱或消失，部分患者还有伴有不同程度的呼吸循环衰竭、幻觉及癫痫发作
慢性酒中毒	韦尼克脑病	典型特征：眼外肌运动障碍、共济失调及精神异常三联征 不典型表现：定向力及记忆力下降、意识障碍、感觉异常、幻觉、共济失调、四肢肌力下降等
	韦尼克-科尔萨科夫综合征	常由韦尼克脑病演变而来，临床上称为韦尼克-科尔萨科夫综合征，多表现为精神行为异常，如近期记忆力下降，错构虚构，自制力下降，可伴有时间及空间定向障碍。如不及时治疗，韦尼克-科尔萨科夫综合征最终可导致慢性酒中毒性痴呆，表现为人格障碍、逻辑思维混乱、精神行为异常、智能障碍等全脑功能下降。晚期患者可以出现植物状态
	马-比二氏病	主要病理特征为胼胝体变性损伤，症状表现不一，轻症患者只有记忆力下降，逻辑思维混乱等认知功能障碍表现，重症患者可表现为痴呆、昏迷、癫痫发作、精神行为异常
	震颤谵妄	常发生于长期慢性饮酒的酒精使用障碍患者，患者常表现为意识恍惚、定向力障碍、幻听幻视、妄想、虚构、激越躁动行为，同时伴有手部、面部及口周肌肉震颤。震颤谵妄可在感染、手术外伤、应激事件、急性呼吸衰竭后发生，突然戒酒后发生的震颤谵妄属于酒精戒断反应表现之一
	酒中毒性小脑变性	可以表现为躯干为主的小脑性共济失调，表现为站立不稳、醉酒步态、小脑性语言，累及小脑半球也可能引起双侧肢体运动不协调
	酒中毒相关脑桥中央髓鞘溶解症	因病变位置在脑桥基底部，主要症状为面神经、展神经、前庭听神经、内侧纵束、皮质脑干束及皮质脊髓束损伤表现，如面瘫、眼球震颤、核型及核间性眼肌麻痹、头晕眩晕等前庭功能紊乱、听觉障碍、肢体活动障碍，严重者累及双侧网状上行结构引起昏迷等意识障碍
	酒中毒性周围神经病	主要表现四肢末端袜套样、手套样等浅感觉异常，如麻木、蚁走感；感觉过敏或者痛温觉减退，走路踩棉花感或深感觉障碍；感觉性共济失调。严重者伴有运动障碍，表现为肌力量下降、四肢腱反射减弱。部分患者还可以伴发自主神经功能紊乱表现，如心律失常、异常发汗、体位性低血压、胃肠功能紊乱等
酒精戒断综合征		常为长期大量饮酒的酒精依赖患者因各种原因（主动或被动戒酒）突然停止饮酒后出现。轻症患者出现急性焦虑、震颤、头晕头痛、异常发汗、心慌、恶心呕吐、失眠；重症患者出现癫痫发作、幻听幻视，妄想虚构事实，谵妄、定向力障碍等

三、辅助检查

（一）优先检查

1. 头颅 MRI MRI 对于诊断韦尼克脑病、马-比二氏病、酒精性小脑变性、渗透性脱髓鞘病

等慢性酒中毒性脑病较为敏感，一般来说，典型急性期病灶信号表现是 T_1 加权序列呈低信号，T_2 及 FLAIR 加权序列呈高信号，部分病变在弥散加权表现为高信号，相应的 ADC 成像为低信号。恢复期多为相应区域囊性病变或者萎缩。

（1）韦尼克脑病：典型的病灶是第三脑室旁和

中脑导水管周围双侧对称性病变，累及位置包括丘脑、乳头体、四叠体、小脑齿状核、大脑皮层，脑桥和中脑被盖部也可受累。

（2）马－比二氏病：可累及胼胝体膝部、体部及压部某一部分或者全部，急性期可见病变区域肿胀；恢复期可见胼胝体萎缩或囊性变，磁共振矢状位可见的胼胝体体部中央坏死囊性病，与上下完整胼胝体呈现"三明治夹层"样外观。

（3）酒中毒相关脑桥中央髓鞘溶解症：以脑桥基底部及下部，中央对称性脱髓鞘为影像学特征，少部分患者同时伴有丘脑及豆状核病变。

（4）酒精慢性小脑变性：主要表现为小脑萎缩，体积明显变小，病变主要以蚓部为主，可伴有小脑半球萎缩。

2. 血清硫胺素水平测定 对韦尼克脑病、马－比二氏病的诊断意义较大。

3. 血液或呼出气体酒精检测乙醇浓度测定 浓度大于 11mmol/L 有诊断意义，中度急性酒中毒患者血中乙醇浓度在 16～33mmol/L 之间，重度中毒一般大于 43mmol/L。

4. 肌电图检查 酒中毒性周围神经病患者的四肢运动及感觉神经传达速度减慢、波幅下降、潜伏期延迟，提示存在轴索及脱髓鞘损伤。

（二）可选检查

1. 实验室检查 血液或呼出气体酒精检测乙醇浓度、血气分析、血氨、血常规及生化检查、毒物

分析及心电图排查是否合并低血糖、酸中毒、离子紊乱、肝肾功能异常、胰腺炎、心肌损伤及一氧化碳及其他毒物中毒。

2. 头颅 CT 慢性酒中毒脑病的相应病变一般呈低密度表现，但是检出准确性不及磁共振，且对颅内病变检出不够全面，但对颅内脑出血比较敏感，可作为无法完成磁共振检查的患者替代头部影像学检查。

3. 酒精依赖程度筛查 酒精使用障碍测试（AUDIT）、酒精快速筛查试验（FAST）评估患者是否存在酒精使用障碍及严重程度。

4. 神经认知及心理学量表评估 主要评估患者总体认知功能下降程度及精神心理状态，常用的量表有：简易智能精神状态检查量表（MMSE）、蒙特利尔认知评估量表（MoCA）、汉密尔顿焦虑抑郁量表和 Scl90 量表等。

四、 诊断及其标准

（一）诊断标准

参考中国医生协会神经内科医生分会脑与脊髓损害专业委员会制订的《慢性酒中毒性脑病诊治中国专家共识》和中华医学会急诊医学分会的《急性酒精中毒诊治专家共识》的诊断标准，总结了慢性酒中毒相关神经精神病和急性酒中毒的诊断标准（表 25-1-2）。

表 25-1-2 慢性酒中毒相关神经精神病和急性酒中毒的诊断标准

疾病	参考指南	诊断标准	诊断要求
慢性酒中毒相关神经精神病	《慢性酒中毒性脑病诊治中国专家共识》	（1）酒精的摄入量通常比预期的要大或使用的时间更长 （2）存在持续性酒精使用的渴望，不能有效地减少或控制酒精的使用 （3）在获取酒精、使用酒精或醒酒的时间明显延长 （4）存在渴望或强烈的愿望或使用酒精的冲动 （5）反复饮酒导致不能在工作、学校或家庭中履行应有职责 （6）尽管酒精的影响已经导致或加剧了持续或反复出现的社会或人际关系问题，但仍继续饮酒 （7）由于饮酒，放弃或减少重要的社交、职业或娱乐活动 （8）在本人已知酒精对身体有害的情况下，仍然反复使用酒精 （9）尽管本人已知有可能由酒精引起或加剧的持续或反复的身体或心理问题，但仍继续使用酒精 （10）酒精耐受，需要满足下列情况之一：①需要显著增加酒精使用量以达到饮酒后的感觉或者产生中毒效应；②继续使用相同量的酒精会显著降低饮酒后的感觉 （11）具有酒精戒断综合征特征，需要使用酒精或苯二氮䓬类药物改善酒精戒断症状	（1）在 12 个月内发生的导致临床上显著损害或痛苦的有问题的饮酒模式，表现为至少 2 项 （2）符合上述酒精使用障碍定义患者，并存在慢性神经系统的器质性及功能性障碍的临床表现、体征、影像学以及实验室检查证据，且酒精使用直接或间接（维生素 B_1 摄取减少等）与上述疾病存在关联，对于某些具有特征性影像学对的慢性精神疾病，结合病史、体征及症状和头磁共振等影像学检查结果即可诊断

疾病	参考指南	诊断标准	诊断要求
急性酒中毒	《急性酒精中毒诊治专家共识》	(1) 存在明确的短期内大量酒精或含酒精饮料的摄入史 (2) 口鼻呼出气体或呕吐物有酒精气味，并有以下情况之一者：①精神行为异常：如易激惹、多言或缄默、言语混乱、情绪不稳、行为粗暴或攻击性、恶心、呕吐等；②神经功能受损：表现为感觉迟钝、肌肉运动失调、烦躁、步态不稳、明显的共济失调、眼球震颤、复视；③意识障碍：如昏睡、浅昏迷、深昏迷、神经反射减弱；④生命体征异常：如循环衰竭表现及呼吸节律或频率异常	诊断为急性酒中毒，需要具备 2 个条件；且上述条件基础上，血液或呼出气体检测乙醇浓度 >11mmol/L (50mg/dl) 支持急性酒中毒诊断

（二）并发症诊断

酒中毒及其相关神经精神病的并发症包括急性心脑血管病、吸入性肺炎及窒息、胰腺炎、慢性肝损伤和上消化道出血（表 25 - 1 - 3）。

表 25 - 1 - 3　酒中毒及其相关神经精神病的并发症诊断

疾病	病史/症状/体征	辅助检查
急性心脑血管病	长期饮酒是高血压、高脂血症、心房纤颤等疾病的高危因素。酒中毒及相关的神经精神疾病合并急性脑血管病并不少见，患者常急性起病，除了酒中毒表现外，患者还存在肢体活动障碍、感觉障碍、言语障碍、意识障碍等神经系统症状，急性冠脉综合征患者可表现为心前区不适	头部 CT 或者磁共振可确诊。急性冠脉综合征患者可表现为心电图异常、心肌损伤标志物升高等
吸入性肺炎及窒息	急性酒中毒患者可伴有意识障碍，咳嗽反射减弱或者消失，意识不清后常常平卧，加之饮酒过程中，大量摄入食物及饮品，胃部短时间残留大量食物胃液，可以引起胃内容反流至咽喉气道，口腔及呼吸道引起吸入性肺炎，严重者可以引起急性窒息，呼吸衰竭。通过典型症状及病史即可诊断	—
胰腺炎	酒精性胰腺炎是酒精通过多种机制导致胰酶在胰腺内被活化后引起胰腺组织自身消化，表现为大量饮酒后出现急性上腹痛、恶心、呕吐、发热	病史及症状结合血清及尿胰酶水平，上腹部 CT 典型表现即可确诊
慢性肝损伤	长期饮酒可合并酒精性肝病，可有消化不良、黄疸、食欲不振、乏力等症状	肝脏酶学检查指标及肝脏影像学检查异常
上消化道出血	急性大量饮酒可以引起胃黏膜损伤，出现上消化道出血	胃内容物隐血试验结合典型症状可确诊

五、 鉴别诊断

酒中毒及其相关神经精神病需与急性脑血管病、肝性脑病、阿尔茨海默病、中枢神经系统脱髓鞘疾病、原发性精神障碍和一氧化碳中毒进行鉴别诊断（表 25 - 1 - 4）。

表 25 - 1 - 4　酒中毒及其相关神经精神病与其他疾病的鉴别诊断

疾病	病史/症状/体征	辅助检查
急性脑血管病	常急性起病，中老年人多见，既往有高血压、糖尿病、高血脂，伴有局限性定位体征及症状	如重症急性脑血管病发病前有大量饮酒，容易混淆，通过头部影像学等辅助检查可鉴别。合并急性脑出血在 CT 可见典型高密度病灶，合并急性脑梗死在 CT 可见低密度病灶或者磁共振弥散成像典型高信号
肝性脑病	肝性脑病为酒精性肝病和酒精性肝硬化终末期常见并发症之一，患者可出现意识障碍、精神行为异常、认知功能下降、扑翼性震颤等表现	头磁共振可见两侧基底节区对称性病变。血氨升高及头 MRI 检查双侧基底节及丘脑异常信号有助于鉴别
阿尔茨海默病	隐匿起病，逐渐进展，早期以近期记忆力下降为主，后期可能出现严重不同认知阈的功能障碍、记忆力下降表现逐渐加重，存在定向力、执行力障碍，精神行为异常，如患者有日常饮酒史，容易混淆	头磁共振，血清脑脊液 tau 蛋白及 Aβ 蛋白测定，淀粉样标志物 PET 有助鉴别
中枢神经系统脱髓鞘疾病	容易和韦尼克脑病、马-比二氏病、酒中毒相关脑桥中央髓鞘溶解相混淆	完善血清和脑脊液中枢神经系统脱髓鞘抗体，寡克隆带可以鉴别

续表

疾病	病史/症状/体征	辅助检查
原发性精神障碍	部分原发性精神障碍合并有酒精使用障碍	病史体征结合头磁共振有助于鉴别
一氧化碳中毒	轻者有困倦、头痛、头晕、乏力；重症患者可有意识障碍、呼吸循环衰竭、口唇呈樱桃红色。如果中毒时饮酒，二者易混淆	急诊碳氧血红蛋白测定有助于鉴别

六、误诊防范

合并脑血管疾患者群（如缺血性脑卒中、脑小血管病变）、既往存在精神心理疾病或认知功能障碍（如阿尔茨海默病、帕金森病和精神障碍）的老年患者、慢性肝病患者、长期服用可能引起神经毒性药物患者和使用降糖药物，及肝肾功能不全诱发胰岛素灭活障碍的低血糖患者容易发生误诊。

酒中毒相关神经精神病常易被误诊为肝性脑病及中毒。肝性脑病患者常常有慢性饮酒史，肝功能异常合并震颤、精神行为异常、意识障碍时容易被误诊为该病；临床上急性酒中毒合并其他化学物质中毒并不少见，如一氧化碳中毒。患者在饮酒同时，使用双硫仑戒酒或者使用硝基咪唑类药物（如甲硝唑）和具有甲硫四氮唑侧链的头孢类菌素，抑制乙醛脱氢酶功能，可以产生类似急性酒中毒反应。

痴呆、精神障碍、中枢神经系统脱髓鞘疾病、自身免疫性脑炎等可被误诊为慢性酒中毒神经疾病。急性脑血管病、急性呼吸衰竭、一氧化碳中毒、药物中毒、低血糖、低钠血症可被误诊为急性酒中毒。

为避免误诊，应注意：①着重掌握患者病史、起病形式、发病过程、服药及接触毒物史、既往饮酒史及其他慢性疾病史；②影像学检查是否存在慢性酒中毒相关神经疾病的特征性表现；③辅助检查排除其他可能疾病：如完善乙醇浓度测定、血糖、血氨、碳氧血红蛋白、血气分析、血清离子、肝肾功能、毒物浓度相关测定。

▶ 治疗

一、治疗流程（图25-1-2）

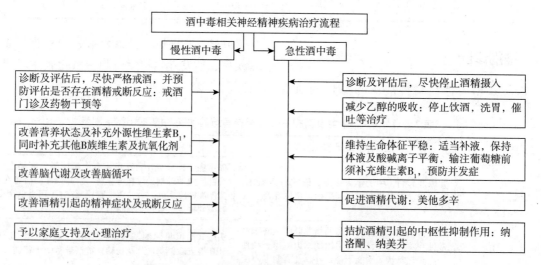

图25-1-2 酒中毒相关神经精神疾病治疗流程

二、治疗原则

（一）急性酒中毒

1. 减少乙醇的吸收。

2. 保持生命体征平稳。

3. 促进酒精代谢。

4. 拮抗酒精引起的中枢性抑制作用。

（二）慢性酒中毒相关神经精神疾病

1. 严格戒酒。
2. 改善营养状态及补充外源性维生素 B_1。
3. 改善脑代谢及改善脑循环。
4. 改善酒精引起的精神症状及戒断反应。

三、 治疗细则

（一）急性酒中毒

1. 减少乙醇的吸收 一般来说，酒精在胃部迅速吸收，饮酒后催吐或洗胃对减少乙醇的摄入收效甚微。轻度急性酒精中毒不需治疗，侧卧位防止呕吐误吸。对于重度乙醇中毒或者短时间大量饮酒，存在其他毒物合并中毒，或者有严重意识障碍加重趋势患者可以试验留置胃管洗胃治疗，减少乙醇的吸收。

2. 保持生命体征平稳 适当补液，保持体液及离子酸碱平衡，注意应在输注葡萄糖注射液前或同时使用维生素 B_1，以防止葡萄糖代谢过程中大量消耗维生素 B_1，诱发脑病。意识障碍患者评估其气道功能，以及误吸风险，必要时气管插管或留置口咽通气道，适当保暖，定时翻身，防止有压迫性损伤。对于躁动、有激越行为患者慎用苯二氮䓬安定药物，易引起呼吸循环抑制，也易掩盖病情。如患者有躁狂行为，不能控制病情，可以在呼吸功能保障情况下，使用短效苯二氮䓬类药物（如咪达唑仑）或者抗精神症状药物（如奥氮平），必要时保护性约束。

3. 促进酒精代谢 美他多辛是乙醛脱氢酶激动剂，可以通过促进乙醇的代谢减少酒精的毒性作用，急性酒中毒早期可以使用。

4. 拮抗酒精引起的中枢性抑制作用 纳洛酮能特异性拮抗内源性阿片样物质介导的各种效应，临床上常用于急性酒中毒昏迷患者的促醒治疗，可以缩短意识障碍时间。

（二）慢性酒中毒相关神经精神疾病

1. 严格戒酒 一般建议患者于戒酒专科门诊进行系统诊治，必要时进行心理治疗。酒精促进脑内阿片类物质合成增加是酒精成瘾性的机制之一，阿片受体拮抗剂可通过阻断阿片受体，减少酒精导致的成瘾性。其他药物包括双硫仑，可对饮酒者产生轻度类似双硫仑样不适感觉，间接产生戒酒心理。

2. 改善营养状态及补充外源性维生素 B_1 慢性酒中毒脑病患者，常有维生素 B_1 缺乏，且可能存在胃肠吸收障碍、营养不良，一般需要急性期大量肌肉或静脉使用外源性维生素 B_1，同时补充其他 B 族维生素及抗氧化剂，如甲钴胺、腺苷钴胺、维生素 B_{12}、维生素 B_6、叶酸、维生素 C 及维生素 E 等。不建议单独输注葡萄糖注射液，易加重维生素 B_1 缺乏。

3. 改善脑代谢及改善脑循环 可以使用抗氧化剂如辅酶 Q_{10}、艾地苯醌片，如果合并认知功能障碍和痴呆症状，可以使用盐酸多奈哌齐、美金刚、奥拉西坦、胞磷胆碱及尼莫地平等。如果合并缺血性卒中，一般使用预防血栓形成，抗动脉硬化药物，如阿司匹林肠溶片、他汀类药物等。

4. 改善酒精引起的精神症状及戒断反应 一线常用的药物是，以长效苯二氮䓬类药物为主经典药物包括氯氮䓬、地西泮、奥沙西泮等；二线药物有巴氯芬、加巴喷丁和卡马西平，国外应用较多；如合并酒精性震颤，可以使用普萘洛尔等缓解症状；如合并幻听幻视、谵妄等精神症状，必要时使用第二代抗精神疾病药物，如奥氮平。

四、 药物治疗方案 （表 25 - 1 - 5）

表 25 - 1 - 5 酒中毒及相关神经精神疾病药物治疗方案

类型	药物	给药途径	剂量及频率	给药次数使用时间
急性酒中毒	美他多辛	静脉滴注	每次 0.9g，立即给药	单次给药，必要时可以每日 1 次
	纳洛酮	静脉滴注或静脉注射	每次 0.4～2mg，立即给药	单次给药，必要时可以每日 1 次

续表

类型	药物	给药途径	剂量及频率	给药次数使用时间
慢性酒中毒相关神经精神疾病	维生素 B₁	静脉滴注、肌内注射或静脉注射	每次 100~500mg，每日 1 次	连续 3 日或根据病情增加使用时间
	甲钴胺	肌内注射	每次 500μg~1mg，每日 1 次	连续 4 日或根据病情增加使用时间
	盐酸多奈哌齐	口服	每晚睡前 5~10mg	长期使用或根据病情调整使用时间
	地西泮片	口服	每次 2.5~10mg，每日 1~3 次	长期使用或根据病情调整使用时间

作者：张硕

审稿：赵伟

参考文献

第二十六章　神经免疫性疾病

第一节　自身免疫性脑炎

自身免疫性脑炎（autoimmune encephalitis，AE）是指自身免疫系统针对神经细胞抗原成分产生的特异性免疫反应所致的中枢神经系统疾病，其主要临床特点表现为急性或亚急性的精神症状、认知行为障碍及癫痫等。

AE的特点是自身免疫机制产生针对突触蛋白或神经元细胞表面抗原的抗体，如针对N－甲基－D－天门冬氨酸受体（NMDAR）、富含亮氨酸的胶质瘤失活蛋白1（LGI1）、α－氨基－3－羟基－5－甲基－4－异噁唑丙酸受体（AMPAR）、接触素相关蛋白2（CASPR2）、γ－氨基丁酸－B受体（GABA$_B$R）等；或针对细胞内抗原的抗体，如抗Hu、Ma2、Yo、CV2、GFAP等。AE合并相关肿瘤者，称为副肿瘤性AE。

目前关于AE分类标准不一。根据不同的分类依据，有以下5种分类方式（表26－1－1）。

表26－1－1　AE不同的分类方式

分类依据	分类	临床表现
Lancaster等广义分类	经典的副肿瘤性疾病（PNDs）	PNDs在临床相对少见，大多与系统肿瘤相关，且老年人发病多见，相关抗体主要针对神经元细胞内抗原，发病机制可能是由细胞毒性T细胞介导参与。PNDs通常病程呈单向程及总体上治疗反应有限
	神经元细胞膜或者突触受体抗体相关的自身免疫性疾病（即我们通常所称的狭义AE）	狭义AE在临床上较PNDs常见，与肿瘤相关或不相关，儿童、青少年、成年人均可见。其相关抗体与神经元的目标抗原直接接触以介导神经元功能紊乱，约70~80%此类患者经过免疫治疗或肿瘤切除可以治愈，约20%患者临床可能复发
国内学者王得新等从临床诊治分类（2012年）	特异性抗原抗体相关性AE	（1）中枢神经系统副肿瘤综合征：抗（Hu、Yo、Ri、Ma2、CV2、Amphiphysin（两性蛋白）、SOX1、GAD（谷氨酸脱羧酶）、NMDAR、AMPAR、GABA$_B$R、GlyR（甘氨酸受体）、mGLuR、LGI1、Caspr2等抗体相关脑炎 （2）非中枢神经系统副肿瘤综合征，如桥本脑病、干燥综合征相关脑病、狼疮脑病和抗NMO－IgG相关脑病或视神经脊髓炎等
	非特异性抗原抗体相关性AE	如神经系统结节病、白塞病、急性播散性脑脊髓炎（ADEM），原发性中枢神经系统血管炎等
Vitaliani等根据病理病变部位分类	灰质受累为主型（脑灰质炎）	如副肿瘤性脑炎、可能副肿瘤相关的脑炎，非副肿瘤性脑炎等
	白质受累为主型（白质脑炎）	如ADEM、急性出血性脑脊髓炎等
	内皮细胞受累（血管炎型）	如原发性中枢神经系统血管炎、系统性血管炎相关脑炎、结缔组织病相关脑炎等
Demaerel等根据影像学的病变部位分类	边缘叶型	—
	边缘叶以外型	—
	混合性及无显著变化型	—
中国自身免疫性脑炎诊治指南（专家共识，2022年版）	抗NMDAR脑炎	
	边缘性脑炎	如抗GAD抗体、抗GABA$_B$R抗体相关脑炎等
	其他AE综合征	如莫旺综合征、抗GABA$_A$R抗体相关脑炎、抗IgLON家族蛋白5抗体（IgLON5）相关脑病等

➤ 诊断

一、 诊断流程 （图 26 – 1 – 1）

AE 的诊断首先需要综合临床表现、脑脊液检查、神经影像学和脑电图等结果，确定患有脑炎，再选择 AE 相关抗体检测从而诊断。

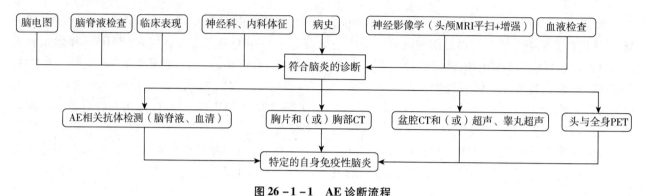

图 26 – 1 – 1　AE 诊断流程

二、 问诊与查体

（一）问诊和症状

1. 问诊

（1）现病史：询问患者起病时间、起病诱因、病程时相特点、主要症状与伴随症状、系统性症状

（2）既往史：询问患者的基础疾病、肿瘤病史、手术史、疫苗接种史、免疫状态。

（3）个人史：询问患者的年龄、职业、居住地、旅居史、动物接触史。

2. 症状　AE 患者的临床表现多种多样，异质性强，主要症状包括精神行为异常、认知障碍、近期记忆力减退、癫痫发作、语言困难、运动障碍、不自主运动、意识水平降低及昏迷、自主神经功能障碍（包括窦性心动过速、泌涎增多、窦性心动过缓、低血压、中枢性发热、体温过低和中枢性低通气等）、睡眠障碍；部分患者还可有周围神经和神经肌肉接头受累、肢体瘫痪、复视、小脑性共济失调等。

典型抗 NMDAR 脑炎常见发热、头痛等前驱症状，通常表现为精神症状、癫痫、不自主运动（主要包括口面部不自主运动、肢体震颤、舞蹈样动作，甚至角弓反张）、意识障碍、自主神经功能障碍等。研究者观察抗 NMDAR 脑炎后发现，其病程分为 5 个临床阶段，包括前驱期、精神症状期、无反应期、多动期和恢复期。

（二）查体和体征

AE 患者应进行详细的神经系统查体，根据不同临床症状着重进行相关查体。例如患者表现为以认知障碍为主，体格检查时需评估患者认知水平，如定向力、计算力、记忆力等。此类患者还需完善简易精神状态量表（MMSE）与蒙特利尔认知评估量表（MoCA 量表）等认知量表评分等。除此之外，医生还应仔细检查此类患者是否合并其他锥体外系、皮层、和小脑受损体征。

三、 辅助检查

（一）优先检查

1. 影像学检查　头颅 MRI（平扫与增强）的典型表现有海马、杏仁体受累，颞叶、基底节、下丘脑、脑干、额叶及顶叶的病变相对少见。正如前面分类所述，根据癫痫发作和 MRI 异常部位可将 AE 分为边缘叶脑炎、边缘系统外脑炎和全脑炎。70% 边缘叶脑炎患者有颞叶异常信号，异常信号区可见萎缩改变。有时 MRI 正常时，FDG – PET 可发现部分脑叶高代谢，因此有学者认为 PET 特异性、敏感性优于 MRI。

胸部/盆腔 CT，生殖系统超声或者全身 PET – CT 可帮助临床医生发现肿瘤。

2. 电生理检查　多数 AE 患者存在脑电图异常，表现为非特异性、杂乱的慢波，有时伴有痫样放电；约 1/3 的抗 NMDAR 脑炎成人患者可表现为特异性的 δ 刷。

3. 血清和（或）脑脊液自身抗体检测 对于 AE 诊断，血清和（或）脑脊液自身抗体检测非常重要，常见的细胞内抗原抗体包括 Hu、Yo、Ri、Ma2、CV2、Amphiphysin 和 Ma2，相关肿瘤是小细胞肺癌、睾丸癌、卵巢畸胎瘤和乳腺癌，但这些抗体的存在不一定与副肿瘤性脑炎相关。细胞表面抗体包括 NMDAR、VGKC、AMPA、GABA 等受体抗体，其可能与肿瘤相关，但更常见于非肿瘤患者。如果为副肿瘤性尚需找到 5 年内相关肿瘤证据。关于自身抗体检测标本是选择脑脊液还是血清，研究表明，仅一些 AE 患者，主要是抗 NMDAR 脑炎，脑脊液与血清抗体检测对于 AE 诊断的敏感性与特异性均较高。但是对于多数 AE 患者，脑脊液自身抗体通常阳性，而约 14% AE 患者血清自身抗体是阴性的，这说明如果血清自身抗体阴性时，并不能排除 AE。

总之，自身抗体的检测在诊断 AE 方面起非常重要的作用。若自身抗体［脑脊液和（或）血液］检测呈阳性患者，结合临床表现、影像学及脑电图等，诊断 AE 困难不大。但如果抗体为阴性，则诊断困难大，需积极寻找其他诊断指标，如影像学阳性则对诊断有帮助。此外，在明确是否为 AE 的同时，还应寻找副肿瘤综合征的证据。

四、诊断及其标准

（一）诊断标准

1. AE 的诊断标准 AE 的诊断条件包括临床表现、辅助检查、确诊实验和排除其他病因这 4 个方面。

（1）临床表现：病程急性或亚急性（<3 个月），具有以下一个或多个神经与精神症状或临床综合征：①边缘系统症状：近期记忆力下降、癫痫发作、精神行为异常，三者中的一个或多个；②脑炎综合征：弥漫性或多灶性脑损害的临床表现；③基底节和（或）间脑/下丘脑受累的临床表现；④精神障碍，且精神心理专科认为不符合非器质性疾病。

（2）辅助检查：具有以下一个或多个辅助检查发现，或合并相关肿瘤：①脑脊液异常：脑脊液白细胞增多（>5×10^6/L）；或脑脊液细胞学呈淋巴细胞性炎症；或特异性寡克隆区带阳性；②神经影像学或电生理异常：MRI 边缘系统 T_2 或 FLAIR 异常信号，单侧或双侧，或其他区域的 T_2 或 FLAIR 异常信号（除外非特异性白质改变和卒中）；或 PET 边缘系统高代谢改变，或多发性皮质和（或）基底节高代谢；或脑电图异常：局灶性癫痫或癫痫样放电（位于颞叶或颞叶以外），或弥漫或多灶分布的慢波节律；③与 AE 相关的特定类型的肿瘤，例如边缘性脑炎合并小细胞肺癌，抗 NMDAR 脑炎合并畸胎瘤。

（3）确诊实验：抗神经细胞抗体阳性。抗神经元表面抗原抗体和部分抗神经突触胞内抗原抗体检测主要采用间接免疫荧光法（IIF）。根据抗原底物，可分为基于细胞底物的实验（CBA）和基于组织底物的实验（TBA）两种。CBA 采用表达神经元细胞表面抗原的转染细胞，而 TBA 采用动物脑组织切片作为抗原底物。CBA 具有较高的特异性和敏感性。应尽量对患者的配对脑脊液和血清标本进行检测，脑脊液和血清的起始稀释滴度分别为 1:1 和 1:10。抗神经细胞胞内抗原抗体和部分抗神经突触胞内抗原抗体检测主要采用免疫印迹。

（4）合理地排除其他病因。

诊断标准包括可能的 AE 与确诊的 AE。①可能的 AE：符合上述诊断条件中的（1）（2）（4）；②确诊的 AE：符合上述诊断条件中的（1）~（4）。

2. 各型 AE 的诊断条件 AE 的不同亚型的诊断条件也有所不同，包括抗 NMDAR 脑炎、抗 LGI1 抗体相关脑炎、抗 $GABA_B R$ 抗体相关脑炎、抗 CASPR2 抗体相关脑炎、抗 IgLON5 抗体相关脑病（表 26-1-2）。

表 26-1-2 不同亚型 AE 的诊断条件

类型	诊断条件
抗 NMDAR 脑炎	依据 Graus 和 Dalmau 的标准（2016 年），确诊抗 NMDAR 脑炎需要满足以下 3 个条件：①以下 6 个主要症状中的 1 项或多项：精神行为异常或认知障碍；语言困难；癫痫发作；运动障碍/不自主运动；意识水平降低；自主神经功能障碍或中枢性低通气；②抗 NMDAR 抗体阳性：建议以脑脊液 CBA 法抗体阳性为准。若只有血清样本可供检测，除了 CBA 结果阳性外，还需使用 TBA 与培养神经元进行 IIF 以进行最终确认，且低滴度的血清阳性（1:10）不具有确诊意义；③合理排除其他病因

类型	诊断条件
抗 LGI1 抗体相关脑炎	诊断要点包括以下 7 个方面：①急性或者亚急性起病，进行性加重；②临床符合边缘叶脑炎（癫痫发作、近期记忆力减退、精神行为异常），或者呈现为面 - 臂肌张力障碍发作（FBDS）；③脑脊液白细胞计数正常或呈轻度淋巴细胞性炎症；④头部 MRI 可见双侧或单侧颞叶内侧异常信号，或无明显异常；⑤FBDS 发作期脑电图出现异常；⑥血清和（或）脑脊液抗 LGI1 抗体呈阳性；⑦合理地排除其他病因
抗 GABA_BR 抗体相关脑炎	诊断要点包括 8 个方面：①中老年多见，急性起病，多在数天至数周内达高峰；②主要症状包括癫痫发作、精神行为异常、近事记忆力下降；③严重且难治的癫痫发作，以全面强直阵挛性发作为主，抗癫痫药物通常无效，可迅速进展为癫痫持续状态；④头颅 MRI 可见双侧或者单侧的颞叶内侧（海马、杏仁体）病灶；⑤脑电图可见颞叶起源的癫痫放电，以及弥漫或者散在分布的慢波；⑥胸部 CT 与 PET 可提示肺部恶性肿瘤；⑦脑脊液白细胞数轻度升高或者正常，呈淋巴细胞性炎症，脑脊液蛋白轻度升高，寡克隆区带可呈阳性；⑧血清和（或）脑脊液抗 GABA_BR 抗体阳性
抗 CASPR2 抗体相关脑炎	诊断要点包括 6 个方面：①中位发病年龄在 60 岁左右；②有 1 个或多个下列主要临床表现：癫痫发作、精神行为异常、近事记忆力下降、肌颤搐、肌强直等周围神经过度兴奋表现，可伴有神经痛；④可表现为莫旺综合征：肌颤搐、肌强直、失眠、多汗、心律失常等自主神经功能障碍和消瘦等；⑤神经电生理检查：在放松状态下，可见自发的持续快速的二联、三联或者多联的运动单位放电活动；F 波检测可见后放电现象，重复神经电刺激可有后放电现象，脑电图可见弥漫分布的慢波；⑥血清和（或）脑脊液抗 CASPR2 抗体阳性
抗 IgLON5 抗体相关脑病	诊断要点包括以下 5 点：①临床表现为睡眠障碍、运动障碍；②血清和（或）脑脊液抗 IgLON5 抗体阳性；③神经病理学检查见神经元丢失与 tau 蛋白沉积，以脑干被盖与下丘脑受累明显；④基因检测：HLA - DRB1 * 1001 和（或）HLA - DQB1 * 0501 异常；⑤多导睡眠图可见阻塞性睡眠呼吸暂停、喘鸣、REM 期睡眠行为障碍，也可见非快速眼球运动（non - rapid eye movement）睡眠和 REM 睡眠期均出现的异常运动、睡眠结构异常；⑥神经影像学与常规脑脊液检查无特殊发现

（二）风险评估和危险分层

对于一些以精神症状为首发的自身免疫脑炎患者易被误诊为精神心理科疾病；此外，由于目前自身免疫脑炎抗体被发现只有数十种，仍有很大一部分抗体未被发现，因此，很多症状不典型或者目前抗体检测是阴性的自身免疫脑炎被漏诊或误诊。

五、鉴别诊断

（一）各 AE 亚型之间鉴别（表 26 - 1 - 3）

表 26 - 1 - 3　不同 AE 亚型的鉴别诊断

类型	病史/症状/体征	辅助检查
抗 NMDAR 脑炎	(1) 儿童、青年多见，女性多于男性 (2) 主要表现见本病诊断标准 (3) CNS 局灶性损害的症状，例如复视、共济失调等	(1) 脑脊液检查：腰椎穿刺压力正常或升高，白细胞数轻度升高或正常，脑脊液细胞学呈淋巴细胞性炎症，脑脊液蛋白略有升高，特异性寡克隆区带可呈阳性，抗 NMDAR 抗体阳性 (2) 头部正电子发射计算机断层显像（PET）：可见双侧枕叶代谢明显降低，伴额叶与基底节代谢升高 (3) 脑电图：呈弥漫或多灶的慢波，异常 δ 刷是该病较特异性的脑电图改变 (4) 肿瘤学：卵巢畸胎瘤在青年女性患者中较常见 (5) 血清抗 NMDAR 抗体阳性 (6) 神经病理学检查：脑实质内小胶质细胞增生、血管周围间隙及沿脑表面少量 B 淋巴细胞及浆细胞浸润
抗 LGI1 抗体相关脑炎	(1) 多见于中老年人，男性多于女性 (2) 主要症状见本病诊断要点 (3) 癫痫发作：以颞叶癫痫常见，先兆以竖毛发作（"起鸡皮疙瘩"感）多见；FBDS 是该病的特征性发作症状，表现为单侧上肢及面部甚至下肢的频繁、短暂的肌张力障碍样不自主运动；可能伴有双侧肌张力障碍样发作、感觉异常先兆、愣神、意识改变等 (4) 部分患者合并言语障碍、睡眠障碍、小脑性共济失调和抗利尿激素分泌不当综合征（顽固性低钠血症）等	(1) 脑脊液检查、头颅 MRI、脑电图见本病诊断要点 (2) PET 可见内侧颞叶与基底节区呈高代谢 (3) 血清和（或）脑脊液抗 LGI1 抗体阳性

类型	病史/症状/体征	辅助检查
抗 GABA$_B$R 抗体相关脑炎	（1）主要见于中老年，男性多于女性 （2）主要症状见本病诊断要点 （3）严重且难治的癫痫发作是该病主要的特点	脑脊液检查、头颅 MRI、脑电图、肿瘤学检查结果见本病诊断要点；血清和（或）脑脊液抗 GABA$_B$R 抗体阳性
抗 CASPR2 抗体相关脑炎	该病罕见 （1）发病年龄中位数在 60 岁左右 （2）临床表现见本病诊断要点 （3）还可表现为莫旺综合征 （4）神经电生理检查结果见本病诊断要点 （5）少数患者合并肿瘤，如胸腺瘤	血清和（或）脑脊液抗 CASPR2 抗体阳性
抗 IgLON5 抗体相关脑病	该病罕见 （1）发病年龄中位数约 60 岁 （2）主要表现为睡眠障碍和运动障碍，出现行走不稳、共济失调、构音障碍、吞咽困难、中枢性低通气、舞蹈样动作、口面部不自主运动等	（1）同步视频多导睡眠图可见阻塞性睡眠呼吸暂停、喘鸣、快速眼球运动期睡眠行为障碍，也可见非快速眼球运动期和快速眼球运动期均出现的异常运动、睡眠结构异常 （2）基因检测、神经病理学检查结果见本病诊断要点 （3）血清和（或）脑脊液抗 IgLON5 抗体阳性
抗 Hu 抗体相关脑炎	临床主要表现为边缘性脑炎，也可合并或单独表现为感觉性神经元神经病、假性肠梗阻等。抗 Hu 抗体阳性成人患者常合并肺癌，特别是小细胞肺癌，并可以与抗 GABA$_B$R 抗体等叠加，在儿童中则与神经母细胞瘤有关	血清和（或）脑脊液抗 Hu 抗体阳性

（二）AE 与其他疾病的鉴别诊断（表 26 - 1 - 4）

表 26 - 1 - 4　AE 与其他疾病的鉴别诊断

疾病		病史/症状/体征	辅助检查
代谢性疾病	韦尼克脑病	大部分由慢性酒精中毒引起，伴维生素 B$_1$ 缺乏	头颅 CT 或 MR 可见特征性双侧丘脑及脑干导水管周围病变
	肺性脑病	有肺病史，如气道阻塞性疾病、胸廓与胸膜病变等	血气分析、胸片、呼吸系统相关查体可辅助鉴别
	肝性脑病	有肝病史（如肝硬化、病毒性肝炎、原发型肝癌）、肝病征（如黄疸、蜘蛛痣、扑翼样震颤），常见诱发因素有消化道出血、感染、酸碱平衡紊乱等	血氨、肝功生化检查可辅助鉴别
	肾性脑病	有肾病史，如慢性肾小球肾炎、慢性肾盂肾炎，可有血尿、蛋白尿、水肿、高血压等	血常规、尿常规、内生肌酐清除率、血尿素氮、血肌酐、腹部影像学检查可辅助鉴别
感染性疾病		病毒性脑炎（特别是单纯疱疹病毒性脑炎，需要警惕它可能成为某些 AIE 的诱因）、结核性脑膜脑炎、神经性梅毒、神经莱姆病、克 - 雅病（需要警惕该病可能合并血清 CSAab 阳性），以及由细菌、真菌或寄生虫所致的中枢神经系统感染等。中枢神经系统感染可有流行病学史，有发热、头痛、意识障碍等表现，脑膜刺激征可阳性	结合病毒特异性抗原和（或）抗体检测、病毒核酸检测、脑脊液检查、头颅影像学检查等可助鉴别
神经系统变性病		路易体脑呆（DLB）、遗传性小脑变性等。表现为运动障碍和记忆与认知障碍，起病隐匿，进行性加重，病程可持续数年至数十年，可有家族史	相关生化标志物的检查、头颅影像学检查等可辅助鉴别
中枢神经系统肿瘤		颅内原发肿瘤及转移瘤，特别需警惕大脑胶质瘤病、大脑淋巴瘤病及中枢神经系统淋巴瘤。起病隐匿，进行性加重，可有恶性肿瘤病史、头痛等颅内压升高表现	脑脊液检查、头颅影像学检查等可辅助鉴别
遗传性疾病		线粒体脑肌病伴高乳酸血症和卒中样发作（MELAS）、肾上腺脑白质营养不良（ALD）等。可有家族史，表现为智能减退、行为异常、言语障碍、不自主运动、抽搐等	染色体检查、生化酶检测、细胞学检查等可辅助鉴别
中毒性疾病		一氧化碳中毒、砷中毒、放射性脑病。有毒物接触史，表现为意识障碍、精神障碍等	毒理学检查可助鉴别
血管性疾病		硬脑膜动静脉瘘、脑淀粉样血管病相关炎症（CAA - ri）等。可有头痛、颅内压升高、颅内出血	脑血管造影、头颅 CT 或 MRI 可辅助鉴别

六、 误诊防范

精神心理疾病患者易误诊，结合病史、症状、体征、相关辅助检查可避免误诊。

治疗

一、 治疗流程 （图 26 – 1 – 2）

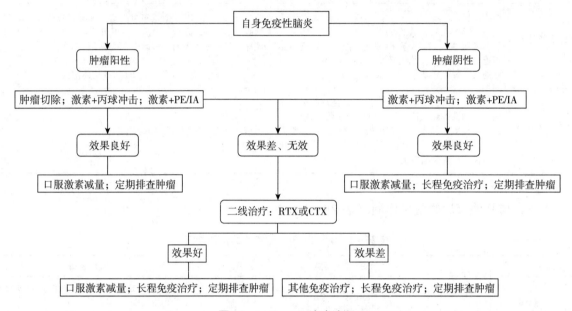

图 26 – 1 – 2 AE 治疗流程
PE 可替代血浆置换；IA 免疫吸附；RTX 利妥昔单抗；CTX 静脉注射环磷酰胺

二、 治疗原则

AE 是一种自身免疫性疾病，对 AE 的治疗主要包括免疫治疗，对症治疗如针对精神症状、癫痫发作、运动障碍、睡眠障碍、自主神经功能障碍的管理，对合并肿瘤者进行抗肿瘤治疗，以及支持治疗和康复治疗。急性期过后，应避免突然中断免疫治疗，以防早期复发，注重 AE 的长期管理。目前尚无标准治疗方案，对于无伴肿瘤患者，免疫治疗非常关键，故治疗以免疫调节为主，包括一线治疗与二线治疗；部分病例伴有肿瘤病灶或 PNDs，则应积极寻找并切除存在的肿瘤，肿瘤切除不仅加速病情恢复，而且可降低 AE 复发。

三、 治疗细则

（一） 免疫调节治疗

可分为一线免疫治疗、二线免疫治疗、长程（维持）免疫治疗、升级免疫治疗和添加免疫治疗等。现有研究表明，在一线治疗后，辅助长期免疫

抑制治疗通常预后较好。

1. 一线免疫治疗 糖皮质激素、静脉注射免疫球蛋白（IVIG）、血浆置换（PE）为一线治疗，可以单独应用。所有首次发病的 AE 患者均应接受一线免疫治疗。激素常用甲强龙，用量为 1g/d，连续 5d。丙种球蛋白用法有两种：一种是每日 1g/kg 连用 2d，另一种是每日 0.4g/kg 连用 5d，两种用法的总量均为 2g/kg，对于病情严重者，宜采用第一种用法，以期达到更快起效的作用。也可联合应用，常用的联合方案有激素联合 IVIG 或 PE，研究表明联合应用优于单药治疗。

一般情况下，应联合使用糖皮质激素与 IVIG；对于重症 AE 患者，可联合使用糖皮质激素冲击治疗与 IVIG。对于重症或难治性 AE 患者，可考虑以多轮（两轮或以上）IVIG 为基础的强化一线免疫治疗。

2. 二线免疫治疗 当一线治疗 4 周后效果不佳或复发时，应选择二线免疫治疗。二线治疗包括利妥昔单抗（RTX）等抗 CD20 单抗与静脉注射环磷酰胺（CTX）。若使用 2 种或以上一线免疫治疗，2

周后病情无明显好转，应及时应用静脉注射 RTX 治疗。若利妥昔单抗无法获得，或者存在禁忌证，可考虑使用静脉注射环磷酰胺等药物。研究表明，二线免疫治疗对于一线治疗无效的 AE 患者常常有效的。治疗方案多为单独应用二线药物，例如 RTX 用量为 $375mg/m^2$，每周 1 次，连用 4 周。疗效不佳情况下可考虑联合用药，多为利妥昔单抗联合其他一种免疫抑制剂。

3. 长期免疫治疗 对于 AE 患者而言，恢复期长期维持免疫治疗仍然有利于 AE 患者病情的恢复。长程免疫治疗方案包括吗替麦考酚酯、硫唑嘌呤等，一般疗程不少于 12 个月。一项大样本多中心长期随访研究发现，在免疫治疗 4 周时几乎只有一半病例病情有改善，2 年时则可高达 81%，2 年后仍有继续恢复的病例，12% 的病例可能复发，提示维持长期免疫治疗的重要性。

4. 升级免疫治疗 主要为静脉注射托珠单抗，仅对难治性重症 AE 患者，若使用二线免疫治疗1～2 个月后病情无明显好转，可考虑升级至静脉注射托珠单抗治疗。

5. 添加免疫治疗 包括甲氨蝶呤鞘内注射、硼替佐米和低剂量白细胞介素 2（IL－2）。仅对难治性重症 AE 患者，若使用二线免疫治疗 1～2 个月后病情无明显好转，经过严格筛选后，可考虑添加免疫治疗。

6. 副肿瘤性 AE 的治疗 副肿瘤性 AE 的治疗与抗神经元细胞表面或者突触蛋白抗体相关 AE 的治疗类似。考虑到 T 毒性细胞在副肿瘤性 AE 发病中的重要作用，一般选择作用于所有淋巴细胞的药物，也可选择主要作用于 T 细胞的药物。

（二）肿瘤的治疗

对于所有 AE 患者，均应常规检查是否合并肿瘤存在。因为部分 AE 患者自身抗体的产生及而后

发生的脑炎与肿瘤有密切关系，目前均主张一旦发现肿瘤，应及时摘除，不但可以加速病情恢复而且还可以最大限度地减少病情复发的风险。AE 患者如果合并恶性肿瘤，应由相关专科进行抗肿瘤治疗，在抗肿瘤治疗期间一般需要维持对 AE 的免疫治疗，以一线治疗为主。

比如抗 NMDAR 脑炎与卵巢畸胎瘤相关，有报道称 18 岁以上的女性抗 NMDAR 脑炎患者中有 56%伴有卵巢畸胎瘤。如果发现肿瘤，包括良性肿瘤，如果不切除仅应用免疫治疗虽然也有恢复的可能，但恢复时间要比切除肿瘤者长且易于复发。如果没有找到肿瘤，对于 12 岁以上的女性，应当采用 MRI每 6 个月扫描 1 次腹部和盆腔，至少持续 4 年。

（三）对症治疗

1. 控制癫痫发作 可选用广谱抗癫痫药物，例如苯二氮䓬类、丙戊酸钠、左乙拉西坦、拉莫三嗪和托吡酯等。终止癫痫持续状态的一线抗癫痫药物包括地西泮静脉推注或者咪达唑仑肌内注射；二线药物包括静脉注射丙戊酸钠；三线药物包括丙泊酚与咪达唑仑。恢复期 AE 患者一般不需要长期维持抗癫痫药物治疗。

2. 控制精神症状 可以选用药物包括奥氮平、氯硝西泮、丙戊酸钠、氟哌啶醇和喹硫平等。免疫治疗起效后应及时减停抗精神病药物。

（四）对于复发患者的治疗

所有 AE 复发患者均应接受一线免疫治疗，并应考虑在一线免疫治疗后 2 周内启动二线免疫治疗和（或）长期免疫治疗。根据病情严重程度、免疫治疗反应、复发次数及治疗相关不良反应等个体情况，复发患者的长期免疫治疗疗程应达到 12～24 个月。

四、 药物治疗方案 （表 26 - 1 - 5、 表 26 - 1 - 6 ）

表 26 - 1 - 5　AE 急性期的药物治疗方案

药物名称	用法用量	注意事项
糖皮质激素（激素）	甲泼尼龙 1000mg/d，连续静脉滴注 3d，随后降至 500mg/d，静脉滴注 3d。然后可以减量为甲泼尼龙 40～80mg/d，静脉滴注 2 次；或者改为口服醋酸泼尼松 1mg/（kg·d），2 周（或口服甲泼尼龙，按 5mg 醋酸泼尼松 = 4mg 甲泼尼龙）；之后每 2 周减 5mg；口服激素总疗程一般为 6 个月	大剂量激素治疗可能会出现不良反应，使用时需密切观察患者情况，及时处理，必要时停药。激素冲击治疗时给药速度要慢，以免引起心脏不良反应。其他常见不良反应包括电解质紊乱、血压异常、上消化道出血、骨质疏松和股骨头坏死等。可应用质子泵抑制剂预防上消化道出血，注意补钾和补钙。此外，应尽量控制激素的剂量和疗程，以预防激素引起的骨质疏松，甚至股骨头坏死等严重并发症。在减停激素过程中需评估脑炎活动性，关注病情变化与复发

续表

药物名称	用法用量	注意事项
静脉注射大剂量免疫球蛋白（IVIG）	免疫球蛋白使用剂量为 0.4g/（kg·d），静脉滴注，连续 3~5d 为 1 个疗程；根据患者体重按总量 2g/kg，分 3~5d 静脉滴注	—
血浆置换（PE）	建议置换 5~7 次，每次用血浆 1~2L	—

表 26-1-6 AE 缓解期治疗期的药物治疗方案

治疗药物	用法用量	注意事项
硫唑嘌呤	推荐用法：按体重 2~3mg/（kg·d）单用或联合口服泼尼松［按体重 0.75mg/（kg·d）］，通常在硫唑嘌呤起效后（4~5 个月）将泼尼松渐减量至小剂量长期维持。口服剂量为 100mg/d，至少 1 年	由于硫唑嘌呤可引起白细胞降低、肝功能损害、恶心和呕吐等不良反应，应注意定期监测血常规和肝功能等
吗替麦考酚酯	推荐用法：1~1.5g/d，口服。起效相对硫唑嘌呤较快，白细胞减少和肝功能损害等不良反应也较硫唑嘌呤少。常规口服剂量 1000~2000mg/d，分 2~3 次口服，至少 1 年。诱导期剂量可用至 2500~3000mg/d	其不良反应主要为胃肠道症状和机会性感染等。该药致畸风险较高，孕妇慎用
利妥昔单抗	有常规剂量方案和减低剂量方案可供选择。常规方案：按 375mg/m²（体表面积）静脉滴注，每周 1 次，共给药 3~4 次。减量方案：总量 600mg（第 1 天 100mg 静脉滴注，第 2 天 500mg 静脉滴注），或者总量 400mg（每次 100mg，每周 1 次，连用 4 次）	大部分患者治疗后可维持 B 淋巴细胞消减 6 个月，可根据 CD19/CD20 阳性细胞或 CD27[+]记忆细胞监测 B 淋巴细胞，根据 B 淋巴细胞情况决定是否行第二个疗程治疗
托珠单抗	主要用于难治性重症 AE 患者。根据患者体重按 8mg/kg 静脉滴注，每 4 周 1 次。对于感染等不良反应风险高的患者，可酌情使用减量方案（2~6mg/kg）	—

作者：李启慧 舒崖清
审稿：解洪荣

参考文献

第二节 急性脊髓炎

急性脊髓炎（acute myelitis）通常亦称为急性横贯性脊髓炎（acute transverse myelitis，ATM），是指各种感染引起自身免疫反应所致的急性横贯性炎性脊髓损害，是临床上最具代表性的常见非外伤性横贯性脊髓病。

急性脊髓炎不是一种病，而是由不同病因引起的综合征。其中以局限于脊髓数个节段向上发展累及较高节段，并伴有感觉缺失平面不断上升，瘫痪由下肢迅速波及上肢及延髓支配肌群，出现完全性截瘫、呼吸困难、吞咽障碍及构音不清，称急性上升性脊髓炎，患者可死于呼吸衰竭。急性脊髓炎病变常局限于脊髓的数个节段，胸髓最常受累，以病损以下肢体瘫痪、传导束型感觉障碍和尿便功能障碍为临床特征。

诊断

一、 诊断流程 （图 26 - 2 - 1）

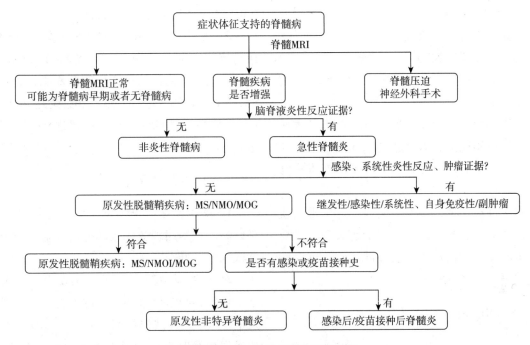

图 26 - 2 - 1 急性脊髓炎诊断流程

MS 多发性硬化；NMO 视神经脊髓炎；MOG 髓鞘少突胶质细胞糖蛋白抗体相关疾病

二、 问诊与查体

（一）问诊和症状

本病发病前 1~2 周多有上呼吸道感染病史或胃肠道症状，部分患者有疫苗接种史。本病多呈急性起病，首发症状为肢体麻木或刺痛感，数小时后出现肢体无力，也有患者直接以肢体无力起病，1~2d 后出现脊髓横贯性损害症状。少数患者可呈卒中型发病，即突然出现肢体无力瘫倒，症状很快达到高峰。偶有起病较缓者，1~2 周症状达高峰。儿童患者约 50% 出现发热，约 30% 出现颈抵抗。

（二）查体和体征

1. 感觉障碍 为传导束型感觉障碍，受损平面以下所有感觉丧失。可因后根受刺激，在感觉消失区上缘和正常感觉区之间有 1~2 个节段感觉过敏区或束带感。病情较轻患者感觉平面可不明显。随病情好转感觉平面逐步下降，但较运动功能的恢复慢。儿童一般感觉障碍的恢复早于运动障碍，多数

1~2 周、少数 3~4 周恢复正常。

2. 运动障碍 急性起病，进展迅速，早期为脊髓休克期。脊髓休克的发生机制可能为脊髓与高级中枢的联系突然中断，脊髓低级中枢突然失去高级中枢的抑制，其自主功能又未能建立而出现了暂时性功能紊乱。表现为肢体瘫痪、肌张力减低、腱反射消失、病理反射阴性。一般持续 2~4 周则进入恢复期，肌张力、腱反射逐渐增高，出现病理反射，肢体肌力的恢复常始于下肢远端，然后逐步上移。

受累脊髓部位不同，肢体瘫痪表现各异：①高颈段（C1~C4）病变：双侧上下肢均呈上运动神经元瘫痪，因呼吸肌麻痹伴发呼吸困难；②颈膨大（C5~T2）病变：双上肢呈下运动神经元瘫痪，双下肢呈上运动神经元瘫痪；③C8 和 T1 节段侧角细胞受累：出现 Horner 综合征（同侧面部潮红无汗、瞳孔缩小、上睑下垂、眼球内陷）；④胸段（T3~T12）病变：双下肢呈上运动神经元瘫痪；⑤腰膨大（L1~S2）病变双下肢呈下运动神经元瘫痪；⑥脊髓圆锥病变：无肢体瘫痪。

脊髓休克期长短取决于脊髓损害严重程度和是

否有并发症，如肺部感染、尿路感染、压疮等。脊髓严重损伤时，常导致屈肌张力增高。下肢任何部位的刺激或膀胱充盈，均可引起下肢屈曲反射和痉挛，伴有出汗、竖毛、尿便自动排出等症状，称为总体反射，常提示预后不良。

3. 自主神经功能障碍 患者可出现尿潴留以及充盈性尿失禁。因脊髓休克期膀胱逼尿肌松弛，膀胱无充盈感，呈无张力性神经源性膀胱。随着脊髓功能恢复，开始出现尿意和排尿功能，多于2~3周恢复正常。

脊髓休克期由于肛门括约肌松弛，可出现大便失禁，亦可因结肠蠕动和直肠活动减弱而出现大便潴留或便秘。随着脊髓功能恢复，大便功能可逐渐恢复正常。

由于自主神经损害，病变平面以下可出现皮肤脱屑、少汗或无汗、指（趾）甲脆裂等表现。病变水平以上可有发作性出汗过度、皮肤潮红、反射性心动过缓等自主神经反射异常。

三、 辅助检查

（一）优先检查

1. 影像学检查 MRI 是诊断急性非特异性脊髓炎的重要检查项目，本病主要表现为：①急性期受累脊髓节段略有增粗；②受累脊髓显示较均匀或多发的斑片状稍长 T_1 和 T_2 异常信号，T_1WI 像呈不太清晰的稍长 T_1 低信号，T_2WI 像呈清晰的长 T_2 高信号，病变往往延续数个节段；③急性期增强 T_1WI 像上呈轻度异常对比增强的斑片状短 T_1 高信号；④晚期可见脊髓萎缩。部分病例可始终无异常。

在急性脊髓炎中，病变通常涉及脊髓的白质或灰质和白质，而在急性弛缓性脊髓炎中，病变往往更局限于灰质，尤其是前角。然而，这种对灰质的偏好可见于其他原因，特别是在 MOG 抗体相关疾病中已有报道。

2. 脑脊液检查 脑脊液压力正常，细胞数可正常或稍高，以淋巴细胞为主，蛋白可轻度增高，糖和氯化物正常。部分患者脑脊液完全正常。脑脊液检测应在疾病急性期尽快进行，最好在治疗前进

行。脑脊液白细胞计数升高（>5 个细胞/μl）或寡克隆条带的存在支持炎症。MS 脊髓炎的白细胞计数通常为 0~50/μl，寡克隆条带阳性的发生率为 85%。AQP4$^+$NMOSD 和 MOGAD 的脑脊液白细胞范围为 0~1000/μl，而约 15% 的 MOGAD 和 AQP4$^+$NMOSD 患者出现寡克隆条带阳性。

3. 血清抗体检查 中枢神经系统特异性检查，血清抗体检测是诊断 AQP4$^+$NMOSD 和 MOGAD 的主要依据，因为血清抗体检测的敏感性远高于脑脊液。M1-AQP4 转染的基于细胞检测血清 AQP4-IgG 敏感性超过 80%，特异性超过 99%。随着技术进步，越来越多抗体被发现，诊断也越来越精准。

（二）可选检查

1. 脊柱 X 线 脊柱 X 线平片正常，脊髓 CT 多难以显示脊髓病理变化，部分仅仅显示脊髓内斑片状或弥散性低密度区。

2. 电生理检查 ①运动诱发电位（MEP）异常，可作为判断疗效和预后的指标；②下肢体感诱发电位（SEP）波幅可明显减低；③肌电图可正常或呈失神经改变；④视觉诱发电位（VEP）正常，可作为与视神经脊髓炎及 MS 的鉴别依据。

四、 诊断及其标准

（一）诊断标准

根据患者起病急，病前有感染病史或疫苗接种史和快速进展的脊髓横贯性损害体征，结合脑脊液、脊髓 MRI 等相关检查，诊断并不困难。

2002 年横贯性脊髓炎协作组（TMCWG）提出将急性脊髓炎分为非特异性脊髓炎和疾病相关性脊髓炎，并制定了急性非特异性脊髓炎的诊断标准（表 26-2-1）。

临床上，ATM 可有双侧对称性或不对称性脊髓损害的症状和体征区别，故有急性完全性横贯性脊髓炎（acute complete transverse myelitis，ACTM）和急性部分性横贯性脊髓炎（acute partial transverse myelitis，APTM）之分（表 26-2-2）。

表 26 – 2 – 1　TMCWG 急性非特异性脊髓炎诊断标准

纳入标准	排除标准
（1）归因于脊髓的进展性感觉、运动、自主神经功能障碍	（1）既往 10 年内脊髓放疗史
（2）双侧体征和（或）症状（不是必须对称）	（2）明确的与脊髓前动脉分布区一致的临床症状
（3）明确的感觉平面	（3）海绵状静脉畸形及动静脉畸形导致的脊髓表面的异常流空信号
（4）通过神经影像学检查（MRI 或脊髓造影；脊髓 CT 无意义）排除髓外压迫	（4）结缔组织（结节病、白塞氏病、干燥综合征、系统性红斑狼疮、混合型结缔组织病等）的血清学或临床证据
（5）脊髓内炎症反应的客观证据（脑脊液细胞数增多、IgG 指数升高或锐增强阳性病灶）；如果发病时无炎症证据，发病 2~7d 内复查 MRI 及脑脊液分析	（5）梅毒、莱姆病、HIV、HTLV – 1、支原体、其他病毒（如 HSV – 1、HSV – 2、EBV、CMV、HHV – 6、肠道病毒）感染 CNS 的表现
（6）发病后 4h~21d 症状进展达高峰	（6）头 MRI 异常提示 MS
	（7）临床上明显的视神经炎

注：HIV 艾滋病病毒；HTLV 人 T 细胞白血病病毒；HSV 单纯疱疹病毒；EBV EB 病毒；CMV 巨细胞病毒；HHV – 6 人疱疹病毒；CNS 中枢神经系统；MS 多发性硬化

表 26 – 2 – 2　ACTM 和 APTM 的推荐诊断标准

ACTM 推荐标准	APTM 推荐标准
脊髓受累所致的中重度双侧对称性运动、感觉、自主神经功能障碍	脊髓受累所致的轻度感觉和（或）运动功能障碍，可为双侧或单侧；如果脊髓功能障碍严重，则双侧应显著不对称
双侧对称性感觉平面	单侧或双侧感觉平面所致的症状体征，或典型脊髓炎 MRI 病灶
起病后 4h~21d 病情达高峰	同前
除外其他病因包括其他形式的脱髓鞘疾病（无视神经炎病史，无支持 MS 的颅内 MRI 病灶，可完善免疫学检查、诱发电位、其他检查等除外其他疾病相关性脊髓炎）	同前
脑脊液及 MRI 提示脊髓炎性损害或正常（脑脊液细胞数增多或行 IgG 指数升高或轧增强）	同前

注：MS 多发性硬化

（二）常见并发症

本病常见的并发症包括：褥疮；泌尿道和（或）肺部感染；深静脉血栓及肺栓塞；膀胱功能障碍（尿潴留或尿失禁）；心律失常、直立性低血压及自主神经功能紊乱等。患者还可能出现不同程度的肌肉僵硬、痉挛、瘫痪、性功能障碍、抑郁焦虑，以及皮肤干燥无汗、皮温低、指（趾）甲脆裂、霍纳征、延髓性麻痹等并发症。

五、鉴别诊断（表 26 – 2 – 3）

表 26 – 2 – 3　急性脊髓炎与其他疾病的鉴别诊断

疾病	病史/症状/体征	辅助检查
急性脊髓灰质炎	由脊髓灰质炎病毒引起，好发于儿童的急性传染病。主要累及脊髓前角细胞，表现为非对称性肢体弛缓性瘫痪 急性脊髓灰质炎样综合征（Polio – like syndrome）系指由柯萨奇病毒、埃可病毒等肠道病毒感染后引起的非对称性肢体弛缓性瘫痪，酷似急性脊髓灰质炎，但瘫痪程度较轻，恢复较快、预后好	—
视神经脊髓炎	除有脊髓炎的症状外，还有视神经的症状，表现为视力下降、视神经症状可出现在脊髓症状之前、同时或之后	视神经脊髓炎的脊髓 MRI 上病灶通常纵向延伸 3 个椎体节段以上，病灶位于脊髓中央，对称，累及灰质和白质；而脊髓病灶罕见延伸 2 个椎体节段以上，病变多累及白质束，不对称。最重要的鉴别在于视神经脊髓炎患者血清中 AQP4 抗体阳性

疾病		病史/症状/体征	辅助检查
亚急性坏死性脊髓病		亚急性坏死性脊髓病（Foix - Alajouanine 病）是一种罕见的脊髓血管异常增生性疾病。50 岁以上男性多见，表现为缓慢进行性加重的双下肢无力，病变平面以下感觉减退，可伴有肌肉萎缩。随病情进展，症状逐渐加重而出现完全性截瘫、大小便功能障碍。具备以下情况时，需要考虑此病：①进行性肢体麻痹，开始为痉挛性以后变为弛缓性；②感觉障碍开始有分离性感觉障碍，以后所有感觉均发生障碍；③脑脊液有蛋白细胞分离现象，蛋白显著增高；④除外其他脊髓病	脑脊液检查、脊髓造影和外科手术探查对诊断有帮助，如能发现脊膜血管异常，则可进一步支持此临床诊断
脊髓血管病	缺血性	脊髓前动脉闭塞综合征容易和急性脊髓炎混淆，病变水平相应部位出现根痛、短时间内出现截瘫、痛温觉缺失、尿便障碍，但深感觉保留，脑脊液正常。超急性症状（<6h）伴有严重脊髓受损症状，强烈提示急性脊髓梗死	脊髓 MRI 可见脊髓异常信号，脊髓数字减影血管造影（DSA）可发现血管畸形
	出血性	脊髓出血少见，多由外伤或脊髓血管畸形引起，起病急骤伴有剧烈背痛，肢体瘫痪和尿便潴留	可呈血性脑脊液，MRI 检查有助于诊断
急性炎症性脱髓鞘性多发性神经病		肢体呈弛缓性瘫痪，末梢型感觉障碍，可伴脑神经损害，括约肌功能障碍少见，即使出现一般也在急性期数天至 1 周内恢复	—
急性硬脊膜外脓肿		起病急，临床表现与急性脊髓类类似，但有感染病史和身体其他部位化脓性病灶，病变部位有压痛和叩击痛，椎管有梗阻现象	外周血及脑脊液白细胞增高，脑脊液蛋白含量明显升高，MRI 可协助诊断
人类 T 淋巴细胞病毒 1 型相关脊髓病（HAM）		是 HTLV -1 慢性感染所致的免疫异常相关的脊髓病变，以缓慢进行性截瘫为临床特征，部分病例表现为周围神经病或肌炎 1988 年鹿儿岛 WHO 会议修订的诊断标准：中年隐匿起病，缓慢进展性双下肢无力，双侧锥体束受损症状和体征，四肢健反射亢进，双下肢巴宾斯基征阳性，腹壁反射消失等脊髓麻痹症状，常有排尿障碍和尿路感染，血液及脑脊液检查 HTLV -1 抗体阳性，且能排除其他疾病	血液及脑脊液检查 HTLV -1 抗体阳性有助于鉴别诊断

六、 误诊防范

因本病多发于青年人，老年人症状轻或疾病初期的患者容易被误诊，另外，有运动诱因的患者因多被认为急性脊髓压迫症，就诊于骨科及脊柱外科。

ATM 临床表现为双侧肢体无力，节段性感觉异常及括约肌障碍应进行脊髓 CT、MRI 等明确诊断，本病极易被误诊周期性麻痹、格林巴利综合征、MS、视神经脊髓炎，脊髓卒中、放射性脊髓病、脊髓血管畸形等病。

MS（临床孤立综合征），肿瘤（脊髓转移），精神疾病（如转换障碍等），自身免疫性疾病（干燥综合征、系统性红斑狼疮、混合性结缔组织病等）可能被误诊为本病。

详细病史和精准体格检查是诊断本病关键，另外可借助化验（脑脊液）、CT（脊髓、胸、腹部）、MRI 检查，必要时全身 ^{18}F - FDG PET/CT 扫描等检查明确诊断。

治疗

一、 治疗流程 （图 26 - 2 - 2）

二、 治疗原则

急性脊髓炎应早期诊断、早期治疗、精心护理，早期康复训练对预后也十分重要。

三、 治疗细则

（一）一般治疗

1. 呼吸困难者应及时给予吸氧，保持呼吸道通畅，选用有效抗生素控制感染，必要时气管切开行人工辅助呼吸。

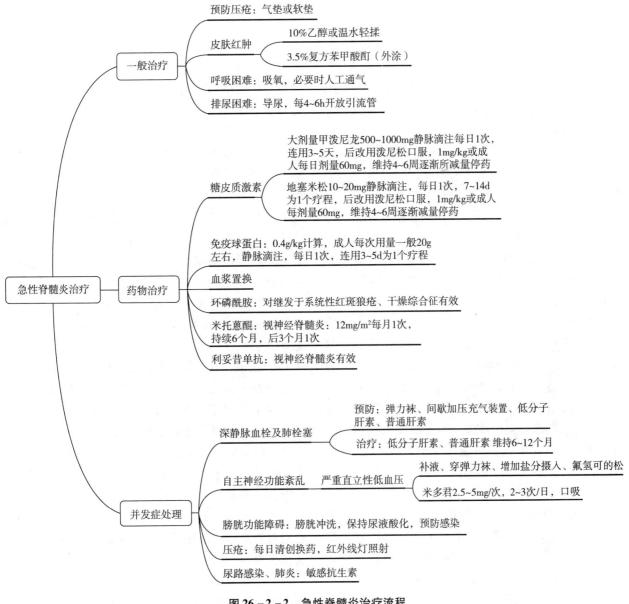

图 26 – 2 – 2 急性脊髓炎治疗流程

2. 排尿障碍者应保留无菌导尿管，每 4～6h 放开引流管 1 次。当膀胱功能恢复，残余尿量少于 100ml 时不再导尿，以防膀胱挛缩，体积缩小。

3. 保持皮肤清洁，易受压部位加用气垫或软垫以防发生压疮。按时翻身、拍背、吸痰，皮肤发红部位可用 10% 乙醇或温水轻揉，并涂以 3.5% 复方苯甲酸酊，有溃疡形成者应及时换药，应用压疮贴膜。

（二）药物治疗

1. 皮质类固醇激素 急性期，糖皮质激素能抑制细胞因子产生，减轻细胞毒水肿，通常可用甲泼尼龙（IVMP）短程冲击疗法，500～1000mg 静脉滴注，每日 1 次，连用 3～5d，也可用地塞米松 10～

20mg 静脉滴注，每日 1 次，7～14d 为 1 个疗程。及时诊断和治疗至关重要，因为治疗延迟时间越长，结局越差。

静脉滴注后改用泼尼松口服，按每公斤体重 1mg 或成人每日剂量 60mg，维持 4～6 周逐渐减量停药。

大剂量激素冲击可能发生血糖、血压升高、胃出血、骨质疏松、加重或诱发感染等风险，应提前做好应对预案。

2. 大剂量免疫球蛋白（IVIG） 日剂量可按 0.4g/kg 计算，成人每次用量一般 20g 左右，静脉滴注，每日 1 次，连用 3～5d 为 1 个疗程。输注过程可能出现皮疹、过敏、血源性传播疾病和肾毒性等不良反应，特别注意有抗 IgA 抗体的选择性 IgA

缺乏者，禁用免疫球蛋白。

3. 血浆置换（PLEX） 对于中重度患者（如无法行走、明显大小便障碍及双下肢感觉消失），大剂量激素应用5~7d病情仍无明显改善者，可考虑PLEX治疗。一项关于NMOSD发作的研究显示，在接受大剂量类固醇治疗的患者中，只有17%的患者能够完全康复，几乎一半的患者需要二线治疗，如PLEX、IVIG、利妥昔单抗和环磷酰胺。

PLEX不良反应多轻度或中度，如过敏、低血压、低钙血症、感染、凝血功能障碍等。

4. 免疫调节治疗 对于使用静脉激素冲击治疗后病情仍进展的患者，可考虑行环磷酰胺冲击治疗，剂量500~1000mg/m²，特别对于继发于系统性红斑狼疮、干燥综合征的脊髓炎比激素更有效。用药期间需警惕感染、出血性膀胱炎及血细胞减少症等并发症的发生。而对于脊髓炎复发患者，可考虑长期口服免疫调节剂，相关药物有硫唑嘌呤、甲氨蝶呤、霉酚酸酯或环磷酰胺。例如对于MS，许多疾病修饰疗法（DMT）可用于疾病复发，高效治疗可以潜在地消除未来的疾病复发。AQP4⁺NMOSD患者每次发作都会累积残疾，因此需要长期预防发作免疫治疗以保护神经功能。对于MOGAD，发作预防治疗通常不会在首次发作后开始，仅用于复发性疾病患者。

5. 靶向药物 ①米托蒽醌：12mg/m²，每月1次，持续6个月，以后每3个月1次评价治疗视神经脊髓炎的效果；②利妥昔单抗治疗视神经有效。

2011年美国横贯性脊髓炎指南的结论是：有不充分的证据支持米托蒽醌对缓解脊髓炎的复发有效（单个Ⅲ类研究）；利妥昔单抗减少视神经脊髓炎复发可能有效（2项Ⅲ类研究）。

目前，托珠单抗、依库珠单抗、伊奈比利珠单抗和沙曲珠单抗也被用于临床实验，并取得较好疗效。

6. 其他 B族维生素有助于神经功能的恢复，常用维生素B₁注射液100mg，肌内注射；维生素B₁₂注射液500~1000g，肌内注射或静脉给药，每天1~2次。

急性期可选用血管扩张药，如烟酸、尼莫地平。

神经营养药，如三磷腺苷、胞磷胆碱疗效未确定。

双下肢痉挛者可服用巴氯芬5~10mg，每天2~3次。

（三）并发症处理

1. 泌尿道和（或）肺部感染 一旦并发感染应根据细菌学检查及药敏试验结果选择敏感抗生素，控制泌尿道或肺部感染，抗病毒可选用阿昔洛韦、更昔洛韦等抗病毒药物。

2. 深静脉血栓及肺栓塞 脊髓炎病情相对重的患者都应高度警惕深静脉血栓形成或肺栓塞的发生，瘫痪越严重的患者发生率越高，对高风险患者建议使用弹力袜、间歇加压充气装置、低分子肝素或普通肝素进行预防，一旦证实有栓塞立即行抗凝治疗，疗程为6~12个月。

3. 膀胱功能障碍 有尿潴留或尿失禁时应留置导尿管，每3~6h定时排放1次尿液，让膀胱保持定期充盈，防止脊髓功能恢复时发展为痉挛性小膀胱，同时进行膀胱冲洗，保持尿液酸化，预防感染。

4. 压疮 这是急性脊髓炎肢体严重瘫痪后的一个常见并发症，由于患者长期卧床，局部组织受压，加上神经营养障碍，在骨隆起的部位，如臀部、踝部和肩胛等处易发生压疮。

预防是关键，保持皮肤清洁干燥，防止拖拉造成瘫痪肢体皮肤磨破；防止骨隆起部位长期受压，在臀部、踝部和肩胛等处加用气圈和软垫，并经常按摩受压处的皮肤，定时翻身，变换体位；加强营养进食高蛋白、高热量、高维生素等食物，增加全身抵抗力。

一旦发现皮肤受压发红应以50%乙醇或红花酒精按摩受压皮肤，亦可用红外线灯照射。如已发生压疮，应每日清创换药，红外线灯照射。

5. 自主神经功能障碍 心律失常、直立性低血压及自主神经功能紊乱等症状是脊髓炎的常见并发症，特别是病灶在高位颈髓的患者。颈髓损伤后，损伤心脏的副交感神经，使这些反射减弱，导致心率、血压不稳。部分高位胸髓或颈髓受累的患者可出现直立性低血压，随体位改变时会感到头晕，重者会出现晕厥。

严重直立性低血压可通过补液、穿弹力袜、增加盐分摄入或使用氟氢可的松来治疗。必要时可用米多君，每次2.5~5mg，2~3次/天。不良反应包括心律不齐、寒战、皮疹，但罕见。禁忌证包括严重的心血管病、心律失常、急性肾脏疾病、肾功能不全、前列腺肥大伴残留尿、机械性尿阻塞、尿潴留、嗜铬细胞瘤、甲状腺功能亢进、青光眼等。

（四）预后

预后取决于急性脊髓炎损害程度、病变范围及并发症情况：①如无严重并发症，多于3~6个月内基本恢复；②完全性截瘫6个月后肌电图仍为失神经改变、MRI显示髓内广泛信号改变、病变范围累及脊髓节段多且弥漫者预后不良；③合并泌尿系感染、压疮、肺部感染者常影响恢复，遗留后遗症；④急性上升性脊髓炎和高颈段脊髓炎预后差，短期内可死于呼吸循环衰竭。

四、药物治疗方案（表26-2-4）

表26-2-4 急性脊髓炎药物治疗

药物名称	给药途径	常用剂量	给药次数或持续时间	备注
甲泼尼龙	静脉滴注	500~1000mg	每日1次，连用3~5d	冲击后改用泼尼松1mg/kg或60mg，4~6周减停
地塞米松	静脉滴注	10~20mg	每日1次，连用7~10d	冲击后改用泼尼松1mg/kg或60mg，4~6周减停
免疫球蛋白	静脉滴注	20g或0.4g/kg	每日1次，连用3~5d	—
环磷酰胺	静脉注射	500~1000mg/m²	每周1次，连用2周，休息1~2周重复	—
米托蒽醌	静脉滴注	1~2mg/m²	3~4周后重复	—

作者：王荡
审稿：张敏

参考文献

第三节 中枢神经系统血管炎

中枢神经系统血管炎（central nervous system vasculitis，CNSV）是指一系列导致脑、脊髓和脑（脊）膜的血管出现炎症和损害的疾病，一般同时涉及动脉和静脉血管，表现为血管壁或血管周围间隙的炎症，引起血管狭窄、闭塞、血栓形成或动脉瘤形成，从而导致广泛的体征和症状，包括神经功能缺陷、认知功能障碍和精神症状等，分为原发性和继发性。

原发性中枢神经系统血管炎（PACNS）机制尚不清楚，病因复杂，可能与遗传易感及感染后自身免疫相关；继发性中枢神经系统血管炎可继发于感染性疾病，病原体包括细菌、真菌、病毒、立克次体等，如结缔组织病（系统性红斑狼疮、干燥综合征、类风湿性关节炎等）及其他自身免疫性疾病（白塞氏病、显微镜下多血管炎等）（表26-3-1）。

此外，药物、肿瘤以及放射性损伤均可导致中枢神经系统血管炎。

表26-3-1 可导致继发性中枢神经血管炎的疾病分类

疾病分类	疾病种类
风湿性疾病	神经白塞病 系统性红斑狼疮 干燥综合征 硬皮病 结节性多动脉炎 韦格纳肉芽肿 嗜酸性肉芽肿性多血管炎 显微镜下多血管炎 ANCA相关血管炎
感染性血管炎	病毒（HIV、带状疱疹、肝炎病毒等） 真菌（隐球菌、曲霉菌等） 细菌（结核、肺炎链球菌、梅毒等）
自身炎症性相关疾病	炎症性肠病 自身炎症性综合征

注：ANCA抗中性粒细胞胞浆抗体；HIV人类免疫缺陷病毒

➡ 诊断

一、 诊断流程 （图26-3-1）

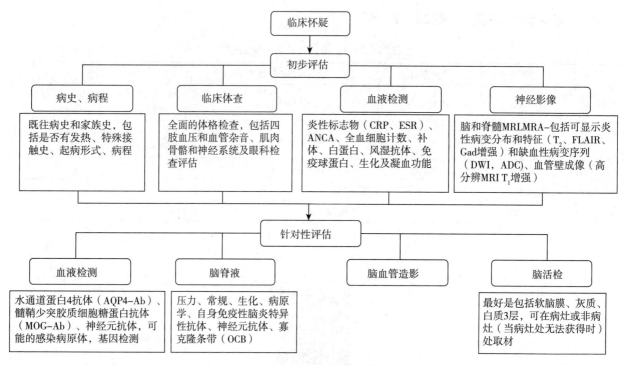

图26-3-1 中枢神经系统血管炎诊断流程

何时怀疑：PACNS虽然没有特征性临床表现，但有些情况是高度可疑的，如：①没有脑血管病高危因素的年轻卒中患者（尤其反复发生），应怀疑PACNS；②伴有或不伴有头痛的进行性认知功能障碍患者；③伴有复发性或持续性局灶性神经系统症状的患者；④伴有不明原因的神经功能缺损，且脑血管成像异常的患者。

二、 问诊与查体

（一）问诊和症状

PACNS常急性、亚急性起病，也可以呈隐匿性或反复、波动性病程，血管炎可广泛影响中枢神经系统，导致临床表现多样，无特异性。临床上需要详细询问患者起病形式、诱因、病程、既往史、个人史等。

1. 头痛 头痛是成人PACNS最常见的临床表现，头痛部位性质各不相同，需要注意追问有无偏头痛家族史，是否为雷击样头痛，主要是与可逆性脑血管收缩综合征（RCVS）鉴别。

2. 类似脑膜炎症状 多数患者临床表现和急性脑膜炎类似，出现头痛、恶心、呕吐等症状，问诊时要注意询问是否有熬夜、劳累、着凉等诱因，是否有发热、畏寒、鼻塞、流涕、咽痛等前驱感染症状。

3. 卒中样表现 因血管受累之后导致相应供血区出现卒中，急性起病的局灶神经功能缺损，注意患者是否为高龄，询问患者有无高血压、糖尿病、吸烟、饮酒等脑血管病高危因素。

4. 脑病样症状 主要是炎症累及皮层所致，患者可表现为癫痫发作、精神症状、意识或认知功能障碍、遗忘综合征等，继发于其他系统自身免疫性疾病所致的中枢神经系统血管炎容易出现脑病样症状，如狼疮脑，注意询问有无脱发、皮疹、肌肉及关节疼痛、周围神经病变相关的麻木及无力、口腔生殖器溃疡等。

5. 脑干综合征 脑干部位受累可出现恶心、呕吐、眩晕、头晕、构音不清等症状，注意与脑卒中鉴别，询问时同样注意是否有脑血管病高危因素，同时注意询问有无视力受损。某些自身免疫性疾病，如多发性硬化、视神经脊髓炎谱系疾病常累及脑干，且通常会合并视力、视野改变。

6. 脊髓受累症状　脊髓受累可单独发生或与脑实质受累同时发生，影响脊髓的血管炎通常表现为脊髓病，伴有疼痛、运动无力和感觉异常。

7. 冶游史　注意询问冶游史，HIV、梅毒是继发性中枢系统血管炎常见病因。

（二）查体和体征

PACNS 可以表现出各种神经功能缺损体征，如意识障碍、认知障碍、失语、失用、视野缺损、眼球活动障碍、构音障碍、不同程度的肢体瘫痪、脑膜刺激征等。同时注意查找有无继发性疾病相关体征，如发热、皮疹、口腔生殖器溃疡等。

三、辅助检查

（一）优先检查

1. 基本实验室检测　基本实验室检测包括血常规、尿常规、生化、红细胞沉降率（ESR）、C - 反应蛋白（CRP）和降钙素原（PCT）等。ESR、CRP、PCT 等炎性标志物升高应怀疑感染或存在全身系统受累情况。

2. 脑脊液（CSF）检查　如无禁忌证，所有怀疑 PACNS 患者均应完善脑脊液检查。检查项目除了常规、生化、病原学等，还要根据临床表现，检测相应的自身免疫性脑炎抗体。大多数 PACNS 患者的 CSF 有异常表现，但不具有特异性。主要表现为无菌性脑膜炎，淋巴细胞轻度增多、葡萄糖水平正常、蛋白质水平轻度升高，偶尔会出现寡克隆带和 IgG 合成升高。而与 PACNS 临床表现及血管造影结果非常相似的 RCVS 患者中 CSF 通常是正常的，或者仅仅提示蛛网膜下腔出血。

3. 神经影像学检查

（1）MRI：PACNS 患者在 MRI 上基本都会有异常表现，如果患者 MRI 完全正常，则基本不考虑 PACNS。所有疑似 PACNS 的患者都应完善头颅 MRI 检查，包括可以显示炎性病灶的 T_2、T_2 - FLAIR 序列，及显示急性脑梗死的 ADC、DWI 序列，以及可以显示脑膜炎性改变及血管壁炎性改变的钆增强序列，MRI 上的异常表现对于 PACNS 来说并无特异性，因而应该由熟悉 PACNS 的表现及其影像学特点的神经放射专家来进行分析。

（2）磁共振血管成像（MRA）和计算机体层血管成像（CTA）：在大多数 PACNS 病例中，受累的是中、小颅内动脉，而不是近端大动脉。MRA 和 CTA 对评估近端大动脉较可靠，对远端中小动脉病变评估不可靠，如果 MRA 或 CTA 发现近端大动脉异常表现提示其他疾病可能，如动脉粥样硬化、夹层、烟雾病或 RCVS。

（3）数字减影血管造影（DSA）：PACNS 脑血管造影最典型的特征为中小动脉节段性狭窄，呈"串珠样"改变，同时可能伴有其他类型病变，如多发性的边缘锐利的闭塞、偏心或向心性管腔狭窄、多发微动脉瘤等，其中多部位血管受累也是 PACNS 的典型特征。

（二）可选检查

1. 血清学检测　可进行以下血清学检测以排除其他潜在的系统性疾病及有类似临床表现的疾病：抗核抗体谱、类风湿因子、抗磷脂抗体、血清补体 C3 和 C4、抗中性粒细胞胞浆抗体（ANCA）、副肿瘤抗体、肿瘤标志物、冷沉淀球蛋白等。一些新型标记物，如淀粉样 βA4 蛋白和内皮祖细胞、血管性血友病因子抗原可能有助于诊断，但目前未经充分验证。

2. 病原体检测　根据临床表现，检测相关感染病原体，包括但不限于以下微生物的检测：疱疹病毒（如水痘带状疱疹病毒、巨细胞病毒等）、结核分枝杆菌、螺旋体、乙型和丙型肝炎病毒、艾滋病病毒、寄生虫等。

3. 胸腹部、盆腔 CT 扫描　排除有无占位病变和结节病等。

4. 脑活检　最好在脑活检之前可以找到继发因素，尽量避免脑活检。但对于确实怀疑的，诊断不清的患者，脑活检可以进一步明确诊断及排除其他疾病。脑活检最好是包括软脑膜、灰质、白质 3 层，可在病灶或非病灶（当病灶处无法获得时）处取材，如患者活检前已使用免疫抑制治疗，可能影响活检结果，导致假阴性。

（三）新检查

1. 高分辨 MRI（HR - MRI）　可应用 HR - MRI 行 T1 冠状位血管壁增强成像，PACNS 患者可见血管壁炎性反应，表现为血管壁同心圆样的均匀强化，而动脉粥样硬化斑块强化多为不规则。HR - MRI 对 PACNS 并无特异性，但可以排除一些类似表现的疾病。

2. 二代基因测序（NGS） CSF 或血清送 NGS 检查排除感染性疾病，感染为继发性中枢神经系统血管炎一个重要因素，当怀疑存在感染性疾病时，NGS 可以排除大部分感染源。

四、 诊断及其标准

（一）诊断标准

1. 原发性中枢神经系统血管炎（PACNS）

（1）临床上目前应用广泛的诊断标准是 Mallek 和 Calabrese 于 1988 年提出的，主要包括 3 个方面：①临床标准：患者存在神经功能缺损，但经详细评估后仍不能用其他疾病解释；②影像学和组织学标准：需有影像、病理两项中至少一项证实，存在中枢神经系统血管炎性过程；③排除继发性中枢神经系统血管炎。

（2）补充标准：补充诊断标准主要用来排除可逆性脑血管收缩综合征，如下：①确诊的 PACNS：临床表现 + 组织学活检证实的 PACNS（金标准）；②很可能的 PACNS：临床表现 + 血管造影、MRI、CSF 表现符合 PACNS，但缺乏活检资料。

2. 继发性中枢神经系统血管炎 尚无统一标准，影像学或组织学上有证据提示中枢神经系统血管炎，通过多方面评价后找到继发因素考虑继发性中枢神经系统血管炎。

（二）风险评估和危险分层

原发性中枢系统血管炎分 3 种类型：造影阳性（中、大血管受累型）、造影阴性型（小血管受累型）、脊髓型（少数累及脊髓），其中造影阴性型根据临床表现及病理可以分为三种亚型：肉芽肿型、淋巴细胞浸润型、β 淀粉样蛋白相关性脑血管炎（ABRA）。中、大血管受累型中的快速进展型风险最高，容易出现严重脑血管事件，预后最差。小血管受累中肉芽肿型对一线或二线药物治疗反应好，但容易复发，频繁复发者（至少 1 年复发 1~2 次）可能需要三线治疗。淋巴细胞型、ABRA 型预后相对较好。

（三）并发症诊断

1. 机会感染 糖皮质激素和免疫制剂使用后可能增加机会性感染，如隐球菌感染、肺孢子菌肺炎、结核等，找到相应病原体即可确诊，必要时可行 NGS。

2. 骨质疏松 糖皮质激素可以导致钙流失，导致骨质疏松，可行骨密度检查明确。

五、 鉴别诊断

（一）中枢神经血管炎的病因鉴别

PACNS 一般只累及中枢神经系统，而继发性中枢神经系统血管炎一般由系统性或全身疾病引起，因此在进行诊断时需排查患者是否患有继发性中枢神经系统血管炎相关疾病（表 26-3-2）。

表 26-3-2 继发性 CNSV 的病因鉴别

疾病	病史/症状/体征	辅助检查
累及大脑的系统性血管炎	此类疾病主要为一些风湿性疾病或自身免疫性疾病，该类疾病多先有其他系统临床表现，常见的有系统性红斑狼疮、干燥综合征、混合性结缔组织病和皮肌炎、类风湿性关节炎、抗磷脂综合征、结节性多动脉炎、巨细胞动脉炎、显微镜下多发血管炎、韦格纳肉芽肿、白塞病等	全身性血管炎在 CNS 受累之前确定诊断，较晚累及中枢神经系统，从非 CNS 部位的活检或血管造影中推断出来继发 CNS 血管炎
感染导致的中枢系统血管炎	感染导致的中枢神经系统血管炎可造成类似 PACNS 的表现	怀疑存在感染时，需结合血液学检查、CSF 结果及筛查相关抗体，或通过 NGS 查找病原体确诊，否则使用免疫抑制治疗可加重病情

（二）中枢神经血管炎与其他疾病的鉴别诊断

因 CNSV 无特异的临床表现及生物标志物，确诊需要病理活检，因此需要与很多疾病鉴别（表 26-3-3）。

表 26 - 3 - 3   CNSV 与重要相关疾病的鉴别诊断

疾病	病史/症状/体征	辅助检查
可逆性脑血管收缩综合征（RCVS）	是一组与脑动脉可逆性收缩相关的疾病，多急性起病，典型表现为突发的剧烈疼痛，患者多描述为"爆炸样""雷击样""撕裂样"，通常在 1min 内达高峰。前驱期可有抑郁、偏头痛等不适，呈单相病程，可能伴缺血性和（或）出血性卒中，因此，尽管血管收缩具有可逆性，但预后也可能不良。RCVS 发作时多有导致血管痉挛诱发因素，包括生理和药物因素，如产后、运动、情绪不良及常见的舒马曲坦和选择性 5 - 羟色胺或 5 - 羟色胺去甲肾上腺素再摄取抑制剂等药物，一般使用钙通道阻滞剂治疗效果较好，激素反而可能加重病情	脑 MRA、CTA 或 DSA 上典型的颅内动脉表现为节段性收缩，类似 PACNS "串珠样"改变，主要鉴别点在于 RCVS 在 HR - MRI 上无血管壁强化。脑 MRA、CTA 或 DSA 上的"串珠样"异常改变常在 3 个月内恢复
动脉粥样硬化性疾病	—	动脉粥样硬化性疾病在造影表现上可有类似 PACNS "串珠样"改变，但动脉粥样硬化性患者中头痛并不突出，且多有高血压病、糖尿病等血管病高危因素，在 HR - MRI 上血管壁强化多不规则，不是典型 PACNS 同心圆样强化，CSF 检查一般也是正常表现
伴皮层下梗死和白质脑病的常染色体显性遗传性脑动脉病（CADASIL）	该病为一种常染色体显性遗传的脑小血管，可表现为反复发作的偏头痛、脑卒中、认知障碍、精神神经症状等 PACNS 类似临床表现	MRI 上有散在或融合的白质病变，可类似 PACNS，但 CADASIL 的 DSA 多为阴性结果，这点可与造影阳性的 PACNS 鉴别，与造影阴性的 PACNS 鉴别有一定难度，可行皮肤活检或基因检测，CADASIL 皮肤活检可发现皮下小动脉血管平滑肌细胞的基底膜内的嗜锇颗粒，NOTCH3 基因突变是诊断 CADASIL 金标准
Susac 综合征	此病是自身免疫性血管内皮细胞病，主要表现为脑、眼、耳三联征，即脑病、听力下降、视力下降	在 MRI 上 T_2 加权或 DWI 可见胼胝体高信号，眼底血管造影可见视网膜中央动脉阻塞
急性播散性脑脊髓炎（ADEM）	ADEM 是一种急性或亚急性起病，免疫介导的炎症性脱髓鞘病，与 PACNS 类似，可广泛累及脑和脊髓，鉴别主要通过临床表现、病史、病程，ADEM 多数患者在发病前 1 ~ 4 周有疫苗接种或病毒感染史，起病急，多呈单相病程，而对于 PACNS，在即使规范免疫治疗情况下也容易反复	ADEM 脑部病变主要累及白质，MRI 上主要表现为白质内不对称的，多发片状或点状病灶，病灶长轴垂直侧脑室，表现出"垂直征"，类似多发性硬化影像学改变，而 PACNS 病灶很少呈"垂直征"，且容易复发出现新的病灶

六、 误诊防范

在急性、亚急性起病不明原因的神经功能缺损患者中，影像学上有类似 PACNS 表现，而无条件取得活检或活检阴性患者容易出现误诊。

本病易被误诊为：①颅内感染：因 PACNS 可有发热，当年轻者出现局灶神经功能缺损症状或神经精神症状，MRI 增强可见脑膜强化，则容易误诊为感染性脑炎、脑膜（脑）炎等；②占位性病变：PACNS 影像上可有水肿、占位效应，且强化不规则，可模仿胶质瘤、淋巴瘤样强化，因而容易误诊为占位性病变。

鉴别诊断中涉及的疾病种类均可能被误诊为 PACNS。最容易被误诊的是 RCVS，既往 PACNS 分类中有一类为良性的 PACNS，最终被证实为 RCVS，因其造影结果非常类似造影阳性的 PACNS，容易误诊。

为避免误诊，应详细询问病史，对于经过临床、常规影像学以及实验室评估后仍有不能解释的神经系统疾病需要考虑到 PACNS。应通过血液学、脑脊液、影像学、基因检测等多种手段来排除其他诊断，必要时进行脑活检。

治疗

一、治疗流程

（一）PACNS（图26-3-2）

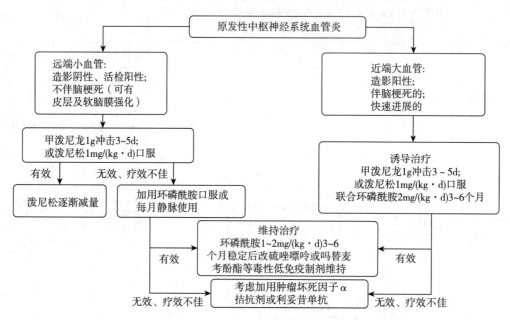

图26-3-2　PACNS治疗流程

（二）继发性中枢神经系统血管炎

主要是针对原发疾病进行治疗。对于继发于系统性血管炎或自身免疫性疾病的中枢神经系统血管炎，临床上常用激素冲击。

二、治疗原则

1. 免疫抑制，控制血管炎症活化。
2. 控制中枢神经性统症状，阻止继发性的卒中事件。
3. 防止治疗相关不良反应，预防机会感染等。
4. 康复，特别是儿童患者。

三、治疗细则

（一）一线治疗药物

1. 急性期主要是激素、环磷酰胺两种药物，甲泼尼龙一般是1g/d静脉滴注3~5d，或者予泼尼松［1mg/（kg·d），最大剂量80mg/d］口服1周，若反应良好，泼尼松逐步减量，序贯治疗2~3个月。

若在减量过程中病情出现反复，可再次以之前有效的最低剂量继续口服，直至患者病情稳定后再次逐渐减量，在治疗过程中，应关注激素治疗相关的并发症，如骨质疏松、继发感染等。

2. 对于效果不理想或者病情较重的患者，在激素治疗基础上，可同时联合环磷酰胺治疗，用药期间每2周检查1次血常规，并注意预防机会性感染，如卡氏肺孢子菌肺炎、隐球菌、结核、真菌等感染。待患者病情稳定缓解后，应将环磷酰胺更换为硫唑嘌呤、吗替麦考酚酯等低毒性的免疫抑制剂，继续维持6~12个月。在启动治疗4个月后，应进行治疗效果评价，如有无新发的神经功能受损症状，以及影像学上有无新发进展，如无缓解，或者仍进展，应考虑终止一线治疗并改用其他治疗方案。

（二）二线治疗药物

二线治疗药物主要是指毒性较低的免疫抑制剂，主要包括吗替麦考酚酯、硫唑嘌呤等，在预后较好的小血管受累类型中可选用该类药物。吗替麦考酚酯应用广泛，对于 PACNS 的初发治疗，及再发、维持治疗都可使用，维持治疗期可减少激素使用剂量，较环磷酰胺缓解率高，且毒性及不良反应更小。硫唑嘌呤同样也是激素减量过程中常用的免疫抑制剂，起效时间通常需要 3 个月，一般需要使用 9 ~ 12 个月后，症状可见改善。

（三）三线治疗药物

利妥昔单抗和肿瘤坏死因子 α 拮抗剂是主要的三线治疗药物，一般在以下 4 种情况下可考虑使用：①一线、二线药物治疗无效或不耐受；②经一线、二线药物规范治疗，神经功能缺损无恢复，甚至出现新发的神经功能受损症状，或影像学上有新发进展；③使用足量的、规范的激素和免疫抑制治疗，仍复发 2 次以上；④激素不能减至最小剂量 7.5mg，一旦减至 7.5mg 即复发。

肿瘤坏死因子 α 拮抗剂因缺乏足够的证据，不建议单独使用，主要是联合激素使用，使用利妥昔单抗和肿瘤坏死因子 α 拮抗剂等生物制剂过程中应注意监测肿瘤、感染等并发症。

四、 药物治疗方案 （表 26 - 3 - 4）

表 26 - 3 - 4　药物治疗方案

药物名称	常用剂量	给药途径	给药次数	使用时间	备注
甲泼尼龙	1g	静脉	qd	3 ~ 5d	—
泼尼松	1mg/kg（最大 80mg）	口服	qd	逐渐减量，根据病情长时间维持	—
环磷酰胺	1g/m² 体表面积	静脉	每月 1 次	3 ~ 6 月	每间隔 2 周检查 1 次血常规
	2mg/kg	口服	qd	3 ~ 6 月	
吗替麦考酚酯	1 ~ 2g	口服	qd	根据病情长时间维持	—
硫唑嘌呤	2 ~ 3mg/kg	口服	qd	根据病情长时间维持	—
利妥昔单抗	1g	静脉	每 2 周 1 次	半个月	共使用 2 次
	375mg/m² 体表面积	静脉	每周一次	每 6 ~ 9 个月重复一次	每疗程 2 次
英夫利悉单抗	5mg/kg	静脉	1 次	共使用 1 次	—
伊纳西普	25mg	静脉	每周 2 次	8 个月	2 次之后，按 25mg/kg 每周 1 次

注：qd 每日 1 次

作者：林传行
审稿：赵伟

参考文献

第二十七章　副肿瘤综合征

第一节　副肿瘤性小脑变性

副肿瘤性小脑变性（paraneoplastic cerebellar degeneration，PCD）又称亚急性小脑变性（subacute cerebellar degeneration），是一种罕见的疾病。为副肿瘤综合征（paraneoplastic syndromes，PNS）中最常见的一类，主要是由恶性肿瘤触发的小脑自身免疫性病变，临床以快速进展的小脑综合征为主要表现，在60%~70%的患者中，临床表现以及相关抗体检测阳性往往在肿瘤诊断之前出现。

诊断

一、诊断流程 （图27-1-1）

二、问诊与查体

（一）问诊和症状

1. 病史　注意询问：
①是否有吸烟史；②是否有癌 症病史或者癌症家族史；③是否有自身免疫性疾病病史；④是否有无前驱感染病史；⑤是否有面食类不耐受病史；⑥患者行走不稳是急性起病还是缓慢起病，症状是否越来越重；⑦是否有体位改变出现的头晕；⑧是否伴有记忆力减退，行为异常，视物不清，尿频，便秘，多汗等。

图27-1-1　副肿瘤性小脑变性诊治流程

2. 主要症状　患者常急性起病，数日后出现行走不稳，症状可持续恶化数周至数月后稳定。

3. 伴随症状　患者出现头晕、恶心和呕吐、记忆力减退、行为异常、视物不清、吞咽困难、尿频、便秘和多汗等。

（二）查体和体征

宽步基，跟膝胫反射不稳，指鼻试验不准，眼球震颤，肢体意向性震颤，构音障碍。

三、辅助检查

（一）优先检查

1. 血清和（或）脑脊液副肿瘤抗体检测　目前

运用与自身抗体检测方法有：组织免疫荧光法（TIF），免疫印迹（IB），细胞基础分析（CBA），不同的检测方法在自身免疫性疾病中的运用不同，组织免疫荧光法主要作为抗体初筛，在发现未知的抗体上发挥一定作用，但需要使用免疫印迹（大多数针对细胞内蛋白的抗体）或细胞基础分析（大多数针对细胞表面或突触蛋白的抗体）进一步验证。最近PNS-Care小组也发表了抗体检测的建议：①建议血清和脑脊液同时检测以减少假阳性和假阴性；②只考虑lgG抗体（忽略lgA，lgM抗体作为生物标志物）；③当表面抗原抗体阳性而脑脊液血清阴性时，需要使用其他检测技术重新评估；④当抗体阳性与神经症状或者癌症不一致的关键评价；⑤当具有高度怀疑PNS，而抗体阴性时，需要定期复查。

目前与副肿瘤小脑变性相关的细胞内抗体，最常见的是抗Yo抗体，主要与肺癌或胸腺癌相关，其次是抗Hu抗体，与小细胞肺癌、乳腺癌、淋巴瘤相关；最近还有报道了一些新型的细胞内抗体，如与睾丸癌相关的KLHL11抗体，与淋巴瘤相关的Trim9和抗Trim67抗体以及与多种肿瘤相关的TRIM46。

2. 头颅MRI　疾病早期通常正常，主要用于排除其他脑血管意外或脑占位性病变，在疾病晚期可出现小脑萎缩。

（二）可选检查

1. 常规肿瘤指标检测　对于疑似肿瘤患者，进行肿瘤筛查。如：癌胚抗原明显升高常见于肺癌，神经特异性烯醇化酶明显升高常见于小细胞肺癌，糖类抗原 125 明显升高常见于妇科肿瘤，糖原抗原 153 明显升高常见于乳腺癌，另外部分指标对于肿瘤疗效观察或者判断预后具有重大意义。

2. 胸部、腹腔、盆腔 CT 及乳腺钼靶 对于疑似肿瘤患者，可初步筛查潜在肿瘤，明确是否有占位性病变。肿瘤筛查可按照临床表型或抗体类型进行，如考虑小细胞肺癌，可行胸部 CT 检查；考虑胸腺瘤，除了胸部 CT 外，可行胸部 MR 检查；对于年轻女性和（或）乳腺密度增高者可行乳腺声 + 乳腺 MR；如考虑乳腺癌者，可行乳腺钼靶成像；对于怀疑腹腔或者盆腔癌症者，可行盆腔 CT 检查，MR 可作为替代选择。

3. 感染相关生物标志物、谷氨酸脱羧酶抗体 65（GAD65）、抗麦胶蛋白抗体（AGA）检测 主要用于排除感染以及其他免疫性非肿瘤性小脑共济失调。

（三）新检查

PET - CT 在肿瘤的筛查中具有高灵敏性以及高特异性，对于发现潜在的小病灶以及明确是否存在肿瘤转移方面具有优越性。对于常规 CT/MRI 进行肿瘤筛查未发现肿瘤者，建议行 PET - CT 检查。

四、诊断及其标准

（一）诊断标准

既往一直沿用 2004 年国际专家小组主要应用于临床和研究的副肿瘤综合征诊断标准中关于副肿瘤性小脑变性的诊断标准：经典的亚急性起病的小脑共济失调表现，伴或不伴其他神经症状，合并以下①和（或）②可明确诊断：①肿瘤在副肿瘤性小脑共济失调病诊断 5 年内出现；②抗神经元抗体检测阳性。

但最近通过对 PNS 研究的进步不断发现了新的表型和抗体，Graus 等人于 2021 年对该诊断标准进行了修订，提出了 PNS - Care 评分（表 27 - 1 - 1）。

表 27 - 1 - 1 PNS - Care 评分标准

条目	分值
临床水平	
高风险表型	3
中风险表型	2
流行病学上已定义与肿瘤无关的表型	0
实验室水平	
高风险抗体（＞70％合并肿瘤）	3
中风险抗体（30％～70％）	2
低风险抗体（＜30％）或阴性	0
肿瘤	
发现，与表型和抗体（若存在）一致，或不一致但已证实抗原表达	4
未发现（或不一致）但随访＜2 年	1
未发现且随访＞2 年	0

注：①如果发现的肿瘤并不典型，但条件限制，无法行肿瘤抗原表位检测，则默认为"不一致"；②随访 2 年以上发现的"不一致"肿瘤（未行肿瘤表位抗原表达检测或者检测阴性），则该项评分也为 0（等同"未发现且随访＞2 年"）；③高风险抗体包括：抗 Hu 抗体、抗 Cv2 抗体、抗 Yo 抗体等；中风险抗体包括：抗 AMPAR 抗体、抗 GABA$_B$R 抗体、抗 NMDAR 抗体等；④神经母细胞瘤患者或与小细胞肺癌相关的眼球阵挛 - 肌阵挛综合征患者即未发现特定抗体也应被视为确诊 PNS。

诊断标准：PNS - Care 评分 ≥ 8 可确诊 PNS；6～7 分患者很可能为 PNS；4～5 分患者可能为 PNS；≤3 分患者排除 PNS。

（二）并发症诊断

PCD 的并发症包括下肢静脉血栓形成和坠积性肺炎（表 27 - 1 - 2）。

表 27 - 1 - 2 PCD 的并发症诊断

并发症	临床表现	诊断依据
下肢静脉血栓形成	多见于长期卧床，缺乏肢体活动的患者	下肢肿胀明显，有时伴有疼痛，双下肢静脉彩超有助于明确诊断
坠积性肺炎	多见于长期卧床，有吞咽障碍的患者	有误吸病史，间断有咳嗽，胸片可见局部肺部炎性病变

五、鉴别诊断

PCD 需与中枢神经系统血管炎、多系统萎缩、维生素 B$_{12}$ 缺乏、谷蛋白共济失调、脊髓小脑共济失调和格斯特曼综合征进行鉴别（表 27 - 1 - 3）。

表 27 - 1 - 3　PCD 和其他疾病的鉴别诊断

疾病名称	症状	体征	辅助检查
中枢神经系统血管炎	头晕症状明显，行走不稳	步态异常，跟膝胫反射不稳，眼球震颤，肢体意向性震颤，构音障碍	头颅 MRI 可见缺血或者炎性病灶，头颅 MRA 部分可见局灶性狭窄有助于鉴别诊断
多系统萎缩	自主神经症状明显，行走不稳	宽步基，指鼻试验不准，跟膝胫反射不稳，眼球震颤，肢体意向性震颤，构音障碍，病理征阳性	头颅 MRI 早期改变不明显，到了中晚期可有小脑萎缩，副肿瘤抗体检测有助于早期鉴别诊断
维生素 B_{12} 缺乏	头晕，行走不稳	贫血貌，小脑体征	血常规提示巨幼细胞贫血，叶酸以及维生素 B_{12} 检测水平降低有助于诊断
谷蛋白共济失调	进食面食后腹泻，头晕以及行走不稳	皮肤疱疹样皮疹，小脑体征	外周血 AGA 抗体检查有助于明确诊断
脊髓小脑共济失调	进行性小脑共济失调，	宽步基，指鼻试验不准，跟膝胫反射不稳。腱反射活跃，眼球震颤，辨距不良	基因检查有助于明确诊断
格斯特曼综合征	慢性进行性小脑共济失调，认知功能下降	宽步基，指鼻试验，轮替试验，跟膝胫试验欠稳准。高级皮层功能减退	部分患者有家族史，PRNP 基因测序阳性，脑电图有典型的"三相波"，脑脊液蛋白 14 - 3 - 3 阳性有助于鉴别诊断

六、　误诊防范

中老年患者、亚急性起病小脑共济失调患者、头颅 MRI 未见异常且早期症状比较轻的患者及伴有自主神经症状的患者易发生误诊。

PCD 易被误诊为前庭系统疾病、多系统萎缩和脊髓小脑共济失调：中老年患者，亚急性起病小脑共济失调患者，头颅 MRI 未见异常，这些患者早期症状有些比较轻，如没有仔细查体，容易被误诊为前庭系统疾病或者癔症；除了亚急性起病的小脑共济失调表现，患者可能伴有自主神经症状，如直立性低血压、尿频、便秘等，容易被误诊为多系统萎缩；慢性进行性共济失调，没有家族史，疾病晚期头颅 MR 可见小脑萎缩，容易误诊为脊髓小脑共济失调。

多系统萎缩和格斯特曼综合征（GSS）易被误诊为 PCD。

为避免误诊，需注意：①副肿瘤性小脑变性可合并有自主神经症状，头颅 MRI 早期通常正常，在疾病早期难与多系统萎缩鉴别，但前者一般病情进展迅速，而后者病情进展缓慢，早期头颅 MRI 主要以小脑蚓部萎缩为主，这些可能有助于两者鉴别；②对于亚急性小脑共济失调合并有周围神经病变以及颅神经病变的患者，往往容易误诊为 Miller - Fisher 综合征，当其行免疫治疗，症状未见缓解，并且进展迅速时，需要考虑副肿瘤性综合征可能，完善相关副肿瘤综合征抗体的检测有助于鉴别；③对于高度怀疑副肿瘤小脑共济失调的患者，副肿瘤抗体阴性并不能排除副肿瘤性小脑共济失调，建议多次或者多模式抗体检测提高抗体的检出率，另外目前副肿瘤抗体检测谱中出现一些新的抗体谱，必要时可适当扩大抗体谱的检测，如抗 Trim9 和抗 Trim67 抗体。

治疗

一、　治疗流程 （图 27 - 1 - 1）

二、　治疗原则

强调"时间就是小脑"的小脑疾病患者的管理原则，尽早去除诱发小脑损伤的因素，减少或者终止小脑发生不可逆损伤。

1. 对于未发现潜在肿瘤的患者，早期给予免疫治疗。

2. 对于发现潜在肿瘤患者，以肿瘤治疗为主，可联合免疫抑制治疗。

三、　治疗细则

由于该病比较罕见，目前缺乏大型随机临床试验数据分析的证据，治疗方案主要来自临床经验，少数病例报道以及小样本的回顾性分析。目前治疗原则以早期识别并治疗潜在的肿瘤为治疗的根本方法，只有尽早去除诱发免疫反应的抗原，才可以减少或终止对小脑的不可逆损伤。而适当的免疫治疗，有助于延缓部分患者疾病的进展。

（一）针对肿瘤的治疗

根据肿瘤的类型、分期等，选择手术切除，放疗或化疗。

（二）免疫疗法

1. 急性免疫治疗 目的是减轻脑部炎症和（或）循环抗体水平。

（1）一线治疗：糖皮质激素（静脉注射甲泼尼龙 1000mg，连续 3～5d）。

（2）二线治疗：病情严重或者快速恶化情况下作为糖皮质激素的附加治疗或者糖皮质激素治疗效果欠佳时，启用静脉注射免疫球蛋白（每日 0.4g/kg，连续 5d）或血浆置换（通常 5～7 次）治疗。

2. 维持免疫治疗 主要防止症状复发。维持初始免疫状态。如口服泼尼松（从 1mg/kg 开始逐渐减量）。使用免疫抑制剂如环磷酰胺、利妥昔单抗等药物等。

最近研究显示除了既往常常报道的细胞内抗体介导的细胞毒性反应介导的小脑损伤外，尚有部分患者是由细胞表面抗体介导的小脑损伤，从致病机制角度上，前者使用针对 T 细胞机制的药物可能是有效的，对于后者可以选用针对 B 细胞的疗法，如利妥昔单抗，最初间隔 2 周注射 1000mg/次，以后每隔半年 1 次。定期检测 B 细胞水平，评估疗效。

另外部分学者认为免疫治疗反应的差异可能与小脑损伤的程度有关，当小脑发生不可逆损伤时，免疫治疗效果欠佳，这点更加强调了"时间就是小脑"的管理理念。

（三）对症治疗

对于共济失调，眼球震颤，焦虑，抑郁等症状，其治疗方法与其他疾病导致的这些症状的治疗没有差别，可以参照前面相关章节提及的相应症状的治疗方案。

作者：徐渌芬
审稿：邹永明

参考文献

第二节　副肿瘤性脑脊髓炎

副肿瘤性脑脊髓炎（paraneoplastic encephalomyelitis，PEM）是侵及中枢神经系统多个部位的神经系统副肿瘤综合征（paraneoplastic neurological syndromes，PNS），可以累及颞叶内侧、脑干、脊髓等。PNS 是由肿瘤转移、代谢及营养缺陷、感染、凝血障碍和肿瘤治疗不良反应以外的机制引起的一组神经系统异质性疾病。如果同时有多个部位受累可诊断为 PEM；如果主要累及某一个部位，可针对性的诊断为副肿瘤性边缘叶性脑炎、副肿瘤性脑干脑炎和副肿瘤性脊髓炎等。

诊断

一、诊断流程（图 27-2-1）

二、问诊与查体

（一）问诊和症状

1. 病史和既往史 患者可以没有任何既往病史，也可能有恶性肿瘤病史。

2. 主要症状 PEM 的特征是累及神经系统的多个区域，包括颞叶-边缘区、脑干、小脑、脊髓、后根神经节和自主神经系统。根据疾病累及的区域不同，表现出的症状也不尽相同。

该疾病的发病年龄在 60 岁左右，男性略多于女性。急性或亚急性起病，症状在数天或数月逐渐进展，严重者可发展成严重残疾。

病变影响皮层及边缘系统时，患者会出现心境和行为改变、短期记忆障碍、局灶性癫痫发作伴意识障碍（复杂部分性癫痫发作）和认知功能障碍等；也可出现下丘脑功能障碍的表现，例如过热、嗜睡和内分泌异常等。

病变影响脊髓时，可出现快速进展的痉挛性轻瘫，伴或不伴肠道和膀胱功能障碍；也可出现各种脑干症状，包括偏瘫、交叉性感觉障碍、核上性、核间性和核性眼外肌运动障碍、眼阵挛、眼球震颤、吞咽困难、构音障碍、感音神经性聋、三叉神经感觉缺失、中枢性通气不足和眩晕等。

（二）查体和体征

根据病变影响神经系统不同部位，表现出相应的体征。如患者脑干受累时，可表现为眼球震颤、咽反射异常、交叉性感觉异常、一侧肢体肌力下降等；患者小脑受累可表现为小脑性共济失调；患者脊髓受累可出现双下肢肌力下降，感觉平面，腱反射亢进以及病理征阳性等。

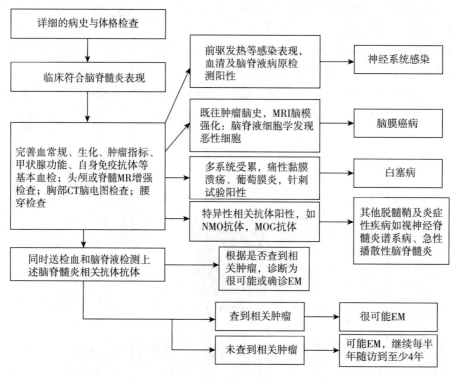

图 27 - 2 - 1 副肿瘤性脑脊髓炎诊断流程

NMO 视神经脊髓炎；MOG 髓鞘少突胶质细胞糖蛋白；EM 脑脊髓炎。

三、辅助检查

（一）优先检查

根据最新的专家共识，诊断副肿瘤综合征的两大必要条件是抗体和肿瘤，因此抗体的检测和肿瘤的筛查至关重要。

1. 副肿瘤抗体检测 根据最新专家共识的分类，PEM 属于肿瘤高危表型，相关性最大的肿瘤为小细胞肺癌，相关的抗体有 Hu（也称抗神经元核抗体 1 型，ANNA - 1）、CV2（也称脑衰蛋白 - 反应介导蛋白5，CRMP5），具体抗体与神经系统综合征以及肿瘤的相关性如表 27 - 2 - 1 所示。

表 27 - 2 - 1 高危型抗体（跟肿瘤相关性大于 70%）

抗体名称	神经系统综合征	发生肿瘤的比率（%）	相关肿瘤	特点
Hu/ANNA - 1	EM、感觉神经病、慢性胃肠道假性梗阻和边缘性脑炎	85	小细胞肺癌、非小细胞肺癌、其他神经内分泌肿瘤和神经母细胞瘤	在年龄小于 18 岁的患者中，边缘性脑炎通常呈非副肿瘤性

抗体名称	神经系统综合征	发生肿瘤的比率（%）	相关肿瘤	特点
CV2/CRMP5	EM 和感觉神经病	>80	小细胞肺癌和胸腺瘤	胸腺瘤患者通常更多发生重症肌无力，更少发生神经病，且更年轻
PCA2/MAP1B	EM、感觉运动神经病和亚急性小脑变性	80	小细胞肺癌、非小细胞肺癌和乳腺癌	—
Amphiphysin	EM、多发性神经根神经病、感觉神经病和僵人综合征	80	小细胞肺癌和乳腺癌	相关抗体常同时存在。若患者仅有该抗体，通常表现为僵人综合征，且发生在患有乳腺癌的女性患者身上

注：MAP1B：微管相关蛋白 1B

临床意义如下。

（1）为达到最大的诊断敏感性和特异性，推荐脑脊液和血清同时送检；脑脊液压力、生化、病原体检查同时也具有鉴别诊断意义。推荐免疫荧光法或基于细胞的方法（CBA）进行检测。

（2）IgM 和 IgA 抗体并非诊断标志物，只有 IgG 抗体有诊断价值。

（3）仅有血清抗体阳性而脑脊液抗体阴性时，应该重新检测。

（4）如果仅检测了血清，或抗体滴度比较低，或检测结果与临床表型或肿瘤不相符，建议采用脑免疫组化的方法，验证免疫印迹或 CBA 法的结果。

（5）若检测抗体阴性，而临床强烈怀疑副肿瘤综合征，建议专业检测机构或研究机构重新检测标本。

（6）不同的抗体可以与同一种 PNS 相关，同一种抗体也可能与不同的综合征相关，例如部分抗 Hu 抗体相关 PEM 患者会发生 Lambert – Eaton 肌无力综合征。

（7）同一患者可能同时存在几种副肿瘤抗体，尤其是基础肿瘤为小细胞肺癌的患者。

2. 肿瘤筛查　患者出现的临床综合征以及副肿瘤抗体可提示可能存在某种特定潜在的肿瘤，其具有指导检查的意义，如怀疑肺癌者，行胸部 CT 检查；怀疑乳腺肿瘤者，行乳腺 X 线钼靶摄影和（或）乳房磁共振成像（MRI）检查；患者可行氟脱氧葡萄糖 – 正电子发射断层显像（FDG – PET）检查寻找原发及转移瘤等。

（二）可选检查

1. 头颅磁共振成像（MRI）检查　大多数副肿瘤综合征者的神经影像学检查结果正常或不具有特异性，但在某些特定的神经综合征患者中具有辅助诊断价值。例如边缘性脑炎患者的 T_2 FLAIR 序列可显示高信号，有时有对比增强；存在舞蹈症和 CV2/CRMP5 抗体阳性的患者可能出现基底节异常信号；脊髓炎可能出现以皮质脊髓束区为主的长节段异常信号等。

2. 电生理检查　Hu 抗体阳性的患者，即使没有明显癫痫表现及局灶性临床症状，也可能表现出广泛的脑电图异常。肌电图对神经性肌强直的诊断有一定价值。

3. 正电子发射断层显像（PET）检查　脑 FDG – PET 偶尔能发现边缘叶脑病患者的内侧颞叶代谢增强。除此之外，联合 CT 检查有助于检测隐匿性或者小的转移病灶。

4. 脑脊液检查　脑脊液检查不仅是抗体检测所需，脑脊液的细胞计数、生化检测和 IgG 指数/寡克隆带的检测也可帮助医生对该疾病进行诊断与鉴别诊断。

四、 诊断及其标准

（一）诊断标准

与所有 PNS 一样，PEM 的诊断首先需要合理排除其他可能的疾病，包括感染性疾病、非副肿瘤性自身免疫性疾病、中枢神经系统肿瘤、神经退行性疾病和中毒代谢性疾病等，因为这些疾病比副肿瘤综合征更加常见，明确诊断对改善患者预后有重要意义。

2019 年，国际性的 PNS 诊治专家组对该疾病的诊断标准进行修订，最新的诊断标准发表在 2021 年的 Neurology 上，该诊断标准采用"PNS – 诊治评分"系统，将 PNS 的诊断分为可能的、很可能的以及确诊的 PNS，该评分系统主要根据患者的临床表型、是否有神经抗体以及是否存在癌症 3 个指标来进行评分（表 27 – 2 – 2）。

表 27 – 2 – 2　PNS – Care Score

指标		分值
临床分型	高风险型	3
	中风险型	2
	确定的与肿瘤不相关的临床表型	0
实验室结果	高危型抗体（与癌肿相关性 >70%）	3
	中危型抗体（与癌肿相关性 30% ~70%）	2
	低危型抗体（与癌肿相关性 <30%）或抗体阴性	0
肿瘤	查到肿瘤，并且与临床表型和抗体相符（如果抗体存在的话）或者与抗体不相符但是抗原由肿瘤表达	4

续表

指标		分值
肿瘤	未发现肿瘤或与临床表型不符，随访时间小于 2 年	1
	未发现肿瘤，随访时间 >2 年	0

注：诊断级别　确诊≥8；很可能 6~7；可能 4~5；非 PNS≤3。根据最新指南，EM 属于临床高危型，临床分型得 3 分。

（二）并发症诊断

PEM 同其他病因引起的 EM 一样，可能发生脑水肿、肺部感染或呼吸衰竭等并发症，严重患者需要进 ICU 监护治疗。诊断依据详见相关章节。

五、　鉴别诊断　（表 27 – 2 – 3）

表 27 – 2 – 3　PEM 和其他疾病的鉴别诊断

疾病		病史/症状/体征	辅助检查
脑膜癌病		既往有肿瘤病史	头颅 MRI 增强检查可发现脑膜强化，脑脊液细胞学可发现恶性细胞，脑脊液生化可表现为葡萄糖浓度降低
原发或继发中枢神经系统淋巴瘤		—	头颅增强 MRI 检查可表现出脑膜或脑实质强化；脑脊液细胞学、脑脊液流式细胞学和 IgH 基因重排等检查有助于鉴别诊断
神经系统感染性疾病		有旅行及疾病暴露史，前驱发热等感染表现	血清及脑脊液病原检测阳性有助于鉴别诊断
神经系统白塞病		多系受累，有痛性黏膜溃疡和葡萄膜炎等表现	针刺试验阳性有助于鉴别诊断
脱髓鞘及其他炎症性疾病	多发性硬化	反复发作的病史	脑脊液检测到寡克隆条带，MRI 病灶具有时间和空间的多发性
	视神经脊髓炎谱系病	—	脑脊液有特征性的 NMO 抗体
	急性播散性脑脊髓炎	有感染或疫苗接种史	头颅 MRI 病灶主要累及白质，表现为弥散性多灶，界限不清；脑脊液 MOG 抗体可呈阳性

六、　误诊防范

最新诊断评分分级标准使该疾病的诊断准确性大大提升，然而，由于该诊断标准对抗体和肿瘤指标的要求较高，可能漏诊没有查到抗体的患者，特别是存在癌症和神经系统症状的患者。

本病易被误诊为脑膜癌病、原发或继发中枢神经系统淋巴瘤、神经系统感染性疾病、神经系统白塞病、脱髓鞘及其他炎症性疾病等。

为避免误诊，应注意：①病史采集充分完善，详细询问患者病史及对患者进行详细的查体；②重视抗体检测，推荐脑脊液和血清同时送检，建议送至专业机构或专门研究机构进行检测，推荐免疫荧光法或者 CBA 进行检测。

▶ 治疗

一、　治疗流程　（图 27 – 2 – 2）

二、　治疗原则

1. 全程管理，从患者首次就医开始。

2. 早期识别及诊断该疾病非常关键，尽早处理潜在肿瘤对稳定该疾病至关重要。

3. PEM 的相关抗体均为肿瘤神经元抗体，即细胞内抗体，大部分对免疫治疗反应不佳，但也有报道称，CV2/CRMP5 和 Amphiphysin 抗体相关的综合征对免疫治疗有反应，因此可联合抗肿瘤治疗。

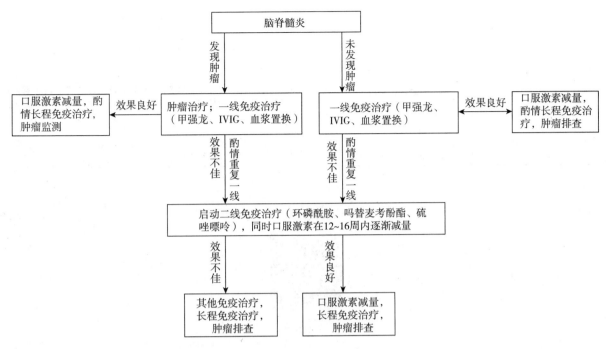

图 27 - 2 - 2　副肿瘤性脑脊髓炎治疗流程

IVIG 静脉注射免疫球蛋白；因临床症状及肿瘤相关性而高度怀疑 EM 者，免疫治疗前无须等待抗体结果；一线治疗甲强龙/血浆置换或甲强龙/IVIG 可联合使用；EM 通常对一线治疗反应不佳。

三、治疗细则

（一）抗肿瘤治疗

根据不同类型的肿瘤选择不同的治疗方法，如外科治疗、放疗、化疗和免疫治疗等。

（二）免疫治疗

如上所述，对于大多数细胞内抗原相关的副肿瘤综合征而言，采用直接从血清中去除抗体的治疗方法（如血浆置换和 IVIG）通常效果不佳，应早期考虑采用针对 T 细胞免疫机制的疗法，如环磷酰胺或利妥昔单抗。

症状进展期时启动相关治疗，未见明显疗效，可能是治疗前神经组织已经发生了不可逆的损害。

四、药物治疗方案

（一）一线免疫治疗药物（表 27 - 2 - 4）

表 27 - 2 - 4　一线免疫治疗药物

药物名称	给药途径	常用剂量	持续时间	不良反应	备注
甲强龙	静脉	1000mg 持续 3d 或 500mg 持续 3d，逐渐减量，根据情况决定是否需要口服维持治疗	口服可持续到 12 ~ 16 周	高血糖、骨质疏松、股骨头坏死、胃溃疡或感染等	长期使用需监测骨密度；补充钙和维生素 D；使用质子泵抑制剂防止胃溃疡的发生
免疫球蛋白	静脉	0.4mg/(kg · d)	5d	高凝状态、过敏反应、自身免疫性溶血性贫血、肾小管坏死或肺水肿等	使用前应检查患者是否存在 IgA 缺陷；既往有血栓栓塞病史者，应谨慎使用
血浆置换	—	隔日 1 次	—	感染或气胸等	—

（二）二线免疫治疗药物（表 27 - 2 - 5）

表 27 - 2 - 5　二线免疫治疗药物

药物名称	给药途径	常用剂量	持续时间	不良反应	备注
吗替麦考酚酯	口服	1000 ~ 2000mg/d	至少 1 年	感染、肿瘤或全血细胞减少	定期监测血常规和肌酐等；孕妇慎用

续表

药物名称	给药途径	常用剂量	持续时间	不良反应	备注
硫唑嘌呤	口服	$2 \sim 3mg/(kg \cdot d)$	5d	全血细胞减少或过敏反应等	监测血常规和肝功能等
利妥昔单抗	静脉	按 $375mg/m^2$ 体表面积	每周 1 次，共给药 3 ～ 4 次	过敏、全血细胞减少或体内病毒激活等	使用该药物前，患者需检测乙肝、丙肝和结核等
环磷酰胺	静脉	按 $750mg/m^2$ 体表面积，将环磷酰胺溶于 100ml 生理盐水中，静脉滴注，时间 >1h	每 4 周 1 次，病情缓解后停用	恶心、呕吐、出血性膀胱炎、中性粒细胞减少或继发肿瘤等	监测血常规和肝功能等

作者：毛艳芳

审稿：赵伟

参考文献

第三节　进行性多灶性白质脑病

进行性多灶性白质脑病（progressive multifocal leukoencephalopathy，PML）是一种由 JC 病毒（John Cunningham virus，JCV）重新激活，胶质细胞裂解性感染导致的中枢神经系统亚急性脱髓鞘疾病，属于罕见的机会性感染。该病多见于免疫功能低下患者，如 HIV 感染、肿瘤、接受免疫抑制剂治疗的自身免疫疾病患者或者活体器官移植患者，极少数见于免疫功能正常患者。

诊断

一、诊断流程 （图 27 - 3 - 1）

二、问诊与查体

（一）问诊和症状

1. 病史　①是否有 HIV 感染；②是否有免疫性疾病，如多发性硬化，系统性红斑狼疮等；③是否使用免疫抑制药或免疫调节药，如那他珠单抗、利妥昔单抗、芬戈莫德等。

2. 症状　多种多样，与病变受累部位有关，如认知障碍、肢体瘫痪、视觉障碍（复视）、语言障碍、行走不稳等。头痛、癫痫和感觉丧失较少见。使用免疫抑制剂（如那他珠单抗），突然停药或在免疫功能障碍患者免疫重建治过程中症状加重或者出现新症状提示 PML 免疫重建炎症综合征（IRIS）。

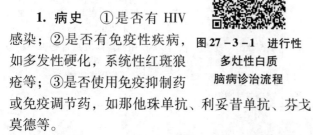

图 27 - 3 - 1　进行性多灶性白质脑病诊治流程

（二）查体和体征

认知功能减退、近期或者远期记忆力减退、偏盲等皮层受累体征；肢体肌力下降、感觉缺损、肌张力增高等局灶性神经功能缺损体征；宽步基步态，跟膝胫反射以及指鼻试验不准等小脑受累的体征。

（三）危险因素

那他珠单抗可能导致药物性 PML（表 27 - 3 - 1）。

表 27 - 3 - 1　那他珠单抗相关 PML 的发生风险

治疗时间 抗 JCV 抗体指数	那他珠单抗治疗 24 个月内	那他珠单抗治疗 25 ～ 48 个月
抗 JCV 抗体数值小于 1.5	PML 发生率 0.71/1000	PML 发生率 0.9/1000
抗 JCV 抗体数值大于 1.5	PML 发生率 1.13/1000	PML 发生率 8.83/1000

三、 辅助检查

（一）优先检查

1. 头颅 MRI 头颅 MRI 对 PML 的白质病变较为敏感，可发现临床前病灶，是 PML 的首选检查。

典型的 PML 通常表现为单个或多个不对称白质病变，病变通常位于皮质下或皮质旁，多累及弓形纤维，皮质受累非常罕见。病灶可以出现在大脑的任何部位，额叶、顶叶、枕叶以及胼胝体是病变的常见部位，且不局限于单支血管分布区，也可融合成片，累及多个脑叶。那他珠单抗相关的 PML 往往是单一病灶，多累及额叶；而 HIV 感染相关 PML 通常为多病灶。病变在 T_1 上呈低信号，T_2 和 FLAIR 上呈高信号，一般无周围水肿。那他珠单抗相关的 PML 在 MRI 可以表现为病灶周围多发的小的点状 T_2 高信号病变，称为"银河样外观"。这种现象可能与 JC 病毒复制有关。在 PML 的进展期，病灶外周可见弥散受限（"空洞征"），这可能是死亡的少突胶质细胞和星形胶质细胞肿胀所致。约 40% 的那他珠单抗相关 PML 患者表现为病灶线性、点状或环形增强。这一比例明显高于其他 PML，这可能反映了那他珠单抗诱导免疫失调的独特机制。PML-IRIS 患者头颅 MR 增强显示病灶强化，或者原先 PML 病灶迅速扩大，伴有水肿以及占位效应，可能与血脑屏障破坏后的炎症反应有关。

2. 脑脊液中 JCV DNA 检测 脑脊液常规检查一般为正常，但在合并有 HIV 感染的情况下，脑脊液细胞计数可出现升高，蛋白数也存在升高。脑脊液的改变与合并的基础病变有关。脑脊液中 JCV DNA 检测被认为是辅助诊断 PML 的证据，其敏感性为 72%～92%，特异性为 92%～100%。需要注意的是，在免疫功能相对完整的情况下，该结果有可能出现假阴性。在接受抗反转录病毒治疗的 AIDS 患者中，需多次重复检测或者使用其他实时荧光定量 PCR，来提高检出率。PML-IRIS 患者 CSF 病毒水平可瞬时增加。

3. 宏基因组二代测序（mNGS） 阴性 PCR 并不能排除 PML。临床高度怀疑 PML，但是传统临床微生物检测未发现明确的 JC 病毒，可考虑进行 mNGS。

4. 血液学检查 传染病筛查明确是否有 HIV 感染。T 细胞亚群了解机体的免疫状态，监测 HIV 病毒载量、耐药情况等。

（二）可选检查

1. 脑组织活检 对于通过临床病史、脑脊液和头 MRI 仍不能确诊的患者，可行脑组织活检明确诊断。病理显示脱髓鞘，奇异的星形胶质细胞和扩大的少突胶质细胞核包涵体三联征。可行免疫组化检测脑组织 JCV 抗原，或者行脑组织 JCV DNA 检测。

2. 头颅 CT 急性起病的患者可行头颅 CT 检查排除脑出血，脑占位性病变。CT 主要表现为皮层下低密度改变，病灶无占位效应，少有增强。当皮层下弓状纤维受累时，可见皮层下扇贝样外观。头颅 CT 的敏感性以及特异性远不如头颅 MRI。

四、 诊断及其标准

（一）诊断标准

根据美国神经病学会 PML 诊断标准，满足 1、2、3 或满足 1、2、4 可确定诊断。

1. 临床持续进行性神经功能障碍。

2. 影像显示皮层下白质、脑桥、小脑 T_2/FLAIR 高信号。

3. 病毒学检测：脑脊液中 PCR 检测 JCV 阳性。

4. 脑组织病理活检：免疫组化/原位杂交存在 JCV 病毒。

五、 鉴别诊断

PML 需与 HIV 脑炎、弓形虫脑病、隐球菌感染、中枢神经系统淋巴瘤、中枢神经系统血管炎和多发性硬化进行鉴别诊断（表 27-3-2）。

表 27-3-2 PML 与其他疾病的鉴别诊断

疾病	病史/症状/体征	辅助检查
HIV 脑炎	患者有 HIV 感染病史，表现为认知功能障碍、精神行为异常等脑病症状	头颅 MRI 多表现脑室周围、半卵圆中心白质区对称性病灶长 T_1，长 T_2 改变，无占位效应，无强化，T_1 信号较 PML 的高。脑脊液 PCR 检测 JC 病毒可鉴别

疾病	病史/症状/体征	辅助检查
弓形虫脑病	既往有 HIV 感染或者存在免疫功能障碍疾病，平时有接触猫、狗病史。常表现为头痛、恶心、呕吐等颅高压症状，部分患者可出现癫痫或局灶性神经功能缺损	头颅 MR 表现为主要分布于皮髓交界区多发病灶，病灶呈结节状或者类圆形改变，增强扫描可见病灶环形强化，并有偏心靶征，最内层强化核心（偏心多见），中间低信号区，最外层高信号强化环。脑脊液弓形虫 IgG 检测阳性，脑活检见弓形虫可明确诊断
隐球菌感染	有免疫功能缺陷或长期使用免疫抑制剂病史。发热，头痛、恶心、呕吐等颅高压症状明显，可有精神异常，严重可出现意识障碍，脑疝	头颅 MR 可有脑膜强化，基底节区多发胶样假囊，脑积水。脑脊液培养或墨汁染色涂片发现隐球菌有助于明确诊断
中枢神经系统淋巴瘤	临床表现各种各样，既可以表现为头痛，认知功能障碍，也可以表现为癫痫，局灶性神经功能缺损	头颅 MR 皮层下白质 T_2 高信号，增强病灶多有强化，脑脊液细胞学检查有助于鉴别，病理活检有助于明确诊断
中枢神经系统血管炎	有免疫功能缺陷或感染病史。表现为发热，头痛、认知功能障碍，癫痫发作，肢体无力，精神异常等症状	头颅 MR 表现多样，通常为皮层、皮层下、皮髓交界区和深部白质 T_2 高信号改变，增强病灶可强化也可不强化。SWI 显示部分病灶伴有微小出血；部分患者 DSA 可见典型改变：串珠样，代偿性局部血管扩张；脑活检是诊断该病的"金标准"。从临床上有 HIV 感染或服用免疫抑制药的病史以及脑脊液 JCV 的检测可将两者鉴别
多发性硬化	多为复发缓解病程，临床表现多样	脑脊液寡克隆带阳性，头颅 MR 以双侧脑室白质受累为主，病灶与侧脑室垂直，表现为 "Dawson's fingers" 有助于鉴别，但部分急性多发性硬化斑块周围 DWI 上可见环形高信号，呈"晕环征"。难与炎性反应性 PML 鉴别，主要询问患者是否有 HIV 感染或服用免疫抑制药的病史，脑脊液 JCV 的检测有助于两者的鉴别

六、误诊防范

有免疫功能障碍疾病的患者（如 HIV 感染的患者）、多发性硬化使用那他珠单抗、芬戈莫德、富马酸二甲酯等药物治疗的患者和肾移植或者血液系统恶性肿瘤使用免疫抑制剂治疗的患者易发生误诊。

PML 易被误诊为中枢神经细胞淋巴瘤以及 HIV 脑病等；多发性硬化以及中枢神经系统血管炎等易被误诊为 PML。

为避免误诊，应注意：①PML 病灶好发于皮层下白质，多呈不对称分布，可呈扇贝样。HIV 脑炎病灶好发于脑室周围白质，多呈对称性分布。PML 临床表现常见局灶性运动和感觉障碍，而 HIV 脑炎临床主要表现为认知障碍、痴呆；②脑脊液 JC 病毒检测阴性，如仍高度怀疑进行性多灶性白质脑病，需多次检测 JC 病毒，有可能存在假阴性的情况，必要时进行脑病理活检以明确诊断；③对予有免疫缺陷基础病史的患者，当出现神经精神症状，除了 MR 平扫检查，增强检查也是必需的，有助于鉴别弓形虫、肿瘤转移等。

治疗

一、治疗流程（图 27-3-1）

二、治疗原则

PML 主要发生在免疫系统功能低下的患者中，因此治疗目标主要是恢复宿主对 JCV 的免疫反应，同时避免免疫重建炎症综合征。

三、治疗细则及方案

对 JCV 的靶向治疗正在探索之中。到目前为止，抗病毒药物，如西多福韦、米氮平、阿糖胞苷或甲福喹，未能改善 PML 患者的生存或减少残疾。总的来说，治疗方案需要根据患者的基础病史，免疫情况进行选择，即个体化治疗。

1. HIV 相关 PML 此类患者应予抗反转录病毒治疗。研究显示，HIV 患者接受高效抗反转录病毒疗法（HAART），不仅 PML 的发生率有下降，而且 PML 在诊断前、诊断后继续使用 HAART，较未接受 HAART 的患者死亡风险都大大降低，在 PML 诊断时开始 HAART 治疗的患者也观察到相同的现象，说明抗反转录病毒治疗（cART）能提高 PML 的存活率。

2. 药源性的 PML 对于药源性的 PML，那他珠单抗相关 PML 的治疗主要是停止治疗，血浆置换可起到快速逆转免疫抑制，但容易发生免疫重建综合征。

3. 血液恶性肿瘤、原发免疫缺陷患者，活体器官移植后使用免疫抑制导致的 PML 血液恶性肿瘤、原发免疫缺陷患者，活体器官移植后使用免疫抑制导致的 PML 临床前研究未显示免疫调节治疗有效。此类患者可考虑减量免疫抑制剂。但是许多免疫抑制药物具有较长的洗脱期，免疫系统的恢复可能需要几周到几个月的时间。可以考虑应用免疫检查点抑制剂、多瘤病毒特异性异体 T 细胞移植、免疫反应调节剂。

（1）免疫检查点抑制剂（ICI）：通过将 JCV 特异性 T 细胞从耗尽表型转为激活型，重建对 JCV 特异性细胞免疫反应。但目前仅限于小病例的报道，尚无大规模的临床试验。最近报道的新药帕博利珠单抗在 PML 中起始剂量一般为 200mg，但其使用频率尚无明确的数据，有报道 2 例免疫功能缺陷的患者使用单剂量治疗，随访 1 年患者症状以及影像有所改善，但在第一次使用后 4～8 周出现免疫重建。其疗效仍不确切，尚需要进一步的临床研究评估其利弊。

（2）多瘤病毒特异性异体 T 细胞移植：在 28 例难治性 PML 患者中使用该方法，显示 68% 的患者症状控制，并获得长期生存。但这种方法需要较高的技术要求。

（3）免疫反应调节剂：主要增强效应 T 细胞的功能，部分患者显示使用白细胞介素 2（IL-2）或白细胞介素 7（IL-7）可以重建 T 细胞反应，目前 NT-I7 治疗 PML 的初步研究已经获得 FAD 的批准，期待其研究结果。

（4）其他的非格司汀（粒细胞集落刺激因子）：促进粒细胞、淋巴细胞、抗原提呈细胞的产生，促进免疫功能恢复。一项那他珠单抗相关 PML 使用非格司汀治疗研究显示，虽然部分患者合用米氮平或甲氟喹、血浆置换等治疗，但结果仍显示该药耐受性好，所有患者在发病后存活 2 年，虽然会出现骨痛的不良反应但无须停药。

4. 免疫重建炎性综合征（IRIS） 免疫重建炎症综合征应给予糖皮质激素治疗。糖皮质激素通过控制 PML 病灶周围的炎症反应可以消除水肿，目前已经被广泛应用。另外，个别病例中显示 CCR5 受体抑制剂马拉维罗克在 IRIS 的患者治疗中治疗有效。

作者：徐渌芬
审稿：赵伟

参考文献

第二十八章 睡眠及睡眠障碍

不宁腿综合征

不宁腿综合征（restless legs syndrome , RLS）是主要影响小腿的感觉运动障碍性疾病，以夜间睡眠或安静时出现双小腿强烈的难以名状的不适感，迫使患者捶打或活动双腿或下床走路来缓解症状为特征。RLS可根据病因、起病年龄、病程、表现形式进行分类（表28-1-1、表28-1-2）。

表 28 - 1 - 1　RLS 分类

分类依据	名称	内容
病因	原发性	（1）通常有家族史，大部分呈常染色体显性遗传，少数呈常染色体隐性遗传 （2）中国，有1/3的RLS患者有一级亲属RLS阳性家族史 （3）家族性RLS平均发病年龄为30～40岁；约1/3的病例在21岁前起病
	继发性	（1）多在40岁以后发病，与多种神经系统疾病（如帕金森病，脑卒中，多发性硬化，脊髓病变等），铁缺乏，妊娠或慢性肾脏疾病有关 （2）某些药物或者物质可能诱发或加重RLS症状，如尼古丁、酒精、咖啡、抗抑郁药、抗精神病药、抗组胺药
起病年龄	早发型（＜45岁）	（1）极可能是家族性的，同时外周铁缺乏更常见，可达75.8% （2）2/3病例症状进展缓慢，1/3症状稳定
	晚发型（＞45岁）	病情重，进展迅速，多存在恶化因素
病程	间歇发作型	一年内平均每周少于2次，一生中至少有5次RLS活动
	慢性持续型	未经治疗的患者出现症状的频率平均每周≥2次
表现形式	RLS	—
	变异型RLS	变异型RLS类型主要包括以下6种 （1）不宁嘴综合征（restless mouth syndrome） （2）不宁腹综合征（restless abdomen syndrome） （3）生殖器不安综合征（restless genital syndrome） （4）膀胱不安综合征（restless bladder syndrome） （5）不宁手综合征（restless arms syndrome） （6）不宁头综合征（restless head syndrome）

表 28 - 1 - 2　变异型 RLS 的特点

类型	特点
不宁嘴综合征	（1）主要表现为局限于口腔内或面部的不适感（麻木，烧灼感，疼痛感），咀嚼、说话等口腔活动可使不适感缓解，夜间加重 （2）多巴胺受体激动剂治疗有效 （3）本病与灼口综合征极为相似，需要鉴别。后者表现为口腔烧灼感，活动后无缓解
不宁腹综合征	（1）主要表现为双下肢不适感扩散到上肢、腹部等部位 （2）仅表现为腹部者（绞痛、麻木）少见，也是夜间出现或加重，坐起或运动后缓解 （3）多巴胺受体激动剂治疗有效
生殖器不安综合征	（1）主要表现为静止或休息时，外生殖器出现瘙痒、麻木、刺痛等不适，夜间为著，性交等活动后可缓解，大多数合并RLS。多巴胺受体激动剂治疗有效 （2）国际妇女性功能障碍学会命名为"持续性外生殖器兴奋综合征"
膀胱不安综合征	（1）表现为不典型泌尿系症状，夜间加重 （2）泌尿系检查正常 （3）多巴胺受体激动剂治疗有效
不宁手综合征	22%～50%的RLS患者随着病情进展，不适感从下肢扩散到上肢
不宁头综合征	多数在下肢症状出现后多年出现，也可头部症状单独出现，头部不适通过按摩可缓解

诊断

一、诊断流程

对于一个以双下肢不适为主诉的患者可以按下面流程图进行逻辑思考（图28-1-1）。

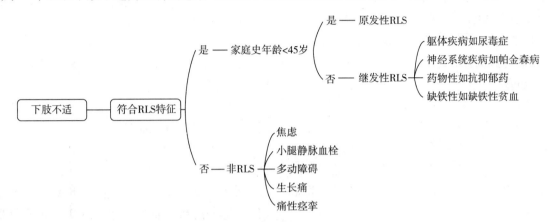

图 28-1-1 不宁腿综合征诊断流程

二、问诊与查体

（一）临床表现（表28-1-3）

表 28-1-3 RLS 的临床表现

类型	临床表现
感觉异常	（1）小腿肌肉深部或骨内难以描述的不适感，夜间睡眠或安静时出现或加重 （2）描述为蚁行感、烧灼感、沉重发胀感、紧箍感、撕裂感、酸痛等，主要集中在小腿部和腓肠肌 （3）常为双侧对称性，也可单侧反复发生，难以忍受，出现强迫性不停伸屈或按摩捶打、行走 （4）注意力高度集中时减轻 （5）随病情进展，臀部、面部、腹部、口腔、外生殖器、膀胱、手可累及 （6）症状具有典型的昼夜节律，晚上至凌晨三点之间最重 （7）入睡困难，觉醒次数增加
运动异常	（1）80%~90%的患者可出现睡眠周期性肢体运动，表现为大跑趾节律性背伸及踝部背屈，偶尔伴随髋膝屈曲 （2）持续时间1.5~2.5s，多为双侧，不一定同步，一侧为主或交替出现 （3）清醒期也可出现
自主神经功能障碍	RLS 患者出现自主神经症状概率高，如血压升高、心率加快、流涎、便秘、腹胀、失眠等
共病	（1）本病更易伴随头痛，类似偏头痛、紧张性头痛 （2）儿童青少年可共病注意力缺陷多动障碍
体征	（1）原发性 RLS 无阳性体征 （2）继发性者可有相应疾病体征

（二）问诊要点

1. 发生和加重的时间：白天还是夜间，活动时还是休息时出现。

2. 腿部感觉：酸痛，麻木沉重发胀，还是难以形容。

3. 是否有想活动的强烈愿望，活动后能否好转。

4. 有无家族史；有无妊娠、肾脏疾病、糖尿病、腰痛等病史；服药史，尤其是否服用过抗抑郁剂、抗多巴胺类药、抗组胺药物、钙离子拮抗剂。

三、 辅助检查

（一）优先检查

1. 量表评估

（1）国际不安腿综合征研究小组严重程度评定量表（IRLS）：是最常用的 RLS 症状严重程度量表，10 项评估 RLS 严重程度和频率，睡眠障碍，日间思睡，症状对日常活动和情绪的影响。评分范围为 0~40 分，分数越高症状越重。

0~10 分间为轻度，11~20 分间为中度，21~30 分间为重度，31~40 分间为极重度。

（2）RLS 生活质量问卷（QoL-RLS）：应用广泛，是对症状恶化严重程度进行分级的评估量表。12 个项目评估总分，该量表旨在评估 RLS 症状，睡眠障碍和其他影响变量（不良反应、处理）对日常活动的影响。

（3）症状恶化严重程度评定量表（ASRS）：用于评估症状恶化的严重程度。三项用于评估症状恶化的严重程度：症状的早发性、休息时症状发生的潜伏期较短以及扩散到其他身体部位。症状严重程度以总分表示。

2. 实验室检查 检查血常规、铁蛋白、血清铁、转铁蛋白饱和度用于发现铁缺乏，血尿素氮、肌酐等肾功能检查发现肾衰竭，血糖，糖化血红蛋白等以发现糖尿病。

（二）可选检查

1. 多导睡眠图 能客观显示 RLS 患者的睡眠紊乱，如睡眠潜伏期延长，觉醒指数升高等睡眠结构改变和辨别是否伴有周期性肢体运动。

2. 制动实验 用于评估清醒期周期性肢体运动和相关的感觉症状。即在寝前一小时，受试者在清醒状态下舒适的坐在床上，双下肢伸展，与身体呈 135°，使用无呼吸导联的多导睡眠监测仪，如监测期间清醒期周期性肢体运动指数 ≥40 次/小时，则支持 RLS 诊断。

3. 下肢神经电生理及血管超声检查 用于排除或者证实脊髓、周围神经病变及下肢血管病继发的 RLS。

（三）新检查

铁敏感磁共振、黑质的超声检查等也有一定的诊断参考价值。

四、 诊断及其标准

（一）诊断标准

根据睡眠障碍国际分类第三版（ICSD-3）诊断。诊断 RLS 必须满足以下标准 1~3。

1. 迫切需要活动腿部，通常伴有腿部不适感或认为由于腿部不适感造成。这些症状必须符合以下几点。

（1）休息或不活动状态下症状出现或加重，如躺着或坐着。

（2）运动可部分或完全缓解症状，如散步或伸展，至少活动时症状缓解。

（3）症状全部或主要发生在傍晚或夜间，而不是白天。

2. 上述症状不能以其他疾病或行为问题解释（例如腿部抽筋、姿势不适、肌病、静脉曲张、下肢水肿、关节炎、习惯性跺脚）。

3. RLS 的症状导致忧虑、苦恼、睡眠受扰，或引起心理、身体、社会、职业、教育、行为或其他重要功能的损害。

另需注意以下方面。

（1）有时没有腿部不适感也存在活动腿的冲动。除了腿部之外，有时涉及手臂或身体其他部位。

（2）对儿童而言，这些症状描述应该考虑到孩子自己的表达用语。

（3）当症状非常严重时，活动可能不能明显缓解症状，但既往存在通过活动缓解的经历。

（4）严重病例、治疗干预或治疗引起恶化者，傍晚或夜间症状加重的表现可能不明显，但肯定既往曾经存在。

必须同时符合上述标准 1~3 方可诊断 RLS。在证据不足的患者如果符合以下条件，可以支持诊断：①有阳性家族史；②用多巴制剂治疗有效；③清醒或睡眠中周期性肢体运动指数增高。

（二）变异型 RLS

变异型 RLS 诊断要点包括以下 2 点。

1. 非典型部位难以描述的不适感，运动后不适感缓解。慢性病程与 RLS 相似，且满足 RLS 诊断标准。

2. 多巴胺受体激动剂治疗有效。

（三）并发症诊断

长期且严重的 RLS 可继发抑郁焦虑、卒中、冠心病、睡眠不足。

四、鉴别诊断（表 28-1-4）

表 28-1-4　RLS 的鉴别诊断

症状或者疾病	鉴别要点
焦虑	RLS 是下肢难以描述的不适，不伴有焦虑的其他症状，如过分担心，心率快，头痛，手抖
静坐不能	静坐不能为抗精神病药物不良反应，表现为内心不安的感觉和强迫行走，白天可持续存在，但无夜间加重，没有想要通过运动来缓解症状的欲望
痛性肌痉挛	（1）痛性痉挛为小腿部肌肉疼痛伴有肌肉发硬，呈阵发性持续几分钟 （2）RLS 症状持续时间长，且不伴有肌肉发硬表现
肌肉疾病	（1）个别 RLS 可表现为小腿部肌肉疼痛要与下肢肌肉疼痛鉴别（如腓肠肌浅静脉血栓）。后者常伴有小腿肿胀，肌肉压痛，超声可以发现静脉血栓存在 （2）各类肌病可以出现肌肉疼痛，但一般近端重，伴有肌无力，肌酶升高，肌电图异常
儿童注意缺陷多动障碍	儿童 RLS 可能在上课时腿部不适而不停搓动双腿而误诊为多动障碍。但儿童多动障碍还有注意力不集中，冲动行为，并没有腿部不适症状。也要注意 RLS 可以注意缺陷多动障碍并存
儿童生长痛	儿童生长痛可以出现下肢痛，夜间明显，但活动后并不能缓解症状。RLS 常误诊为生长痛
疼痛腿趾动综合征	（1）罕见，主要表现为早期小腿远端、足部疼痛，多年以后出现足趾无目的的不自主运动，但脚趾活动并不能缓解疼痛。氯硝西泮治疗有效 （2）与 RLS 区别在于本病夜间不加重，活动也不能缓解

六、误诊防范

以下人群易被误诊：①儿童由于症状与成人不同，且不能准确表达感觉，容易误诊；②老年人由于失语障碍、耳聋、智力受损等原因常常不能完整准确表达症状也易误诊；③患有多重疾病的患者可能只关注某些症状而忽略此类症状而误诊或漏诊。RLS 易被误诊为焦虑、静坐不能、痛性肌痉挛。肌肉疾病、儿童注意缺陷多动障碍、儿童生长痛以及疼痛腿趾动综合征易被误诊为本病。

为了避免误诊，应做到：①了解家族史，重点关注是否是休息时或者夜间出现或者加重，有无活动下肢的冲动，以及运动能否缓解；②常规化验血清铁蛋白、肾功能、血糖等；③根据病情需要可以做腰椎磁共振检查，了解有无腰椎间盘突出。做下肢动脉超声，了解有无下肢动脉狭窄等。必要时也可以应用多巴胺受体激动剂试验治疗。

→ 治疗

一、治疗原则

1. 寻找致病原因，尽可能针对病因进行治疗；例如铁缺乏的补铁治疗。

2. 其次可对症治疗，如改善不适及失眠，尽可能减少对社会功能及躯体的长久影响。

3. 根据症状严重程度、伴随症状、躯体疾病、症状恶化、疗效丧失情况、疗效与不良反应，个体化治疗。

4. 一般需要终生用药，严重的难治患者，可考虑联合用药。

二、治疗细则

治疗时应该注意以下几点：①对于轻症患者可以通过改变生活习惯，有氧运动来缓解症状，不一定药物治疗。当症状影响到睡眠，日间功能，生活质量，社会功能再开始药物治疗；②治疗的首要目标是保证患者有足够的睡眠，其次是消除症状，提高生活质量；③对于继发性 RLS 需要针对病因治疗，例如避免诱发药物，补铁。对于晚发的慢性持续性患者，需要终生用药，目前药物治疗仅能缓解症状，不能治愈。目前倾向于首选 α2δ 钙通道配体，其次是长效多巴胺受体激动剂，抗药性病例可以两者合用，严重患者可以采用阿片类药物。

（一）一般治疗

1. 生活管理 培养良好的睡眠习惯，睡前洗澡，进行简单的活动。避免睡眠剥夺，避免咖啡、茶、酒精摄入，不抽烟。

2. 避免可能会诱发 RLS 的药物

（1）多巴胺受体拮抗剂如甲氧氯普胺，第一代和第二代抗精神病药物。

（2）抗抑郁药：五羟色胺再摄取抑制剂（SSRI）类（舍曲林、帕罗西汀）、五羟色胺去甲肾上腺素再摄取抑制剂（SNRI）类（文拉法辛）、去甲肾上腺素能和特异性五羟色胺能抗抑郁药（米氮平）。有一项无对照的少量病例研究提示阿戈美拉汀不会导致 RLS，并能治疗抗精神病药物所导致的 RLS，但还需要进一步证实。

（3）抗组胺类药物（苯海拉明）。

（4）钙离子通道阻滞剂（硝苯地平、氨氯地平）。

（二）药物治疗

1. 药物种类

（1）铁剂：补充铁剂可以改善脑内缺铁的病理生理状态。当患者血清铁蛋白 $<75\mu g/L$ 或转铁蛋白饱和度 $<45\%$ 时（由于铁蛋白在炎症，肿瘤，肝病等多种疾病升高，铁蛋白 $>75\mu g/L$ 时，也可能有铁缺乏，所以即使铁蛋白正常，转铁蛋白饱和度低于 45% 时也要补铁），建议补充铁剂。推荐首选口服铁剂，若口服铁剂无效或不能耐受，可考虑静脉注射铁剂。口服铁剂有琥珀酸亚铁、硫酸亚铁、富马酸亚铁、多糖铁复合物等。静脉铁剂包括蔗糖铁、羧基麦芽糖铁、低分子右旋糖酐铁等。

（2）多巴胺受体激动剂：多巴胺受体激动剂是治疗效果最肯定的一类药物，但由于需长期用药，应注意其特有的不良反应，例如冲动控制障碍、症状恶化和撤药综合征。常用药物有普拉克索、罗匹尼罗、罗替高汀、吡贝地尔。

（3）多巴胺能制剂：主要有左旋多巴、多巴丝肼。能改善症状，但对改善生活质量不显著。持续用药症状恶化率高达 $45\% \sim 60\%$。目前不推荐作为持续型 RLS 患者的首选治疗。

（4）$\alpha 2\delta$ 钙通道配体：包括加巴喷丁、普瑞巴林，优势是没有多巴胺受体激动剂不良反应，症状

恶化风险低。加巴喷丁可用于轻中度 RLS 及伴有疼痛的 RLS 患者。普瑞巴林能改善中重度症状长达 1 年。同时改善睡眠质量，降低肢体运动，可用于症状恶化的替代治疗。

（5）阿片受体激动剂：主要是羟考酮和羟考酮/纳洛酮缓释剂。尚无足够证据支持曲马多用于 RLS 治疗。此类药物耐受性好，出现恶化可能性小。当其他治疗无效时，建议使用阿片类药物。不良反应为潜在滥用风险，诱发或加重睡眠呼吸暂停，抑制心血管系统。

（6）其他药物：如腺苷转运抑制剂，脑缺铁与低腺苷能状态有关，与纹状体和皮质中腺苷 A1 受体下调有关，增加细胞中腺苷含量能改善 RLS 症状。平衡型腺苷载体（ENT）抑制剂双嘧达莫可以提高细胞外腺苷含量。一项随机安慰剂对照研究，每天口服 100mg，可增至每天 300mg，初步观察，对改善感觉症状，运动症状，睡眠都有显著作用，但还需要进一步验证疗效。

2. 药物治疗流程与方案选择

（1）初始治疗方案选择：综合考虑药物的获益和风险。还要考虑共患病，症状出现的频率和时间，药物之间的相互作用。

（2）难治性 RLS 的治疗方案选择：难治性 RLS 指尽管使用两种不同类别的明确有效的单药或者联合治疗后，患者症状仍较严重或非常严重（IRLS 量表评分 >20 分），RLS 症状持续存在或复发 >1 个月，且不符合症状恶化诊断标准。

难治性 RLS 治疗首先要排除症状恶化，然后寻找潜在病因，例如医源性原因，器质性/精神因素，没有及时补充铁剂。对于药物所致者需要换用其他药物，低铁蛋白口服或者静脉补充铁剂。周围神经疾病及肾脏疾病者，焦虑失眠者可选用 $\alpha 2\delta$ 钙通道配体，对于抑郁患者可用多巴胺受体激动剂。

3. 常见药物治疗并发症的处理

（1）症状恶化：主要特征是严重程度增加，表现为症状出现较早，强度增加，症状蔓延到身体其他部位，药物作用时间缩短。症状恶化原因包括铁缺乏，高剂量多巴胺能制剂治疗尤其半衰期较短的药物，起病时症状严重程度，长期接受 RLS 药物治疗，高龄。

由于多巴胺能治疗，症状恶化风险较高，因此尽可能选择 $\alpha 2\delta$ 钙通道配体作为初始治疗，长效多巴胺受体激动剂风险较低，可作为次选。症状恶化的治疗流程见图 28 - 1 - 2。

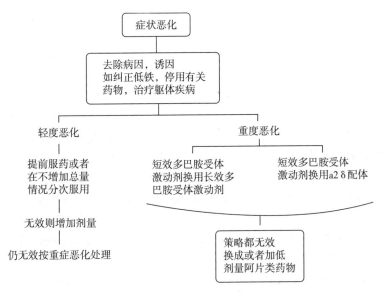

图 28-1-2　症状恶化治疗流程

（2）冲动控制障碍（ICDS）：主要发生在接受多巴胺能制剂治疗的患者。发生率为 6%～17%。随着药物剂量增加发生率也增加。临床表现为强迫性赌博，性欲增强，强迫购物，贪食，刻板样动作等表现。

处理：如症状显著建议减量或停药，但需要缓慢减量，以防撤药综合征发生。换用 α2δ 钙通道配体制剂。

（3）撤药综合征：当多巴胺能药物减量时，可以发生严重的非运动症状，包括严重的焦虑、抑郁、失眠、恶心呕吐、出汗全身疼痛等。而且用左旋多巴及精神药物治疗无效。只有在补充多巴胺受体激动剂后才能迅速改善。在多巴胺受体激动剂量大时（普拉克索 ≥1.5mg/d，罗替高汀 ≥5mg/d）发生风险增加。

为了预防其发生，强烈建议，慎用大剂量多巴胺受体激动剂，对高危人群进行严密检测，如需减量尽可能缓慢减量，一旦发生撤药综合征，恢复或增加多巴胺受体激动剂是唯一有效的处理方法。

（三）非药物治疗

1. 适当体育锻炼　渐进性有氧运动可以改善症状。

2. 物理治疗　每晚穿戴气囊压缩装置，近红外光照，初步观察经颅磁刺激治疗也有一定疗效。

（四）合并其他睡眠障碍和疾病的治疗

1. 合并其他睡眠障碍的治疗

（1）合并失眠患者建议添加或者换用苯二氮䓬类受体激动剂（如氯硝西泮）或使用 α2δ 钙通道配体治疗。

（2）对阻塞性睡眠呼吸暂停综合征合并 RLS 的患者，推荐持续正压通气治疗，对症状严重影响生活质量和睡眠效率的，多巴胺受体激动剂是一线治疗，可缓解 90% 患者的症状。不推荐使用氯硝西泮，因为可能会加重睡眠暂停症状。

（3）对于合并快速眼动睡眠行为障碍的 RLS 患者，推荐使用多巴胺受体激动剂（如普拉克索缓释剂、罗高替汀帖片）或者联合使用氯硝西泮。

2. 合并抑郁的治疗　对于抗抑郁药物导致的不宁腿症状要停用药物。轻度抑郁可以做有氧运动，对抑郁和不宁腿症状都有改善作用。多巴胺受体激动剂即可以改善不宁腿症状，也可改善抑郁症状。药物包括普拉克索，罗匹尼罗，罗替高汀。α2σ 钙配体药物加巴喷汀，普瑞巴林也推荐用于焦虑抑郁患者。重度抑郁建议使用促进多巴胺释放的抗抑郁药安非他酮。

3. 卒中后 RLS　卒中后 RLS 患病率为 12.4%～15%，明显高于普通人群的 3%。RLS 患者中 80%～90% 伴发周期性肢动症（PLMD），脑桥、基底节、半卵圆形中心等部位尤其多见。卒中后出现的 RLS 更易出现单侧症状并累及上肢（病灶对侧出现症状）。积极诊断治疗有助于卒中患者康复。

处理：控制肥胖，吸烟，饮酒，治疗高血压，糖尿病和高脂血症。中重度患者选多巴胺受体激动剂（如普拉克索或罗匹尼罗治疗）加巴喷汀。氯硝西泮可作为辅助用药，睡前服可减轻 RLS 导致的失眠.

4. 帕金森病合并 RLS　帕金森继发 RLS 多数症状较轻，症状常为一过性且不规律出现。帕金森病患者寻求治疗 RLS 症状者较少，治疗后症状改善不明显。治疗要排除药物因素或者缺铁导致的 RLS。

处理：建议使用多巴胺受体激动剂（如普拉克

索缓释片，或罗替高汀贴剂），罗替高汀透皮贴剂（2～16mg/24h）可同时改善帕金森病运动症状和夜间腿动症状，或有助于帕金森病合并 RLS 患者的治疗。左旋多巴可用于暂时缓解 RLS 症状。对于高龄、合并认知障碍或无法耐受多巴胺受体激动剂的帕金森病患者，最优剂量下添加夜间左旋多巴给药可改善 RLS 症状，同时减少白天 RLS 的症状反跳。

对于用药发生恶化或者严重不良反应者，可以考虑使用 α2δ 钙通道配体。若血清铁蛋白＜75μg/L，建议口服铁剂，如不能耐受口服铁剂或存在禁忌，可考虑静脉补铁。

5. 慢性肾脏疾病合并 RLS 慢性肾脏疾病并发 RLS 主要危险因素为服用钙离子受体拮抗剂类降压药、铁缺乏、长时间透析、2 型糖尿病等。

处理：运动疗法可有效改善血液透析患者不宁腿症状、抑郁和嗜睡程度，且具有一定安全性。加巴喷丁可缓解症状严重程度，并且可改善睡眠质量。但增加跌倒风险。铁剂使用起初 1～2 周内可减轻症状。

6. 缺铁性贫血合并 RLS 缺铁性贫血由于铁缺乏可发生 RLS，发生率与贫血严重程度无关。补充铁剂可有效改善症状。

四、药物治疗方案（表28-1-5）

（五）特殊人群的治疗

1. 妊娠期/哺乳期 RLS 在妊娠晚期发病率高，分娩后患病率和严重程度显著下降。发生可能与铁缺乏和激素变化有关。

首选非药物治疗，包括体育运动、按摩、气动加压装置、避免制动与睡眠剥夺以及避免服用可引起 RLS 的药物。

根据症状严重程度，风险获益进行权衡，在知情同意的前提下考虑是否采用药物治疗。并且要采取最小有效量，尽可能缩短使用时间。铁缺乏者补铁治疗，哺乳期难治性患者可考虑夜间服用加巴喷丁或小剂量的氯硝西泮。

普拉克索、罗匹尼罗、罗替高汀、加巴喷丁、普瑞巴林妊娠 FDA 分级为 C 级，氯硝西泮为 D 级；口服铁剂可能是安全的。

2. 儿童及青少年 首选非药物治疗，包括保证足够的睡眠时间，规律作息，避免晚上使用电子产品，经常进行有氧运动，避免使用导致 RLS 的药物。药物治疗首选补充铁剂。

表28-1-5 治疗不宁腿综合征常用药物

药品及剂型	最小起始剂量	有效推荐剂量	症状恶化	不良反应
普拉克索	0.125mg/d	0.125～0.750mg/d	是	恶心、思睡、疲劳、头痛、冲动控制障碍、低血压
罗匹尼罗	0.25mg/d	0.25～4mg/d	是	
罗替高汀贴片	1mg/24h	1～3mg/24h	是	恶心、思睡、疲劳、头痛、冲动控制障碍、低血压、局部反应
加巴喷丁	≥65 岁，100mg/d；<65 岁，300mg/d	300～2400mg/d	否	思睡、头晕、水肿
普瑞巴林	≥65 岁，75mg/d；<65 岁，150mg/d	75～450mg/d	否	头晕、思睡、体重增加、自杀意图、药物滥用
羟考酮	5～10mg/d	10～40mg/d	未知	恶心、便秘、疲劳、思睡、头痛、药物成瘾
硫酸亚铁	硫酸亚铁325mg/d + 维生素 C 200mg/d	硫酸亚铁325mg/次（bid）+ 维生素 C 200mg/d	未知	便秘、腹泻、腹胀
蔗糖铁注射液	25～50mg	100～200mg/次，每周2～3次	未知	罕见过敏反应，首次应用做好抢救准备
羧基麦芽糖铁	—	体重＞50kg，750mg/次，每周1次，共2次	未知	

作者：孟凡超
审稿：陈孝东

参考文献

第二十九章　理化因子及中毒所致的神经系统损害

甲醇中毒

甲醇中毒多因经口摄入甲醇，主要是食源性中毒，也可经呼吸道或皮肤、黏膜吸收，表现为中枢神经系统（central nervous system，CNS）麻醉、视神经及视网膜病变、代谢性酸中毒等。眼和上呼吸道刺激症状常见，口服有胃肠道刺激症状。急性甲醇中毒潜伏期通常 12~24h，短至服后立即发病，长至 2~3d，同时摄入乙醇会出现潜伏期延长。

诊断

一、院前应急处置流程（图 29-1-1）

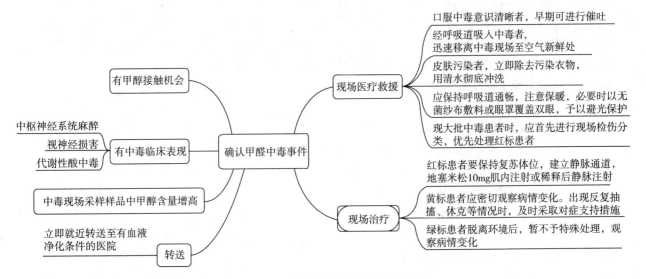

图 29-1-1　甲醇中毒院前应急处置流程

二、问诊与查体

问诊时需注意了解其职业及近 2~3d 或更长时间是否有饮酒史。

（一）问诊和症状

1. 急性甲醇中毒　急性甲醇中毒表现为中枢神经系统麻醉、视神经及视网膜病变、代谢性酸中毒等。眼和上呼吸道刺激症状常见，口服有胃肠道刺激症状（表 29-1-1）。

2. 慢性甲醇中毒　慢性甲醇中毒少见，症状同急性甲醇中毒。

表 29-1-1　急性甲醇中毒的症状

系统	症状
神经系统	（1）中枢损害包括头晕、头痛、乏力、嗜睡、酒醉感、不稳感等 （2）周围神经系统也可累及
眼部	（1）最初表现视物模糊、闪光感、怕光、眼球疼痛、幻视等 （2）重症患者视力急剧下降，甚至失明
呼吸系统	（1）上呼吸道刺激症状常见 （2）重者出现呼吸困难
消化系统	口服后有胃肠道刺激症状，恶心、呕吐、上腹痛，有急性胰腺炎的风险
其他系统	少数患者有心、肝和肾损害的相关症状

（二）查体和体征（表 29 - 1 - 2）

表 29 - 1 - 2　甲醇中毒的体征

系统	体征
神经系统	(1) 不同程度的意识障碍、共济失调、周围神经病变 (2) 严重者出现手指和舌震颤、抽搐、谵妄、幻觉或抑郁等精神症状，甚至昏迷
眼部	检查可见瞳孔扩大，光反射迟钝，眼底早期可正常，也可出现视网膜充血或出血、视乳头水肿，后期可见视神经萎缩
其他系统	(1) 重症患者出现深快 Kusamaul 呼吸，上腹部压痛等。 (2) 少数患者有心、肝和肾损害的相关体征

三、辅助检查

（一）优选检查

1. 血液甲醇、甲酸指标测定　甲醇在肝内代谢成甲醛和甲酸，血清甲醇水平 > 20mg/dl（6.24mmol/L）出现临床症状，> 100mg/dl（31.2mmol/L）可出现视神经损伤，> 150mg/dl（46.8mmol/L）或甲酸水平 > 55.2 mg/dl（12mmol/L）可致命。

甲醇和甲酸可采用顶空进样气相色谱法进行测定，但该法甲酸检测敏感度较低。而甲醛通常需经过化学衍生化后再进行测定，方法烦琐并重复性差。对于暂无测定能力的医疗机构，我国 2024 年急性甲醇中毒诊治共识推荐也可采取下列方式估测血清中甲醇水平。

血清甲醇水平（mg/dl）＝渗透压间隙 × 甲醇分子量 × 0.1，甲醇分子量 = 32

即血清甲醇水平（mg/dl）＝渗透压间隙 × 3.2

渗透压间隙 = 测定血浆渗透压 - 估计血浆渗透压

估计血浆渗透压 = 2 × 钠 + 尿素氮 + 血糖

3 个指标单位均为 mmol/L。

2. 尿中甲醇和甲酸的测定　主要用于接触甲醇工人的生物监测，也可作为中毒诊断的参考指标。

3. 动脉血气分析　很多学者认为，中毒的临床表现、病死率与代谢性酸中毒程度相关。最好测定动脉血气分析，血清中碳酸氢盐 < 18mmol/L 时，血液甲酸大多 > 15.6mmol/L。

（二）可选检查

1. 视觉诱发电位（VEP）异常　是甲醇视神经

损害的早期敏感指标。

2. 视野检查　中毒早期可见中心暗点，中毒晚期周边视野缩小。

3. 影像学检查　可辅助诊断评估预后。头颅 CT 和 MRI 已成为诊断急性甲醇中毒性脑病的重要手段，特别是对散发病例有较大帮助。

四、诊断及其标准

（一）诊断标准

根据甲醇接触或摄入史、典型临床表现和实验室检查结果，排除其他中毒性疾病可以诊断，血液中甲醇浓度测定可确诊。

（二）风险评估和危险分层

确认患者甲醇中毒的诊断，并进行诊断分级（表 29 - 1 - 3）。

接触甲醇后，出现头痛、头晕、乏力、视物模糊等症状和眼、上呼吸道黏膜刺激症状，并于脱离接触后短时间内恢复者。

表 29 - 1 - 3　甲醇中毒分级

分级	表现
轻度中毒	具备以下任何一项者 (1) 轻至中度意识障碍 (2) 视乳头充血、视乳头视网膜水肿或视野检查有中心或旁中心暗点 (3) 轻度代谢性酸中毒
重度中毒	具备以下任何一项者 (1) 重度意识障碍 (2) 视力急剧下降，甚至失明或视神经萎缩 (3) 严重代谢性酸中毒

（三）并发症诊断

1. 甲醇中毒受损靶器官是中枢神经系统、视神经及视网膜。

2. 水电解质酸碱平衡。

3. 继发肝脏损害：肝区疼痛、食欲下降、肝脏肿大、肝功能异常，少数可出现黄疸。

4. 口服中毒者可并发急性胰腺炎。

5. 少数病例伴有心动过速、心肌炎、ST 段和 T 波改变。

6. 急性肾功能衰竭等。

五、鉴别诊断

需注意与糖尿病酮症酸中毒以及乙醇、乙二

醇、异丙醇、氯甲烷等中毒性疾病鉴别、还需与霍乱、肉毒中毒、胰腺炎、脑膜炎、脑肿瘤和蛛网膜下腔出血等疾病鉴别。在甲醇中毒早期易误诊为感冒、咽喉炎、神经衰弱或急性胃肠炎等，应注意鉴别诊断。

乙醇中毒在发病前常有短时间大量酒精接触史，常表现为易激惹、多语或沉默寡言，感觉迟钝，明显的醉酒步态，眼球震颤、复视等，行血液

或呼出气体检测乙醇浓度可鉴别。

六、 误诊防范

发病早期与感冒症状相似的患者，慢性中毒患者，易被误诊。甲醇中毒易被误诊

高血压病、酒精中毒、蛛网膜下腔出血等。乙醇、乙二醇中毒等易被误诊为甲醇中毒。

治疗

一、 治疗原则

1. 吸入性中毒者应立即脱离现场，吸氧。

2. 口服中毒者应及时用 1%～3% 碳酸氢钠或温水、肥皂水洗胃；口服硫酸钠 15g 导泻。

3. 去污，防止毒物继续吸收。

4. 血液或腹膜透析清除已吸收的甲醇及其代谢

产物。

5. 并给予适当的支持治疗和对症治疗，纠正酸中毒。

6. 治疗必须及时，强调在高度怀疑甲醇中毒时，即使实验室结果尚未报告，也应立即进行抢救。

二、 治疗细则 （图 29 - 1 - 2）

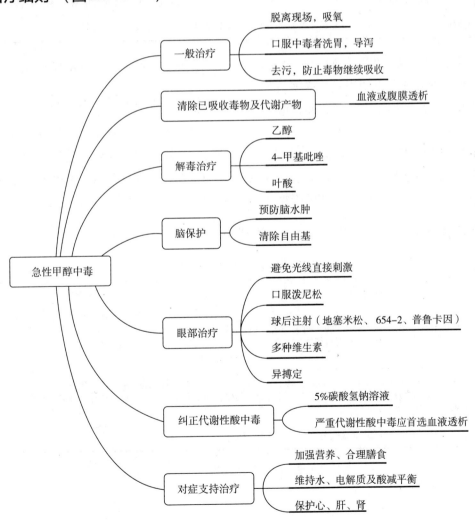

图 29 - 1 - 2　急性甲醇中毒治疗方案概览

（一）治疗方法

接诊医院对所接收的中毒患者确认诊断和进行诊断分级后，根据病情的严重程度将患者送往不同科室进一步救治。观察对象可留观，轻度中毒患者住院治疗，重度中毒患者立即监护抢救治疗。

1. 清除毒物

（1）洗胃：经口中毒的患者，病程早期应尽快进行洗胃。

（2）血液透析：血液透析可以清除血液中的甲醇和毒性代谢产物甲酸，纠正代谢性酸中毒和电解质紊乱，应当尽早实施。

出现以下指征之一者可考虑进行血液透析：口服纯甲醇量 > 30ml；血液甲醇浓度 > 15.6mmol/L（500mg/L），或血液甲酸浓度 > 4.34mmol/L（200mg/L）；出现代谢性酸中毒；出现视神经障碍；出现意识障碍。

2. 解毒药物 甲醇中毒解毒药物有乙醇、4 - 甲基吡唑（4 - MP）、叶酸。用法和注意事项详见药物治疗方案章节。

3. 眼部处理（表 29 - 1 - 4）

表 29 - 1 - 4　眼部处理方法

治疗方法		内容
一般治疗		以无菌纱布敷料或眼罩覆盖双眼，以避免光线直接刺激
药物治疗	肾上腺糖皮质激素	出现视神经损害者，可口服泼尼松 5 ~ 10mg，每日 3 次，剂量和疗程根据病情调整；也可用地塞米松、654 - 2、普鲁卡因进行双侧球后注射
	维拉帕米（钙通道阻滞剂）	对甲醇所致的眼底损伤有明显的保护作用；严重中毒时，早期应用钙通道阻滞剂是有益的
	其他药物	补充多种维生素（如维生素 B_1、维生素 B_6）以及应用血管扩张剂

4. 纠正代谢性酸中毒 发生代谢性酸中毒时，可使用 5% 碳酸氢钠溶液予以纠正，并依据血气分析结果调整碳酸氢钠溶液用量。严重代谢性酸中毒应首选血液透析治疗。

5. 其他对症支持治疗 加强营养、合理膳食，维持水、电解质及酸碱平衡，防治脑水肿、清除氧自由基等药物治疗；重症患者注意评估呼吸循环功能，保护心、肝、肾等重要脏器功能。

（二）应急治疗中止时间

中毒事件的危险源及其相关危险因素已被消除或有效控制，中毒食品和其他可疑毒物已经完全收缴和销毁，未出现新的中毒患者且原有患者病情稳定 24h 以上应急反应中止。

四、药物治疗方案（表 29 - 1 - 5、表 29 - 1 - 6）

表 29 - 1 - 5　甲醇中毒解毒药物

药物	用法	注意事项
乙醇	可使用 10% 乙醇溶液 100ml ~ 200ml 静脉滴注，每日 1 ~ 2 次，连用 3 天，严重者可延长治疗时间	（1）其间应当经常测定血液乙醇浓度，宜维持在 21.7mmol/L ~ 32.6mmol/L（1000mg/L ~ 1500mg/L） （2）当血液甲醇浓度低于 6.24mmol/L（200mg/L）时，可以停止乙醇疗法
4 - 甲基吡唑	首剂为 15mg/kg，加入生理盐水或葡萄糖溶液 100ml 以上，缓慢静脉滴注，以后每 12 小时给予 10mg/kg，至症状消失	（1）可抑制醇脱氢酶，阻止甲醇代谢为甲酸 （2）可有头痛、恶心、乏力和食欲减退、低血压、皮疹及暂时肝酶升高的不良反应
叶酸	每日 30mg ~ 45mg，分 2 ~ 3 次肌内注射	—

表 29 – 1 – 6　急性甲醇中毒的其他药物治疗

药品	用法
泼尼松	5～10mg，每日 3 次
维生素 B$_1$	口服，成人，10mg 每片，一次 1～2 片，每日 3 次
维生素 B$_6$	口服，成人，10mg 每片，每日 1～2 片
维拉帕米缓释片	每日服用 1～2 片，分 1～2 次服用

作者：王文宗　管昭锐

审稿：解洪荣

参考文献

第三篇　多学科交叉疾病

第三十章 心血管疾病与神经系统疾病

第一节 细菌性心内膜炎的神经系统并发症

感染性心内膜炎（infective endocarditis，IE）是由细菌、真菌或其他微生物（病毒、立克次体、衣原体等）感染形成的心脏瓣膜和（或）心脏内膜炎症。其中细菌性心内膜炎最为常见，为细菌经血行途径直接感染心脏瓣膜、心室壁内膜或邻近大动脉，形成大小不等、形状不一的血小板和纤维素团块为主要成分的赘生物，内含大量细菌和少量炎症细胞。目前，IE 仍是病死率较高的疾病，临床上根据病程将 IE 分为急性型和亚急性型：急性型是由致病力强的化脓菌引起，毒血症明显；亚急性型由毒力相对较弱的病菌引起。有研究表明，亚急性细菌性心内膜炎的神经系统并发症（neurological complication，NC）比较常见，如缺血或出血性卒中、高危人群多发性微栓塞、脑膜炎、化脓性动脉炎、细

菌性动脉瘤等。

细菌性心内膜炎患者多存在基础心脏病，如先天性心脏病、风湿性心脏病和瓣膜置换术后等，当赘生物破裂后可将细菌或细菌性栓子释放入血液中引起并发症，神经系统并发症较多见一些。一些细菌性微栓子脱落进入脑内的小动脉和毛细血管，导致栓塞性卒中及颅内梗死灶感染；大量的细菌性栓子进入脑内会形成脑脓肿；当细菌性栓子累及脊髓血管时会出现化脓性脊髓炎；当细菌感染脑动脉血管壁时可引起细菌性脑动脉炎，由细菌性栓子或细菌性动脉炎引起的感染性脑动脉瘤，破裂时出现脑出血或蛛网膜下腔出血。少数细菌性心内膜炎患者可并发中毒性脑病（图 30-1-1）。

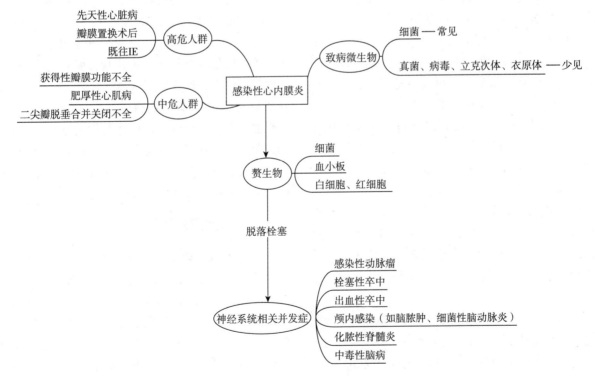

图 30-1-1 感染性心内膜炎神经系统相关并发症的发生机制

▶ 诊断

一、问诊与查体

细菌性心内膜炎全身系统表现主要为发热、进行性贫血、脾大、杵状指、脏器栓塞和心脏杂音等，其神经系统并发症主要表现为如下 5 种。

1. 感染性动脉瘤 颅内感染性动脉瘤（intracranial infectious aneurysm，IIA）是一种由微生物感染脑动脉血管壁引起的脑血管病变，约占所有颅内动脉瘤的 0.7% ~ 5.4%，细菌性心内膜炎是其常见病因。

IIA 发病率低，临床表现多样，依据动脉瘤是否破裂、位置、形态和患者状态而表现不同，可以无症状，动脉瘤破裂合并蛛网膜下腔出血、脑出血和脑室出血时可以出现发热、头痛、突发意识障碍等症状。

2. 缺血并发症 缺血并发症是细菌性心内膜炎的常见并发症，可以分为两种，一种为短暂性脑缺血发作和小梗死，主要是影响 <30% 单一脑叶的脑栓塞；另一种为中重度缺血并发症，多发脑栓塞事件或单发影响 >30% 单一脑叶的脑栓塞。

临床表现因病灶部位及大小而异，多见于大脑中动脉供血区，其次为大脑前动脉、大脑后动脉供血区。常见症状为偏瘫、失语及感觉异常，也可伴发视觉障碍、抽搐或精神异常等表现。

3. 出血并发症 出血并发症包括原发性脑出血、出血性梗死和蛛网膜下腔出血，多由栓塞事件、感染性动脉瘤、动脉炎引起，出血部位可以为常见的部位，也可发生于脑叶、皮层。

4. 脑脓肿 脑脓肿可为单发或多发，可与化脓性脑膜炎并存，临床表现为发热、头痛、乏力及外周血白细胞增高，脓肿形成后表现为颅内占位性病变症状，如颅内压增高、视乳头水肿、局灶神经缺损体征等。

5. 化脓性脑膜炎 细菌性栓子经软脑膜血管种植于周围脑膜及脑组织，产生炎症改变，临床表现为发热、头痛、脑膜刺激征阳性和颅内压增高症状。

二、辅助检查

1. 血生化检查 C - 反应蛋白升高，红细胞沉降率升高，亚急性者外周血中白细胞数目计数正常或增高，正色素性正细胞性贫血常见。急性者常有白细胞计数增高和核左移。

2. 脑脊液检查 压力可增高，白细胞数增多，蛋白可增高，糖和氯化物降低，有助于诊断脑脓肿和化脓性脑膜炎。

3. 微生物检测 微生物分离培养可以来源于血培养，70% ~ 80% 的患者血培养可获阳性结果；可以来源于脑脊液；也可来源于手术当日取材的心脏组织培养；聚合酶链反应（PCR）可以快速检测细菌性心内膜炎患者的血、脑脊液或瓣膜组织中的病原体。

4. 超声心动图检查 可以发现瓣膜赘生物、瓣周脓肿、瓣膜关闭不全、瓣膜脱垂和瓣膜反流等，经胸超声心动图（TTE）可检出 50% ~ 75% 的瓣膜赘生物，经食道超声心动图（TEE）可检出 <5mm 的赘生物，敏感性高达 95% 以上。TEE 较 TTE 具有更高的灵敏度。部分患者可以发现室间隔缺损、房间隔缺损等先天性心脏病改变。

5. 影像学检查 脑 CT 和 MRI 检查可明确诊断脑出血灶、脑梗死病灶、蛛网膜下腔出血、脑脓肿病灶等。即使没有神经系统症状，所有左心细菌性心内膜炎的患者均应接受脑血管影像学检查。CT 血管造影（CTA）、磁共振血管造影（MRA）和数字减影血管造影（DSA）可以作为颅内感染性动脉瘤的诊断检查，其特征为多发、远端位置、形状不典型（梭形、水滴、不规则），短期随访形态大小可以发生改变或出现新发动脉瘤。

三、诊断及其标准

1. 细菌性心内膜炎的诊断标准 目前临床上诊断主要参考更新版 Duck 标准（表 30 - 1 - 1、表 30 - 1 - 2），符合下列标准之一可诊断：①血液细菌培养阳性，超声心动图上显示有赘生物存在或出现新的心脏杂音或原有杂音发生改变；②心脏基础疾病（先天性心脏病、心脏瓣膜病）患者出现新的心脏杂音或原有杂音改变，并伴有发热、进行性贫血、血管栓塞等。

表 30 –1 –1　感染性心内膜炎 Duck 诊断标准更新版

明确的感染性心内膜炎	病理学标准：存在赘生物、栓塞性赘生物或心内脓肿，经培养或组织学证实有细菌或病理改变；组织病理学证实赘生物或心内脓肿具有活动性心内膜炎改变 临床标准：2 项主要标准，或 1 项主要标准加 3 项次要标准/5 项次要标准
可疑的感染性心内膜炎	1 个主要标准和 1 个次要标准，或 3 个次要标准
非感染性心内膜炎	肯定的其他诊断可解释患者临床表现者，或抗生素治疗≤4 天而"心内膜炎"症状完全消失者，或抗生素治疗≤4 天手术或尸检没有发现感染性心内膜炎证据者

表 30 –1 –2　感染性心内膜炎 Duck 临床标准更新版

主要标准
1. 感染性心内膜炎血培养阳性
（1）2 次不同血培养标本出现典型的致感染性心内膜炎病原微生物草绿色链球菌，牛链球菌，HACEK 属，金黄色葡萄球菌或社区获得性肠球菌而无原发感染灶
（2）与感染性心内膜炎相一致的微生物血培养持续阳性包括血培养抽血间隔 >12h，血培养 >2 次，或所有 3 次，或≥4 次血培养中的大多数（首次和末次血至少间隔 1h）
（3）贝纳柯克斯体单次血培养阳性或Ⅰ期免疫球蛋白 G 抗体浓度大于等于 1：800
2. 心内膜受累的证据
（1）感染性心内膜炎超声心动图阳性（TEE 推荐给安装人工瓣膜的患者，至少按临床标准评定为可能发生感染性心内膜炎，或合并感染性心内膜炎［瓣膜旁脓肿］；TTE 作为其他患者的第一次检测）定义如下：在瓣膜或其支持结构上，或瓣膜反流路径上，或在医源性装置上出现可移动的物质而不能用其他解剖上的原因解释的脓肿，人工瓣膜的新的部分裂开
（2）^{18}F – FDG PET/CT（人工瓣膜植入 3 个月以上）或放射性标记的白细胞 SPECT/CT 发现人工瓣膜植入部位周围组织的异常活性
（3）心脏 CT 发现确定的瓣周病灶

次要标准
1. 易患因素：既往有心脏病史或静脉药物成瘾者
2. 发热：体温≥38℃
3. 血管表现：主要动脉栓塞，脓毒性肺梗死，真菌性动脉瘤，颅内出血，Janeway 损害
4. 免疫系统表现：肾小球肾炎，Osler 小结，Roth 斑，类风湿因子等阳性
5. 微生物学依据：血培养阳性但不符合上述主要标准（不包括凝固酶阴性葡萄球菌和不引起心内膜炎细菌的一次培养阳性者），或与感染性心内膜炎相符的致病菌的血清学检查

注：HACEK 嗜血杆菌属（H），放线菌属（A），人心杆菌属（C），埃肯菌属（E）及金氏杆菌属（K）；IgG 免疫球蛋白 G；TEE 经食道超声心动图；TTE 经胸超声心动图；^{18}F – FDG PET/CT ^{18}F – 脱氧葡萄糖 PET/CT 显像；SPECT 单光子发射计算机断层成像术

2. 神经系统并发症损害的诊断　细菌性心内膜炎出现神经系统受累的症状、体征，腰穿颅内压增高，脑脊液化验显示白细胞增高、蛋白增高、糖减少，脑脊液微生物检测阳性结果，结合 CT、MRI、CTA 或 DSA 等影像学检查发现梗死灶、出血、脑膜炎、脑脓肿、动脉炎、动脉瘤等改变，可以作为依据支持诊断。

治疗

一、治疗流程（图 30 –1 –2、图 30 –1 –3）

二、治疗原则

原则上首先是进行抗生素治疗，目的是根除感染，包括清除赘生物。对于神经系统并发症应该根据病变不同采取相应治疗措施，可根据患者情况选择合适治疗方案以及手术与否和手术时机。

三、治疗细则

（一）细菌性心内膜炎的治疗

细菌性心内膜炎治疗越早治愈率越高，在血培养结果未明确时，先根据临床经验推测最可能的细菌给予药物治疗，急性者应该选用针对金葡萄球菌、链球菌、革兰阴性杆菌均有效的抗生素，亚急性者选用针对大多数链球菌的抗生素，待培养结果出来后，可根据致病菌种类及药敏情况选择合适的抗生素。

抗生素要求用药时间长且药量足，必要时联合用药。选择的抗生素最好始终覆盖金黄色葡萄球菌，常用抗生素包括青霉素或苯唑西林、氨苄西林、头孢曲松、万古霉素、氨基糖苷类抗生素等。

可以依据耐甲氧西林金黄色葡萄球菌在当地的

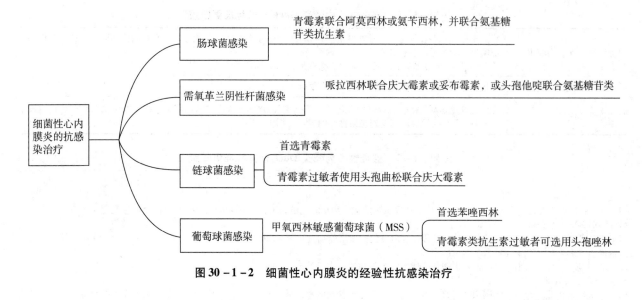

图 30 - 1 - 2　细菌性心内膜炎的经验性抗感染治疗

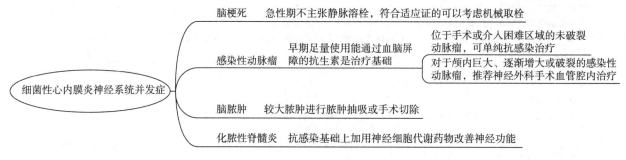

图 30 - 1 - 3　细菌性心内膜炎并神经系统并发症的治疗

流行度来考虑联合庆大霉素，对于不能耐受头孢曲松的患者，可以选择喹诺酮类（环丙沙星、左氧氟沙星或莫西沙星）。

若内科治疗无效或者存在心力衰竭并发症、感染难以控制及预防栓塞事件时可进行心脏瓣膜置换术。

一般支持治疗补充营养，纠正贫血及低蛋白血症。

（二）神经系统并发症的治疗

细菌性心内膜炎合并脑梗死患者，出血风险高，急性期不主张静脉溶栓，符合适应证的可以考虑机械取栓，在取栓回收的血栓中可以检出细菌。

感染性动脉瘤的治疗主要取决于患者的状态，是否手术治疗取决于动脉瘤是否破裂，动脉瘤的位置、形态等。早期足量使用能通过血脑屏障的抗生素是所有治疗的基础，位于手术或介入困难区域的未破裂动脉瘤，可单纯抗感染治疗，破裂动脉瘤再

破裂出血风险高，建议手术治疗；对于颅内巨大、逐渐增大或破裂的感染性动脉瘤，推荐神经外科手术或血管腔内治疗。

对于较大脑脓肿，采取脓肿抽吸或手术切除。

对于化脓性脊髓炎，可在抗感染基础上加用神经细胞代谢药物改善神经功能。

（三）神经系统并发症与瓣膜置换术时机

不同临床表现的神经系统并发症患者的瓣膜置换术手术时机不同（表 30 - 1 - 3、图 30 - 1 - 4）。

表 30 - 1 - 3　神经系统并发症患者的瓣膜置换术时机

临床表现	手术时机
抗生素治疗不佳的高危患者	尽早考虑手术治疗
头颅 CT 排除脑出血并且神经损伤不严重（即昏迷），心力衰竭、感染难以控制、脓肿或栓塞风险持续高	尽快手术
缺血性卒中或颅内出血	手术延后 1 个月
小卒中、无症状栓塞或短暂脑缺血发作后	部分研究表明如果适宜心脏手术治疗则推荐立即手术

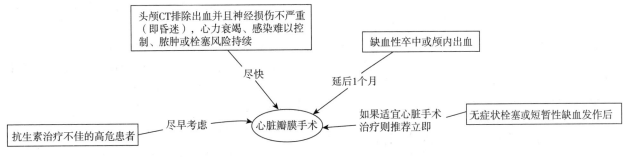

图 30 - 1 - 4 心脏瓣膜手术适应证

（四）基础疾病的治疗

及时纠正心房颤动、心功能不全，预防栓子形成脱落。先天性心脏病或者心脏瓣膜病应尽早手术干预。

作者：季燕　原雯鑫
审稿：邹永明

参考文献

第二节　充血性心力衰竭并发认知功能障碍

充血性心力衰竭是由于心室泵血或充盈功能低下，心排量不能满足机体代谢需求，组织、器官血液灌注不足，同时出现肺循环或体循环淤血等临床表现，是各种心脏病发展到严重阶段的临床综合征。认知障碍是心力衰竭患者常见的神经系统并发症。并且，慢性心力衰竭的治疗涉及多重用药，认知障碍影响了心力衰竭患者的自我管理和监测。我们在临床工作中要尽早识别心力衰竭患者的认知能力下降，积极防治、干预，以期改善患者的生活质量及预后。

➡ 诊断

一、问诊与查体

认知障碍是充血性心力衰竭常见的神经系统并发症，其包括了轻度认知功能障碍和痴呆。

（一）轻度认知障碍

轻度认知障碍是指记忆力或其他认知功能进行性减退，但不影响日常生活能力，且未达到痴呆的诊断标准。在临床诊疗活动中较痴呆更易被忽视。主要表现为感知障碍、记忆障碍及思维障碍；感知障碍如感觉迟钝和无法言语的不适感；出现记忆力的减退，如遗忘钥匙、不记得回家的路；部分患者还会出现妄想、无法判断与前方物品距离等症状。

（二）痴呆

痴呆的典型症状主要如下。

1. 记忆障碍　由近记忆障碍逐渐变为远记忆受损，思考缓慢、频繁发生、抽象思维能力丧失，对一般事物的理解和判断力越来越差，注意力在日间受到影响，可出现计算困难或无法计算，对时间、地点和人物定向障碍。

2. 人格改变　通常表现为兴趣减少、缺乏主动性、社会性退缩，但也可表现为脱抑制行为，例如冲动、幼稚行为等。情绪症状包括焦虑、易激惹、抑郁和情绪不稳。有些患者会出现坐立不安、漫游、尖叫和不恰当的甚至是攻击性行为。也可出现妄想和幻觉。

3. 社会功能受损 出现社会功能受损的患者对自己熟悉的工作不能完成。晚期生活不能自理，运动功能逐渐丧失，甚至穿衣、洗澡、进食均需他人协助。

二、 辅助检查

（一）心力衰竭患者的神经心理学评估

神经心理检查有助于评估患者的认知功能，有助于认知障碍的诊断的确立；同时，可以监测认知功能的变化，提前发现将来可能转化为痴呆的患者。

1. 总体认知功能筛查 简易精神状态检查表（MMSE）和蒙特利尔认知评估（MoCA）是常用的认知功能评估量表。后者涵盖的认知领域较前者更广，包括注意与集中、执行功能、记忆、语言、视空间结构技能、抽象思维、计算和定向力，能够更好地识别轻度认知功能障碍。与 MMSE 相比，MoCA 的筛查结果更为准确。

2. 记忆力评估 目前国内常用的记忆检查量表有 Wechsler 成人记忆量表、中国医学科学院心理所成人记忆量表、Rey 听觉词语学习测验、California 词语学习测验等。其中，California 词语学习测验在鉴别轻度认知功能障碍向痴呆转化方面优于其他词语学习测验。

3. 执行功能评估 常用的执行功能测验包括威斯康星卡片分类测验、伦敦塔测验、数字 - 符号转换测验、符号数字模式测验、连线测验、Stroop 测验、语音流畅性测验以及语义流畅性测验等。其中，改良的连线测验在鉴别轻度认知功能障碍时显示出良好的灵敏度。数字符号转换测验对识别血管源性认知功能障碍更为敏感。

4. 语言能力评估 常用语言能力测验包括 Boston 命名测验、词语流畅性测验（verbal fluency test）、Wechsler 成人智力量表词汇亚测验。国内经常使用汉语失语成套测验对语言能力进行系统评价。

5. 视空间结构能力评估 常用的评估方法有图形临摹（交叉五边形、立方体、Rey - Osterreith 复杂图形）、画钟测验、韦氏成人智力量表（WAIS）积木测验等。其中，WAIS 积木测验对鉴别轻度认知功能障碍和痴呆有一定作用。

6. 计算机认知功能评估 与传统神经心理学测量相比，计算机认知评估减少了人为的误差，一定程度上克服了传统神经心理检测的不足。

尤其值得注意的是：对于认知功能障碍的诊断，尤其对高智商的个体，纵向比较非常重要，即使检查结果在正常范围，但如果较以前有明显下降，也应视为异常。

（二）影像学及超声检查

1. 磁共振成像 白质高信号（WMH）增加是心力衰竭相关认知障碍特异性的改变，在病理学上表现为髓鞘及轴突丧失及轻度胶质增生。WMH 可导致认知下降，并增加抑郁、焦虑、脑血管事件、痴呆及死亡的风险。

2. 扩散加权成像 扩散张量加权成像（DTI）可检测脑白质纤维内水分子扩散的各向异性和扩散程度，以此评价纤维束的完整性。心力衰竭患者的轴向和径向扩散明显增加，提示轴突完整性丧失及髓磷脂损伤。

3. 经颅多普勒血管超声检查 心力衰竭伴认知障碍患者脑部血流信号减少，提示脑组织灌注不足，而脑灌注不足是心力衰竭患者发生认知障碍最为重要的病理生理学基础。

三、 诊断

（一）慢性心力衰竭的诊断和分级

慢性心力衰竭诊断和分类标准可参见《中国心力衰竭诊断和治疗指南 2024》。

（二）认知功能障碍的筛查与诊断

心力衰竭患者中认知障碍功能的筛查与诊断主要通过各种量表进行神经心理学评估，包括简易认知评估（评分≤2 分提示认知障碍）、简易智力状态检查（评分 <24 分提示认知障碍）、蒙特利尔认知评估量表（评分 <26 分提醒认知障碍）等。此外，影像学及超声检查也有提示作用。

▶ 治疗

一、 治疗原则

心力衰竭的治疗目标是改善临床症状和生活质量，预防或逆转心脏重构，减少再住院，降低死亡率。一般性治疗包括去除心力衰竭诱发因素，调整生活方式。心力衰竭伴认知功能障碍患者应积极识别及控制二者的共同危险因素，包括高血压、糖尿病、高脂血症、心脏病、肥胖、高同型半胱氨酸血症等，采用药物和非药物方式进行积极干预。

改善并维持心脏功能应作为心力衰竭相关认知障碍治疗的首要措施。ACEI 及 ARB 类药物可通过减少交感神经系统的活性，改善脑血流，从而具有改善认知功能的作用。

二、治疗细则

（一）慢性心力衰竭的治疗

1. 慢性射血分数减低的心力衰竭（HFrEF）的治疗（表 30-2-1）

表 30-2-1　慢性 HFrEF 患者药物治疗推荐

药物	推荐
利尿剂	心力衰竭患者若有液体潴留证据，均应使用利尿剂
ACEI	所有 HFrEF 患者应使用，除非有禁忌证或不能耐受
β 受体阻滞剂	HFEF 患者在病情相对稳定时均应使用，除非有禁忌证或不能耐受
醛固酮受体阻滞剂	LVEP < 35%、使用 ACEI/ARB/ARNI 和 β 受体阻滞剂后仍然有症状的慢性 HFrEF 患者；急性心肌梗后 LVEF < 40%，有心力衰竭症状或合并糖尿病的患者
ARB	不能耐受 ACEI 的 HFEF 患者，推荐使用 ARB
ARNI	NYHA 心功能 II 至 IV 级有症状的 HFrEF 患者，若能耐受 ACEI/ARB，推荐以 ARNI 替代 ACEI/ARB，以进一步降低心力衰竭的发病率及死亡率
伊伐布雷定	LVEF ≤ 35% 的窦性心律患者，已使用 ACEI/ARB/ARNI、β 受体阻滞剂、醛固酮受体阻滞剂，β 受体阻滞剂使用剂量已达目标剂量或最大耐受剂量，心率仍≥70 次/分
地高辛	应用利尿剂、ACEI/ARB/ARNI、β 受体阻滞剂、醛固酮受体阻滞剂后，仍持续有症状的 HFrEF 患者

注：ACEI 血管紧张素转换酶抑制剂；ARB 血管紧张素受体阻滞剂；ARNI 血管紧张素受体脑啡肽酶抑制剂；LVEF 左室射血分数

2. 慢性射血分数保留的心力衰竭（HFpEF）和射血分数中等范围的心力衰竭（HFmrEF）的治疗　HFpEF 患者治疗主要针对症状、心血管基础疾病和合并症、心血管病危险因素，采用综合性治疗措施。尚无临床研究证实 ACEI/ARB 和 β 受体阻滞剂能改善 HFpEF 患者预后和减降低病死率。由于基础心血管疾病（如房颤、高血压、冠心病、肺动脉高压）及合并症（如糖尿病、慢性肾病等）的差异，HFpEF 患者的病理生理机制存在较大差异。指南推荐对有液体潴留的 HFpEF 和 HFmrEF 患者应使用利尿剂。此外，TOPCAT 研究亚组分析提示螺内酯可降低 HFpEF 患者因心力衰竭住院风险。对 LVEF≥45%，BNP 升高或 1 年内因心力衰竭住院的 HFpEF 患者，可考虑使用醛固酮受体拮抗剂以降低住院风险。

HFmrEF 中缺血性心脏病患者比例与 HFrEF 相似，明显高于 HFpEF 患者。部分 HFmrEF 可能转变为 HFpEF 或 HFrEF，从 HFmrEF 发展到 HFrEF 的患者预后较那些保持在 HFmrEF 或转变为 HFpEF 的患者更差。对一些随机对照试验的回顾性分析以及荟萃分析显示，ACEI/ARB、β 受体阻滞剂、醛固酮受体拮抗剂或许能改善 HFmrEF 患者的预后。

（二）心力衰竭患者中认知功能障碍的干预

非药物治疗：主要包括适度的身体锻炼、生活行为的干预、认知的训练、进行社交及做一些益智的活动。

药物治疗：改善认知障碍的药物包括促智药、麦角生物碱类制剂、钙离子拮抗剂、银杏叶提取物、胆碱酯酶抑制剂、离子型谷氨酸受体拮抗剂等。

认知障碍得药物治疗也可能会对心力衰竭产生影响，如 ChEIs 最常见的不良反应为心律失常，包括心动过缓与传导阻滞，可能导致晕厥、水肿、高血压，并在与 β 受体阻滞剂、地高辛、胺碘酮及钙通道阻滞剂合用时增加晕厥和心源性休克的风险；美金刚的心血管不良反应相对于 ChEIs 更容易发生。

作者：王凯　包亚萍

审稿：赵伟

参考文献

第三十一章　肝脏疾病与神经系统疾病

肝性脊髓病

肝性脊髓病（hepatic myelopathy，HM）又被称为门-腔分流性脊髓病，是多种肝脏疾病终末期一种罕见的神经系统并发症，特征性临床表现为以步态异常、双下肢逐渐僵硬无力、走路不稳、双下肢肌肉颤动、活动不灵活，最后发展为慢性、进行性、对称性、痉挛性截瘫为主要症状的脊髓疾病，不可逆，通常不伴随感觉和括约肌功能障碍。HM是在肝硬化基础上引起代谢紊乱和中枢神经系统功能障碍所发生的脊髓病，通常认为与肝病患者自发和（或）手术继发形成的门体分流通道有关，多与肝性脑病共存，由于脊髓症状容易被严重脑病的意识和运动障碍所掩盖而不易诊断。发病机制尚不完全明确，主要包括氨中毒、锰代谢异常、营养物质缺乏、血流动力学改变及免疫损伤等。

脱氨治疗及营养神经治疗可改善患者症状。一般不能自愈，早期根本解决办法为肝移植，通过肝移植可达到完全逆转的效果，但后期一般预后较差，不可逆转。也有报道称，在病程早期使用乳果糖降低血氨可逆转 HM。病程早期限制门-体静脉分流对 HM 治疗也有帮助。经彻底治疗后，一般不会复发。

肝性脊髓病本身很少危及生命，死亡原因主要为肝功能衰竭及其门脉高压并发症如消化道出血等。有研究发现，胆碱酯酶越低，Child-Pugh 分级（临床上根据患者的一般状况、腹水、血清胆红素、血清白蛋白浓度、凝血酶原时间的情况作的分级）等级越高，HM 患者预后越差。并且肝性脊髓病变恢复与否可能与病程早晚有关，应及时诊断、早期治疗。

➡ 诊断

一、问诊与查体 （表31-1-1）

表31-1-1　HM 的临床表现

受累部位	临床表现
脊髓	（1）典型症状为双下肢慢性、进行性、对称性、痉挛性截瘫 （2）早期呈伸直性痉挛性截瘫，呈强直状，膝部和踝部直伸，肌张力增加，有"折刀现象"，腱反射亢进，常有肌阵挛，锥体束征阳性，行走呈痉挛步态、剪刀步态 （3）晚期也可出现屈曲性截瘫，上肢很少累及，感觉及括约肌亦很少受累，少数患者可出现四肢瘫 （4）感觉及括约肌功能不受累，肢体感觉一般无明显异常，通常无大小便失禁
慢性肝病	（1）不同程度的乏力、腹胀、腹水、黄疸、肝病面容、肝掌、蜘蛛痣 （2）计算力及定向力障碍、精神行为异常、性格改变等
其他	（1）门静脉高压症 （2）食管胃底静脉曲张 （3）腹壁静脉曲张 （4）上消化道出血

由于 HM 与肝性脑病关系密切，有学者将其结合起来对 HM 进行分期（表31-1-2）。

表31-1-2　HM 合并肝性脑病的分期

分期	临床表现
神经症状前期	慢性肝病表现
亚临床肝性脑病期	（1）计算能力差 （2）数字连接试验、视觉诱发电位检查结果呈阳性
肝性脑病期	肝性脑病症状反复出现
脊髓病期	脊髓病表现进行性加重
其他	偶有患者在出现脊髓症状之前也可以没有任何临床表现

二、辅助检查

（一）实验室检查

多数患者出现转氨酶、胆红素异常等表现，血氨水平可正常或升高。血锰水平可有升高，血锰升高时，头颅 MRI 可能会早期出现 T_1WI 高信号特征性表现，这一特征性变化有助于 HM 的早期诊断。而铜蓝蛋白水平以及血清铜、脑脊液指标通常都在正常范围内。

（二）影像学

1. 腹部 B 超 在门静脉高压的情况下，腹部超声可探及门静脉主干内径 >13mm，脾静脉内径 >8mm，提示肝硬化。

2. 头部 MRI 头部 MRI 可显示双侧基底节区 T_1WI 高信号、T_2WI 高信号，均可能与血锰代谢过程异常增多沉积有关。

3. 脊髓 MRI 脊髓 MRI 检查可无异常发现，也可以显示长条状长 T_1 长 T_2 异常信号，增强扫描无强化。极少 HM 患者头、脊髓 MRI 检查也可完全正常。

（三）肌电图及诱发电位检查

1. 肌电图 肌电图检查正常或呈上运动神经元性损害。

2. 诱发电位检查 运动诱发电位（MEPs）和体感诱发电位（SEPs）可以作为监测病情发展及评估预后的指标之一。

（四）脑电图

可见轻中度弥漫性慢波，可表现为弥漫性低波幅 θ 波。

三、诊断标准

HM 在临床上较少见，是一种排除性诊断，容易误诊或漏诊，目前尚无统一的诊断标准，结合众多专家意见总结的 HM 诊断标准（表 31-1-3）。

表 31-1-3 HM 的诊断标准

符合条件
①有肝病史和临床表现，如：肝功能不全、黄疸、腹水
②有门-体分流现象（手术或自然形成）
③隐匿性起病，缓慢进展，出现上运动神经元损害的症状和体征（如进行性痉挛性截瘫、双下肢肌力减退、肌张力增高、腱反射亢进、病理征阳性等），一般无明显肌萎缩，感觉及括约肌功能极少受累
④存在反复发作或一过性的肝性脑病表现
⑤血氨显著升高
⑥脑电图、脑脊液正常，肌电图呈上运动神经元损伤，脊髓 MRI 正常或颈胸髓 T_2WI 异常，排除其他原因所致的脊髓病变
诊断标准
符合①③⑥三项，且符合②④⑤三项中的一项

四、鉴别诊断（表 31-1-4）

表 31-1-4 HM 的鉴别诊断

疾病名	病史、症状与体征	辅助检查
原发性肌萎缩侧索硬化	（1）主要发生于中老年患者，起病缓慢并逐渐进展 （2）双下肢通常表现为痉挛性瘫痪，感觉障碍一般不明显 （3）常伴随双上肢的周围性瘫痪症状，包括双上肢肌萎缩、肌束颤动、吞咽困难及舌肌萎缩和无力；下肢则出现中枢性瘫痪，表现为上下神经元混合受累的特点 （4）通常无明显诱因和慢性肝病史	—
脊髓亚急性联合变性	（1）该病多见于中年以后，起病隐匿，逐渐进展 （2）表现为双下肢不完全痉挛性瘫痪，肌张力增高，腱反射亢进，病理征阳性 （3）患者可出现深感觉障碍及脊髓性共济失调的后索症状，部分患者还可能伴有周围神经损伤症状 （4）血清中维生素 B_{12} 含量降低 （5）常合并巨幼细胞性贫血，早期可有感觉障碍，并可能影响括约肌，补充维生素 B_{12} 后病情改善 （6）患者常有胃肠道疾病	—

续表

疾病名	病史、症状与体征	辅助检查
脊髓型多发性硬化	(1) 通常在40岁以前发病 (2) 双下肢可表现为痉挛性瘫痪，但脊髓型多发性硬化常伴有感觉及括约肌功能障碍，并有复发缓解的病史	(1) 脑脊液中可出现寡克隆带 (2) MRI检查显示 T_2WI 高信号且边缘欠清晰，T_1WI 为等或低信号，活动期可见斑片状强化，激素治疗通常有效
血管畸形和脊髓占位性病变	—	通过脊髓碘油造影、血管造影、脊髓CT及MRI检查可明确诊断
遗传性痉挛性截瘫	(1) 具有明显的家族史 (2) 通常在儿童期发病	家族基因检测显示为X连锁隐性遗传
急性脊髓炎	(1) 由各种感染后引起的自身免疫反应导致急性横贯性脊髓炎 (2) 通常累及颈部及上胸段脊髓或全部脊髓	MRI显示病变部位脊髓增粗，T_2WI 呈多发片状或弥散的高信号，增强扫描可见病灶轻度斑片状强化，免疫治疗有效

治疗

一、治疗流程（图31-1-1）

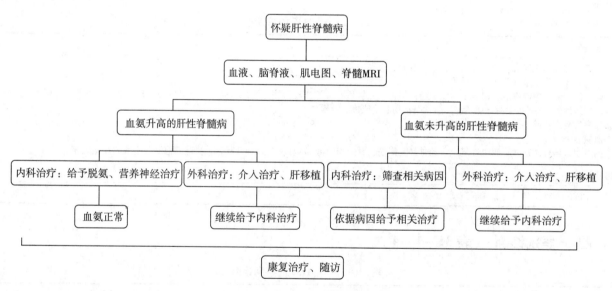

图31-1-1　HM治疗流程

HM完善相关检查后，主要判定患者是否有血氨升高，内科给予脱氨治疗及对症治疗。肝移植治疗为根治方法。若无血氨升高，则给予其他毒性物质筛查，给予相关病因治疗。若病因不明，临床症状考虑HM，而肝硬化明确患者，在除外其他病因后，可酌情尝试外科治疗手段。

二、治疗原则

目前对于HM并无确切有效的治疗方案，治疗的关键是原发病及并发症的治疗，改善肝功能、限制蛋白质摄入、降血氨、营养神经等对症支持治疗。

三、治疗细则

（一）生活方式改善

1. HM患者发病期间行动不便、容易摔倒，建议家属有专人陪护。下床活动时做好防跌倒措施。瘫痪的患者卧床休息时要避免压疮。

2. 改变不良生活习惯，戒烟和戒酒，保持健康的心理和充足睡眠。

3. 针对病情，住院期间会定期抽取血液标本进行肝功能监测，评估病情进展。

4. 维持肠内营养，提供易消化的食物，碳水化合物为主辅以多种维生素，并减少蛋白质的摄入。

（二）药物治疗

1. 病因治疗　积极治疗各种肝病，对于肝炎治疗，如由乙型肝炎引起，可积极应用核苷类抗病毒药物，如替诺福韦酯、恩替卡韦、阿德福韦酯和拉米夫定等进行抗病毒治疗；如由丙型肝炎病毒引起，在遵循《中国丙型肝炎防治指南》的基础上，可适当使用干扰素联合利巴韦林进行抗病毒治疗。对于丙型肝炎引起的 HM，可应用索非布韦联合利巴韦林治疗。

2. 降血氨　乳果糖可减少肠道细菌产氨和形成酸性环境减少氨的吸收；L－鸟氨酸－L－天冬氨酸能促进体内氨的代谢，降低血氨。

3. 营养神经治疗　大剂量 B 族维生素、肌苷、ATP、辅酶 A 等可以促进神经系统功能的恢复。

4. 高压氧治疗　对于肝性脑病合并 HM 的患者，高压氧治疗对 HM 也具有一定的疗效。

5. 中药治疗　目前，许多中医中药治疗对 HM 也已积累了一定的经验。

（三）手术治疗

1. 降低门静脉压　长期肝硬化的患者应积极降低门静脉压治疗，经颈静脉肝内门腔分流术（TIPS）是一种常用的降低门静脉压力的方法。然而，任书瑶等对接受 TIPS 治疗的患者进行随访发现，TIPS 可能成为诱发 HM 的危险因素，特别是对于男性肝硬化脾切除后接受 TIPS 治疗的患者，HM 风险增加。

2. 介入治疗　采用血管内介入技术，用生物血管栓子阻塞脾肾静脉分流作为手术替代疗法，可以缓解分流引起的 HM 症状，有助于血氨水平恢复正常。

3. 肝移植　肝移植是目前治疗 HM 最有效的方法。对于 HM 早期患者，即未出现任何临床表现或脊髓病变尚未发展为不可逆时，通过原位肝移植可以尽可能提高脊髓病变完全恢复的机会。HM 患者通过原位肝移植术可防止早期 HM 症状进一步恶化，从根本上解决分流带来的危害，从而达到治疗目的。

作者：霍霖宇

审稿：张敏

参考文献

第三十二章　肾脏疾病与神经系统疾病

第一节　尿毒症性周围神经病与肌病

尿毒症性周围神经病（uremic peripheral neuropathy，UPN）好发于慢性肾衰竭期，是尿毒症患者最常见的并发症之一，起病隐袭，进展以月计算，主要表现为以肢体远端对称性感觉障碍为主的多发性周围神经病变，还可伴发单神经病及多发性单神经病等多种神经病变。

UPN 同时累及感觉和运动神经比单纯累及感觉神经或单纯累及运动神经常见。感觉性神经病表现为四肢末端（尤其是双足部）对称性的感觉异常，如针刺、疼痛、麻木、烧灼感、感觉丧失等，下肢比上肢明显，尤以夜间加重，致使患者痛苦，影响患者睡眠，表现为不安腿综合征。运动性神经病表现为四肢无力，走路不稳，肌肉萎缩，肌力减退，甚至瘫痪。

体格检查发现末梢性多种感觉障碍，四肢远端自主神经营养性障碍如指甲脆裂、皮肤变粗糙和肿胀等，四肢腱反射减弱或消失，手足部小肌肉群通常有萎缩，重者上肢及腿部也可出现肌肉萎缩。其病理改变是以远端轴索变性为主，并继发节段性脱髓鞘的周围神经病。神经电生理检查作为一项敏感的检测手段，不但能够提示病变的严重程度，能在早期提示周围神经受损，而且随治疗后血液指标的改善而改变，既可以作为 UPN 的诊断依据，又可以作为治疗效果的一项检验指标。

尿毒症性肌病（uremic myopathy）指肾功能衰竭所致的骨骼肌病变，主要表现疲劳、肌无力和肌萎缩，尤其是下肢肌肉的萎缩，个别病例可有肌痛和压痛，伴有肌束颤动和运动后痛性肌阵挛，常与肾性骨病并存。肌电图显示肌源性损害。肌肉活检显示 II 型纤维萎缩，伴有细胞核内化和纤维分裂。

▶ 诊断

（一）UPN

UPN 的诊断标准：①肾功能衰竭的患者，出现了对称性的以肢体远端为主的感觉 - 运动性神经病；②体格检查发现末梢型感觉障碍，四肢腱反射减弱或消失，手足部小肌肉群通常有萎缩；③神经电生理检查可见感觉和运动神经传导速度减慢，波幅下降提示轴索损害；④排除吉兰 - 巴雷综合征（感染性多发性神经根神经炎）、药物中毒、糖尿病或维生素 B_1 缺乏等疾病。

（二）尿毒症性肌病

尿毒症性肌病的诊断标准：①肾功能衰竭的患者出现疲劳、肌无力和肌萎缩；②肌电图和肌肉活检有助于诊断；③排除其他肌肉疾病。

▶ 治疗

一、治疗流程（图 32 -1 -1、图 32 -1 -2）

二、治疗原则

尿毒症性周围神经病（UPN）的治疗方法主要为内科保守治疗、血液净化治疗、肾移植等。尿毒症性肌病的治疗包括进行充分的血液净化治疗、甲状旁腺功能亢进的管理、补充维生素 D、纠正贫血和营养补充。

三、治疗细则

（一）尿毒症性周围神经病

1. 内科保守治疗　主要是应用神经营养治疗，

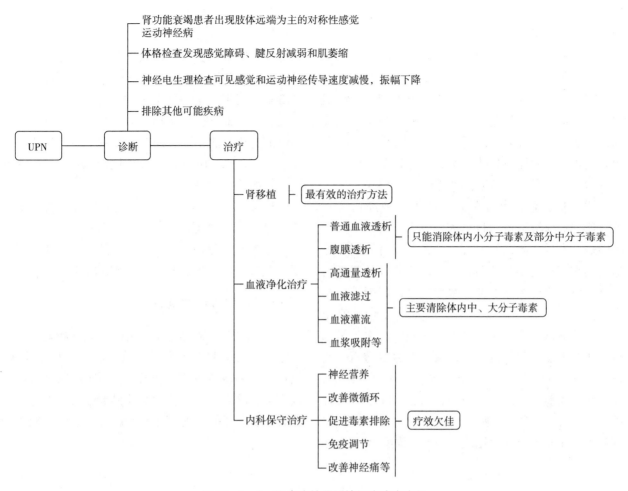

图 32 - 1 - 1　尿毒症性周围神经病诊疗流程

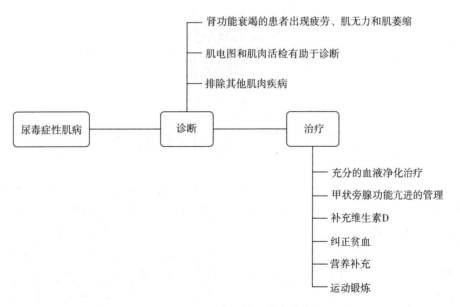

图 32 - 1 - 2　尿毒症性肌病诊疗流程

改善血管微循环，促进毒素从体内排除等联合方法对 UPN 有一定疗效，通过外源性补充 B 族维生素、EPO、胰激肽原酶、口服活性炭等可以改变 UPN 的症状。痛性神经病变可使用三环类抗抑郁药如阿米替林，或者使用抗惊厥药如丙戊酸钠或加巴喷丁等改善神经痛。伴有脱髓鞘性神经病变者，可应用标准免疫调节治疗，如静脉注射免疫球蛋白（IVIG），但要注意肾毒性风险，或者可应用血浆置换和类固醇治疗替代 IVIG 方治疗。严格限制钾的摄入可防止 UPN 的发生进展。值得注意的是，因为没有从根本上解决毒素储留对神经损害的问题，内科保守治疗方法疗效欠佳。

2. 血液净化治疗 清除体内毒素的聚积，包括普通血液透析、腹膜透析、高通量血液透析、血液灌流、血液滤过等多种透析方法。普通血液透析和腹膜透析治疗只能消除体内小分子毒素及部分中分子毒素，对于早、中期患者两者在防治 UPN 进展方面同样有效，可使大部分患者的周围神经损害好转。但普通血液透析和腹膜透析对中、大分子毒素不能进行有效清除，而中、大分子毒素对周围神经造成的伤害远比小分子毒素的大，长期维持透析治疗者，体内中、大分子毒素浓度升高，周围神经损害加重，需要转为高通量透析或定期结合血液滤过、血液灌流、血浆吸附等主要清除中、大分子毒素的透析方法。常规血液透析属于低通量透析，透析膜多为纤维素膜，主要清除尿素、肌酐、肌酸、胍类等小分子毒素。高通量透析膜为高分子聚合膜，通过弥散、对流、吸附机制清除体内毒素，在清除小分子毒素上无明显优势，但对清除 β_2 - 微球蛋白、甲状旁腺激素、白细胞介素和肿瘤坏死因子等中、大分子毒素产生良好的清除效果。血液滤过通过模拟肾小球的滤过作用，以对流转运的方式清除毒素，血液灌流通过吸附作用清除外源性和内源性毒素，两者均能够更好地清除中、大分子毒素。因此临床上根据病情选择合适的透析方法，或联合不同的透析方法，取长补短，更有效清除体内各种毒素，纠正水、电解质、酸碱平衡失调，对 UPN 起到更好的治疗效果。

3. 肾移植 是 UPN 最有效的治疗方法，成功肾移植后，肾功能在几天至几周的时间内恢复，UPN 一般在肾移植几个月后，一般是 3~12 个月恢复，有些患者在 2 年内症状逐渐缓解。

（二）尿毒症性肌病

尿毒症性肌病的治疗包括进行充分的血液净化治疗、甲状旁腺功能亢进的管理、补充维生素 D、纠正贫血和营养补充。补充左旋肉碱是有争议的，因为虽有研究表明运动耐受性得到改善，但也有研究表明没有任何益处。运动锻炼可能会增加肌肉容积和改善肌肉力量。

作者：解洪荣
审稿：邹永明

参考文献

第二节　透析性脑病

透析性脑病（dialysis encephalopathy，DE）是透析患者的神经系统并发症，可以发生在透析过程或透析间期，包括透析失衡综合征（dialysis disequilibrium syndrome，DDS）、透析性痴呆（dialysis dementia）、韦尼克脑病（Wernicke encephalopathy，WE）和脑血管病。

（一）DDS

DDS 又称急性透析性脑病，表现为反复发作的神经、精神症状，常在透析过程中或透析结束后 24h 内出现，透析后 24~48h 消失，主要发生在首次透析时，但不规律的长期透析患者也会发生。轻者常表现非特异性的症状，如头痛、恶心呕吐、嗜睡、烦躁不安、抑郁、焦虑、肌肉阵挛等；重者常表现不同程度的精神障碍或意识障碍，如精神错乱、语无伦次、谵妄、错觉、幻觉、癫痫发作甚至昏迷等。DDS 还表现颅内压增高症状和病理反射。脑电图可呈弥漫性或阵发性高幅慢波，在透析结束后 1~3d 脑电图可恢复到透析前状态。头颅 CT 和 MRI 显示脑水肿的表现，随着水肿的消退，影像学的异常表现恢复正常。

（二）透析性痴呆

透析性痴呆也称进行性肌阵挛透析性脑病、进行性透析性脑病、慢性透析性脑病，是长期血液透析最严重的、致命的并发症，亚急性起病，进行性加重。首发和最常见的临床表现是言语障碍，且为最具特征性的临床表现之一，同时伴有精神行为异常，认知功能下降和运动障碍。严重时表现为快速且持续的言语障碍、肌阵挛（高达80%）、共济失调、疲劳和失用症。晚期有癫痫发作、精神病（幻觉和偏执妄想）、不动和缄默。95%的病例出现进展性痴呆。也可表现震颤、强直和局灶性神经体征，如偏瘫、面瘫、视野缺损，病理反射、吸吮、噘嘴、强握和摸索等。所有患者都有脑电图异常，最常见的是大量的慢波，双侧同步间歇性高波幅尖波和棘波，临床症状改善时棘-慢波能随之消失。而且脑电图异常比临床症状出现早几个月，因此对早期诊断有意义。

（三）WE

WE表现为双侧眼肌麻痹、共济失调和精神症状的典型的"三联征"。但是在实际临床工作中，很少患者出现典型"三联征"。WE如果做到早发现、早诊断、早治疗，是可治愈的。但如果早期没有补充足够量的维生素 B_1 就会导致患者不可逆性神经系统损伤，甚至死亡。

（四）脑血管病

长期透析的患者容易发生缺血性和出血性脑血管病，出血主要表现为导致硬膜下血肿或脑出血。

诊断

（一）DDS

DDS是临床排除性诊断，没有特征性实验室和影像表现，当患者首次透析或者重启透析过程中或透析结束后24h内出现了神经、精神症状，有脑水肿的临床表现和影像学表现，提高血浆渗透压的试验性治疗有效，同时排除其他可能的疾病，如代谢性脑病，颅内感染，脑血管病等，则需要考虑DDS的可能。

（二）透析性痴呆

透析性痴呆的诊断主要根据特征性的临床表现，结合脑电图的异常，同时排除透析期间其他可能的神经、精神异常疾病，如DDS、尿毒症脑病、脑血管病、WE精神科相关疾病等。通过动态监测血清铝、电生理检查、颅脑CT、语言和神经心理检查可以诊断铝中毒。

（三）韦尼克脑病

WE的诊断更多的是依据病史和诊断性治疗。对有尿毒症长期透析的患者出现眼球运动异常、平衡障碍、精神状态改变或轻度记忆损害时，高度临床怀疑WE的诊断，给予维生素 B_1 治疗有效，确诊依靠血硫胺素或红细胞转酮醇酶低。

（四）脑血管病

脑血管病的诊断根据透析过程中出现急性发病的局灶性神经功能缺失，结合头颅CT/MRI证实脑部相应的病灶。

治疗

一、治疗流程（图32-2-1）

二、治疗原则

（一）透析失衡综合征

DDS的治疗旨在改善脑水肿和降低颅内压，主要是应用甘露醇、高渗生理盐水或高渗葡萄糖来提高血液渗透压，减轻脑水肿。同时限制钠盐和水的摄入防止透析中体液的急剧变动；合理控制蛋白质的摄入以免血中毒素增长过多、过快；改变透析方法、控

图32-2-1　透析性脑病诊疗思路

制透析速度和提高透析液的浓度；维持生命体征及内环境稳定；抽搐或昏迷者注意保持呼吸道通畅，给予相应处理等。

（二）透析性痴呆

透析性痴呆一旦发生，在治疗上并无特效的方法，益智药物难以逆转痴呆程度，预后较差。治疗包括病因治疗和症状治疗。

（三）韦尼克脑病

一旦考虑 WE 诊断，立即胃肠外给予维生素 B_1，早诊断、早治疗是防治血液透析并发 WE 的关键。

（四）脑血管病

长期透析的患者要注意减少脑出血的发生，一旦发生需要立即中断透析，以后选择无肝素透析。

三、治疗细则

（一）透析失衡综合征

DDS 的高危因素包括首次透析治疗、儿童、老年人、高尿素氮、高钠血症、高血糖、代谢性酸中毒、先前存在的神经系统异常、既往脑水肿、与血脑屏障渗透性增加有关的疾病，如脑膜炎、血管炎、中枢神经系统肿瘤、溶血性尿毒症、血栓性血小板减少性紫癜综合征等。

DDS 管理的关键不是出现症状后的治疗，而是预防渗透梯度的形成。一方面是缓慢去除尿素，最简单的方法是对患者进行血液滤过而不是血液透析，血液滤过依赖于对流而不是扩散去除患者体内的毒素，体液间的渗透压变化不会像普通血液透析那么快；也可以采用诱导透析方法控制透析速度，即：①透析器的面积宜小（$0.8 \sim 1.0 m^2$）；②血流量亦偏小（150ml/min）；③透析时间为 3h；④超滤量不宜超过 1.5L；⑤血尿素氮下降应限制在 30% 左右，数次诱导透析后再转为常规透析。另一方面是通过增加血液中的渗透剂，例如，高钠血症者，不宜在降低血尿素氮同时纠正其血钠；适当提高透析液中钠浓度，应用可调钠透析；输入 20% 白蛋白、甘露醇、高糖或甘油；尿素也可用于透析液中，防止血脑尿素梯度的形成。

（二）透析性痴呆

病因治疗主要是减少铝的来源和促进铝的排除，减少铝的来源包括减少透析液中的铝浓度和避免长期口服含铝的药物；增加铝的排除可以应用铝螯合剂，最有效的治疗是应用去铁胺，但临床改善缓慢，需要每周 1 次治疗 1 年以上，此外，肾移植也是有效的增加铝的排除的治疗方法。治疗手段还包括使用精神药物可使部分精神症状可以缓解，例如氟哌啶醇可以改善躁狂、妄想、幻觉和易怒等精神症状；应用地西泮可以在一定程度上控制癫痫发作；音乐干预治疗可以改善认知等。

（三）韦尼克脑病

一旦考虑 WE 诊断，立即胃肠外给予维生素 B_1，方法为静脉滴注或肌内注射，每天一般在 500mg 以内，后可逐渐改为口服。在及时补充维生素 B_1 后，一般患者都能获得一定的临床症状改善。血液透析患者定期适量口服维生素 B_1 可以有效地预防 WE。早诊断、早治疗是防治血液透析并发 WE 的关键。

（四）脑血管病

脑血管病的防治还需要管理已知的危险因素，如高血压、糖尿病、高脂血症等，还要注意，长期透析的患者应用组织型纤溶酶原激活剂会增加脑出血的发病率和死亡率。

作者：解洪荣

审稿：邹永明

参考文献

第三十三章 内分泌疾病与神经系统疾病

桥本脑病

桥本脑病（Hashimoto encephalopathy，HE）一种罕见的疾病，于 1966 年由 Lord Brain 首次报道，其发病机制尚不明确，目前普遍认为 HE 与桥本甲状腺炎有关。HE 临床表现多变，如昏迷、幻觉、精神错乱、头痛、癫痫样发作、卒中样发作、亚急性认知能力下降、震颤等，因此易被漏诊、误诊。HE 是一种排他性诊断，临床上原因不明的脑病均应与本病鉴别，需要排除感染、毒素、代谢、肿瘤等原因。HE 的甲状腺功能可为正常、低下或亢进，但血中抗甲状腺抗体增高。HE 患者存在甲状腺自身抗体——甲状腺过氧化物酶抗体（TPO－Ab）和抗甲状腺球蛋白抗体（TGAb），但抗体致病机制尚不清楚，其血清浓度与疾病活动性或临床表现无关。本病预后多良好。

诊断

一、问诊与查体

HE 是桥本甲状腺炎引发的脑部症状，属于自身免疫相关疾病。临床常见四种发病形式：①脑炎型；②卒中样发作的血管炎伴中度认知障碍；③进展性痴呆；④缓解－复发脑病型（表 33－1－1）。

表 33－1－1 HE 不同发病形式的临床表现

发病形式	临床表现
脑炎型	表现头痛、癫痫样发作甚至癫痫持续状态，认知障碍、情绪障碍、精神异常、意识障碍以及锥体外系症状如震颤、舞蹈样动作等
卒中样发作的血管炎伴中度认知障碍	可出现局灶性神经功能缺损如轻偏瘫、失语、共济失调、一过性失语及认知下降，意识障碍等
进展性痴呆	主要逐渐进展的痴呆和精神症状为主要表现，以认知功能受损及行为异常较为常见
缓解－复发脑病型	常见癫痫发作、意识障碍、认知及精神行为异常，表现缓解－复发病程

大多数 HE 患者在第一次发病时甲状腺功能正常或轻度甲状腺功能低下，但也有合并甲状腺功能低下甚至明显甲状腺功能亢进的 Graves 病的病例报道。有三分之一病例，同时伴有其他全身和（或）系统性的自身免疫性疾病，最常见的如狼疮、干燥综合征、萎缩性胃炎、恶性贫血、重症肌无力，及其他少见自身免疫疾病，如结节病和自身免疫性垂体炎。曾报道一例青春期少女 HE 患者伴多发性周围神经病，包括感觉神经和自主神经。HE 伴发多发神经病变，尤其是小神经纤维的病变，与许多自身免疫或可疑的自身免疫综合征的常见的周围神经受累临床表现相似。

临床和免疫病理表现上与由抗体受体和抗离子通道自身抗体引起的自身免疫性脑炎家族（包括副肿瘤和非副肿瘤）有相当多的重叠。近 10 年发现 HE 与抗 NMDAR 脑炎、抗 GABAR 脑炎和抗 AMPAR 脑炎等在一些临床症状及自身抗体（针对 NR1、NR2b、AMPAR2、$GABA_{Ab}R$ 等）特异性非常相似。部分 HE 患者颅脑影像 MRI 提示由于淋巴浸润可能产生与肿瘤起源类似的病灶，这导致与自身免疫性副肿瘤性脑炎之间的鉴别相对困难。

二、辅助检查

1. 脑电图 HE 的脑电图无特异性，可能表现出额叶间歇性节律性 delta 活动的区域性减缓，三相波，有时癫痫样活动，光肌源性反应以及光源发作性反应。在超过 90% 的病例中，以间歇性慢波活动为主。

2. 实验室检查 甲状腺功能：抗甲状腺抗体值测定对于诊断 HE 必不可少。由于 95% ~ 100% 的 HE 病例中抗甲状腺过氧化酶抗体（ATPO）血水平升高，故 ATPO 滴度升高是诊断 HE 的标准之一，73% 的 HE 患者血清中甲状腺球蛋白（TAG）滴度升高，同时脑脊液中出现这 2 种抗体。

HE 患者的血液中免疫球蛋白普遍升高。然而，血清和脑脊液中针对甲状腺抗原的自身抗体对 HE 发病机制的实际影响尚不清楚。

3. 影像学 头 CT 或 MRI：有 46% 可见皮质和（或）皮质下改变，但为非特异性，少数报道海马、颞叶内侧，似边缘性脑炎改变。HE 的 MRI 改变与脑梗死、多发性脑肿瘤、脑炎、变性病相似，鉴别有时存在困难。

SPECT：可出现脑灌流注低下及低代谢改变。

三、诊断

HE 发病率低，临床表现多样，发病机制不明。临床上主要采用排除性诊断，应排除感染性、毒性、代谢性、肿瘤性等脑病的原因。目前观点认为桥本脑病不应在有其他已知神经抗原的血清自身抗体和病理定义的自身免疫性脑病类型的患者中诊断。目前公认满足以下 6 项诊断标准。

（1）伴有认知障碍、精神症状（幻觉）、癫痫发作、肌阵挛、意识障碍或卒中样发作的脑病。

（2）亚临床或轻度显性甲状腺疾病（通常为甲状腺功能减退）。

（3）颅脑 MRI 正常或非特异性异常。

（4）血清甲状腺抗体滴度升高（抗甲状腺抗体以抗甲状腺过氧化物酶抗体阳性居多，抗甲状腺球蛋白抗体亦增高，以抗甲状腺过氧化物酶抗体值增高明显）。

（5）血清和脑脊液中缺乏特征性的神经元抗体。

（6）排除其他神经系统疾病，如感染、毒性、副肿瘤、代谢紊乱等。

→ 治疗

一、治疗流程 （图 33-1-1）

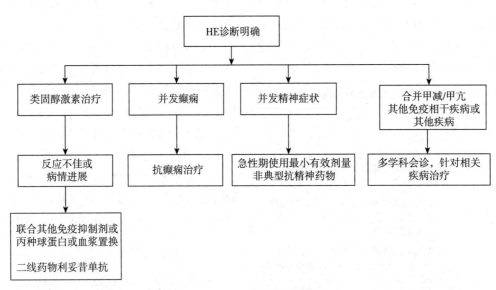

图 33-1-1 桥本脑病治疗流程

二、治疗原则

HE 的交叉疾病多见于自身免疫相关性疾病，治疗主要使用皮质激素治疗，大多数患者对于类固醇皮质激素反应良好。对于少部分患者激素反应不佳或病情进展，可采用激素联合其他免疫抑制剂、静注免疫球蛋白或血浆置换以及单克隆抗体。基本同其他自身免疫性疾病的治疗原则相同。针对伴有甲状腺功能减退/甲状腺功能亢进，评估患者情况，是否需要对伴随情况干预。对于甲状腺功能减退，予以补充甲状腺片；对于伴随甲亢，同时治疗甲亢。对于伴有其他自身免疫性疾病，全面评估病情，使用皮质醇及选择合适的免疫抑制剂治疗，需注意肝肾功能及血常规检测。

三、治疗细则

HE 治疗目标为阻止自身免疫反应进展，同时控制疾病的并发症如癫痫、脑水肿等。

（一）免疫调节治疗

一线药物是皮质类固醇。甲泼尼龙静脉滴注 3~7d［成人：1g/d，儿童：20~30mg/（kg·d）］，随后大剂量口服泼尼松［剂量 1~2mg/（kg·d）］，根据临床改善情况慢慢减量，维持剂量持续数月至 1~2 年。经过类固醇治疗，临床症状可在数天或数周内迅速好转，报道有近 55% 停用类固醇后又复发，再用症状又可缓解，也有自然缓解病例。

其他免疫调节剂包括静脉免疫球蛋白、单克隆抗体、硫唑嘌呤和甲氨蝶呤。当反复复发、单用激素无效，或避免激素不良反应需减少激素用量时，可联合使用免疫抑制剂、静脉注射免疫球蛋白或血浆置换。对于二线单克隆抗体的使用，建议 1000mg 利妥昔单抗静脉注射（第一次，2 周后再次静脉注射），然后根据白细胞计数，可以每 6~9 个月注射一次。利妥昔单抗耐受性良好，诱导持续缓解，不需要使用额外的糖皮质激素。

（二）控制并发症

常见并发症为癫痫发作，在急性期，出现癫痫持续状态，保持呼吸道通畅，按癫痫持续状态处理，使用地西泮静脉推注，控制后，根据癫痫发作类型，选择抗癫痫药物。

对于以精神障碍突出 HE 患者，予以激素、免疫抑制剂等治疗，精神症状得到改善，急性期，建议使用最小有效剂量非典型抗精神障碍药物干预。认知障碍症状为主，急性期可予激素、免疫抑制剂治疗，同时予对症支持以改善认知障碍。

作者：王小川
审稿：舒崖清

参考文献

第三十四章　感染性疾病与神经系统疾病

钩端螺旋体病的神经系统并发症

钩端螺旋体病（leptospirosis）简称钩体病，为各种不同血清型致病性钩端螺旋体引起的人畜共患的自然疫源性和动物疫源的急性传染病，从接触到发病的潜伏期约为 7～12d。鼠及猪是主要传染源，鼠尿和猪尿排出大量的病原体污染水源和土壤，人的皮肤和黏膜接触污染的尿液、疫水或土壤而受到感染。

钩体病临床分为五型：①流感伤寒型；②肺大出血型；③脑膜脑炎型；④黄疸出血型；⑤肾衰竭型。典型临床表现可归纳为三个症状（发热、肌肉酸痛、乏力）和三个体征（结膜充血、腓肠肌压痛、淋巴结肿大）。重症钩体病患者可有肝肾功能损害甚至衰竭、血管损伤、肺出血和肌肉损伤等并发症，危及生命。钩体病的低血压的发生率高，在发生钩体病多器官障碍综合征和赫氏反应者血压降低更明显。

钩体病的神经系统并发症发病率为 0.86%～20%，其神经系统损害一般分为 3 种情况：①急性期的神经系统损害：主要表现为脑膜炎、脑炎、癫痫、精神异常等；脑炎或脑膜脑炎型多由波摩拿型钩端螺旋体引起，重者可有昏迷、脑疝及呼吸衰竭等；②隐性或轻型感染，无典型的急性期症状，神经系统并发症成为唯一的临床表现：包括脑动脉炎、单神经炎、多发性神经炎或神经根炎、颅神经损害和脊髓损害等；③钩体病导致远期神经损害，多在急性期后半个月至 9 个月出现神经系统损害症状。以钩体脑动脉炎最常见，各年龄组均可发病，

临床表现呈多样性特点，既可急性、亚急性起病，也可慢性起病；可出现各种神经症状如头痛、意识障碍、言语不清、偏瘫、精神症状、癫痫等，部分患者可出现类似"上感"的前驱症状，但多无特异性而被忽视。钩体脑动脉炎可引起烟雾病，晚期小血管破裂导致蛛网膜下腔出血或脑出血。

钩端螺旋体早期侵入人体后引起钩螺旋体败血症，通过血液途径传播引起广泛的毛细血管损害，导致各重要器官严重功能损害，呈现各种临床表型。因感染钩端螺旋体的型别、毒力、数量不同以及机体个体反应的差异导致钩体病的临床表型及病情严重程度差异甚大。

钩体病损害神经系统的主要病理变化以脑膜脑炎或脑动脉炎病变为主。目前推测钩端螺旋体的通过直接作用和免疫介导导致中枢神经系统损伤引起脑炎。一些抗神经节苷脂抗体与 Bickerstaff 脑炎的相关性已被证实；钩端螺旋体在血液循环中抗体可引起无菌性脑膜炎，还有些具体的致病机制尚未完全阐明。钩体病脑动脉炎的发病机制一般认为与钩体原型或钩体 P 型穿过血脑屏障进入脑组织和血管壁直接损伤脑血管及钩体感染后引起变态反应和内毒素毒性反应有关。引发钩体脑动脉炎时主要侵犯颈内动脉颅内段及分支，最初为动脉血管外膜的炎症细胞浸润，继而动脉内膜内皮下结缔组织增生变厚，使动脉内腔逐渐狭窄至完全闭塞，导致其所属分支供血区的脑组织缺血性坏死；或内膜增生血管狭窄过程中，管腔内血栓形成继发脑梗死。

▶ 诊断

一、　辅助检查

《传染病学》第九版推荐目前钩体病的诊断可结合流行病学史及临床症状，确诊可依据病原体及血清学抗体检测结果，但因培养时间长、阳性率低及药物对抗体检测可能产生的影响等，所以做钩端螺旋体抗体检查十分重要。血沉明显增快是钩体病的一个特点，尤其在发病后 4～7d 最为明显。

1. 病原微生物高通量基因检测（mNGS）　作为一种精确度较高的新诊断技术，能更早的检测出传统检测技术未能检测出的病原体，具有较高的敏感性及特异性。

2. 显微凝集试验　显微凝集试验是钩体病血清学检测的金标准，1 次凝集效价≥1∶400 或早、晚期 2 份血清比较效价增加 4 倍都有诊断意义；但因人体感染钩端螺旋体后特异性抗体的产生需要一定的时间，故其早期诊断的敏感度较低。

3. 分子检测　针对致病性钩端螺旋体特异性 16S 核糖体 RNA 基因的定量 PCR 被发现是快速诊断急性钩体病的一种很有前途的工具。这种分子检测方法与单样本改良凝集试验血清学方法几乎没有重叠，而急性钩体病的联合检测策略可以最大限度地提高病例检测。新的诊断方法有助于早期诊断和抗生素治疗。

二、 诊断及其标准

在钩体病流行季节，一旦出现钩体病的早期症状、体征，结合低血压和血沉增快特点，应考虑到钩体病的可能，进一步完善钩端螺旋体抗体检查，甚至 mNGS 或定量 PCR 验证诊断。钩体病应注意与流感、急性黄疸性肝炎等其他急性热病相鉴别。

脑膜脑炎型钩体病除了具有出现头痛、意识障碍及脑膜刺激征等脑病表现还需满足上述钩体病的诊断要求。钩体脑动脉炎是钩体病常见的神经系统并发症，其临床及影像学检查酷似脑梗死，需注意鉴别。大部分钩体脑动脉炎的患者以卒中样起病，主要症状为一侧肢体无力、头晕头痛，也需在动脉炎基础上明确是钩体病导致才能诊断为钩体脑动脉炎。

治疗

一、 治疗原则

（一）原则

1. 对症支持和抗生素治疗仍然是钩端螺旋体病的主要治疗手段。

2. 要尽早扩大鉴别诊断范围，及早了解可能接触钩端螺旋体病的暴露情况和危险因素，需要通过早问、早治、早报告来改善早期诊断和治疗。

（二）注意事项

1. 目前还存在钩端螺旋体病患者治疗延误的情况，需要提高专业人员对钩端螺旋体病的认识。

2. 钩端螺旋体病临床表现具有非特异性，且存在延迟诊断的现象，早期进入重症监护病房进行治疗可降低钩端螺旋体病患者的并发症发生率和死亡率。

3. 在钩端螺旋体病的早期治疗中应优先考虑经验性治疗策略，避免延误病情，以改善钩端螺旋体病的预后。

二、 治疗细则

（一）药物及疫苗预防

预防钩端螺旋体病的方法是避免暴露在潜在感染源，并对高危人群进行药物预防，推荐多西环素 200mg/每周，从暴露前一周开始，并持续整个暴露期。目前全球几种类型的人钩端螺旋体病疫苗已经开发出来，包括全细胞灭活疫苗、外包膜灭活疫苗和重组疫苗。但中国只有一种多价钩端螺旋体病灭活疫苗，该疫苗于 2007 年加入中国扩大免疫规划。然而，这种灭活疫苗的有效性和接种的覆盖率还有待提高。

（二）对症治疗

急性呼吸窘迫综合征是钩端螺旋体病的主要并发症，对于难治性急性呼吸窘迫综合征可用体外膜肺氧合（ECMO）挽救患者生命。

（三）抗生素治疗

除常规对症和支持治疗外，抗生素治疗推荐首选青霉素，采用一次性大剂量青霉素（800 ~ 1200万 U）静脉滴注，需注意发生赫氏反应，可提前使用激素，因为激素既可抑制钩端螺旋体引起的不良免疫反应，又可抑制杀灭钩体引起的赫氏反应，疗程 21d 左右。此外，多西环素，甲硝唑和庆大霉素在青霉素过敏时可选用。对于病情严重的可注射 β-内酰胺类抗生素（主要是头孢菌素）和非严重患者可给予阿莫西林、多西环素或阿奇霉素。

（四）高压氧治疗

发病早期推荐高压氧治疗，因为高压氧能有效改善脑细胞的有氧代谢，减轻细脑组织缺血、缺氧引起的水肿，促进炎症吸收，加快侧支循环形成，促进脑细胞功能的恢复。

剂，可改善免疫反应和控制疾病，目前有基础研究使用 β–葡聚糖和其他免疫刺激药物可能是控制钩端螺旋体感染的潜在有价值的治疗选择。

（五）免疫增强剂

β–葡聚糖是一种有效的、有价值的免疫增强

作者：曹黎明
审稿：解洪荣

参考文献

第三十五章　神经皮肤综合征

神经皮肤综合征（neurocutaneous syndromes）是指一组在胚胎发育过程中起源于外胚层组织和器官发育异常的疾病，常累及神经系统和皮肤，有时也累及中胚层和内胚层衍生的组织器官，如造成肺、心、肾、胃肠和骨骼的损害。受累的器官不同，临床表现也呈多系统、多器官的形态和功能异常，大部分神经皮肤综合征具有遗传倾向。目前已报道的该类疾病有 40 多种，此类疾病的诊断依靠临床表现、家族史、影像学检查、活检或基因检测等，常见的有神经纤维瘤病、结节性硬化症、脑-面血管瘤病、着色性干皮病、色素失禁症等。

神经纤维瘤病（neurofibromatosis，NF）是一类由基因突变引起的，以神经系统和皮肤良性肿瘤为主要临床特征的常见神经皮肤综合征，呈常染色显性遗传。其主要累及由外胚层发育形成的神经系统、皮肤和眼，同时也可累及由中胚层和内胚层发育形成的心、肺、肾、胃肠、骨等多个器官组织。

结节性硬化症（tuberous sclerosis complex，TSC）是一种临床异质性较大的常染色体显性遗传病，身体内几乎所有器官都可以受累。患者通常在皮肤、大脑、肾脏、肺和心脏等部位出现病变，导致器官功能异常。

脑-面血管瘤病又称脑三叉血管瘤病或 Sturge-Weber 综合征（Sturge-Weber syndrome，SWS），是一种罕见的以面部毛细血管畸形、脑和眼部血管瘤病为主要特征的神经皮肤综合征，属于脑血管畸形的一种特殊类型。

着色性干皮病（xeroderma pigmentosum，XP）又称色素性干皮病，临床表现为对阳光的敏感性增加、早期出现色素改变和紫外线辐射诱导的皮肤和黏膜癌。某些患者还会出现神经系统表现如感音性耳聋、进行性认知障碍、痉挛性共济失调等。

色素失禁症（incontinentia pigmenti，IP）又称色素失调症、Bloch-Sulzberger 综合征，几乎仅见于女性，但具有体细胞镶嵌或 XXY 核型的男性患者也偶有报道，临床表现有阶段性出现的线性皮疹和牙齿、头发、指/趾甲异常，可伴眼和中枢神经系统畸形和异常。

▶ 诊断

一、诊断流程（图 35-1-1）

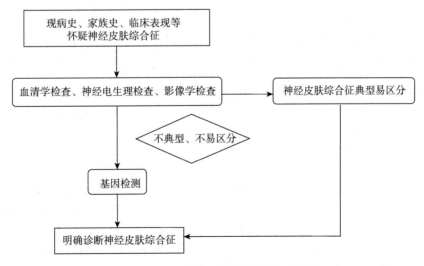

图 35-1-1　神经皮肤综合征诊断流程

629

二、 问诊与查体

（一）问诊和症状

部分患者临床症状不典型，在体格检查或家系筛查时发现一些线索，通过进一步检查确诊。因此，当怀疑神经皮肤综合征时，要注意详细询问家族史及病史，开展相应的检查以进一步明确诊断。

1. 现病史 多数神经皮肤综合征患者临床特点鲜明，详细的病史和全面系统查体是诊断的关键。病史中最重要的是咖啡牛奶斑、雀斑、神经纤维瘤、视力问题、癫痫发作、智力减退、偏头痛、卒中样发作、青光眼、白内障等。

2. 既往史 既往（尤其在青少年时期）有无诊断过皮肤病史或神经系统疾病。

3. 个人史 有无烟酒嗜好。有无有机溶剂及重金属等接触或中毒病史。

4. 家族史 家族中（尤其一级亲属）有无类似病史，直系亲属中有无近亲婚姻。

（二）查体和体征

神经皮肤综合征有一些共同非特异性的体征，也可以有不同类型神经皮肤综合征特异的一些体征。当临床上怀疑神经皮肤综合征特定某一类型时，在体格检查时要着重观察是否存在特异性的体征（表35-1-1）。

表35-1-1 不同神经皮肤综合征的临床表现

疾病	特征性临床表现	其他临床表现
NF	咖啡牛奶斑、腹股沟和（或）腋窝雀斑、Lisch结节和神经纤维瘤是常见早期临床表现	患者可表现为眼部黄色或棕色圆形、粟粒状虹膜Lisch结节（虹膜错构瘤），部分患者可出现双侧听力减退
TSC	TSC常见的皮肤病变包括色素脱失斑、咖啡牛奶斑、血管纤维瘤、鲨鱼皮斑、指（趾）甲纤维瘤及前额斑块等，患者可在多个器官发生多种良性肿瘤（如脑、心脏、皮肤、眼、肾脏、肺和肝脏）	患者可出现精神障碍，常见的包括癫痫、认知缺陷、学习障碍和孤独症等
SWS	颜面部血管瘤与柔脑膜血管瘤。颜面部血管瘤多为一侧，通常沿三叉神经1、2支范围分布，也有波及第3支或不按三叉神经分布	此外也可表现为癫痫发作、智力障碍、青光眼；当枕叶皮层受累时，视野缺损较常见
XP	极度光敏感，即极少的阳光照射后发生急性晒伤、早发性色素性皮肤变化、皮肤癌的早期发展（10岁前）和眼部表现（包括畏光、角膜浑浊、结膜充血和角膜炎）	一些患者有神经系统表现（如感音性耳聋、痉挛性共济失调和进行性认知障碍）
IP	特征性皮损几乎是所有IP患者首发表现。在典型的IP中，皮损在女婴出生时或出生后的前几个月出现，演变并经历4个特征性阶段：①第一阶段（水疱期）：大部分病例在出生时或出生后不久出现分布规律的紧密小水泡或脓疱，通常基底为红色。这些皮损沿Blaschko线分布，并持续数月；②第二阶段（疣状期）：继第一阶段皮疹后，皮损逐渐呈丘疹样或结痂，并仍然沿Blaschko线分布，并非所有患者都会出现这一阶段；③第三阶段（色素沉着期）：婴儿到6~12个月时出现褐色或灰褐色线性或旋涡状斑疹，通常持续至青春早期或成年期；④第四阶段（萎缩期/色素减退期）：色素减退和轻微的皮肤萎缩性线性斑疹/斑块，大部分患者不会出现第四阶段。该病这几个阶段的发生、持续时间和相互重叠程度因人而异	大约30%的IP患者会出现中枢神经系统（CNS）异常，症状包括嗜睡、喂养困难、癫痫发作及发育迟缓，其通常较严重，并且出现于生命早期

三、 辅助检查

神经影像学（如CT、MRI）可发现多数神经皮肤综合征患者神经系统方面的表现，建议常规行相关检查。

基因检测可用于临床症状不典型病例的诊断，并帮助指导家族成员筛查。产前诊断需要基因检测。因部分致病突变未被发现及检测中有假阴性可能，阴性结果并不能完全排除诊断。多数基因突变检测结果阳性不能预测疾病的严重程度或并发症。

根据临床表现可选择脑脊液、血沉、碱性磷酸酶、免疫球蛋白、X线、B超、脑电图、泌尿系造

影等其他检查。

四、 诊断及其标准

（一）诊断标准

神经皮肤综合征的诊断依靠临床表现、家族史、影像学检查、活检或基因检测等。同时，对于明确诊断的患者，要依据一定的标准进行危险分层，以决定后续的对症治疗方案。各疾病的诊断标准如下。

1. 神经纤维瘤病 神经纤维瘤病可根据其基因突变位置不同分为1型神经纤维瘤病和2型神经纤

维瘤病（表 35 - 1 - 2）。

表 35 - 1 - 2　不同类型神经纤维瘤病的诊断标准

疾病类型	诊断标准	诊断要求
1 型神经纤维瘤病	①6 个或以上咖啡牛奶斑：在青春期前直径 >5mm 或在青春期后直径 >15mm；②2 个或以上任何类型的神经纤维瘤或 1 个 pNF；③腋窝或腹股沟区雀斑；④OPG；⑤裂隙灯检查到 2 个或以上 Lisch 结节，或光学相干层析成像/近红外影像检查到 2 个或以上的脉络膜异常；⑥特征性骨病变，如蝶骨发育不良、胫骨前外侧弯曲，或长骨假关节生成；⑦在正常组织（如白细胞）中具有等位基因变体分数达 50% 的致病杂合子 NF1 变异体	对于无父母患病史者，满足 2 条或以上临床特征可被诊断为 NF1；有父母患病史者，满足 1 条或以上临床特征可被诊断为 NF1；如患者只有 CALMs 和腋窝或腹股沟区雀斑，需同时考虑 Legius 综合征的可能性，尤其是双侧色斑患者
2 型神经纤维瘤病	确诊条件（1）：双侧听神经瘤作为独立的诊断条件，可以确诊为 NF2 确诊条件（2）：不同部位的 2 个 NF2 相关肿瘤中，检测到同一 NF2 基因突变可诊断为 NF2 NF2 相关肿瘤包括神经鞘瘤、脑脊膜瘤、室管膜瘤，由于在散发脑膜瘤和神经鞘瘤中亦常可检测出 NF2 基因突变，因此，必须为同一患者 2 个不同部位的肿瘤检测出 NF2 基因发生同一位点的突变，方能诊断 NF2 确诊条件（3）：满足以下 2 个主要标准或 1 个主要标准 +2 个次要标准可以诊断为 NF2 主要标准：①单侧听神经瘤；②NF2 患者的一级亲属；③≥2 个脑脊膜瘤；④在血液或正常组织中检测到 NF2 基因突变 次要标准①（同类病变可累积计数，如罹患 2 个神经鞘瘤，则视为满足 2 个次要标准）：室管膜瘤、神经鞘瘤（如主要标准为单侧听神经瘤，则应至少包含 1 个皮肤神经鞘瘤） 次要标准②（同类病变不可累积计数）：青少年囊下或皮质性白内障、视网膜错构瘤、40 岁以下视网膜前膜、脑脊膜瘤	满足（1）（2）（3）任意一项确诊条件即可诊断

2. 结节性硬化症　TSC 诊断标准包括 11 项主要表现：色素脱失斑（≥3 处，直径≥5 mm）、面部血管纤维瘤（≥3 处）或头部纤维斑块、指（趾）甲下纤维瘤（≥2 处）、鲨鱼皮样斑、多发性视网膜错构瘤、脑皮质结节或白质放射状移行线、室管膜下钙化灶、SEGA、心脏横纹肌瘤、淋巴血管肌瘤病（如血管平滑肌脂肪瘤同时存在，则合并为 1 项主要表现）和血管平滑肌脂肪瘤（≥2 处）；6 项次要表现有："斑斓"皮损、牙釉质点状凹陷（>3 处）、口内纤维瘤（≥2 处）、视网膜色素脱失斑、多发性肾囊肿和非肾性错构瘤等。

至少 2 项主要表现，或 1 项主要表现 +2 项次要表现可确诊 TSC，出现 1 项主要表现或 2 项次要表现则可能为 TSC。致病性 TSC 基因突变可作为独立诊断标准。

3. 脑面血管瘤病　目前 SWS 尚无统一诊断标准，多采用诊断依据是典型皮肤的脑面部血管瘤和（或）柔脑膜毛细血管 - 静脉畸形，加上 1 个以上的其他症状，如癫痫、青光眼或特征性的影像学改变可诊断 SWS。存在脑面部血管瘤和（或）柔脑膜毛细血管 - 静脉畸形，加上任何 1 个其他表现，如智力减退、偏瘫、偏头痛、突眼、视力减退等为疑诊 SWS。特征性的影像学改变：存在脑皮质脑回样钙化及脑萎缩，增强扫描软脑膜呈线样强化。SWS 分为三型：Ⅰ型，同时有颜面部和柔脑膜血管畸形，即经典型 SWS；Ⅱ型，仅有颜面部血管畸形而

无柔脑膜血管畸形；Ⅲ型，仅有柔脑膜血管畸形。

4. 着色性干皮病　XP 诊断主要基于皮肤、眼部及神经系统的典型临床表现：①皮肤表现：幼儿时期出现阳光敏感、明显的雀斑以及十岁前出现皮肤癌；②眼部表现：明显结膜充血的畏光、角膜浑浊、严重角膜炎；③神经系统表现：感音神经性听力损失、进行性认知障碍。

另外详细的家族史特别是近亲结婚史可以辅助本病的诊断。必要时行基因检测明确诊断。

5. 色素失禁症　IP 诊断标准最初在 1993 年制定，并在 2014 年进行了修订。主要标准是沿 Blaschko 线分布的典型皮疹阶段；次要标准包括牙齿异常、中枢神经系统异常、脱发或头发异常、上颚异常、甲营养不良、母亲有多次男胎自然流产史及皮肤活检有典型的病理表现包括：含有嗜酸性粒细胞的表皮内水疱、嗜酸细胞性海绵性水肿、表皮中凋亡的角质形成细胞。

如通过基因检测出典型的 IKBKG/NEMO 基因（B 细胞编码 κ 轻链多肽抑制基因，又称激酶 γ/NF - κB 关键调节因子基因）突变，可确定 IP 的诊断。如无法进行基因检测，则至少需要符合 2 个或以上主要标准或 1 个主要标准加 1 个或多个次要诊断标准才能确诊。

（二）并发症诊断

部分患者可伴有智力减退、精神障碍、眼球突

出、青光眼、视神经萎缩、癫痫和其他皮肤的毛细血管瘤等。

五、鉴别诊断

神经皮肤综合征一般通过临床表现、家族史、影像学检查等可以诊断，对于临床无法鉴别，或者怀疑特定疾病时，可通过病理活检等协助诊断，必要时行相应基因检测（表35-1-3）。

表35-1-3　不同神经皮肤综合征与其他疾病的鉴别诊断

分类	鉴别疾病	病史/症状/体征	辅助检查
NF	McCune-Albright综合征	主要临床表现为多发性骨纤维异样增殖、边缘不规则的皮肤咖啡色素斑（多发于骨病灶的同侧，很少超越中线）、内分泌亢进导致性早熟性早熟，但无神经纤维瘤。该病呈散发性，由GNAS基因的体细胞突变所致，女性发病率高于男性	—
	Legius综合征	呈常染色体显性遗传，患者有典型的牛奶咖啡斑，伴或不伴有轻度雀斑，无神经纤维瘤；由15号染色体SPRED1双等位基因失活	—
	听神经瘤	患者早期表现为一侧耳鸣、听力减退及眩晕，肿瘤增大后可压迫同侧的面神经和三叉神经，出现同侧轻度周围性面瘫，或同侧面部麻木、痛、触觉减退、角膜反射减弱等	头部磁共振可见圆形或不规则形病灶位于单侧内听道口区，增强后可效应明显
TSC	Von Hippel-Lindau综合征	患者表现为多器官肿瘤综合征，包括中枢神经系统血管网状细胞瘤、视网膜血管网状细胞瘤、肾癌或肾囊肿、胰腺肿瘤或囊肿、肾上腺嗜铬细胞瘤、内耳淋巴囊肿瘤和生殖系统囊肿等病变	基因诊断是该病诊断的"金标准"，患者存在VHL基因致病性突变时即可确诊
SWS	脑胶质瘤	是由大脑和脊髓胶质细胞癌变所产生的、最常见的原发性脑肿瘤，由于其在空间的"占位"效应，可以产生头痛、恶心及呕吐、癫痫、视物模糊等症状	—
XP	局灶性皮层发育不良	胚胎期皮质神经元迁移障碍导致局部脑皮质层状和柱状结构紊乱，白质内神经元增多，伴有神经元形态异常和胶质细胞形态异常的一种先天性脑发育异常	—
	雀斑	面部皮肤上发生的黄褐色点状色素沉着斑，为常染色体显性遗传，日晒可诱发和加重皮损	—
IP	卟啉病	是血红素合成途径当中，由于缺乏某种酶或酶活性降低，引起的一组卟啉代谢障碍性疾病。临床表现为曝光部位非炎症性水疱、大疱，可见结痂、糜烂、溃疡，愈后遗留瘢痕、色素沉着和色素减退	—
	Peutz-Jeghers综合征	称家族性黏膜皮肤色素沉着胃肠道息肉病、黑斑息肉综合征。大多数患者都有家族史，临床表现为：黏膜、皮肤特定部位色素斑，胃肠道多发性息肉	—
	肢端早老症	起于新生儿期，以后终生不变，患者多为女孩，一般散发于人群，是一种少见的真皮与皮下组织发育缺陷，患处皮肤菲薄、干燥，皮肤下方结构的轮廓清晰可见，皮下脂肪缺乏使早老外貌更突出，病变于手背、足背最明显，部分患者骨骼的异常改变类似匐行性穿通性弹力纤维病，指（趾）甲可萎缩或增厚	—
	X连锁网状色素沉着性疾病	是一种罕见的X连锁隐性遗传性病，男性和女性均可患病。女性患者表现为斑片状的色素沉着过度，男性病例色素沉着表现与IP第三阶段皮肤表现类似，其他表现包括生长迟滞、反复呼吸道感染、角膜角化不良、胃肠疾病及少汗症	—
	色素镶嵌	表现为沿Blaschko线的斑片状或线性的色素沉着过度或色素减少性皮肤改变	部分病例中色素镶嵌伴有眼、脑或骨骼肌的异常。基因检测有无IKBKG突变可区分IP和色素镶嵌
	Naegeli综合征	是一种显性遗传疾病，表现为皮肤网状色素过度沉着、掌跖角化病及少汗症，该病与角蛋白14突变相关	—

六、误诊防范

神经皮肤综合征的临床表现多样，部分患者不能提供明确的家族史，易造成误诊。

NF易因颅内多发性病灶被误诊为胶质瘤、转移瘤，脑桥小脑角区的病灶易误诊为脑膜瘤、听神经瘤、三叉神经鞘瘤及胆脂瘤等，皮损表现易被误诊为血管瘤、黑色素瘤、浅表平滑肌瘤、脂肪瘤等；TSC 易因皮肤病变被误诊为 NF1，因癫痫表现被误诊为新生儿颅内出血等；SWS 易被误诊为胶质瘤、动静脉畸形等；XP 易被误诊为雀斑、卟啉病、Petuz – Jeher 综合征等；IP 易被误诊为单纯疱疹病毒感染、表皮痣等。

脑干综合征、脊髓损伤、类 1 型神经纤维瘤综合征（Legius 综合征）、McCune – Albright 综合征和 Becker 综合征的棕色斑易被误诊为 NF；局灶性皮层发育不良、Gobbi 综合征等易被误诊为 SWS；肢端早老症、先天性皮肤异色病等易被误诊为 XP；Naegeli 综合征、X 连锁网状色素沉着性疾病等易被误诊为 IP。

为避免误诊，应注意：①家族史在神经皮肤综合征的诊断中具有重要意义，因此，当临床怀疑神经皮肤综合征时要仔细询问家族史；②提高对本病的认识，神经皮肤综合征的临床表现具有多样性，部分患者临床表现不典型可能无症状，因此，临床怀疑神经皮肤综合征时要进行详细询问病史和全面系统的体格检查，以期发现一些诊断神经皮肤综合征的特定线索，避免漏诊；③了解神经皮肤综合征影像学表现及病理活检特点；④诊断或鉴别诊断困难时行基因检测以明确诊断。

治疗

一、治疗流程 （图35 – 1 – 2）

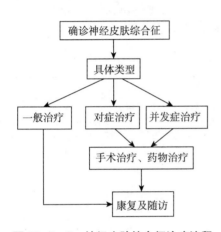

图 35 – 1 – 2　神经皮肤综合征治疗流程

二、治疗原则

神经皮肤综合征是一组遗传性、先天性疾病，均无有效根治方案，以对症治疗为主，其他治疗包括一般治疗、并发症治疗等。近年来基因治疗兴起，为神经皮肤综合征病因学治疗提供了新视角。治疗目的缓解临床症状、提高生活质量、减少疾病住院、降低死亡率。

三、治疗细则

神经皮肤综合征目前无特异性治疗，主要为对症治疗和并发症治疗。

如对智能落后者加强教育和训练，治疗包括：①引导式教育：引导患者学习洗漱、就餐、穿脱衣物、沐浴、大小便等，促进患者语言、感觉、智能等方面的发育，以及社会性行为及人格发育；②运动再学习训练：让患者反复练习坐、爬、站、抬、翻、走、跳、跑等，培养患者的反应能力和思维能力；③感知训练：通过音乐、色彩、玩具、游戏等，在听、触、视、运动等方面刺激患者，提高患者的记忆、观察、思维和想象能力。

神经纤维瘤生长迅速且伴有疼痛，应尽早施行手术治疗。

脑脊液循环受阻可行手术治疗，如脑脊液分流术等；出现癫痫发作，包括①药物治疗；②手术治疗；③迷走神经刺激术；④饮食治疗。

出现颅内压增高治疗包括：①内科治疗：如甘油果糖、甘露醇、七叶皂苷钠，以及白蛋白等，可达到脱水、降颅压的效果；②外科治疗：早期急性发作的颅内压增高可采用经侧脑室穿刺，将脑脊液引流出体外，如短期内颅内压增高症状缓解，且没有继发持续颅内压增高，则可以拔除管子，如出现持续颅内压增高，可进行脑脊液分流术，将脑室中脑脊液分流至腹腔或其他部位，从而降颅压。

作者：张伟靖

审稿：舒崖清

参考文献

第三十六章　神经结节病

结节病是一种病因不明的多系统炎性疾病，并形成特征性的非干酪性肉芽肿，最常累计肺，也可累及眼、皮肤、肝、脾和神经系统，其中累及神经系统的结节病称为神经结节病，部分患者以神经系统症状为首发。

结节病的病因仍然不明确，目前比较有说服力的推测是由于辅助性 T 细胞对外源性或自身抗原的过度免疫反应所致。在患有结节病的家族中，一级亲属和二级亲属患病风险增加。近年来对于结节病的发病机制有了新的进展，多克隆抗体 ZNF592 在神经结节病患者中具有很高的相关性，也有数据表明与痤疮丙酸杆菌之间存在联系，并提示这些细菌可能是许多患者形成肉芽肿的原因。

▶ 诊断

一、临床表现

神经结节病临床表现多样，大致可分为颅神经病变、脊髓病变、脑实质病变、脑膜病变、周围神经病变和其他病变（表 36 – 1 – 1）。

表 36 – 1 – 1　神经结节病的临床表现

病变位置	临床表现
颅神经病变	颅神经病变是最常见的临床表现。所有颅神经均可受影响，多发性颅神经麻痹较为常见。大约在 50% ~75% 的神经结节病患者中出现颅神经损害，可能与结节性肉芽肿容易侵犯基底部软脑膜，导致基底脑膜炎有关。最常受累的第 7 对颅神经，发病率 15% ~39%，30% 以上患者可发生双侧面神经麻痹。Heerfordt 综合征是一种面神经受累为主的神经结节病，以葡萄膜炎、腮腺肿大、发热三联征为主要特征。其次是视神经、听神经及三叉神经受累较多。其中第 V、Ⅵ、Ⅸ、Ⅹ 对颅神经很少受累
脊髓病变	约 14% 的神经结节病可出现脊髓症状，呈亚急性或者慢性病程，发病较晚，发病年龄更大。主要症状与病变所在位置有关，可引起蛛网膜炎、马尾神经功能障碍、硬膜内和硬膜外病变、髓内和髓外病变。临床表现根性疼痛、锥体束症状、感觉障碍、大小便障碍等
脑实质病变	脑实质性肿块可单发也可多发，病变常发生靠近内膜区域，有可能出现局部扩散。临床表现取决于病变部位及所侵犯区域。占位性病变也可能无任何症状，但可以阻碍脑室系统，导致脑积水，引起高颅压症状或癫痫发作
脑膜病变	约 12% ~40% 的神经结节病患者可出现脑膜受累，呈亚急性或慢性无菌性脑膜炎表现，会引起临床脑膜刺激征。神经电生理或者脑脊液细胞学也会出现相应性改变
周围神经病变	4% ~20% 的患者可出现周围神经受累。可发生于神经结节病的各个阶段，周围神经病变可引起根性病变、多发性周围神经、单神经病变及脊神经丛损害。尺神经和腓神经是最常受影响
其他病变	包括血管炎、肌病、小纤维病变、血栓性静脉炎、难治性复发性卒中等，均有一些罕见的报道

二、辅助检查

（一）血清学检查

常规血清学检查一般无明显异常。血管紧张素转换酶和可溶性白血病介素 – 2 受体（sIL2r）与结节病有关，但缺乏特异性。脑脊液血管紧张素转换酶识别神经结节病的特异性高（94% ~95%），但不敏感（24% ~55%）。连续的血清 ACE 水平被作为结节病疾病进展的标志。

（二）影像学检查

MRI 是发现神经结节病病灶的重要方法，包括软脑膜强化、肿瘤样病变、颅神经增强和脑积水。增强 MRI 的敏感度为 80% ~90%。脊髓病灶常局限于髓内，呈长节段病变。髓外病变多见于软脊膜受累，通常表现为线性或小病灶强化。PET – CT 可以显示隐匿病灶，即使血清学或其他影像检查正常。还可行超声等相关检查排外多系统结节病。

（三）脑脊液检查

最常见的脑脊液异常表现总蛋白的升高（60%～69%），淋巴细胞增多者为47%～58%，少数患者出现低葡萄糖，需与疱疹脑炎、病毒性脑炎等相鉴别。脑脊液血清转换酶及可溶性白细胞介素2/6/10受体升高更有助于诊断疾病。

（四）神经电生理检查

1. 肌电图　有感觉或运动神经传导异常，表现为波幅和或传导速度下降、减慢。周围神经结节病患者轴突变性比脱髓鞘病变更常见。视觉、听觉诱发电位和瞬目反射有助于发现颅神经病变。

2. 脑电图　可表现为单侧或者双侧局灶性/广泛性慢波和或异常癫痫波发放。

（五）组织活检

组织活检是诊断神经结节病的金标准，组织病理学显示典型的非干酪性肉芽肿。

三、诊断

目前神经结节病的诊断标准包括 Zajicek 诊断标准以及世界结节病和其他肉芽肿疾病协会（WASOG）提出的标准（表36－1－2）。

表36－1－2　神经结节病的诊断标准

诊断标准	具体标准
Zajicek 标准	（1）提示为中枢神经系统结节病的临床症状 （2）排除其他可能的病因 （3）组织学活检显示典型的结节病表现，且无分枝杆菌或其他原因导致的肉芽肿病变
WASOG 标准	（1）符合脑膜、脑实质、脑室系统、颅神经、垂体、脊髓、脑血管或神经根肉芽肿性炎的临床表现 （2）具有特征性的影像学表现（主要为增强 MRI） （3）脑脊液检测证实炎性反应的存在

治疗

一、治疗流程（图36－1－1）

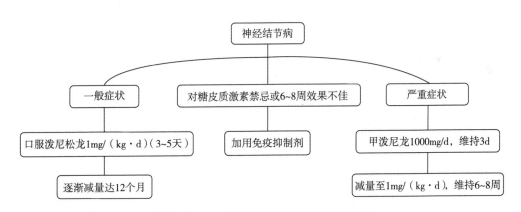

图36－1－1　神经结节病的治疗思路与流程

二、治疗原则

当前主要仍采用糖皮质激素及免疫抑制药等药物治疗，但也有部分报道提及放射治疗和手术治疗。

三、治疗细则

（一）药物治疗

糖皮质激素是神经结节病的一线药物。最常推荐的治疗方案是口服泼尼松龙1mg/（kg·d），严重病例静滴甲泼尼龙1000mg/d，3～5d，然后口服减量达12个月，急危重症患者，推荐使用静脉点滴甲泼尼龙1000mg/d维持使用3d，以达到高负荷的起始剂量，然后减量至1mg/（kg·d）泼尼松维持6～8周。针对糖皮质激素禁忌证或当激素治疗6～8周效果不佳或不能耐受激素的不良反应时，可加用免疫抑制剂，如甲氨蝶呤、硫唑嘌呤、环孢素、环磷酰胺。由于甲氨蝶呤有延迟效应，它必须联合糖皮质激素以迅速起效。作为第三线治疗，抗肿瘤坏死因子-α（TNF-α）生物制剂，例如英夫利昔单抗和阿达木单抗已应用于神经结节病的治疗。英夫利昔单抗更为常用，通常建议在第1周、第3周、第5周静脉注射3mg/kg的负荷剂量，随后每6周给药一次。

（二）放射治疗

药物治疗无效且有明显手术禁忌证的患者，可进行放射治疗。

（三）手术治疗

当神经结节病累及脑实质导致占位性病变时，可采用外科手术解除占位，但术后通常需继续口服糖皮质激素治疗一段时间。

（四）预后情况

绝大多数神经结节病患者预后较好，研究表明53.3%的患者可以完全恢复且无遗留症状。其中，无菌性脑膜炎的预后较好，而脊髓炎的预后相对较差。神经结节病的总体死亡率5%。

作者：张晓毅　许莉
审稿：傅永旺

参考文献

彩色图例

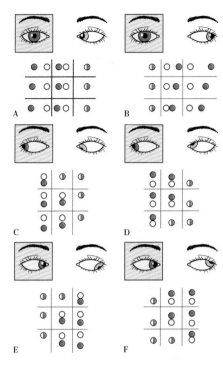

图 1-5-1　红玻璃试验

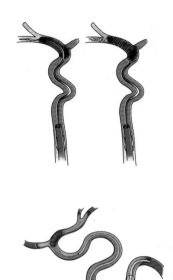

图 3-1-5　BADDASS 取栓技术模式图

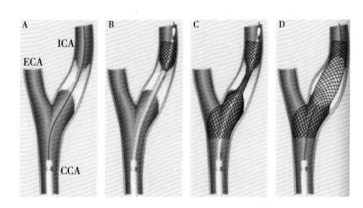

图 3-1-7　颈动脉支架置入术（CAS）模式

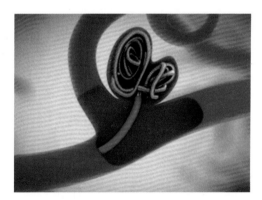

图 3-1-8　弹簧圈栓塞颅内动脉瘤模式图

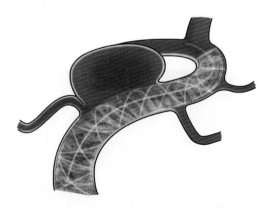

图 3-1-9　血流导向装置（密网支架）
　　　　　治疗颅内动脉瘤模式图

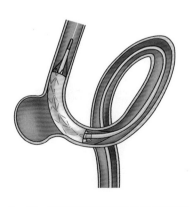

图 3-1-10　覆膜支架治疗颅内动脉瘤模式图

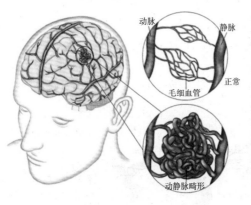

图 3 - 1 - 11 Oxny 胶栓塞颅内
AVM 模式图

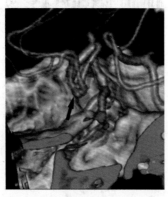

图 5 - 6 - 5 颅脑 CTA - VR 图示前
交通动脉瘤（黑色箭头）

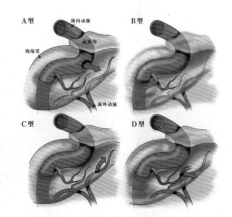

图 5 - 7 - 1 CCF 的 Barrow 分型

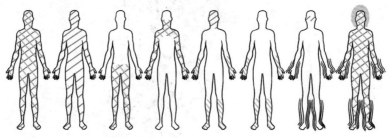

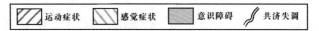

图 7 - 1 - 2 GBS 变异型的症状表现

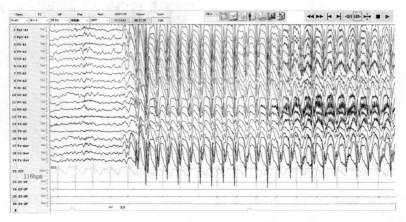

图 11 - 1 - 2 青少年失神癫痫的脑电图表现（发作期）

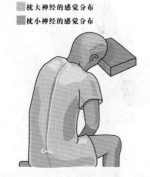

图 12 - 2 - 5 枕神经感觉分布

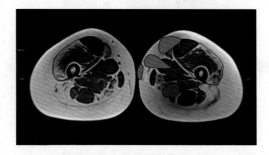

图 16 - 1 - 2 "三叶一果"征